G. Enderle/H.-J. Seidel

Arbeitsmedizin
Fort- und Weiterbildung
Kurs B

Gerd Enderle und Hans-Joachim Seidel

Arbeitsmedizin

Fort- und Weiterbildung

Kurs B

Mit 79 Abbildungen und 148 Tabellen

URBAN & FISCHER
München · Jena

Zuschriften und Kritik an:
Elsevier GmbH, Urban & Fischer Verlag, Dr. med. A. Klevinghaus, Lektorat Medizin, Karlstraße 45, 80333 München

Anschriften der Verfasser:
Dr. med. Dipl.-Chem. Gerd Enderle
Fachbereichsleiter Arbeitsmedizin der SAMA
Sozial- und Arbeitsmedizinische Akademie Baden Württemberg e.V.
(in Verbindung mit der Universität Ulm)
Oberer Eselsberg 45
89081 Ulm

Prof. Dr. med. Hans-Joachim Seidel
Ärztlicher Direktor des Instituts für Arbeits-, Sozial- und Umweltmedizin
Universitätsklinikum Ulm
Frauensteige 10
89075 Ulm

Wichtiger Hinweis für den Benutzer
Die Erkenntnisse in der Medizin unterliegen laufendem Wandel durch Forschung und klinische Erfahrungen. Die Autoren dieses Werkes haben große Sorgfalt darauf verwendet, dass die in diesem Werk gemachten therapeutischen Angaben (insbesondere hinsichtlich Indikation, Dosierung und unerwünschten Wirkungen) dem derzeitigen Wissensstand entsprechen. Das entbindet den Nutzer dieses Werkes aber nicht von der Verpflichtung, anhand der Beipackzettel zu verschreibender Präparate zu überprüfen, ob die dort gemachten Angaben von denen in diesem Buch abweichen und seine Verordnung in eigener Verantwortung zu treffen.

Wie allgemein üblich wurden Warenzeichen bzw. Namen (z.B. bei Pharmapräparaten) nicht besonders gekennzeichnet. Der Verlag hat sich bemüht, sämtliche Rechteinhaber von Abbildungen zu ermitteln. Sollte dem Verlag gegenüber dennoch der Nachweis der Rechtsinhaberschaft geführt werden, wird das branchenübliche Honorar gezahlt.

Bibliografische Information Der Deutschen Bibliothek
Die Deutsche Bibliothek verzeichnet diese Publikation in der Deutschen Nationalbibliografie; detaillierte bibliografische Daten sind im Internet über http://dnb.ddb.de abrufbar.

1. Auflage September 2003

Der Urban & Fischer Verlag ist ein Imprint der Elsevier GmbH.

03 04 05 06 07 5 4 3 2 1

Um den Textfluss nicht zu stören, wurde bei Patienten und Berufsbezeichnungen die grammatikalisch maskuline Form gewählt. Selbstverständlich sind in diesen Fällen immer Frauen und Männer gemeint.

Projektmanagement: Dr. med. Aleksandra Klevinghaus, München
Redaktion: Dr. med. Mechthild Heinmüller, Hohenbrunn
Herstellung und Satz: Kadja Gericke, Arnstorf
Druck und Bindung: Bosch-Druck, Ergolding
Zeichnungen: Annelie Nau, München
Umschlaggestaltung: SpieszDesign, Neu-Ulm
Titelfotografie: GettyImages
Gedruckt auf 100 g/m^2 LuxoSamtoffset, chlorfrei gebleicht –TCF

Printed in Germany
ISBN 3-437-22980-X

Aktuelle Informationen finden Sie im Internet unter **www.elsevier.com** und **www.urbanfischer.de**

Vorwort

Dieser Teil B des Kursbuches *Arbeitsmedizin* (Teil A ist bereits erschienen, Teil C wird folgen) handelt von schädigenden Einwirkungen am Arbeitsplatz und den Folgen für die menschliche Gesundheit.

Beim Verfassen standen die Autoren, wie auch der Verlag, vor der Frage, mit welcher Ausführlichkeit die arbeitsmedizinische Toxikologie und die berufsbedingten Erkrankungen, und dabei insbesondere die Berufskrankheiten, als klassische Inhalte des Faches Arbeitsmedizin präsentiert werden sollten.

Einige Berufskrankheiten sind heute selten geworden. Im betriebsärztlichen Alltag nehmen Berufskrankheiten einen geringeren Raum ein als früher. Andererseits kann ein gutes Wissen über Berufskrankheiten in konkreten Fällen große Bedeutung erlangen.

Diskussionen um die Gewichtung der verschiedenen Teile des Kurses im Curriculum der Bundesärztekammer wurden ja intensiv geführt. Sie werden andauern.

Wir haben folgende Vorgehensweise versucht: Zu jeder Berufskrankheit wird eine kurze Zusammenfassung im Telegrammstil gegeben. Hier kann sich der Anfänger einen ersten Überblick verschaffen. Im Text wird dann in nicht zu verkürzter Form auch manches Detail erwähnt. Hier dürfte auch noch der Fortgeschrittene etwas Neues finden.

Während des letzten Jahres ist die Debatte um arbeitsmedizinische Grenzwerte erneut in Gang gekommen. Wir haben das bewährte System MAK, BAT von Seiten der Deutschen Forschungsgemeinschaft, TRGS usw. von Seiten des Verordungsgebers dargestellt und sind (noch) nicht auf „Arbeitsplatzgrenzwert“ bzw. „biologischer Grenzwert“ oder auf das „Ampelmodell“ und „Toleranzwert“ eingegangen. Was davon Realität wird, darauf muss der Leser in nächster Zeit achten. Wir werden es in einer nächsten Auflage selbstverständlich darstellen, die Kurse müssen schon jetzt darauf hinweisen. Arbeitsmediziner müssen Umstellungen bei den Regelwerken und den sonstigen Randbedingungen ihrer Tätigkeit ertragen können!

Die Verfasser haben auch diesmal die Unterstützung zahlreicher ungenannter Kolleginnen und Kollegen erfahren, herzlichen Dank! Erwähnt werden sollen diesmal, mit ihrer praxisbezogenen Funktion im Institut für Arbeits-, Sozial- und Umweltmedizin die Betriebsärztinnen Andrea Hagenmaier und Jutta Spiekermann, die unsere zeitweilige Nicht-Verfügbarkeit für die anderen täglichen Aufgaben im Institut mit ihrem Arbeitseinsatz kompensiert haben. – Danke!

Die Autoren sind bemüht, den Kursteil C möglichst rasch folgen zu lassen.

H.-J. Seidel
G. Enderle

Die Gliederung des vorliegenden Werks basiert auf dem am 15.12.2000 von der Bundesärztekammer verabschiedeten Curriculum „Kursbuch Arbeitsmedizin" für die 3-monatigen theoretischen Weiterbildungskurse zur Erlangung der Gebietsbezeichnung „Arbeitsmedizin" und der Zusatzbezeichnung „Betriebsmedizin".

Kurs A

Block A1 Kap. 1.1–1.9
Block A2 Kap. 2.1–2.6

Kurs B

Block B1 Kap. 3.1–3.5
Block B2 Kap. 4.1–4.4

Kurs C

Block C1 Kap. 5.1–5.8
Block C2 Kap. 6.1–6.8

Inhaltsverzeichnis

B 2 Arbeitsbedingte Erkrankungen einschließlich der Berufskrankheiten

3.1 Arbeitsbedingte Gefahren und Gefährdungen

Der Mensch hat sich als eine Spezies unter den vielen anderen in einer Umwelt entwickelt, die voller Risiken ist. Diese natürliche Situation ist einerseits gekennzeichnet durch die Möglichkeit, Gefahren mittels des Sensoriums wahrzunehmen, andererseits durch das natürliche Vorhandensein von körpereigenen Schutz-, Abwehr- und Entgiftungssystemen:

- **Sensorium**
  Sehen, Hören, Fühlen, Schmecken, Riechen
- **Schutz und Abwehr**
  Grenzflächenfunktion von Haut und Schleimhäuten
  Ausscheidung, Lungen-Clearance
  unspezifische und spezifische (immunologische) Abwehr von Erregern
  Reparaturmechanismen, Entgiftungsmechanismen

Bei der Exposition gegenüber Gesundheitsgefahren spielt es eine erhebliche Rolle, ob der Mensch zur Wahrnehmung der Gefahr ausgestattet ist – er verfügt z.B. über kein Sensorium zur Wahrnehmung von ionisierender Strahlung – und ob seine natürlichen Schutz- und Abwehrmechanismen zumindest im Prinzip geeignet sind – sie sind es z.B. nicht gegenüber einer Infektion mit dem HIV.

3.1.1 Gesundheitsrisiken durch chemische Expositionen

Monatlich werden weltweit annähernd 10.000 neue chemische Substanzen in den Laboratorien synthetisiert, ca. 5.000 dieser Substanzen finden jährlich Eingang in die Produktion. 90% der jährlich weltweit produzierten Gesamtmenge an Chemikalien verteilt sich schätzungsweise auf 3.000 Einzelstoffe.

Die Gefährlichkeitsmerkmale chemischer Substanzen (Chemikaliengesetz § 3a, Gefahrstoffverordnung, § 4) sind die Folgenden:

- explosionsgefährlich,
- brandfördernd,
- hoch-, leichtentzündlich, entzündlich,
- sehr giftig, giftig, gesundheitsschädlich,
- ätzend,
- reizend,
- sensibilisierend,
- krebserzeugend,
- fortpflanzungsgefährdend (reproduktionstoxisch),
- erbgutverändernd (mutagen),
- umweltgefährlich.

Diese Gefährlichkeitsmerkmale finden ihren Niederschlag in den Hinweisen auf besondere Gefahren (R-Sätze) sowie in den Sicherheitsratschlägen (S-Sätze). Die Informationen sind Bestandteil der Sicherheitsdatenblätter *(→ Kap. 3.2)* und der Betriebsanweisungen gemäß Gefahrstoffverordnung *(→ Kap. 1.3)*.

Von besonderer Bedeutung sind gasförmige und flüchtige Stoffe, darunter die zahlreichen organischen Substanzen, die (z.B. als Lösungsmittel) in nahezu allen Arbeitsbereichen Anwendung finden. Auf ihre neurotoxische Wirkung wird in *Kapitel 4.2* (Toxische Enzephalopathie,

Tab. 3.1-1 Klassifizierung gasförmig auftretender Gefahrstoffe entsprechend ihrer Flüchtigkeit. Angabe des Siedepunktes und der wichtigsten Quellen bzw. Anwendungsbereiche.

Gefahrstoffgruppen	Emission	Quelle/Anwendungsbereich
permanente Gase (anorganische und organische)	NO, NO_2, O_3, SO_2, CO, CO_2	offene Gasflammen, Motoren, Kaminöfen, UV-Lichtquellen, Schaltkontakte, Hochspannungsquellen
	Ethylen, Isopren	pflanzliche Vorräte bei der Lagerung
	Formaldehyd, Acetaldehyd, etc.	biologische Oxidations-, unvollständige Verbrennungsprodukte
HVOC Sdpkt.: < 50 °C	Propan, Butan, Pentan, Freone 11, 12, 22, 134a, etc.	Gaskocher, Erdgas, Treibgase, Kühlmittel, Wärmetauscher, Treibmittel in medizinischen Sprays (Asthma-, Cortisonspray)
	i-, n-Pentan, i-Hexan	niedrig siedender Petrolether, Wundbenzin
	Diethylether	(früher) Narkosemittel, Lösemittel
	Methylenchlorid	Abbeizmittel, Lösemittel
VOC Sdpkt.: 50–150 °C	Benzol, Toluol, Ethylbenzol, Styrol, Xylole	Lösemittel, Verbrennungsprodukte (Zigaretten, Zigarrenrauch, Holz-, Kohle-, Gasfeuer)
	Ethanol-Lösung (70%), Isopropanollösung	Oberflächendesinfektion, Hautdesinfektion
	Propionaldehyd, Butyraldehyd	biologische Oxidations-, unvollständige Verbrennungsprodukte
	Essigsäureester mit Methanol, Ethanol, n-, i-Propanol, Butanol, etc.	Klebstoffe, Lacke, Entfettungsmittel, Kosmetika, Nagellackentferner, etc.
	Ketone: Diethylketon, Methylisobutylketon, 2-Butanon, Cyclohexanon, etc.	Lösemittel
	Pyridin, n-Methylpyrrolidon, Tetrahydrofuran, Dioxan, DMF etc.	polare Lösungsmittel
	Terpene: α-, β-Pinen, δ3-Caren, Limonen, etc.	Holz, Holzprodukte, Extrakte, Brennholz, Torf, Stroh, Pflanzenfasern, Sisal, etc.
	Mineralölfraktionen: Aliphaten, Aromaten-Mischung	verschiedene Siedegrenzbenzine ohne n-Hexan und Benzol
LVOC Sdpkt.: 150–250 °C	Glykolether, -ester, Ethylen-, Propylenglykol	Filmbildner auf Lacken, mittelschwerflüchtige Lösemittel, Farbpasten, Druckfarben
	mittlere Fettsäureester	Lösevermittler, visköse Produkte
SVOC Sdpkt.: 250 °C und höher	Phtalate (Ester, Alkohole), Weichmacher von Kunststoffen, oligomere Polymere	Weichmacher in organischen Polymermaterialien, Niederpolymere
SVOC	Insektizide, Fungizide, Pestizide, Netzmittel, Pyrethoide, Dichlorfluanid, Chlorpyrifos, Organophosphate, Dichlorvos, Propoxur, etc. historisch: PCB (bis 1989), Lindan, PCB, DDT (DDR: bis 1984!)	organische Schädlingsbekämpfungsmittel als Fraß-, Kontaktgift, etc. Pflanzenschutzmittel: Pyrethroide, Altlasten von langlebigen, akkumulierenden Organochlorverbindungen

VOC = volatile organic compounds   HVOC = highly volatile compounds   LVOC = low volatile compounds   SVOC = slow volatile compounds

BK 1317) eingegangen. Die wichtigsten permanenten Gase und flüchtigen Kohlenwasserstoffe (VOC, volatile organic compounds) sind, mitsamt den Hauptquellen bzw. Anwendungsgebieten, in *Tabelle 3.1-1* aufgeführt. Dabei sind sie nach den Siedepunkt-Bereichen gegliedert in HVOC (highly volatile), LVOC (low volatile) und SVOC (slow volatile). Dies ist in der Praxis wichtig, da bei HVOC mit einem raschen Ausgasen und auch rascher Exhalation gerechnet werden kann, während SVOC eher akkumulieren.

Zu beachten sind:

1. die äußeren Risiken durch Gefahrstoffe (explosionsgefährlich, hochentzündlich, …),
2. die jeweils möglichen **Aufnahmewege** in den Körper – inhalativ, oral, perkutan; die besondere Eigenschaft der Resorbierbarkeit über die Haut ist z.B. in der MAK-Liste *(→ Kap. 3.2)* hervorgehoben;
3. die toxikologischen Eigenschaften.

Invasion, Verteilung (Distribution), Evasion

Für die Aufnahme chemischer Substanzen in den Körper, bzw. deren Wirkung direkt an Haut und Schleimhäuten als den äußeren Barrieren und im Gastrointestinaltrakt, spielt neben dem pH vor allem die Löslichkeit eine wesentliche Rolle. Für den Atemtrakt ist die Situation in *Abbildung 3.1-1* dargestellt. Wasserlösliche Substanzen mit ätzenden oder entzündungsfördernden Eigenschaften führen zu Sofortreaktionen an den Konjunktiven bzw. an der Nasenschleimhaut, während lipoidlösliche Substanzen tiefer eindringen und ihre Wirkung u.U. mit erheblicher Verzögerung in den Alveolen entfalten (Lungenödem durch Phosgen!). Maß der Lipophilie ist der Verteilungskoeffizient zwischen Octanol und Wasser bei einem pH von 7,4 (bei einem Wert zwischen 0,5 und 2 besteht eine gute Resorption im Magen-Darm-Trakt, bei > als 2 wird sie wegen der schlechten Wasserlöslichkeit zunehmend gering). Für den Gastrointestinal-

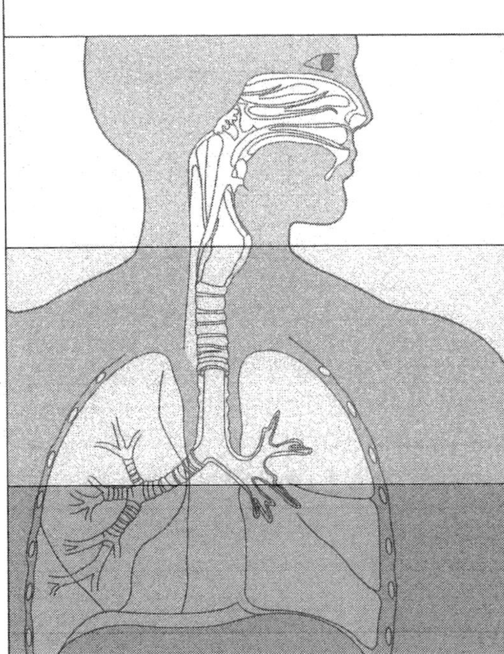

H_2O Löslichkeit	Angriffsorte	Stoffe
hoch	Auge Larynx Trachea	Formaldehyd Acrolein Ammoniak Salzsäuredämpfe Sulfochloride Phthalsäureanhydrid
mittel	Brochien Bronchiolen	Chlorcyan Schwefelwasserstoff Äthylenimin Schwefeldioxid Phosphorchlorid Arsentrichlorid, Isocyanate Chlor, Brom, Fluor Fluorwasserstoff Dimethylsulfat, Ozon Vanadiumpentoxid
gering	Bronchiolen Alveolen Kapillaren	nitrose Gase Phosgen Diazomethan Zinknebel Kadmiumoxid Borane Teflon-Verbrennungsprodukte

Abb. 3.1-1: Angriffsorte von Reizstoffen im Atemtrakt in Abhängigkeit von der Wasserlöslichkeit.

Tab. 3.1-2 Hauptwege des Fremdstoffmetabolismus (aus Marquardt [1]).

I. Phase-I-Metabolismus: „Funktionalisierungsreaktionen"	II. Phase-II-Metabolismus: „Konjugationsreaktion"
Überwiegende Funktionen: Überführung apolarer, lipophiler Stoffe in polare, hydrophilere Stoffe. Einführung oder Demaskierung funktioneller Gruppen, die für die Konjugationsreaktionen der Phase-II-Enzyme nötig sind. A. Oxidation: Epoxidierung, Hydroxylierung, O- oder N- oder S-Dealkylierung, Ersetzen von Heteroatomen durch Sauerstoff, Dehydrogenierung B. Reduktion: Azo-Reduktion, Nitroreduktion, Carbonylreduktion C. Hydrolyse: Hydrolyse von Estern, Amiden, Epoxiden*	Konjugation von Fremdstoffen oder Phase-I-Metaboliten mit endogenen Molekülen. Die resultierenden Metaboliten sind meist hydrophiler als die Ausgangssubstanz. A. Glukuronidierung B. Sulfatierung C. Glutathionkonjugation D. Azetylierung E. Konjugation mit Aminosäuren F. Methylierung

* kann alternativ auch als Konjugation mit Wasser aufgefasst und dann in die Phase II eingruppiert werden

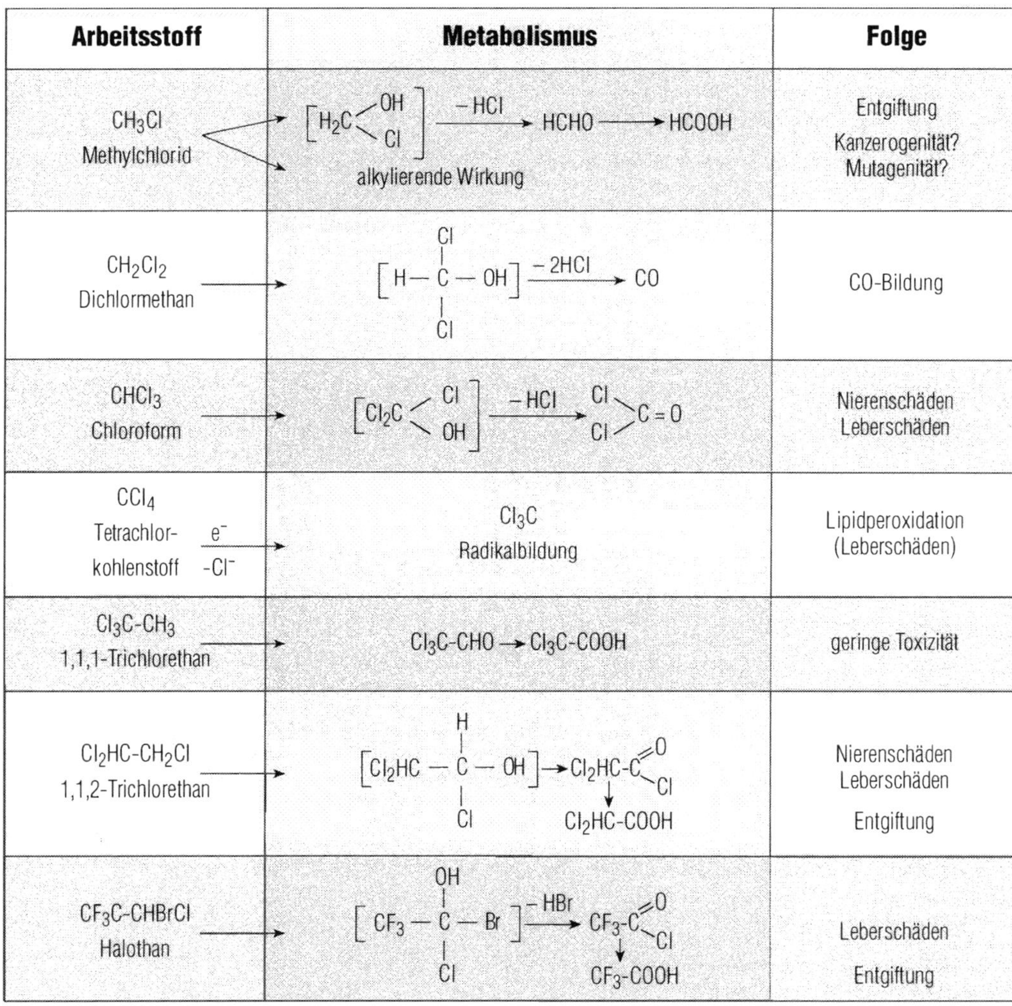

Abb. 3.1-2: Metabolismus halogenierter Alkane, Beispiele für die Entstehung toxischer Metaboliten bzw. Endprodukte (nach Norpoth [2]).

trakt spielt neben der Löslichkeit auch die Ionisation eine wesentliche Rolle.

Fremdstoffmetabolismus

Nach der Aufnahme und Verteilung im Organismus stehen biochemische Vorgänge im Vordergrund, der Fremdstoffmetabolismus.

Tabelle 3.1-2 benennt die wichtigsten Schritte des Fremdstoffmetabolismus. Grundsätzlich unterscheidet man zwischen Phase-I- (Funktionalisierungsreaktionen) und Phase-II-Metabolismus (Konjugationsreaktionen). Die bei diesen Mechanismen wirksamen Enzyme sind ebenfalls aufgeführt. Von besonderer Bedeutung sind dabei die Glutathion-S-Transferasen und vor allem das Zytochrom-P_{450}-System. Es handelt sich jeweils um Enzymfamilien. Auf die verschiedenen Zytochrome P_{450} weist *Tabelle 3.1-3* hin. Zu beachten ist, dass der gesamte Fremdstoffmetabolismus nur idealerweise eine Entgiftungsfunktion hat, es kann jedoch auch zu einer „Giftung" der Substanzen kommen, wie sie für einige halogenierte Alkane in *Abbildung 3.1-2* aufgeführt ist.

Tab. 3.1-3 Toxikologisch besonders wichtige menschliche Zytochrome P_{450}[1]. Unter den aufgeführten Substraten befinden sich viele Arbeitsstoffe (aus Marquardt [1]).

	Organ[2]	toxikologisch wichtige Substrate	Bezug zu toxikologisch wichtigen Tierspezies
CYP1A1	zahlreiche Organe[3]	polyzyklische aromatische Kohlenwasserstoffe[4]	in zahlreichen Tierspezies klar erkennbares orthologes[5] P_{450} (ebenfalls 1A1 genannt) mit ähnlicher Substratspezifität
CYP1A2	Leber	aromatische Amine, heterozyklische Amine (Nahrungsmittel-Pyrolyseprodukte, Aflatoxin B_1[4])	in zahlreichen Tierspezies klar erkennbares orthologes P_{450} (ebenfalls 1A2 genannt) mit ähnlicher Substratspezifität
CYP2A6	Leber	Diethylnitrosamin	Beziehung unklar
CYP2B6	Leber[3]	Cyclophosphamid	strukturell verwandt mit 2B1 der Ratte; Verwandtschaft der Substratspezifität nicht gründlich untersucht
CYP2E1	Leber, Darm, Leukozyten	relativ kleine Moleküle: Ethanol, Benzol, Styrol, Acrylnitril, Vinylcarbamat, Ethylcarbamat, Vinylchlorid, Vinylbromid, Methylenchlorid, Chloroform, Tetrachlorkohlenstoff, Trichlorethylen; Dimethylnitrosamin, Diethylnitrosamin	in zahlreichen Tierspezies klar erkennbares orthologes P_{450} (ebenfalls 2E1 genannt) mit ähnlicher Substratspezifität
CYP3A4	Darm, Leber	Aflatoxin B_1, Aflatoxin G_1, Sterigmatocystin; Benzo[a]pyren-7,8-dihydrodiol und Dihydrodiole weiterer polyzyklischer aromatischer Kohlenwasserstoffe	strukturell verwandt mit 3A1 und 3A2 der Ratte; Verwandtschaft der Substratspezifität nicht gründlich untersucht

[1] Nach internationaler Übereinkunft werden die einzelnen Zytochrome P_{450} zunächst mit CYP (für Zytochrom P_{450}) bezeichnet und sodann mit einer arabischen Zahl für die Familie, dann mit einem Großbuchstaben für die Unterfamilie und schließlich mit einer weiteren arabischen Zahl für das individuelle Enzym (z.B. CVP1A1). Alle Familien zusammen bilden die Superfamilie Zytochrome P_{450}. Das wichtigste Kriterium für die Zuordnung zu Familien und Subfamilien ist die Sequenzhomologie der Proteine: Zytochrome P_{450} mit 40–55% Sequenzidentität gehören zur gleichen Familie. Ist die Sequenzidentität mehr als 55%, gehören die Proteine zur gleichen Unterfamilie.

[2] In diesen Organen nachgewiesen, aber (möglicherweise) auch in anderen Organen vorhanden.

[3] Vor allem nach Enzyminduktion.

[4] Starke Überlappung der Substratspezifitäten von CYP1A1 und CYP1A2.

[5] Als ortholog werden Enzyme unterschiedlicher Tierspezies verstanden, deren Aminosäuresequenz einen höheren Prozentsatz Identität aufweist als verwandte Enzyme der gleichen Tierspezies.

Tab. 3.1-4 Arbeitsmedizinisch relevante genetische Heteromorphismen (nach Norpoth [2]).

genetische Veranlagungen	erhöhtes individuelles Risiko	erhöhte Suszeptibilität bei Belastung
N-Azetyltransferase-Mangel	Blasenkrebs bei Langsamazetylierern	aromatische Amine und Nitroverbindungen
erhöhte Aktivität des mikrosomalen Oxidationssystems	Neoplasien unterschiedlicher Lokalisation	diverse Substanzen
gesteigerte Induzierbarkeit AHH (Aryl Hydrocarbon Hydroxylase)	Lungenkrebs	polyzyklische aromatische Kohlenwasserstoffe (PAH)
α_1-Antitrypsin-Mangel	Lungenemphysem (Lebererkrankungen, Nierenfunktionsstörungen)	Zigarettenrauch
Glukose-6-Phosphat-Dehydrogenase (G-6-PD)-Mangel	Hämolyse	Methämoglobinbildner, aromatische Nitro- und Aminoverbindungen, Ozon, Stickoxide
verringerte Paraoxonase-Aktivität	Intoxikation	Pestizide (Phosphorsäurester)
δ-Aminolävulinsäure-Dehydratase-Mangel	Anämie	Blei
Plasma-Pseudocholinesterase-Mangel	verlängerte Apnoe	Succinylcholinchlorid (Muskelrelaxans)
Methämoglobin-Reduktase-Defizienz	Methämoglobinämie	Nitrite, Anilin, Nitrobenzol
DNA-Reparatur-Defekte u.a. Aktivität und Induzierbarkeit der 0^6-mG-DNA-Alkyltransferase	Hautkrebs, Zwergwuchs, Anämie, neurologische Ausfälle	UV-, ionisierende Strahlung, DNA-schädigende chemische Substanzen
Sulfitoxidase-Mangel	Bronchitis, Bronchospasmen	Schwefeldioxid, Sulfite und Bisulfite
Glutathion-Synthetase-Mangel	hämolytische Anämie, Azidose	Gefahrstoffe, deren toxische Metaboliten durch GSH-Konjugation abgebaut werden
verringerte Epoxid-Hydrolase-Aktivität	Intoxikationen, Neoplasien	ungesättigte Verbindungen: z.B. Vinylchlorid, Acrylnitril, polyzyklische Kohlenwasserstoffe

Die „Enzymausstattung" eines Individuums spielt eine erhebliche Rolle. Es gibt Heteromorphismen, die sich toxikologisch sehr wohl auswirken. *Tabelle 3.1-4* nennt die wichtigsten genetischen Heteromorphismen, auf deren Bedeutung im Rahmen der Kanzerogenese wird in *Kapitel 4.3* hingewiesen.

Literatur

1. Marquardt, H., Schäfer, S.G. (Hrsg.): Lehrbuch der Toxikologie. BI Wissenschaftsverlag, Mannheim – Leipzig – Wien – Zürich 1994.
2. Norpoth, K.: Einführung in die Arbeitsmedizin. ecomed, Landsberg 1991.

3.1.2 Gesundheitsrisiken durch biologische Expositionen

Humanpathogenen Bakterien, Viren und Parasiten gilt schon lange die Aufmerksamkeit der Betriebsärzte – im Krankenhaus, im Schlachthof und anderen Orten. Die Biostoffverordnung *(→ Kap. 1.3)* ordnet diesen gesamten Bereich neu, sie ist jedoch nicht das einzige relevante Regelwerk.

Es geht (nach BioStoffV) um die Exposition gegenüber:

- Mikroorganismen (Bakterien und Viren),
- Zellkulturen,
- Humanendoparasiten,

- (sinngemäß auch:) Bestandteile von Organismen.

Eine Gefährdungsbeurteilung ist mindestens jährlich durchzuführen (§ 8 BioStoffV).

Entsprechend ihrer Infektiosität, der Pathogenität und des Manifestationsgrades einer Erkrankung sind die biologischen Arbeitsstoffe in Risikogruppen entsprechend dem Gefährdungsrisiko für den Menschen eingeteilt *(→ Tab. 3.1-5)*.

Tabelle 3.1-6 ordnet die wichtigsten dieser

Tab. 3.1-5 Einteilung der biologischen Arbeitsstoffe in Risikogruppen nach der Biostoffverordnung, § 3.

Gruppe 1	• Biologische Arbeitsstoffe, bei denen es unwahrscheinlich ist, dass sie beim Menschen eine Krankheit verursachen.
Gruppe 2	• Stoffe, die eine Krankheit beim Menschen hervorrufen können und • eine Gefahr für Beschäftigte darstellen können. • Eine Verbreitung in der Bevölkerung ist unwahrscheinlich. • Eine wirksame Vorbeugung oder Behandlung ist normalerweise möglich.
Gruppe 3	• Stoffe, die eine schwere Krankheit beim Menschen hervorrufen können und • eine ernste Gefahr für Beschäftigte darstellen können. • Gefahr der Verbreitung in der Bevölkerung kann bestehen, jedoch ist eine wirksame Vorbeugung oder Behandlung normalerweise möglich.
Gruppe 4	• Stoffe, die eine schwere Krankheit beim Menschen hervorrufen können und • eine ernste Gefahr für Beschäftigte darstellen können. • Die Gefahr einer Verbreitung in der Bevölkerung ist u.U. groß. • Eine wirksame Vorbeugung oder Behandlung ist normalerweise nicht möglich.

Tab. 3.1-6 Zuordnung der wichtigsten Viren, Bakterien und Pilze zu den Risikogruppen der Biostoffverordnung .

	Viren	Bakterien	Pilze
RG 1	γ-Phagen Polio-Impfstoff	Aktinomyces sp. Thermoacinomyces vulgaris	Saccharomyces cerevisae Aspergillus niger Malassezia furfur
RG 2	Hepatitis-B-Virus Rabies	Bordetella pertussis Clostridium tetani Clostridium perfringens Vibrio cholerae Salmonella typhi Staphylococcus aureus Streptococcus pyogenes Leptospira pomona, bovis, icterohaemorrhagiae Listeria monocytogenes Neisseria meningitidis Erysipelothrix rhusopathiae Borellia burgdorferi Ehrlichia chaffeensis	Candida albicans Trichophyton mentaro-phytes, rubrum Aspergillus fumigatus
RG 3	HIV und Gelbfieber	Mycobacterium tuberculosis Yersinia pestis Brucellen Milzbrand (Anthrax) Chlamydia psittaci Coxiella burneti Pseudomonas mallei Francisella tularensis	Coccidioides immitis
RG 4	Lassaviren Pockenviren		

Erreger, Viren, Bakterien und Pilze, der Risikogruppe entsprechend der Biostoffverordnung zu.

Zusätzlich zur infektiösen Eigenschaft ist das sensibilisierende (TRGS 907) und toxische Potential der biologischen Arbeitsstoffe zu beachten. Die Übertragung auf den Menschen geschieht durch orale Aufnahme, inhalativ oder parenteral (nach Verletzungen). Einige wenige Agenzien können auch die unverletzte Haut durchdringen. Tätigkeiten mit einer besonderen Infektionsgefährdung findet man in den folgenden Bereichen:

- Abfallwirtschaft (Sortierung, Kompostierung),
- Abwasserbehandlung (insbesondere Kanalreinigung),
- Forstwirtschaft, Gartenwirtschaft (z.B. Zeckenstiche),
- Landwirtschaft,
- Nahrungsmittelverarbeitung,
- Gentechnologie,
- Veterinärmedizin (Anthropozoonosen),
- Gesundheitswesen (z.B. Krankenhaus),
- Zahnärzte, Dentallabor,
- Umgang mit wassergemischten Kühlschmierstoffen,
- verschiedene Sozialberufe.

Bei den in diesen Bereichen anfallenden Tätigkeiten wird unterschieden zwischen sog. **gezielten** Tätigkeiten, bei denen der Umgang mit dem biologischen Arbeitsstoff ein bewusster und kalkulierbarer Teil der Tätigkeit ist und den **ungezielten** Tätigkeiten, bei denen biologische Arbeitsstoffe unerwünschter und unkalkulierbarer Begleitumstand sind. Bei gezielten Tätigkeiten ist bei bekannter Risikogruppe des Agens die entsprechende Schutzstufe (1, 2, 3 oder 4) auszusuchen, bei ungezielten Tätigkeiten ist zu prüfen, ob eine solche Zuordnung möglich ist. Für die meisten der o.a. Tätigkeiten bzw. Arbeitsstätten gibt es technische Regeln für biologische Arbeitsstoffe (TRBA), → *Tabelle 3.1-7.*

Tab. 3.1-7 Liste von technischen Regeln für biologische Arbeitsstoffe (TRBA), Risikogruppeneinteilung nach Biostoff VO.

Technische Regel	Name
TRBA 100	Laboratorien
TRBA 105	Sicherheitsmaßnahmen für Tätigkeiten mit biologischen Arbeitsstoffen der Risikogruppe 3
TRBA 120	Versuchstierhaltung
TRBA 210	Abfallsortieranlagen: Schutzmaßnahmen
TRBA 211	biologische Abfallbehandlungsanlagen: Schutzmaßnahmen
TRBA 220	abwassertechnische Anlagen
TRBA 230	landwirtschaftliche Nutztierhaltung
TRBA 300	arbeitsmedizinische Vorsorge (in Vorbereitung)
TRBA 310	arbeitsmedizinische Vorsorgeuntersuchung nach Anhang VI GenTSV
TRBA 400	Handlungsanleitung zur Gefährdungsbeurteilung bei Tätigkeiten mit biologischen Arbeitsstoffen
TRBA 405	Basisregeln für Messverfahren für luftgetragene biologische Arbeitsstoffe
TRBA 430	Verfahren zur Bestimmung der Schimmelpilzkonzentrationen in der Luft am Arbeitsplatz
TRBA 460	Einstufung von Pilzen in Risikogruppen
TRBA 462	Einstufung von Viren in Risikogruppen
TRBA 464	Einstufung von Parasiten in Risikogruppen
TRBA 500	Allgemeine Hygienemaßnahmen: Mindestanforderungen

Biologische Agenzien sind wegen ihrer Vermehrungsfähigkeit besondere Gefahrstoffe, für die Dosis-Wirkungs-Beziehungen kaum Geltung haben – im Gegensatz zur Situation bei chemischer Exposition (s. o.). Allenfalls Dosis-Risiko-Angaben (analog zu kanzerogenen Gefahrstoffen) sind überhaupt denkbar. Interindividuelle Suszeptibilitätsunterschiede (Immunsystem) sind jedoch sehr groß.

Die Angabe einer summarischen Keimzahl enthält keine Information über das Spektrum verschiedener Mikroorganismen. Somit ist der Gefährdungsgrad schwierig abzuschätzen.

Für den Arbeitsschutz folgt aus all diesen Überlegungen die Schwierigkeit beim Aufstellen von begründeten Grenzwerten. Hier bleibt noch eine große Arbeit zu leisten.

Um die Wirksamkeit technischer Schutzmaßnahmen beurteilen zu können, gibt es technische Kontrollwerte (z.B. 50.000 KBE/m³ für mesophile Schimmelpilze). Die Keimbelastung der Außenluft, die auch orientierend für die Beurteilung von Arbeitsstätten herangezogen wird, liegt bei 5.000 bis 10.000 KBE/m³ (LASI Leitlinie der Länder [Länderausschuss für Arbeitssicherheit] 10.000 KBE/m³).

Einige Grenzwertangaben mit Bezug zu biologischen Arbeitsstoffen findet man in der TRGS 900

- Baumwollstaub: 1,5 mg/m³ für einatembaren Staub,
- krebserzeugende Holzstäube: 2 mg/m³ (TRK) für einatembaren Staub,
- zum Vergleich: allgemeiner Staubgrenzwert 10 mg/m³ für einatembaren Staub.

Eine besondere Rolle spielen **Endotoxine** als Bestandteil der Zellwand gramnegativer Bakterien. Endotoxine sind hochaktive biologische Agenzien. Sie können an verschiedenen Arbeitsplätzen, u.a. in Tierzucht- und Mastbetrieben, in Schlachthäusern, bei der Futtermittelherstellung, in der Baumwollproduktion und in Müllbetrieben vorkommen. Sie sind auch regelmäßiger Bestandteil des Hausstaubs. Für Endotoxine wurde ein Grenzwert von 20 ng/m³ (Rylander-Angabe) vorgeschlagen.

Gesundheitsfolgen der Endotoxin-Exposition (bronchial entzündlich-obstruktiv und systemisch entzündlich) lassen sich v.a. bei Beschäftigten in der Landwirtschaft nachweisen.

Tabelle 3.1-8 nennt in einer großen Übersicht die verschiedenen Tätigkeiten und Arbeitsbereiche, die möglichen Erkrankungen und die möglichen Erreger.

Tab. 3.1-8 Mögliche Erkrankungen durch Mikroorganismen in unterschiedlichen Berufsgruppen (aus Becher [1]).

Tätigkeiten/ Arbeitsbereiche	Mögliche Erkrankung	Mögliche Erreger
Archive, Museen, Büchereien	ODTS Allergien	Endotoxine Schimmelpilze (Fusarium, Penicillium u.a.) gramneg. Bakterien
Bäckereien	Bäckerasthma	u. a. Pilze, Bakterien Aspergillus-Amylasen
Bergwerke	Hautmykosen Leptospirose	Trichophyton spp. Leptospira interrogans
Biotechnologie, Lebensmittelindustrie	Allergien Hautirritationen ODTS	biotechnologische Produkte, Schimmelpilze Proteasen v. Bacillus subtilis Endotoxine
Druckereien luftbefeuchtete Räume (RLT-Anlagen, Luftbefeuchter)	ODTS z.B. Befeuchterfieber Pontiacfieber Befeuchterlunge (EAA) Asthma bronchiale Legionärskrankheit Sick-Building-Syndrom	Endotoxine (gramnegative Bakterien) Endotoxine (Legionella) gramneg. Bakterien Schimmelpilze, Aktinomyzeten Legionella pneumophila gramnegative Bakterien, Schimmelpilze
Fischerei, Aquarienhandlungen	kutane Mycobacteriosen Leptospirose	Mycobacterium marinum Lepotspira interrogans

Tab. 3.1-8 Fortsetzung.

Tätigkeiten/ Arbeitsbereiche	Mögliche Erkrankung	Mögliche Erreger
Forstwirtschaft	Frühsommer-Meningoenzephalitis Borreliose Tollwut Sporotrichosenmykose	FSME-Virus Borrelia burgdorferi Rabiesvirus Sporothrix schenckii
Gärtnerei, Pilzzüchtung	Tetanus, Zoonosen Pilzsporen-Alveolitis (EAA) Pilzarbeiterlunge	Clostridium tetani Bakterien Austernseitlinge Aktinomyzeten im Kompost
Gesundheitswesen, Krankenhäuser, Diagnose-Laboratorien, Rettungsdienste, Polizei	verschiedene Infektionen z.B. Hepatitis-B Tuberkulose Keuchhusten Aids	 HB-Virus Mycobacterium tuberculosis Bordetella pertussis HI-Virus
Großhandel, Lagerei, Brauerei Getreidesilos (z.B. Malz, Nüsse, Kräuter)	EAA, z.B. Obstbauerlunge Malzarbeiterlunge Bagassose ODTS	Penicillium spp., Aspergillus spp. Aspergillus clavatus, Mucor mucedo Thermoacinomyces sacchari Endotoxine, gramnegative Bakterien
Kläranlagen	Hepatitis-A Salmonellose Enterovirose Leptospirose	HA-Virus Salmonella enteritidis Echo-, Rotavirus Leptospira interrogans
Landwirtschaft (z.B. Getreide-, Milchproduzenten, Tierzüchter)	Allergien Farmerlunge (EAA), ODTS Zoonosen, Z.B. Leptospirose Brucellose Q-Fieber Listeriose Hautmykosen Hautinfektion (Lymphaderitis)	Schimmelpilze Aktinomyzeten Leptospita interrogans Brucella spec. Coxiella burnetii Listeria monocytogenes Dermatophyten (Trichophyton spp.) Melkerknotenvirus
Lederindustrie, Pelzindustrie	Zoonosen, z.B. Milzbrand Erysipeloid Hautmykosen	Bacillus anthracis Erysipelothrix rhusiopathiae Trichophyton mentagrophytes
Metallver- und -bearbeitung (Kühlschmierstoffeinsatz)	Wundinfektion Lungeninfektion Asthma bronchiale Befeuchterlunge (EAA) Kontaktdermatitis	Pseudomonas aeruginosa, Staphylococcus Schimmelpilze Bakterien
Müllverarbeitung, Müllsortierung, Kompostieranlagen, Deponien	Allergien EAA ODTS Infektionen z.B. Gastroenteritis Aspergillose, Aspergillom	Schimmelpilze Aktinomyzeten gramnegative Bakterien Enteroviren, Enterobakterien Aspergillus fumigatus
Sägewerke, Holzverarbeitung, Papierwerke	Holzarbeiterlunge (EAA) ODTS	Schimmelpilze (Alternaria, Aspergillus) gramneg. Bakterien Endotoxine

Tab. 3.1-8 Fortsetzung.

Tätigkeiten/ Arbeitsbereiche	Mögliche Erkrankung	Mögliche Erreger
Schwimmbäder, Saunen, Whirlpools	Whirlpool-Dermatitis, Otitis media Legionellose Hautmykosen Schwimmbad-Konjunktivitis Augen-, Lungeninfektion Gastroenteritis	Pseudomonas aeruginosa Leginella pneumophila Dermatophyten Chlamydia trachomatis Adenoviren Norwalk-, Rotaviren
Textilindustrie, Baumwoll-, Flachs-, Hanfspinnerei	Byssinose	Endotoxine, gramnegative Bakterien
Veterinäre, Tierpfleger, Fleischverarbeitung, Zooarbeiter	Zoonotische Infektionen (siehe „Landwirtschaft")	Bakterien, Pilze Viren
Vogelzüchtung	Vogelhalterlunge (EAA) Lungenkrebs Ornithose Kryptokokkose	mikrobiell belasteter Kot Chlamydia psittaci Cryptococcus neoformans
Wäschereien	Hautmykosen Allergien	Dermatophyten Schimmelpilze

Technisch-organisatorische Arbeitsschutzmaßnahmen

Minimierung der Exposition sollte angestrebt werden, so weit es möglich und verhältnismäßig erscheint. Die Maßnahmen sind im Rahmen einer Gefährdungsbeurteilung festzulegen. Mindestens sollten die allgemeinen Hygienemaßnahmen eingehalten werden (Schutzstufe 1 nach TRBA 500 – Technische Regeln für biologische Arbeitsstoffe).

Insbesondere in der Abfallverwertung oder -entsorgung sind die teilweise hohen Konzentrationen von luftgetragenen Bakterien oder Pilzen durch allgemeine Hygiene und Maßnahmen zur Verbesserung der Raumluft deutlich zu senken.

Auch für Laboratorien und Biotechnologie werden je nach Gefährdungsgrad abgestufte Sicherheitsstandards praktiziert. Es sind auf jeder Stufe unterschiedlich weitreichende Regeln über Bau (einschließlich Lüftung) und Betrieb (Zutritt, Schutzkleidung, Reinigung, Instandhaltung, etc.) der Arbeitsstätten formuliert (→ *Tab. 3.1-9*).

Gerätegestaltung, Arbeitsabläufe. Unterschiedliche Gerätegestaltung kann sehr unterschiedliche Keimbelastung für die Mitarbeiter zur Folge haben. Beispielsweise kann durch automatische Durchstichvorrichtungen in medizinischen und mikrobiologischen Laboratorien die Aerosolbelastung gesenkt werden. Neben der Optimierung des Routineablaufes ist auch die Verringerung der Unfallgefahr wichtig (z.B. durch Sicherheitszentrifugen). Spezielle Arbeitsplätze erfordern besondere Arbeitsschutzlösungen (z.B. Fahrzeuge mit Schutzbelüftung auf Abfalldeponien).

Absaugung. Wie üblich im Arbeitsschutz sollte die Absaugung an der Freisetzungsstelle der Noxe erfolgen. Laminar-Air-Flow nennt man eine spezielle Luftführung im mikrobiologischen Labor. Beim Handhaben mit offenen Systemen werden freigesetzte Mikroorganismen mit dem Luftstrom in einen Filter transportiert.

Be- und Entlüftung. Wenn die Absaugung an der Entstehungsstelle nicht praktikabel oder ausreichend ist, muss bei erheblicher Keimbelastung der Arbeitsräume für eine gute allgemeine Be- und Entlüftung gesorgt werden.

Tab. 3.1-9 Abgestufte Sicherheitsstufen für Laboratorien und biotechnologische Produktion (aus dem Konzept der BG Chemie, nach BGI 629 und BGI 630).

			Sicherheitsregeln
Schutzstufe 1 (ohne Risiko)	L1	P1	„Gute mikrobiologische Praxis" und „Gute technische Produktionsmaßnahmen" (Grundregeln guter mikrobiologischer Technik).
Schutzstufe 2 (geringes Risiko)	L2	P2	„Gute mikrobiologische Technik" (GMT-Regeln, ZH 1/341), Reinigung und Desinfektion muss leicht durchführbar sein, Freisetzung biologischer Agenzien soll minimiert werden.
Schutzstufe 3 (mäßiges Risiko)	L3	P3	Schutzimpfung (sofern verfügbar), Schutzkleidung, Zugangsbeschränkung, Abdichtung der Apparatur, Verhinderung der Freisetzung der biologischen Agenzien, Autoklavierung von Geräten, Behandlung von Abwässern.
Schutzstufe 4 (hohes Risiko)	L4	P4	Vorrichtungen für den Störfall (zweites Containment), Luftfilter, Unterdruck, Schleuse, Kleiderwechsel, Inaktivierung aller Abwässer

Erläuterung:
L1–L4: Sicherheits-Stufen für Laboratorien
P1–P4: Sicherheits-Stufen für Produktionsbereiche
Jede Schutzstufe beinhaltet auch die Bestimmungen der vorhergehenden Stufen.

Transport, Entsorgung, Müllhandhabung. Entscheidend sind geeignete Behälter und Transportmittel sowie Verbrennungs- und Autoklaviereinrichtungen.

Schulung und **Information** der Mitarbeiter zum richtigen Umgang mit biologischen Noxen sollte regelmäßig durchgeführt werden. Auf der Grundlage der Gefährdungsbeurteilung ist vor Aufnahme der Tätigkeiten eine arbeitsbereichs- und stoffbezogene Betriebsanweisung zu erstellen (§ 12 BioStoffV). Darin ist auf die mit den vorgesehenen Tätigkeiten verbundenen Gefahren für die Beschäftigten hinzuweisen.

Ein **Hygieneplan** ist empfehlenswert für alle Arbeitsstätten mit relevanter Kontaminations- und Infektionsgefahr. Vorgeschrieben nach UVV ist ein Hygieneplan in Einrichtungen des Gesundheitswesens und der Biotechnologie. In einem solchen Plan sollte mit Datum und Zuständigkeit angegeben sein, welche Maßnahmen in welcher Weise durchgeführt werden sollen.

Eine wichtige Maßnahme im Rahmen des Hygieneplans ist die **Desinfektion**. Eine Aufführung zugelassener Desinfektionsmittel wird vom Robert-Koch-Institut und von der Deutschen Gesellschaft für Hygiene und Mikrobiologie herausgegeben. Ist die Verwendung eines sensibilisierenden Stoffes unumgänglich, so sind die Schutzmaßnahmen (Dosierhilfen, Aerosolvermeidung, Raumlüftung) besonders zu beachten.

Raum- oder **Instrumentenbegasungen** dürfen nur durch Mitarbeiter mit entsprechender Sachkunde durchgeführt werden. Nur 2 Stoffe sind nach § 15d und Anhang V, 5 der GefStoffV für Begasungen zur Sterilisation zugelassen: Formaldehyd und Ethylenoxid.

Beschäftigungsverbote sollen ggf. für Jugendliche und Schwangere/Stillende ausgesprochen werden. Jugendliche dürfen nach § 15 b (5) GefStoffV nicht mit Stoffen beschäftigt werden, wenn sie dabei Krankheitserregern ausgesetzt sind. Schwangere und Stillende dürfen nicht mit Arbeiten beschäftigt werden, bei denen sie schädlichen Einwirkungen von gesundheitsgefährdenden Stoffen ausgesetzt sind (§4 (1) MuSchG) oder bei denen sie durch Berufskrankheiten besonders gefährdet sind.

Persönlicher Arbeitsschutz

Hände- und Körperreinigung, Desinfektion. Diese Maßnahmen zum Selbst- und Fremdschutz können in einem Hygieneplan oder Hautschutzplan geregelt werden. Wichtig ist die sachgerechte Ausführung und Bereitstellung von Seifenspendern und Desinfektionsmitteln.

Schutzkleidung. Dient zum Selbstschutz und soll auch die weitere Verbreitung von Keimen verhindern. Einzelheiten der Verwendung können in einem Hygieneplan oder in Arbeits- und Betriebsanweisungen geregelt werden.

Atemschutz. Sofern die Mikroorganismen zusammen mit Stäuben oder Aerosolen auftreten, können Atemschutzmaßnahmen notwendig werden. Partikelfilter mit hohem (P3) Abscheidevermögen sollten verwendet werden, wenn die biologische Noxe einen wesentlichen Bestandteil des Staubes bildet, ansonsten genügen P2-Masken. Bei Spitzenbelastungen, z.B. in Kompostieranlagen, können auch Isoliergeräte (z.B. Pressluftgeräte) zur Anwendung kommen *(--→ Kap. 2.6)*.

Impfungen. Siehe aktuelle Impfempfehlungen der STIKO am Robert-Koch-Institut (www.rki.de).

Vorsorgeuntersuchungen nach Biostoffverordnung: Untersuchungsgrundsatz G 42 („Tätigkeiten mit Infektionsgefährdung")

Der Untersuchungsgrundsatz G 42 als Teil der berufsgenossenschaftlichen Grundsätze für arbeitsmedizinische Vorsorgeuntersuchungen (BGG 904/42/BGVR) enthält in seinem Elementarteil Angaben zur Beratung zum Schutz vor Infektionskrankheiten und Angaben zur Basisuntersuchung einschließlich der arbeitsmedizinischen Beurteilungskriterien, die für alle Tätigkeiten mit Infektionsgefährdung anzuwenden sind. In seinem speziellen Teil finden sich zu insgesamt 43 aufgeführten Infektionskrankheiten *(→ Tab. 3.1-10)* spezifische Angaben zur Natur der Erreger, zum Vorkommen der Infektionskrankheit, zu Übertragungswegen, zum Krankheitsbild und sie enthalten erregerspezifische Hinweise für die Untersuchung und die erforderlichen Beratungen/Impfungen.

Zur Stellung des BG-Grundsatzes 42 „Infektionsgefährdung" (BGG 904.42/BGVR) im staatlichen und berufsgenossenschaftlichen Recht --→ *Abbildung 3.1-3.*

Die Biostoffverordnung *(→ Kap. 1.3)* ist staatliches Recht, der Grundsatz stellt den Standard für die Durchführung der Vorsorgeuntersu-

Tab. 3.1-10 In G 42 aufgeführte Infektionskrankheiten.

Brucellosen
Chlamydien-Infektionen
Diphtherie
Echinokokkose
Epstein-Barr-Virus-Infektionen
Erysipeloid (Rotlauf)
Frühsommer-Meningoenzephalitis (FSME)
Helicobacter-Infektionen
Hepatitis-A-Infektionen
Hepatitis-B-Infektionen
Hepatitis-C-Infektionen
Hepatitis-D-Infektionen
Hepatitis-E-Infektionen
Hepatitis-G-Infektionen
Herpes-simplex-Virusinfektionen
HIV-Infektionen (AIDS)
Keuchhusten (Pertussis)
Legionellose
Leptospirose
Lyme-Borreliose
Masern (Morbilli)
Meningokokken-Infektionen
Milzbrand (Anthrax)
Mumps
Mykoplasmen-Infektionen Parvovirus-B-19-Infektionen (Ringelröteln)
Poliomyelitis
Poxvirus-Infektionen
Q-Fieber
Röteln
Rotavirus-Infektionen
Salmonella-typhi-Infektionen
(Transmissible) spongiforme Enzephalopathien (TSE)
Streptokokken-Infektionen
Tetanus
Tollwut (Rabies)
Tuberkulose
Virusbedingte hämorrhagische Fieber
– Ebolavirus-Infektion
– Hantavirus-Infektionen
– Lassa-Fieber und verwandte Erkrankungen
– Marburgvirus-Krankheit
Windpocken (Herpes zoster)
Zytomegalie

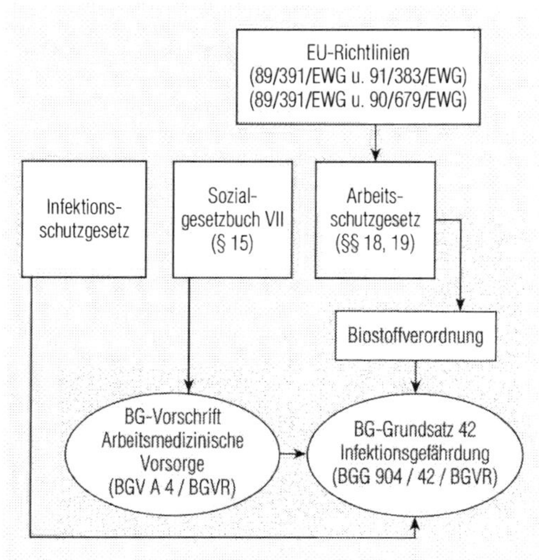

Abb. 3.1-3: Der BG-Grundsatz 42 „Infektionsgefährdung" (BGG 904.42/BGVR) und seine Stellung im staatlichen und berufsgenossenschaftlichen Recht, nach Fuchs et al. [2].

chung nach Biostoffverordnung dar, entsprechend dem Status einer anerkannten Regel der Arbeitsmedizin.

Arbeitsmedizinische Kriterien für die Beurteilung:

Dauernde gesundheitliche Bedenken bei Personen mit dauernd verminderter Immunabwehr, z.B. bei:

- chronischen (angeborenen oder erworbenen) Erkrankungen, die die Abwehrmechanismen des Körpers nachhaltig schwächen,
- einer veränderten Abwehrlage infolge Behandlung mit Immunsuppressiva, Zytostatika, ionisierenden Strahlen usw.,
- systemischer Dauerbehandlung mit Kortikosteroiden oder Antibiotika, die die Abwehrmechanismen des Körpers nachhaltig schwächen,
- chronischen, therapieresistenten Handekzemen, die die Schutzfunktion der Haut gegenüber Infektionserregern nachhaltig beeinträchtigen.

Befristete gesundheitliche Bedenken bei Personen mit vorübergehend verminderter Immunabwehr, z.B. bei:

- Infektionskrankheiten,
- systemischer Behandlung mit Kortikosteroiden,
- akuten Handekzemen, die die Schutzfunktion der Haut gegenüber Infektionserregern beeinträchtigen.

Keine gesundheitlichen Bedenken unter bestimmten Voraussetzungen: Bei weniger ausgeprägten Erkrankungen (im Sinne einer verminderten Immunabwehr) soll der untersuchende Arzt prüfen, ob unter bestimmten Voraussetzungen (verbesserte Arbeitsplatzbedingungen, Verwenden besonderer persönlicher Schutzausrüstung, verkürzte Nachuntersuchungsfristen usw.) eine Beschäftigung oder Weiterbeschäftigung vertretbar ist.

Keine gesundheitlichen Bedenken bei allen anderen Personen, soweit keine Beschäftigungseinschränkungen bestehen (siehe § 22 des Jugendarbeitsschutzgesetzes, § 4 des Mutterschutzgesetztes, in Verbindung mit der EG-Mutterschutzrichtlinie).

Literatur

1. Becher, S.: Biostoffverordnung – Erläuterungen. In: Schunk, W.: Arbeits- und Gewerbetoxikologie. ecomed, Landsberg IV-2.3.1 (6. Erg. Lieferung 10/00).
2. Fuchs G.H.P., Haamann F., Fuchs, A.: Der BG-Grundsatz 42 – Standard für arbeitsmedizinische Vorsorgeuntersuchungen bei Tätigkeiten mit Infektionsgefährdung. Arbeitsmed. Sozialmed. Umweltmed. 2000; 35: 593–603.

3.1.3 Gesundheitsrisiken durch physikalische Expositionen

Infrarotstrahlung → *Kapitel 4.2, BK 2401*
Ionisierende Strahlung → *Kapitel 4.2, BK 2402*
Luftschwingungen (Lärm) → *Kapitel 4.2, BK 2301*
Vibrationen → *Kapitel 4.2, BK 2103, 2104, 2110*

Luftdruck

Der atmosphärische Druck der Umgebungsluft entspricht dem Gewicht einer Luftsäule auf einer Flächeneinheit, er schwankt als der natürliche Luftdruck zwischen 880 und 1.080 mbar, ist also in großer Höhe niedriger als auf dem Niveau des Meeresspiegels. Dort beträgt er in Normalatmosphäre 1.013,25 hPa (= mbar). Ab einer Höhe von 2.000 m über dem Meeresspiegel kann man von Unterdruck sprechen (es bestehen ca. 790 hPa). In der Druckluftkammer eines Reiseflugzeuges herrschen um 760 hPa. Dieser Wert gilt auch als der Mindestdruck, der durch eine Druckkammer eingehalten werden soll, entscheidend für diese Festlegung ist der O_2-Partialdruck.

Unterdruck

Der reduzierte O_2-Partialdruck führt zu einem Anstieg des Atemvolumens, der Herzfrequenz und des Blutdrucks. Bei chronischem O_2-Mangel kommt es zu verstärkter Ventilation und es entwickelt sich nach wochenlangem Aufenthalt eine Höhenerythrozytose; O_2 wird außerdem leichter an das Gewebe abgegeben. Zu beachten sind diese Phänomene bei der Vorbereitung auf einen Aufenthalt in großen Höhen, bei Risikopopulationen vor Flugreisen (Feststellung einer Reisetauglichkeit) und auch der Feststellung einer Fliegertauglichkeit. Nicht geeignet für eine Arbeit in Unterdruck sind Schwangere und Personen mit folgenden Erkrankungen:

- pulmonale Hypertonie,
- Krankheiten der Gefäße mit Minderperfusion,
- Krankheiten der Lunge mit Einschränkung der Lungenfunktion,
- Krankheiten mit Anämie.

Auf die spezielle Untersuchung der Fliegertauglichkeit wird hier nicht eingegangen.

Überdruck

→ *Kapitel 4.2, BK 2201 (Erkrankungen durch Arbeit in Druckluft)*

Definition. Die Druckluftverordnung definiert Überdruck als Luftdruck, der mehr als 100 mbar über dem atmosphärischen Druck liegt.

Arbeitsmedizinisch relevant sind Tätigkeiten in Überdruckräumen (Caisson-Arbeiten in Senkkästen), unterirdischen Baustellen, Bauten im Wasser, in Druckkabinen bei plötzlichen Druckschwankungen (Flugzeug) und die Arbeit als Taucher.

Druckausgleichsstörungen. Gesundheitsgefahren entstehen beim Druckanstieg für die luftgefüllten Hohlräume (Nasennebenhöhlen, Mittelohr, Lunge, Magen, Darm, evtl. auch in Zähnen) – es entstehen die sog. Barotraumen (bis hin zu Einrissen der „Wände", z.B. des Trommelfells).

Gasaustauschstörungen. Bei Überdruck werden Gase der Atemluft – besonders Stickstoff – vermehrt im Körper gelöst (zuerst im Blut, dann in ZNS und Fettgewebe). Beim Tauchen in großer Tiefe über 50 m besteht dann die Gefahr der Stickstoff-Narkose (Tiefenrausch); zur Vermeidung muss unter solchen Bedingungen Stickstoff in dem Atemgasgemisch durch Helium ersetzt werden. Beim Auftauchen (Dekompression) tritt der gelöste Stickstoff wieder in die Gasphase über und muss abgeatmet werden. Geschieht die Dekompression zu schnell, entstehen im Gewebe und vor allem in Blut, Liquor und Gelenkflüssigkeit, Gasblasen (Caisson-Krankheit). Die klinischen Erscheinungen sind Juckreiz („Taucherflöhe"), subkutane Emphyseme, Gelenk- und Muskelstörungen („Bends"), Dyspnoe, Ohrensausen, Schwindel, Zahnschmerzen, Schwerhörigkeit. Spätschäden betreffen evtl. die großen Gelenke in Form von aseptischen Knochennekrosen oder, sofern sie das ZNS betreffen, auch Lähmungen.

Die **arbeitsmedizinische Vorsorge** nach

G 31 ist streng geregelt (Druckluftverordnung sowie andere Regelwerke). Bei Arbeit im Überdruck muss ein ermächtigter Arzt zugegen bzw. in guter Erreichbarkeit sein, um ggf. eine Rekompression, als technische Möglichkeit der Therapie, vorzunehmen.

Dauernde gesundheitliche Bedenken (Details siehe G 31) werden erhoben bei Personen mit folgenden Störungen oder Erkrankungen:

- Übergewicht von mehr als 30 % nach Broca (Körpergröße in cm weniger 100 = Sollgewicht in kg),
- Bewusstseins- oder Gleichgewichtsstörungen sowie Anfallsleiden jeglicher Ursache,
- neurologische Erkrankungen mit wesentlichen Funktionsstörungen,
- Gemüts- oder Geisteskrankheiten, auch wenn diese bereits abgeklungen sind, jedoch ein Rückfall nicht hinreichend sicher ausgeschlossen werden kann,
- chronischer Alkoholmissbrauch, Betäubungsmittelsucht oder andere Suchtformen,
- Stoffwechselkrankheiten, welche die Belastbarkeit stärker einschränken,
- Erkrankungen oder Veränderungen des Herzens oder des Kreislaufs mit Einschränkung der Leistungs- oder Regulationsfähigkeit, Blutdruckveränderungen stärkeren Grades, Zustand nach Herzinfarkt,
- Erkrankungen oder Veränderungen der Atemorgane (insbesondere Lungenblähung, chronische Bronchitis, Bronchialasthma, Pleuraschwarten), die deren Funktion stärker beeinträchtigen,
- einer Vitalkapazität, die weniger als 80 % des errechneten Sollwertes beträgt und/oder eine Unterschreitung der Mindestsollwerte für die Einsekundenkapazität,
- Erkrankungen des Gastrointestinal- und Urogenitalsystems, sofern sie zu plötzlichen Beschwerden führen und deshalb (insbesondere Taucher) zu übereilter Dekompression veranlassen können,
- Eingeweidebrüchen (auch Nabelbrüchen),
- Erkrankungen oder Veränderungen des Stütz- oder Bewegungsapparates oder des Brustkorbes, auch solchen aus dem rheumatischen Formenkreis, mit stärkeren Funktionsstörungen unter besonderer Beachtung der Prädilektionsstellen für druckfallbedingte aseptische Knochennekrosen,
- Endoprothesen, größeren Knochen- oder Gelenkfremdkörpern wie Schrauben, Nägel u.Ä.,
- Sehleistung (Sehen ohne Glas) von weniger als 0,5 auf jedem Auge für die Tätigkeit als Taucher,
- Hörvermögen von weniger als 5 m Umgangssprache,
- Trommelfellperforation und atrophischen Trommelfellnarben bei Tauchern,
- chronische Tubenfunktionsstörung und chronische Erkrankungen der Nasennebenhöhlen.

Auf weitere Details kann hier nicht eingegangen werden. Es existiert eine DGAUM-Leitlinie „Arbeiten im Überdruck". Die Vorsorgeuntersuchung darf nur nach staatlicher Ermächtigung des Betriebsarztes erfolgen.

Stäube und Faserstäube

Vorbemerkung: Stäube sollen hier im Abschnitt „physikalische Expositionen" dargestellt werden, denn oftmals ist nicht so sehr die chemische Struktur, sondern eher die Korngröße bzw. die Fasergeometrie entscheidend für die gesundheitsschädigende Wirkung. Dennoch spielen die chemischen Eigenschaften eine große Rolle und Staub ist in gewisser Weise auch als eine chemische Noxe aufzufassen.

Allgemeines

Definitionen

Stäube sind in Gasen (Luft) fein verteilte Feststoffe mit Korngrößen unter 200 µm. Auch unter Rauch versteht man eine disperse Verteilung fester Stoffe in Gasen, oftmals wird Rauch einem Verbrennungsprozess oder einem chemischen Prozess zugeordnet *(→ Tab. 3.1-11)*.

Faserstäube. Das Wissen um die Wirkung der Asbestfasern bildet den Ausgangspunkt. Die spezifische Konfiguration (Geometrie) der Fasern ist, neben der Biobeständigkeit, als Bedin-

Tab. 3.1-11 Staubeinteilung.

frühere Bezeichnung	neue Bezeichnung	Abkürzung	Erläuterung
Gesamtstaub	einatembare Fraktion	E-Fraktion, E-Staub	die Gesamtheit der einatembaren festen Partikel
Feinstaub	„alveolengängige Staubfraktion"	A-Fraktion, A-Staub	der alveolengängige Staubanteil (Korngröße: < 5 µm aerodynamischer Durchmesser[1] D_{ae})[2]
Alveolarstaub			der Anteil des Feinstaubs, welcher in den Alveolen verbleibt und nicht wieder ausgeatmet wird
Ultrafeinstaub (Feinstaub)			Teilchengröße kleiner als < 0,1 µm

[1] Definition des aerodynamischen Durchmessers: Man nimmt eine Kugel mit dem spezifischen Gewicht 1 und gibt dem zu bestimmenden Partikel den Durchmesser der Kugel, die dann die gleiche Sinkgeschwindigkeit hätte.

[2] Nach der exakteren Definition in der Johannesburger Konvention ist „Feinstaub" ein Staub, der ein Abscheidesystem mit der folgenden Ausbeute passiert:

- 7,1 µm D_{ae} 0%,
- 5,0 µm D_{ae} 50%,
- 3,5 µm D_{ae} 75%,
- 1,5 µm D_{ae} 95%.

gung der tumorerzeugenden Wirkung erkannt. Faserstäube sind, entsprechend der internationalen Konvention zur lichtmikroskopischen Zählung der Asbeststaubfasern *„Partikel, die ein Länge-zu-Durchmesser-Verhältnis von 3:1 überschreiten, die eine Länge von größer als 5 µm aufweisen und deren Durchmesser kleiner als 3 µm ist"*.

Berufliche Tätigkeiten mit Staubexposition

Berufliche Tätigkeiten mit Staubexposition findet man in vielen Branchen und Bereichen:

- Abfallwirtschaft,
- Baubranche,
- Bergbau,
- Glasproduktion,
- Landwirtschaft,
- Gießerei, Metallbearbeitung, Schweißen,
- Steinbearbeitung,
- Textilindustrie usw.

Ultrafeinstäube entstehen als Kondensationsprodukte bei thermischen und chemischen Reaktionen. Beispiele sind Schweißrauche, Metallrauche, partikelförmige Dieselmotoremissionen, rußende Flammen, etc.

Gesundheitliche Wirkungen

Das Einatmen von Staub ist potentiell gesundheitsschädlich. Es gibt umweltmedizinische bzw. epidemiologische Erkenntnisse, dass die Staubkonzentration der Atemluft mit der Mortalität korreliert ist. Es wurden beispielsweise 20 nordamerikanische Städte untersucht: Eine Zunahme der Staubkonzentration (Schwebeteilchen mit einem D_{ae} unter 10 µm) um 10 µg/m³ war mit einer erhöhten relativen Sterblichkeitsrate für Herz-Kreislauf- bzw. Atemwegserkrankungen um 0,68 % und für alle Todesursachen um 0,51 % verbunden [5].

Auch im arbeitsmedizinischen Bereich sind Stäube als gesundheitsschädlich bekannt. In der Berufskrankheitenverordnung sind Berufskrankheiten mit Verursachung durch staubförmige Noxen genannt. Die BK-Ziffergruppe 4 der Berufskrankheitenverordnung (Erkrankungen der Atemwege und der Lungen, des Rippenfells und Bauchfells) beinhaltet die BK-Ziffern 41 (Erkrankungen durch anorganische Stäube), 42 (Erkrankungen durch organische Stäube) und 43 (obstruktive Atemwegserkrankungen). Auch die BK-Ziffer 11 (Metalle und Metalloide) kann sich auf Noxen in Staubform beziehen.

Pathophysiologie der Staubwirkung. Die Korngröße und Kornform bestimmt die Tiefe des Eindringens in den Atemtrakt und damit den Ort der evtl. Schädigung *(→ Abb. 3.1-4 und Abb. 3.1-5)*.

- Als potentiell gefährlich gelten Stäube mit einem aerodynamischen Durchmesser bis 5 µm, da sie alveolengängig sind (A-Fraktion, Feinstaub).
- Als besonders gefährlich sind neuerdings die Teilchen verdächtigt worden, die einen Durchmesser von 0,1 µm nicht überschreiten (Ultrafeinstäube, „Nanostäube"). Eine Hypo-

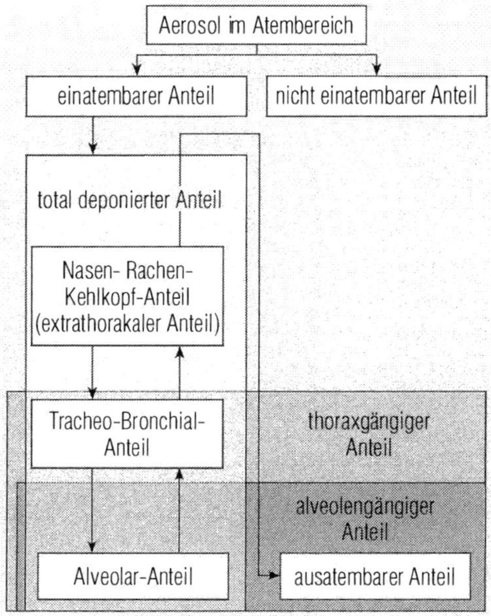

Abb. 3.1-4: Unterteilung des gesamten Aerosols im Atembereich nach arbeitsmedizinischen Kriterien. Der thoraxgängige Anteil umfasst den (intra-)thorakalen und den ausatembaren Anteil. Der thorakal deponierte Anteil umfasst den tracheobronchialen und den alveolären Anteil (DFG-Senatskommission).

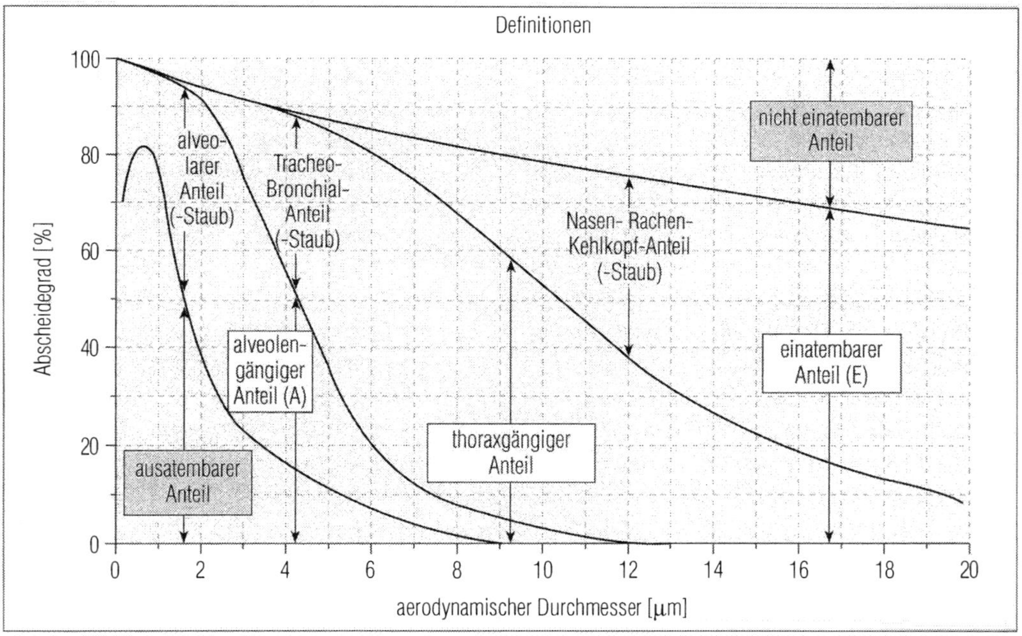

Abb. 3.1-5: Definitionen der Aerosolanteile in Abhängigkeit vom aerodynamischen Durchmesser. Die arbeitsmedizinisch wichtigen deponierten Aerosolanteile sind fett gedruckt. Die eingerahmten, für die Messtechnik relevanten Anteile erhalten jeweils auch den ausatembaren Anteil (DFG-Senatskommission).

[1] Talkum ist ein wasserhaltiges Magnesiumsilikat. In kompakter Form heißt es Speckstein, in gemahlener Form Talkum und in gebrannter Form Steatit. Talkum enthält unterschiedlich hohe Beimengungen von Kieselsäure oder Asbest. Diese Beimengungen sind für die fibrogene Wirkung verantwortlich.

these lautet, dass die gesundheitsschädigende Wirkung mit abnehmender Teilchengröße zunimmt. Die Einführung von Grenzwerten für Ultrafeinstäube wird kontrovers diskutiert. Die Gesundheitswirkung der Feinststäube kann möglicherweise nicht ausreichend von der Wirkung anderer Gefahrstoffe abgegrenzt werden. Sollte sich zeigen, dass Feinststäube oder ultrafeine Stäube tatsächlich besonders pathogen sind, so könnte dies eine weitere Erklärung für die Zunahme von Lungenerkrankungen sein. In den Industrieländern hat die Staubbelastung der Außenluft, gemessen als Massebelastung, zwar abgenommen, die Zahl feinster Partikel (und damit die Staub-oberfläche pro Luftvolumen) hat jedoch mit dem motorisierten Verkehrsaufkommen in den letzten Jahren zugenommen.

Die einatembaren Stäube müssen im Nasopharynx eine erste Schranke passieren. 50% aller Teilchen mit einem aerodynamischen Durchmesser von 5 µm werden hier abgeschieden. Ein weiterer Anteil des Staubs setzt sich im Bereich des Kehlkopfs ab (entsprechend kann das Kehlkopfkarzinom unter Umständen als beruflich asbestverursacht anerkannt werden). Der Reststaub gelangt in den Tracheobronchialbaum und unterliegt hier teilweise einer Ablagerung in der Schleimschicht. Hier besteht eine oralwärts gerichtete mukoziliäre Reinigung (Clearance). Die bisher nirgends abgelagerten Staubteilchen gelangen schließlich in den Alveolarraum. Korngrößen um 1 µm haben die größte Depositions-Wahrscheinlichkeit in den Alveolen. Die auch hier nicht deponierten Teilchen werden wieder ausgeatmet. Der in den Alveolen abgelagerte Staub (Alveolarstaub) wird teilweise durch Alveolarmakrophagen und Pneumozyten in das Interstitium eliminiert, teilweise auf lymphogenem Weg abtransportiert.

Gemäß einer Hypothese zur **Feinststaubwirkung** können die Makrophagen der Lunge die Staubteilchen umso schlechter erkennen und phagozytieren, je kleiner der Durchmesser dieser Partikel ist. Staub mit zytotoxischer Eigenschaft zerstört die ihn aufnehmenden Makrophagen und setzt nach Freisetzung einen erneuten Phagozytosereiz in Gang. Letztlich wird dadurch eine Bindegewebsproliferation (Fibrose) ausgelöst (z.B. die Silikose durch Quarzstaub).

Um zu einer **Risikoabschätzung** bei Staubexposition zu kommen, sollten neben der Größe auch die Form und die Oberflächeneigenschaften sowie ggf. die chemischen Eigenschaften der Staubteilchen bekannt sein. So ist beispielsweise, wichtig im Beruf des Glasschleifers, die amorphe Modifikation der Silikate im Quarzglas weniger silikogen als die kristallinen Modifikationen.

Fasern der Asbestarten Amosit (Braunasbest) und Krokydolith (Blauasbest) führen bereits bei niedrigeren Gehalten im Lungengewebe zu Pleuramesotheliomen als Chrysotil (Weißasbest). Beim Chrom kommt es durch Valenzenwechsel vom Chrom III zum Chrom VI zu einem höheren Krebsrisiko, die Wertigkeit des Chroms in Stäuben sollte also bekannt sein.

Die Vielfalt der am Arbeitsplatz vorkommenden Staubarten, aber auch der anderen inhalativen Noxen, lässt sich nach wenigen pathogenetischen **Wirkprinzipien** gliedern:

- Eine **chemisch-irritative** und obstruktive Wirkung an den Schleimhäuten des Atemtraktes und an der Lunge kann u.a. durch Stäube folgender Stoffe verursacht werden: Isocyanate, Vanadium, Beryllium, Rohbaumwolle, Flachs u.a.
- Eine **allergene Wirkung** kann u.a. durch folgende Staubarten verursacht sein: Isocyanate, Mehl, Holz, Haare und Pflanzenteile. Klinisch äußert sich dies als allergische obstruktive Atemwegserkrankung oder als allergische Alveolitis (exogen allergische Alveolitis durch Einatmen von Stäuben aus schimmeligem Heu oder Stroh = Farmerlunge/Drescherlunge).
- Eine **fibrogene Wirkung** an der Lunge können u.a. Stäube aus Quarz, Asbest, Talkum[1] (aber nicht reines Talkum!), Beryllium, Bauxit, Hartmetall und radioaktiven Isotopen entfalten. Die jeweilige Lungenfibrose nennt man Silikose, Asbestose,

Talkose, Berylliose, Aluminose, Hartmetalllunge oder Strahlenfibrose.

- Eine **neoplastische Wirkung** kann ausgelöst werden u.a. durch Stäube aus Arsen, Nickel, Asbest, Eichen- und Buchenholz. Die Malignome können im Nasen-, Kehlkopf-, Lungen- und Pleurabereich auftreten.
- Eine erhöhte mechanische **Zahnabrasion** durch mehrjährige quarzstaubbelastende Tätigkeit ist als Berufskrankheit mit Ziffer 2111 etabliert.

Ein **nicht-fibrogenes** Verhalten zeigen u.a. Stäube reinen Kohlenstoffs, Bariumsulfat-Stäube und **reines** Talkum (Magnesiumsilikat). Diese Stäube werden durch Makrophagen im Lungeninterstitium abgelagert, ohne dass eine fibrosierende Wirkung in Gang gesetzt wird. Trotzdem spricht man auch von Staubspeicherkrankheiten, und zwar in diesem Fall von gutartigen, nicht-fibrosierenden Pneumokoniosen. Durch Barium entsteht die Barytose, durch reinen Kohlenstaub die Anthrakose, durch Zinn die Zinnoxidlunge. Die entsprechenden Ablagerungen in der Lunge können im Röntgenbild als unregelmäßige oder runde Schatten imponieren. Sie haben keinen Krankheitswert. Nach Expositionsende können sie sich zurückbilden.

Grenzwertfestsetzung und Prävention

Grenzwerte für Stäube in der Luft am Arbeitsplatz

Vorbemerkung: Die heute üblichen Grenzwerte sind Massengrenzwerte. Sie haben die Dimension Staubmasse pro Luftvolumen (mg/m³). Die Wirkung ultrafeiner Stäube wird damit möglicherweise nicht ausreichend erfasst, da diese Staubfraktionen kaum zur Staubgesamtmasse beitragen. Möglicherweise müssen Ultrafeinstäube zukünftig über Partikelzahlen pro Luftvolumen begrenzt werden.

Wissenschaftliche Grenzwerte der Senatskommission:

Bei der Grenzwertfestlegung für die allgemeinen Staubgrenzwerte, d.h. für den „inerten" Staub ohne spezifische Wirkung, hat die Senatskommission einige Änderungen vorgenommen.[1] Der MAK-Wert für den einatembaren Staubanteil (früher Gesamtstaub) beträgt jetzt 4 mg/m³. Der MAK-Wert für den alveolengängigen Staubanteil (früher Feinstaub) wurde von 6 mg/m³ auf 1,5 mg/m³ abgesenkt.

Die Absenkung des Feinstaubwertes zog logischerweise[2] eine entsprechende MAK-Wert-Absenkung bei Aluminium, Aluminiumoxid-Rauch, Eisenoxiden, Graphit, Magnesiumoxid, Magnesiumoxid-Rauch und Titandioxid nach sich (jeweils von 6 mg/m³ auf 1,5 mg/m³). Überschreitungen des allgemeinen Staubgrenzwertes bis zum Zweifachen während einzelner Schichten ist zulässig.

Der MAK-Wert für Quarzfeinstaub beträgt 0,15 mg/m³ (MAK-Werte-Liste der Senatskommission der DFG, Abschnitt IV: Regeln über Stäube, Rauche und feste Schwebstoffe).

Gesetzliche Grenzwerte. Im Jahre 2001 hat der Ausschuss für Gefahrstoffe (AGS) einen neuen allgemeinen Staubgrenzwert beschlossen *(→ Tab. 3.1-12).* Für den alveolengängigen Staubanteil (früher Feinstaub) gilt nun ein gesetzlicher Grenzwert (TRGS 900) von 3 mg/m³ (für eine Übergangszeit gilt in bestimmten festgelegten Ausnahmebereichen ein Grenzwert von 6 mg/m³, verbunden mit Auflagen wie Ausweisung von Schutzmaßnahmenkonzept und arbeitsmedizinischer Vorsorge). Für alle Tätigkeiten gilt: Bei Nichteinhaltung einer Staubkonzentration von 3 mg/m³ für die alveolengängige Fraktion sind für die Beschäftigten arbeitsmedizinische Vorsorgeuntersuchungen vorzusehen (s.u.).

[1] Es wäre zu erwarten, dass kein MAK-Wert irgendeines Stoffes (als Aerosol) über dem Wert für Feinstaub/Gesamtstaub (allgemeiner Staubgrenzwert) liegen dürfte. Die unspezifische („inerte") Wirkung dürfte doch nicht gefährlicher als die spezifische Wirkung sein, es sei denn, bei der spezifischen Wirkung handele es sich um eine Heilwirkung. Dessen ungeachtet gibt es derzeit sehr wohl einige Stoffe, die mit dem MAK-Wert über 4 bzw. 1,5 mg/m³ liegen (z.B. Calciumsulfat).

Tab. 3.1-12 Allgemeiner Staubgrenzwert.

	alveolengängigen Staubanteil (früher Feinstaub)	einatembaren Staubanteil (früher Gesamtstaub)
wissenschaftliche Grenzwerte der Senatskommission	1,5 mg/m³	4 mg/m³
gesetzliche Grenzwerte der TRGS 900	3 mg/m³ (für bestimmte Tätigkeiten 6 mg/m³)	10 mg/m³ (dieser Wert ist erst ab 1.4.2004 verbindlich, aber schon jetzt für die Arbeitsbereichsanalyse heranzuziehen)

Alle Grenzwerte gelten als Schichtmittelwerte und sind anzuwenden auf unlösliche Stäube, die nicht anderweitig reguliert werden sowie für Mischstäube. Bei Einhaltung des allgemeinen Staubgrenzwertes muss mit einer Gesundheitsgefährdung im Allgemeinen nicht gerechnet werden, wenn mutagene, kanzerogene, fibrogene, allergisierende oder sonstige toxische Wirkungen des Staubes ausgeschlossen werden können.

Konsequenzen am Arbeitsplatz: Viele Betriebe berichten von Schwierigkeiten bei der Realisierung des gesetzlichen Staubgrenzwertes.

Technischer und organisatorischer Arbeitsschutz

Die TRGS 500 „Schutzmaßnahmen: Mindeststandards" bildet eine gute Arbeitshilfe für den präventiven Umgang mit Stäuben, insbesondere auch mit nicht eingestuften Stäuben ohne spezifische Schadstoffwirkung (der Begriff „inerter Staub" soll nicht mehr verwendet werden).

Am Arbeitsplatz sind zunächst technische Maßnahmen zur Verringerung bzw. Vermeidung der Staubexposition vordringlich. Beispielsweise ist die Schütthöhe von Pulvern möglichst zu verringern. Staubarme mechanische Bearbeitungsverfahren sind anzuwenden. Nassverfahren können Staubentstehung verringern. Geschlossene Systeme oder Absaugvorrichtungen (Lüftungssysteme) sollten installiert werden. Auch der Gebrauch von Ersatzstoffen kann die Expositionssituation verbessern (z.B. Korund statt SiO_2 bei Schleifprozessen). Bei Reinigungsarbeiten soll nicht unnötig Staub aufgewirbelt werden. Staubsaugen ist besser als Fegen. Vor allem ist das Abblasen mit Düsen zu unterlassen (Staubfreisetzung, Lärmentwicklung). Die Arbeitskleidung ist getrennt von der Straßenkleidung aufzubewahren und soll nicht geschüttelt oder abgeblasen werden. Optimal ist eine Reinigung im kontrollierten Abluftstrom (Luftdusche).

Persönlicher Arbeitsschutz

Wenn sich der Grenzwert durch technische Maßnahmen nicht einhalten lässt, sind persönliche Schutzmaßnahmen angezeigt, in diesem Falle Schutzbrillen und Atemschutzmasken. Diese können jedoch nur für zeitweiliges Tragen vorgesehen werden.

Vorsorgeuntersuchungen

Bei Nichteinhaltung einer Staubkonzentration von 3 mg/m³ für die alveolengängige Fraktion sind für die Beschäftigten arbeitsmedizinische Vorsorgeuntersuchungen durchzuführen (§ 28 der GefStoffV).

Für die Durchführung dieser Vorsorgeuntersuchung gibt es noch keinen berufsgenossenschaftlichen Grundsatz. Die Deutsche Gesellschaft für Arbeitsmedizin und Umweltmedizin e. V. (DGAUM) hat „Leitlinien [für] Arbeitsmedizinische Vorsorgeuntersuchungen bei Belastung durch atembaren alveolengängigen Staub (A-Staub)" erarbeitet. Auszüge daraus:

„Erstuntersuchung vor Aufnahme einer Tätigkeit an Arbeitsplätzen, an denen der Staubgrenzwert überschritten ist. Nachuntersuchung alle 3 Jahre. Nachgehende Untersuchung alle 5 Jahre nach Expositionsende.

Feststellung der Vorgeschichte:

- allgemeine Anamnese (einschl. Raucheranamnese),
- Arbeitsanamnese: vorangehende atemwegsrelevante Belastungen (Dauer und Intensität),

jetzige Tätigkeiten, Staubbelastung (Dauer und Intensität), andere atemwegsrelevante Belastungen (Dauer und Intensität),
- Beschwerden: allgemeine Atemwegsbeschwerden, arbeitsplatzbezogene Atemwegsbeschwerden.

Untersuchung:
- körperliche Untersuchung der Atmungs- und Kreislauforgane,
- medizinisch-technische Untersuchung: Spirometrie (Vitalkapazität, Atemstoßwert, Flussvolumen), Atemwegswiderstand erwünscht, Röntgenaufnahme des Thorax in 2 Ebenen mit Hartstrahltechnik (bei ärztlicher Indikation), bei auffälligen Befunden sind ggf. weitergehende Untersuchungen in die Wege zu leiten (z.B. unspezifischer Provokationstest, EKG).

Beurteilung:

Dauernde gesundheitliche Bedenken bei Personen mit manifester obstruktiver Atemwegserkrankung, insbesondere Asthma bronchiale, chronisch obstruktiver Bronchitis/Lungenemphysem, klinisch manifester irreversibler bronchialer Hyperreagibilität, röntgenologisch nachweisbarer Staublunge, Silikose, Asbestose, ausgeprägten asbestbedingten oder sonstigen Pleuraveränderungen sowie anderen fibrotischen oder granulomatösen Veränderungen der Lunge, andere Erkrankungen, die die kardiopulmonale Leistungsfähigkeit auf Dauer einschränken.

Befristete gesundheitliche Bedenken bei akuten Erkrankungen der Atemwege, anderen akuten Erkrankungen, die die kardiopulmonale Leistungsfähigkeit einschränken.

Keine gesundheitlichen Bedenken unter bestimmten Voraussetzungen: Sind die unter dauernde gesundheitliche Bedenken genannten Erkrankungen weniger ausgeprägt, so soll der untersuchende Arzt prüfen, ob unter bestimmten Voraussetzungen eine Beschäftigung oder Weiterbeschäftigung möglich ist, insbesondere bei Verbesserung der Arbeitsplatzverhältnisse, Verwendung persönlicher Schutzausrüstung, verkürzter Nachuntersuchungsfrist.

Keine gesundheitlichen Bedenken: beschwerdefrei, VC > 80% (mittlere Sollwerte der EGKS-Tabelle 83/93), FEV_1 > 80% der VC, Atemwegswiderstand < 0,3 kPa/l/s, unauffälliges Röntgenbild.

Asbestfaserstäube

→ *Kapitel 4.2, BK 4103–4105*

Künstliche Mineralfasern (KMF)

Die gesundheitsschädliche Wirkung des Asbests hat zur Entwicklung und zum Einsatz von Ersatzstoffen geführt, die unter der Sammelbezeichnung „künstliche Mineralfasern" behandelt werden. Auch bei ihrer Herstellung und Verarbeitung können lungengängige Faserstäube freigesetzt werden. Bei diesen Asbest-Ersatzstoffen handelt es sich um die folgenden Gruppen:
- Mineralwolle (Glas-, Stein- und Schlackenwolle),
- Endlosfasern (Textilglasfasern),
- keramische Fasern,
- Spezial-Glasfasern, z.B. Hochtemperatur-Glasfasern.

Mineralwolle-Produkte finden meist in Form von Rollen oder Platten Verwendung zur Wärme- und Schallisolierung bzw. -dämmung, im Brandschutz und für technische Isolierungen. Ausgangsprodukte sind Glasrohstoffe oder Gesteine, auch Altglas. Zur Verhinderung eines frühzeitigen Brechens und zur Staubbindung werden Kunstharze und Öle beigegeben.

Textilglasfasern werden ebenfalls aus Glasrohstoffen im Düsenziehverfahren, das einen konstanten Querschnitt garantiert, hergestellt.

Keramikfasern finden Einsatz im Ofenbau, als Hochtemperaturisolierungen, im Anlagenbau. Sie besitzen eine besonders geringe Wärmeleitfähigkeit und eine hohe Elastizität.

Gesundheitliche Wirkungen

- Juckreiz (Einspießen kurzer Faserstückchen in die Haut),
- Allergien aufgrund der Zusatzstoffe,

- allgemeine Reizungen der Schleimhäute und Atemwege aufgrund der Staubbelastung,
- Krebspotential.

Für KMF gibt es derzeit keinen ausreichenden Beleg für eine Bestätigung oder Widerlegung einer kanzerogenen Wirkung. Grundsätzlich muss eine solche bei Fasern der kritischen Abmessung (Fasergestalt: Länge zu Durchmesser-Verhältnis von 3:1 überschreitend, Länge größer als 5 μm, Durchmesser kleiner als 3 μm) und mit Asbest vergleichbarer Biobeständigkeit unterstellt werden. Fasern mit kurzer Biobeständigkeit, wie solche aus Gips oder Wollastonit, lösen sich innerhalb von Tagen oder einigen Wochen auf – für sie gibt es keinen Hinweis auf eine kanzerogene Wirkung. Experimentelle Anhaltspunkte für andere Materialien gibt es, auch für einzelne anorganische Faserstäube; *Tabelle 3.1-13* gibt den gegenwärtigen Wissensstand wieder.

Tab. 3.1-13 Einstufung künstliche Mineralfasern durch die DFG-Senatskommission.

Faserstaub	Epidem.	Kanzerogenität				Zelltrans.	Gentox.	Einstufung	Einstufungsbegründung
		inh.	i.tr.	i.p.	i.pl.			(⟶ Kap. 4.3)	
anorganische Faserstäube									
Aluminiumoxid					+			III Kat.2	eindeutig positive i.pl.-Versuche
Attapulgit/ Palygorskit	?	+		+	+		?	III Kat.2	positiver Inhalationsversuch
Calcium- Natrium-Metaphosphat			?	?				III Kat.3B	Datenlage nicht ausreichend
Calciumsulfat (Gips)			?	–				II a MAK-Wert 6 mg/m³ im Feinstaub	negativer i.p.-Test bei sehr geringer Beständigkeit Dawsonit
					+			III Kat.2	eindeutig positive i.pl.-Versuche
Erionit	+	+	+	+	+	+	+	III Kat.1	Kanzerogenität in epidemiologischen Untersuchungen nachgewiesen
Glas	?	?	+	+	+	+	+	III Kat.2	Gesamtheit der Befunde
Halloysit					?			III Kat.3B	Datenlage nicht ausreichend
Kaliumtitanatverbindungen		+	?	+	+	+	?	III Kat.2	positiver Inhalationsversuch in Verbindung mit positiven Befunden aus den anderen Untersuchungen
Keramik		+	?	+	?			III Kat.2	positive Inhalationsversuche
Magnesium-Oxid-Sulfat			?	?				III Kat.3B	Datenlage nicht ausreichend

Tab. 3.1-13 Fortsetzung.

Faserstaub	Epidem.	Kanzerogenität inh.	i.tr.	i.p.	i.pl.	Zelltrans.	Gentox.	Einstufung	Einstufungsbegründung
Nemalith/Brucit		?		?	?			III Kat.3B	Datenlage nicht ausreichend
Schlackenwolle	?	?		?	?			III Kat.3B	Datenlage nicht ausreichend
Sepiolith	?	?		?	?			III Kat.3B	Datenlage nicht ausreichend
Siliciumcarbid			+	+	+	+		III Kat.2	positive i.p., i.pl. und i.tr.-Versuche, sehr hohe Biobeständigkeit
Steinwolle	?	?	?	+	?		?	III Kat.2	positive i.p.-Versuche
Wollastonit	?	?		–	?		?	II b	negativer i.p.-Test bei geringer Biobeständigkeit
alle weiteren anorganischen Faserstäube								III Kat.3B	Datenlage nicht ausreichend
organische Faserstäube									
p-Aramid		?		?				III Kat.3B	Datenlage nicht ausreichend

\+ positive(r) Befund(e) – negative(r) Befund(e) ? Befund(e) nicht bewertbar

Epidem. Epidemiologie
inh. inhalative Verabreichung
i.tr. intratracheale Verabreichung
i.p. intraperitoneale Verabreichung
i.pl. intrapleurale Verabreichung
Zelltrans. Zelltransformation
Gentox. Gentoxizität

IIa Stoffe mit MAK-Wert
IIb Stoffe, für die derzeit keine MAK-Werte aufgestellt werden können
III krebserzeugende Stoffe

Einstufungen und Arbeitsschutzmaßnahmen

Aus Gründen des Gesundheitsschutzes wurden zunächst alle anorganischen Fasern als krebsverdächtig angesehen. Die Einstufung in die Kategorien 1 bis 3 B *(→ Kap. 3.2)* ist in *Tabelle 3.1-13* mit angegeben.

Es gibt zusätzlich den vom Deutschen Ausschuss für Gefahrstoffe vorgeschlagenen Kanzerogenitätsindex K_I, der aus dem Gehalt an den verschiedenen Bestandteilen und der daraus abgeleiteten Biobeständigkeit ermittelt wird:

- $K_I \leq 30$ gilt als krebserregend im Tierversuch, sollte als krebserzeugend für den Menschen angesehen werden,
- $K_I > 30$ bis < 40 krebsverdächtig,
- $K_I \geq 40$ nicht krebserzeugend.

In der Gefahrstoffverordnung (Anhang IV, Nummer 22) wird die Herstellung und Verwendung von Fasern untersagt, die entweder

- in Intraperitonealtests eine karzinogene Wirkung gezeigt haben, oder
- als WHO-Fasern nach intratrachealer Instillation eine biologische Halbwertszeit von mehr als 40 Tagen aufweisen, oder
- einen Kanzerogenitätsindex K_I von kleiner 40 haben.

Dieses deutsche Bewertungskonzept unterscheidet sich von dem der EU, bei dem u.a. auf Inhalationsversuche Bezug genommen wird.

Alle deutschen Hersteller produzieren ausschließlich Mineralwolle, die die Kriterien der GefStoffV erfüllt. Eine „KMF-Verbotsverordnung" soll vor dem Import anderer Produkte schützen. Eine weitere positive Orientierung gibt das RAL-Gütezeichen. Weitere Hilfestellungen für Unternehmer gibt der Anhang 4 zur TRGS 521.

Grenzwerte

- Allgemeiner Fasergrenzwert: 250.000 F/m^3,
- Hochtemperatur-Glasfasern: 500.000 F/m^3.

Überschreitungen wurden in der Vergangenheit häufig festgestellt z.B. für Mineralwolle mit Werten von 50.000–300.000 F/m^3 und für Keramikfasern mit Werten von 500.000–2.300.000 F/m^3.

Vorsorgeuntersuchungen. Wenn der Luftgrenzwert für keramische Fasern mit einem Kanzerogenitätsindexes $K_I < 40$ (also krebsverdächtige Fasern) nicht eingehalten wird, sollen Vorsorgeuntersuchungen nach dem berufsgenossenschaftlichen Grundsatz G 1.3 (Mineralischer Staub: Keramikfaserhaltiger Staub) durchgeführt werden. Vor allem Anamnese, Spirometrie und Röntgenaufnahme des Thorax bilden den Inhalt dieser Vorsorgeuntersuchung.

Elektromagnetische Felder

Die Exposition gegenüber elektromagnetischen Feldern wird vom Sensorium des Menschen nicht wahrgenommen. Wirkungen treten jedoch – in Abhängigkeit von Art und Stärke der Exposition – auf: von Elektrisierungen bis hin zur Beeinflussung biochemischer Vorgänge und einer Körpererwärmung.

Geläufig sind die Wirkungen beim Berühren isolierter Leiter in starken elektrischen Feldern, die Elektrisierungen (Elektrounfall, → *Kap. 3.5*). Sie und andere Wirkungen elektrischer Ströme sind, in Abhängigkeit von der Feldstärke in elektrischen Feldern mit einer Frequenz von 50 bzw. 60 Hz, in den *Tabellen 3.1-14 und 3.1-15* zusammenfassend dargestellt.

Die Physik ist nicht ganz einfach, zunächst einige physikalische Größen und ihre Dimension:

elektrisches Feld	V/m, Volt pro Meter,
magnetisches Feld	A/m, Ampere pro Meter,
magnetische Induktion	T, Tesla,
Leistungsflussdichte	W/m^2, Watt pro Quadratmeter,
spezifische Absorptionsrate	W/kg, Watt pro Kilogramm.

Die pro Fläche einwirkende Strahlungsleistung (= Strahlungsintensität) wird in W/m^2 (Leistungsflussdichte) angegeben. Beim Durchgang durch Materie wird Energie absorbiert, es entsteht Wärme. Die pro Masse absorbierte Energie bezeichnet man als spezifische Absorptionsrate (SAR), gemessen in W/kg. Die SAR ist einer direkten Messung nicht zugänglich.

Die elektrischen und die magnetischen Felder werden bis zu einem Frequenzbereich von 30 kHz separat betrachtet, in dem Bereich von 50 kHz bis 300 GHz spricht man, unter Beachtung einer elektrischen und einer magnetischen Komponente, von elektromagnetischen Feldern oder elektromagnetischer Strahlung.

Tab. 3.1-14 Wirkungen elektrischer Ströme (aus Bernhardt [2]).

eff. Stromstärke [mA]	Reaktion/Schwelle	Prozentsatz der Probanden (männliche Erwachsene)
0,13	Wahrnehmung bei Berührung	1 %
0,36	Wahrnehmung bei Berührung	50 %
0,49	Wahrnehmung bei Griffkontakt	1 %
1,10	Wahrnehmung bei Griffkontakt	50 %
9,0	unwillkürliche Muskelkontraktionen (Loslassstrom)	0,5 %
16,0	unwillkürliche Muskelkontraktionen (Loslassstrom)	50 %
23	Atemschwierigkeiten	50 %
100	Kammerflimmern (Erwachsene, 70 kg, Einwirkdauer 3 sec)	0,5 %

Tab. 3.1-15 Direkte und indirekte Wirkungen beim Menschen, hervorgerufen durch elektrische 50- und 60-Hz-Felder (aus Bernhardt [2]).

Feldstärke [kV/m]	Wirkung Reaktion/Schwelle
> 50	direkte Wahrnehmung des Körperstromes bei geerdeten Füßen
20–24	mittlere Schwelle der Schmerzempfindung für Männer bei Fingerkontakt mit einem Auto
20	mittlere Wahrnehmungsschwelle für Männer für Empfindungen am Kopf oder Kopfhaar, bzw. Kribbeln zwischen Körper und Kleidung
16–20	Loslassschwelle für 0,5% aller Männer bei Berührung eines Lastwagens
14–16	mittlere Schwelle der Schmerzempfindung für Frauen bei Fingerkontakt mit einem Auto
11,5–14	Loslassschwelle für 0,5% aller Kinder bei Berührung eines Busses
11–13	Loslassschwelle für 0,5% aller Frauen bei Berührung eines Lastwagens
10–12	mittlere Schwelle der Schmerzempfindung für Kinder bei Fingerkontakt mit einem Auto
8–10	Loslassschwelle für 0,5% aller Kinder bei Berührung eines Lastwagens
7	mittlere Belästigungsschwelle durch Funkenentladungen zwischen Finger und kleinen Gegenständen durch Aufladung der Person (170 pF)
4–5	mittlere Wahrnehmungsschwelle für Männer bei Fingerkontakt mit einem Auto
3	mittlere Wahrnehmungsschwelle von Funkenentladungen zwischen Finger und kleinen Gegenständen durch Aufladung der Person (170 pF)
3	Wahrnehmungsschwelle für 5% aller Männer für Empfindungen am Kopfhaar oder Kribbeln zwischen Körper und Kleidung
2–2,5	mittlere Wahrnehmungsschwelle für Kinder bei Fingerkontakt mit einem Auto
2,5	Schwelle für Funktionsstörungen für sehr empfindliche unipolare Herzschrittmacher (Wahrnehmungsempfindlichkeit 0,5 mV, Spitze-Spitze)

Die *Tabellen 3.1-16 und 3.1-17* nennen typische Expositionen an Arbeitsplätzen.

Besonders betroffen sind Mitarbeiter, die in Bereichen mit deutlicher Überschreitung der Grenzwerte arbeiten, z.B. in Großsendeanlagen (s.u., Festlegung von Expositionsbereichen).

Gesundheitliche Effekte

Wichtig erscheint zunächst die Feststellung, dass elektromagnetische Felder biologische Wirkungen haben, abhängig von der Höhe der bewirkten Exposition und deren Dauer. Dabei gibt es offensichtlich „Fensterphänomene“, d.h.

Tab. 3.1-16 Typische Werte für die Exposition durch elektrische Felder.

	Frequenzbereich [Hz]	elektrische Feldstärke
Büro und Haushalt	50 und 60	2–500 V/m (in 30 cm Abstand von den Geräten)
Hochspannungsleitung (380–765 KV)	90 und 60	5–12 KV/m
Schaltstationen	50 und 60	14–16 KV/m
Fahrleitungen Bahn	16,66	2–5 KV/m
Funksendeanlagen	30.000	300 V/m 70 V/m (200 m Entfernung von der Antenne)

Tab. 3.1-17 Typische Werte für die Exposition durch Magnetfelder.

	Frequenzbereich	magnetische Flussdichte (Induktion)
Büro und Haushalt		0,01–1,0–12 µT (bei elektrischer Heizung)
Aluminiumproduktion		1–7 mT
Elektrolyseprozesse	50 Hz	1–10 mT
Schweißmaschinen	50 Hz	1–10 mT
Induktionserwärmung	50–10.000 Hz	1–6 mT
Hochspannungsleitungen	50 und 60 Hz 16,66 Hz	10–30 µT 12–25 µT
Schaltstationen	50 und 60 Hz	20–40 µT
Funksendeanlagen	3.000–50.000 Hz	0,1–3 µT (in 100–1.000 m Entfernung)

Wirkungen, die bei einer bestimmten Frequenz oder in einem bestimmten Stromstärkebereich auftreten *(→ Tab. 3.1-18)*. „Elektrische" Phänomene, wie z.B. Ladungsdifferenzen, können in biologischen Systemen, z.B. den Membranen von Nerven- und Muskelzellen, abgegriffen werden. Die durch die Strahlung in den Körper eingetragene Energie ist jedoch nicht ausreichend, um molekulare Veränderungen (z.B. an der DNA) zu erzeugen. Man unterscheidet thermische und athermische Wirkungen.

Thermische Wirkungen

Hochfrequente Felder können einige Zentimeter in das Gewebe eindringen und dort zu einer Erwärmung führen. Diese könnte, bei intensivem Gebrauch des Mobiltelefons, im Gehirn bis zu 0,1 °C betragen (nach Berechnungen; gemessen wurde dies bisher nicht). Im Experiment lassen sich auf der Grundlage der Erwärmung beim Kaninchen Trübungen der Augenlinse erzeugen, bei einer Leistungsflussdichte von 100–200 mW/cm² im Frequenzbereich von 0,4–3 GHz. Die Linse und andere wenig oder gar nicht durchblutete Gewebe können die entstehende Wärme nur schlecht über den Blutfluss abgeben. – Diese mögliche Temperaturerhöhung im Gewebe bildet die Grundlage für die Ableitung von Grenzwerten.

Athermische Wirkungen

Sie sind Gegenstand der aktuellen Forschung und von Kontroversen hinsichtlich ihrer gesundheitlichen Relevanz. Es geht um:

- die Signalübertragung an den Zellmembran und die Regulation der Zellbiosynthese,
- endokrine Funktionen; Reproduktionen, Wachstum und Entwicklung,
- Immunfunktion,
- neurale Funktionen,
- Schlaftiefe und Schlafqualität.

Das Interesse gilt dabei z.B. dem Melatonin. Im Tierexperiment wurde eine Reduktion des Melatoninspiegels nach der Exposition gegenüber 50-Hz-Wechselfeldern gefunden. Melatonin besitzt eine hemmende Wirkung auf einige Tumorzell-Linien, sein Spiegel hat einen physiologischen zirkadianen Rhythmus. Es gibt also viele Gründe für intensive Forschung. An beruflich elektromagnetischen Feldern ausgesetzten Personengruppen konnten bisher keine veränderten Melatoninspiegel festgestellt werden. Erwähnt

Tab. 3.1-18 Induzierte Stromdichtebereiche, die zwischen 3 und 300 Hz zu biologischen Wirkungen führen, sowie dafür erforderliche Werte für die magnetische Induktion für 50 Hz (aus Bernhardt [2]).

Stromdichte [mA/m²]	Wirkung	erforderliche magnetische Induktion für 50 Hz
> 1.000	Extrasystolen und Kammerflimmern möglich, akute Gesundheitsschäden	> 500 mT (> 10 T für 3 Hz)
100–1.000	Bereich, in dem Reizwirkungen erregbarer Gewebe beobachtet werden; Gesundheitsgefahren möglich	50–500 mT (1–10 T für 3 Hz)
10–100	gut bestätigte Effekte; deutliche visuelle und nervöse Effekte; Berichte über beschleunigte Knochenbruchheilung	5–50 mT
1–10	Berichte über subtile biologische Wirkungen, z.T. nur innerhalb bestimmter Frequenz- oder Intensitätsfenster beobachtet (z.B. einige Transkriptionsprozesse, veränderte Kalziumflüsse, Hemmung der Melatoninproduktion); Relevanz dieser Beobachtungen für den Gesundheitsschutz bisher nicht geklärt; Bereich der natürlichen Hintergrundstromdichten in Herz und Gehirn	0,5–5 mT
< 1	Abwesenheit gut gesicherter Effekte	< 0,5 mT

werden sollen noch die umfangreichen epidemiologischen Untersuchungen. Es gibt einige Hinweise auf ein Krebsrisiko durch schwache elektromagnetische Felder bei niedrigen Frequenzen (bis 300 Hz). Diskutiert wird insbesondere das Risiko von Hirntumoren und Leukämie. In vielen anderen Studien konnten derartige Wirkungen nicht gezeigt werden. Auch Studien, in denen das Krebsrisiko von Amateurfunkern, Handwerkern an Kommunikationsgeräten, Militärpersonal, Polizeiangehörigen und CB-Funkern untersucht wurde, die hochfrequenten elektromagnetischen Feldern ausgesetzt waren, sind im Ergebnis bezüglich des Krebsrisikos widersprüchlich. Ein Mangel der meisten Studien liegt in den unzureichenden Angaben über Dauer und Höhe der Exposition.

Die WHO etabliert zurzeit eine große multizentrische internationale Fall-Kontroll-Studie zu Mobilfunknutzung und Tumoren des Kopf- und Halsbereichs. Parallel dazu sollen große Kohortenstudien durchgeführt werden. Überwiegend geht man derzeit davon aus, dass nichtionisierende Strahlen bzw. elektromagnetische Felder keine kanzerogene Wirkung ausüben.

Festlegung von Expositionsbereichen, Prävention

Im betrieblichen Umfeld gilt die BGV B 11 „Elektromagnetische Felder". Der Unternehmer hat Expositionsbereiche festzulegen, in denen bestimmte Grenzwerte nicht überschritten werden dürfen.

Expositionsbereich 2: **Keine** erhöhte Exposition in allen Bereichen des Betriebsgeländes: übliche Elektrowerkzeuge, Haushaltsgeräte, Geräte der Bürokommunikation, insbesondere Bildschirmgeräte, Elektroanlagen in Gebäuden, Motoren und Pumpen mit niedriger Anschlussleistung liegen weit unterhalb der hier zulässigen Werte. Bei höheren Anschlussleistungen von elektrischen Anlagen, z.B. Hochspannungsschaltanlagen, Bahnanlagen, Motoren, Schweißgeräten, Induktionsanlagen (Induktion wird eingesetzt beim Schmelzen von Metallen, beim Härten und Löten), Galvaniken, Elektrolyseanlagen, Schmelzöfen oder Hochfrequenzanlagen können die zulässigen Werte der Expositionsgruppe 2 überschritten sein.

Expositionsbereich 1: Bereiche mit Anlagen und Geräten, bei deren Betrieb elektromagnetische Felder entstehen können. Kontrollierter Zugang. Nur vorübergehende, d.h. auf eine Arbeitsschicht beschränkte Exposition. Erwähnt sind: Diathermiegeräte, Mikrowellen, Induktions- und Elektrolyseanlagen; Freileitungen, Freiluftanlagen, Sendeanlagen mit größerer Leistung.

Bereiche mit erhöhter Exposition: Kontrollierter Bereich, in dem die Werte des Expositionsbereiches 1 überschritten werden. Aufenthaltsbeschränkung auf 2 Stunden pro Tag.

Gefahrenbereich: Kontrollierter Bereich, in dem die Werte für Bereiche erhöhter Exposition überschritten werden.

Als Beispiel für Grenzwerte wird die nachfolgende *Tabelle 3.1-19* (Grenzwerte für technische Felder) angeführt, auf weitere Details wird hier verzichtet, siehe dazu BGV B 11.

Tab. 3.1-19 Grenzwerte für technische Felder.

	kV/m		mT	
	50 Hz	16,66 Hz	50 Hz	16,66 Hz
Expositionsbereich 2	6,7	20	0,4	1,4
Expositionsbereich 1	20	30	1,4	4,0
Bereich erhöhter Exposition (max. 2 h/d)	30	30	2,6	7,6
Gefahrenbereich	> 30	> 30	> 2,6	> 7,6

Generell gilt, dass für höhere Frequenzen als die in *Tabelle 3.1-19* angegebenen, niedrigere Werte als Grenzwerte gelten. Die BGV B 11 nennt in zahlreichen Tabellen die zulässigen Expositionen für die verschiedenen Frequenzbereiche (bis zu 300 GHz) bezüglich der elektrischen Feldstärke, der magnetischen Feldstärke, der Leistungsdichte, der zulässigen Körperströme und der Berührungsspannung.

Die zulässigen Werte für Expositionsbereich 1 (siehe oben) orientieren sich am Konzept der Vermeidung von Gefährdungen unter Berücksichtigung von Sicherheitsfaktoren. Es sind Effekte berücksichtigt, wie Reizung von Sinnesorganen, Nerven- und Muskelzellen, Beeinflussung der Herzaktion und Wärmeeffekte. Die Werte gelten längstens für eine Arbeitsschicht.

Für den Expositionsbereich 2 gelten Werte, die aufgrund der allgemeinen Zugänglichkeit und zur Vermeidung möglicher Belästigungen zusätzliche Sicherheitsfaktoren berücksichtigen.

Die nachfolgenden *Abbildungen 3.1-6 und 3.1-7* geben die zulässigen Werte der elektrischen Feldstärken und der magnetischen Fluss-

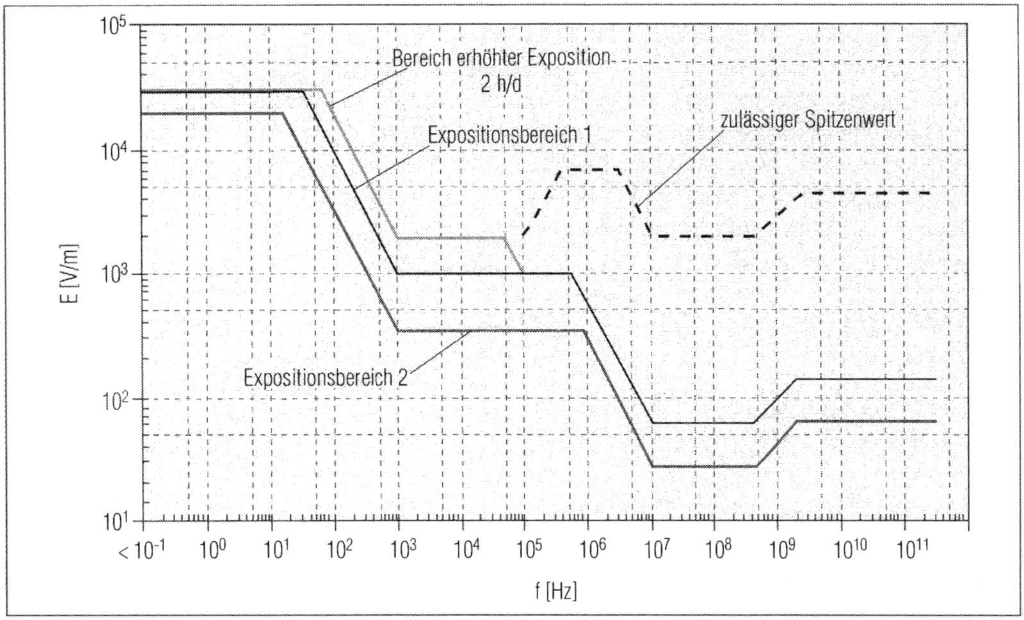

Abb. 3.1-6: Zulässige Werte der elektrischen Feldstärke in den Expositionsbereichen 1 und 2 sowie im Bereich erhöhter Exposition (Quelle: BGV B11).

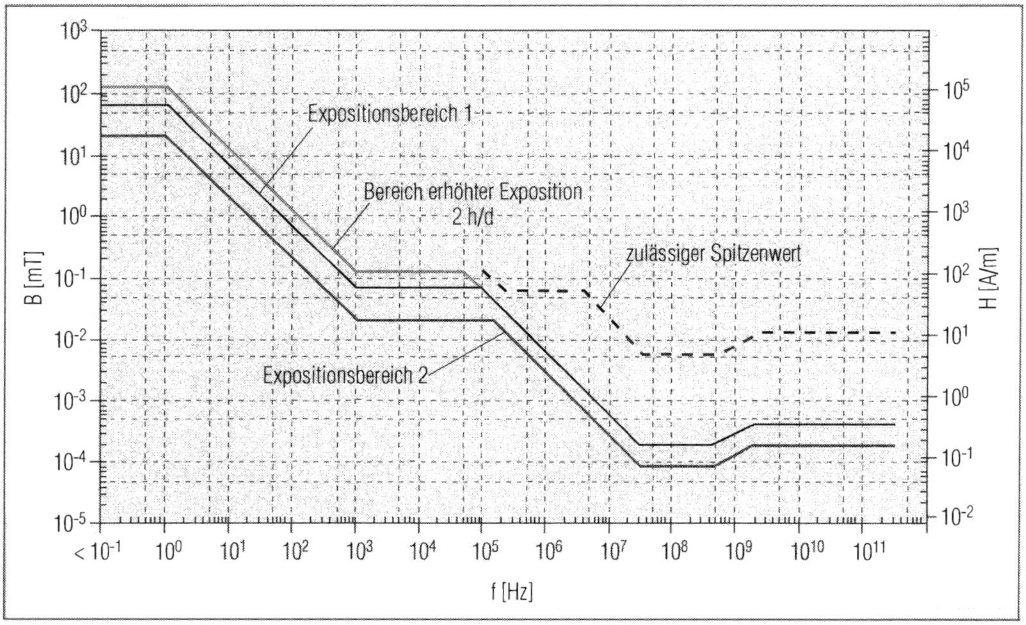

Abb. 3.1-7: Zulässige Werte der magnetischen Flussdichte in den Expositionsbereichen 1 und 2 sowie im Bereich erhöhter Exposition (Quelle: BGV B11).

dichten für verschiedene Frequenzen und die Expositionsbereiche 1 und 2 sowie für Bereiche erhöhter Exposition wieder.

Ein Problem bei der Prävention von Gesundheitsschäden durch elektrische bzw. magnetische Felder am Arbeitsplatz ist bislang das Fehlen von geeigneten Personendosimetern bei Mitarbeitern, die sich in häufig wechselnden Arbeitsplatzsituationen befinden.

Die notwendigen Präventionsmaßnahmen am Arbeitsplatz sind in *Tabelle 3.1-20* dargestellt.

Risikogruppen

Für Personen mit **Herzschrittmachern** gelten die Festlegungen der Norm EDIN VDE 0848-3-1 „Sicherheit in elektrischen, magnetischen und elektromagnetischen Feldern, Teil 3-1. Schutz von Personen mit aktiven Körperhilfsmitteln im Frequenzbereich 0 Hz bis 300 GHz“. Störsignale können zur Impulsauslösung (Triggergeräte), zur Impulsunterdrückung (bei Demand-Geräten) oder zum Umschalten auf festfrequenten Impulsbetrieb (Störverhalten) führen. Starke Magnetfelder sind besonders zu meiden. Sie treten z.B. bei Induktionsöfen auf, aber auch bei Haushaltsgeräten, wie Rasierern, Bohrmaschinen, können bei sehr geringer Entfernung Gefahren auftreten.

Tab. 3.1-20 Prävention von Gesundheitsschäden durch elektrische bzw. magnetische Felder am Arbeitsplatz.

Überschreitung der Grenzwerte	Tätigkeit mit Grenzwertüberschreitungen sind nur zulässig bei Verwendung neuartiger Schutzkleidungen (ein Schutz steht jedoch nur im Hochfrequenzbereich oder für elektrische Felder im niederfrequenten Bereich zur Verfügung). Wie ein Faraday-Käfig sorgen diese für die Einhaltung der Grenzwerte im Inneren. Es gibt sowohl das Konzept des Arbeitsoveralls als auch des Unteranzugs, der unter einer Arbeitskleidung getragen wird.
Bereich erhöhter Exposition	Maßnahmen erforderlich: • Expositionszeitbeschränkung • Maßnahmen zur Reduzierungen der Exposition • Kennzeichnungspflicht • Zugangsbeschränkungen • Betriebsanweisung • Unterweisung
Expositionsbereich 1	Maßnahmen erforderlich: • Vermeidung von Dauerexposition • Betriebsanweisung • Unterweisung
Expositionsbereich 2	keine Maßnahmen erforderlich

Mobilfunkanlagen – „eigentlich" ein umweltmedizinisches Thema

Für Mobilfunkanlagen nach GSM, TETRA oder UMTS Standard sind durch den Betreiber Sicherheitsabstände so zu bestimmen, dass die Basiswerte nach *Tabelle 3.1-19* sicher eingehalten werden. Üblicherweise beträgt bei Mobilfunkantennen der Sicherheitsabstand in Hauptstrahlrichtung 50 cm.

Weicht er davon ab (d.h. 50 cm als Abstand reichen nicht aus), so muss dies gekennzeichnet werden. Die Kennzeichnung kann auch schon im Zugangsbereich erfolgen. Sie kann entfallen, wenn man ohne zusätzliche Hilfsmittel wie Leitern oder Geräte gar nicht in diese Nähe gelangen kann. Generell gilt bei der Festlegung von „zulässigen Werten für elektromagnetische Felder" das Konzept der Basiswerte (Basiswerte für unmittelbare Wirkungen) und das Konzept der „abgeleiteten Werte", die so festgelegt sind, dass selbst unter Zugrundelegung der ungünstigsten Expositionsbedingungen der elektromagnetischen Felder die Basiswerte nicht überschritten werden.

Ultraviolettstrahlung (UV-Strahlung)

Eigenschaften

UV-Strahlung ist elektromagnetische Strahlung im Wellenlängenbereich von 100–380 nm (UV-A 380–315 nm; UV-B 315–280 nm; UV-C 280–100 nm). Die Eigenschaften liegen im Grenzbereich zwischen ionisierender *(→ Kap. 4.2, BK 2402)* und nicht-ionisierender Strahlung, d.h. Strahlung mit einer Energie von 2–5 eV kann kovalente Bindungen an der DNA lösen und so zu Schäden führen.

Relevant sind, wegen der Eindringtiefe in die menschliche Haut, hauptsächlich UV-B und, geringer, auch UV-A Strahlung.

Berufliche Exposition

Durch künstliche Quellen:

- Schweißen,
- Leuchtstofflampen, Halogenleuchten,
- Lackhärtung,
- Werkstoff-Prüfung,
- Desinfektion,
- Bräunungsstudios.

Übrige Exposition (Sonnenlicht):

- Land- und Forstwirtschaft,

- Fischerei, Seefahrt,
- Baugewerbe, Briefzustellung etc.,
- Tropenaufenthalt.

Die natürliche Bestrahlungsstärke in der freien Natur schwankt je nach Bewölkung zwischen 0,02–0,18 W/m^2, in den Tropen noch darüber hinaus. Bei einem Sonnentag in Deutschland, wenn 0,18 W/m^2, entsprechend dem so genannten UV-Index von 6, erreicht werden, genügen bei dem empfindlichsten Hauttyp 15–20 Minuten, bei den am wenigsten empfindlichen Personen etwa 35 Minuten als Expositionszeit für das Auftreten eines Sonnenbrandes, mit einer Latenz von ca. 3 Stunden.

Pathogenese, Zielorgane

UV-Strahlung kann, abhängig von Wellenlänge, Intensität und Bestrahlungsdauer, zu Schäden an Haut und Augen (Hornhaut und Augenlinsen) führen – die Dosen kumulieren.

Xeroderma-pigmentosum-Patienten mit ihrer mangelnden Fähigkeit, DNA-Schäden zu reparieren, sind deswegen besonders gefährdet für die Entwicklung von Plattenepithelkarzinomen, Basaliomen und Melanomen.

Die Entwicklung von Hautkrebs bei nicht prädisponierten Personen auf Grund einer erhöhten UV-Bestrahlung ist Gegenstand der wissenschaftlichen Diskussion. Dabei ist besonders die unzureichende Quantifizierung der Exposition ein Problem. Relativ konsistent sind die Ergebnisse für das Plattenepithelkarzinom (Spinaliom). Die relativen Risiken liegen über 2 und sind statistisch signifikant. Sichergestellt ist der Zusammenhang zwischen der Zahl der durchgemachten Sonnenbrände und der Inzidenz des malignen Melanoms.

Krankheitsbilder

Akutwirkungen

Konjunktivitis, Keratitis, Hauterythem (der bekannte Sonnenbrand, der in schweren Fällen mit Krankheitsgefühl und Blasenbildung einhergeht). An den Augen tritt die Keratokonjunktivitis mit einer Latenz von 6–12 Stunden auf, nach der so genannten „Verblitzung" (Keratokonjunktivitis photoelectrica). Typische vorangegangene Expositionen sind Elektroschweißen ohne Schutzbrille oder Arbeiten im biologischen Labor bei versehentlich eingeschalteter UV-Desinfektionslampe. Klinisch besteht eine erhebliche Schmerzhaftigkeit an der betroffenen Horn- und Bindehaut.

Chronische Wirkungen

Seemanns- und Landmannshaut als chronischer Lichtschaden – Keratosen, Atrophien, De- und Hyperpigmentierungen, Teleangiektasien und schließlich Tumoren (Spinaliom, wahrscheinlich auch Basaliom und einige histologische Formen des Melanoms).

An der Augenlinse kann es, dosisabhängig, zu einer Trübung der Rinde kommen (Kortikale Katarakt). Nach kombinierter Einwirkung von UV- und Infrarot-Strahlung kann ein Totalstar entstehen (→ BK 2401).

Indirekte Wirkungen

Bildung von Ozon (Straßenverkehr, Fotokopierer – hier jedoch nicht in gesundheitsgefährdender Konzentration!). Bildung von Phosgen nach fotochemischer Reaktion mit, z.B., Trichlorethen oder Perchlorethen. Ozon und Phosgen haben eine starke Reizwirkung auf die Atemwege.

Fototoxizität und -allergisierung. Bestimmte Stoffe führen zu einer starken UV-Empfindlichkeit der Haut, wie Furocumarine, Teer (die akute Verlaufsform wird „Pechbrand" genannt) und Farbstoffe wie Akridin, Eosin, Fluorescein, Methylenblau. Allergisierungen können nach Anwendung von Sulfonamiden, Stilbenen (optische Aufheller) oder Zyklamat auftreten.

Prävention

Eine spezielle Vorsorgeuntersuchung gibt es nicht. Die BGV C8 setzt für UV-Desinfektion im Gesundheitsdienst eine Grenzdosis pro Schicht von 22 mJ/cm^2 fest. Grenzwertangaben sind von der ACGIH (American Conference of Governmental Industrial Hygienists) publiziert, identisch mit den Richtlinien/Empfehlungen der

Internationalen Strahlenschutzkonferenz (IRPA) für die Allgemeinbevölkerung.

Auszüge aus den Grenzwertempfehlungen:

- nach NIOSH
  UV-A (315 nm) max. 8-Stunden-Dosis 1,0 J/cm^2
  UV-B (300 nm) max. 8-Stunden-Dosis 0,01 J/cm^2
  UV-C (<200 nm) max. 8-Stunden-Dosis 0,1 J/cm^2
  UV-C (270 nm) max. 8-Stunden-Dosis 0,03 J/cm^2

- nach IPRA (UV-B und UV-C)

8 Stunden	0,001 W/m^2
1 Stunde	0,008 W/m^2
1 Minute	0,5 W/m^2
10 Sekunden	3,0 W/m^2

Als Schutzmaßnahme werden eingesetzt: Kapselung, Augenschutz, Schutzkleidung (langärmlig, dunkel, dicht gewebt mit breitkrempigem Hut als Nackenschutz sowie mit Handschuhen). Schutzcremes sollten einen Lichtschutzfaktor von 15 haben und in einer Arbeitsschicht wiederholt aufgetragen werden.

In der MAK-Werte-Liste der Senatskommission der DFG sind die Gefahrstoffe, bei denen ein Risiko der Fotosensibilisierung besteht, in einer gesonderten Spalte mit dem Symbol „SP" gekennzeichnet.

Anerkennung, Entschädigung

Ein erhöhtes Risiko v.a. für aktinische Keratosen, Spinaliome und wahrscheinlich auch Basaliome rührt von der UV-Strahlung. Die mögliche Anerkennung als Berufskrankheit ist derzeit in der Diskussion [9].

Literatur

1. Adams, A., Gündel, J., Strunk, P., Angerer, J.: Zur Effektivität primärpräventiver Maßnahmen bei beruflicher PAH-Exposition. Arbeitsmed. Sozialmed. Umweltmed. 1999; 34: 97–100.
2. Bernhardt, J.: Magnetfelder am Arbeitsplatz. Elektrische Felder am Arbeitsplatz. In: Konietzko, J., Dupuis, H. (Hrsg.): Handbuch der Arbeitsmedizin. ecomed, Landsberg 1989.
3. Hilla, W., Derwall, R., Brauner, Th.: Allgemeiner Staubgrenzwert und arbeitsmedizinische Vorsorgeuntersuchungen. ASU 2001; 36: 440–445.
4. Löffler, F.W., Reuchlein, H.: Sicherer Umgang mit künstlichen Mineralfasern. Arbeitsmed. Sozialmed. Umweltmed. 2000; 35: 622–625.
5. Samet, J.M. et al.: Fine particulate air pollution and mortality in 20 U.S. cities. N. Engl. J. Med. 2000; 343: 1742–1749.
6. Siekmann, H., Hockwin, O., Müller-Breitenkamp, U.: Grauer Star durch UV-Strahleneinwirkung. Arbeitsmed. Sozialmed. Umweltmed. 1997; 32: 385–393.
7. Waldner-Sander, S., Wiens H.: Tätigkeitsbezogene Schutzmaßnahmen bei Umgang mit Filterstäuben. Schriftenreihe der Bundesanstalt für Arbeitsschutz und Arbeitsmedizin, GA 49. Wirtschaftsverlag NW, Bremerhaven 1998.
8. Wiskemann, J.: Veröffentlichungen der Strahlenschutzkommission, Bd. 16 „Nichtionisierende Strahlung", Fischer, Stuttgart 1990.
9. Wrbitzky, R. et al.: Arbeitsbedingte UV-Exposition und Hautkrebs – eine Berufskrankheit? ASU 2000; 35,4: 192ff.

3.2 Ermittlung und Bewertung von Gefährdungen

3.2.1 Methoden zur Objektivierung und Maßnahmen zur Quantifizierung arbeitsbedingter Gefährdungen

Eine arbeitsbedingte Gefährdung liegt vor, wenn die Begleitumstände der beruflichen Tätigkeit oder die Tätigkeit selbst nicht so sicher gestaltet sind, dass Gesundheitsschäden sicher vermieden werden. Folgende Einwirkungen sind möglich:

- Überbelastung des muskulo-skelettalen Systems (manuelle Lastenhandhabung, Zwangshaltung),
- Überforderung der Sensorik,
- psychische Überbeanspruchung,
- Exposition gegenüber Noxen (Gefahrstoffe, biologische Arbeitsstoffe und physikalische Einwirkungen),
- Unfall- bzw. Absturzgefährdung.

Muskulo-skelettales System

Zur ausführlichen methodischen Analyse und Beurteilung der Handhabung schwerer Lasten und extremer Rumpfbewegungen wurden verschiedene Systeme entwickelt. Sie nehmen unterschiedliche Schwerpunktsetzungen vor. Es werden die folgenden Teilaspekte (einzeln oder in Kombination) analysiert:

- Aspekte des Energieumsatzes und der Energiebereitstellung:
  Der Arbeitsenergieumsatz ist vornehmlich ein Kriterium zur Beurteilung von mittelschwerer und schwerer dynamischer Muskelarbeit, nicht aber bei statischer Haltearbeit.
- Biomechanische Aspekte, ergänzend auch die Körperhaltung:
  Ergänzend zu biomechanischen Modellen, die den lumbalen Kompressionsdruck abschätzen, existieren kumulative Verfahren, die einen Belastungsparameter über die Zeit integrieren. Man kann z.B. in einfacher Weise den durchschnittlichen lumbalen Kompressionsdruck mit der Expositionszeit multiplizieren („Dosisansatz" nach Pangert und Hartmann). Die kritische Dosis für die Belastung der Wirbelsäule für ein gesamtes Arbeitsleben wurde mit 12×10^{10} Ns angegeben (→ *Kap. 2.3*).
- Die subjektive Einschätzung der Lasten (psychophysikalischer Ansatz):
  Bei der Handhabung kleiner oder mittelschwerer Lastgewichte werden bei einer einzigen Aktion kritische lumbale Kompressionsbelastungswerte i.d.R. nicht erreicht. Repetitive Tätigkeiten können trotzdem auf Dauer eine erhebliche Belastung und Beanspruchung sein. Zur Beurteilung solcher repetitiver Tätigkeiten eignen sich psychophysikalische Modelle, die die subjektive Einschätzung der Lasten durch den arbeitenden Menschen zur Grundlage nehmen.

Ein weiteres Verfahren[1] gibt Grenzwertempfehlungen für 14 verschiedene Arten des Manipulierens von Lasten an. Beispielsweise lautet der empfohlene Grenzwert für das beidhändige horizontale Schieben im Stehen für unter 40-jährige Männer 200–300 Newton, je nachdem, ob die Hände in Schulterhöhe angreifen oder darunter. Diese Empfehlung wäre etwa für die Tätigkeit des Transports von bettlägerigen Patienten im Krankenhaus heranzuziehen.

Schließlich gibt es eine DIN-Norm über Maximalkräfte des Menschen in Abhängigkeit vom Geschlecht und der Art der Kraftaufwendung. Es ist die DIN 33411 „Körperkräfte des Menschen". Eine Faustformel für den schädigungsfreien Umgang mit Lasten lautet, dass 15% der Maximalkräfte bei lang dauernder Belastung nicht überschritten werden sollen.

Eine schnelle und einfache Bewertung der Gesundheitsgefährdung durch manuelle Lastenhandhabung kann durch die „Leitmerkmalsmethode" geschehen (→ *Kap. 2.1*).

Gefahrstoffe

Im Vordergrund der folgenden Darstellung steht die Exposition gegenüber chemischen Noxen (Gefährdungen durch biologische Arbeitsstoffe → *Kap. 3.1*, durch physikalische Einwirkungen → *Kap. 3.1*, durch Unfälle → *Kap. 3.5*, durch psychische Belastungen → *Kap. 2.4*).

Gefahrstoffe (d.h. Chemikalien), mit denen am Arbeitsplatz umgegangen wird, sind entsprechend der gesetzlichen Vorgaben aufgrund ihrer physikalischen, chemischen und toxikologischen Eigenschaften zu kennzeichnen. Die Gefahrstoffliste hat weit über 1.000 Eintragungen.

Die Objektivierung einer von einem Gefahrstoff ausgehenden Gefährdung beginnt mit dem Beleg seiner Anwesenheit. Dem dient einerseits der analytisch-chemische Nachweis – als Staub/Aerosol, Gas oder Dampf; andererseits, und das sollte der Regelfall sein, die Kennzeichnung der entsprechenden Flaschen und Gefäße.

Die reine Anwesenheit bedeutet noch keine Gefährdung, stellt aber schon einen **„Umgang"** mit dem Gefahrstoff dar. Eine **„Exposition"** liegt vor, wenn Gefahrstoffe in der Atemluft des Menschen oder auf seiner Haut vorkommen (Definition der inhalativen oder dermalen Exposition nach TRGS 402). In der Folge findet eine **„Einwirkung"** auf den Menschen statt, solange keine Barriere zwischen Gefahrstoff und Mensch besteht.

[1] Verfahren nach DAVIS und STUBBS, Institute of Industrial and Environmental Health and Safety, University of Surrey, UK

Zusammenfassend gibt es folgende Aufnahmepfade:

- inhalativ (in der Arbeitsmedizin meist bestimmend),
- dermal (wird oft unterschätzt),
- oral (arbeitsmedizinisch von geringerer Bedeutung),
- parenteral (z.B. Stichverletzung im Gesundheitsdienst).

Technische Voraussetzungen bzw. Umgangsregeln sollen die Einwirkung gefährdender Arbeitsstoffe, z.B. eines Kanzerogens, auf das nicht verzichtet werden kann, minimieren. So wird eine Einwirkung in einer sterilen Werkbank dadurch verhindert, dass diese eine entsprechende Luftführung hat und der Arbeitnehmer geeignete persönliche Schutzausrüstung (Handschuhe) trägt. **Umgang** mit einem Gefahrstoff, **Exposition** und **Einwirkung** müssen also separat betrachtet werden.

3.2.2 Airmonitoring und Biomonitoring

Bestimmung eines Gefahrstoffes in der Luft (Airmonitoring)

Vorbemerkung: Nicht in allen Fällen einer Gefahrstoffexposition am Arbeitsplatz muss die Konzentration des Gefahrstoffes in Luft gemessen werden. Bei manchen Arbeitsverfahren, wenn bestimmte festgelegte Bedingungen eingehalten werden, lässt sich die Exposition schon aus vorhandener Erfahrung beurteilen. TRGS 420 enthält verfahrens- und stoffspezifische Kriterien für die dauerhaft sichere Einhaltung von Luftgrenzwerten (VSK). Wenn diese Kriterien erfüllt sind, kann der Arbeitgeber die weiteren Maßnahmen an dieser technischen Regel orientieren. Gefahrstoffmessungen am Arbeitsplatz können u.U. entfallen. Der Arbeitgeber muss jährlich überprüfen, ob die Kriterien noch gültig und für die konkrete Arbeitsplatzsituation noch anwendbar sind.

Das Airmonitoring im Arbeitsbereich stellt die Grundlage dafür dar, ob die Grenzwerte der TRGS 900 eingehalten werden oder nicht. Diese messtechnische Überwachung ist Sache des technischen Arbeitsschutzes. *„Ermittlung und Beurteilung der Konzentration gefährlicher Stoffe in der Luft im Arbeitsbereich"* lautet der Titel der TRGS 402.

Das Messergebnis wird auf Standardbedingungen bezogen (20 °C und einen Druck von 101,3 kPa). Die Dauer der Probenahme, die Mittelungsdauer usw. sind in der TRGS 402 festgelegt, für die Messverfahren gibt es Empfehlungen. Die Arbeitsbereichsanalyse wird weiter unten dargestellt.

Weit verbreitet sind Gasprüfröhrchen, allerdings sind damit nur orientierende Messungen möglich: Glasröhrchen, in denen ein chemisches Reagenz (Indikator) auf einem Trägermaterial aufgebracht ist. Bei Reaktion mit einer speziellen chemischen Substanz kommt es zu einem Farbwechsel des Indikators. Die Länge der verfärbten Strecke ist ein Maß der Luftkonzentration. Aufsetzen einer Sammelpumpe: die Hubzahl bestimmt das Sammelvolumen *(→ Abb. 3.2-1a bis c)*. Die Messung mit den „Röhrchen" hat orientierenden Charakter!

Durch die Atmung kommt es zu einer Aufnahme der Stoffe in den Körper, abhängig von dem Atemminutenvolumen und als Differenz zwischen Inhalation und Exhalation. Nicht alle Stoffe werden ja in den Alveolen vollständig re-

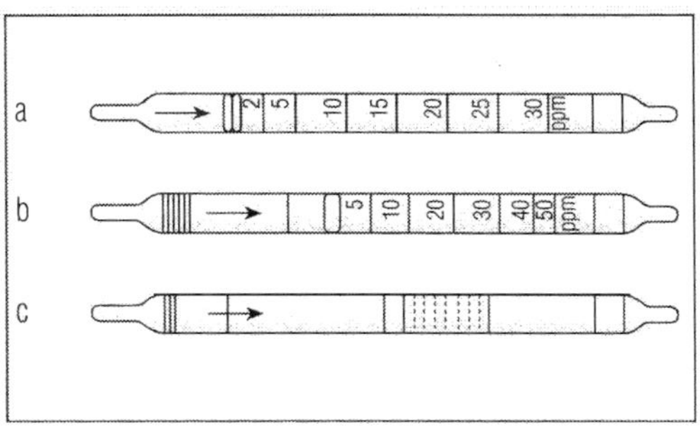

Abb. 3.2-1a bis c: Varianten des Gasprüfröhrchens.
a) Einfache Form mit Anzeigeschicht.
b) Röhrchen mit Vorschichten (z.B. Feuchtigkeitsaufnahme) und Anzeigeschicht.
c) Röhrchen mit Reagenzampulle (zusätzliche Reagentien erhöhen die Haltbarkeit).

sorbiert. – Die tatsächliche Aufnahme in den Körper, belegt durch die Konzentration der Stoffe im Blut oder auch im Urin, ist unter gesundheitlichen Gesichtspunkten die wichtigere Information, festgestellt durch das Biomonitoring. Liegt die Körperkonzentration deutlich höher als es nach dem Airmonitoring zu erwarten wäre, ist an eine dermale oder orale Stoffaufnahme zu denken und es ist das Freizeitverhalten bezüglich einer Exposition zu erfragen! Für Stoffe, die in den Körper aufgenommen werden, existieren ebenso Grenzwerte wie für Stoffe der Luft am Arbeitsplatz. In bestimmten Situationen kann trotz Einhaltung der Luftgrenzwerte ein biologisches Monitoring notwendig werden (→ *„Biologisches Monitoring“).*

Probenahme und Messverfahren bei Entnahme von Luft

Das Airmonitoring gehört zur **Arbeitsbereichsanalyse**. Dabei wird zuerst festgelegt, welches der zu beurteilende räumliche und organisatorisch begrenzte Teil des Betriebes ist; dieser kann einen oder mehrere Arbeitsplätze umfassen *(→ Abb. 3.2-2).*

Nach den in der Bundesrepublik Deutschland geltenden Arbeitsschutzvorschriften ist es die Aufgabe des Unternehmers, dafür Sorge zu tragen, dass die Konzentration gefährlicher Stoffe in der Luft an Arbeitsplätzen bzw. in Arbeitsbereichen festgestellt und ggf. in vorgegebenen Zeitintervallen überprüft wird (GefStoffV, TRGS 400 ff). Hierbei ist u.a. zu ermitteln, ob die Maximalen Arbeitsplatzkonzentrationen (MAK) und die Technischen Richtkonzentrationen (TRK) beim Umgang mit gefährlichen Stoffen eingehalten werden.

Die Praxis zeigt, dass nur wenige Unternehmen in der Lage sind, die Überwachung der Luft am Arbeitsplatz durch eine betriebseigene Messstelle vornehmen zu lassen. Zum Einhalten der nötigen Vorschriften wird sich der Unternehmer deshalb einer sog. „außerbetrieblichen Messstelle“ bedienen müssen.

Um den dafür nötigen Qualitätsstandard sicherzustellen, werden verschiedene Anforderungen an die Messstelle gestellt (§ 18(2) GefStoffV und TRGS 400):

1. personelle Anforderungen,
2. Anforderungen an die technische Ausstattung und Organisation,
3. Berichterstattung,
4. Erfahrungsaustausch.

Eine Akkreditierung bei der AKMP (Akkreditierungsstelle für Mess- und Prüflabors) in Kassel wird empfohlen.

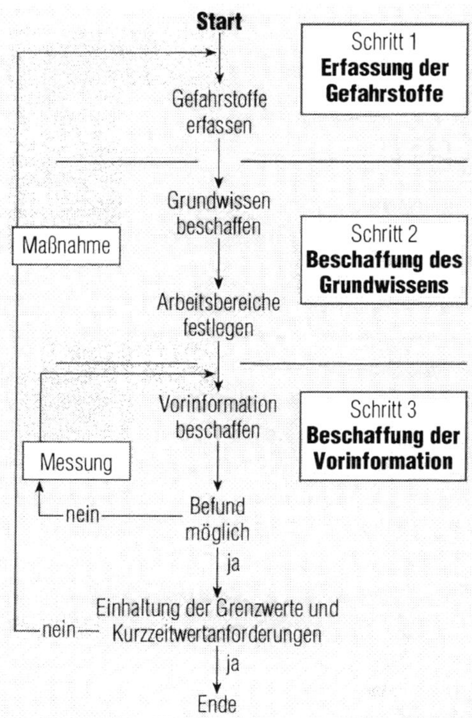

Abb. 3.2-2: Vorgehen bei der Arbeitsbereichsanalyse.

Arbeitsbereichsanalyse und Arbeitsplatzmessung

Der Auftrag für die Durchführung von Arbeitsbereichsanalysen und Arbeitsplatzmessungen wird von dem jeweiligen Unternehmen – sofern es keine entsprechende Einrichtung hat – an eine Messstelle erteilt. Grund für solche Untersuchungen sind in vielen Fällen Auflagen, die durch die jeweilige Aufsichtsbehörde (Berufsgenossenschaft, Gewerbeaufsichtsamt) vorgegeben werden.

Solche Gründe können sein:

- Der Aufsichtsbeamte stellt bei einer Betriebsbegehung Mängel fest und drängt nun auf die Überprüfung und Beseitigung.
- Der Aufsichtsbeamte überprüft ein neues Gewerbegebiet mit Betrieben, für die noch keine Vergleichsdaten über die Gefahrstoffbelastung bekannt sind.
- Der Arbeitgeber meldet dem Gewerbeaufsichtsamt, dass eine Mitarbeiterin schwanger ist (Meldepflicht!). Im Rahmen der Fürsorgepflicht muss kontrolliert werden, ob gefährliche Substanzen für Schwangere am Arbeitsplatz vorkommen.

Der Arbeitgeber ist in jedem Fall für die Einhaltung der gesetzlichen Regelungen und Vorschriften verantwortlich und muss auch ohne „Druck" der Aufsichtsbehörden die Vorgaben der Gefahrstoffverordnung der Technischen Regeln einhalten!

Durchführung einer Arbeitsbereichsanalyse

Zuerst wird der zu überprüfende Betrieb besucht, um hier die nötigen Informationen für die Arbeitsbereichsanalyse zu ermitteln *(→ Tab. 3.2-1)*.

Durchführung einer Arbeitsplatzmessung

Eine Arbeitsplatzmessung besteht aus Probenahme, Probenvorbereitung und Messung sowie der Bewertung der Ergebnisse. Bei der Probenahme wird je nach Sammlungsart unterschieden zwischen passiver und aktiver Probenahme *(→ Abb. 3.2-3)*.

Bei der **passiven Probenahme** diffundieren die Gase und Dämpfe durch eine Membran (Teflon, Polyurethan, Zellstoff) in das Sammelsystem hinein und werden dort entweder durch Adsorptionsvorgänge oder durch chemische Reaktionen mit Hilfssubstanzen gebunden.

Auch bei der **aktiven Probenahme** *(→ Abb. 3.2-4)* werden die gleichen Adsorptions- und Reaktionsstoffe wie z.B. Aktivkohle, Kieselgel, Molekularsieb und Impinger eingesetzt. Hier kann aber durch den Einsatz der Pumpen eine höhere Anreicherung bei gleicher Sammelzeit erreicht werden. Im Gegensatz zur passiven Probenahme können mit der aktiven Probenahme auch feste Partikel wie Staub, Nebel und Aerosole gesammelt werden.

Nach der Probenahme werden die Sammelphasen verschlossen (Stopfen, Kappen oder auch Drehverschlüsse) und bis zur eigentlichen Analyse kühl und dunkel gelagert, damit keine Desorptionsvorgänge oder fotochemischen Reaktionen ablaufen können.

Zur **Probenvorbehandlung** werden die Ad-

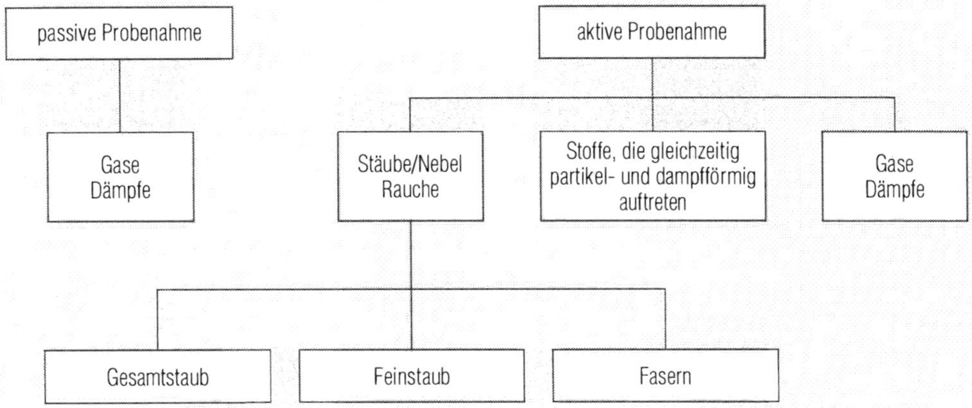

Abb. 3.2-3: Einteilung der Probenahmeverfahren.

sorptionsmedien aus der Probenahme (Aktivkohleröhrchen nach NIOSH) in Rollrandgläschen, die ein definiertes Volumen eines Desorptionsmittels enthalten, überführt, luftdicht verschlossen und auf dem Rollboy bewegt.

Für die eigentliche Messung – z.B. mittels Gaschromatographie und FID – werden aus Reinsubstanzen Standardlösungen hergestellt und in den Gaschromatographen injiziert. Die dabei erhaltenen Beziehungen zwischen Peakfläche und eingesetzten Substanzmengen werden zur Erstellung von Kalibriergeraden verwendet, die als Grundlage für die Quantifizierung der Proben dienen.

Die erhaltenen Messwerte müssen anschließend auf das Gesamtvolumen an gesammelter Luft bzw. auf die Sammelzeit umgerechnet werden, und man erhält so die verschiedenen Arbeitsplatzkonzentrationen der betrachteten Gefahrstoffe.

Die wichtigsten arbeitsmedizinischen Analysetechniken sind in *Tabelle 3.2-1* zusammengefasst.

Für die **Bewertung** der Ergebnisse und die sich daraus ergebenden Konsequenzen müssen die einzelnen Messwerte in Relation zum jeweiligen Grenzwert gesehen werden.

Das Bewertungsschema für die anfallenden Kontrollmessungen ist in *Abbildung 3.2-5* wiedergegeben; in Abhängigkeit von dem Quotien-

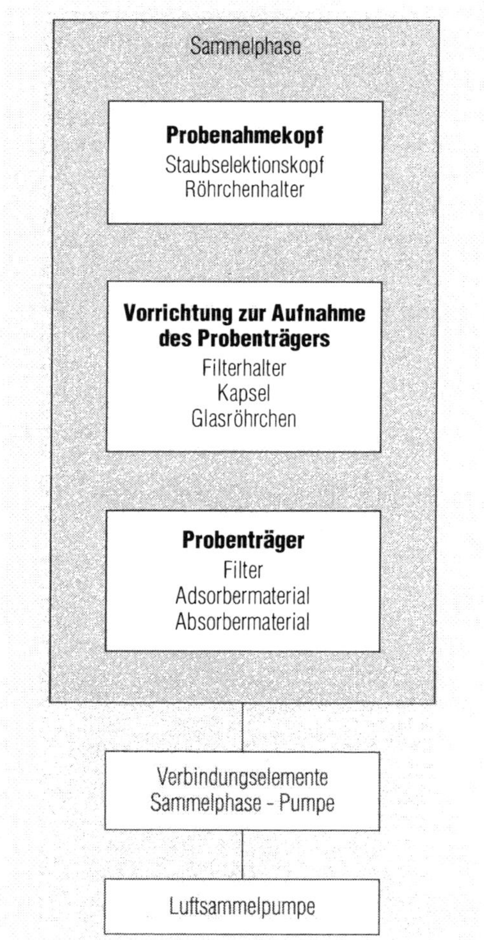
Sammelphase
Probenahmekopf
Staubselektionskopf
Röhrchenhalter
Vorrichtung zur Aufnahme des Probenträgers
Filterhalter
Kapsel
Glasröhrchen
Probenträger
Filter
Adsorbermaterial
Absorbermaterial
Verbindungselemente Sammelphase - Pumpe
Luftsammelpumpe

Abb. 3.2-4: Prinzipieller Aufbau von Systemen zur aktiven Probenahme.

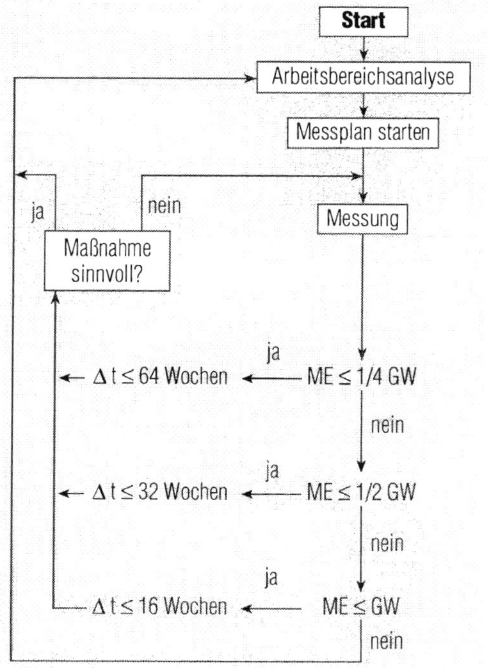

Abb. 3.2-5: Kontrollmessplan. Bewertungsschema des Messergebnisses einer Arbeitsbereichsanalyse und Vorgaben für die Zeitintervalle für Kontrollmessungen.
ME = Messergebnis
GW = Grenzwert

Tab. 3.2-1 Übersicht über die mit den wichtigsten Analysetechniken des arbeitsmedizinisch-toxikologischen Laboratoriums erfassbaren Parameter in verschiedenen Untersuchungsmaterialien.

Analysetechnik	Beispiele für erfassbare Parameter	Untersuchungsmaterial
Molekulare Spektrometrie		
• Absorptionsanalyse im ultravioletten Bereich	CO-Hb und Met-Hb	Blutproben
	Lösungsmittelmetabolite (TCE, TCA, Phenol, Ameisensäure)	
	Eiweiß, δ-Aminolävulinsäure	Harnproben
	Enzyme	Luftproben
• Absorptionsanalyse im infraroten Bereich	Cr(VI)-Verbindungen (Aldehyde, Asbest, Lösemittel)	Luft- und Staubproben
Atomare Spektrometrie		
• Emissionsspektrometrie	Al, V, Ti, Ba, ...	Harn- und Luftproben
• Atomabsorptionsspektrometrie		
– Flammen-AAS	Pb, Cu, Zn, Mg, ...	Blut-, Harn-, Luftproben
– Graphitrohrofen-AAS	Pb, Cd, Ni, Cr, Co, Be, Al, ...	Blut-, Harn-, Luftproben
– Kaltdampf-AAS	Hg	Blut-, Harn-, Luftproben
– Hydrid-AAS	As, Sb, Se, Te	Blut-, Harn-, Luftproben
Elektrochemische Verfahren		
• Polarographie	Tl, Pb, Ni, V, ...	Blut- und Harnproben
• ionenselektive Elektroden	Fluorid	Serum-, Harn- und Knochenproben
Chromatographie		
• Flüssigkeitschromatographie (HPLC)	Metabolite der aromatischen und halogenierten Kohlenwasserstoffe,	Harnproben
	aromatische Amine	Luftproben
	Aldehyde, Isocyanate	Blut-, Harn-, Luftproben
• Gaschromatographie (GC)	aromatische, aliphatische und halogenierte Kohlenwasserstoffe	Blut-, Harn-, Luftproben
	Alkohole, Ketone und Pestizide	Blut-, Harn-, Luftproben
Massenspektrometrie		
• Kopplung GC-MS	Parameter, die gaschromatographisch erfasst werden können und aufgrund komplexer Trennprobleme eine spezifische Detektion benötigen z.B. PAHs, PCDD/PCDF	Blut-, Harn-, Luft- und Staubproben

ten Messergebnis/Grenzwert müssen innerhalb vorgegebener Zeitintervalle Kontrollmessungen erfolgen.

Der Vollzug der einschlägigen Vorschriften der Gefahrstoffverordnung in der betrieblichen Praxis, insbesondere in kleinen und mittleren Betrieben, weist große Defizite auf; Expositionsmessungen am Arbeitsplatz werden nicht in dem erforderlichen Umfang durchgeführt. Ein alternativer Ansatz könnte sein, dass verstärkt Berechnungsmethoden statt der messtechnischen Beurteilungsmethoden eingesetzt werden. Eine weitere besteht darin, die Durchführung der Expositionsmessung unter nachgestellten Bedingungen im Betrieb oder gar an einem speziell ausgerichteten Modellarbeitsplatz im Labor vorzunehmen.

Maximale Arbeitsplatzkonzentrationen

Der MAK-Wert ist die höchstzulässige Konzentration eines Arbeitsstoffes als Gas, Dampf oder Schwebstoff in der Luft am Arbeitsplatz, der nach dem gegenwärtigen Stand der Kenntnis auch bei wiederholter und langfristiger, in der Regel täglich 8-stündiger Exposition (...) im Allgemeinen die Gesundheit der Beschäftigten nicht beeinträchtigt und nicht zu einer unangemessenen Belästigung führt.

Die sog. MAK-Liste wird von der Senatskommission zur Prüfung gesundheitsschädlicher Arbeitsstoffe der Deutschen Forschungsgemeinschaft jährlich neu herausgegeben. In der Regel werden die vorgeschlagenen Werte vom Ausschuss für Gefahrstoffe übernommen und als technische Regel für gefährliche Arbeitsstoffe (TRGS 900) vom Bundesarbeitsminister rechtsverbindlich verkündet.

Mak-Werte sind Mittelwerte über eine Arbeitsschicht. Die definierte Überschreitung des MAK-Werts für eine Zeitdauer von höchstens insgesamt 60 Min. kann zulässig sein (Angabe in der Spalte „Spitzenbegrenzungskategorien").

In der MAK-Liste werden, neben den Angaben zur höchstzulässigen Konzentration, toxikologische Charakteristika genannt:

So gelten besondere Kennzeichnungen der möglichen **Gefährdung für Schwangere** *(→ Abschnitt 3.2.3).*

Weitere Charakterisierungen:

- H = Hautresorption;
- die Möglichkeit der Sensibilisierung wird in einer gesonderten Spalte mit dem Symbol „Sa, Sh, Sah oder SP" gekennzeichnet. Diese Kürzel bedeuten:
  Sa = Gefahr der Sensibilisierung der Atemwege
  Sh = Gefahr der Sensibilisierung der Haut
  Sah = Gefahr der Sensibilisierung der Atemwege und der Haut
  SP = Gefahr der Fotosensibilisierung.

MAK-Werte (und die TRK-Werte, s.u.) gelten für Einzelsubstanzen. Für Stoffgemische gelten die im folgenden Abschnitt dargestellten Regeln.

Stoffgemische

Kombinationswirkungen sind ein grundsätzliches Problem der wissenschaftlichen Toxikologie. Wirkungen einzelner Substanzen können sich abschwächen und auch verstärken. Die gleichzeitige Einwirkung von Benzol und Toluol reduziert beispielsweise die Toxizität von Benzol. Umgekehrt gibt es für die Verstärkung des Effektes eine Reihe von gesicherten Beispielen wie Asbest und Rauchen oder Alkohol und Rauchen, auf die an anderer Stelle eingegangen wird. Bewertungsprobleme treten vor allem dann auf, wenn von einer überadditiven Wirkung ausgegangen werden muss oder der Begriff „potenzieren" gebraucht wird.

Der Ausschuss für Gefahrstoffe hat mit der TRGS 403 „Bewertung von Stoffgemischen am Arbeitsplatz" ein Vorgehen für die Arbeitsplatzüberwachung publiziert. Darin heißt es: *„Grenzwerte für Stoffgemische in der Luft am Arbeitsplatz lassen sich derzeit in der Regel wissenschaftlich nicht begründen. Da Stoffgemische am Arbeitsplatz jedoch häufig auftreten (z.B. Lösemittel, Schleifstaub, Giftgase, Schweißrauche), wird für die zu treffenden sicherheitstechnischen Maßnahmen eine Orientierungshilfe benötigt. Hierzu bedarf es eines pragmatischen und möglichst allgemein anwendbaren Bewertungskonzeptes sowohl für Stoffe mit MAK-Wert als auch für Stoffe mit TRK-Wert".*

Bewertungsindex für Gemische:

$$I_{MAK} = \frac{C_1}{MAK_1} + \frac{C_2}{MAK_2} + \ldots \frac{C_N}{MAK_N} = \sum_{j=1}^{N} \frac{C_j}{MAK_j} = \sum_{j=1}^{N} I_j$$

I_{MAK} ist der Summenwert der Gefahrstoffindizes I_j der Stoffe mit MAK-Werten, wobei der Einzelindex I_j der Quotient aus der für den einzelnen Gefahrstoff festgestellten Konzentration C_j in der Luft am Arbeitsplatz und dem zugehörigen MAK-Wert ist.

C_1, C_2, ... C_N sind die über die gleiche Arbeitsschicht gemittelten Durchschnittskonzentrationen (Schichtmittelwert im Sinne der Definition des MAK-Wertes nach TRGS 900) der Stoffe I

= 1,2, ... N mit MAK-Wert. MAK_1, MAK_2, sind die zugehörigen MAK-Werte.

Entsprechendes gilt für den Bewertungsindex I_{TRK}:

$$I_{TRK} = \frac{C_1}{TRK_1} + \frac{C_2}{TRK_2} + \ldots \frac{C_M}{TRK_M} = \sum_{j=1}^{M} \frac{C_j}{TRK_j} = \sum_{j=1}^{M} I_j$$

Beurteilung. Als Grenzwerte für Stoffgemische gelten Bewertungsindizes von $I_{MAK} = 1$ und $I_{TRK} = 1$. Ein Grenzwert ist eingehalten, wenn der Bewertungsindex I kleiner oder gleich 1 ist; er ist überschritten, wenn der Bewertungsindex I größer 1 ist.

Das Bewertungsverfahren beschreibt die Realität für additive Wirkungen recht gut. Im Fall unabhängiger Wirkungen (auf verschiedene Organe) wird das Risiko eher überschätzt. Man ist in solchen Fällen mit der TRGS 403 „auf der sicheren Seite". Wenn im Einzelfall für ein Stoffgemisch wissenschaftlich begründete Gemischgrenzwerte vorliegen, soll das Verfahren nach TRGS 403 nicht angewendet werden.

Vereinfachtes Bewertungsverfahren anhand von Leitkomponenten

Bei Kontrollmessungen im Sinne der TRGS 402 „Ermittlung und Beurteilung der Konzentrationen gefährlicher Stoffe in der Luft in Arbeitsbereichen" kann anstatt der Erfassung aller Stoffe eines Stoffgemisches entsprechend Nummer 2 Abs. 1 und Nummer 3.2 eine auf Leitkomponenten reduzierte Erfassung vorgenommen werden, wenn die Konzentrationsverhältnisse der Komponenten in der Luft untereinander gleichbleibend sind. Voraussetzung ist ausreichendes Vorwissen auf der Grundlage von Arbeitsbereichsanalysen im Sinne der TRGS 402, das sich auf Messungen der Konzentration der Komponenten gefährlicher Stoffe in der Luft am Arbeitsplatz stützt.

Die Festlegung der Leitkomponenten erfolgt unter Mitwirkung aller im Betrieb für den Arbeitsschutz verantwortlichen Stellen. Kriterien für die Auswahl einer oder mehrerer Leitkomponente(n) sind die Toxizität der bei der Arbeitsbereichsanalyse ermittelten Einzelstoffe, ihre Konzentrationsanteile in der Luft sowie ihre analytische Erfassbarkeit. Der Grenzwert für den aus einer bzw. mehreren Leitkomponente(n) ermittelten Bewertungsindex berechnet sich aus den Ergebnissen der bei der Arbeitsbereichsanalyse gewonnenen Erkenntnisse entsprechend den Anteilen der Leitkomponenten des Stoffgemisches in der Luft.

Technische Richtkonzentration

Unter der Technischen Richtkonzentration (TRK-Wert) versteht man die Konzentration eines gefährlichen Arbeitsstoffes als Gas, Dampf oder Schwebstoffe in der Luft, die nach dem Stand der Technik erreicht werden kann und die als Anhalt für die zu treffenden Schutzmaßnahmen und die messtechnische Überwachung des Arbeitsplatzes heranzuziehen ist.

„Technische Richtkonzentrationen werden nur für solche gefährlichen Stoffe benannt, für die z.Z. keine toxikologisch-arbeitsmedizinisch begründeten maximalen Arbeitsplatzkonzentrationen (MAK-Werte) aufgestellt werden können. Die Einhaltung der Technischen Richtkonzentrationen am Arbeitsplatz soll das Risiko einer Beeinträchtigung der Gesundheit vermindern, vermag dieses jedoch nicht vollständig auszuschließen. Die Technische Richtkonzentration orientiert sich an den technischen Gegebenheiten und den Möglichkeiten der technischen Prophylaxe unter Heranziehung arbeitsmedizinischer Erfahrungen im Umgang mit dem gefährlichen Stoff und toxikologischer Erkenntnisse" (DFG-Senatskommission).

Mit dieser Definition ist klar, dass TRK-Werte **nicht** toxikologisch begründet sind. Deswegen gilt hier in ganz besonderem Maße das Minimierungs- bzw. Vermeidungsgebot. Ein Schwellenwert, ab dem eine unerwünschte Wirkung zu erwarten ist (siehe MAK-Wert) kann aus grundsätzlichen Überlegungen heraus nicht genannt werden. Aus der Schrift der DFG:

„Krebs und Mutationen manifestieren sich erst

nach Jahren und Jahrzehnten, u.U. erst in künftigen Generationen. Bei langfristiger Einwirkung geringer Dosen dieser Stoffe summieren sich die gesetzten Veränderungen in hohem Maße; ob und in welchem Umfang Reparatur eintritt, kann z.Z. nicht entschieden werden. In Tierversuchen lassen sich absolute Wirkungsgrenzdosen bzw. -konzentrationen grundsätzlich nicht ermitteln; der Ausschluss auf der Basis geringer, mathematisch definierter Eintrittswahrscheinlichkeiten erfordert sehr große Tierzahlen; er ist bisher bei keinem Stoff erbracht worden. Auch sind Ergebnisse von Tierversuchen nicht ohne weiteres auf die Verhältnisse bei Menschen übertragbar. Aus epidemiologischen Erhebungen an Exponierten am Arbeitsplatz sind z.Z. ebenso wenig unbedenkliche Toleranzwerte ableitbar, da weder hinreichende analytische Bestimmungen der Stoffaufnahme über ausreichende Zeiträume vorliegen, noch genügend große Zahlen Exponierter und geeigneter Vergleichskollektive zur Verfügung stehen.

Da bestimmte krebserzeugende Stoffe technisch unvermeidlich sind, z.T. auch natürlich vorkommen, und Expositionen gegenüber diesen Stoffen nicht völlig ausgeschlossen werden können, benötigt die Praxis des Arbeitsschutzes Richtwerte für die zu treffenden Schutzmaßnahmen und die messtechnische Überwachung.

Auf die Definition der Technischen Richtkonzentration sollten – unter Nennung des bei Einhalten dieses Wertes noch vorhandenen Risikos – alle diejenigen hingewiesen werden, die die Technische Richtkonzentration handhaben und die unter diesen Bedingungen arbeiten."

Gefahrstoffgruppen

Im Folgenden werden 5 verschiedene Gruppen von Gefahrstoffen mit ihren Grenzwerten angeführt, wobei zum Teil MAK-Werte, zum Teil TRK-Werte gelten. Die Einteilung in diese 5 Gruppen folgt nach dem Vorgehen des Länderausschusses für Sicherheit (LASI), wobei die Akkreditierung der Messstellen bei der AKMP (s.o.) sich auf eine oder mehrere der angeführten Gruppen bezieht.

In der folgenden Auflistung bedeutet:

A: A-Fraktion, A-Staub, alveolengängige Staubfraktion, früher Feinstaub genannt,

E: E-Fraktion, E-Staub, einatembarer Staub, früher Gesamtstaub genannt.

Gruppe I: Aerosole ohne Faserstäube

- Antimon Sb MAK: 0,5 mg/m^3 E
- Fluorid F MAK: 2,5 mg/m^3
- Holzstaub (als Gesamtstaub! Eine Unterscheidung von Staubproben nach verschiedenen Holzarten ist zurzeit in der Routineanalytik nicht möglich). TRK: 2,0 mg/m^3 E
- Polyvinylchlorid MAK: 5,0 mg/m^3 A
- Thalliumverbindungen (löslich, als Tl berechnet) MAK: 0,1 mg/m^3 E

Gruppe II: Faserstäube

- Asbestfeinstaub:
  kein Grenzwert mehr; nur noch ASI-Arbeiten; Aktinolith, Amosil, Chrysotil, Krokydolith (TRGS 529, Asbest): 150.000 Fasern/m^3
  Definition Faser:
  Länge > 5 µm, Durchmesser < 3 µm,
  Länge/Durchmesser > 3:1

Gruppe III: Anorganische Gase und Dämpfe

- Antimonwasserstoff SbH_3
  MAK: 0,5 mg/m^3
- Bleialkyle (als Pb berechnet)
  – $Pb(CH_3)_4$ MAK: 0,075 mg/m^3
  – $Pb(C_2H_5)_4$ MAK: 0,05 mg/m^3
- Ozon O_3 MAK: 0,2 mg/m^3
- Schwefelwasserstoff H_2S
  MAK: 15,0 mg/m^3
- Selenwasserstoff H_2Se MAK: 0,2 mg/m^3
- Stickstoffdioxid NO_2 MAK: 9,0 mg/m^3

Gruppe IV: Organische Gase und Dämpfe (insbesondere Lösemittel)

- Benzol C_6H_6 TRK: 3,2 mg/m^3
- Halothan $BrClHC\text{-}CF_3$ MAK: 40,0 mg/m^3
- Enfluran $HF_2C\text{-}O\text{-}CF_2CHFCl$
  MAK: 150,0 mg/m^3
- Phenol $C_6H_5\text{-}OH$ MAK: 19,0 mg/m^3
- Styrol $C_6H_5CHCH_2$ MAK: 85,0 mg/m^3

- Tetrachlorethen $Cl_2C=CCl_2$
  MAK: 345,0 mg/m³
- Vinylchlorid $H_2C=CHCl$ TRK: 5,0 mg/m³

Gruppe V: Ausgewählte Parameter

- Benzo[a]pyren TRK: 0,002 mg/m³
- Dialkylsulfate
  - Dimethylsulfat TRK: 0,2 mg/m³
  - Diethylsulfat TRK: 0,2 mg/m³
- PCB (polychlorierte Biphenyle)
  - 42% Chlor MAK: 1,0 mg/m³
  - 54% Chlor MAK: 0,5 mg/m³

Biologisches Monitoring

Gefahrstoffe gelangen durch Inhalation, dermale Resorption und Ingestion (orale Aufnahme) in den Körper und können dort negative Einflüsse auf den Organismus ausüben, sie können dann als „innere Gefahrstoffe" bezeichnet werden. Durch die Metabolisierung des Fremd- bzw. Gefahrstoffes im Körper kann es zu einer Entgiftung, aber auch zu einer Giftung kommen.

Wie für die äußeren Gefahrstoffe gibt es auch für die inneren Gefahrstoffe in der TRGS 903 eine begrenzende Richtlinie, die Biologischen Arbeitsstofftoleranzwerte (BAT-Werte).

> Als BAT-Wert wird die höchstzulässige Menge eines Arbeitsstoffes bzw. eines Arbeitsstoffmetaboliten oder die dadurch ausgelöste Abweichung eines biologischen Indikators von der Norm bezeichnet, die nach dem gegenwärtigen Stand der wissenschaftlichen Kenntnisse im Allgemeinen die Gesundheit der Beschäftigten dann nicht beeinträchtigt, wenn sie durch Einflüsse des Arbeitsplatzes regelhaft erzielt wird.

Bestimmung von BAT-Werten:

- Untersuchungsmaterialien:
  - Vollblut (B),
  - Erythrozyten (E),
  - Plasma/Serum (P/S),
  - Harn (U).
- Probenahmezeitpunkte:
  - a) keine Beschränkung,
  - b) Expositionsende bzw. Schichtende,
  - c) bei Langzeitexposition: nach mehreren vorangegangenen Schichten,
  - d) vor nachfolgender Schicht,
  - e) nach Expositionsende: ... Stunden.

Es besteht oftmals keine sichere intra-/interindividuelle Korrelation der Messwerte aus Luft- und Biomonitoring. Deswegen ist letzteres aussagekräftiger als die gemessene Konzentration in der Luft. Die möglichen Ursachen für diese Diskrepanzen sind vielfältig:

- inhomogene Expositionsbedingungen bei Tätigkeiten mit ungleichmäßiger Intensität oder Tätigkeiten im Freien,
- unterschiedliches Atemminutenvolumen (abhängig u.a. von der Konstitution des Individuums und der Arbeitsintensität),
- Hautresorption,
- interindividuelle Unterschiede im Metabolismus der Gefahrstoffe,
- Kumulation von Stoffen oder Metaboliten im Körper bei Stoffen mit langer biologischer Halbwertszeit.

Eine wichtige Rolle kann das Biomonitoring ferner bei **betrieblichen Störungen** spielen, wenn die Exposition retrospektiv ermittelt werden muss. Auch im Normalbetrieb können persönliche Arbeitsschutzmittel durch Biomonitoring auf ihre Wirksamkeit überprüft werden.

Nachteile des Biomonitorings sind:

- Belastung des Mitarbeiters bei Blutentnahme,
- notwendige Compliance des Mitarbeiters bei Urinprobengewinnung oder Blutentnahme,
- Beeinflussung der Werte durch außerberufliche Belastungen und gesundheitliche Vorschäden.

Bei der Interpretation der Messergebnisse des Biomonitorings ist zu berücksichtigen:

- der Zeitpunkt der Probenahme (Schichtende, Wochentag),
- der Einfluss des Alters,
- der Einfluss von Erkrankungen,
- die „Hintergrundbelastung" aus dem nichtberuflichen Bereich,
- intraindividuelle Unterschiede im Metabo-

lismus von Fremdstoffen durch Interferenzen mit Nahrungsaufnahme, Genussmitteln, Arzneimitteln und anderen Fremdstoffen,

- interindividuelle Unterschiede im Metabolismus von Fremdstoffen (suszeptible Subpopulationen).

Der Ausschuss für Gefahrstoffe (AGS) beim Bundesminister für Arbeit und Sozialordnung verabschiedete unlängst eine TRGS 710 „Biomonitoring“, in der die Handhabung des Biomonitorings im Rahmen der Gefahrstoffverordnung beschrieben wird.

In *Tabelle 3.2-2* ist ein Auszug aus der „BAT-Liste“ wiedergegeben. In der Liste findet sich noch die Kennzeichnung „H“ für Stoffe mit der Gefahr der Hautresorption. Geläufige Beispiele für Lösungsmittel und ihre Stoffwechselprodukte, die beim biologischen Monitoring herangezogen werden, sind in *Tabelle 3.2-3* aufgeführt.

Der Metabolismus der verschiedenen Substanzen im Organismus basiert in vielen Fällen auf einem oxidativen Abbau durch „Oxigenasen“ mit der Folge einer deutlichen Erhöhung der Polarität bei den Reaktionsprodukten. Hierfür ist das Beispiel des Gefahrstoffes Styrol in der *Abbildung 3.2-6* wiedergegeben. Mandelsäure sowie Phenylglyoxylsäure sind die wichtigsten Metaboliten des Styrols, die im Urin auftauchen, wenn Styrol eingeatmet wurde.

Benzol hat als kanzerogene/leukämogene Substanz keinen MAK-Wert. Das MAK-BAT-System findet bei Substanzen mit einem TRK-Wert seine Entsprechung mit der Angabe von **EKA-Werten** (Expositionsäquivalente für krebserzeugende Arbeitsstoffe). Aus ihnen kann entnommen werden, welche innere Belastung sich bei ausschließlich inhalativer Stoffaufnahme ergeben würde.

Definition des EKA-Wertes (Expositionsäquivalent für krebserzeugende Arbeitsstoffe): Konzentration eines kanzerogenen bzw. mutagenen Arbeitsstoffes in Körperflüssigkeiten als Äquivalent zu einer bestimmten Konzentration dieses Stoffes in der Luft am Arbeitsplatz. In der Regel wird der EKA-Wert zum TRK-Wert in Beziehung gesetzt.

Tab. 3.2-2 Auszug aus der „BAT-Liste“ (DFG-Senatskommission).

Arbeitsstoff	Parameter	BAT-Wert	Untersuchungs-material	Probenahme-zeitpunkt
Blei	Blei	400 µg/l 300 µg/l*	B	a
	δ-Aminolävulinsäure	15 mg/l 6 mg/l*	U	a
Halothan	Trifluoressigsäure	2,5 mg/l	B	b, c
n-Hexan	2,5-Hexandion, 4,5-Dihydroxy-2-hexanon	5 mg/l	U	b
2-Propanol	Aceton	50 mg/l	B/U	b
Quecksilber	Hg (metallisch/anorganisch)	25 µg/l 100 µg/l	B U	a a
	Hg (organisch)	100 µg/l	B	a
Styrol	Mandelsäure + Phenylglyoxylsäure	600 mg pro g Kreatinin	U	b, c
Trichlorethen	Trichlorethanol Trichloressigsäure	5 mg/l 100 mg/l	B U	b, c b, c
Xylol	Xylol	1,5 mg/l	B	b
(alle Isomere)	Methylhippursäuren	2000 mg/l	U	b

* niedrigere Werte für Frauen < 45 Jahre wegen der Plazentagängigkeit von Blei

Zwischen der Konzentration eines Gefahrstoffes in der Luft am Arbeitsplatz, seiner inhalativen Aufnahme und der beim biologischen Monitoring nachweisbaren Konzentration im Blut bzw. im Urin besteht ein prinzipiell logischer Zusammenhang, wenn dieser Aufnahmepfad bestimmend ist. Das biologische Monitoring hat, da es alle Aufnahmepfade integriert, den großen Vorteil, dass es die Belastung des Individuums vollständig und direkt wiedergibt.

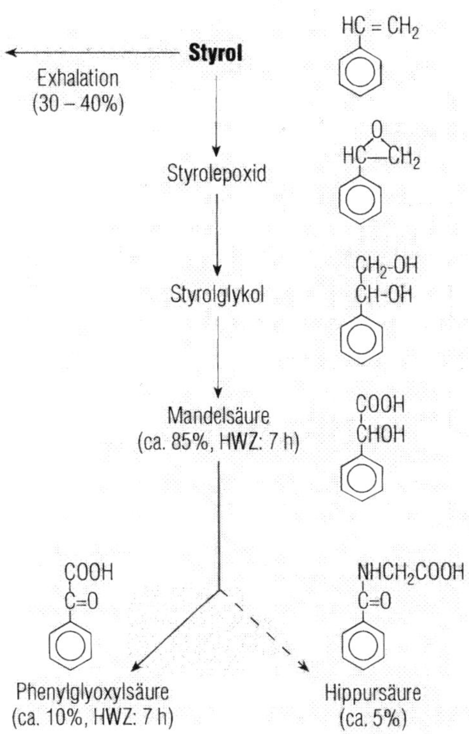

Abb. 3.2-6: Metabolismus von Styrol. Für das Biomonitoring geeignet: Die Metabolite Mandelsäure, Phenylglyoxylsäure und Hippursäure.

Tab. 3.2-3 Lösungsmittel und ihre Stoffwechselprodukte, die beim biologischen Monitoring herangezogen werden.

	Lösungsmittel	Stoffwechselprodukt
Aromaten	Benzol	Phenol, S-Phenylmerkaptursäure, t-t-Muconsäure
	Toluol	Hippursäure, o-Kresol
	Xylol	Methylhippursäure
	Ethylbenzol, Styrol	Mandelsäure, Phenylglyoxysäure
Chlorkohlen-wasserstoffe	Tetrachlorethen	Trichloressigsäure, Trichlorethanol
	Trichlorethen	Trichloressigsäure, Trichlorethanol
	1,1,1-Trichlorethan	Trichloressigsäure, Trichlorethanol
	Halothan	Trifluoressigsäure
Ketone, Alkohole	Methanol	Ameisensäure, (Methanol)
	2-Propanol	Aceton
	2-Hexanon	2,5-Hexandion
Glycolether	2-Methoxyethanol, -ethylacetat	2-Methoxyessigsäure
	2-Ethoxyethanol, -ethylacetat	2-Ethoxyessigsäure
	2-Butoxyethanol, -ethylacetat	2-Butoxyessigsäure
Aliphate	n-Hexan	2-Hexanon, 4,5-Dihydroxi-2-hexanon, 2,5-Hexandion
Sonstige	Kohlenstoffdisulfid	2-Thio-thiazolidin-4-carbonsäure
	N,N-Dimethylformamid	N-Methylformamid
	Chlorbenzol	Chlorphenol

In *Tabelle 3.2-4* sind – entnommen aus der MAK-Stoffliste bzw. der TRK-Liste – die Konzentrationen von Benzol in der Luft und die Konzentrationen der Stoffwechselprodukte des Benzols im Urin einander gegenübergestellt. Als ein weiteres Beispiel ist Vinylchlorid und sein Stoffwechselprodukt Thiodiglycolsäure aufgeführt. Zeigt sich nun beim biologischen Monitoring ein deutlich höherer Wert, als es den in diesen beiden Tabellen angegebenen Luftkonzentrationen entspricht, so muss ein weiterer Aufnahmepfad neben der Inhalation angenommen werden. Als Beispiel hierfür sei Benzpyren genannt *(→ Abb. 3.2-7)*. Hier war an einem Arbeitsplatz mit Benzpyren in der Atemluft 1-Hydroxypyren als Metabolit im Harn im biologischen Monitoring verwendet worden. Wie die Darstellungen zeigen, verminderte das Tragen eines Overall-Anzuges die Konzentration des Benzpyren-Metaboliten im Urin. Wurde, in einer weiteren Versuchsserie (3. Woche), zusätzlich Hautschutz betrieben (notabene: inadäquater Hautschutz!), so war zumindest bei einigen Probanden die Konzentration des Metaboliten im Urin wieder erhöht. Somit muss davon ausgegangen werden, dass durch diesen Hautschutz die dermale Resorption der Noxe verbessert wurde!

Es gibt große Anstrengungen, für die Gefahrstoffe am Arbeitsplatz, die in den Körper aufgenommen werden, spezifische Metabolite zu identifizieren, deren Konzentration als quantitatives Maß der Exposition gewertet werden kann. Für einige Gefahrstoffe ist dies in den vorangehenden Tabellen niedergelegt. *Abbildung 3.2-8* zeigt, dass Phenol kein geeigneter Metabolit für die quantitative Bestimmung der Benzolbelastung ist: Eine bestimmte Phenolkonzentration im Harn, etwa 17 mg/l, könnte von Probanden stammen, die am Arbeitsplatz 0,1 ml/m³ aber auch von solchen, die 0,2 oder gar 4,0 ml/m³ Benzol exponiert waren!

Tab. 3.2-4 Konzentrationen in der Atemluft und korrespondierende Konzentrationen der Metabolite für 2 kanzerogene Gefahrstoffe (Benzol und Vinylchlorid). Die TRK-Werte (Luft) und die EKA-Werte (Blut oder Urin) sind durch Fettdruck hervorgehoben.

Benzol				
		Probenahmezeitpunkt: Expositionsende bzw. Schichtende		
Luft Benzol (ml/m³)	(mg/m³)	**Vollblut** Benzol (mg/m³)	**Urin** S-Phenylmerkaptursäure (mg/g Kreatinin)	t-t-Muconsäure (mg/l)
0,3	1,0	0,9	0,010	–
0,6	2,0	2,4	0,025	1,6
0,9	3,0	4,4	0,040	–
1,0	**3,3**	**5**	**0,045**	**2**
2	6,5	14	0,090	3
4	13	38	0,180	5
6	19,5	–	0,270	7

Vinylchlorid		
		Probenahmezeitpunkt: Nach mehreren vorangegangen Schichten
Luft Vinylchlorid (ml/m³)	(mg/m³)	**Urin** Thiodiglykolsäure (mg/24 h)
1	2,6	1,8
2	**5,2**	**2,4**
4	10	4,5
8	21	8,2
16	41	10,6

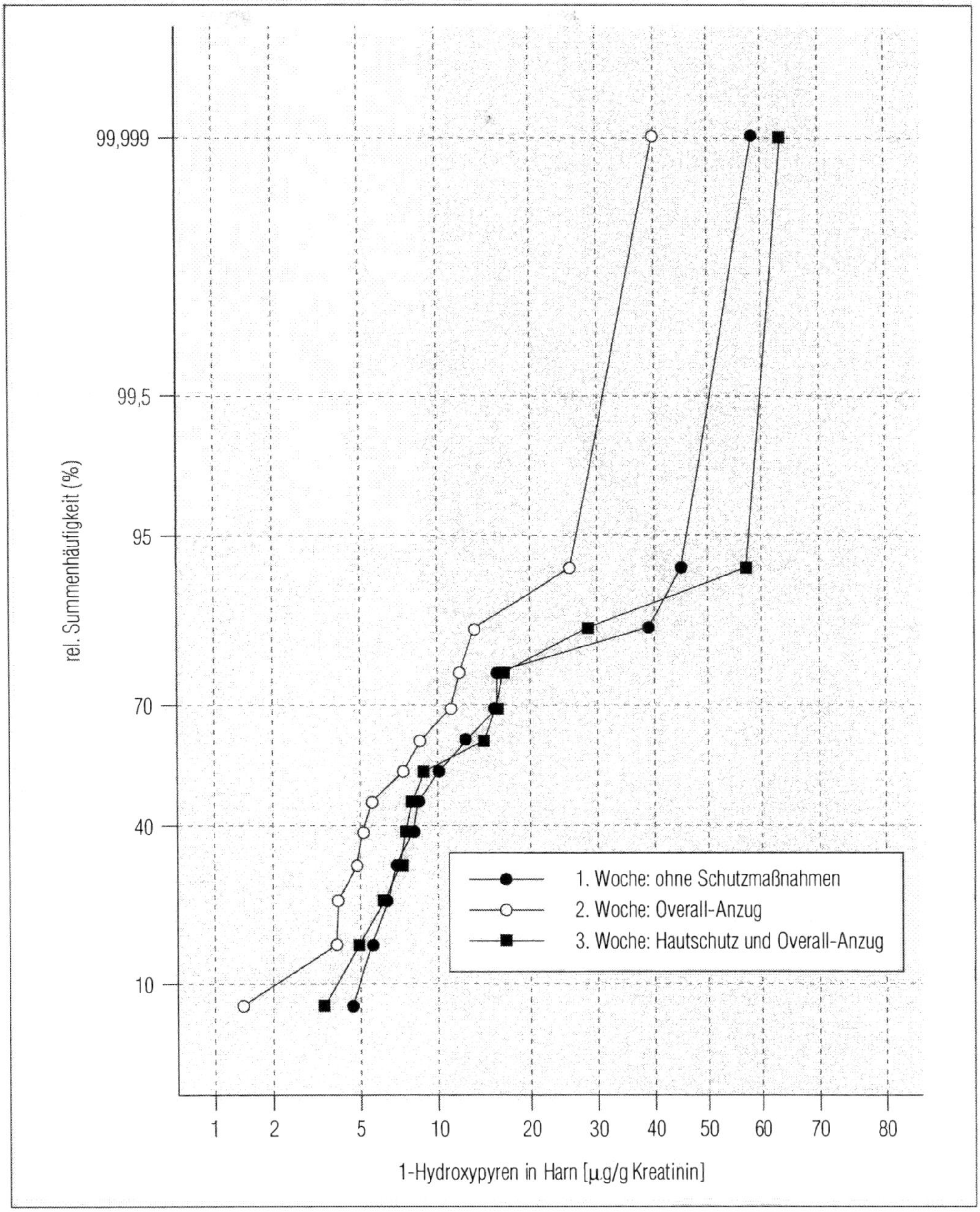

Abb. 3.2-7: Kumulative Häufigkeitsverteilung der 1-Hydroxypyren-Ausscheidung im Harn. Das Tragen des Overall-Anzugs verschiebt die Kurve zu niedrigeren Werten; zusätzlicher Hautschutz, hier ganz offensichtlich die Wahl eines falschen Präparates, verschlechtert die Situation wieder (nach Adams et al. [1]).

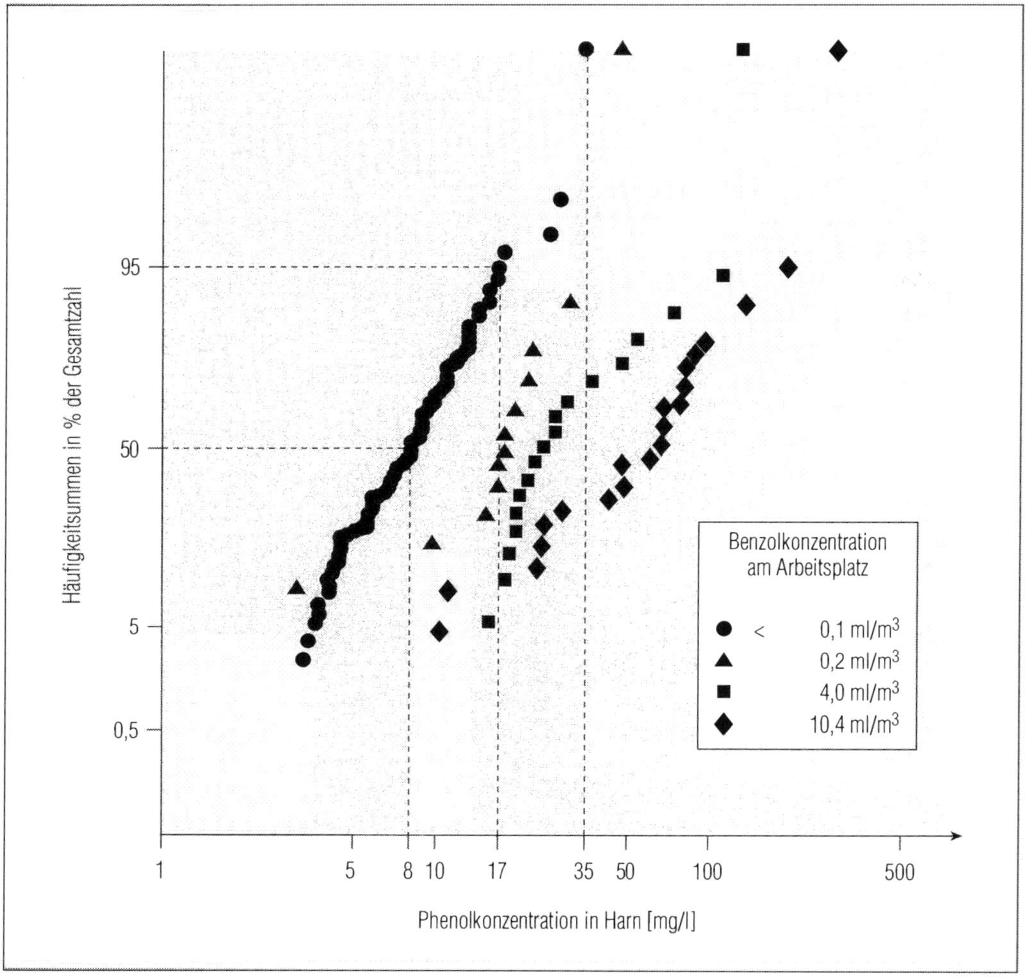

Abb. 3.2-8: Darstellung der prozentualen Häufigkeitssummen für die im Harn bei Unbelasteten und Benzol-Belasteten gemessenen Phenolkonzentrationen (nach Angerer). Phenol im Urin eignet sich nicht für das Biomonitoring von Benzol (s. Text).
Belastete Kollektive: ▲ 0,2 ppm, ■ 4 ppm, ◆ 10 ppm.

Biologische Leitwerte

Die DFG-Senatskommission hat schließlich noch für solche gefährlichen Stoffe, für die keine arbeitsmedizinisch-toxikologisch begründeten BAT-Werte aufgestellt werden können, die Biologischen Leitwerte (BLW) eingeführt. Sie sollen eine Hilfe für das biologische Monitoring darstellen, um später einmal BAT-Werte herleiten zu können. BLW gibt es derzeit für Arsen und Brommethan.

3.2.3 Toxikologische Nachweisverfahren

Toxizitätsnachweis

Es geht um Zell- bzw. Organfunktionen und die Mortalität eines Organismus im Tierversuch. Geschädigte Zellen sind z.B. in ihrer physiologischen Funktion eingeschränkt (Materialtransport durch die Zilien am Bronchialepithel, Phagozytosefähigkeit), vermehren sich nicht mehr

(Fähigkeit zur Koloniebildung) oder sterben ab. Die Zytotoxizität wird dabei überwiegend in der Zellkultur beschrieben.

Im Ganztierversuch werden Überlebungsfunktionen bestimmt (Gewichtszunahme, Gewichtsabnahme, Aktivität u.a.) und die Mortalität nach einmaliger Gabe einer hohen Dosis (akute Toxizität) sowie nach wiederholten Gaben relativ niedriger Dosen (10 Tage bis zu 2 Jahre; chronische Toxizität).

Die akute Toxizität wird wie folgt ausgedrückt:

- LD_{50} = die Dosis, die bei der Hälfte der eingesetzten Tiere innerhalb eines festgelegten Zeitraums, z.B. 3 Wochen oder 30 Tage, zum Tode führt.
- LC_{50} = letale Konzentration im Wasser oder der Atemluft, sonst wie oben.

Neben der Beschreibung der Giftwirkung interessiert, vor allem unter den Aspekten der Umweltmedizin, die Dosis bzw. Dosisrate, die zu **keiner** erkennbaren (nachteiligen) Wirkung führt. LD_{50}- bzw. LC_{50}-Werte werden deswegen ergänzt durch die folgenden Angaben:

- NO(A)EL: no observed (adverse) effect level = die höchste Dosis oder Dosisrate, die noch nicht zu erkennbaren (nachteiligen) Wirkungen führt.
- LO(A)EL: lowest observed (adverse) effect level = die geringste Dosis oder Dosisrate, die bereits zu erkennbaren (nachteiligen) Wirkungen führt.
- FEL: frank effect level = die Dosis oder Dosisrate, die zu schweren nachteiligen Wirkungen führt.

Mutagenitätsnachweis

Mutagenität bedeutet die Eigenschaft einer Substanz, das Genom einer Zelle dauerhaft, d.h. mit dem Überleben der Zelle vereinbar, zu verändern. Diese Veränderung betrifft die DNA.

Basisteste sind:

- Genmutationen an Bakterien (AMES-Test, SOS-Chromo-Test u. a.),
- Chromosomaberrationen an Säugerzellkulturen (z.B. V-79-Zellen vom Chinesischen Hamster).

Weiterführende Teste:

- Genmutationsteste an Säugerzellkulturen (HPRT-Test u.a.),
- Mikrokerntest in vivo mit Knochenmarkszellen,
- Schwesterchromatid-Austausch (SCE),
- Comet-Assay (Schädigung an der DNA und Schädigung der DNA Reparaturkapazität).

AMES-Test

Basis: Histidin ist normalerweise keine essentielle Aminosäure. Für bestimmte Bakterienstämme, die Ames gezüchtet hat, ist Histidin aufgrund von Mutationen zur essentiellen Aminosäure geworden, sie wachsen in histidinfreiem „selektivem" Kulturmedium nicht.

Nach Inkubation dieser Bakterien, mit oder ohne den „S-9-Mix", einer standardisierten Fraktion eines Leberzellhomogenats, mit gentoxischen Stoffen entstehen erneut Mutationen, darunter spezifische Rückmutationen, „Revertanten". Sie wachsen auch in histidinfreien, dem „selektiven" Medium.

Der Test ist geeignet, gentoxisches Potential zu entdecken, als Eigenschaft einer Einzelsubstanz, aber auch von Gemischen. „Ames-positives" Material kann z.B. im Urin von exponierten Personen gesucht werden (Biomonitoring in der Arbeitsmedizin). Achtung: Raucher sind meist positiv.

HPRT-Test (Hypoxanthin-Guanin-Phosphoribosyltransferase-Test)

Basis: 6-Thioguanin ist zytotoxisch. Zellen wachsen normalerweise nicht in seiner Gegenwart. Zellen mit einer bestimmten Mutation im HPRT-Gen, ausgelöst durch die zu testende Substanz, wachsen in „selektivem" Kulturmedium doch. Meist werden T-Lymphozyten verwandt.

Der Test ist geeignet, die Häufigkeit von durch einen Stoff ausgelösten Mutationen in diesem spezifischen Gen, also exemplarisch, festzustellen. Die Natur dieser Mutation kann auf der molekularen Ebene (Basensequenz) festgestellt werden.

Comet-Assay

Lebende Zellen werden (in vitro oder in vivo) der zu prüfenden Substanz exponiert. Hat diese eine Wirkung auf die DNA (Strangbrüche und Induktion alkalilabiler Stellen), so wandern die DNA-Bruchstücke in einem elektrischen Feld (die Zellen werden in ein Gel eingebracht) schneller als intakte DNA. Das kometenartige Bild entsteht nach einer DNA-Färbung und wird bildanalytisch ausgewertet. DNA-Schäden und – im zeitlichen Verlauf – DNA-Reparaturkapazität werden so bestimmt.

Klassifikation mutagener Stoffe (EU/GefStoffV)

Erbgutverändernde Stoffe werden von der EU-Kommission wie folgt typisiert:

- M1 Stoffe, die auf den Menschen bekanntermaßen erbgutverändernd wirken. Es sind hinreichende Anhaltspunkte für einen Kausalzusammenhang zwischen der Exposition eines Menschen gegenüber dem Stoff und vererbbaren Schäden vorhanden.
- M2 Stoffe, die als erbgutverändernd für den Menschen angesehen werden sollten. Es bestehen hinreichende Anhaltspunkte zu der begründeten Annahme, dass die Exposition eines Menschen gegenüber dem Stoff zu vererbbaren Schäden führen kann. Diese Annahme beruht im Allgemeinen auf Folgendem: geeigneten Tierversuchen oder sonstige relevante Informationen.
- M3 Stoffe, die wegen möglicher erbgutverändernder Wirkung auf den Menschen zur Besorgnis Anlass geben. Aus geeigneten Mutagenitätsversuchen liegen einige Anhaltspunkte vor, die jedoch nicht ausreichen, um den Stoff in Kategorie 2 einzustufen.

Kanzerogenitätsnachweis

Es gibt einige wenige Kurzzeit-Assays in sehr speziellen Modellen (Organtumoren bei bestimmten Mäuse- und Rattenstämmen) und den klassischen Langzeittierversuch mit Nagetieren.

Die eingesetzten Substanzen werden in der Regel mit der Nahrung angeboten, entscheidend wichtig sind aber auch (teuere) Inhalationsversuche (Benzol!). Die Dosen sollen ein weites Spektrum abdecken, jedoch möglichst nicht zu anderen Todesursachen als den Tumoren führen. Die maximal tolerable Dosis (MTD) liegt dann meist weit höher als es, ohnehin ein problematischer Vergleich, der Aufnahme beim Menschen entspräche. Die Extrapolation von den experimentellen Dosen hin zur Exposition des Menschen muss trotzdem vorgenommen werden. Dabei wird vielfach Kritik geübt oder es werden Bedenken bezüglich der Relevanz erhoben. Dem kann entgegengetreten werden: Alle beim Menschen als kanzerogen erkannten Substanzen sind dies auch im Tierversuch. Viele der beim Menschen inzwischen, z.T. in sehr aufwändigen epidemiologischen Studien, als kanzerogen eingestufte Substanzen sind zuerst im Tierexperiment „entdeckt" worden, das Ergebnis des Tierexperimentes hat die Aufmerksamkeit auf die auch beim Menschen relevante Substanzklasse gelenkt (Nitrosamine, Aflatoxin, Diethylstilboestrol).

Zur Klassifizierung krebserzeugender Arbeitsstoffe (DFG-Senatskommission, TRGS 905 und EU-Liste) → *Kapitel* 4.3.

Nachweis der Reproduktionstoxizität

Stoffe werden als reproduktionstoxisch bezeichnet, wenn sie

1. die Fortpflanzungsfähigkeit (Fruchtbarkeit, Fertilität) beeinträchtigen und/oder
2. fruchtschädigend (entwicklungsschädigend) wirken.

Bei der Fruchtschädigung sind die verschiedenen Entwicklungsstadien zu berücksichtigen

- Blastogenese (bis ca. 9. Tag),
- Organogenese (10.–60. Tag),
- Fetalperiode (ab 8. Woche).

Wenn im Tierversuch Untersuchungen zur Reproduktionstoxizität von Gefahrstoffen durchgeführt werden, ist zu unterscheiden

- ob die Muttertiere nur während der empfindlichen Phase der Organdetermination und -entwicklung behandelt werden oder
- ob in einer Ein- oder Mehrgenerationenprüfung sich die Behandlung über alle Stadien des Reproduktionszyklus erstreckt (behandelt werden auch die männlichen Tiere).

In der MAK- und BAT-Werteliste der DFG-Senatskommission wird der Begriff „fruchtschädigend“ gebraucht. Er hat seinen Hintergrund nicht in einer speziellen toxikologischen Methodik, sondern „wird von der Kommission im weitesten Sinne verstanden und zwar im Sinne jeder Stoffeinwirkung, die eine gegenüber der Norm veränderte Entwicklung des Organismus hervorruft, die prä- oder postnatal zum Tod oder zu einer permanenten morphologischen oder funktionellen Schädigung der Leibesfrucht führt“. Die Kommission hat als Zusatz zu den MAK- und BAT-Werten die Information zur möglichen fruchtschädigenden Wirkung in der Liste in der Spalte „Schwangerschaft“ hinzugefügt und die folgende Einteilung vorgenommen:

- **Gruppe A:** Ein Risiko der Fruchtschädigung ist sicher nachgewiesen. Bei Exposition Schwangerer kann auch bei Einhaltung des MAK-Wertes und des BAT-Wertes eine Schädigung der Leibesfrucht auftreten.
- **Gruppe B:** Nach dem vorliegenden Informationsmaterial muss ein Risiko der Fruchtschädigung als wahrscheinlich unterstellt werden. Bei Exposition Schwangerer kann eine solche Schädigung auch bei Einhaltung des MAK-Wertes und des BAT-Wertes nicht ausgeschlossen werden.
- **Gruppe C:** Ein Risiko der Fruchtschädigung braucht bei Einhaltung des MAK-Wertes und des BAT-Wertes nicht befürchtet zu werden.
- **Gruppe D:** Eine Einstufung in eine der Gruppen A – C ist noch nicht möglich, weil die vorliegenden Daten wohl einen Trend erkennen lassen, aber für eine abschließende Bewertung nicht ausreichen.

Die EU-Kommission klassifiziert Substanzen in der folgenden Weise als „fortpflanzungsschädigend“ bzw. „fruchtschädigend“:

- RF Beeinträchtigung der Fortpflanzungsfähigkeit (Fruchtbarkeit)
  - R_F1 Stoffe, die beim Menschen die Fortpflanzungsfähigkeit (Fruchtbarkeit) bekanntermaßen beeinträchtigen.
  - R_F2 Stoffe, die als beeinträchtigend für die Fortpflanzungsfähigkeit (Fruchtbarkeit) des Menschen angesehen werden sollten.
  - R_F3 Stoffe, die wegen möglicher Beeinträchtigung der Fortpflanzungsfähigkeit (Fruchtbarkeit) des Menschen zur Besorgnis Anlass geben.
- RE fruchtschädigend (entwicklungsschädigend)
  - R_E1 Stoffe, die beim Menschen bekanntermaßen fruchtschädigend (entwicklungschädigend) wirken.
  - R_E2 Stoffe, die als fruchtschädigend (entwicklungschädigend) für den Menschen angesehen werden sollten.
  - R_E3 Stoffe, die wegen möglicher fruchtschädigender (entwicklungschädigender) Wirkungen beim Menschen zur Besorgnis Anlass geben.

3.2.4 Spezielle diagnostische Verfahren

Beanspruchungs- und Effektmonitoring

Während die Bestimmung des BAT-Werts als biologisches Monitoring lediglich die Präsenz des Gefahrstoffes bzw. seines Metaboliten im Körper belegt, geht es beim Beanspruchungs- und Effektmonitoring um durch diese Gefahrstoffe bzw. Metabolite ausgelöste Reaktionen im Körper, die von der reinen Bindung bis hin zur Entstehung von Frühstadien einer Erkran-

Tab. 3.2-5 Effektbiomonitoring.

Exposition	Effektbiomarker	Effekt(e)	Probenmaterial und Analytik	Anmerkungen, Referenzwerte
Blei	δ-Aminolävulinsäure-dehydrase (δ-ALAD) Erythrozytenprotoporphyrin (EP) bzw. freies EP (FEP) oder Zinkprotophyrin (ZPP) δ-Aminolävulinsäure (ALA)	Enzymhemmung ab Bleispiegel von ca. 100 µg/l FEP- oder ZPP-Anstieg erhöhte Ausscheidung im Urin (→ Anämie)	EDTA-Blut/Erythrozyten EDTA-Blut/Erythrozyten Urin fotometrisch	HBMI- und HBMII-Werte Referenzwerte für Kinder/Mädchen/Frauen sowie übrige Personen
Cadmium	sensitive Nierenfunktionsparameter: • α_1-Mikroglobulin • β_2-Mikroglobulin • N-Acetyl-β-glucosaminidase • Bürstensaum-antigene	erhöhte Ausscheidung im Urin (sensitive Frühparameter für Nierenschädigung)	Urin kolorimetrische Verfahren	Referenzwerte
Ethylenoxid Propylenoxid aromatische Amine Nitro-, Azoverbindungen 4-Aminobiphenal Aflatoxin B_1	Hb-Addukte	modifizierte Aminosäuren	Erythrozyten GC-MS-SIM	Arbeitsplatz, Zigarettenrauch, Umweltexposition in den zurückliegenden 4 Monaten (Ery-Lebensdauer)
Benzo(a)pyren und andere PAH Vinylchlorid Dimethylsulfat	DNA-Addukte	modifizierte DNA-Basen	Leukozyten Zellen im Urin RIA ELISA ^{32}P-Post-labelling	Arbeitsplatz, Zigarettenrauch, Nahrungsmittelkontaminaten, vergleichsweise hohe Exposition erforderlich, oft chemisch labil oder repariert
ionisierende Strahlung Zigarettenrauch	Mutation (z.B. GPA-, HLA-, HPRT-Gen)[1]	Mutationen von Indikatorgenen in menschlichen Blutzellen	Erythrozyten T-Lymphozyten, z.B. HPRT-Test, PCR	Forschungsbedarf
ionisierende Strahlung Benzol Ethylenoxid Tabakrauch usw.	Chromosomenveränderungen (Abberationen, Mikrokerne, Schwesterchromatidaustausch)	vielfältige Schädigungen	Lymphozyten zytogenetische Methoden	relativ unspezifisch, relativ hohe Exposition erforderlich

[1] GPA = Glykophorin A HPRT = Hypoxanthin-Guanin-Phosphoribosyltransferase

kung reichen. Das Beanspruchungs- und Effektmonitoring *(→ Tab. 3.2-5)* bedient sich also folgender Parameter:

- Marker für biologische Effektivität,
- Marker für eine biologische Reaktion,
- Marker für Frühstadien einer Erkrankung.

Für den Einsatz des Beanspruchungs- und Effektmonitorings sind zeitliche Parameter zu beachten *(→ Abbildung 3.2-9)*. Aus dieser Abbildung geht hervor, dass mit DNA- und Albumin-Addukten innerhalb von 10 Tagen Untersuchungen angestellt werden können, an Addukten von Hämoglobin, entsprechend der Lebensdauer des Moleküls, bis zu 100 Tagen.

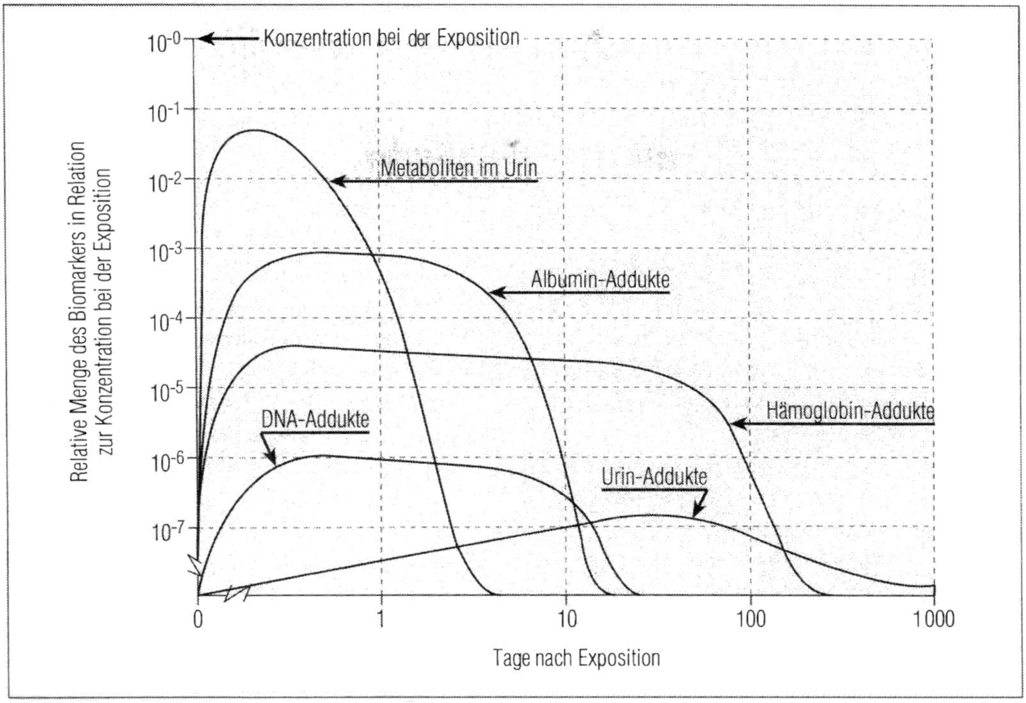

Abb. 3.2-9: Kinetik verschiedener Biomarker.

Chromosomale Veränderungen einschließlich des Schwesterchromaditaustauschs, der Bildung von Mikrokernen, Punktmutationen und anderen Veränderungen können u.U. noch Jahre nach einer entsprechenden Exposition festgestellt werden.

3.2.5 Informationsbeschaffung und -bewertung

Internet

Im Zeitalter des Internets hat sich eine neue Situation ergeben, die – hoffentlich – den Stellenwert von Information über dauerhafte Broschüren, Bücher, Lose-Blatt-Werke nicht vollständig überflüssig machen wird, die aber aufgrund ihrer Flexibilität und Zugänglichkeit am PC das Leben mit den Regelwerken gerade auch in der Arbeitsmedizin sehr erleichtern. Im Folgenden werden deswegen nützliche Internet-Adressen genannt, die einen eigenen Zugang zu den relevanten Informationen darstellen. (Auf das Fehlen einer Qualitätssicherung für in das Internet gestellten Informationen soll hier nur kurz hingewiesen werden.)

Hier werden Adressen von Institutionen genannt, über die hauptsächlich die Regelwerke, aber auch Produktinformationen nachgesehen werden können, auch wird der Zugang zu den Leitlinien der Deutschen Gesellschaft für Arbeitsmedizin und Umweltmedizin dargestellt.

1. Hauptverband der Berufsgenossenschaften: http://www.hvbg.de
   Neben viel anderen Informationen ist dort das gesamte berufsgenossenschaftliche Regelwerk abrufbar unter http://www.hvbg.de/bgvr
2. Berufsgenossenschaftliches Institut für Arbeitssicherheit (BIA): http://www.bia.de
   Unter dem Stichwort „Gestis-Stoffdatenbank" findet sich das Gefahrstoffinforma-

tionssystem „GESTIS". Es wurde vom HVGB und den Unfallversicherungsträgern der öffentlichen Hand gemeinsam geschaffen. GESTIS gibt umfangreiche Auskunft über physikalisch-chemische Daten, Umgangsregeln, gesetzliche Regelungen, Schutzvorkehrungen, Maßnahmen im Gefahrfall sowie Erste Hilfe.

3. Bundesanstalt für Arbeitsschutz- und Arbeitsmedizin: http://www.baua.de
   Das Institut hält eine großes Informationsangebot bereit, über das auch alle wesentlichen Institutionen im Arbeits- und Gesundheitsschutz erreichbar sind.
4. Institut der Arbeitsmedizin der Universität Rostock und Deutsche Gesellschaft für Arbeitsmedizin und Umweltmedizin:
   http://www-dgaum.med.uni-rostock.de
   Die am weitesten ausgearbeitete Information über die Arbeitsmedizin in Deutschland. Zugänglich sind hier auch die wissenschaftlichen Programme der Jahrestagung, die Berufskrankheitenliste und vor allem auch die Leitlinien der Deutschen Gesellschaft für Arbeitsmedizin und Umweltmedizin.
5. Verband Deutscher Betriebs- und Werkärzte e.V. (VDBW): http://vdbw.de
   Unter anderem das Programm der Herbsttagung des Verbandes.
6. http://www.betriebsaerzte.de
   Darstellung des VDBW für die Öffentlichkeit. Informationen zur Bestellung eines Betriebsarztes und Kontakte zu Betriebsärzten in der Region.
7. Staatlicher Gewerbearzt:
   http://www.gewerbearzt.de
   Primär eine Darstellung des Gewerbeärztlichen Dienstes des Landes Baden-Württemberg, Links zu anderen Bundesländern.
8. Robert-Koch-Institut: http://www.rki.de
   Relevant vor allem die Informationen über infektiöse Erkrankungen und zu den Impfungen (Empfehlungen der Ständigen Impfkommission, STIKO).
9. Bundesarbeitsministerium:
   http://www.bma.de
   Zugang zu Gesetzeswerken, hier insbesondere dem Sozialgesetzbuch VII.
10. International Labour Organisation (ILO):
    http://www.ilo.org
    Tendenzen der Arbeitsmedizin außerhalb Deutschlands, Links zu internationalen Vereinbarungen.
11. Arbeitsmedizin in den USA:
    http://cdc.gov/niosh/homepage.html
    Informationen des National Institute for Occupational Safety and Health.
12. Lehrbuch „Diagnostik arbeitsbedingter Erkrankungen" (Prof. Buchter):
    http://www.med-rz.uni-sb.de/med.fak/arbeitsmedizin/
    Dort von besonderem Interesse: Diagnostische Tabellen.
13. Fachgruppe „Arbeits- und Organisationspsychologie": http://www.aodgps.de/
14. Deutsches Ärzteblatt:
    http://www.aerzteblatt.de
    Aktuelle Artikel können nachgelesen werden. U.a. gibt es eine Rubrik „Arbeitsmedizin".

Weitere Informationen ergeben sich bei Anwendung von „Suchmaschinen".

Sicherheitsdatenblätter

Auf der Grundlage der Gefahrstoffverordnung (§ 14) und der TRGS 220 hat der Hersteller bzw. Importeur einer Chemikalie ein Sicherheitsdatenblatt zur Verfügung zu stellen, das in 16 Punkten über Eigenschaften der Substanz informiert.

TRGS 220 „Sicherheitsdatenblatt für gefährliche Stoffe und Zubereitungen". Das Blatt muss folgende Angaben in nachstehender Reihenfolge enthalten:

1. Stoff-, Zubereitungs- und Firmenbezeichnung
2. Zusammensetzung/Angaben zu den Bestandteilen
3. Mögliche Gefahren
4. Erste-Hilfe-Maßnahmen
   – nach Einatmen
   – nach Hautkontakt

  - nach Augenkontakt
  - beim Verschlucken
  - Hinweise für den Arzt
5. Maßnahmen zur Brandbekämpfung
6. Maßnahme bei unbeabsichtigter Freisetzung
7. Handhabung und Lagerung
8. Expositionsbegrenzung und persönliche Schutzausrüstungen
   Die Art der Ausrichtung ist anzugeben
   - Atemschutz
   - Augenschutz
   - Körperschutz
   - besondere hygienische Maßnahmen
9. physikalische und chemische Eigenschaften
10. Stabilität und Reaktivität
11. Angabe zur Toxikologie, u.a. LD_{50}-/LC_{50}-Werte
    - Reiz-/Ätzwirkung
    - Sensibilisierung
    - Wirkungen nach wiederholter oder länger andauernder Exposition
    - krebserzeugende, erbgutverändernde sowie fortpflanzungsgefährdende Wirkungen
12. Angaben zur Ökologie
13. Hinweise zur Entsorgung
14. Angaben zum Transport
15. Vorschriften (Kennzeichnung)
    - R-Sätze *(→ Tab. 3.2-6)*
    - S-Sätze*(→ Tab. 3.2-6)*
16. sonstige Angaben.

Tab. 3.2-6 R- und S-Sätze.

Hinweise auf besondere Gefahren (R-Sätze)	
R 1	In trockenem Zustand explosionsgefährlich
R 2	Durch Schlag, Reibung, Feuer oder andere Zündquellen explosionsgefährlich
R 3	Durch Schlag, Reibung, Feuer oder andere Zündquellen besonders explosionsgefährlich
R 4	Bildet hochempfindliche explosionsgefährliche Metallverbindungen
R 5	Beim Erwärmen explosionsfähig
R 6	Mit und ohne Luft explosionsfähig
R 7	Kann Brand verursachen
R 8	Feuergefahr bei Berührung mit brennbaren Stoffen
R 9	Explosionsgefahr bei Mischung mit brennbaren Stoffen
R 10	Entzündlich
R 11	Leichtentzündlich
R 12	Hochentzündlich
R 14	Reagiert heftig mit Wasser
R 15	Reagiert mit Wasser unter Bildung hochentzündlicher Gase
R 16	Explosionsgefährlich in Mischung mit brandfördernden Stoffen
R 17	Selbstentzündlich an der Luft
R 18	Bei Gebrauch Bildung explosionsfähiger/leichtentzündlicher Dampf/Luft-Gemische möglich
R 19	Kann explosionsfähige Peroxide bilden
R 20	Gesundheitsschädlich beim Einatmen
R 21	Gesundheitsschädlich bei Berührung mit der Haut
R 22	Gesundheitsschädlich beim Verschlucken
R 23	Giftig beim Einatmen
R 24	Giftig bei Berührung mit der Haut
R 25	Giftig beim Verschlucken
R 26	Sehr giftig beim Einatmen
R 27	Sehr giftig bei Berührung mit der Haut
R 28	Sehr giftig beim Verschlucken
R 29	Entwickelt bei Berührung mit Wasser giftige Gase

Tab. 3.2-6 Fortsetzung.

R 30	Kann bei Gebrauch leicht entzündlich werden
R 31	Entwickelt bei Berührung mit Säure giftige Gase
R 32	Entwickelt bei Berührung mit Säure sehr giftige Gase
R 33	Gefahr kumulativer Wirkungen
R 34	Verursacht Verätzungen
R 35	Verursacht schwere Verätzungen
R 36	Reizt die Augen
R 37	Reizt die Atmungsorgane
R 38	Reizt die Haut
R 39	Ernste Gefahr irreversiblen Schadens
R 40	Verdacht auf krebserzeugende Wirkung
R 41	Gefahr ernster Augenschäden
R 42	Sensibilisierung durch Einatmen möglich
R 43	Sensibilisierung durch Hautkontakt möglich
R 44	Explosionsgefahr bei Erhitzen unter Einschluss
R 45	Kann Krebs erzeugen
R 46	Kann vererbbare Schäden verursachen
R 48	Gefahr ernster Gesundheitsschäden bei längerer Exposition
R 49	Kann Krebs erzeugen beim Einatmen
R 50	Sehr giftig für Wasserorganismen
R 51	Giftig für Wasserorganismen
R 52	Schädlich für Wasserorganismen
R 53	Kann in Gewässern längerfristig schädliche Wirkungen haben
R 54	Giftig für Pflanzen
R 55	Giftig für Tiere
R 56	Giftig für Bodenorganismen
R 57	Giftig für Bienen
R 58	Kann längerfristig schädliche Wirkungen auf die Umwelt haben
R 59	Gefährlich für die Ozonschicht
R 60	Kann die Fortpflanzungsfähigkeit beeinträchtigen
R 61	Kann das Kind im Mutterleib schädigen
R 62	Kann möglicherweise die Fortpflanzungsfähigkeit beeinträchtigen
R 63	Kann das Kind im Mutterleib möglicherweise schädigen
R 64	Kann Säuglinge über die Muttermilch schädigen
R 65	Gesundheitsschädlich: Kann beim Verschlucken Lungenschäden verursachen
R 66	Wiederholter Kontakt kann zu spröder oder rissiger Haut führen
R 67	Dämpfe können Schläfrigkeit und Benommenheit verursachen
R 68	Irreversibler Schaden möglich

Kombination der R-Sätze

R 14/15	Reagiert heftig mit Wasser unter Bildung hochentzündlicher Gase
15/29	Reagiert mit Wasser unter Bildung giftiger und hochentzündlicher Gase
20/21	Gesundheitsschädlich beim Einatmen und bei Berührung mit der Haut
20/22	Gesundheitsschädlich beim Einatmen und Verschlucken
20/21/22	Gesundheitsschädlich beim Einatmen, Verschlucken und Berührung mit der Haut

Tab. 3.2-6 Fortsetzung.

21/22	Gesundheitsschädlich bei Berührung mit der Haut und beim Verschlucken
23/24	Giftig beim Einatmen und bei Berührung mit der Haut
23/25	Giftig beim Einatmen und Verschlucken
23/24/25	Giftig beim Einatmen, Verschlucken und Berührung mit der Haut
24/25	Giftig bei Berührung mit der Haut und beim Verschlucken
26/27	Sehr giftig beim Einatmen und bei Berührung mit der Haut
26/28	Sehr giftig beim Einatmen und Verschlucken
26/27/28	Sehr giftig beim Einatmen, Verschlucken und Berührung mit der Haut
27/28	Sehr giftig bei Berührung mit der Haut und beim Verschlucken
36/37	Reizt die Augen und die Atmungsorgane
36/38	Reizt die Augen und die Haut
36/37/38	Reizt die Augen, die Atmungsorgane und die Haut
37/38	Reizt die Atmungsorgane und die Haut
39/23	Giftig: ernste Gefahr irreversiblen Schadens durch Einatmen
39/24	Giftig: ernste Gefahr irreversiblen Schadens bei Berührung mit der Haut
39/25	Giftig: ernste Gefahr irreversiblen Schadens durch Verschlucken
39/23/24	Giftig: ernste Gefahr irreversiblen Schadens durch Einatmen und bei Berührung mit der Haut
39/23/25	Giftig: ernste Gefahr irreversiblen Schadens durch Einatmen und durch Verschlucken
39/24/25	Giftig: ernste Gefahr irreversiblen Schadens bei Berührung mit der Haut und durch Verschlucken
39/23/24/25	Giftig: ernste Gefahr irreversiblen Schadens durch Einatmen, Berührung mit der Haut und durch Verschlucken
39/26	Sehr giftig: ernste Gefahr irreversiblen Schadens durch Einatmen
R 39/27	Sehr giftig: ernste Gefahr irreversiblen Schadens bei Berührung mit der Haut
39/28	Sehr giftig: ernste Gefahr irreversiblen Schadens durch Verschlucken
39/26/27	Sehr giftig: ernste Gefahr irreversiblen Schadens durch Einatmen und bei Berührung mir der Haut
39/26/28	Sehr giftig: ernste Gefahr irreversiblen Schadens durch Einatmen und durch Verschlucken
39/27/28	Sehr giftig: ernste Gefahr irreversiblen Schadens bei Berührung mit der Haut und durch Verschlucken
39/26/27/28	Sehr giftig: ernste Gefahr irreversiblen Schadens durch Einatmen, Berührung mit der Haut und durch Verschlucken
42/43	Sensibilisierung durch Einatmen und Hautkontakt möglich
48/20	Gesundheitsschädlich: Gefahr ernster Gesundheitsschäden bei längerer Exposition durch Einatmen
48/21	Gesundheitsschädlich: Gefahr ernster Gesundheitsschäden bei längerer Exposition durch Berührung mit der Haut
R 48/22	Gesundheitsschädlich: Gefahr ernster Gesundheitsschäden bei längerer Exposition durch Verschlucken
48/20/21	Gesundheitsschädlich: Gefahr ernster Gesundheitsschäden bei längerer Exposition durch Einatmen und durch Berührung mit der Haut
48/20/22	Gesundheitsschädlich: Gefahr ernster Gesundheitsschäden bei längerer Exposition durch Einatmen und durch Verschlucken
48/21/22	Gesundheitsschädlich: Gefahr ernster Gesundheitsschäden bei längerer Exposition durch Berührung mit der Haut und durch Verschlucken
48/20/21/22	Gesundheitsschädlich: Gefahr ernster Gesundheitsschaden bei längerer Exposition durch Einatmen, Berührung mit der Haut und durch Verschlucken
48/23	Giftig: Gefahr ernster Gesundheitsschäden bei längerer Exposition durch Einatmen
48/24	Giftig: Gefahr ernster Gesundheitsschäden bei längerer Exposition durch Berührung mit der Haut
48/25	Giftig: Gefahr ernster Gesundheitsschäden bei längerer Exposition durch Verschlucken
48/23/24	Giftig: Gefahr ernster Gesundheitsschäden bei längerer Exposition durch Einatmen und durch Berührung mit der Haut

Tab. 3.2-6 Fortsetzung.

48/23/25	Giftig: Gefahr ernster Gesundheitsschaden bei längerer Exposition durch Einatmen und durch Verschlucken
48/24/25	Giftig: Gefahr ernster Gesundheitsschäden bei längerer Exposition durch Berührung mit der Haut und durch Verschlucken
48/23/24/25	Giftig: Gefahr ernster Gesundheitsschäden bei längerer Exposition durch Einatmen, Berührung mit der Haut und durch Verschlucken
50/53	Sehr giftig für Wasserorganismen, kann in Gewässern längerfristig schädliche Wirkungen haben
51/53	Giftig für Wasserorganismen, kann in Gewässern längerfristig schädliche Wirkungen haben
52/53	Schädlich für Wasserorganismen, kann in Gewässern längerfristig schädliche Wirkungen haben
68/20	Gesundheitsschädlich: Möglichkeit irreversiblen Schadens durch Einatmen
68/21	Gesundheitsschädlich: Möglichkeit irreversiblen Schadens bei Berührung mit der Haut
68/22	Gesundheitsschädlich: Möglichkeit irreversiblen Schadens durch Verschlucken
68/20/21	Gesundheitsschädlich: Möglichkeit irreversiblen Schadens durch Einatmen und bei Berührung mit der Haut
68/20/22	Gesundheitsschädlich: Möglichkeit irreversiblen Schadens durch Einatmen und durch Verschlucken
68/21/22	Gesundheitsschädlich: Möglichkeit irreversiblen Schadens bei Berührung mit der Haut und durch Verschlucken
68/20/21/22	Gesundheitsschädlich: Möglichkeit irreversiblen Schadens durch Einatmen, Berührung mit der Haut und durch Verschlucken

Sicherheitsratschläge (S-Sätze)

S 1	Unter Verschluss aufbewahren
S 2	Darf nicht in die Hände von Kindern gelangen
S 3	Kühl aufbewahren
S 4	Von Wohnplätzen fernhalten
S 5	Unter ... aufbewahren (geeignete Flüssigkeit vom Hersteller anzugeben)
S 6	Unter ... aufbewahren (inertes Gas vom Hersteller anzugeben)
S 7	Behälter dicht geschlossen halten
S 8	Behälter trocken halten
S 9	Behälter an einem gutgelüfteten Ort aufbewahren
S 12	Behälter nicht gasdicht verschließen
S 13	Von Nahrungsmitteln, Getränken und Futtermitteln fernhalten
S 14	Von ... fernhalten (inkompatible Substanzen sind vom Hersteller anzugeben)
S 15	Vor Hitze schützen
S 16	Von Zündquellen fernhalten – Nicht rauchen
S 17	Von brennbaren Stoffen fernhalten
S 18	Behälter mit Vorsicht öffnen und handhaben
S 20	Bei der Arbeit nicht essen und trinken
S 21	Bei der Arbeit nicht rauchen
S 22	Staub nicht einatmen
S 23	Gas/Rauch/Dampf/Aerosol nicht einatmen (geeignete Bezeichnung(en) vom Hersteller anzugeben)
S 24	Berührung mit der Haut vermeiden
S 25	Berührung mit den Augen vermeiden
S 26	Bei Berührung mit den Augen sofort gründlich mit Wasser abspülen und Arzt konsultieren
S 27	Beschmutzte, getränkte Kleidung sofort ausziehen

Tab. 3.2-6 Fortsetzung.

S 28	Bei Berührung mit der Haut sofort abwaschen mit viel … (vom Hersteller anzugeben)
S 29	Nicht in die Kanalisation gelangen lassen
S 30	Niemals Wasser hinzugießen
S 33	Maßnahmen gegen elektrostatische Aufladungen treffen
S 35	Abfälle und Behälter müssen in gesicherter Weise beseitigt werden
S 36	Bei der Arbeit geeignete Schutzkleidung tragen
S 37	Geeignete Schutzhandschuhe tragen
S 38	Bei unzureichender Belüftung Atemschutzgerät anlegen
S 39	Schutzbrille/Gesichtsschutz tragen
S 40	Fußboden und verunreinigte Gegenstände mit … reinigen (Material vom Hersteller anzugeben)
S 41	Explosions- und Brandgase nicht einatmen
S 42	Bei Räuchern/Versprühen geeignetes Atemschutzgerät anlegen (geeignete Bezeichnung(en) vom Hersteller anzugeben)
S 43	Zum Löschen … (vom Hersteller anzugeben) verwenden (wenn Wasser die Gefahr erhöht, anfügen: „Kein Wasser verwenden")
S 45	Bei Unfall oder Unwohlsein sofort Arzt hinzuziehen (wenn möglich dieses Etikett vorzeigen)
S 46	Bei Verschlucken sofort ärztlichen Rat einholen und Verpackung oder Etikett vorzeigen
S 47	Nicht bei Temperaturen über … °C aufbewahren (vom Hersteller anzugeben)
S 48	Feucht halten mit … (geeignetes Mittel vom Hersteller anzugeben)
S 49	Nur im Originalbehälter aufbewahren
S 50	Nicht mischen mit … (vom Hersteller anzugeben)
S 51	Nur in gut gelüfteten Bereichen verwenden
S 52	Nicht großflächig für Wohn- und Aufenthaltsräume zu verwenden
S 53	Exposition vermeiden – vor Gebrauch besondere Anweisungen einholen
S 56	Dieses Produkt und seinen Behälter der Problemabfallentsorgung zuführen
S 57	Zur Vermeidung einer Kontamination der Umwelt geeigneten Behälter verwenden
S 59	Informationen zur Wiederverwendung/Wiederverwertung beim Hersteller/Lieferanten erfragen
S 60	Dieses Produkt und sein Behälter sind als gefährlicher Abfall zu entsorgen
S 61	Freisetzung in die Umwelt vermeiden. Besondere Anweisungen einholen/Sicherheitsdatenblatt zu Rate ziehen
S 62	Bei Verschlucken kein Erbrechen herbeiführen. Sofort ärztlichen Rat einholen und Verpackung oder dieses Etikett vorzeigen
S 63	Bei Unfall durch Einatmen: Verunfallten an die frische Luft bringen und ruhigstellen
S 64	Bei Verschlucken Mund mit Wasser ausspülen (nur wenn Verunfallter bei Bewusstsein ist)
Kombination der S-Sätze	
S 1/2	Unter Verschluss und für Kinder unzugänglich aufbewahren
S 3/7	Behälter dicht geschlossen halten und an einem kühlen Ort aufbewahren
S 3/9/14	An einem kühlen, gut gelüfteten Ort, entfernt von … aufbewahren (die Stoffe, mit denen Kontakt vermieden werden muss, sind vom Hersteller anzugeben)
S 3/9/14/49	Nur im Originalbehälter an einem kühlen, gut gelüfteten Ort, entfernt von … aufbewahren (die Stoffe, mit denen Kontakt vermieden werden muss, sind vom Hersteller anzugeben)
S 3/9/49	Nur im Originalbehälter an einem kühlen, gut gelüfteten Ort aufbewahren
S 3/14	An einem kühlen, von … entfernten Ort aufbewahren (die Stoffe, mit denen Kontakt vermieden werden muss, sind vom Hersteller anzugeben)
S 7/8	Behälter trocken und dicht geschlossen halten
S 7/9	Behälter dicht geschlossen an einem gut gelüfteten Ort aufbewahren

Tab. 3.2-6 Fortsetzung.

S 7/47	Behälter dicht geschlossen und nicht bei Temperaturen über ... °C aufbewahren (vom Hersteller anzugeben)
S 20/21	Bei der Arbeit nicht essen, trinken oder rauchen
S 24/25	Berührung mit den Augen und der Haut vermeiden
S 27/28	Bei Berührung mit der Haut beschmutzte, getränkte Kleidung sofort ausziehen und Haut sofort abwaschen mit viel ... (vom Hersteller anzugeben)
S 29/35	Nicht in die Kanalisation gelangen lassen; Abfälle und Behälter müssen in gesicherter Weise beseitigt werden
S 29/56	Nicht in die Kanalisation gelangen lassen; dieses Produkt und seinen Behälter der Problemabfallentsorgung zuführen
S 36/37	Bei der Arbeit geeignete Schutzhandschuhe und Schutzkleidung tragen
S 36/37/39	Bei der Arbeit geeignete Schutzkleidung, Schutzhandschuhe und Schutzbrille/Gesichtsschutz tragen
S 36/39	Bei der Arbeit geeignete Schutzkleidung und Schutzbrille/Gesichtsschutz tragen
S 37/39	Bei der Arbeit geeignete Schutzhandschuhe und Schutzbrille/Gesichtsschutz tragen
S 47/49	Nur im Originalbehälter bei einer Temperatur von nicht über ... °C (vom Hersteller anzugeben) aufbewahren

In *Tabelle 3.2-7* sind die Informationen des Sicherheitsdatenblatts den Inhalten einer Betriebsanweisung gegenübergestellt. *Abbildung 3.2-10* erläutert die Gefahrensymbole.

Gefahrstoffliste des Berufsgenossenschaftlichen Instituts für Arbeitssicherheit (BIA)

Sie enthält die vorgeschriebenen Einstufungen und Kennzeichnungen von Stoffen und Zubereitungen gemäß der EG Richtlinie 67/548/EWG sowie die in der TRGS 905 „Verzeichnis krebserzeugender, erbgutverändernder oder fortpflanzungsgefährlicher Stoffe“ aufgeführten Stoffe, sowie die MAK- und TRK- (TRGS 900) und die BAT-Werte (TRGS 903). Zur Illustration des Informationsaufbaus sind in *Tabelle 3.2-8* einige Substanzen exemplarisch wiedergegeben. Insgesamt umfasst die Liste weit über 1000 Stoffe.

Eine handliche Kurzversion für die Praxis wird regelmäßig als „Grenzwerteliste – BIA-Report“ herausgegeben. Diese nützliche Schrift enthält auch Grenzwerte für biologische und physikalische Einwirkungen.

Tab. 3.2-7 Gegenüberstellung der Informationen im Sicherheitsdatenblatt und des Inhalts einer Betriebsanweisung.

EG-Sicherheitsdatenblatt (Kapitel)		Betriebsanweisung (Inhalte)
1. Stoffname bzw. Handelsname 2. mit Hauptinhaltsstoffen	→	Gefahrstoffbezeichnung
3. „Mögliche Gefahren“	→	Gefahren für Mensch und Umwelt
4. „Erste-Hilfe-Maßnahmen“	→	Erste Hilfe
5. „Maßnahmen zur Brandbekämpfung“ und „ungeeignete Löschmittel“ 6. „Maßnahmen bei unbeabsichtigter Freisetzung“	→	Verhalten im Gefahrfall
7. „Handhabung“ 8. „Geeignete persönliche Schutzausrüstung“	→	Schutzmaßnahmen
15. in Kombination mit Kapitel 3, z.B. WGK etc.	→	Gefahren für Mensch und Umwelt

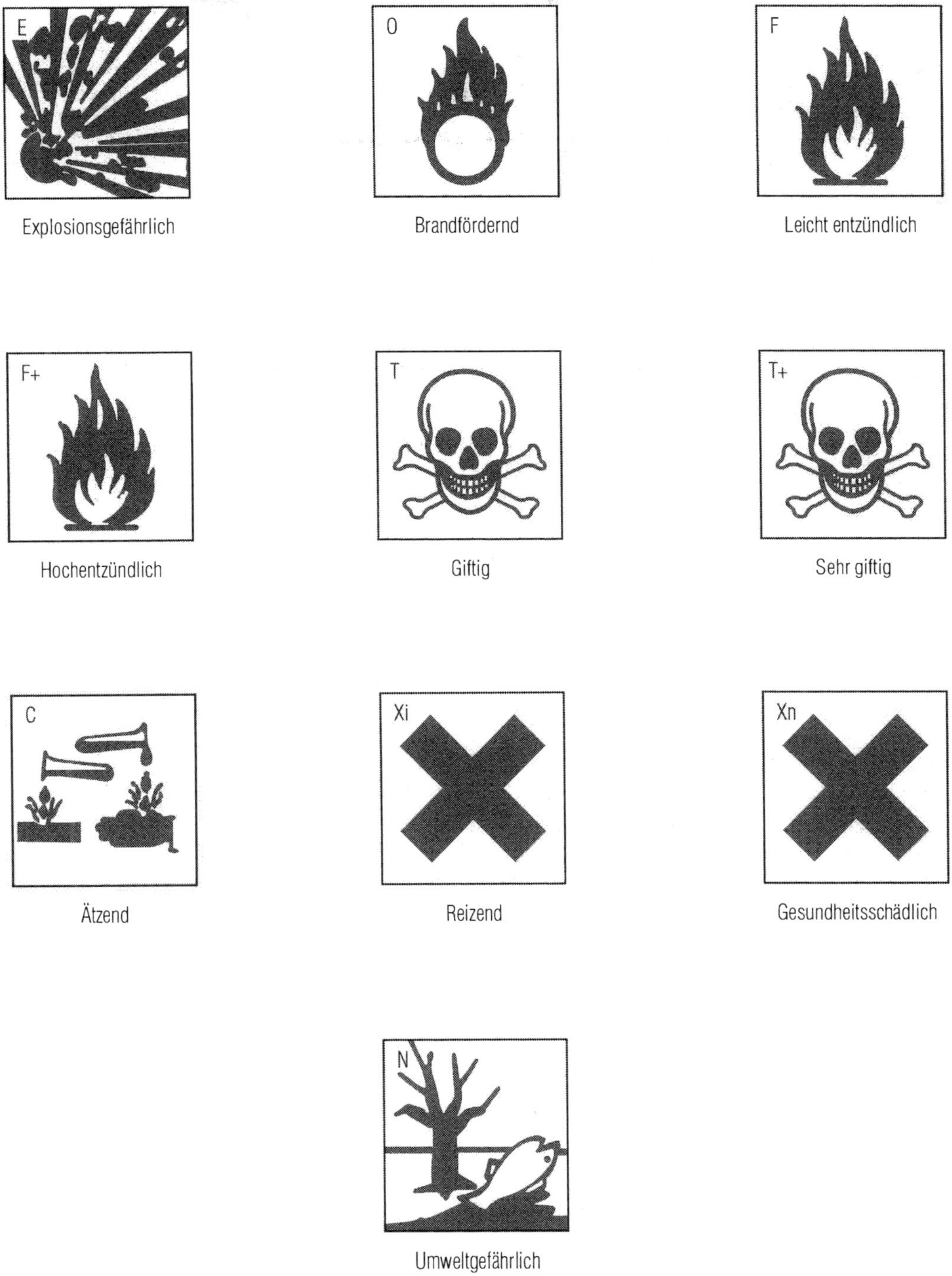
E
Explosionsgefährlich
O
Brandfördernd
F
Leicht entzündlich
F+
Hochentzündlich
T
Giftig
T+
Sehr giftig
C
Ätzend
Xi
Reizend
Xn
Gesundheitsschädlich
N
Umweltgefährlich

Abb. 3.2-10: Gefahrensymbole und Gefahrenbezeichnungen.

Tab. 3.2-8 Auszug aus der Gefahrstoffliste 2002 „Gefahrstoffe am Arbeitsplatz“, BIA- Report. Sämtliche Kennzeichnungen, Abkürzungen, Verweise siehe Text.

Stoffidentität EG-Nr. CAS-Nr.	Einstufung K	 M	 R_E	 R_F	 Gefahrensymbol R-Sätze	Kennzeichnung Gefahrensymbol R-Sätze S-Sätze	Zubereitungen Konzentrationsgrenzen Einstufung
1	2	3	4		5	6	7
Benzol Anm. E 200-753-7 71-43-2 – Kokereien (Dickteerscheider, Kondensation, Gassaugerhaus) – Tankfeld in der Mineralölindustrie – Reparatur und Wartung von benzolführenden Teilen in der chemischen Industrie und Mineralölindustrie, Ottokraftstoffversorgungsräume für Prüfstände – im Übrigen	1	2			F; R11 R45 T; R48/23/24/25	F, T R: 45-11-48/23/24/25 S: 53-45	
Benzo[a]pyren 200-028-5 50-32-8(26.) – Strangpechherstellung und -verladung Ofenbereich und Kokereien – im Übrigen	2	2	2	2	R45 R46 R60-61 N; R50-53	T, N R: 45-46-60-61-50/53 S: 53-45-60-61	§35 (0,005)
* **Trichlorethylen**, Anm. 6 201-167-4 79-01-6 (28.)	2	3			R45, R68 R52-53 R67 Xi; R36/38	T R: 45-36/38-52/53-67 S: 53-45-61	
Trichlormethan 200-663-8 67-66-3	3				Xn; R22-48 20/22 Xi; R38 R40	Xn R: 22-38-40-48/20/22 S: (2)-36/37	20%≤C: XN; R22-38-40-48/20/22 5%≤C<20%: Xn; R22-40-48/20/22 1%≤C<5%: Xn; R40

Toxikologisch-arbeitsmedizinische Begründung von MAK-Werten

Die DFG-Senatskommission zur Prüfung gesundheitsschädlicher Stoffe begründet ihre MAK- und BAT-Werte in einer Ringbuchsammlung (derzeit 8 Bände). Hier findet sich eine übersichtlich gegliederte standardisierte Darstellung des toxikologischen Wissens zu den einzelnen Substanzen, in vitro, aus den Tierversuchen, aus den Erfahrungen beim Menschen, mit wissenschaftlichem Literaturverzeichnis.

Ebenfalls von der DFG stammt das Werk „Analytische Methoden zur Prüfung gesundheitsschädlicher Arbeitsstoffe“, zu ergänzen durch Analyseverfahren für krebserzeugende Arbeitsstoffe („von den Berufsgenossenschaften anerkannte Analyseverfahren zur Feststellung der Konzentration krebserzeugender Arbeitsstoffe in der Luft im Arbeitsbereich“). Die alleinige Festlegung von „Grenzwerten“ ohne Sicherstellung einer reproduzierbaren Analytik hat wenig Sinn.

Grenzwert (Luft) mg/m^3	ml/m^3	Spitzenbegrenzung	Art, Bemerkungen	Herkunft sowie Staubklasse	Messverfahren	Arbeitsmedizin BAT EKA	Relevante Regeln/Literatur Hinweise sowie ZVG-Nummer in der GESTIS-Stoffdatenbank unter www.hvbg.de/bia/stoffdatenbank
8		9	10	11	12	13	14
8 8 8 3,2	2,5 2,5 2,5 1[1]	4	TRK H, 33	AGS, EG	BGI...4 DFG BIA 6265 OSHA 12 HSE 50, 22	8 VI, 6 EKA	GefStoffV § 15, 37, 43 Anh. IV, Nr. 4 ZH 1/135 BIA-Arbeitsmappe 0651 TRGS 901 Nr. 15 ChemVerbotsV, Nr.6 RL 76/769/EWG BIA-Report 3/93 BIA Handbuch 120 260 ZVG 10060 [1] gilt auch als Wert nach § 28 (2) GefStoffV
0,005 0,002		4	TRK 6	AGS H	BGI...25 DFG OSHA 58 NIOSH 5506, 5515 BIA 6272	40 VI, 7	TRGS 901 Nr. 23 TRGS 551 ZVG 22500
270	50	4	TRK Y	AGS	BIA 8830 HSE 28 OSHA 7, 1001 BGI...65	14 VI, 39 BAT EKA	BGI 767 ZVG 100720
50 (2,5)	10	4	MAK	DFG	DFG OSHA 5 HSE 28		ZVG12870 ChemVerbotsV, Nr. 16 GefStoffV, Anh. IV Nr.11 RL 76/769/EWG BGI 767

Kühn-Birett – Merkblätter Gefährliche Arbeitsstoffe

Der „Kühn-Birett“ ist das umfassende wissenschaftliche Nachschlagewerk für den Umgang mit Chemikalien. Den Kern dieses Werkes bilden, neben den Hinweisen zur Kennzeichnung, zu den üblichen Begriffen und Abkürzungen und zur analytischen Überwachung, der Umgang mit und das Inverkehrbringen von Gefahrstoffen, die „Merkblätter gefährlicher Arbeitsstoffe“ mit über 900 Nennungen. Ein Muster ist in *Abbildung 3.2-11* wiedergegeben. Nützlich ist im „Kühn-Birett“ auch ein lexikalisches Nachschlagewerk „Berufsbedingte Krebskrankheiten“ mit Angaben zur Noxe, zur Lokalisation des Tumors und zum Beruf der Betroffenen auf der Grundlage von 1400 Literaturzitaten.

Abb. 3.2-11: Auszug aus dem „Kühn-Birett", Beispiel Produktinformation zu Flusssäure.

Gefahrenbereich

Flußsäure ≥7 GeW.-% HF

Fluorwasserstoffsäure
(wässerige Lösungen verschiedener Konzentrationen mit mehr als 7 Gew.-% Fluorwasserstoff)

886
1790

Arbeitsplatz

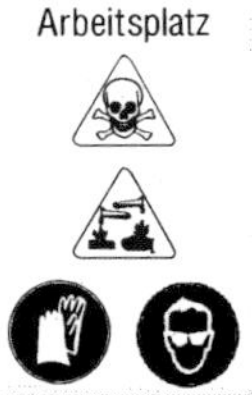

Farblose, mit Wasser mischbare, hygroskopische, in Konzentrationen über 70% rauchende Flüssigkeit. Reagiert z.Tl. heftig mit verschiedenen Metallen unter Wasserstoffentwicklung.

Sehr giftige Flüssigkeit, wirkt ohne Warnschmerz stark ätzend auf Haut und Schleimhäute mit verspätet stark schmerzhafter Tiefenwirkung. Dämpfe zeigen stechenden Geruch. Bei massiver Inhalation Lungenödem möglich. Bei chronischer Aufnahme Schädigung der Knochen.

A. Hinweise zur Sicherheit

1. Sehr gute Be- und Entlüftung des Raumes. Säure- und fluoridbeständigen Fußboden und Waschgelegenheit vorsehen. Auf größte Sauberkeit und Trockenheit am Arbeitsplatz achten. Zutrittsverbot für Unbefugte.
2. Feuerlöscher der den brennbaren Stoffen im Bereich angepaßten Brandklasse und ggf. Feuerlöschdecke sichtbar im Arbeitsraum anbringen. Augenspülflasche oder Augenbrause bereitstellen. Bei Umgang mit größeren Mengen Notbrause oder Duschbad in der Nähe des Raumes vorsehen. Standorte und Fluchtwege durch Hinweisschilder deutlich kennzeichnen. Mit Sehbehinderung ist zu rechnen. Alarmplan aufstellen, Rettungsübungen abhalten.
3. Im Betrieb möglichst geschlossene Apparate verwenden. Dämpfe an der Austrittsstelle absaugen. Säurefeste Absaugleitungen über Wäscher ins Freie führen und kennzeichnen. Abgasgrenzwerte beachten. Keine Vorratsmengen am Arbeitsplatz abstellen. Gefäße nicht offen stehen lassen. Leere Behälter mit viel Wasser reinigen. Vorsicht bei Weiterbenutzung! In verschließbaren Behältern Löschkalk-Pulver bereithalten.
4. Nur säurefeste Geräte einsetzen. Elektrische Einrichtungen und Installationen wegen Korrosionsgefahr in Feuchtraumausführung bauen und überwachen. Reparatur- und Wartungsarbeiten an Behältern und Leitungen nur nach vorherigem Freispülen und Sichern vornehmen. Freigabeverfahren einrichten.
5. Flußsäure, auch geringer Konzentrationen, sowie deren Dämpfe greifen Quarz, Silicat- und Borat-Gläser sowie entsprechende Keramiken an. Zahlreiche Metalle werden – besonders in der Wärme – unter Wasserstoffentwicklung gelöst. Auch normale Edelstähle (z.B. V2A) werden angegriffen. Als beständig gelten Monel, Inconel, Nickel und Kupfer, ebenso Polyethylen, Polypropylen, PVC und PTFE. Mit Calciumverbindungen bildet es das in Wasser unlösliche Calciumfluorid. Flußsäure mit 38,2% HF siedet azectrop bei 112,2 °C.
6. Bei der Lagerung und Aufbewahrung Gebinde dicht geschlossen halten und an einem gelüfteten Ort, entfernt, besser getrennt, von Stoffen, mit denen gefährliche Reaktionen eintreten können, unter Verschluß oder so aufbewahren, daß nur sachkundige Personen oder derart Beauftragte Zugang haben. Ausgabe nur an empfangsberechtigte Personen durch speziell unterwiesenes Personal. Trennvorschriften beachten.
7. Beim Transport von gefüllten PE-Flaschen sind Überbehälter zu verwenden.
8. Für das Ab- und Umfüllen möglichst dichtschließende Anlagen aus flußsäurebeständigen Werkstoffen mit Abluftwäscher einsetzen. Bei offenem Hantieren Verschütten und Verspritzen unbedingt vermeiden, Fülltrichter mit Absaugung verwenden. Nur in gekennzeichnete Gebinde abfüllen.
9. Abfälle direkt nur in Abflußleitungen eingeben, die zu einer speziellen Nachbehandlungsanlage führen. Größere Mengen ggf. der Sondermüllbeseitigung zuführen, kleinere Mengen, ebenso verschüttete Substanz, mit Aufschlämmung von Kalk in Sodalösung behandeln und mit viel Wasser der Abwasssernachbehandlung zuführen. Zur Entgiftung sind nur calciumhaltige Chemikalien geeignet. Nicht mit ungeschützten Händen aufnehmen.
10. Essen, Trinken, Rauchen, Schnupfen und Aufbewahren von Nahrungsmitteln im Arbeitsraum und an Arbeitsplätzen im Freien verboten.
11. Berührung mit Haut, Augen und Kleidung vermeiden. Benetzte und durchtränkte Kleidung sofort wechseln, in Wasser legen und erst nach deren Reinigung wieder benutzen. Arbeitskleidung nicht zusammen mit der Straßenkleidung aufbewahren.
12. Vorbeugender Hautschutz erforderlich. Nach jedem Arbeitsende Hände, Gesicht und Nagelbereich der Finger gründlich reinigen, dann Hautschutzcreme benutzen.
13. Beständige Schutzkleidung, dichtanliegende Gasbrille sowie gasdichte Schutzhandschuhe aus synthetischem Gummi tragen (regelmäßige Dichtheitskontrolle!). Bei Auftreten von Dämpfen kurzzeitig Atemschutzgerät mit Gasfilter EN 141 E2 (Kennfarbe braun), ersatzweise auch B2 und bei Konzentrationen über 0,5 Vol% sowie bei unklaren Verhältnissen und Arbeiten im Innern von Behältern nur umgebungsluftunabhängiges Atemschutzgerät verwenden. Atemluftkontrolle möglich mit Prüfröhrchen Dräger Fluorwasserstoff 1,5/b und 2/a-L.
14. Turnusmäßige Unterweisung der Beschäftigten mit Bestätigung über Gefahren und Schutzmaßnahmen anhand einer Betriebsanweisung erforderlich. Beschäftigungsbeschränkungen beachten.
15. **Verpackungskennzeichnung** nach GefStoffV mit der Bezeichnung des Stoffes in haltbarer Form, den Gefahrensymbolen und den Gefahrenbezeichnungen **Sehr giftig** und **Ätzend**, den Gefahrenhinweisen **R 26/27/28** Sehr giftig beim Einatmen, Verschlucken und bei Berührung mit der Haut, **R 35** Verursacht schwere Verätzungen, den Sicherheitsratschlägen **S 7/9-26-36/37/39-45**, der **EWG-Nummer** sowie dem Hinweis: **EWG-Kennzeichnung.**

Kühn • Birett | Merkblätter Gefährliche Arbeitsstoffe | F 100

B. Hinweise zum Brand- und Schadensfall

1. Stoff selbst brennt nicht. Löschmaßnahmen auf Umgebung abstimmen. Zur Niederschlagung auftretender Flußsäure-Schwaden Brand möglichst mit Sprühwasser bekämpfen und umliegende Gebinde und Behälter mit Sprühwasser kühlen, wenn möglich aus der Gefahrenzone bringen. Ablaufendes Wasser enthält u.U. Flußsäure. Mit Löschkalk-Pulver behandeln. Bei Metallkontakt Wasserstoff-Bildung möglich. Nur säurebeständige Geräte einsetzen.
2. Umgebungsluftunabhängiges Atemschutzgerät (Isoliergerät) sowie Gummistiefel und bei massiver Schadstoffentwicklung dichtschließenden Chemie-Schutzanzug anlegen.
3. Schwach wassergefährdender Stoff. Trinkwassergefährdung nur bei Eindringen sehr großer Mengen in Untergrund und Gewässer möglich. Behörden verständigen.
4. Nach GGVS ist beim Straßentransport größerer Mengen eine Fahrzeugkennzeichnung durch orangefarbene Warntafeln mit Kennzeichnungsnummern und das Mitführen von Unfallmerkblättern vorgeschrieben. Für die Beförderung gilt u.U. § 7 GGVS (Erlaubnispflicht).

C. Hinweise zum Gesundheitsschutz

1. **Wirkungscharakter und Toxizität:** Für Flußsäureverätzungen typisch ist die außerordentlich starke Schmerzhaftigkeit der benetzten Hautpartien nach einer über die Schädigung hinwegtäuschenden 1- bis 2-tägigen Latenz. Die Wirkung schreitet inzwischen in tiefere Gewebsschichten fort. Die Folgen sind schwer heilende Geschwüre auf Haut und *Schleimhaut und anhaltende Schmerzen unter den bei manuellem Umgang besonders häufig betroffenen Fingernägeln. In letzter Konsequenz müssen u.U. betroffene Gliedmaßen amputiert werden. Die Dämpfe erzeugen Schäden an den Zähnen, Reizungen der oberen Luftwege bis zu heftiger Laryngitis und Bronchitis mit eitrigem Ausfluß sowie u.U. den Verlust des Geruchssinnes. Nach schweren Fällen ist Lungenödem bekannt. 50–100 ppm für 30–60 Minuten eingeatmet können letal wirken, 30 ppm werden als scharfer Geruchsreiz empfunden.
2. **Erste Hilfe:** Betroffene Haut/Schleimhaut sofort anhaltend gründlich unter fließendem Wasser spülen, anschließend einen mit Polyethylenglykol (Lutrol 400, Roticlean) getränkten Verband anlegen und diesen immer wieder erneuern. Augen ebenso langanhaltend spülen. Lidspalt weit öffnen. Vorher möglichst 1–2 Tropfen Chibro-Kerakain einbringen. Weiterbehandlung durch Augenarzt. Nach Inhalation Frischluft, Atemwege freihalten, ehestmöglich Auxiloson-Spray einatmen lassen. Ruhe, Wärme, bei Atemnot Lagerung in halbsitzender Haltung. Nach jedem kleinen Kontakt oder Kontakt-Verdacht mit Flußsäure unbedingt Arzt aufsuchen. In schwereren Fällen Arzt zum Unfallort holen. Gefahrstoffbezeichnung und ggf. Stoffprobe mit weiteren Informationen an Arzt und Klinik weitergeben.
3. **Arzt:** Erstbehandlung fortsetzen bzw. einleiten und einschließlich Wasserspülung 3- bis 4-mal für jeweils 10 Minuten wiederholen. Alternativ oder in schweren Fällen ergänzend hat sich für die weitere Behandlung bewährt: Die Unterspritzung der betroffenen Hautzone mit einer gleichteiligen Lösung aus 10%iger Calcium-Gluconat- und 4%iger adrenalfreier Procainlösung. Gleichwertig ist möglichst rasche Anwendung von Calcium-Gluconat-Gel. Bei großflächigen Verätzungen Vollbad in mindestens 1%iger Calciumgluconat-Lösung. Nach Verschlucken sofort reichlich Wasser unter Zusatz von Calcium jeder Form (Gluconat, Lactat etc.). Später Natriumsulfat (1 Eßl. auf 1 Glas Wasser). Nach Inhalation Auxiloson-Behandlung weiterführen, zusätzlich Calciumgluconat 10%ig i.v. Serum-Calcium-Kontrollen! Gegen eingetretenes Lungenödem Furosemid i.v. Alle größeren Expositionen Spezialkliniken zuführen. Überwachungsuntersuchungen nach BG-Grundsatz G 34.

Literatur: Ludewig-Lohs (1991) S. 203; Braun-Dönhardt (1982) S. 178; Daunderer, Klinische Toxikologie; Wirth-Gloxhuber (4) 1985 S. 70; MFAG Tafel 750;

Entsorgungsvorschlag für Kleinmengen (s. Bd. 1, Einführung) Methode 2.3

Formel:	**HF**
Molare Masse:	20 g/mol
Schmelzpunkt, 40% ige Säure:	Ca. -45 °C
Siedepunkt d. Azeotrops, 38,2 Vol%:	112,2 °C

Dichte bei verschiedenen Konzentrationen:

Gew%	30	48	52	60
g/ml	1,12	1,19	1,21	1,24

TRGS 900 MAK (DFG):	3 ml/m³
Spitzenbegr.: Kat I	Bemerkg.: H
TRGS 903 BAT, H/b:	7 mg/g Creatinin
BAT H/d:	4 mg/g Creatinin
Max. zulässige Emission (86)	
bei Massenstrom ≥50 g/h:	5 mg/m³
Wassergefährdungsklasse (WG-Nr. 254):	1
Dampfdruck, 40%, 20 °C:	9 mbar
Sättigungskonz., 40%, 23 °C:	Ca. 4,2 g/m³
Rel. Dampfdichte (Luft = 1):	0,71

1 mg/m³ = 1,203 ml/m³
1 ml/m³ = 0,832 mg/m³

D. Weitere Hinweise

CAS-Nr. 7664-39-3 **EWG-Nr. 231-634-8** **INDEX-Nr. 009-003-00-1** **UN-Nr. 1790**

VBG 1; ZH 1/24.2, 119, 161, 192 (703), 220, 229, 401, 700, 701, 706 der BG; BeKV Nr. 1308; TRGS 200; Merkbl. der BG-Chemie M 005; Römpp-Neumüller (8) Bd. 2, S. 1347; Ullmann (3) Bd. 7, S. 584, (4) Bd. 11, S. 595; Sorbe F-062-4000; Hommel Merkbl. 93; GGVE Merkbl. 80.015; GGVS Merkbl. (ecomed) 179000/179001; GGVSee Merkbl. (EmS) 8-03; Gefahrgut-Kl. 6.1, >60% = Ziff. 7a, <60% = Ziff. 7b;

Anwendung des vorgegebenen Regelwerks (Normen, Grenzwerte und andere Standards, Beschaffenheits- und Zustandsanforderungen etc.)

Die generelle Regelungsdichte der deutschen Arbeitswelt, hier der Bereich Sicherheit und Gesundheit am Arbeitsplatz, führt – leider – auch dazu, dass im täglichen Umgang mit Arbeitsstoffen (von der Lieferung in den Betrieb über das Auspacken, Verteilen, evtl. Portionieren, Einsetzen und Aufbewahren am Arbeitsplatz, die Buchführung, den Verbrauch und nicht zuletzt die Entsorgung) „Regelverstöße" vorkommen.

Die Regelwerke sind allerdings nicht so einzustufen, dass sie lediglich eine Hilfe bedeuten sollen oder der Orientierung dienen. Ihre rechtliche Verbindlichkeit ist in Kurs A dargestellt. Dem Arbeitgeber/Unternehmer gegenüber muss dies oftmals erst klar gemacht werden. Es handelt sich ganz überwiegend um Maßnahmen der Prävention, die in den Regelwerken vorgeschrieben sind und von Experten entwickelt wurden. Uneingeschränktes Verständnis für diese Maßnahmen, die Zeit und Geld kosten, kann leider nicht immer vorausgesetzt werden.

Beispiele für einzelne Anwendungen:

- Durchsetzung der personellen Ausstattung des betriebsärztlichen Dienstes durch den Verweis auf die BGV A7 (Einsatzzeiten),
- Anschaffung von medizintechnischen Geräten zur Durchführung vorgeschriebener Vorsorgeuntersuchungen in den eigenen betriebsärztlichen Räumen (kein Zeitverlust durch Überweisung an Fachärzte),
- MAK-Wert-Einhaltung: bei Nichtüberschreiten werden u.U. vorgeschriebene Wiederholungsmessungen überflüssig,
- Aufbewahrung von Gefahrstoffen,
- Entgegennahme „einwandfreier Ware" – wo ist das Sicherheitsdatenblatt?

In der Arbeit des Betriebsarztes und deren Wahrnehmung durch andere steht vielfach das Regelwerk der Vorsorgeuntersuchungen und der Aufwand dafür im Vordergrund. Diese Untersuchungen, deren Zahl meist noch durch die Einstellungsuntersuchungen (diese jedoch außerhalb der oben genannten Einsatzzeiten) erhöht wird, machen einen großen Teil der festgelegten Zeit des Betriebsarztes aus *(→ Kap. 1.7)*. Der Arbeitgeber/Unternehmer erwartet hier, wo auch den Aufsichtsbehörden Rechenschaft abgelegt werden muss, einen reibungslosen Ablauf.

3.2.6 Bewertung der ermittelten Gefährdungen

Die ermittelten Gefährdungen durch die verschiedenen Noxen und Einwirkungen sind – unter Einbeziehung der epidemiologischen Erfahrung in den verschiedenen Branchen – zu bewerten. Dabei ist auch eine eventuelle erhöhte Suszeptibilität (Erkrankungsempfindlichkeit) der betroffenen Arbeitnehmer zu berücksichtigen.

Aus der Feststellung einer Gesundheitsgefährdung ergibt sich der Handlungsbedarf für Arbeitsschutzmaßnahmen (*→ Kap. 1.2, 2.6 und 3.3*).

Schutzzielformulierung

Das generelle Schutzziel ist im Arbeitsschutzgesetz formuliert. Es geht darum *„Sicherheit und Gesundheitsschutz der Beschäftigten bei der Arbeit durch Maßnahmen des Arbeitsschutzes zu sichern und zu verbessern"*. Der Arbeitgeber hat *„eine Verbesserung von Sicherheit und Gesundheitsschutz der Beschäftigten anzustreben"*.

Dieses allgemeine Schutzziel muss natürlich – während der Durchführung der Gefährdungsbeurteilung – konkretisiert werden. Ein Beispiel: An einem Arbeitsplatz der Metallbranche wird es als Problem erkannt, dass die Reinigungstücher für Maschinen und Hände nicht klar getrennt sind. Als Schutzziel ist dann zu formulieren: „Schutz der Haut vor Kontakt mit Chemikalien und Metallspänen". Die notwendige Arbeitsschutzmaßnahme lautet: „Unterscheidbare Reinigungstücher für Maschinen und Hände sind zur Verfügung zu stellen und getrennt zu benützen."

Trotz aller Vorschriften bleibt oftmals ein gewisser Interpretationsspielraum, welche Arbeitsschutzmaßnahme in welchem Umfang wie schnell durchgeführt werden muss. Diese Einschätzung wird auch abhängig von der Arbeitsschutztradition, Firmenphilosophie und finanziellen Situation des Betriebs getroffen werden.

Mindeststandards des Arbeitsschutzes werden in der TRGS 500 („Schutzmaßnahmen: Mindeststandards") formuliert. Diese neue technische Regel fasst grundlegende Hinweise und Verhaltensregeln zur Arbeitsplatzhygiene, zur Expositionsminderung und zum Hautschutz zusammen. Auf die entsprechenden Stellen in den einschlägigen Regelwerken (Arbeitsstättenverordnung, Unfallverhütungsvorschriften oder BG-Informationen) wird verwiesen. Beispiele aus der TRGS 500:

- Oberflächen sollen leicht zu reinigen sein,
- getrennte Aufbewahrung von Arbeitsstoffen und Pausenverpflegung,
- Reinigungsmöglichkeit für stark verschmutzte Arbeitskleidung,
- Arbeiten räumlich und zeitlich trennen, damit Mitarbeiter an benachbarten Arbeitsplätzen nicht unnötig exponiert werden,
- Pausenräume sollen nicht mit stark verschmutzter Arbeitskleidung betreten werden,
- Staub soll möglichst wenig Ablagerungsmöglichkeit finden. Er soll regelmäßig entfernt werden, jedoch dabei nicht aufgewirbelt werden (z.B. nicht mit Druckluft abgeblasen werden).

Eine ganz andere Dimension des Themas „Schutzzielformulierung" besteht auf gesellschaftlicher und politischer Ebene. Es geht um die Festlegungskriterien der Grenzwerte von chemischen, physikalischen und biologischen Noxen. Speziell für krebserzeugende Stoffe besteht das Problem, dass auch Niedrigdosisexposition ein kleines, aber von Null verschiedenes Erkrankungsrisiko mit sich bringt. Gleichwohl kann der Umgang mit diesen kanzerogenen Gefahrstoffen und in der Folge die Einwirkung auf die Beschäftigten als gesamtwirtschaftlich notwendig erscheinen. Politik und Gesellschaft müssten somit formulieren, welches Lebenszeitrisiko für den Beschäftigten als akzeptabel erscheint (bis hin zu dem sozialmedizinischen Hintergrund der Gesundheitsgefährdung durch Verlust des Arbeitsplatzes).
(siehe auch Definition des TRK-Wertes, → *Abschnitt 3.2.2)*

Dringlichkeit von Maßnahmen

Organisatorische und technische Arbeitsabläufe einerseits und Arbeitsschutzvorschriften andererseits sind sehr vielfältig und komplex.

Dennoch müssen konkrete und relevante Gesundheitsgefährdungen für die Beschäftigten erkannt werden. Der Arbeitgeber bzw. die Führungskräfte im Betrieb – beraten durch Betriebsarzt und Fachkraft für Arbeitssicherheit – stehen hier vor einer verantwortungsvollen Aufgabe.

Die Folgen eines mangelhaften Arbeitsschutzes können sehr bedeutsam sein:

- eine Krebserkrankung kann verursacht werden,
- eine Allergie kann einen Arbeitsplatz- oder Berufswechsel notwendig machen,
- eine Vergiftung kann akut tödliche Folgen haben (z.B. durch Arsin),
- eine unfallbedingte Verletzung kann zu einer Behinderung führen.

Die Mitarbeiter selbst können oftmals die Gefährdung nicht erkennen, da ihnen das Wissen und Erfahrung fehlen. Der Betriebsarzt als Unternehmensberater für den Gesundheitsschutz bei der Arbeit muss die Dringlichkeit einer Arbeitsschutzmaßnahme den Verantwortlichen (Unternehmer, Führungskräfte, Vorgesetzte, Meister) klar mitteilen.

Hierbei ist kommunikativ zu beachten:

- deutliche und verständliche Beschreibung der erkannten Gefährdung (Noxe, Begleitumstände, Erkrankungsfolgen),
- Vorschlag zur Gefährdungsbeseitigung oder -minimierung,
- Hinweis auf die Verantwortlichkeit des Arbeitgebers für den Arbeitsschutz,
- Mitteilung in mündlicher und schriftlicher Form (Kopie zur langfristigen Aufbewahrung

in das Archiv des Betriebsarztes), im Ton freundlich und verbindlich.

Das Protokoll der regelmäßigen Arbeitsplatzbegehungen nach Arbeitssicherheitsgesetz soll die zu erledigenden Arbeitsschutzmaßnahmen in nach Dringlichkeit abgestufter Reihenfolge aufführen, zusammen mit Erledigungszuständigkeit, Erledigungsdatum, Überprüfungszuständigkeit.

3.2.7 Individuelle Voraussetzungen für gefährdende Tätigkeiten

Verfahren zur Identifizierung einer besonderen, individuellen Gefährdung

Bei der Einwirkung von physikalischen Noxen, chemischen Gefahrstoffen oder biologischen Noxen auf den menschlichen Körper kann man beobachten, dass manche Individuen schon bei niedriger Exposition Krankheitssymptome zeigen, während andere Individuen erst bei höher dosierter Exposition Schädigungszeichen aufweisen (unterschiedliche Schwellenwerte). Gleiches gilt sinngemäß für manuelle Lastenhandhabung oder für psychomentale Belastungen.

Für solche unterschiedliche Disposition bzw. Suszeptibilität gibt es erworbene und erbliche Ursachen:

- erworbene Ursachen (z.B. hyperreagibles Bronchialsystem, koronare Herzerkankung, Immunsuppression, postinfektiöse Nierentubuli, etc.),
- erbliche Ursachen (z.B. Fremdstoffmetabolisierung, DNA-Reparaturmechanismen oder Rezeptoraffinität).

Der Arzt soll diese Dispositionen im Rahmen der Anamnese und Untersuchung erkennen. Ein Beispiel ist das Erkennen der Atopie (insbesonder der atopischen Hautdiathese) als prädisponierenden Faktor für Hautekzeme. Funktionstests (z.B. Spirometrie, Ergometrie) und Spezialtests liefern weitere Informationen *(→ Kap. 2.2)*.

In vielen berufsgenossenschaftlichen Grundsätzen für arbeitsmedizinische Vorsorgeuntersuchungen sind Verfahren zur Erkennung einer besonderen, individuellen Gefährdung beschrieben. Beispielsweise soll bei Vorsorgeuntersuchungen nach G 41 („Arbeiten mit Absturzgefahr") u.a. der Stehversuch nach Romberg, Tretversuch nach Unterberger – nach Möglichkeit mit fotooptischer Aufzeichnung durch Cranio-Corpo-Graphie (CCG) – durchgeführt werden. „Gesundheitliche Bedenken" für besonders gefährdete Mitarbeiter sind in vielen „Grundsätzen" aufgeführt (z.B. nach G 39 für Personen mit obstruktiven Atemwegserkrankungen bei Schweißrauchexposition).

Der Arbeitsschutz besonderer Personengruppen (Schwangere, Jugendliche, Schwerbehinderte) wird in *Kapitel 6.3* abgehandelt. Chronisch Kranke und ihre besonderen Leistungseinschränkungen und Gefährdungen werden in *Kapitel 6.4* besprochen.

Betriebliche Umsetzung der Ergebnisse

Sofern eine besondere individuelle Gefährdung (Suszeptibilität, Prädisposition, Konstitution) erkannt wird, sollte zunächst geprüft werden, ob die Arbeitsbedingungen oder das Verhalten des Mitarbeiters so geändert werden können, dass diese Gefährdung nicht mehr besteht. Als nächstes wird die Verwendung persönlicher Schutzausrüstungen zu prüfen sein. Sollte die Gefährdung fortbestehen, so ist an einen Arbeitsplatzwechsel, vielleicht sogar an eine Umschulung zu denken. Als Ultima Ratio kann ein Tätigkeitsverbot notwendig sein, bei Äußerung „gesundheitlicher Bedenken" ohne weiteren Zusatz in verpflichtenden arbeitsmedizinischen Vorsorgeuntersuchungen fällt die Nennung von Voraussetzungen für eine weitere Beschäftigung weg.

Literatur

1. Adams, A., Gündel, J., Strunk, P., Angerer, J.: Zur Effektivität primärpäventiver Maßnahmen bei beruflicher PAH-Exposition. Arbeitsmed. Sozialmed. Umweltmed. 1999; 34: 97–100.

2. BIA-Report 4/2001: Grenzwerteliste 2000 Sicherheit und Gesundheitsschutz bei der Arbeit, HVBG Hauptverband der gewerblichen Berufsgenossenschaften, St. Augustin.
3. Bongwald, O. et al.: Leitfaden für die Beurteilung von Hebe- und Tragetätigkeiten. Hauptverband der gewerblichen Berufsgenossenschaften, St. Augustin 1995.
4. Caffier, G. et al.: Praxisorientiertes Methodeninventar zur Belastungs- und Beanspruchungsbeurteilung im Zusammenhang mit arbeitsbedingten Muskel-Skelett-Erkrankungen. Schriftenreihe der Bundesanstalt für Arbeitsschutz und Arbeitsmedizin - Forschung - Fb 850, Dortmund/Berlin 1999.
5. Deutsche Forschungsgemeinschaft: Gesundheitsschädliche Arbeitsstoffe, toxikologisch-arbeitsmedizinische Begründung von MAK-Werten, Loseblattsammlung. Verlag Chemie, Weinheim.
6. Kühn, R., Birett, K.: Merkblätter Gefährliche Arbeitsstoffe (Loseblattsammlung), 9 Bände. ecomed, Landsberg.

3.3 Auswahl der Schutzmaßnahmen

3.3.1 Rangfolge der Schutzmaßnahmen

Der Arbeitsmediziner ist als Arzt geneigt, sich zuerst dem arbeitenden Menschen zuzuwenden und nicht dessen Arbeitsumgebung. Bei der Lösung eines Arbeitsschutzproblems wird er spontan und zuerst an personenbezogene Maßnahmen denken:

- persönliche Schutzausrüstung,
- Identifizierung prädisponierter Personen (z.B. Atopiker bei Feuchtarbeit) und Empfehlung zur Meidung der gefährdenden Tätigkeit (Arbeitsplatzwechsel),
- Früherkennung einer arbeitsbedingten Erkrankung (Sekundärprävention).

Im Arbeitsschutz muss diese Denkweise jedoch – was die Reihenfolge betrifft – korrigiert werden. Es gilt stattdessen folgender Grundsatz: Vorrangig ist die Arbeitsumgebung mit technischen oder organisatorischen Mitteln so zu gestalten, dass keine gesundheitsgefährdenden Bedingungen auf den arbeitenden Menschen einwirken. Erst bei Ungenügen der technisch-organisatorischen Maßnahmen ist gemäß der „Rangfolge der Schutzmaßnahmen" der persönliche und der medizinische Arbeitsschutz durchzuführen (→ *Kap. 1.2*).

Rangfolge der Schutzmaßnahmen (gemäß Arbeitsschutzgesetz)
1. Technischer/organisatorischer Arbeitsschutz ist vorrangig.
2. Persönlicher und medizinischer Arbeitsschutz ist nachrangig.

Das genannte Grundprinzip ist je nach Branche und Betriebsart mehr oder weniger erfolgreich zu realisieren. Es sind 2 Extreme denkbar, im folgenden A bzw. B genannt:

A Durch technische und organisatorische Maßnahmen werden die Gefährdungen für die Mitarbeiter so verringert, dass keine persönliche Schutzausrüstung getragen werden muss. Vorsorgeuntersuchungen (gemeint sind hier nur die noxenbezogenen) sind ebenfalls entbehrlich, da die „Auslöseschwellen" (bzw. die „Auswahlkriterien") nicht überschritten (bzw. erfüllt) sind.
Ein Beispiel wäre die Automatisierung eines Produktionsprozesses in einer vollständig gekapselten Anlage.

B Im anderen Extrem sind die Möglichkeiten des technischen/organisatorischen Arbeitsschutzes sehr begrenzt, so dass persönliche Schutzausrüstung und Vorsorgeuntersuchung einen hohen Stellenwert bekommen.

Ein Beispiel ist der Gesundheitsdienst, wo der persönliche Kontakt zum Patienten – und damit eine Infektionsgefährdung – unvermeidbar ist. Schutzhandschuhe und Impfungen haben hier einen hohen Stellenwert im Arbeitsschutz. Technische und organisatorische Lösungsmöglichkeiten sind dagegen limitiert.

3.3.2 Bewertung der Eignung von Schutzmaßnahmen

Gefährdungsbeurteilungen und nachfolgende Arbeitsschutzmaßnahmen können dazu beitragen, Betriebsstörungen, Unfälle und arbeitsbedingte Erkrankungen (bzw. Berufskrankheiten) zu vermeiden.

Selbstverständlich müssen die Arbeitsschutzmaßnahmen für die konkrete Anforderung geeignet sein, sonst können sie ihren Zweck nicht erfüllen. Fehler bei der Auswahl der Schutzmaßnahmen gilt es hier zu vermeiden.

Beispiele für ungeeignete Auswahl von Arbeitsschutzmaßnahmen:

- Technischer Arbeitsschutz
  Plexiglas ist zwar als Abschirmung gegenüber β-Strahlung (ionisierende Strahlung) geeignet. Zur Abschirmung von γ-Strahlung wäre eine Plexiglas-Scheibe dagegen völlig ungeeignet. Es würde eine Schutzwirkung vorgetäuscht werden, die praktisch nicht existiert.
  Anhand der Messergebnisse in der Personendosimetrie (Stabdosimeter, Filmdosimeter) kann eine solche falsche Auswahl des technischen Arbeitsschutzes erkannt werden.
- Persönlicher Arbeitsschutz
  Bei der manuellen Verarbeitung von Zement müssen Schutzhandschuhe getragen werden. Gefährdungen für die Haut entstehen u.a. durch die Alkalität des Zements und die mechanische Beanspruchung der Haut durch Sandbestandteile. Als persönliche Schutzausrüstung werden in der Praxis leider oftmals Lederhandschuhe verwendet. Diese halten jedoch das aggressive Anmachwasser bei Frischbeton und Frischmörtel nicht zurück. In der Vorsorgeuntersuchung nach G 24 (Haut) kann eine beginnende Dermatose u.U. auf die falsche Auswahl des Schutzhandschuhs zurückgeführt werden. Für optimalen Schutz sind nitrilhaltige Baumwollhandschuhe zu empfehlen.

Die Bewertung bzw. Auswahl des notwendigen und sinnvollen Niveaus von Schutzmaßnahmen ist besonders für chemische Substanzen schwierig, bei denen keine Grenzwerte existieren. Dies ist nach groben Schätzungen für ca. 97 % aller chemischen Stoffe der Fall, die in Europa industriell hergestellt oder aus natürlichen Ressourcen gewonnen werden.

Die neue Gefahrstoffverordnung wird (Stand 3/03) ein Schutzstufenkonzept beinhalten, welches auch für Stoffe angewandt werden kann, die keinen Grenzwert haben. Hier kann man eine Orientierung finden, welches Schutzniveau adäquat ist:

1. Die Maßnahmen der 1. Stufe beinhalten allgemeine arbeitshygienische Vorschriften (etwa analog zur TRGS 500 „Schutzmaßnahmen: Mindeststandards").
2. Die 2. Schutzstufe ist zusätzlich anzuwenden für ätzende, reizende und gesundheitsgefährliche Stoffe. Das Niveau der 2. Schutzstufe entspricht den Prinzipien des Arbeitsschutzes, also der Gefährdungsbeurteilung und abgeleiteten Maßnahmen des organisatorischen, technischen, persönlichen und medizinischen Arbeitsschutzes (orientiert am 5. Abschnitt der bisherigen Gefahrstoffverordnung).
3. Die 3. Schutzstufe gilt für giftige, sehr giftige, kanzerogene, mutagene und reproduktionstoxische Gefahrstoffe und beinhaltet verschärfte Arbeitsschutzprinzipien, einschließlich Ersatzstoffsuche und Expositionsvermeidung (orientiert am 6. Abschnitt der bisherigen Gefahrstoffverordnung, welcher nur für kanzerogene und mutagene Stoffe galt).

Eine Schutzstufe bedeutet immer ein Bündel von Maßnahmen. Zum Vergleich: Für biologische Arbeitsstoffe ist ein Schutzstufenkonzept (4 Stufen) bereits in der Biostoffverordnung realisiert *(→ Kap. 1.3)*.

3.3.3 Vorgehen zur Kontrolle der Wirksamkeit der Maßnahmen

Eine Gefährdungsbeurteilung besteht, frei nach §§3 und 5 des Arbeitsschutzgesetzes, aus den folgenden Schritten:

- der Ermittlung und Beurteilung von Gefährdungen,
- der Ableitung und Durchführung entsprechender Maßnahmen,
- der Bewertung der Wirksamkeit von Maßnahmen (nötigenfalls Anpassung an veränderte Gegebenheiten).

Schon im Gesetz ist also eine Tatsache formuliert, die jedermann geläufig ist: Ohne Nachkontrolle ist der Erfolg einer Maßnahme nicht garantiert. Dies gilt im Arbeitsschutz ebenso wie in anderen Lebensbereichen. Folgende Beispiele mögen dies veranschaulichen:

- Die Gefährdungsbeurteilung an einer Stanzmaschine führt zur Einrichtung einer Zweihandbedienung. Zwei weit auseinander liegende Schalter müssen vom Bediener gleichzeitig betätigt werden, um den Stanzvorgang einzuleiten. Dadurch ist garantiert, dass keine Hand im falschen Moment in die Stanze greifen kann. Diese technische Schutzmaßnahme muss jedoch in gewissen Abständen von den Vorgesetzten und von den betrieblichen Arbeitsschutzexperten überprüft werden, da sie nicht selten von den Beschäftigten außer Kraft gesetzt wird (z.B. durch Dauerbetätigung eines Schalters, um eine Hand frei zu haben).
- Ein besonders häufiges Problem aus dem Bereich der persönlichen Schutzausrüstung ist die Trage-Akzeptanz von Gehörschutz. Die Dringlichkeit von Kapselgehörschutz oder von Ohrstöpseln in Lärmbereich ist dem Laien nicht immer sofort einsichtig. Es ist also nicht ausreichend, Beschäftigten in einem Lärmbereich mit persönlichem Gehörschutz auszustatten. Es muss auch regelmäßig am Arbeitsplatz verifiziert werden, ob der Gehörschutz benutzt wird und welches die Gründe der Nichtbenutzung sind. Zusätzlich ist die Audiometrie im Rahmen der Vorsorgeuntersuchung nach G 20 gewissermaßen eine Kontrolle, ob die persönliche Schutzausrüstung gegen Lärm ausreichend wirksam war.

Die Akzeptanz von persönlicher Schutzausrüstung durch die Beschäftigten ist nicht nur beim Gehörschutz, sondern oftmals auch bezüglich Schutzhelm, Schutzbrille etc. unbefriedigend. Der Erfolg der Arbeitsschutzmaßnahme wird dadurch in Frage gestellt. Gerade in diesen Fällen sollten die Arbeitsschutzexperten mit Verständnis und Respekt auf die Beschäftigten zugehen. Jede überhebliche, tadelnde Attitüde ist hier fehl am Platze. Oftmals wurde der Sinn der Maßnahme den Beschäftigten nicht richtig erklärt. Beispielsweise muss den lärmexponierten Mitarbeitern die zunächst subjektiv unmerkliche, irreversible und sozial isolierende Natur der Lärminnenohrschädigung mitgeteilt werden.

Doch Einsicht der Beschäftigten in die Notwendigkeit einer Arbeitsschutzmaßnahme allein reicht nicht aus. Die Verwendung persönlicher Schutzausrüstung kann (neben der erwünschten Schutzwirkung) Nachteile für das Wohlbefinden des Trägers oder für die Erfüllung der Arbeitsaufgabe mit sich bringen. Es können Sensorik, Kommunikation, Feinmotorik, Bewegungsfreiheit und Temperaturregulation des Körpers beeinträchtigt sein. Die Vorgesetzten und Arbeitsschutzexperten müssen also gemeinsam mit Beschäftigten nach Lösungen suchen, wie eine Arbeitsschutzmaßnahme verwirklicht werden kann, ohne dass die Nachteile aus der Sicht des Beschäftigten überwiegen.

Die Gefährdungsbeurteilung und nachfolgende Schutzmaßnahmen sollen nicht eine einmalige Aktion, sondern ein systematischer und kontinuierlicher Verbesserungsprozess sein. Außer der Erstbeurteilung sind auch Nachbeurteilungen durchzuführen, insbesondere wenn

- wesentliche Änderungen im Arbeitsablauf eingeführt werden,
- neue Geräte oder Arbeitsstoffe eingeführt werden,
- Vorschriften geändert wurden,
- sich Arbeitsunfälle, Beinaheunfälle oder Berufskrankheiten ereignet haben.

Trotz aller Bemühungen zur Überprüfung der Wirksamkeit von Arbeitsschutzmaßnahmen wird das Ungenügen der bestehenden Schutzvorrichtungen manchmal erst dann offensichtlich, wenn sich Arbeitsunfälle oder Berufskrankheiten ereignen. Die folgende Kasuistik (wahre Begebenheit, nach Scherrenbacher) soll dies verdeutlichen.

In einer Kläranlage ist das Fäkalienbecken durch Geländer gesichert. Als zusätzliche Sicherung ist eine Leiter so angebracht, dass eine hineingefallene Person schwimmend den Beckenrand erreichen könnte und über die Leiter das Becken verlassen könnte. Ein Mitarbeiter fiel trotz des Geländers in das Becken, welches gerade an diesem Tag einen ungewöhnlichen niedrigen Füllungsstand aufwies. Somit konnte er schwimmend die rettende Leiter nicht erreichen, deren unteres Ende nicht tief genug angesetzt war. Nur der Anwesenheit anderer Mitarbeiter war es zu verdanken, dass der Verunfallte gerettet werden konnte.

In dieser Kasuistik wird deutlich, dass in der Betriebsbegehung bzw. Gefährdungsbeurteilung der Normalbetrieb erfasst und durchdacht wird. Unfälle, Expositions- und Belastungsspitzen ereignen sich dagegen oftmals aus einer Sondersituation heraus.

3.3.4 Überwachung gefährdeter Arbeitnehmer

Untersuchungsprogramme zur Früherkennung

Die meisten berufsgenossenschaftlichen Grundsätze für arbeitsmedizinische Vorsorgeuntersuchungen sind im Wesentlichen Untersuchungsprogramme zur Früherkennung von arbeitsbedingten Gesundheitsschäden *(→ Kap. 1.7)*.

Beachte: Einige wenige „Grundsätze" stellen dagegen Eignungsuntersuchungen dar (z.B. G 25, G 26, G 41).

Auch wenn für eine bestimmte Gefährdungssituation keine Grundsätze existieren, kann der Betriebsarzt dennoch (gemäß Arbeitssicherheitsgesetz) ein Untersuchungsprogramm zur Früherkennung von Beanspruchung und Gesundheitsschädigung anbieten. Dies soll im Folgenden für die körperlichen Belastungen am Arbeitsplatz dargestellt werden (es gibt für solche Belastungen keinen „Grundsatz" für Vorsorgeuntersuchungen).

Für eine systematisierte und standardisierte Beurteilung des Bewegungsapparats wurde von Fachorthopäden im Auftrag der Bundesanstalt für Arbeitsschutz und Arbeitsmedizin ein mehrstufiges Untersuchungsprogramm entwickelt *(Tab. 3.3-1)*. Die Standardisierung der Untersuchung ist Voraussetzung für epidemiologische Auswertungen [1].

Der Untersuchungsgang der Ebene 1 („Check-up") ist in *Abbildung 3.3-1* dargestellt. Eine kurze orientierende Untersuchung des muskulo-skelettalen Systems kann nach diesem Schema durchgeführt werden.

Tab. 3.3-1 Die 4 Ebenen der „Mehrstufendiagnostik" zur systematisierten und standardisierten Beurteilung des Bewegungsapparats [1].

Ebene 1*	Check up
Ebene 2*	Grunduntersuchung
Ebene 3	orthopädische Fachuntersuchung
Ebene 4	apparative und Labordiagnostik

* Die Ebenen 1 und 2 sind für die betriebsärztliche Routinearbeit vorgesehen.

A	Inspektion des Patienten im Gehen und Stehen	Nein	Ja	Bemerkungen
1	Gangbild, Hinken			
2	Schulter-Nacken-Asymmetrie			
3	Haltungsfehler/Skoliose			
4	Beckenschiefstand			
5	Beinachsenfehler (Varus, Valgus)			
6	Fußdeformität (Fußgewölbe, Zehen)			
7	Gelenkschwellungen, Narben an Arm od. Hand			
8	Narben, Finger- oder Gliedmaßenverlust			
B	**HWS-Schulter-Arm-Hand**			
1	Einschränkung aktiver Beweglichkeit der HWS			
2	Nackengriff/Schürzengriff eingeschränkt			
3	Ellenbogen, Gelenkbeweglichkeit eingeschränkt			
4	Epicondylus radialis/ulnaris druckschmerzhaft			
5	Handgelenk, Beweglichkeit eingeschränkt			
6	Langfinger: Beuge-, Streck-, Spreizhemmung			
7	Daumen, Oppositionsbewegung behindert			
8	Reflexe BSR, TSR, RPR vermindert/seitenungleich			
9	Veränderungen an der Greifhaut			
C	**Rumpfwirbelsäule, Thorax, Becken, Bein**			
1	WS klopfschmerzhaft			
2	WS-Reklination schmerzhaft			
3	WS-Seitneigung schmerzhaft			
4	Finger-Boden-Abstand > 10 cm			
5	Hüftbeweglichkeit eingeschränkt			
6	Aufrichten aus der Hocke unsicher			
7	Einbeinstand unmöglich oder unsicher			
8	Reflexe PSR, ASR vermindert/seitenungleich			
9	Kniebeweglichkeit eingeschränkt			
10	Patella - Reibgeräusche, Druckschmerz			
11	Kniekontur verstrichen, Erguss			
12	OSG, aktive Beweglichkeit eingeschränkt			

Abb. 3.3-1: Mehrstufendiagnostik von Muskel-Skelett-Erkrankungen nach Grifka/Peters: Ebene 1 (Check-up).

Untersuchungsprogramme zur Ermittlung der Gefährdung

(→ Kap. 2.2)

Bei der ärztlichen Untersuchung von Arbeitnehmern ist nicht nur der Aspekt der Früherkennung von Gesundheitsschädigungen zu beachten (s.o.). Es geht auch um die Beurteilung besonderer Gefährdungspotenziale durch besondere Eigenschaften des Beschäftigten (Suszeptibilität). Einige Beispiele mögen dies erläutern:

- Bezüglich der mechanischen (körperlichen) Belastung durch Arbeit spielen Konstitution, Motivation und der Trainingszustand des Beschäftigten eine Rolle für das Risiko der physischen Überbeanspruchung und Erkrankung. Gemäß Lastenhandhabungsverordnung ist der Unternehmer verpflichtet, die körperliche Eignung der Beschäftigten zu berücksichtigen.
- Bezüglich der psychomentalen Belastung am Arbeitsplatz sind die interindividuellen Unterschiede in der Bewältigung sehr bedeutend („Stressbewältigungsvermögen"). Hierzu existiert noch kein standardisiertes ärztliches Untersuchungsprogramm etwa im Sinne eines berufsgenossenschaftlichen „Grundsatzes". Einzelne Elemente werden derzeit erarbeitet, die in der Synopse vielleicht in Zukunft einmal einen „Grundsatz" ergeben könnten. Als Beispiel sei genannt die Untersuchung arbeitsbedingter Blutdruckveränderungen mit dem 24-Stunden-Monitoring (ABDM) als ein Baustein zur ärztlichen Erfassung der psychomentalen Beanspruchung und Gesundheitsgefährdung. [4].

Die Überlegungen dieses Abschnitts folgen dem Belastungs-Beanspruchungs-Konzept der Arbeitsphysiologie *(→ Kap. 1.2)*.

Innere Belastung (Biomonitoring)

Die Grundsätze des Biomonitorings wurden in *Kapitel 3.2* dargestellt. Welchen Beitrag das Biomonitoring in der Überwachung gefährdeter Arbeitnehmer leisten kann, soll in folgenden Beispielen verdeutlicht werden:

- Zum Schutz vor polyzyklischen aromatischen Kohlenwasserstoffen (teerartigen Substanzen) reicht es nicht aus, die Inhalation von Stäuben zu verhindern, auf deren Oberfläche sich diese Substanzen anlagern [2, 3]. Durch Biomonitoring (1-Hydroxy-Pyren im Urin) konnte gezeigt werden, dass manche Mitarbeiter überraschend hohe innere Belastungen ausweisen. Diese wurden auf den Hautkontakt mit den teerartigen Substanzen zurückgeführt.
- Ein weiteres Beispiel für die Nützlichkeit des Biomonitoring zum Nachweis einer Hautresorption, dort verursacht durch falsch angewandten Hautschutz(!), findet sich in *Abbildung 3.2-7.*

Durch Biomonitoring kann also der Erfolg des technischen/persönlichen Arbeitsschutzes überprüft werden. Die Bestimmung der inneren Belastung gibt einen Hinweis darauf, inwieweit ein Gefahrstoff unter Überwindung des technischen und persönlichen Arbeitsschutzes in den Körper vorgedrungen ist.

Gesundheitliche Besonderheiten des Beschäftigten

Das Thema der arbeitsmedizinischen Betreuung von Schwangeren, Jugendlichen, chronisch Kranken und Leistungsgewandelten wird in den *Kapiteln 6.2, 6.3 und 6.4* dargestellt.

Spezielle arbeitsmedizinische Vor- und Nachsorge (ZAsbest, ODIN, ZeBWis)

(→ Kap. 1.7)

Literatur

1. Grifka, J., Peters, Th., Bär, H.-F.: Mehrstufendiagnostik von Muskel-Skelett-Erkrankungen in der arbeitsmedizinischen Praxis. Schriftenreihe der Bundesanstalt für Arbeitsschutz und Arbeitsmedizin, Sonderschrift S. 62, 2001.
2. Korinth, G., Roßbach, B., Angerer, J., Drexler, H.: Die Relevanz unterschiedlicher Aufnahmepfade auf die innere Belastung bei beruflich PAH-Exponierten. In: Dokumentationsband zur 41. Jahrestagung der DGAUM 2001, S. 235 ff. Rindt-Druck, Fulda 2001.
3. Roßbach, B., Korinth, G., Müller, J., Letzel, S., Angerer, J., Drexler, H.: Zusammenhang zwischen äußerer und innerer Exposition gegenüber Polyzyklischen Aromatischen Kohlenwasserstoffen (PAK) in verschiedenen Industriezweigen – Konsequenzen für die Risikoabschätzung. In: Dokumentationsband zur 41. Jahrestagung der DGAUM 2001, S. 241 ff. Rindt-Druck, Fulda 2001.
4. Seibt, R., Stork, J., Scheuch, K.: 24-Stunden-Untersuchung des Blutdrucks im Arbeitsprozess – eine neue Strategie in der arbeitsmedizinischen Beanspruchungsforschung. ErgoMed 2003; 2: 48 ff.

3.4 Branchen-, betriebsarten- und tätigkeits-typische Mehrfachbelastungen

3.4.1 Modelle von branchen- oder betriebsartenbezogenen Vorgehensweisen im Hinblick auf die vorhandenen Gefährdungen, ihrer Ermittlung und Bewertung sowie die zu treffenden Schutzmaßnahmen

(→ *Kap. 4.4)*

Gefährdungsermittlung und -beurteilung ist nach Arbeitsschutzgesetz zunächst einmal Pflicht des Arbeitgebers, also eine innerbetriebliche Aufgabe. Davon ist in den *Kapiteln 1.5 und 3.2* die Rede. Im einfachsten Fall handelt es sich um die Bestimmung einer Gefahrstoffkonzentration oder des Lärmpegels an einem konkreten Arbeitsplatz und die aus den Messergebnissen zu ziehenden Konsequenzen. Für Gefahrstoffe definiert die TRGS 400 die Anforderungen beim „Ermitteln und Beurteilen der Gefährdungen (...) am Arbeitsplatz".

In diesem Abschnitt geht es um etwas Anderes: Die Ermittlung von Gefährdungen (und Schutzmaßnahmen) nicht für einen konkreten Betrieb, sondern in allgemeingültiger, modellhafter Weise für eine ganze Branche oder Tätigkeitsart. Es ist also eine Aktivität gemeint, die „von außen" kommt und das typische Gefährdungsspektrum an einer bestimmten Art von Arbeitsplätzen analysiert und Schutzmaßnahmen empfiehlt. Risikobereiche sollen mit Hilfe geeigneter Indikatoren identifiziert werden.

Folgende Einrichtungen sind auf diesem Gebiet aktiv: gesetzliche Unfallversicherung, staatliche Arbeitsschutzeinrichtungen, Krankenversicherung, Rentenversicherung, aber auch verschiedene Forschungseinrichtungen. In § 20 SGB V und § 14 SGB VII *(→ Kap. 4.4)* werden die Krankenversicherungen und Unfallversicherungsträger zur Kooperation aufgefordert.

Folgende unterschiedliche Schwerpunktsetzungen sind dabei möglich:

1. Erfassung des Belastungsspektrums durch eine modellhafte Arbeitsplatzanalyse.
2. Erfassung der Beanspruchung (oder Erkrankung) durch Vorsorgeuntersuchung, Mitarbeiterbefragung und Analyse von Daten der Gesundheitsberichterstattung (v.a. AU-Daten).

Beide Betrachtungsweisen sind jedoch nicht zu trennen und müssen kombiniert werden, z.B. geschieht dies in epidemiologischen Untersuchungen, wo Beziehungen zwischen Belastungsfaktoren und Beanspruchungsparametern analysiert werden. Aus den Erkenntnissen über Kausalzusammenhänge werden Empfehlungen für Schutzmaßnahmen abgeleitet.

Arbeitsplatzanalysen werden in großer Zahl für die verschiedensten Berufe und Tätigkeiten durchgeführt, s. auch Kap. 6.2. Die retrospektive Ermittlung der Mehrfachbelastungen im **Uranerzbergbau** („Wismut") in der sowjetischen Besatzungszone (SBZ) und später in der DDR sei als Beispiel angeführt. Hierfür wurde eine regelrechte „job exposure matrix" von den gewerblichen Berufsgenossenschaften erarbeitet, welche für jeden Bergwerksabschnitt und für jedes Jahr von 1947 bis 1990 die jeweils typischen inhalativen Belastungen angibt [2]. Bei der Erstellung dieser Matrix wurden Datenarchive der „Wismut", geologisches und bergmännisches Wissen und Rekonstruktionsmessungen verwendet.

Aus dieser „job exposure matrix" zeigt *Abbildung 3.4-1* für ein bestimmtes Uranbergwerk im Erzgebirge die jährliche, inhalative Exposition des Bergmanns (Hauer) gegenüber Radonzerfallsprodukten (ionisierende Strahlung) in der heute noch gebräuchlichen Einheit WLM[1] („Working-Level-Month"). Das Diagramm zeigt eine zunehmende Verschlechterung der Verhältnisse bis zum Jahre 1955 und danach eine Verbesserung durch Arbeitsschutzmaßnahmen *(→ Abb. 3.4-2)*.

Die hohen Belastungen für den Bergmann in den Jahren bis ca. 1956 (die „wilden Jahre") waren durch fehlenden Arbeitsschutz gekennzeichnet:

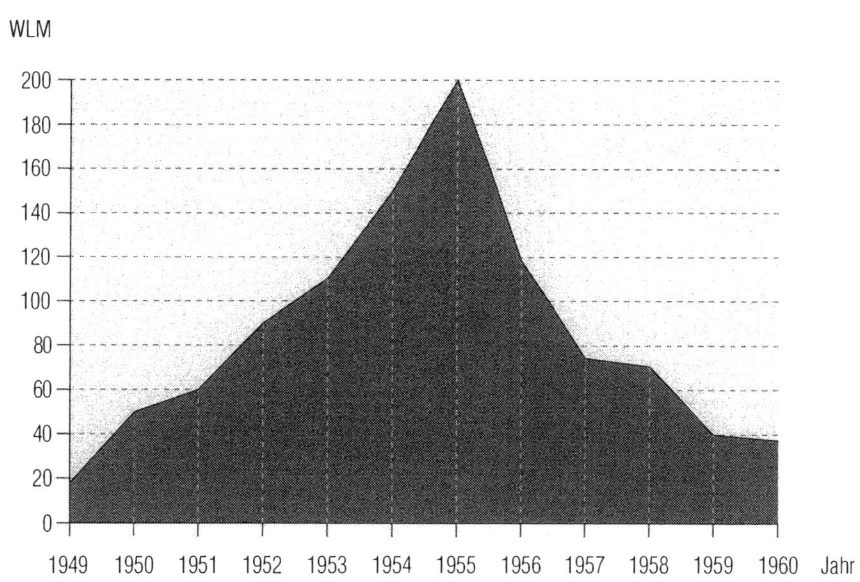

Abb. 3.4-1: Jährliche, inhalative Exposition des Bergmanns (Hauer) gegenüber Radonzerfallsprodukten (ionisierende Strahlung) im Bergwerk Nr. 09 der „SDAG WISMUT" [2].

[1] WLM bedeutet die Exposition für einen Monat (170 Arbeitsstunden) gegenüber 1 WL („Working-Level"), das ist die Konzentration von Radonfolgeprodukten, die sich mit einer Radonkonzentration in der Luft von 100 pCi/l oder 3700 Bq/m³ im radioaktiven Gleichgewicht befindet.

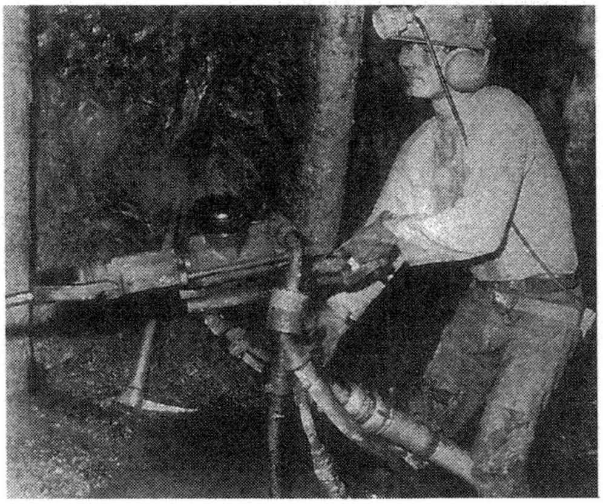

Abb. 3.4-2: Uranbergbau der SDAG Wismut in der ehemaligen DDR (mit freundlicher Genehmigung der Wismut GmbH). Man beachte das im Vergleich zu den Nachkriegsbedingungen verbesserte Arbeitsschutzniveau (Nassbohren, künstliche Bewetterung, Gehörschutz).

- Bohren im Gestein ohne Wasserzufuhr („Trockenbohren") mit hoher Staubfreisetzung,
- keine gezielte Frischluftzufuhr im Bergwerk (lediglich „natürliche Bewetterung") mit der Folge einer hohen Konzentration von Staub, Radon (radioaktives Edelgas) und Radonzerfallsprodukten in der Grubenluft.

Der untertägige Uranerzbergbau der SBZ/DDR („Wismut") in den Nachkriegsjahren ist ein Beispiel für eine komplexe Mehrfachbelastung *(Tab. 3.4-1)*.

Folgende arbeitsbedingte Erkrankungen oder Berufskrankheiten sind Folge dieser Mehrfachbelastung:

- Bronchialkarzinom: Durch die Inhalation der radioaktiven Radonzerfallsprodukte – sie entstehen in der Grubenluft aus dem radioaktiven Edelgas Radon-222 – kommt es zum Bronchialkarzinom des Uranbergarbeiters („Schneeberger Lungenkrebs"). Eine Mitverursachung durch silikogene Stäube (kristallines Siliziumdioxid) und durch Arsenstäube ist anzunehmen.
- Silikose: Diese Lungenfibrose entsteht durch silikogene Stäube (kristallines Siliziumdioxid). Lungenfibrosen können auch durch die Wirkung der ionisierenden Strahlung entstehen.

Tab. 3.4-1 Belastungsprofil des Uranbergarbeiters der „Wismut" in den Nachkriegsjahren.

Arbeitszeiten	• Schichtarbeit, lange Arbeitszeiten
körperliche Belastungen	• Zwangshaltung, Schwerarbeit (mit gesteigerter Gefahrstoffinhalation)
psychische Belastungen	• teilweise Zwangsarbeit, Unterbringung in Massenunterkünften
physikalische Faktoren	• Strahlung (v.a. Zerfallsprodukte des Edelgases Radon, an Staub angelagert) • Vibration durch Arbeitsgeräte • Hitze, hohe Luftfeuchtigkeit • Lärm durch Arbeitsgeräte
chemische Faktoren	• Staub (teilweise silikogen) • Sprenggase (NO_x, CO, ...) • EGDN (Sprengstoff) • Schwermetalle im Staub und im Grubenwasser (v.a. As) • Gummi-Komponenten • Ölnebel • Klebstoffe • Kunststoffe
biologische Faktoren	• Pilze

- Vibrations- und Überlastungsschäden
- Lärmschwerhörigkeit
- Arsendermatosen
- Systemische Sklerodermie durch silikogene Stäube.

Mehrfachbelastungen sind keine Ausnahme. Gleichzeitige Anforderungen durch die äußeren Arbeitsbedingungen, eine Beanspruchung des muskulo-skelettalen Systems, der sensorischen Systeme und eine psychomentale Beanspruchung *(→ Tab. 1.8-1)* sind eher die Regel. Als allgemeine Arbeitserschwernisse hervorzuheben sind:

- Lärm, ungünstige Beleuchtung, Klimafaktoren, Gerüche,
- Zeitdruck
- die psychomentale Belastung durch Informationsaufnahme, Informationsbearbeitung und -weitergabe sowie die daraus resultierende Verantwortung (freilich wird eine solche Belastung auch positiv erlebt!).

Obwohl dies banal erscheint: Es gibt zu den Mehrfachbelastungen nur wenig gezielt erarbeitetes Wissen. Theoretische Konzepte helfen wenig. Die Begrifflichkeiten sollen im Folgenden kurz dargestellt werden (auf Gefahrstoffe bezogen).

Die Zusammenwirkung von Gefahrstoffen ist

- **additiv** (Summation), wenn die Risiken der beiden Stoffe bezüglich einer bestimmten Gesundheitswirkung lediglich addiert werden (jedes Einzelrisiko bleibt unverändert durch die Gegenwart des anderen Stoffes = unabhängiges additives Risiko),
- **supraadditiv** (Überadditivität), wenn ein bestimmtes Gesundheitsrisiko durch einen Gefahrstoff in Gegenwart eines anderen erhöht ist,
- **subadditiv** (Antagonismus), wenn ein bestimmtes Gesundheitsrisiko durch einen Gefahrstoff in Gegenwart eines anderen erniedrigt ist.

Diese Kombinationswirkungen werden oft vermeintlich genauer beschrieben, gar in Formeln ausgedrückt. Begriffe wie „synergistisch" und „potenzierend" werden gebraucht. Sie sind außerhalb der toxikologischen Grundlagenforschung, die Wirkungsmechanismen aufklären will, unnötig. Insbesondere der Begriff „potenzierend", oft gebraucht in durch Emotion charakterisierten Zusammenhängen, sollte trotz des eindrucksvollen Beispiels des Zusammenwirkens von Asbest und Zigarettenrauchen *(→ Kap. 4.3)* professionell nicht verwendet werden, überadditiv reicht aus.

Mehrfachbelastungen ergeben sich nicht nur aus den Bedingungen des Arbeitsplatzes, sondern auch aus der übrigen Lebenswelt; diese müssen berücksichtigt werden. Zu denken ist beispielsweise an:

- das Suchtverhalten bezüglich Alkohol und Drogen,
- das Zigarettenrauchen,
- die Beanspruchung vieler Frauen in Haushalt bzw. Familie und Beruf, auch die Beanspruchung Alleinerziehender,
- die besonderen Anpassungsprobleme von Menschen aus anderen Kulturen *(→ Kap. 6.1)*.

Es ist nicht der Ort, dies alles zu belegen und abzuhandeln. Alkohol ist nun einmal ein wesentlicher Cofaktor einerseits bezüglich des Fremdstoffmetabolismus, andererseits bei psychomentalen Beanspruchungen. Das Zigarettenrauchen hat eine wesentliche Rolle bei nahezu allen Belastungen des Atemtraktes. Beide Noxen sind bei der Beurteilung eine Gefährdung bzw. bereits bei ihrer Ermittlung dringend zu berücksichtigen; sie sind typische Confounder bei der epidemiologischen Analyse *(→ Kap. 6.6)*.

Lärm als Teil einer Mehrfachbelastung *(→ Kap. 4.2)*

Neben der Schädigung des Innenohrs, der Störung von Aufmerksamkeit und Kommunikation, gibt es weitere Folgen im Rahmen von Mehrfachbelastungen:

- Lärm und mechanische Schwingungen (Ganzkörper- und Hand-Arm-Schwingungen). In einigen Untersuchungen wurde über eine Verstärkung der lärmbedingten Hörminderung durch die Schwingungsexposition berichtet, ebenso über eine Verstärkung der durch die Schwingungen bedingten Durchblutungsstörungen durch den Lärm.
- Lärm und körperliche Arbeit. Mangeldurchblutung des Innenohrs (Arteriosklerose, HWS-Syndrom, Überkopfarbeit) kann die Lärmschädigung des Corti-Organs begünstigen.
- Lärm und Toluol. Die Innenohrschädigung durch Lärm wird bei gleichzeitiger Toluolexposition (allgemein bei Lösemittelexposition?) verstärkt *(Tab. 3.4-2)*.

Psychomentale Belastung, Zeitdruck als Teil einer Mehrfachbelastung

Beides trägt zu „Stress" bei *(→ Kap. 2.4)*, im Sinne einer Erhöhung der durch die Arbeitsaufgabe gegebenen Beanspruchung. Beides zu koordinieren gehört zu einer modernen Ermittlung von Gefährdungen und Belastungen. Die durch Stress ausgelösten physiologischen Prozesse sind als Cofaktor vieler Herz-Kreislauf- und auch Magen-Darm-Erkrankungen anerkannt.

Tab. 3.4-2 Rate beidseitiger Hochton-Hypakusis (30–40 dB) bei Lärm-Exposition und gleichzeitiger inhalativer Toluolexposition ($p < 0{,}001$); nach Morata [3].

	keine Lärm-Exposition	Lärm-Exposition (88–98 $dB_{(A)}$)
keine Toluol-Exposition	8% (4 von 50)	26% (13 von 50)
Toluol-Exposition (100–300 ppm) bzw. Lösemittel-Mischexposition	7% (3 von 39)	53% (27 von 51)

Berufliche Mehrfachbelastungen werden nicht nur durch technische Arbeitsplatzanalyse, sondern auch durch Fragebogen zu den Arbeitsbedingungen, von den Beschäftigten in der Regel selbst ausgefüllt, erfasst. Die *Abbildungen 3.4-3* und *3.4-4* enthalten Ausschnitte aus solchen Fragebogen.

Die Beanspruchung durch Arbeit (bzw. eine arbeitsbedingte Erkrankung) kann durch ärztliche Untersuchung, Mitarbeiterbefragung und mittels Arbeitsunfähigkeitsdaten *(→ Tab. 3.4-3)* erkannt werden. Diese auch sozialwissenschaftlich orientierte Vorgehensweise, meist „von außen" kommend, nutzt im Rahmen einer Gesundheitsberichterstattung vorhandene Daten und Merkmale. Diese können dann auf einzelne Branchen und noch besser auf Tätigkeiten und auf die mikroepidemiologische Ebene des Betriebes „heruntergebrochen" werden. Modellhafte Projekte, mit methodischen Vorteilen bei den Betriebskrankenkassen, gibt es, siehe unten.

Nr. Gefährdungen und Belastungen	Ausprägung (Häufigkeit/Höhe)						
	nie	selten*			hoch**		
		gering	mittel	hoch	gering	mittel	hoch
1 Arbeitsinhalt							
1.1 Qualifikationsanforderung							
...							
1.15 Akustische Wahrnehmung							
2 Arbeitsorganisation							
2.1 Führungsverhalten							
...							
2.12 Störungen und Behinderungen							
3 Arbeitsschwere							
3.1 Dynamische Arbeit großer Muskelgruppen							
...							
3.11 Tragen, Halten, Drücken							
4 Arbeitsumgebung							
4.11 Gefahrstoff: Alkohole (Desinfektion)							
...							
4.22 Elektromagnetische Felder							
5 Sonstige Gefährdungen und Belastungen							
5.1 Unfallgefährdungen							
...							
5.5 Unangenehme Gerüche							

* selten: weniger als 30 Schichten pro Jahr   ** häufig: mehr als 30 Schichten pro Jahr

Abb. 3.4-3: Ausschnitt aus der Checkliste zur Gefährdungsermittlung nach KOPAG/IPAG (Kooperationsprogramm Arbeit und Gesundheit/Integrationsprogramm Arbeit und Gesundheit, aus [4].

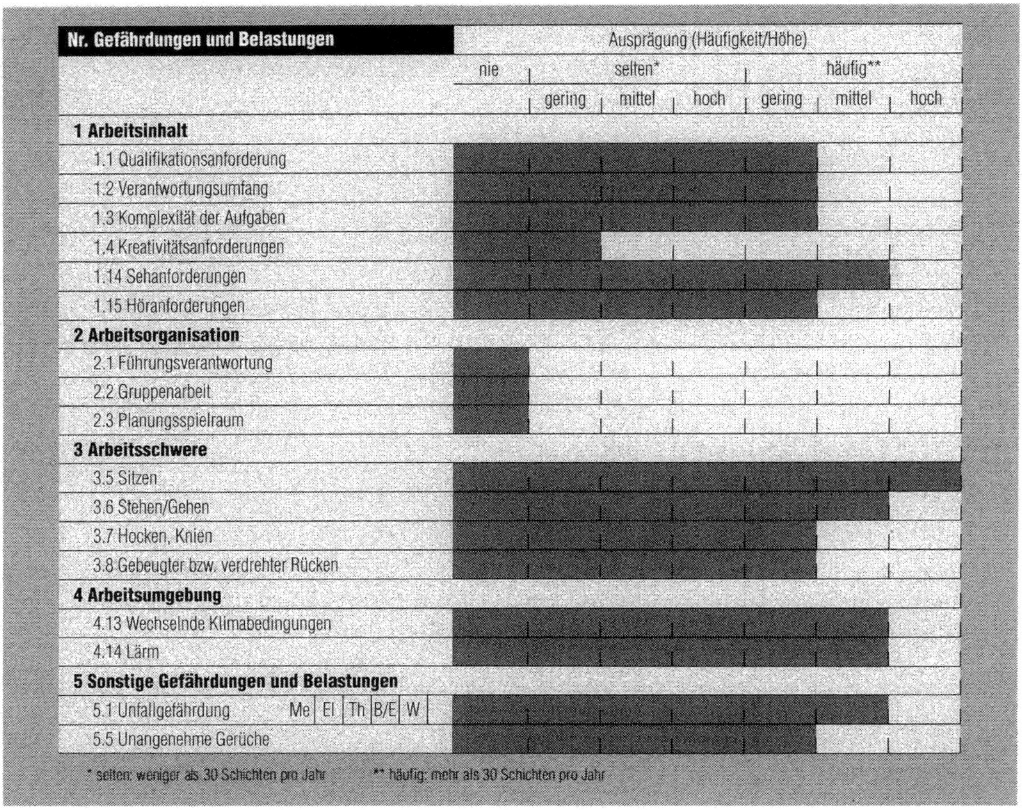

Abb. 3.4-4: Ausschnitt eines Gefährdungsprofils für einen Arbeitsplatztyp (Quelle: KOPAG/IPAG).

Tab. 3.4-3 Datensätze der Gesundheitsberichterstattung.

Arbeitsunfähigkeitsdaten der Krankenkassen
Versichertenbezogene Merkmale • Alter • Geschlecht • Versicherungsart • Wohn-/Arbeitsort • Nationalität
Tätigkeitsmerkmale • Wirtschaftszweig • Beruf • Stellung im Beruf • Ausbildung • ggf. Arbeitslosigkeit
Morbiditätsdaten • Diagnosen • Falldauern und • weitere Leistungsinformationen (Krankengeld, Facharztgruppe etc.)

Der berufliche Status (als ein Belastungsmerkmal) ist eine wesentliche Einflussgröße bei der Arbeitsunfähigkeit *(→ Abb. 3.4-5)*. Steht die Zugehörigkeit zu einem bestimmten Betrieb fest oder die Art der Tätigkeit ist bekannt, ergeben sich u.U. weitere Einblicke *(→ Kap. 4.4)*. Es gibt weitere derartige Belastungsvariablen *(→ Tab. 3.4-4)*, sie müssen gezielt erhoben werden.

Es besteht eine große Nähe, ja teilweise eine Identität mit den Untersuchungen, die den Ursachen arbeitsbedingter Erkrankungen nachgehen, wie sie in *Abschnitt 4.4.3* dargestellt sind.

Beispiel für Gefährdungsanalysen durch Befragung der Beschäftigten sind die in einer repräsentativen Erhebung (0,1 %-Stichproben) regelmäßig durchgeführten BIBB/IAB-Untersuchungen (BIBB = Bundesinstitut für Berufsbildung; IAB = Institut für Arbeitsmarkt- und Be-

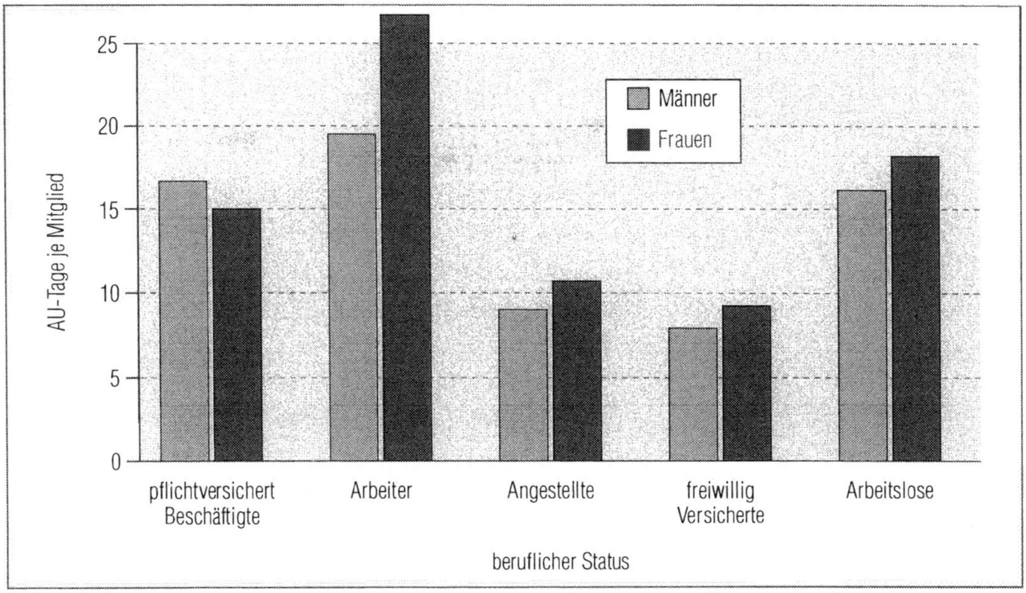

Abb. 3.4-5: Beruflichem Status und Arbeitsunfähigkeit. Ordinate: AU-Tage je Mitglied [4].

rufsforschung der Bundesanstalt für Arbeit). Aus dieser Arbeit werden hier nicht branchenspezifische Ergebnisse vorgestellt, sondern eine übergreifende Analyse der Auswirkung psychischer Arbeitsbelastung. *Tabelle 3.4-5* zeigt wesentliche methodische Ansätze solcher Untersuchungen. Wenn die Belastung in 5 Grade unterteilt wird, also 5 Belastungsgruppen definiert wurden, zeigt sich eine Verdopplung der AU-Häufigkeit bei sehr hoher Belastung *(→ Abb. 3.4-6)*. Andere Kriterien sind Entscheidungsspielraum, Komplexität der Arbeitsaufgabe, Qualifikationserfordernisse u.a. *(→ Tab. 3.4-6)*. Handlungsspielraum und AU-Tage stehen eindeutig in einem Zusammenhang; je weiter der Handlungsspielraum, desto niedriger die AU-Dauer *(→ Abb. 3.4-7a und b)*.

Tab. 3.4-4 Arbeitsweltbezogene Gesundheitsberichterstattung; Variablen von besonderer Bedeutung [4].

- Arbeitszeitbezogene Faktoren (die wöchentliche Arbeitszeit, Wechselschicht, Nachtarbeit, Arbeit am Samstag und an Sonn- und Feiertagen);
- Arbeit im Außendienst oder an wechselnden Einsatzorten;
- physische Arbeitsbedingungen und Umgebungseinflüsse;
- psychische Arbeitsanforderungen (Termin-, Leistungsdruck usw.);
- gesundheitliche Beschwerden, die während oder unmittelbar nach der Arbeit häufig auftreten;
- berufsbedingte Arbeitsunfähigkeit in den zurückliegenden 12 Monaten;
- amtlich anerkannte Behinderung;
- Angebot und Teilnahme an betriebsärztlichen Untersuchungen und Maßnahmen zur Gesundheitsförderung;
- Veränderungen von ausgewählten Arbeitsbedingungen und Veränderungen im Betrieb und ihre individuellen Auswirkungen in den zurückliegenden 2 Jahren;
- Zufriedenheit mit Arbeitsbedingungen.

Es fällt auf, dass diese Art der Gefährdungsermittlung weit von der klassischen Vorgehensweise der Gefährdungsermittlung, orientiert an arbeitsmedizinischer Toxikologie und Analyse des Unfallgeschehens vor Ort entfernt ist. Sie wird nur selten von Ärzten und Sicherheitstechnikern durchgeführt. An ihrer Notwendigkeit als Beitrag zu einer modernen Humanisierung der Arbeitswelt besteht kein Zweifel, sowohl was den Beitrag des obigen Beispiels einer Belastung für das Krankheitsgeschehen insgesamt betrifft, wie auch seine Bedeutung für die gesamte Ökonomie.

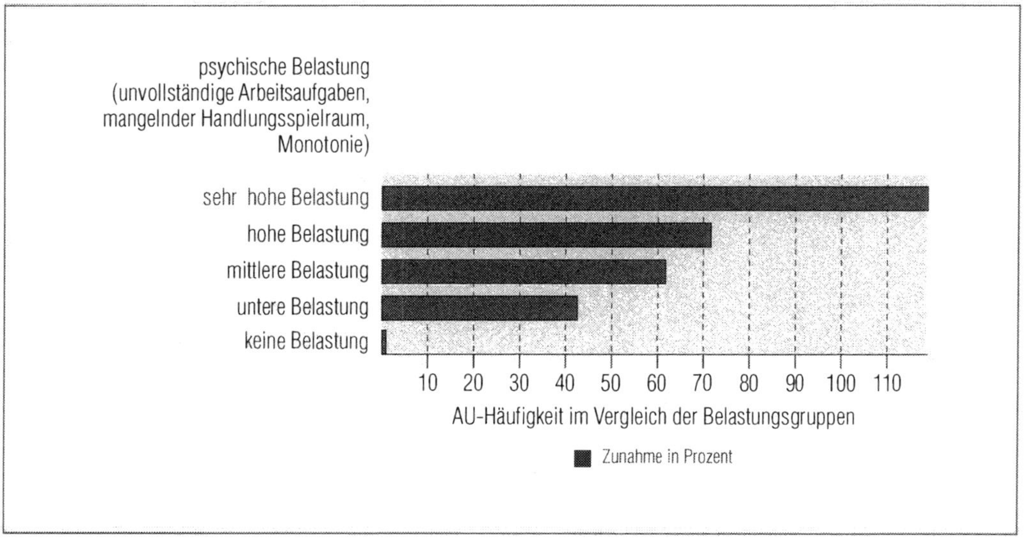

Abb. 3.4-6: Zusammenhang zwischen psychischen Belastungen am Arbeitsplatz und dem AU-Geschehen (BIBB/IAB-Erhebung, aus [4]).

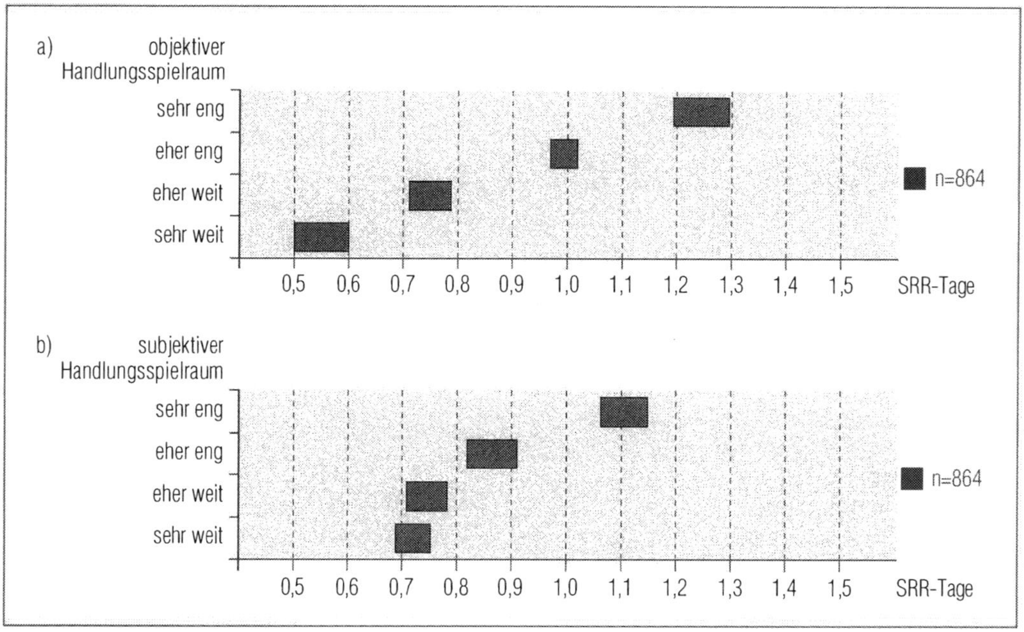

Abb. 3.4-7a und b: Zusammenhang zwischen objektiv (a) bzw. subjektiv (b) ermitteltem Handlungsspielraum und AU-Dauer. Belastungsinformation aus Gefährdungsermittlung und Mitarbeiterbefragung (KOPAG-Studie, aus [4]).

Tab. 3.4-5 Methodische Ansätze zur Ermittlung psychischer Arbeitsbelastungen.

Gefährdungsanalysen durch Befragung der Beschäftigten. In den erwähnten Surveys bedient man sich zumeist der Befragung der Beschäftigten. Beispielhaft seien genannt: Survey	Was wird gefragt?
Gesundheitsberichterstattung des Bundes (1998)	• Nervenaufreibende, seelisch belastende Tätigkeiten • Gefährliche Arbeit, Unfallgefahren • Starke Konzentration • Leistungspensum exakt vorgeschrieben
BIBB/IAB-Studie	• Sich wiederholende Arbeitsgänge • Arbeiten unter Zeitdruck • Vorgegebene Arbeitsschritte • Eintönige Aufgaben
Europäischer Survey (Dublin)	• Stress • Repetitive und monotone Arbeit • Geringe Autonomie

Tab. 3.4-6 Kriterien zur Ermittlung psychischer Arbeitsbelastungen.

Kriterium	Itembeispiele
Entscheidungsspielraum	• Zeitpunkte/Dauer aktiver Tätigkeit werden im Wesentlichen vom Beschäftigten selbst bestimmt. • Zeitpunkte/Dauer aktiver Tätigkeit sind durch technische/technologische, andere objektive Erfordernisse festgelegt und vom Beschäftigten kaum zu beeinflussen.
Komplexität/Variabilität	• Arbeitsaufgaben wiederholen sich selten. • Arbeitsaufgaben wiederholen sich im Laufe eines Arbeitstages ständig, die Bearbeitungsdauer ist < 3 Minuten.
Qualifikationserfordernisse	• Die Arbeitsaufgaben erfordern häufiges Neu- und Umlernen. • Die Arbeitsaufgaben erfordern in der Regel nach der Einarbeitungszeit kein Neu- und Umlernen.
risikobehaftete Arbeitssituation/besondere Anforderungen an die Handlungszuverlässigkeit	• Die Erfüllung der Arbeitsaufgaben unterliegt keiner engen Zeitbindung. • Die Arbeitsaufgaben erfordern die Einhaltung eines exakten Zeitregimes bei der Planung und Ausführung der Tätigkeiten.
unspezifische Belastungen	• Die Tätigkeit kann kontinuierlich ohne Unterbrechungen/Störungen ausgeführt werden. • In der Tätigkeit treten häufig unvorhersehbare Unterbrechungen/Störungen auf.

Literatur

1. Henkel, W.: Kombinationswirkungen von Umweltfaktoren. Erich Schmidt, Berlin 1991.
2. Lehmann et al.: Belastung durch ionisierende Strahlung im Uranerzbergbau der ehemaligen DDR – Abschlußbericht zu einem Forschungsvorhaben. Bergbau-Berufsgenossenschaft/Hauptverband der gewerblichen Berufsgenossenschaften, 1998.
3. Morata, T.C. et al.: Effects of occupational exposure to organic solvents and noise on hearing. Scand J Work Environ Health 1993; 19: 245–254.
4. Robert-Koch-Institut: Beiträge zur Gesundheitsberichterstattung des Bundes. Arbeitsweltbezogene Gesundheitsberichterstattung in Deutschland. Berlin, 2002.

3.4.2 Gesundheitsgefährdungen durch neue Technologien, Arbeitsformen und Arbeitsverfahren

Neue Technologien und Arbeitsverfahren

Neue Technologien und ihre arbeitsmedizinischen Aspekte können hier nur beispielhaft aufgeführt werden. Vielfach liegt noch nicht genügendes arbeitsmedizinisches Erfahrungswissen vor oder die wissenschaftlichen Erkenntnisse sind umstritten.

In diesem Kapitel werden beispielhaft folgende neue Technologien unter arbeitsmedizinischen Gesichtspunkten dargestellt:

- Biotechnologie/Gentechnologie (Pharmazie, Medizin, Agrarsektor),
- Aluminiumschweißen als ein Beispiel für Verformens-, Verbindungs- und Schweißtechniken von Materialien und Verbundstoffen,
- Reinraumtechnologie,
- Gefahrstoffe in der Halbleitertechnologie.

Elektromagnetische Wellen werden in *Kapitel 3.1* abgehandelt.

Biotechnologie/Gentechnologie

Die Biotechnologie/Gentechnik scheint nach den bisherigen Erfahrungen für die Beschäftigten ein hohes Maß an Arbeitssicherheit zu bieten. Allerdings bedarf es auch zukünftig einer guten gesundheitlichen Überwachung. Die Risiken beim Umgang mit gentechnisch veränderten Mikroorganismen bestehen, ebenso wie beim Umgang mit natürlichen Krankheitserregern, in der Gefährdung durch Infektionen, Allergien oder toxischen Wirkungen.

Grundlage des Sicherheitskonzepts sind die Begriffe „Pathogenität" und „Virulenz" (Grad der Aggressivität eines Mikroorganismus). Die Grenze zwischen pathogen und nicht-pathogen ist nicht eindeutig zu ziehen, die Disposition des Wirtsorganismus (z.B. Mensch) ist mitentscheidend. Es ist denkbar, dass ein pathogener Mikroorganismus durch Genomveränderungen in seiner Virulenz gesteigert wird. Dagegen ist als wenig wahrscheinlich anzunehmen, dass ein apathogener Mikroorganismus durch gentechnische Veränderungen humanpathogen wird. Dazu wären i.d.R. mehrere zielgerichtete Mutationen notwendig.

Die Sicherheitseinstufung gentechnischer Arbeiten erfolgt, je nach angenommenen Risiko für die menschliche Gesundheit und für die Umwelt, nach dem Gentechnikgesetz in 4 Stufen:

- S1 kein Risiko,
- S2 geringes Risiko,
- S3 mäßiges Risiko,
- S4 hohes Risiko.

Tab. 3.4-7 Beispiele für die Risikobewertung von einzelnen Mikroorganismen (Quelle: „Liste risikobewerteter Spender- und Empfängerorganismen für gentechnische Arbeiten", letzte Liste vom 1.3.2001, veröffentlicht im Bundesgesundheitsblatt 3/2001, S. 246–304).

	Viren	Bakterien
Stufe 1 (nicht humanpathogen)	„Vaccinia-Virus, Stamm Ankara"	E. coli K12
Stufe 2	Vaccinia-Virus, Hepatitis-A-Virus	E. coli, enterotoxische Stämme
Stufe 3	Hepatitis-B-Virus**, HIV**	E. coli, enterohämorrhagische Stämme**, Mycobacterium tuberculosis
Stufe 4	Ebola-Virus, Marburg-Virus, Variola-major-Virus	bisher kein Beispiel

HBV, HIV u.a. tragen die Klassifikation 3(**), analog zu TRBA 105 „Schutzmaßnahmen für Tätigkeiten mit biologischen Arbeitsstoffen der Risikogruppe 3(**)". Es geht hier um biologische bzw. gentechnische Arbeitsstoffe der Risikogruppe 3, bei denen das Infektionsrisiko für Arbeitnehmer gleichwohl begrenzt ist, da eine inhalative Infektion i.d.R. nicht erfolgen kann. Diese Organismen werden als 3(**) gekennzeichnet. Speziell auf diese Organismen zugeschnittene Schutzmaßnahmen werden genannt.

Diese Sicherheitseinstufung gentechnischer Arbeiten erfolgt auf der Grundlage einer Gesamtbewertung von Spenderorganismus, Vektor, Empfängerorganismus und gentechnisch verändertem Empfänger-Organismus. Mit einem Gefährdungspotenzial für die Beschäftigten wird bei Arbeiten ab der Sicherheitsstufe S2 und höher, nicht aber bei S1-Arbeiten gerechnet. Bei Einsatz mehrerer Organismen (Spender, Vektor, Empfänger ...) bestimmt die Risikoeinstufung des „riskantesten" Einzelorganismus in der Regel die Gesamt-Sicherheitseinstufung der gentechnischen Arbeiten. Beispiele für die Risikobewertung von einzelnen Mikroorganismen sind in *Tabelle 3.4-7* angegeben.

Kriterien der Einstufung der Organismen sind u.a.: Pathogenität, Virulenz, Kontagiosität, epidemiologische Situation, Tenazität und Verfügbarkeit von Impfstoffen bzw. Therapeutika. Bei der Einstufung der gentechnisch veränderten Organismen spielen zusätzlich die neu erworbenen Eigenschaften eine Rolle.

In der Gentechniksicherheitsverordnung (GenTSV) werden biologische, technische und organisatorische Sicherheitsmaßnahmen für Labor und Produktionsbereich erläutert. Die Erstellung einer Betriebsanweisung und regelmäßige Unterweisung der Beschäftigten wird verlangt. Die Betriebsanweisung muss im Labor vorhanden sein. Sie muss u.a. Hinweise für etwaige Immunisierungsmaßnahmen (in Absprache mit dem Betriebsarzt) enthalten. Unfallartige Ereignisse mit Infektionsgefährdung sind dem Betriebsarzt (bzw. dem ermächtigten Arzt) zu melden.

Auch Gefahrstoffe kommen in biotechnologischen Labors vor. Am bedeutendsten ist **Ethidiumbromid**. Es wird in der Molekulargenetik verwendet, um Nukleinsäuren sichtbar zu machen. Die Substanz interkaliert zwischen den aromatischen Ringsystemen der Nukleotide und leuchtet bei Anregung durch UV-Licht rosaorange. Aus der genannten Eigenschaft ergibt sich auch die Mutagenität und vermutlich auch Kanzerogenität der Substanz. Sie ist als „sehr giftig" (T+) eingestuft, nicht flüchtig (Schmelzpunkt 240 °C) und wird (vermutlich) bei direktem Hautkontakt resorbiert.

Schutzmaßnahmen beim Umgang mit Ethidiumbromid. Im abgegrenzten Bereich soll sauber und kontaminationsfrei gearbeitet werden. Das Einatmen von Ethidiumbromid-Stäuben lässt sich durch den Einsatz von Stammlösungen oder Tabletten vermeiden (bei der geringsten Staubentstehung Arbeiten unter den Abzug verlegen). Auf dem Markt erhältlich sind 1%ige EtBr-Stammlösungen und EtBr-Tabletten zum Auflösen. Die üblichen Einmalhandschuhe aus Latex sind nach Untersuchungen der Universität Freiburg völlig ungeeignet für Arbeiten mit Ethidiumbromid. Bereits in stark verdünnten wässrigen Lösungen wurden sehr kurze Durchdringungszeiten im Sekundenbereich ermittelt. Dagegen soll Naturlatex mit einer Schichtdicke von 0,5 mm angeblich geeignet sein (Quelle: Gestis-Stoffdatenbank). Handschuhe aus Nitrilkautschuk zeigen keine nachweisbare Durchdringung und sind vermutlich das Material der Wahl.

Vorsorgeuntersuchungen nach G 43 (Biotechnologie)

Die arbeitsmedizinische Vorsorgeuntersuchung der Beschäftigten wird in der Gentechniksicherheitsverordnung (Anhang VI) und in TRBA 310 geregelt. Hinweise für die Durchführung der Untersuchung gibt der berufsgenossenschaftliche Grundsatz G 43.

Wer muss nach G 43 vom staatlich ermächtigen Arzt untersucht werden?

Bei der Festlegung des Personenkreises wirkt beratend der Beauftragte für biologische Sicherheit mit. Es geht um Mitarbeiter, die gegenüber Mikroorganismen mit Risikobewertung 2, 3 oder 4 exponiert sind (also i.d.R. S2-Arbeiten oder höher). Folgende Handhabungen sind potenziell riskant (insbesondere bei Aerosol- oder Staubbildung):

- Ansetzen und Mischen von Bakterien und Kulturen,
- Zentrifugieren in nicht geschlossenen Systemen,
- jede Unterbrechung eines geschlossenen Systems.

Entsprechend werden MTAs oder Abwaschpersonal untersucht, nicht aber beispielsweise der Malermeister, der Arbeiten an der Decke des S2-Labors durchführt.

Zeitpunkt der Vorsorgeuntersuchung

- Erstuntersuchung (weniger als 12 Wochen vor Arbeitsbeginn),
- Nachuntersuchungen (jährlich),
- letzte Nachuntersuchung (bei Beendigung der Tätigkeit),
- nachgehende Untersuchungen im Abstand von mindestens 5 Jahren, wenn Anhaltspunkten für gesundheitliche Spätfolgen vorliegen (bei Arbeiten mit HCV, HIV und – bei nichtimmunen Beschäftigten – HBV).

Wie wird die Untersuchung durchgeführt?

Die arbeitsmedizinische Untersuchung nach G 43 soll gesundheitliche Schädigungen durch gentechnisch veränderte Mikroorganismen verhindern bzw. frühzeitig erkennen. Ein Schwerpunkt der Untersuchung ist die Früherkennung von Immunschwächekrankheiten (als Prädisposition), von Störungen der Hautbarrierefunktion und von Infektionen und sonstigen Erkrankungen (als Folge der Exposition).

Die Untersuchung umfasst: Urinstatus (bei Indikation Sediment), großes Blutbild, BSG, Glukose, γ-GT, SGPT, Inspektion der Haut. Erwünscht sind Elektrophorese, Spirometrie. Bei auffälliger Anamnese Thoraxröntgenaufnahme. In unklaren Fällen, wenn Hinweise auf verminderte Immunabwehr vorliegen, ist eine weitergehende Diagnostik zu veranlassen. Impfungen, wenn verfügbar, sind anzubieten.

Asservierung: Die Blutserum-Abnahme und -aufbewahrung kann später eventuell den Nachweis von Genomveränderungen ermöglichen. Bisher ist laut TRBA 310 diese Asservierung jedoch bei keinem Mikroorganismus erforderlich.

Gesundheitliche Bedenken werden u.U. bei verminderter Immunabwehr und bei Störungen der Hautbarrierefunktion ausgesprochen. Im Fall gesundheitlicher Bedenken hat der Betriebsarzt dem Betreiber schriftlich eine Überprüfung des Arbeitsplatzes zu empfehlen und er hat den Beschäftigten in schriftlicher Form medizinisch zu beraten.

Die große Mehrzahl der G 43-Untersuchungen wird derzeit „ohne gesundheitliche Bedenken" abgeschlossen. Häufigster Grund für Bedenken sind Hautveränderungen im Bereich der Hände. Beruflich erworbene Infektionen sind im Rahmen der Vorsorgeuntersuchung nach G 43 kaum jemals nachgewiesen worden. Eine Verlängerung der Nachuntersuchungsfristen auf bis zu 3 Jahre wurde gefordert [3].

Aluminiumschweißen

Aluminium wird wegen seiner vorteilhaften Materialeigenschaften (relativ geringes spezifisches Gewicht) zunehmend im Fahrzeug- und im Flugzeugbau eingesetzt. Die Vereinigung der Aluminiumwerkstücke erfolgt durch das Schweißen (MIG = Metall-Inertgas-Schweißen; WIG = Wolfram-Inertgas-Schweißen, → *Kapitel 3.4*). Es entstehen – v.a. beim MIG-Schweißen – Aluminium(Oxid)rauche und Ozon.

Untersuchungen [4] zeigen, dass es unter ungünstigen arbeitshygienischen Verhältnissen bei Aluminiumschweißern zu pulmonalen Veränderungen kommen kann, die in ihrer Morphologie einer Aluminose (Aluminium-Lungenfibrose) im Frühstadium entsprechen. Im HRCT sieht man kleine, diffuse noduläre Verschattungen im Sinne einer Bronchiolitis und Alveolitis. Es ist aber noch nicht abschließend geklärt, inwieweit Ozon oder andere Gefahrstoffe neben den Aluminium(oxid)rauchen mitwirken.

Die Prävention besteht in einer Absaugung der Schweißrauche und/oder dem Gebrauch eines fremdbelüfteten Schweißerhelms mit Optoelektronik. Die Vorsorge orientiert sich am Grundsatz G 39 „Schweißrauche", der im Jahr 2001 mit verstärkter Berücksichtigung des Aluminiumschweißens neu gefasst wurde. Dazu gehört auch das Biomonitoring im Urin, der BAT-Wert für Aluminium liegt bei 200 µg/l Urin. Bei Grenzwertüberschreitung ist eine Überprüfung des Arbeitsplatzes erforderlich, ebenso engmaschige Kontrollen. Diagnostisch kann ein HRCT angebracht sein, u.U. wiederholt über einen längeren Zeitraum [1].

Nicht nur das Aluminiumschweißen ist arbeitsmedizinisch von Bedeutung. Schweißen erfolgt unter dem Einsatz sehr unterschiedlicher Verfahren – mit unterschiedlichen Inhaltsstoffen der Schweißrauche und entsprechenden Gefährdungen. Eine große Vielfalt der Arbeitsverfahren kennzeichnet auch die Kunststoffindustrie und die Oberflächenbehandlung in der Metallindustrie. Auf die Spezialliteratur wird verwiesen.

Reinraumtechnik

Reinräume, mit verschiedenen maximalen Partikelzahlen, sind Voraussetzung für moderne (Mikro-)Technologien der Oberflächenbearbeitung in verschiedenen Branchen, so der Chip-Fertigung, der Elektronik, der Pharmazie, der Lebensmittelindustrie u.a. Die Besonderheiten umfassen:

- eine partikelfreie Raumluft und deren Aufbereitung,
- die Reinheit der Prozessmedien (Gase, Flüssigkeiten, Feststoffe),
- die Oberflächenreinheit,
- geschultes Personal (Reinraumbekleidung, Arbeitstechniken, Störfallverhalten).

Technische Detailangaben sind der VDI Norm 2083 Blatt 1–12 zu entnehmen:

- Blatt 1 definiert die Partikelreinheitsgrade der Luft. Beispiel: Klasse 10: höchstens 10 Partikel mit einem aerodynamischen Durchmesser von 0,5 µm pro Kubikfuß (1/27 eines m^3) Luft. Die Luftaufbereitung (Filtration) ist technisch gelöst; der Luftwechsel mit 600 ×/h in den Arbeitsräumen, von der Decke zum Boden gerichtet, extrem hoch, bei einem Außenluftanteil von 10%.
- Blatt 6 befasst sich mit dem „Personal am reinen Arbeitsplatz". Die Anforderungen richten sich primär nach den allgemeinen Produktionsbedingungen. Besondere arbeitsmedizinische Auswahlkriterien, etwa Grundsätze der Berufsgenossenschaften, gibt es bisher nicht. Reinräume werden wegen der hohen Betriebskosten und der Konstanz der Reinheit oft im 3-Schicht-Betrieb benutzt, die Nachtschichttauglichkeit bei den Mitarbeitern muss also gegeben sein. Eine gute psychische und mentale Verfassung ist wünschenswert, da u.U. Alleinarbeit in nüchterner Umgebung geleistet werden muss. Ein häufiges Ein- und Ausschleusen verbietet sich, Harnwegsinfekte stellen also ein Problem dar. Schuppende Erkrankungen von Haut und Haaren sind wegen der Partikelfreisetzung nicht vereinbar mit den Anforderungen an die Reinhaltung der Luft (Hautpflege!).

Die **Eignungskriterien für Arbeiten in Reinräumen** im Überblick (am Beispiel der Chipfertigung, nach Bieser):

- Nachtschichttauglichkeit,
- Mikroskopiertauglichkeit,
- gute psychische und mentale Verfassung,
- Eignungseinschränkungen: Neigung zu Atemwegserkrankungen, Harnwegsinfekten sowie Erkrankungen des Haarbodens und der Haare.

Des Weiteren bestehen Anforderungen an das Verhalten:

- vollständiges und korrektes Tragen der Kleidung (Overall, Haube, Mundschutz, Kunststoffhandschuhe in partikelfreier Ausführung),
- Verbot von Essen, Trinken, Rauchen,
- Kosmetik- und Schmuckverbot (Farbpigmente),
- kein schnelles Gehen (Turbulenzen in der vertikalen Luftführung).

Die Kleidung als „zweite Haut des Reinraumpersonals" spielt eine entscheidende Rolle. Sie muss wie im Operationssaal gewechselt werden, an sie bestehen hohe Anforderungen bezüglich der Vermeidung einer Partikelabgabe.

Gefahrstoffe in der Halbleitertechnologie

In der Halbleitertechnologie gibt es nicht nur das bekannte Silizium, sondern zunehmend auch die „Verbindungshalbleiter", die aus 2 oder auch mehr Elementen bestehen. Zu ihnen gehören z.B. Galliumarsenid (GaAs) aus der Gruppe der sog. III-V-Halbleiter. Der Arbeitsschutz muss v.a. die Inhalation von Arsenstäuben verhindern. Biomonitoring des Arsens im Urin kann u.a. notwendig werden *(→ Kap. 4.2, BK 1108)*.

Verschiedene toxische Prozessgase werden zur Halbleiterherstellung verwendet. Zwei besonders gefährliche seien genannt:

- AsH_3 (Arsin) wird in der Halbleiterindustrie als Arsenquelle für Dotierungen verwendet. Arsin verursacht nach Inhalation eine intravasale Hämolyse und Nierenschädigung. In hoher Dosierung ist die Inhalation von Arsin sofort letal. Der MAK-Wert beträgt 0,2 mg/m^3 *(→ Kap. 4.2, BK 1108)*.
- HF (Fluorwasserstoff, als wässrige Lösung Flusssäure genannt) wird zur Ätzung von Siliziumdioxid verwendet. HF verursacht schwere, heimtückische Verätzungen und eine chronische Knochenfluorose (Osteosklerose). Der Arbeitsschutz beinhaltet u.a. ein Biomonitoring der Fluoride im Urin *(→ Kap. 4.2, BK 1308)*.

Bei Neubau-, Reinigungs- und Justierarbeiten an geöffneten, gebrauchten Hochvakuumanlagen für die Halbleiterfertigung, können atembare Feinstäube von Metallen (As, Sb; Ge, Si, Ga, In, etc.) in beträchtlichen Mengen auftreten, die besondere Schutzbedingen und Belüftungssituationen für die damit Beschäftigen erfordern. Die staubförmigen Gefahrstoffe ([Halb-]Metalle) müssen lokal eingegrenzt, aufgenommen und entsorgt werden. Eine Kontamination weiterer Anlagenteile ist zu vermeiden. Persönlicher und medizinischer Arbeitsschutz ist notwendig.

Fazit: Chemische Gefahrstoffe können also auch in modernsten Technologien, wie z.B. der Halbleitertechnologie, vorkommen und müssen weiterhin Gegenstand der Arbeitsmedizin und des Arbeitsschutzes sein.

Arbeitsformen

Der Siegeszug der neuen Informationstechnologien hat eine weitere Revolution der Arbeitswelt zur Folge. Der Mensch wird nicht mehr als energieverbrauchende Muskelmaschine mit relativ geringem Wirkungsgrad gefordert, sondern in seinen spezifischen Eigenschaften und Fähigkeiten der Informationsaufnahme, -verarbeitung und -weitergabe unter Einsatz seiner Erfahrungen, seines Gedächtnisses, seiner Lernfähigkeit und seiner Intelligenz. Konsequenzen hieraus sind in den *Kapiteln 2.3 und 2.4* in Teilaspekten dargestellt (Beispiel: Belastung und Beanspruchung bei der Arbeit in Call Centern).

Die Arbeitsmedizin muss, in Zusammenarbeit mit anderen Wissenschaften wie z.B. der kognitiven Psychologie, die Instrumente zur Beurteilung von Belastung und Beanspruchung weiterentwickeln. Derzeit besteht in der Praxis meist nur die Möglichkeit, die Eignung einer Person für die überwiegend mentalen Herausforderungen über die Tatsache der erfolgreichen Absolvierung einer Ausbildung und die Qualität der erreichten Abschlüsse zu beurteilen. Dekompensationen müssen primär von den Vorgesetzten erkannt werden. Neben dem vermehrten Auftreten von fehlerhaften Arbeitsergebnissen wird es zu erhöhten Fehlzeiten und ersten Anzeichen der negativen Auswirkungen von Stress wie Sättigung, eventuell Burn-Out *(→ Kap. 2.4)* kommen.

Die Flexibilisierung der Arbeit schreitet voran. Der Wandel der Arbeitswelt [2] hat großen Einfluss auf alle Bedingungen der Arbeit:

- Globalisierung der Märkte mit kürzer werdenden Innovationszyklen.
- Güterströme werden zunehmend durch Informationsströme ersetzt.
- Die Arbeitsstätte als Ort sozialer Kommunikation geht verloren.
- Weiteres Anwachsen des Dienstleistungssektors.
- Entwicklung der Informations- bzw. Wissensgesellschaft (s.o., „Herrschaftswissen" verliert an Bedeutung, ein intelligentes Wissensmanagement ist gefordert.

Man kann von einer Erosion der Normalarbeitsverhältnisse sprechen *(→ Tab. 1.1-5 und 1.1-6)*. Die folgende Aufstellung basiert auf deutschen Zahlen von 1997:

- abhängig Beschäftigte im Normalarbeitsverhältnis, ca. 65 %,
- befristet Beschäftigte, ca. 5 %,
- sozialversicherungspflichtige Teilzeitbeschäftigte, ca. 10 %,
- Kurzarbeit, ABM-Maßnahmen, ca. 1 %,
- ausschließlich geringfügig Beschäftigte, ca. 13 %,
- Leiharbeitnehmer, ca. 1 %,
- Heimarbeiter, abhängige selbstständige, ca. 2 %.

Der Begriff Arbeitsformen beinhaltet auch die zeitliche und räumliche Strukturierung bzw. Organisationsform der Arbeit *(→ Kap. 2.3)*:

- Einzelarbeitsplatz mit oder ohne Akkord-Elemente, Gruppenarbeit usw. und damit verbunden Systeme der Entlohnung, Telearbeit,
- Verteilung der Arbeitszeit über die Woche, das Jahr; Bildung von Arbeitszeitkonten usw.

Viele arbeitsmedizinisch traditionelle Gesichtspunkte wie z.B. Steharbeitsplatz, Lärmexposition u.a. bleiben auch in der modernen Arbeitswelt aktuell.

Literatur

1. Berufsgenossenschaftliche Grundsätze für arbeitsmedizinische Vorsorgeuntersuchungen G 39 Schweißrauche – Stand: 10/2000 – ASU 36, 6, 2001.
2. Maintz, G.: Neue Arbeitsformen und älter werdende Beschäftigte: ein Gegensatz? Sicherheitsingenieur 2000; 8: 34–38.
3. Schmid, K., Drexler, H.: Arbeitsmedizinische Betreuung bei Tätigkeiten in universitären gentechnischen Laboratorien. In: Scheuch, K. (Hrsg.): Dokumentationsband zur 43. Jahrestagung der DGAUM in Dresden 2003, Rindt-Druck Fulda (in Vorbereitung).
4. Zschiesche, W., Kraus, T., Schaller, K.-H., Letzel, S.: Alveolitis bei langjährigen Aluminiumschweißern mit hoher Rauchexposition. Kurzfassungen Internationales Kolloquium „Stäube, Rauche und Nebel am Arbeitsplatz" der IVSS, Toulouse 2001.

3.4.3 Branchen-, betriebsarten- und tätigkeitstypische Gesundheitsbeschwerden und Erkrankungen

Gesundheitswesen

Belastungen und Beanspruchungen der Mitarbeiter

- Nachtarbeit, wechselnde Dienstzeiten, Schichtarbeit, Überstunden,
- Stress, Verantwortung, Zeitdruck,
- Teamkonflikte, Konkurrenzdruck, Mobbing,
- emotionale Beanspruchung,
- Probleme im Umgang mit Patienten:

immer noch sehr verbreitet im Pflegedienst, aber auch im ärztlichen Personal, ist eine altruistische Haltung gegenüber den Bedürfnissen und Ansprüchen des Patienten; die Mitarbeiter mit dieser Berufsauffassung stellen oftmals sehr hohe Ansprüche an sich selbst, mit entsprechenden Risiken („Helfer-Syndrom“, „Burn-out-Syndrom“, → *Kap. 2.4);*

- Arbeit in unzureichend klimatisierten Räumen (i.d.R. zu warm und zu trocken),
- weite Gehstrecken, leichte bis mittelschwere dynamische Muskelarbeit, statische Muskelarbeit in gebeugter Haltung,
- Wirbelsäulenbelastung v.a. beim Umlagern der Patienten, beim Bettenschieben, etc.,
- Hautbelastung durch Allergene (Desinfektionsmittel, Formaldehyd, Arzneimittel, Gummi, Gummiinhaltsstoffe),
- Umgang mit scharfen oder spitzen Gegenständen (Unfallgefahr, Infektionsgefahr),
- Risiko der Übertragung von Infektionserregern (Viren, Bakterien, Protozoen, Würmer) durch Verletzungen, Schleimhautkontakt oder Aerosolwolken (Letzteres vor allem im zahnärztlichen Bereich bei Anwendung von Turbine oder Mehrfunktionsspritze).
  In *Tabelle 3.1-6 (→ Kap. 3.1)* sind zahlreiche Keime aufgelistet, gegenüber denen eine Exposition für Angehörige des Gesundheitswesens wesentlich häufiger ist als für die übrigen Arbeitnehmer. Die Erreger sind dort entsprechend ihrem Gefährdungsgrad in die Risikogruppen nach der Biostoffverordnung eingeteilt.
- Exposition gegenüber ionisierender Strahlung bei Röntgenanwendung oder nuklearmedizinischer Diagnostik bzw. Therapie. Vor allem in der Angiographie und in der interventionellen Radiologie werden bestimmte Teilkörperdosis-Grenzwerte derzeit in vielen Fällen nicht eingehalten *(→ Kap. 4.2, BK 2402).*
- Umgang mit Chemikalien (Desinfektionsmittel, Zytostatika, Antibiotika, Latexhandschuhe, Narkosegase, etc.). Am Arbeitsplatz des Pathologen kommt es häufig zu deutlichen Überschreitungen des Formaldehydgrenzwertes mit der Folge von Augen- und Atemwegsreizungen [29].

Gesundheitliche Folgen und Berufskrankheiten

- **Infektionskrankheiten:** Seit Einführung der Hepatitis-B-Impfung ist die Zahl der als Berufskrankheit gemeldeten HBV-Infektionen auf etwa ein Drittel des Wertes von 1981 abgesunken. Dennoch bleibt diese Erkrankung die wichtigste berufsbedingte Infektion im Gesundheitswesen. Am zweithäufigsten ist die Tuberkulose *(→ Kap. 4.2, BK 3101).*
- **Berufsdermatosen:** im Gesundheitswesen (vor allem im Krankenpflegebereich) sind es in der Mehrzahl Kontaktekzeme. Diese Kontaktekzeme werden meistens durch Desinfektionsmittel (Formaldehyd, ...) verursacht, aber auch Medikamente und Gummi (Latex, Thiuram, ...) spielen eine wichtige Rolle als Allergene. Typisch ist angesichts der Irritation der Haut durch häufiges Waschen und Handschuhtragen das Zweiphasenekzem (über das toxisch-degenerative Ekzeme zum allergischen Kontaktekzem).
- **Wirbelsäulenbeschwerden** liegen im Krankenpflegebereich deutlich höher als im Bürobereich. Dies kann man feststellen, obwohl es u.a. durch vorzeitiges Ausscheiden einen starken „Healthy-worker-effect“ in diesem Bereich gibt. Die Belastung ist am höchsten in den Bereichen der Chirurgie, Inneren Medizin, besonders betroffen sind Pflegehelfer und Bettenschieber. Bei weiblichen Krankenhausmitarbeitern stellt man fest, dass folgende Begleitumstände ein höheres Risiko für behandlungsbedürftige Rückenbeschwerden bedeuten: höheres Lebensalter, Mutterschaft, Übergewicht von 20 % und mehr, langer Anfahrtsweg zur Arbeit, fehlende sportliche Aktivität. Bei den Ärzten sind es die Zahnmediziner, die durch häufige Zwangshaltung am meisten gefährdet sind.
- **Arbeitsunfälle** im Bereich des Bewegungsapparates (muskuloskelettal) sind bei Kran-

kenhausmitarbeitern mehr als doppelt so häufig wie bei allen anderen Berufsbereichen, sie machen ca. 45% aller Arbeitsunfälle im Krankenhausbereich aus.

- Als Folge der hohen Berufsbelastung kann es zur **Suchtproblematik** bei den Mitarbeitern kommen.
- Das **„Helfer-Syndrom"**, ein Zustand der Müdigkeit, Überforderung und Frustration. „Ausgebranntsein" („Burn-out-Syndrom"), ein Zustand der Demotivation, Erschöpfung, Depersonalisation, Depression.

Prävention am Arbeitsplatz

Die Unfallverhütungsvorschrift „Gesundheitsdienst" (BGV C 8, früher VBG 103; GUV 8.1) gilt in allen Bereichen der stationären oder ambulanten Krankenversorgung (sowie in der Veterinärmedizin). Danach sind u.a. die notwendigen Impfungen im Einvernehmen mit dem Arzt, der die arbeitsmedizinischen Vorsorgeuntersuchungen durchführt, festzulegen (§4 BGV C 8; GUV 8.1). Die Immunisierungen sind für die Beschäftigten kostenlos zu ermöglichen (s.u.).

Obwohl die Vorsorgeuntersuchung im Gesundheitsdienst (s.u.) eine große Bedeutung hat, dürfen Präventionsmaßnahmen am Arbeitsplatz selbst nicht vergessen werden.

Prävention von Infektionskrankheiten im Gesundheitsdienst

Die Biostoffverordnung *(→ Kap. 1.3)* ist hier das entscheidende Regelwerk. Latexhandschuhe (immer ungepudert, bei invasiven Eingriffen doppelte Handschuhe) schützen vor Infektionen, sollen jedoch wegen der Okklusion nicht unnötig lange getragen werden. Zur Vermeidung von Stichverletzungen dürfen Schutzkappen nicht auf gebrauchte Kanülen gesetzt werden. Stattdessen müssen spitze, scharfe und zerbrechliche Gegenstände in durchstichsicheren Behältnissen entsorgt werden. Besondere verletzungsverhindernde Kanülensysteme sind seit kurzer Zeit auf dem Markt. Die Biostoffverordnung schreibt für Tätigkeiten in der Human-, Zahnmedizin, Wohlfahrtspflege sowie in Notfall- und Rettungsdiensten verpflichtende Vorsorgeuntersuchungen vor (s.u.). Soweit den übertragbaren Krankheiten durch eine Impfung präventiv begegnet werden kann, hat der Arbeitgeber den Beschäftigten eine für sie kostenlose Schutzimpfung anzubieten.

In jedem medizinischem Arbeitsbereich sind für die optimale Versorgung nach akzidenteller Exposition schnell erreichbar neben einem sterilen Skalpell, sterilen Tupfern und Pflaster folgende Antiseptika vorzuhalten:

- für die Haut: Hautantiseptika mit einem Ethanolgehalt ≥ 80 Vol.%,

Vorgehen bei Stichverletzungen mit Infektionsrisiko

Bei geringem Blutfluss diesen durch Kompression und gleichzeitiges zentrifugales Auspressen der Gefäße oberhalb der Stichverletzung verstärken (kein Quetschen und Ausdrücken direkt im Einstichbereich, um keine Erregerverschleppung in tiefere Gewebsschichten zu begünstigen). Nach der Phase des Blutenlassens (≥ 1 min) Tupfer mit viruzidem Antiseptikum satt benetzen, über der Stichverletzung fixieren und für ≥ 10 Minuten durch fortlaufende Applikation des Antiseptikums feucht halten. Zur HIV-Prophylaxe sind Jodophor-haltige Präparate auf Alkoholbasis (z.B. Betaseptic®, Kombination von 2-Propanol und Ethanol je 38,9 Gew.% mit 3,2 Gew.% Jod) als Mittel der Wahl anzusehen, weil Jod im Unterschied zu reinem Alkohol eine intrazelluläre Wirkung zu entfalten vermag. Ist ein gleichzeitiges Risiko für eine HCV- oder HBV-Infektion (z.B. Non-Responder nach Impfung) gegeben, wird eine Ethanolkonzentration ≥ 80 Vol.% benötigt. Nach primärer Jodophoranwendung (s.o.) kann es daher sinnvoll sein, ein hochprozentiges ethanolisches Präparat anzuwenden.

Bei nicht blutender Wunde kann möglichst rasche Inzision in Richtung des Stichkanals durch Chirurgen oder Notarzt erfolgen. Die Inzision sollte nach Möglichkeit unter einer schnell einsetzenden und nur für kurze Zeit gefäßverengenden Lokalanästhesie (z.B. Vereisung durch Chlorethyl, auf keinen Fall Zusatz von Vasokonstrigenzien) im Notfall mit Skalpell, im Idealfall unter Verwendung von Hochfrequenzelektrochirurgie (z.B. monopolares elektrisches Messer) oder Laser (Nd-Yag-Laser) erfolgen. Als Wundversorgung empfiehlt sich abschließend ein lockerer Drainageverband (z.B. satt mit Betaseptic® getränkter Gazestreifen von etwa 1 cm Breite mit bedeckender Kompresse), der die Wundränder spreizt und den Sekretabfluss fördert. Nach notfallmäßiger Versorgung sollte immer eine chirurgisch-fachärztliche Endrevision der Wunde erfolgen.

Danach HIV-Antikörper-Test, Hepatitis-Serologie, u.U. Impfung und/oder HIV-PEP (s.u.).

- für Wunden: Betaseptic® und Freka®-Derm farblos,
- für die Mundhöhle: 100 ml unvergällter Ethanol 80 Vol.%,
- für das Auge: sterile, 5%ige PVP-Jod-Lösung als Apothekenzubereitung gemäß DAC; falls diese Lösung nicht griffbereit verfügbar ist, kann Betaisodona®-Lösung 1:1 mit sterilen Aqua dest. oder notfalls mit Leitungswasser verdünnt zur antiseptischen Augenspülung eingesetzt werden.

Prävention von Hautkrankheiten im Gesundheitsdienst

Serologische Bestimmungen nach Kontakt mit infektiösem Material (Stichverletzung o.Ä.) [3]

Direkt nach einer Verletzung sollen zum Ausschluss einer Infektion mit Hepatitis-B-, Hepatitis-C-Viren oder HIV im Blut folgende Antikörperbestimmungen durchgeführt werden: Anti-HBc (nicht erforderlich bei Geimpften oder bekannt Anti-HBc-positiven Personen), Anti-HCV und Anti-HIV.

- Ist die Anti-HBc-Bestimmung negativ, sollte umgehend geimpft werden, ggf. simultan aktiv und passiv.
- 6 Wochen und 6 Monate nach der Erstuntersuchung ist die Prüfung auf Anti-HCV und Anti-HIV zu wiederholen.
- Bei sicherem Kontakt mit Hepatitis-C-positiven Personen wird die Durchführung einer HCV-PCR nach drei und nach sechs Monaten empfohlen.
- Bei fraglichem HIV-Kontakt kann die Infektiosität beider Beteiligten mittels HIV-Schnelltest gesichert werden.

Erfolgt eine Meldung beim Unfallversicherungsträger können evtl. die Kosten der Blutuntersuchungen und ggf. der ersten Immunisierung übernommen werden.

Durch richtigen Handschuhgebrauch und Hautpflege soll das so genannte Zweiphasenekzem (zuerst chronisch-toxisches, degeneratives Kontaktekzem, danach allergisches Kontaktekzem) verhindert werden. Die TRGS 540 „Sensibilisierende Stoffe" enthält u.a. Bestimmungen zum Gebrauch von Latexhandschuhen im Gesundheitswesen. TRGS 540, Nr. 3.1(4) lautet: *„Gepuderte Latexhandschuhe sind grundsätzlich durch puderfreie, allergenarme oder andere geeignete Handschuhe zu ersetzen."* Hautschonende Desinfektionsstoffe können zur Vermeidung des allergischen Kontaktekzems beitragen: Seit wenigen Jahren sind Amine, die aus Kokosfett gewonnen werden, als aldehydfreie, hochwirksame Desinfektionsstoffe auch für den Einsatz bei stark blutverschmierten Instrumenten verfügbar. Ist die Verwendung eines sensibilisierenden Stoffes als Desinfektionsmittel unumgänglich, so sind die Schutzmaßnahmen (Dosierhilfen, Aerosolvermeidung, Raumlüftung) besonders zu beachten (BGR 206 „Desinfektionsarbeiten im Gesundheitsdienst").

Atopiker haben ein deutlich erhöhtes Risiko, im Berufsleben eine Allergie zu entwickeln [30].

Prävention von Wirbelsäulenerkrankungen im Gesundheitsdienst

Beim Bewegen von Patienten soll eine rückengerechte Arbeitsweise bei Einsatz ergonomischer Hilfsmittel praktiziert werden. Feste und rutschsichere Schuhe sind unerlässlich (Arbeitgeber-Zuschüsse empfehlenswert). Ergonomische Hilfen (höhenverstellbare Betten und Tragen, Gleitmatten, Gleittücher, Roll- und Rutschbretter, Antirutschmatten, Hebekissen, Drehscheiben, mobiler Personenlift, Tagespflegestühle) können zur Schonung der Wirbelsäule beim Umlagern und Bewegen der Patienten beitragen. Wenn Umbauten anstehen, sollten die Badewannen mit Liftern ausgestattet werden oder als Hubbadewannen gestaltet werden. Neben diesen technischen Hilfsmitteln ist auch das richtige Verhalten des Mitarbeiters entscheidend und dieses soll regelmäßig trainiert werden (Rückenschule, Kinästhetik, Bobath-Konzept). Voraussetzung für eine rückengerechte Arbeitsweise ist eine gute Konstitution (Muskelkraft und Gelenkbeweglichkeit). Die empfohlenen Gewichtsgrenzen sollten beachtet werden. Gewarnt werden muss vor Selbstüberschätzung (Helfer herbeibitten). Insbesondere bei schweren Gewichten ist die richtige Körperhaltung einzunehmen: Wirbelsäule gerade halten und die Last unter Knie- und Hüftbeugung bzw. -streckung anheben. Die Last (der Patient) ist möglichst nahe am Körper zu halten. Ein Modellprojekt „Gesundheitsförderung in der Pflege“ (BGW-Mitteilungen 4/99) ergab u.a. folgendes Resultat: 40,7 % der Mitarbeiter, die zu Beginn des Projektes Rückenbeschwerden hatten, gaben an, dass diese nachgelassen haben [34]. Es gibt prädisponierende Vorerkrankungen, die eine Ausbildung im Bereich der Krankenpflege oder Zahnmedizin in Frage stellen können:

- M. Scheuermann,
- Diskusprolaps,
- Spondylolisthesis (Wirbelgleiten).

Bewältigung und Verminderung berufsbedingter psychischer Belastungen

Hierfür wurde in einigen Krankenhäusern ein Supervisionsdienst eingerichtet. Mitarbeiter können auf freiwilliger Grundlage an Gruppensupervisionen für Stationsteams teilnehmen. Kriseninterventionssitzungen werden in manchen Häusern ggf. den Mitarbeitern zur Pflicht gemacht. Eine Prävention des „Helfer-Syndroms“ bzw. „Burn-out-Syndroms“ kann versucht werden durch Gespräche, Schriften, Seminare, in denen die Wichtigkeit der eigenen Bedürfnisse des Pflegenden (bzw. des behandelnden Arztes) vermittelt wird.

Gestaltung von Nacht- und Schichtdienst

Die gängige Praxis der Dauernachtarbeit von Pflegekräften in Krankenhäusern ist aus arbeitswissenschaftlicher Sicht problematisch. Von den Betroffenen wird sie jedoch gut akzeptiert. Modelle wurden entwickelt, die arbeitswissenschaftliche Erkenntnisse und die Interessen der Pflegekräfte vereinbaren können (Teilzeitdauernachtwachen, Tagdienst-Nachtdienst-Mischformen) [35].

Durchführung der Vorsorgeuntersuchung nach G 42 (Infektionsgefährdung) für Mitarbeiter im Gesundheitsdienst

Die Vorsorgeuntersuchung für infektionsgefährdete Beschäftigte im Gesundheitsdienst ist nach Biostoffverordnung verpflichtend (Voraussetzung für weitere Beschäftigung).

Der staatlich ermächtigte Arzt orientiert sich inhaltlich am berufsgenossenschaftlichen Grundsatz G 42. Er soll sowohl eventuell vorliegende Infektionen erkennen (z.B. Tuberkulose) als auch erhöhte Infektionsrisiken durch Immunschwäche oder Beeinträchtigung der Hautbarrierefunktion. Verfügbare Impfungen sollen angeboten werden (Pflichtangebot, keine Impfpflicht).

Tab. 3.4-8 Infektiologische Inhalte der Vorsorgeuntersuchung nach Biostoffverordnung (G 42) für Mitarbeiter im Gesundheitswesen. Es ist zusätzlich immer zu prüfen, ob besondere betrieblich oder individuell begründete Gefährdungen vorliegen, die eine Einbeziehung auch anderer Erreger („fakultative") in das Untersuchungsprogramm erforderlich machen.

	obligat zu berücksichtigende Erreger
in der Human-, Zahnmedizin, Wohlfahrtspflege sowie in Notfall- und Rettungsdiensten	**Hepatitis-B-Virus Hepatitis-C-Virus**
• in Kinderabteilungen zusätzlich	Bordetella pertussis Corynebacterium diphtheriae Hepatitis-A-Virus Masernvirus Mumpsvirus Rubivirus Varicella-Zoster-Virus
• in Infektionsstationen und Stuhllaboratorien zusätzlich	Hepatitis-A-Virus
• in Tuberkuloseabteilungen und anderen pulmologischen Einrichtungen zusätzlich	Mycobacterium tuberculosis Mycobacterium bovis
• in der Pathologie zusätzlich	Hepatitis-D-Virus Mycobacterium tuberculosis Mycobacterium bovis

Welche Erreger sollen Inhalt der Untersuchung bilden? *Tabelle 3.4-8* zeigt die nach Biostoffverordnung, Anhang IV, obligat zu berücksichtigenden Erreger. Darüber hinaus ist immer eine betriebsbezogene und individuelle Gefährdungsbeurteilung vorzunehmen, welche vielleicht zur Einbeziehung auch anderer Mikroorganismen führt.

Zur Untersuchung gehören Anamnese, körperliche Untersuchung, Blutbild, BKS, Glukose, γ-GT, SGPT, Urinstatus, Serologien und ein Impfangebot.

Gesundheitliche Bedenken werden – dauernd, bedingt oder befristet – bei Immunschwäche oder Handekzemen ausgesprochen.

Im Rahmen der Vorsorgeuntersuchung nach G 42 (Infektionsgefährdung) für Mitarbeiter des Gesundheitsdienstes spielen die im Folgenden genannten Krankheitserreger eine dominierende Rolle.

Hepatitis A

Gefährdet sind durch fäkal-orale Übertragung:

- Personal in medizinischen Einrichtungen wie Pädiatrie, Infektionsstationen, einschließlich Reinigungspersonal,
- Personal in Laboratorien (Stuhl, Abwasser),
- Personal in psychiatrischen Einrichtungen.

Den genannten Mitarbeitern ist eine Impfung entsprechend der Biostoffverordnung anzubieten.

Hepatitis B

Es geht um den

- Schutz der Beschäftigten im Gesundheitsdienst (das eigentliche Thema im Rahmen der Vorsorgeuntersuchung nach G 42),
- Einsatz von potentiell infektiösen Mitarbeitern (Dies ist eigentlich Aufgabe der Krankenhaushygiene, wird aber gelegentlich anlässlich der Vorsorgeuntersuchung nach G 42 für den Betriebsarzt zum Thema).

Zum Hepatitis-B-gefährdeten Personal im Gesundheitsdienst zählen die folgenden Beschäftigten (nach der Empfehlung der Ständigen Impfkommission [STIKO] des Robert Koch-Instituts): Ärzte, medizinisches und zahnärztliches Personal mit Studenten und Schülern (z.B. MTAs), Zahnärzte, Pflegepersonal, Krankenpflegeschüler, Stationshilfen, Reinigungspersonal, Praktikanten im freiwilligen sozialen Jahr, Zivildienstleistende, Praktikanten anderer Art, Laborpersonal, Hebammen und Hebammenschüler, Krankengymnastikpersonal, Medizintechnikpersonal, Hausmeister.

Die Übertragung erfolgt parenteral bzw. durch Sexualkontakte.

Durchführung der HBV-Serologie

Ist der Proband bereits geimpft, erfolgt die Bestimmung des Anti-HBs. Bei den übrigen Personen Bestimmung des Anti-HBc.

Anti-HBc negativ: Impfung empfohlen (Impfschema entsprechend der Impfempfehlungen der STIKO des RKI)

Anti-HBc positiv: Bestimmung von Anti HBs qualitativ:

- Anti-HBs positiv: durchgemachte Hepatitis B.
- Anti-HBs negativ: Bestimmung von HBsAg:
  - HBsAg negativ: folgende Möglichkeiten:
    Anti-HBc falsch positiv (vollständige Impfung empfohlen)
    oder
    lang zurückliegende Infektion mit abgefallenem Anti-HBs-Titer (einmalige Impfung, danach Kontrolle des Anti-HBs-Titers; bei fehlendem Titeranstieg erfolgt eine PCR-Bestimmung der HBV-DNA)
    oder
    „diagnostisches Fenster", d.h. Zeitspanne zwischen Verschwinden des HBs-Antigens und Bildung von Anti-HBs: Bestimmung von Anti-HBc IgM.
  - HBsAg positiv: weitere Bestimmung von HBeAg und Anti-HBe und HBV-DNA-PCR quantitativ. Es ist somit eine Differenzierung zwischen einer chronischen und akuten Verlaufsform der Hepatitis und eine Abschätzung der Infektiosität möglich.

Durchführung der Impfung

- Grundimmunisierung (0, 1, 6 Monate),
- alternativ verkürztes Impfschema der Grundimmunisierung (0, 1 Woche, 3 Wochen und 1 Jahr),
- Auffrischimpfungen entsprechend dem nach Abschluss der Grundimmunisierung erreichten Antikörperwert (Kontrolle 1–2 Monate nach 3. Dosis):
  - Anti-HBs < 100 IE/l: umgehend erneute Impfung (1 Dosis) und erneute Kontrolle, (Ziel: Anti-HBs ≥ 100 IE/l),
  - Anti-HBs > 100 IE/l: Auffrischimpfung (1 Dosis) alle 10 Jahre. Titer darf im Prinzip auch unter 100 IE/l absinken und wird nicht mehr kontrolliert (siehe jedoch postexpositionelles Procedere).

Impfschema für Low-Responder: Ist das Anti-HBs 6 Wochen nach der kompletten Grundimmunisierung < 10 IE/l, so spricht man von einem „Low-Responder".

Vorgehen bei Low-Respondern:

- Weitere Impfungen mit einem anderen Hepatitis-B-Impfstoff als bei der Grundimmunisierung, wobei nach jeder Nachimpfung eine Titerkontrolle im Abstand von 6 Wochen erfolgt, sodass sich ein Impfrhythmus von 7–8 Wochen ergibt. Auf jede weitere Immunisierung sprechen ca. 20–30% der Low-Responder an.
- Es kann auch ein Kombinationsimpfstoff Hepatitis A/B verwendet werden, dieser soll einen besseren Hepatitis-B-Impferfolg erbringen.
- Impfstoffe mit erhöhter Wirkstoffdosis (z.B. Gen HB-Vax D®) erhöhen ebenfalls die Erfolgschancen.

Es sollten mindestens 3 zusätzliche Impfversuche gemacht werden. Ist trotz dieses Vorgehens kein Titer messbar, spricht man von einem „Non-Responder".

Maßnahmen nach Kanülenstichverletzung (Hepatitis-B-Postexpositionsprophylaxe)

Nach den Empfehlungen der Ständigen Impfkommission (Stand Juli 2002) gilt für geimpfte Personen generell:

- keine Maßnahmen notwendig,
  - wenn exponierte Person erfolgreich grundimmunisiert wurde (Anti-HBs damals ≥ 100 IE/l) und die letzte Impfung nicht länger als 5 Jahre zurückliegt, oder
  - wenn innerhalb der letzten 12 Monate ein Anti-HBs-Wert von ≥ 100 IE/l gemessen wurde (unabhängig vom Zeitpunkt der Grundimmunisierung).
- sofortige Verabreichung einer Dosis Hepatitis-B-Impfstoff (ohne weitere Maßnahmen),
  - wenn exponierte Person erfolgreich grundimmunisiert wurde (Anti-HBs damals ≥ 100 IE/l) und die letzte Impfung 5–10 Jahre zurückliegt.
- sofortige Testung des „Empfängers",
  - wenn Empfänger nicht bzw. nicht vollständig geimpft ist oder
  - wenn Empfänger „Non"- oder „Low-Responder" ist (Anti-HBs nach Grundimmunisierung < 100IE/l) oder
  - wenn der Impferfolg nie kontrolliert wurde oder
  - wenn die letzte Impfung länger als 10 Jahre zurückliegt.

Das weitere Vorgehen ist in diesem Fall vom Testergebnis abhängig und in *Tabelle 3.4-9* dargestellt.

Tab. 3.4-9 Indikation für die Gabe von Hepatitis-B-Impfstoff bzw. -Immunglobulin in Abhängigkeit vom Anti-HBs-Titer.

aktueller Anti-HBs-Titer	Gabe von HB-Impfstoff erforderlich	Gabe von HB-Immunglobulin erforderlich
> 100 IE/l	nein	nein
10–100 IE/l	ja	nein
< 10 IE/l	ja	ja
nicht innerhalb von 48 Stunden zu bekommen	ja	ja

Hepatitis C

Das Krankheitsbild entspricht weitgehend dem bei Hepatitis B, mit einem meist leichteren Verlauf der akuten Erkrankung, die Chronifizierungsrate liegt jedoch weit höher. Eine Impfung ist nicht möglich. HCV-Antikörper werden 8 Wochen nach der Infektion gefunden. Sie geben keinen Schutz, sondern bedeuten eine Persistenz des Virus. Mit der PCR kann der Infektions-Nachweis bereits nach 4 Wochen gelingen. Bei frühzeitigem Nachweis einer Infektion bestehen derzeit vielversprechende Ansätze, durch eine Interferontherapie das Virus zu eliminieren. Es ist daher bei Verdacht auf akute Hepatitis C die umgehende Diagnostik und rechtzeitige Überweisung an ein erfahrenes Therapiezentrum notwendig. Bei unklaren Beschwerden nach einer Stichverletzung oder ähnlicher Exposition sollte man verstärkt eine Hepatitis-C-Infektion in Betracht ziehen.

HIV

Auf das Krankheitsbild wird hier nicht eingegangen. Arbeitsmedizinisch bedeutsam sind (wie auch bei Hepatitis B und C):

- die Infektiosität von Patienten bzw. von Patientenmaterial für die Beschäftigten und die postexpositionelle Prophylaxe,
- das Zeitintervall von der Infektion bis zum serologischem Nachweis,
- die Einsatzmöglichkeit infektiöser Beschäftigter (ist jedoch nicht Gegenstand der Untersuchung nach Biostoffverordnung).

HIV-Postexpositionsprophylaxe (HIV-PEP)

Das **Abschätzen des Infektionsrisikos** ist notwendige Voraussetzung für eine rationale Entscheidung, d.h. für einen kalkulierten Einsatz der medikamentösen Prophylaxe. Das durchschnittliche Risiko einer HIV-Infektion nach perkutaner Exposition mit Blut von HIV-Infizierten liegt nach den bisher vorliegenden Daten bei etwa 0,3 %.

Ein höheres Infektionsrisiko im individuellen Fall besteht nach Analyse der Verletzungs- und Expositionsarten unter den in *Tabelle 3.4-10* genannten Bedingungen. Das durchschnittliche Infektionsrisiko bei Schleimhautexposition und bei Exposition entzündlich veränderter Hautpartien liegt hingegen um 0,03 %. In allen Fällen werden auch hier individuelle Unterschiede durch die infektiöse Blutmenge, die Viruskonzentration und die Expositionsdauer bestimmt.

Zur Einschätzung des konkreten Infektionsrisikos nach HIV-Infektion und zur Abklärung einer möglichen Resistenz des HIV sollten deshalb die folgenden Fragen beantwortet werden:

- Wann hat der mögliche Kontakt mit HIV stattgefunden?
- Von welcher Indexperson stammt das Material?
- Wie wurde HIV möglicherweise übertragen (z.B. Frage nach Hohlraumkanülen, Schleimhautkontakten)?
- Inspektion vorliegender Verletzungen (immer erst nach Blutung und Antiseptik) im Hinblick auf Tiefe und ggf. eröffnete Blutgefäße?

Tab. 3.4-10 Risiko einer HIV-Übertragung in Abhängigkeit von der Art der Exposition dargestellt im Verhältnis zum durchschnittlichen Risiko.

Art der HIV-Exposition	Expositionsrisiko in Relation zum mittleren Risiko
sehr tiefe Stich- oder Schnittverletzungen	16:1
sichtbare, frische Blutspuren auf dem verletzenden Instrument	5:1
verletzende Kanüle oder Nadel war zuvor in einer Vene oder Arterie platziert	5:1
Indexperson hat hohe Viruslast (akute HIV-Infektion, AIDS ohne ART)	6:1
Exposition von Schleimhaut	1:10
Exposition von entzündlich veränderten Hautpartien	1:10

- Trägt das verletzende Instrument Spuren der Kontamination mit Blut?
- Ist die Indexperson nachweislich infiziert bzw. wie wahrscheinlich ist eine HIV-Infektion?
- In welchem Stadium der HIV-Erkrankung (klinische Manifestation, CD4-Zelldefekt) befindet sich die Indexperson?
- Wie hoch ist die Virämie der Indexperson gemessen an den HIV-RNA-Kopien/ml?
- Wird die Indexperson mit antiretroviralen Medikamenten behandelt? Wenn ja mit welchen Medikamenten über welchen Zeitraum?

Voraussetzung für die ärztliche **Empfehlung einer HIV-PEP** ist das Vorliegen eines erhöhten Infektionsrisikos [17].

- Eine HIV-PEP **sollte** in jedem Fall bei Kontakten mit erhöhtem Infektionsrisiko **empfohlen** werden. Als solche gelten die perkutane Stichverletzung mit Injektionsnadel oder anderer Hohlraumnadel und die Schnittverletzung unter Beteiligung von Körperflüssigkeiten mit potenziell hoher HIV-Konzentration.
- Eine HIV-PEP **kann angeboten** werden bei Schleimhaut- oder Hautkontakt mit Flüssigkeiten von hoher Viruskonzentration bei erhöhtem Infektionsrisiko (Hautekzem, frischer Wunde, etc.) oder bei sichtbaren Verletzungen z.B. mit einer blutig-tingierten chirurgischen Nadel. Bei geringfügigen, oberflächlichen Verletzungen der Hornschicht ist wegen der Art der Wunde und minimal übertragbarer Blutmengen das theoretische Infektionsrisiko sehr viel kleiner als im Durchschnitt. Die HIV-PEP sollte hier **nicht angeboten**, auf ausdrücklichen Wunsch der verletzten Person jedoch durchgeführt werden.
- Eine HIV-PEP sollte **nicht empfohlen** werden bei allen fraglichen HIV-Expositionen ohne bzw. mit geringem Risiko wie z.B. perkutanem Kontakt mit anderen Körperflüssigkeiten als Blut wie Urin oder Speichel und alleinigem Kontakt zu infektiösem Material mit intakter Haut.

Eine HIV-PEP-Empfehlung kann auch sinnvoll sein, wenn die HIV-Infektion der Indexperson nicht gesichert, aber sehr wahrscheinlich ist. Bei unbekanntem Serostatus der Indexperson soll die Empfehlung zur HIV-PEP jedoch zurückhaltend gehandhabt werden.

Einsatzmöglichkeiten infektiöser Beschäftigter (Hepatitis B, Hepatitis C, HIV) im Gesundheitsdienst

Die Problematik ist eindeutig, es hat Fälle gegeben, in denen Beschäftigte des Gesundheitsdienstes Patienten infiziert haben. Die Rechtslage besagt, dass nach § 31 des Infektionsschutzgesetztes die zuständige Behörde *„Kranken, Krankheitsverdächtigen, Ansteckungsverdächtigen und Ausscheidern die Ausübung bestimmter beruflicher Tätigkeiten ganz oder teilweise untersagen"* **kann.**

Von gesunden Trägern des Hepatitis-B- oder -C-Virus kann die Gefahr einer Weitergabe des Erregers ausgehen, überwiegend durch die Viren im Blut und in Sekreten. Dies gilt auch für HIV, jedoch ist die Kontagiosität von HIV wesentlich kleiner.

Es besteht keine generelle Notwendigkeit, infektiöse Beschäftigte von jeglichem beruflichen Umgang mit Patienten auszuschließen, wenn bestimmte Präventions- und Hygienemaßnahmen in Praxis und Klinik beachtet werden. Hier ist auch an die Eigenverantwortlichkeit der betroffenen Mitarbeiter für das Wohl der Patienten zu appellieren. Wichtig ist die Verlaufskontrolle der Infektion und die Beratung des Betroffenen über moderne Methoden der Therapie. Eine spezielle Nahttechnik in operativen Fächern zur Vermeidung von Verletzungen ist sehr wichtig. Es lässt sich zeigen, dass auch durch sonstige Hygienemaßnahmen die Infektionsfrequenz gesenkt werden kann, so etwa durch das konsequente Tragen von Handschuhen, in operativen Fächern auch zweifach übereinander. Wichtig ist auch der Handschuhwechsel nach bestimmten Tragezeiten. Ferner kann der Gebrauch von Schutzmasken, Schutzbrillen, Maske und Visier notwendig werden. Kanülenabwurfbehälter u.ä. sollen verwendet werden.

Besondere Vorsichtsmaßnahmen **sind jedoch bei Tätigkeiten mit** erhöhter Übertragungsgefahr **(verletzungsträchtige Tätigkeiten) zu treffen** [28, 39]. **Beispiele für solche verletzungsträchtigen Tätigkeiten sind:**

- Operationen im beengten Operationsfeld,
- Operieren mit unterbrochener Sichtkontrolle,
- Operationen mit langer Dauer,
- Operationen, bei denen mit den Fingern in der Nähe scharfer/spitzer Instrumente gearbeitet wird,
- Operation mit manueller Führung bzw. Tasten der Nadel,
- Verschluss der Sternotomie bei Thoraxoperationen.

Die Deutsche Vereinigung zur Bekämpfung der Viruskrankheiten hat vorgeschlagen, dass die bei Tätigkeiten mit erhöhter Übertragungsgefahr (s.o.) zu treffenden Maßnahmen der Infektionsprävention durch ein Gremium vor Ort definiert und überwacht werden. Das Gremium soll auch zur Einsatzmöglichkeit der infizierten Person Stellung nehmen. Dem Gremium sollen beispielsweise angehören:

- der Krankenhaushygieniker,
- der Betriebsarzt und die Fachkraft für Arbeitssicherheit,
- ein Infektiologe,
- der behandelnde Arzt des Betroffenen,
- der Amtsarzt sowie,
- ein Vertreter des Arbeitgebers.

Die folgenden serologischen Konstellationen erfordern u.U. eine berufliche Einschränkung:

- Hepatitis B: HBV-DNA-PCR quantitativ > 10^5 Genome/ml Serum bei HB_s -Positivität. Eine quantitative DNA-PCR sollte auch bei folgender Konstellation angestrebt werden: HB_s-Ag negativ, Anti-HB_c positiv, Anti-HB_s negativ und fehlender Titeranstieg trotz Impfung.
- Hepatitis C: Anti-HCV positiv (auch im Bestätigungstest), HCV-RNA-PCR positiv.
- HIV: Antikörpertest und Bestätigungstest positiv[1] (angesichts der niedrigen Kontagiosität ist bei der Festlegung der beruflichen Einsatzmöglichkeiten des HIV-Positiven die Verhältnismäßigkeit zu wahren, eine Gefährdung besteht in vielen Situationen eher für den immungeschwächten Mitarbeiter durch Patientenkontakt).

Sobald dem Betriebsarzt ein relevanter Befund bekannt wird, führt er ein Gespräch mit dem betroffenen Mitarbeiter, erläutert ihm ggf. die Notwendigkeit der Einberufung eines Gremiums nach DVV-Empfehlungen und welche beruflichen Veränderungen notwendig werden können. Eine gleichlautende Information soll auch in schriftlicher Form an den Mitarbeiter gehen (Ablage einer Kopie in den betriebsärztlichen Akten).

Zum Thema HBs-Ag-positive Ärzte und Krankenpfleger heißt es im Text des G 42: *„Abschätzung des Infektionsrisikos durch HBs-Ag-Träger, Vorliegen von HBe-Ag bedeutet hohe Infektiosität, Vorliegen von Anti-HBe bedeutet niedrige Infektiosität, ergänzend ist Bestimmung von HBV-DNA möglich; bei Infektiosität Beratung des Beschäftigten bezüglich des Verhaltens am Arbeitsplatz und des Infektionsrisikos für das enge soziale Umfeld; die Infektiosität findet keinen Eingang in die arbeitsmedizinische Beurteilung."*

Meldepflichten an den Arbeitgeber ergeben sich also nicht aus der Biostoffverordnung (bzw. G 42), ebenso wenig aus dem Arbeitsschutzgesetz/Arbeitssicherheitsgesetz. Jedoch ist die Meldepflicht nach Infektionsschutzgesetz für Hepatitis A, B und C zu beachten[2]:

Das Infektionsschutzgesetz §6 (Meldepflichtige Krankheiten) lautet: *„Namentlich ist zu melden ... der Krankheitsverdacht, die Erkrankung sowie der Tod an ... akuter Virushepatitis ...“*

Infektionsschutzgesetz §7 (Meldepflichtige Nachweise von Krankheitserregern): *„Namentlich ist bei folgenden Krankheitserregern, soweit nicht anders bestimmt, der direkte oder indirekte Nachweis zu melden, soweit die Nachweise auf eine akute Infektion hinweisen: ... Hepatitis-A-Virus, Hepatitis-B-Virus, Hepatitis-C-Virus[3].“*

Ferner kann eine Verdachtsanzeige einer Berufskrankheit nach §202 SGB VII (auch gegen den Willen des Betroffenen) notwendig werden, da bei Ärzten und Krankenpflegern der überwiegende Teil der Infektionen durch HBV und HCV beruflich erworben ist.

Muss der Betriebsarzt die Infektiosität eines Beschäftigten an die Klinikleitung melden? In der Regel wird sich die Frage gar nicht stellen, wenn der Betroffene kooperativ in dem oben genannten Gremium mitwirkt. Einzelne Fälle von Uneinsichtigkeit könnten jedoch vorkommen. Für den Betriebsarzt sind Ausnahmen von der ärztlichen Schweigepflicht zum Schutz eines höherwertigen Rechtsgutes zulässig (§9[2] der MusterBO für Ärzte): *„Der Arzt ist zur Offenbarung (...) befugt, soweit er von der Schweigepflicht entbunden worden ist oder soweit die Offenbarung zum Schutz eines höherwertigen Rechtsgutes erforderlich ist. Gesetzliche Aussage- und Anzeigepflichten bleiben unberührt. Soweit gesetzliche Vorschriften die Schweigepflicht des Arztes einschränken, soll der Arzt den Patienten darüber informieren.“* Solche Anzeigepflichten können beispielsweise durch das Infektionsschutzgesetz gegenüber der Behörde entstehen.

Nach §34 StGB ist der Bruch der Schweigepflicht gerechtfertigt, wenn ein Arzt

- in einer gegenwärtig nicht anders abwendbaren Gefahr für Leben, Leib (...) oder ein anderes Rechtsgut
- eine Tat begeht (Bruch der Schweigepflicht)
- um die Gefahr (...) von einem anderen abzuwenden (...).

Dies gilt jedoch nur, soweit die Tat ein angemessenes Mittel ist.

Eine **Pflicht** zur Offenbarung ist für den Arzt nicht gegeben. Straf- oder zivilrechtliche Konsequenzen drohen dem Arzt bisher nicht, der der Schweigepflicht den Vorrang einräumt. Für Aufsehen sorgte eine Entscheidung des Oberlandesgerichts Frankfurt, in der eine Offenbarungspflicht des Arztes gegenüber nahestehenden Personen über die AIDS-Erkrankung eines seiner Patienten entgegen der ärztlichen Schweigepflicht befürwortet wurde [31].

Zur weitergehenden Information einzelner Betroffener und zur Verbesserung der allgemeinen Aufklärung empfiehlt sich die Herausgabe eines Merkblattes. Eine Betriebsvereinbarung sollte die betriebsärztliche Vorgehensweise bei Problemfällen regeln. Die Erarbeitung einer Musterbetriebsvereinbarung wurde beispielsweise vom Württembergischen Gemeindeunfallversicherungsverband (Dr. Straile) in einem offenen Brief an die Baden-Württembergische Krankenhausgesellschaft e.V. gefordert.

Die Verantwortung für die konsequente Umsetzung der Maßnahmen zur Verhütung nosokomialer Infektionen liegt beim Arbeitgeber bzw. beim ärztlichen Leiter einer Einrichtung. Gleichzeitig hat jeder Beschäftigte eine Eigenverantwortlichkeit zum Wohle des Patienten. Zu betonen ist die Wichtigkeit einer frühzeitigen Hepatitis-B-Impfung auch im Sinne einer Vorbeugung gegen Berufsunfähigkeit.

---

1 Im Rahmen der Untersuchung nach Biostoffverordnung (G 42) ist die HIV-Serologie nicht obligat, sondern ein Angebot, dessen Ablehnung keine Folgen hat.

2 Eine über das Infektionsschutzgesetz hinausgehende Meldepflicht (nicht nur bei akuter Virushepatitis) gibt es in Sachsen, Brandenburg, Berlin und Mecklenburg-Vorpommern.

3 Meldepflicht für alle Nachweise, soweit nicht bekannt ist, dass eine chronische Infektion vorliegt [Zusatzbemerkung im Infektionsschutzgesetz bezüglich Hepatitis C].

Tuberkulose (Tbc)

Das Mycobakterium tuberculosis (Risikogruppe 3) ist immer noch ein wichtiger Erreger, der zu berufsbedingten Infektionen führen kann, insbesondere beim Kontakt zu Personen mit ansteckungsfähiger Tuberkulose, also vor allem im Gesundheitsdienst und der Wohlfahrtspflege; im Strafvollzug; in der Tierpflege und natürlich auch bei Arbeitsaufenthalten in Gebieten mit erhöhter Tuberkulose-Inzidenz. – In Deutschland liegt die jährliche Inzidenz bei ca. 15/100.000.

Die **Vorsorgeuntersuchung** nach Biostoffverordnung (G 42) sieht eine obligatorische Einbeziehung der Tuberkulose für Beschäftigte in Tuberkuloseabteilungen und anderen pulmologischen Einrichtungen sowie in der Pathologie vor (für andere Beschäftigte je nach Gefährdungsbeurteilung, zu denken wäre etwa an Abteilungen mit immunsupprimierten Patienten sowie an den Altenpflegebereich).

Durchführung der Vorsorgeuntersuchung nach G 42 [25]

- Zuerst Impfanamnese, Impfbuchkontrolle. (Die BCG-Impfung wird heute nicht mehr empfohlen. Sie gibt keinen sicheren Schutz und bewirkt ein ca. 10 Jahre bestehendes positives Resultat der Tuberkulintestung.)
- Tuberkulintestung als intradermaler Stempeltest mit gereinigtem Tuberkulin, Testflüssigkeit soll nach Applikation frei abtrocknen, Arm soll einige Stunden nicht gewaschen werden, Ablesung frühestens nach 3 Tagen, positives Resultat bei eindeutiger, knötchenförmiger Schwellung mit mindestens 2 mm Durchmesser. In unklaren Fällen schließt sich an:
- Tuberkulintestung nach Mendel-Mantoux, streng intrakutane Injektion (Bildung einer etwa 7 mm großen Quaddel). Beginn bei positivem Stempeltest mit 1 TE GT Behring, ansonsten mit 10 TE. Ablesung nach frühestens 72 Stunden, spätestens nach 1 Woche.
  - positiver Test bei Induration größer als 5 mm Durchmesser (nach 10 TE) [4]
  - Starkreaktion: Induration größer als 15 mm Durchmesser (nach 10 TE) und/oder Blasenbildung
  - Tuberkulinkonversion: Zunahme der Reaktionsfläche um mehr als 5 mm in 2 Jahren.
- Nur bei medizinischer Indikation (positiver Tuberkulintest, Starkreaktion, Konversion) ein Thoraxröntgenbild p.a. Bei pathologischem Röntgenbefund soll eine Begutachtung durch den Lungenfacharzt erfolgen.

Umgebungsuntersuchung

Aufgabe des Öffentlichen Gesundheitsdienstes entsprechend dem Infektionsschutzgesetz. In Absprache mit dem ÖGD kann der Betriebsarzt innerbetriebliche Aufgaben übernehmen und ggf. auch Untersuchungen vornehmen.

- Erstellen der Liste der innerbetrieblichen Kontaktpersonen (im Krankenhaus in Zusammenarbeit mit Stationsleitung, geschäftsführendem Oberarzt und anderen Leitungspersonen).
- Einbestellung zur Untersuchung nach ca. 8 Wochen, da der Tuberkulin-Test bei einer frischen Infektion erst nach 6–8 Wochen positiv wird.
- Im Fall der Konversion (Positivwerden bei bisher negativem Tuberkulintest): Röntgenuntersuchung und Begutachtung durch Lungenfacharzt.
- Bei vorbestehendem positiven Tuberkulin-Test: Röntgenuntersuchung mit einer Kontrolle nach 6 Monaten.

Latexallergie und deren Prävention

Mit dem Begriff **Latex** (Naturlatex) bezeichnet man die Milch bestimmter tropischer Pflanzen, die als Ausgangsstoff für die Herstellung sehr vieler verschiedener Gummiprodukte verwendet wird.

[4] Dies gilt für Beschäftigte im Gesundheitsdienst; bei Screening-Untersuchung unbelasteter Personen ist die Grenze bei 10 mm anzunehmen.

Berufliche Gefährdung. Die Latexallergie ist ein sehr häufiges Problem im Gesundheitswesen, mit ansteigender Tendenz. Etwa 10–17% der Mitarbeiter im Gesundheitswesen sind gegen Latex sensibilisiert, davon zeigt etwa die Hälfte manifeste Symptome der Latexallergie.

Besonders problematisch (und deswegen verboten) ist der Einsatz gepuderter Latexhandschuhe, da die Haut mazeriert wird und durchlässig für das Eindringen von Allergenen, die Puderpartikel auf der Oberfläche die Latexpartikel tragen und so zum Überträger der Allergene auf Haut und Atemwege werden.

Pathophysiologie und Krankheitsbild. Allergische Hautreaktionen auf Latex manifestieren sich klinisch entweder als Kontaktallergie (Typ-IV-Allergie) oder häufiger als IgE-vermittelte Soforttyp-Allergie (Typ-I-Allergie) mit oder ohne Generalisation *(→ Tab. 3.4-11)*. Die letztgenannte Form ist noch nicht sehr lange bekannt und wird zunehmend häufig beobachtet.

Hauptmanifestation der Latex-Soforttyp-Allergie ist die Kontakturtikaria. Bei Anwendung von gepuderten Latexhandschuhen kommt es bei ca. 90% der Latexallergiker zu einer Rhinitis. Circa 20% der Latexallergiker reagieren mit asthmatischen Beschwerden. Unter fortgesetzter beruflicher Exposition ist mit rascher Ausbreitung der Organmanifestationen zu rechnen.

Bei bestehender Latexallergie sind auch mögliche Kreuzallergien zu beachten (Avocado, Banane, Tomate, Kiwi).

Ein zusätzliches Risiko besteht beim Latexallergiker, wenn er als Patient bei medizinischen Maßnahmen mit Latex konfrontiert wird. Hier ist es zu einzelnen tödlichen anaphylaktischen Reaktionen gekommen.

Diagnose. Anamnese (Atopie, Beruf, Freizeit, medizinische Eingriffe), Hauttest unter Notfallbereitschaft (Pricktest, Intrakutantest, Scratchtest), IgE-Serumbestimmung. Positive Reaktionen im Hauttest und Nachweis latexspezifischer IgE-Antikörper erlaubt die Diagnose einer Latexsensibilisierung. Eine Sensibilisierung zusammen mit den typischen Symptomen der Latexallergie erlaubt die Diagnose einer Latexallergie. Insbesondere bei arbeitsmedizinischen Fragestellungen kann es notwendig werden, die Diagnose durch Provokationstests zu sichern, z.B. als Handschuhtrageversuch (bei

Tab. 3.4-11 Allergische Hautreaktionen auf Latex, Krankheitsbild und auslösende Faktoren.

	klinische Erscheinungsbilder	Auslöser
Typ-I-Allergie nach Coombs und Gell (mit 4 Stadien nach Krogh und Maibach)	Kontakturtikaria ohne und mit Generalisation • Stadium I: Urtikaria durch direkten Kontakt • Stadium II: durch hämatogene Fortleitung generalisierte Urtikaria mit Lidödemen und Lippenschwellungen • Stadium III: Schleimhautbeteiligung (Konjunktivitis, Rhinitis, Atemwegsobstruktion) • Stadium IV: anaphylaktischer Schock Sonderformen: IgE-vermitteltes Kontaktekzem und inhalative Latexallergie	Die Typ-I-Allergie wird typischerweise durch die Latexproteine ausgelöst. Latexproteine sind Proteine, die aus der Milch v.a. des tropischen Gummibaumes stammen und in unterschiedlichen Konzentrationen in Latex-Einmalhandschuhen oder anderen Gummiartikeln vorhanden sind*
Typ-IV-Allergie	allergisches Kontaktekzem	Additiva, also Zusätze bei der Gummiherstellung: Akzelleratoren (Thiuram, etc.) Antioxidanzien Desinfektionsmittel Farbstoffzusätze Vulkanisatoren Alterungsschutzmittel

* Synthesekautschuk enthält keine Proteine, sodass eine IgE-vermittelte Immunantwort nicht vorkommt.

Typ I ab Stadium II unter notfallmedizinischer Bereitschaft). Bei inhalativer Latexallergie kann ein nasaler/bronchialer Provokationstest notwendig werden (in jedem Fall stationär unter notfallmedizinischer Bereitschaft).

Prävention. Naturgummilatex wurde in der TRGS 907 als haut- und atemwegssensibilisierend eingestuft, wobei besonders die Staubinhalation von Bedeutung ist. Die TRGS 540: „Sensibilisierende Stoffe" enthält u.a. Bestimmungen zum Gebrauch von Latexhandschuhen im Gesundheitswesen. Ausdrücklich verboten wird die Verwendung gepuderter Latexhandschuhe in diesem Bereich. Dieses Verbot ist rechtsverbindlich. Auch wenn Naturlatexhandschuhe Medizinprodukte sind, unterliegen sie doch der Gefahrstoffverordnung und der TRGS 540. Durch Verwendung ungepuderter Latexhandschuhe treten weniger Neusensibilisierungen auf. Ungepuderte Handschuhe werden mehrfach gewaschen, damit sie nicht aneinander haften. Durch das Waschen werden auch die allergieauslösenden Stoffe weitgehend entfernt. Bei Gebrauch der ungepuderten Handschuhe ist sogar die Weiterbeschäftigung sensibilisierter Mitarbeiter oftmals möglich. Neben den Hautallergien werden auch die Atemwegsallergien, sie entstehen durch die Luftbelastung mit latexangereichertem Puder, vermieden.

Weitere Prinzipien der Latexallergie-Prävention: Vermeidung des Dauergebrauches von Latexhandschuhen, stattdessen gezielter Einsatz Verwendung (ungepuderter) Handschuhe mit einem niedrigen Allergengehalt von <0,5 µg/g Handschuh bzw. Proteingehalt <10 µg/g Handschuh (Austauschpflicht bei einem Allergengehalt von >30 µg/g Handschuhmaterial). Verwendung thiuramfreier Handschuhe, konsequenter Hautschutz.

Bei bestehender Latexallergie stehen alternative Materialien zur Verfügung, die allerdings nicht die gleiche Dichtigkeit aufweisen wie Latex (Polyethylen, PVC, Kunstgummi, ...).

Bei Verdacht auf eine Latexallergie soll der Betriebsarzt – sofern ein grenzwertiger Befund nicht sofort zur Abheilung gebracht werden kann – den Versicherten zum Dermatologen schicken (Hautarztverfahren). Parallel dazu müssen die Präventionsbemühungen am Arbeitsplatz verstärkt werden. Dabei ist die Entfernung sämtlicher allergenhaltigen Naturlatexprodukte, mit denen ein latexsensibilisierter Mitarbeiter in Kontakt kommt, anzustreben.

Entschädigung (BK 5101). Schwere oder wiederholt rückfällige Hauterkrankungen, die zur Unterlassung aller Tätigkeiten gezwungen haben, die für die Entstehung, die Verschlimmerung oder das Wiederaufleben der Krankheit ursächlich waren oder sein können.

Abfallwirtschaft

Expositionen und Gefährdungen in der Abfallwirtschaft

- Lärm (durch Abkippvorrichtungen etc.),
- Klimafaktoren (Hitze, Zugluft, ...),
- silikogene, schwermetallhaltige Stäube (bei Reinigungsarbeiten, Isolierarbeiten, Störfällen, Kesselbegehungen, Sacköffnungen, Abkippvorgängen, ...),
- Dieselruß, Kohlenmonoxid (durch Sammelfahrzeuge, Radlader, Gabelstapler, ...),
- Die Bioaerosolkonzentration in der Abfallwirtschaft ist um 2 bis 4 Größenordnungen höher als die Hintergrundbelastung *(Tab. 3.4-12):*
  - Viren (Coxsackie-B, Hepatitisviren, Echoviren, Influenzavirus, Poliovirus) z.B. Hepatitis-B-Viren in Abfällen aus häuslicher Krankenpflege,
  - Bakterien (Leptospiren, E. coli, Salmonellen, Enterobacteriaceen, Aktinomyceten) z.B. Salmonellen in Küchenabfällen,
  - Pilzen (Schimmelpilze, z.B. Aspergillus fumigatus),
  - Parasiten z.B. in hundekotverschmiertem Rasenschnitt oder Windeln.

Abbildung 3.4-8 illustriert die Belastungen von Arbeitern in der Müllabfuhr.

In **Kompostieranlagen** ist also die Zahl der keimbildenden Einheiten (KBE) besonders hoch. Kompostieranlagen haben ein besonderes

Tab. 3.4-12 Maximalexpositionen durch Mikroorganismen in verschiedenen Bereichen und der Umgebung von Abfallwirtschaftsanlagen, im Vergleich zur natürlichen Umweltbelastung (in KBE/m³, nach Herr et al. [21]).

	Gesamtbakterien	Aktinomyceten	Schimmelpilze
Kompostwerke	10^6	10^5	10^8
Umgebung von Kompostwerken 100–200 m	10^4	10^3	10^4
300–500 m	10^4–10^5	10^2–10^6	10^3–10^4
ca. 1500 m	10^2–10^3	10^2–10^3	10^3
Sortieranlagen	10^5	10^4	10^7
Deponien	10^5	10^4	10^5
Müllentsorgung	10^5	10^4	10^6
Biomüllentsorgung	–	10^4	10^6
natürliche Belastung	$<10^3$	$<10^2$	$<10^3$

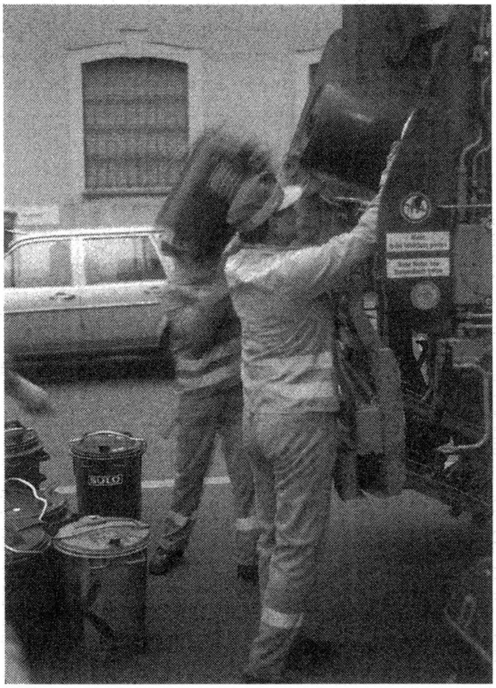

Abb. 3.4-8: Müllabfuhr – Lastenhandhabung, Überkopfarbeit, Lärm und Inhalation von Bioaerosolen.

Keimspektrum (z.B. thermophile Aktinomyceten als Erreger einer exogen allergischen Alveolitis). Für Endotoxine werden in Kompostierwerken Werte zwischen 0,1 und 4 ng/m³, evtl. auch 10 ng/m³ gefunden.

In **Abfallverbrennungsanlagen** stehen folgende Belastungen im Mittelpunkt:

- einatembare und alveolengängige Staubanteile (Filterstäube, Kesselasche) mit Schwermetallen (Blei, Cadmium, Chrom, Arsen, Quecksilber) und mit organischen Gefahrstoffen (Chlorphenole, Dioxine, Furane, PCB),
- Chlorwasserstoff, Fluoride/Fluorwasserstoff, Schwefeldioxid, Stickstoffoxide, Kohlenmonoxid.

Die Gefahrstoffbelastung der Mitarbeiter in einer Müllverbrennungsanlage wurde in einer Studie [11] stationär (im Arbeitsbereich) und personenbezogen gemessen. Die arbeitsmedizinischen Grenzwerte in der Abfallverbrennungsanlage wurden in der Regel eingehalten (dies gilt auch für Dioxine und Furane). Einzelne Grenzwertüberschreitungen wurden bei Trennschleifarbeiten von Stiften im Feuerungsbereich, während Reparaturarbeiten an einem Gewebefilter und bei der Beseitigung einer Betriebsstörung im Bereich der Reststoffverladung ermittelt.

Insbesondere die Belastung durch Dioxine (PCDD) und Furane (PCDF) – in Abfallverbrennungsanlagen v.a. in der Flugasche, im Filterstaub und in der Kesselasche enthalten – wurde mehrfach untersucht. Es wurde – auch beim Biomonitoring im Blutfett der Mitarbeiter – bei Einhaltung von Arbeitsschutzmaßnahmen keine nennenswert erhöhte Belastung durch die Berufstätigkeit festgestellt.

Gesundheitliche Folgen und Berufskrankheiten

In der Abfallwirtschaft sind verschiedene Gesundheitsbeeinträchtigungen möglich oder denkbar:

- Arbeitsunfälle, Verletzungen,
- Lärmschwerhörigkeit,
- Atemwegs-Sensibilisierungen (v.a. Typ I, IgE-vermittelt), z.B. durch Schimmelpilze,
- exogen allergische Alveolitis (Typ III, IgG-vermittelt), z.B. durch Schimmelpilze oder Aktinomyceten,
- chronische Bronchitis, obstruktive Atemwegserkrankungen,
- ODTS (organic dust toxic syndrome), kann z.B. durch Schimmelpilze auftreten (vor allem nach einmalig hoher Konzentration), klingt i.d.R. folgenlos ab,
- Hauterkrankungen und -reizungen (z.B. aggressive Stäube von Flugaschen der Abfallverbrennung),
- In Abhängigkeit von der Immunitätslage können Infektionskrankheiten entstehen. Als Zeichen einer Exposition (Biomarker) sind IgG-Antikörper gegen Aktinomyceten und Schimmelpilze in erhöhter Konzentration festzustellen. Oftmals sind die Keime, z.B. der Aspergillus, nur fakultativ pathogen. Eine Aspergillose entwickelt sich oftmals erst bei Begleiterkrankungen (z.B. Bronchiektasen). Nur einzelne Fälle von Aspergillosen wurden bei Müllwerkern bisher als Berufskrankheit anerkannt.

  Kanal- und Rohrleitungsbauer gelten aufgrund ihres Kontaktes mit Abwasser zu den klassischen Risikogruppen für Infektionskrankheiten (Hepatitis A und B, Salmonellose, Leptospirose). Gegen Hepatitis A und B können sie durch eine Impfung geschützt werden. Es ist als ein Erfolg der Vorsorge zu werten, dass solche Erkrankungen äußerst selten vorkommen (Übersicht bei Rumler und Papenfuss [33]).

Die Gesundheitsfolgen der Tätigkeit in **Wertstoffsortieranlagen** und **Deponien** wurde in einer Querschnittsstudie untersucht (Grüner et al. [20]). Bei vergleichsweise gutem subjektiven Befinden der Beschäftigten fand sich eine erhöhte Prävalenz von Konjunktivitis, Rachenrötung, Tonsillitis, dermaler Mykose und Gesichtsakne. Das Gesamt-IgE und Gesamt-IgG war erhöht. Bei dieser Untersuchung ist mit einem kräftigen „Healthy-worker-effect" zu rechnen, welcher die Aussagekraft einschränkt. Zu ähnlichen Ergebnissen kommen andere Untersuchungen.

Prävention

Bei der Müllsammlung führt die Verdichtung des Abfalls durch Pressplatten zu niedrigeren Bioaerosolkonzentrationen als die Verdichtung mittels Drehtrommeln. Eine Hochdruckreinigung der Schüttung von innen und außen senkt die Keimbelastung. Zur weiteren Keimreduzierung sind Methoden der Staubabsaugung und Automatikschüttung in Erprobung [6, 26].

Bei der Wertstoffsortierung schwanken die Keimemissionen je nach Lagerungsdauer, Sammelzyklen und jahreszeitlicher Temperatur erheblich [27]. Durch maximal aufwändige, gut gewartete lüftungstechnische Einrichtungen konnte in einem Praxistest die Keimzahl der Luft bis auf 2% des Ausgangswertes gesenkt werden. Allgemeine arbeitshygienische Maßnahmen waren ebenfalls effektiv und in der Durchführung einfacher: regelmäßige Reinigung der gesamten Anlage, Minimierung der Lagerungsdauer des Sortiergutes, möglichst umfangreiche Vorsortierung mit Staubabsaugung, Befeuchtung des Sortiergutes mit Desinfektionsmittel (H_2O_2), etc.

Bei der Abfallverbrennung sind verschiedene Maßnahmen gegen Gefahrstoffexposition und Unfallrisiken durchzuführen. Insbesondere ist vor Beginn der Arbeiten in Feuerräumen Vorsorge gegen die Gefahr durch herabfallende Schlacke zu treffen. Bei Hitzeeinwirkung darf die zulässige Höchstdauer des Einsatzes nicht überschritten werden (BGV C14, siehe auch

BG-Information „Befahren von Dampfkesseln unter Hitzeeinwirkung"). An Anlagenteilen, die im Normalbetrieb nicht zugänglich sind, ist erfahrungsgemäß Staub abgelagert, der vor Wartungsarbeiten mit Staubsaugern entfernt werden sollte.

In Abfallverbrennungsanlagen ist persönliche Schutzausrüstung (Atemschutz mit Partikelfilter der Klasse P2 oder P3, Schutzkleidung, Schutzhandschuhe, Sicherheitsschuhe, u.U. auch Korbbrille) vor allem bei Exposition gegenüber staubförmigen Gefahrstoffen unabdingbar [10]. Erhöhter Staubanfall tritt z.B. bei trockenen Reinigungsarbeiten oder bei Betriebsstörungen in Staubförder- und Speichereinrichtungen auf. Sehr kritisch sind Arbeiten im Inneren von Kesseln und Teilen der Rauchgasreinigung. Hier sollte u.U. sogar umgebungsluftunabhängiger Atemschutz (Isoliergerät) getragen werden und eine Durchlüftung bei laufendem Saugzug durchgeführt werden. Sofern mit heißen Stäuben und Aschen gerechnet werden muss, sind ergänzend Flammschutzhauben mit Klarsichtfenster nach DIN 58214 und evtl. Hitzeschutzkleidung nach DIN EN 531/533 zu verwenden.

Arbeitsmedizinische Vorsorgeuntersuchung in der Abfallwirtschaft wird u.U. nach G 23 (obstruktive Atemwegserkrankungen), G 24 (Hauterkrankungen), G 25 (Fahr-, Steuer- und Überwachungstätigkeiten) und in Verbindung mit BGV A4 gemäß G 20 (Lärm), G 26 (Atemschutzgeräten), G 30 (Hitzearbeiten) und G 42 (Infektionskrankheiten, s.u.) durchgeführt. Ein Biomonitoring kann u.a. bezüglich Blei, Cadmium, Dioxine, Furane und Lösemittel angezeigt sein.

Vorsorgeuntersuchung nach Grundsatz G 42 (Infektionsgefährdung): Anlagen der Abfallwirtschaft (Abfallerfassung, Abfallsortierung und Kompostierung, Thermische Abfallverwertung und Deponierung) sind als Arbeitsbereiche 3 in den Auswahlkriterien BGI 504-42 abgehandelt. Tätigkeiten in solchen Anlagen, sofern manuelle Sortierung (Störstoffauslese) und manuelle biologische Behandlungsverfahren (Rotte, Vergärung, Kompostierung) durchgeführt werden, können zu einer Vorsorgeuntersuchung auf Diphtherie, Hepatitis A, B, C, D, E, G, Poliomyelitis, Tetanus veranlassen (mit Impfangebot Diphtherie, HAV, HBV, Polio, Tetanus). Diese arbeitsmedizinische Untersuchung ist nur bei bestimmten Gegebenheiten zu veranlassen (fakultativ), z.B. falls besondere betrieblich oder individuell begründete Bedingungen vorliegen oder Infektionskrankheiten im Expositionsbereich aufgetreten sind. Eine gezielte Beratung ist den Versicherten im Rahmen der allgemeinen arbeitsmedizinischen Betreuung anzubieten zu den oben genannten Themen und zusätzlich zu HIV, Leptospirose, Rotavirus und Hantavirus.

Lebensmittelherstellung

Belastung und Beanspruchung

- Arbeit zum Teil in klimatisierten Räumen, in Kühlräumen, unter Temperaturschwankungen, oft bei künstlichem Dauerlicht,
- Lärm und Vibration durch Maschinen,
- Dämpfe, Gase, Stäube, Rauch:
  - pflanzliche Allergene (Mehl-, Getreidestaub),
  - tierische Allergene (Insektenstaub, Federnstaub),
  - silikogene Stäube (Kieselgure zur Getränkefiltration enthalten Quarz und Cristobalit),
  - Rauche (Räucherlachsherstellung u.Ä.),
- Reinigungs- und Desinfektionsmittel, Fette und Öle[5],
- Hautbelastung durch Feuchtarbeit.

[5] Peressigsäure wird im Gemisch mit Essigsäure, Wasserstoffperoxid und Schwefelsäure als häufiges Desinfektionsmittel in der Lebensmittelbranche verwendet. Peressigsäure und Essigsäure sind durch den stechenden Geruch leicht erkennbar. Ist dieser nicht wahrnehmbar, sind auch die Grenzwerte eingehalten. Durch Selbstzersetzung der Peressigsäure kann es zum Bersten des Gebindes kommen, bei größeren Fässern mit dramatischen Folgen.

Gesundheitliche Folgen und Berufskrankheiten

- Hauterkrankungen (BK 5101),
- Atemwegsreizungen oder -sensibilisierungen (BK 4302, 4301): Das klassische arbeitsmedizinische Krankheitsbild ist das Bäckerasthma durch Mehlstaub;
- Unfallrisiken haben z.B. in der Getränkeabfüllung durch die Verwendung von PET-Flaschen zugenommen. Diese leichten Kunststoffflaschen fallen leichter um, sodass die Mitarbeiter häufiger in die Anlage eingreifen müssen.

Hygiene beim Umgang mit Lebensmitteln

Im Infektionsschutzgesetz (§42, 43) werden gesundheitliche Anforderungen an bestimmte Personen gestellt:

- Personen, die gewerbsmäßig bestimmte Lebensmittel herstellen, behandeln oder in Verkehr bringen, und dabei mit ihnen direkt (mit der Hand) oder indirekt über Bedarfsgegenstände (z.B. Geschirr, Besteck und andere Arbeitsmaterialien) in Berührung kommen. Es handelt sich um folgende Lebensmittel:
  - Fleisch, Geflügelfleisch und Erzeugnisse daraus,
  - Milch und Erzeugnisse auf Milchbasis,
  - Fische, Krebse oder Weichtiere und Erzeugnisse daraus,
  - Eiprodukte,
  - Säuglings- oder Kleinkindernahrung,
  - Speiseeis und Speiseeishalberzeugnisse,
  - Backwaren mit nicht durchgebackener oder durcherhitzter Füllung oder Auflage,
  - Feinkost-, Rohkost- und Kartoffelsalate, Marinaden, Mayonnaisen, andere emulgierte Soßen, Nahrungshefen.
- Personen, die in Küchen von Gaststätten, Restaurants, Kantinen, Cafés oder sonstigen Einrichtungen mit und zur Gemeinschaftsverpflegung tätig sind.

Diese Personen benötigen vor der erstmaligen gewerbsmäßigen Ausübung der genannten Tätigkeiten eine Bescheinigung gemäß §43 (1) Infektionsschutzgesetz durch das Gesundheitsamt, die nachweist, dass sie:

- über die Tätigkeitsverbote und über die Verpflichtungen am Arbeitsplatz in mündlicher und schriftlicher Form von einem Arzt des Gesundheitsamtes oder von einem durch das Gesundheitsamt beauftragten Arzt belehrt wurden und
- nach der Belehrung schriftlich erklärt haben, dass ihnen keine Tatsachen für ein Tätigkeitsverbot bei ihnen bekannt sind.

Treten nach Aufnahme der Tätigkeit Hinderungsgründe nach §42 Abs. 1 auf, sind die genannten Personen verpflichtet, dies ihrem Arbeitgeber oder Dienstherrn unverzüglich mitzuteilen.

Anstelle der früher nach dem Bundesseuchengesetz erforderlichen Untersuchungen findet also nunmehr eine Belehrung zum hygienischen Verhalten beim Umgang mit Lebensmitteln statt. Die Gesundheitsämter haben die Möglichkeit, diese Belehrungen auch an Betriebsärzte zu delegieren.

Die Mitarbeiter müssen in Eigenverantwortung bestimmte Verhaltensregeln beachten:

- Wunden müssen besonders behandelt werden und dürfen nicht mit Lebensmitteln in Kontakt kommen.
- Bei Durchfallerkrankungen, eitrigen Wunden oder Erkrankungen mit Erbrechen oder Gelbsucht muss der Mitarbeiter dem Arbeitsplatz fern bleiben.
- Am Arbeitsplatz sind allgemeine Hygienerichtlinien zu beachten.

Prävention und Vorsorge bei Feuchtarbeit

Ggf. Anwendung der TRGS 531: „Gefährdung der Haut durch Arbeiten im feuchten Milieu (Feuchtarbeit)". Diese TRGS regelt Tätigkeiten, bei denen die Beschäftigten regelmäßig mehr als ein Viertel der Schichtdauer mit ihren Händen Arbeiten im feuchten Milieu ausführen oder einen entsprechenden Zeitraum feuchtigkeitsdichte Schutzhandschuhe tragen oder häufig bzw. intensiv ihre Hände reinigen müssen. Es sind alle technischen und organisatorischen Möglichkeiten zur Vermeidung von Feuchtarbeit zu nutzen. Für persönliche Schutzausrüstung, Hautschutzplan und entsprechende Unterweisung ist zu sorgen. Die arbeitsmedizinische Vorsorge soll nach dem Grundsatz G 24 stattfinden. TRGS 540: „Sensibilisierende Stoffe" beschreibt Schutzmaßnahmen beim Umgang mit sensibilisierenden Stoffen. Technische Schutzmaßnahmen am Arbeitsplatz sollten in der Auswahl nicht sensibilisierender Arbeitsstoffe, in der Absaugung oder Abschirmung der Gefahrstoffe bestehen (Allergenverringerung mit Mitteln des technischen Arbeitsschutzes). Durch entsprechende Einstellungsuntersuchungen oder Jugendschutzuntersuchungen sollten Personen mit vorbestehender allergischer Disposition erkannt und von einer gefährdenden Tätigkeit ausgeschlossen werden.

Sonstige Aspekte der Prävention

Peressigsäure-Konzentrate (Desinfektionsmittel) sollten möglichst nur in Konzentrationen unter 10% verwendet werden (schwer entzündbar). Wegen der stark ätzenden Wirkung sollte manuelles Handhaben und Umfüllen vermieden werden. Zur Vermeidung von Selbstzersetzungsreaktionen sind bestimmte Maßnahmen notwendig (siehe Spezialliteratur).

Für die Getränkefiltration soll Kieselgur verwendet werden, welches bei geringeren Temperaturen gebrannt wurde und wenig freie kristalline Kieselsäure (Quarz, Cristobalit) enthält. Durch neue Techniken kann auf Kieselgur völlig verzichtet werden.

Räucheranlagen bergen für die Mitarbeiter besondere Gesundheitsrisiken und müssen besonders sorgfältig geplant und betrieben werden [13].

Vorsorgeuntersuchungen können nach G24 oder G23 sinnvoll sein.

Tertiärprävention: Wenn ein allergisches Berufsasthma auftritt, soll ebenfalls durch Umgestaltung des Arbeitsplatzes eine Allergenverringerung versucht werden (u.U. Einsatz fremdbelüfteter Hauben). Bei Erfolglosigkeit ist durch rechtzeitigen Arbeitsplatzwechsel/Berufswechsel (Allergenkarenz) einer Chronifizierung vorzubeugen.

Bauarbeiter und weitere Berufe der Bauwirtschaft

Belastung und Beanspruchung

- Stresserzeugende Faktoren
  Termindruck, häufig sich ändernde Situationen und Unterbrechungen (Mobiltelefon!) belasten besonders die Bauleiter.
- Ungünstige Klimaeinflüsse
  bei Freiluftarbeiten durch Zugluft, Nässe und Kälte.
- Schweres Heben und Tragen in ergonomisch teilweise ungünstigen Körperhaltungen.
  So arbeitet z.B. der Betonbauer beim Bewehren der Bodenplatte oder Geschossdecke über die Hälfte der Arbeitszeit in stark gebeugter oder gebückter Haltung. Der Anteil statischer Körperhaltungen einschließlich statischer Haltearbeit ist hoch. Zur Prävention von Wirbelsäulenerkrankungen ist die Verwendung vorgefertigter Bewehrungsteile anzustreben. Die Vorfertigung kann in günstiger Arbeitshöhe erfolgen. Auf der Baustelle kann der Gebrauch höhenverstellbarer Böcke die Arbeit in gebückter Körperhaltung weiter verringern. Eine weitere Präventivmaßnahme ist die Verteilung der Arbeit beim Bewehren der Bodenplatte auf mehrere Personen.
- Einwirkung von Teilkörperschwingungen auf das Hand-Arm-System
  (z.B. beim Betonverdichter).
- Einwirkung von Ganzkörperschwingungen beim Führen von Baufahrzeugen.
- Lärm *(→ Tab. 3.4-13)*
  Die verschiedenen baustellentypischen Berufe sind i.d.R. lärmexponiert. Der Bauschlosser z.B. überschreitet i.d.R. den Grenzwert von 85 dB (Beurteilungspegel, Schichtmittelwert). Typisch auf Baustellen sind lärmintensive Arbeiten für jeweils nur Sekunden oder Minuten. Dies addiert sich z.B. für Elektroinstallateure auf durchschnittlich ca. 2 Stunden täglich bei 90–110 $dB_{(A)}$.
- Ozonbelastung unter Sommersmog-Bedingungen.
- Stickoxid- und Kohlenmonoxid-Belastung beim Einsatz von Sprengstoffen im Tiefbau.

Tab. 3.4-13 Beispielhafte Lärmquellen auf Baustellen.

Bohren mit mechanischer Schlagbohrmaschine in Betondecke (6-mm-Bohrer)	100–110 $dB_{(A)}$
Bohren mit pneumatischer Schlagbohrmaschine in Betondecke (6-mm-Bohrer)	95–105 $dB_{(A)}$
Schalterdosen ausbohren mittels Bohrhammer	110 $dB_{(A)}$
Schlitze fräsen mit Diamantscheibenschlitzfräsen und Absaugeinrichtung	102–108 $dB_{(A)}$
Absaugeinrichtung allein	85–90 $dB_{(A)}$
ungeeignete Absaugeinrichtung (Hausstaubsauger nach kurzem Baustellenbetrieb)	99 $dB_{(A)}$
Bolzenschussapparate	bis 140 $dB_{(A)}$

- Dieselmotoremissionen im Tiefbau.
- Stäube, Gefahrstoffe allgemein, speziell auch Asbestfaserstäube
  Maximalwerte von bis zu 50×10^6 Fasern/m³ können bei Arbeiten mit Trennschleifern (Flex) in Innenräumen gemessen werden, wenn z.B. Teile aus Asbestzement bearbeitet werden. Ein nochmaliges deutliches Überschreiten derartiger Werte ist bei Entsorgungsmaßnahmen möglich.
- Zement und Zementstäube
  - Zementstäube sind – trotz Sandbeimengung zu den Ausgangsstoffen der Zementherstellung – nach der Umwandlung im Drehofen nicht silikogen. Zementstaub kann Thallium enthalten.
  - Das Betonspritzen gehört wegen der enormen Staubbelastung zu den arbeitshygienisch bedenklichen Arbeitsverfahren.
  - Zement und die daraus hergestellten Produkte (Frischbeton, Mörtel, Putz, Estrich) sind wichtige Arbeitsstoffe für die Beschäftigten in der Bauwirtschaft. Umgang mit Zement kann zu Haut- und Schleimhautreizung führen. Verätzungen der Haut und der Augen kommen selten vor. Die allergische oder irritative Ekzemerkrankungen der Haut durch Zementexposition wird als Maurerkrätze bezeichnet. Diese häufige Erkrankung wird durch das im Zement enthaltene Chromat (VI) ausgelöst. Eine Rolle spielt auch die Alkalität des Zements, das Auslaugen der Haut aufgrund der Feuchtarbeit und die mechanische Beanspruchung der Haut durch Sandbestandteile [19].
    Zur Prävention bietet die Zementindustrie jetzt chromatarmen Zement (nach TRGS 613) als Sackware an. Er sollte vor allem dort eingesetzt werden, wo Zement von Hand verarbeitet wird. Da die Alkalität des Zements nicht beseitigt werden kann, ist auch beim chromatarmen Zement noch mit dem Auftreten irritativer Ekzeme zu rechnen. Als persönliche Schutzausrüstung sind nitrilhaltige Baumwollhandschuhe zu empfehlen. Lederhandschuhe halten das aggressive Anmachwasser bei Frischbeton und Frischmörtel nicht zurück.
- Schal- und Trennöle
  Das Gefährdungspotenzial für die Beschäftigten ist wenig bekannt.
- Lösemittel
  Die Versiegelung von Parkett und anderen Holzfußböden gehört zu den lösemittelintensivsten Tätigkeiten der Bauwirtschaft. Holzkittlösungen und Siegel haben einen Lösemittelanteil von bis zu 90%. Beim Versiegeln ist absolute Staubfreiheit ein Gebot der Produktqualität. Lüften der Arbeitsräume oder gar die Installation einer Absaugung verbieten sich daher. Es können somit sehr hohe Belastungen auftreten.
  Im Rahmen des Gefahrstoff-Informationssystems der Berufsgenossenschaften der Bauwirtschaft (GISBAU – http://www.gisbau.de) existiert seit kurzem ein GISCODE [7] für

Holzkitte und Parkettsiegel. Der Anwender kann somit auf dem Gebinde nachlesen, zu welcher GISCODE-Gruppe das von ihm verwendete Produkt gehört, und sich dann aus der GISBAU-Information über die auf der Baustelle zu erwartenden Konzentrationen und über die nötigen Schutzmaßnahmen informieren.

Gesundheitliche Folgen und Berufskrankheiten

- Erkrankungen durch künstliche Mineralfasern oder Asbestfaserstäube (BK 4103–4105)
- Silikose durch quarzhaltige Stäube (BK 4101)
- Die allergische oder irritative Ekzemerkrankungen der Haut (BK 5101) durch Zementexposition wird als **Maurerkrätze** bezeichnet. Diese häufige Erkrankung wird durch das im Zement enthaltene Chromat ausgelöst. Eine Rolle spielt auch die Alkalität des Zements, das Auslaugen der Haut aufgrund der Feuchtarbeit und die mechanische Beanspruchung durch Sand.
- Erkrankungen durch Heben und Tragen von Lasten sowie durch extreme Rumpfbeugehaltung. Die Rumpfbeugehaltung des Stahlbetonbauers ist im Merkblatt zu BK 2108 (Erkrankungen der LWS durch schweres Heben) als gefährdende Tätigkeit aufgeführt.
- BK 2110: Bandscheibenbedingte Erkrankungen der Lendenwirbelsäule durch langjährige, vorwiegend vertikale Einwirkung von Ganzkörperschwingungen im Sitzen (Baustellenfahrzeuge).
- Bei Arbeiten unter Sommersmog-Bedingungen können Reizerscheinungen der oberen Luftwege, Heiserkeit, Husten und Atemnot auftreten.
- Bei einer Intoxikation durch Kohlenmonoxid bei Sprengarbeiten im Tunnelbau kann es durch die Hypoxämie zu Kopfschmerzen, Benommenheit, Atemstörungen, Bewusstlosigkeit und Krämpfen kommen (BK 1201: Erkrankungen durch Kohlenmonoxid).

Prävention und Vorsorge

Eine „Baustellenverordnung“ regelt seit 1.7.1998 auf der Grundlage europäischer Arbeitsschutznormierung Arbeitsschutzmindeststandards in diesem Tätigkeitsbereich. Nach § 3(1) soll für Baustellen, auf denen Beschäftigte mehrerer Arbeitgeber tätig werden, ein geeigneter Koordinator (bzw. mehrere Koordinatoren) bestellt werden. Nach § 2(3) soll auf Baustellen ein **Sicherheits- und Gesundheitsschutzplan** erstellt werden, wenn durch Beschäftigte mehrerer Arbeitgeber (gleichzeitig oder nacheinander tätig) besonders gefährliche Arbeiten nach Anhang II durchgeführt werden oder wenn an mehr als 30 Arbeitstagen mehr als 20 Beschäftigte mehrerer Arbeitgeber gleichzeitig tätig werden bzw. wenn der Umfang der Arbeit 500 Personentage überschreitet.

Besonders gefährliche Tätigkeiten im Sinne der Verordnung sind u.a.:

- Arbeiten mit Absturzgefahr aus einer Höhe von mehr als 7 m oder in Gräben mit einer Tiefe von mehr als 5 m, sofern die Gefahr des Versinkens oder Verschüttetwerdens besteht.
- Arbeiten mit Exposition durch explosionsgefährliche, hochentzündliche, krebserzeugende (Kategorie 1 und 2), erbgutverändernde, fortpflanzungsgefährdende oder sehr giftige Stoffe und Zubereitungen im Sinne der Gefahrstoffverordnung.

Bei den Berufgenossenschaften der Bauwirtschaft liegen Muster und Leitfäden zur Erstellung eines Sicherheits- und Gesundheitsschutzplanes vor und können bei Bedarf angefordert werden.

Jährliche Belehrungen und Unterweisungen sollen die Mitarbeiter über den notwendigen Gesundheitsschutz informieren. Beispielsweise soll vermittelt werden, dass nach einem Elektrounfall oft eine Nachbeobachtungsphase in der Klinik erforderlich ist.

Den Bauleitern sollten Hinweise und Unterstützung zum **Stressabbau** und Stressmanagement gegeben werden [12].

Folgende Maßnahmen dienen der **Lärmprävention:**

- Einsatz lärmarmer Arbeitsverfahren (z.B. Abbruch mittels hydraulischer Zangen),
- Verwendung lärmarmer Geräte (Bagger, Sägeblätter, Druckluftnagler, ...),
- Kapselung der Lärmquelle (z.B. Kompressor), Lärmschutzwände,
- PSA (siehe unten), Vorsorgeuntersuchung (nach G 20).

Asbest. Seit 1993 besteht nach § 15 der Gefahrstoffverordnung in Deutschland ein generelles Verbot der Herstellung, Anwendung oder des Inverkehrbringens von Asbest. Ausnahmen bestehen z.B. bei Abbruch-, Sanierungs- oder Instandhaltungsarbeiten (ASI-Arbeiten). Wird beim Umgang mit Asbest im Sinne der TRGS 517 die Auslöseschwelle (ein Grenzwert) sowie bei Abbruch-, Sanierungs- oder Instandhaltungsarbeiten (ASI-Arbeiten) im Sinne der TRGS 519 die Asbestfaserkonzentration von 15.000 Fasern/m^3 überschritten, so müssen die am betreffenden Arbeitsplatz beschäftigten Arbeitnehmer nach der Gefahrstoffverordnung und nach BGV A4 arbeitsmedizinischen Vorsorgeuntersuchungen unterzogen werden (nach G 1.2).

Sommersmog. Wenn eine Überschreitung des 180-µg-Wertes für Ozon angekündigt wird, sollen körperlich schwere Arbeiten möglichst in die Vormittagsstunden oder in das Innere von Gebäuden verlagert werden. Erholungspausen sollen in geschlossenen Räumen verbracht werden [14].

Wenn während Sprengarbeiten im Tunnel **CO-Intoxikationsgefahr** besteht, kann es sinnvoll sein, stichprobenartige CO-Hb-Untersuchungen durchzuführen (Biomonitoring). Wenn der MAK-Wert am Arbeitsplatz nicht dauerhaft sicher eingehalten wird, so sollen Vorsorgeuntersuchungen nach dem Grundsatz G 7 durchgeführt werden. Errichtung einer fest installierten CO-Dauerüberwachungsanlage mit Alarm bei Grenzwertüberschreitungen. Erhöhte Werte sollten Anlass für Arbeitsplatzmaßnahmen sein [38].

Dieselmotoremissionen im Tiefbau. Trotz moderner Dieselpartikelfilter ist Wert auf ausreichende Belüftung – besonders im Tunnelbau – zu legen. Selbst hochwertige und richtig gewartete Partikelfilter garantieren nicht immer die Einhaltung der Richtkonzentration. Fahrzeuge ohne Filter führen im Tunnel i.d.R. zu Grenzwertüberschreitungen.

Die **Staubbelastung beim Betonspritzen** kann durch Einführung von Nass-Spritzverfahren gesenkt werden.

Ein besonderes Problem auf Baustellen stellt die mangelnde Benutzung der **persönlichen Schutzausrüstung** (Helm, Sicherheitsschuhe, Schutzbrillen, Lärmschutz) trotz kostenfreier Bereitstellung und regelmäßiger Belehrung durch den Arbeitgeber (mit aktenkundiger Unterschrift des Arbeitnehmers) dar. Auch der Betriebsarzt soll immer wieder auf die möglichen Gesundheitsfolgen dieses Versäumnisses hinweisen. Beschäftigte auf Baustellen lehnen nicht selten das Tragen von Gehörschutz ab mit dem Hinweis auf die kurze Dauer der Lärmexposition. Jedoch ist z.B. für das Installationshandwerk bei einem mittleren Wert von 100 $dB_{(A)}$ bereits nach 15 Minuten täglicher Lärmeinwirkung mit einer Schädigung zu rechnen. Gehörschutzkapseln sind wegen starker Verschmutzung oftmals problematisch. Gehörschutzstöpsel sind in solchen Fällen der geeignetere Gehörschutz.

Organisation der Ersten Hilfe. An schwer zugänglichen Arbeitsplätzen müssen u.U. Rettungskörbe, Tragewannen oder Marinetragen bereitgestellt werden.

Vorsorgeuntersuchungen werden z.B. nach G 20, G 24, G 25, G 26, G 39 durchgeführt. Nach § 3 der Lastenhandhabungsverordnung ist die körperliche Eignung der Beschäftigten zur Ausführung der manuellen Lastenhandhabung zu berücksichtigen. Bauleiter sind besonders hinsichtlich Stressfolgen zu untersuchen und zu beraten.

Kraftfahrzeugmechaniker

Belastung und Beanspruchung

Es handelt sich um eine körperlich leichte bis mittelschwere Arbeit, oftmals in ungünstiger

Körperstellung oder Zwangshaltung, teilweise in Arbeitsgruben. Die Arbeit ist vielseitig und kann durch Zeitdruck und Verantwortung belastend sein. Überstunden können beträchtliche Ausmaße annehmen. Lärm entsteht bei Blechbearbeitung und bei Motorenprobeläufen. Beschäftigte in Kfz-Werkstätten sind mit einer Vielzahl von Gefahrstoffen konfrontiert [1]:

- Kohlenmonoxid (CO) in Abgasen:
  An den Arbeitsplätzen werden in der Regel Absaugschläuche auf den Auspuff gesteckt. Hier entsteht keine nennenswerte CO-Exposition. Kritisch dagegen ist im Winter bei geschlossenem Hallentor das Umherfahren der PKWs. Hierbei wird schnell der Grenzwert für CO von 35 mg/m^3 erreicht. In einer Feldstudie der BAuA kam es bei 40% der PKW-Werkstätten zu Überschreitungen des Schichtmittelwertes für Kohlenmonoxid.
- Dieselmotoremissionen (DME):
  Während DME in PKW-Werkstätten keine Rolle spielen, können in LKW-Werkstätten Grenzwertüberschreitungen auftreten.
- Dieselkraftstoff:
  Unverbrannter Dieselkraftstoff besteht aus Kohlenwasserstoffen unterschiedlicher Kettenlänge und Verzweigung. Dieselkraftstoffdämpfe sind schwerer als Luft. Sie können bei Erwärmung explosionsfähige Gemische bilden.
- Benzol im unverbrannten Treibstoff:
  Im Ottokraftstoff können bis max. 1% Benzol enthalten sein. Bei Messungen der BAuA in der Luft von Werkstätten lag der höchste gemessene Schichtmittelwert bei 20% des Grenzwertes (TRK=3,2 mg/m^3). Kurzfristig wurden während der Tätigkeit an der Kraftstoffanlage für wenige Minuten Konzentrationen bis zu 5,7 mg/m^3 gemessen. Für solche Arbeiten gilt ein höherer Grenzwert von 8 mg/m^3 Benzol.
- Lösemittelbelastungen:
  Kurzfristige Lösemittelbelastungen sind bei Verwendung von Produkten für Reparatur- und Wartungsarbeiten durchaus möglich. Messungen der BAuA erbrachten in 86% der Fälle einen Bewertungsindex nach TRGS 403 unter 0,1 (Grenzwert 1). Dennoch sollte eine Reduzierung der eingesetzten Produktpalette angestrebt werden.
- Batteriesäure:
  Besondere Vorsicht ist beim Umgang mit Batteriesäure geboten. Sie besteht aus ca. 20–30%iger Schwefelsäure. Beim Batterieladen kann Wasserstoffgas (Knallgasgemisch mit Sauerstoff) freigesetzt werden, insbesondere beim überlangen Ladevorgang oder beim Laden defekter Batterien.
- Frostschutzmittel für Kühler:
  Dem Kühlwasser von Verbrennungsmotoren werden Chemikalien zugesetzt, um den Gefrierpunkt zu erniedrigen. Es handelt sich hauptsächlich um Ethylenglykol (Ethandiol), daneben sind Korrosionsschutzmittel enthalten.
- Stäube und Schweißrauche:
  Bei Schweißarbeiten, Karosseriearbeiten und bei Vorbereitungen für das Lackieren können Staubbelastungen, in der Regel jedoch ohne Grenzwertüberschreitungen, auftreten. Kritische Konzentration an Fein- und Gesamtstaub wurden beim Flammenschneiden von Aluminiumblechen festgestellt (> 40 mg/m^3). Asbest-Exposition kann bei Reinigung und Bearbeitung von alten Brems- und Kupplungsbelägen vorkommen.
- Spachtelmassen, Schäume und Kleber:
  können Isocyanate enthalten (Allergie-Risiko)

Gesundheitsfolgen und Berufskrankheiten (Auswahl)

- Bei einer CO-Intoxikation kann es durch die Hypoxämie zu Kopfschmerzen, Benommenheit, Atemstörungen, Bewusstlosigkeit und Krämpfen kommen, BK 1201.
- Dieselmotoremissionen können bei gesunden Menschen akute Entzündungserscheinungen der Atemwege verursachen, sie gelten als Risikofaktor für Asthma- und Heuschnupfensymptome. Ein Lungenkrebsrisiko ist in epidemiologischen Studien für hoch exponierte Arbeiter gezeigt worden.

- Dauernder Hautkontakt zu Dieselkraftstoff kann zu Hautkrebs führen (BK 5102). Hautbelastung entsteht ferner durch Schmiermittel, Lösemittel, Nickel, Chrom, Kobalt, etc.,
- Benzol: Durch Inhalation und dermale Aufnahme (unzulässige Verwendung von Benzin als Löse- und Reinigungsmittel) kann es zu relevanten Aufnahmen und einer Leukämiegefährdung kommen, BK 1303.
- Ethylenglykol kann zu Lungenödem sowie zu Schwindel, Kopfschmerz, Bewusstlosigkeit und Atemlähmung führen.
- Diisocyanate (in Spachtelmassen und Schäumen) können allergisierend an Haut und Atemwegen, aber auch chemisch-irritativ wirken.
- Keratitis photoelektrica (Schweißerverblitzung).
- Muskuloskelettale Beschwerden können durch Lastenhandhabung und unergonomische Körperhaltung gefördert werden.

Prävention und Vorsorge

Arbeitsschutzmaßnahmen in Kfz-Werkstätten beginnen bei der **Gestaltung der Wasch- und Wartungshallen.** Vorbildlich wäre eine Fußbodenheizung, Ausleuchtung mit natürlichem Licht und eine halbautomatische Abgasabsaugung. Auf Arbeitsgruben sollte verzichtet werden zugunsten von Stempelhebebühnen, sodass ebene Arbeitsflächen entstehen. Die Fahrzeuge sollten stets sicher verankert werden.

Hygienemaßnahmen sind zu beachten: Lebensmittel sollen nicht in Arbeitsbereichen gelagert oder verzehrt werden. Nach Arbeitsende sind die Hände gründlich zu waschen und benetzte Kleidung ist zu wechseln.

Die **Gefahrstoff-Prävention** sollte beim Kohlenmonoxid ansetzen. Kohlenmonoxid kann als „Leitsubstanz" dienen. Wenn der Grenzwert des CO zu weniger als 70 % ausgeschöpft wird, werden i.d.R. auch alle übrigen Grenzwerte eingehalten.

Eine Reduzierung der Produktpalette sollte bei Schmier-, Pflege- und Wartungschemikalien angestrebt werden. Öllachen und Diesellachen sollten beseitigt werden (Luftgrenzwert für Kohlenwasserstoffgemische, Gruppe 2, TRGS 404: 200 ml/m^3 = 200 ppm).

Für die Schwefelsäure (als Batteriesäure verwendet) existiert ein MAK-Wert von 1 mg/m^3, gemessen in Gesamtstaub. Beim Umgang mit Batteriesäure sind Spritzer zu vermeiden. Mit Batteriesäure benetzte Gegenstände sind mit viel Wasser zu reinigen. Die Vorratsgefäße für Batteriesäure sollen nicht offen herumstehen.

Batterien dürfen – wegen der Gefahr der Knallgasbildung – nur in gut gelüfteten Räumen geladen werden.

Auch Gefäße mit Ethylenglykol (Frostschutzmittel) sollten nicht offen gelassen werden. Dämpfe von heißer Kühlerflüssigkeit sollen nicht eingeatmet werden. Hautkontakt soll vermieden werden. Der MAK-Wert für Ethylenglykol liegt bei 26 mg/m^3 bzw. 10 ml/m^3 (ppm).

Sofern Umgang mit Vergaser-Kraftstoff gegeben ist, muss die Exposition gegenüber Benzol überwacht werden. Ein Biomonitoring wird empfohlen. Dazu bieten sich in erster Linie die Bestimmung der Benzol-Konzentration im Blut sowie der S-Phenylmerkaptursäure im Urin zum Schichtende an.

Jede Werkstatt sollte über eine mobile Absaugvorrichtung verfügen, die gezielt bei staubintensiven Tätigkeiten eingesetzt werden kann. Für Schweißarbeiten sollten eine der Schweißpistole integrierte Absaugung vorhanden sein.

Schutzkleidung und -handschuhe (Nitrilhandschuhe für Dieselkraftstoff, Lederhandschuhe für Batteriesäure) sollte sauber und nicht ölgetränkt sein. Ein Hautschutzplan ist zu erarbeiten. Augendusche und Augenspülflasche soll in der Nähe des Arbeitsplatzes bereitstehen. Schutzbrillen sollen u.a. beim Nachfüllen von Batteriesäuren und beim Umgang mit Frostschutzmittel verwendet werden.

Nach Hautkontakt mit Dieselkraftstoff und anderen Stoffen soll verunreinigte Kleidung gewechselt werden und die Haut mit Wasser, Seife oder Polyethylenglykol 400 gereinigt werden.

Arbeitsmedizinische Vorsorgeuntersuchungen können z.B. im Lärmbereich von Motorenprüfständen notwendig werden (G 20), ferner bei Schweißern (G 39). Zu denken ist auch an Hautbelastung (G 24). Es ist zu prüfen ob die Auslöseschwelle für Vorsorgeuntersuchung nach G 7 (Kohlenmonoxid) und G 8 (Benzol) überschritten sind.

Gießereiarbeiter/Gießereimechaniker

Der Gießereimechaniker beschäftigt sich mit dem Schmelzen der Metalle und Gießen in Formen, die das Negativ des gewünschten Abgusses darstellen. Durch Abkühlen und Erstarren entsteht das Gussstück. Man unterscheidet Eisen-, Stahl- und Nichteisenmetallguss. Es gibt eine große Vielfalt von Herstellungsverfahren. Die Gießereiindustrie ist meist mittelständisch und gehört zu den kleineren Branchen. Gussprodukte der unterschiedlichsten Art und Größe sind in allen Industriezweigen erforderlich.

Das nachfolgend für Gießereien geschilderte Belastungs-/Beanspruchungsprofil findet sich auch bei der Rückführung von Metallschrott in den Produktionskreislauf. Dieses „Recycling" in so genannten Metallschmelzwerken gewinnt zunehmend an Bedeutung.

Belastungen, Beanspruchungen, Berufskrankheiten

Die Tätigkeit geschieht meist in Wechselschicht, teilweise auch in Nachtschicht, in großen Hallen mit künstlichem Licht. Belastungsfaktoren sind u.a.:

- Zeitdruck, Verantwortung.
- Zugluft, Hitze, Wärmestrahlung (flüssiges Metall).
- Unfallgefahren durch schwebende Lasten, flüssiges Metall, Verpuffungen beim Gießen, Blendung der Augen.
- Lärm tritt insbesondere bei der Nachbearbeitung der Metalle auf (Sägen, Schleifen, Stanzen, etc.). Besonders ausgeprägt kann der Lärm in Aluminiumgießereien sein. Lärm kann Innenohrschädigung (BK 2301) verursachen und Bluthochdruck sowie wahrscheinlich die Entstehung einer KHK fördern.
- Schwere körperliche Arbeit (bei entsprechender Größe und Art der Gussstücke) mit einem hohen Anteil statischer Muskelarbeit, teilweise unter Zwangshaltung, kann zu Verschleißerscheinungen des Skelettsystems führen.
- Vibrationen, Erschütterungen (Pressluftwerkzeuge) können zu Schäden und Schmerzen in Ellbogen- und Handgelenken führen (BK 2103).
- Gase, Dämpfe, Rauche, Stäube (vor allem beim Gießen in der Gießgrube und beim Gussputzen) verursachen Nasen- und Rachenreizungen und Bronchitiden, auch obstruktive Lungenerkrankungen sind möglich (BK 4301 und 4302). Auf eventuelle Rauche toxischer Schwermetalle ist besonders zu achten. Ferner kommen in Gießereien in der Atemluft teilweise krebserregende Substanzen, wie z.B. Benzol, PAH vor. Nickellegierungen können entstehen.
- Exposition gegenüber kanzerogenen Nitrosaminen. Diese können einerseits aus den Aminen der Kernmacherei bzw. aus thermolytischen Prozessen, andererseits aus nitrosen Gasen (bilden sich reduktiv beim Abgießen) entstehen.
- Das Karzinomrisiko von Gießereiarbeitern, v.a. für das Bronchialkarzinom, ist möglicherweise erhöht. Die epidemiologischen Erkenntnisse sind aber derzeit nicht ausreichend für eine Aufnahme der Erkrankung in die Liste der Berufskrankheiten der BeKV. Gleiches gilt für eine Erhöhung des Nierenkarzinomrisikos für Aluminiumgießereien.
- Kohlenmonoxid-Vergiftungsgefahr (wie auch in Hochöfen, Kokereien, Ziegeleien, Glaswerken, etc), selten auch mit der Folge einer Berufskrankheit (BK 1201) mit bleibenden Schäden.
- Bei Verwendung von Quarzsand als Formstoff (speziell beim Gussputzen, in der Sandmischanlage und bei der Strahlmittelbearbeitung) besteht ein Silikose-(Silikotuberkulose-)Risiko (BK 4101, 4102).
- Sonstige gesundheitsgefährdende Gießerei-

formstoffe (im Bereich der Kernmacherei in Bindern u.Ä. enthalten) sind: Ammoniak, Formaldehyd, Phenol, Benzol, Toluol, Kohlenwasserstoffe und ihre Krackprodukte, Kohlenmonoxid (s.o.), Kohlendioxid, Schwefelwasserstoff, Diethylamin und Triethylamin.

- In Aluminiumgießereien kann es zur Fluorwasserstoffexposition kommen (mögliche Folge sind Haut- und Schleimhautverätzungen und nach systemischer Aufnahme Organschäden).

Prävention

Auf die Einhaltung der Unfallverhütungsvorschriften der jeweils zuständigen Berufsgenossenschaft ist zu achten (z.B. Hütten- und Walzwerks-Berufsgenossenschaft). Technische Lärmminderungsmaßnahmen und persönlicher Gehörschutz sind entscheidend. Vorsorgeuntersuchungen zur Früherkennung von Lärmschäden müssen bei Überschreitung der Auslöseschwelle (85 $dB_{(A)}$) durchgeführt werden (G 20). Zur Verhütung von Vibrationsschäden sind z.B. entsprechende gepolsterte Handschuhe auf dem Markt.

Absaugvorrichtungen gehören zu den wichtigsten Präventionsmaßnahmen.

Bei Verwendung von Quarzsand werden Vorsorgeuntersuchungen zur Früherkennung der Siliko(tuberkulo)se mit regelmäßigen Röntgenuntersuchungen der Lunge durchgeführt (G 1.1). Weitere eventuell notwendige Vorsorgeuntersuchungen werden nach G 7 (Kohlenmonoxid), G 20 (Lärm) oder G 30 (Hitzearbeiten) durchgeführt. Das Angebot einer Vorsorgeuntersuchung nach G 23 (obstruktive Atemwegserkrankungen) kann sinnvoll sein.

Gabelstaplerfahrern, Kranführern, Bedienungspersonal in Leitzentralen soll eine Untersuchung nach dem berufsgenossenschaftlichen Grundsatz G 25 (Fahr-, Steuer- und Überwachungstätigkeit) angeboten werden. Die Untersuchung nach G 25 kann durch eine Betriebsvereinbarung oder durch Anbindung an besondere Unfallverhütungsvorschriften („Flurförderfahrzeuge“, „Krane“) in den Rang einer obligatorischen Untersuchung gehoben werden.

Schweißer

Begriffsdefinition und technische Grundlagen

Definition des Begriffs Schweißen (nach DIN 1910): Schweißen ist eine Vereinigung von Werkstoffen in der Schweißzone unter Anwendung von Wärme und/oder Kraft, mit/ohne Schweißzusatz. Man unterscheidet:

Pressschweißen

Die Werkstücke werden unter Druckanwendung angenähert und geschweißt. Unterstützt wird der Schweißvorgang durch örtliche Wärmeentwicklung als Folge des Druckes oder durch eine andere Art der Energiezufuhr (Ultraschall, offene Flamme bzw. Brenngaszufuhr, Reibung, Lichtbogen, Stromfluss, etc.).

Schmelzschweißen

In diesem aus arbeitsmedizinischer Sicht wesentlichen Verfahren werden die Werkstücke mittels thermischer Energie an der Schweißzone vereinigt. Man unterscheidet:

- Gasschweißen (Autogenschweißen)
  Wärme wird durch eine Brenngas-Sauerstoff-Flamme (bis 3.000 °C) zugeführt. Die Schweißnaht wird i.d.R. aus dem zu schweißenden Werkstück selbst (autogen) hergestellt.
- Lichtbogenschweißen (Elektroschweißen)
  Durch einen Lichtbogen zwischen Elektrode und Werkstück werden Temperaturen von 5.000–6.000 °C erzeugt. Bei diesen hohen Temperaturen kommt es zu Oxidationsvorgängen, die durch Elektrodenummantelung, Schweißpulver oder Schutzgase verringert werden müssen. Beim Schutzgasschweißen unterscheidet man Metall-Aktivgas-Schweißen (MAG) und Metall-Inertgas-Schweißen (MIG).

Gesundheitsgefährdung beim Schweißen

- Metalloxydrauche, Rauche von Beschichtungen, nitrose Gase, Phosgen, Kohlenmonoxid, Ozon, etc.

Schweißrauche enthalten partikelförmige Bestandteile, die überwiegend kleiner als 1 µm und damit alveolengängig sind. Die punktförmige Gefahrstoffquelle befindet sich in großer Nähe zur Atemzone, wird aber i.d.R. abgeschirmt durch einen Schutzschild. Entscheidend ist die Gefahrstoffkonzentration zwischen Schild und Gesicht. Die Exposition ist sehr stark abhängig von den verwendeten Werkstoffen, Zusatzstoffen, Schweißgasen und den räumlichen Gegebenheiten des Arbeitsplatzes. Grenzwertüberschreitungen werden vor allem in engen Räumen, besonders in schlecht oder gar nicht belüfteten Behältern, gemessen.

- Typisch sind die folgenden Gefahrstoffexpositionen:
  - Chrom-VI- und Nickel-Exposition beim Schweißen hochlegierter Stähle;
  - Blei- oder Cadmium-Exposition beim Schweißen entsprechender Materialien;
  - bedeutsam ist auch das Elektroschweißen mit manganhaltigen, ummantelten Elektroden;
  - beim Aluminium-Schweißen entstehen erhebliche Anteile ultrafeinen Aluminiumstaubes.
- Isocyanat-Exposition besteht beim Schweißen lackierter oder isolierter Metalle durch Zersetzung von Polyurethan-Lacken oder -beschichtungen.
- Phosgen kann entstehen, wenn beim Schweißen Reste chlorierter Kohlenwasserstoffe erhitzt werden. – Eine Phosphorwasserstoffintoxikation droht beim Autogenschweißen, sofern Azetylen noch aus Kalziumkarbid (phosphorkalziumverunreinigt) hergestellt wird. Azetylen wird heute jedoch vorwiegend petrochemisch hergestellt (kein Risiko der PH_3-Entstehung).
- Physikalische Einflüsse: elektrischer Strom, UV-Strahlung (v.a. beim Elektroschweißen), Wärme, Lärm, etc.
  - Viele Schweißverfahren liegen über 90 $dB_{(A)}$, sodass Maßnahmen nach der UVV „Lärm" ergriffen werden müssen.
  - An zahlreichen Schweißarbeitsplätzen sind die Beschäftigten elektromagnetischen Feldern ausgesetzt, welche die Werte der Unfallverhütungsvorschrift BGV B11 „Elektromagnetische Felder" zum Teil erheblich überschreiten.
- Ergonomische Probleme (Zwangshaltung, statische Muskelbeanspruchung durch Haltearbeit, etc.).
- Psychomentale Belastung (Monotonie, Zeitdruck, etc.).
- Klimatische Einflüsse (Schweißerarbeitsplätze sind oftmals Wanderarbeitsplätze).

Lötrauche. Beim Weichlöten ist die Bleifreisetzung in den Lötrauch gering (Quelle: BGFE). Das größte Gesundheitsproblem im Lötrauch stellen die Pyrolyseprodukte des Flussmittels Kolophonium dar (Kolophonium ist auch allergen). Lötrauchabsaugeinrichtungen sind an Handlötarbeitsplätzen notwendig.

Gesundheitsfolgen

- Die Keratoconjunctivitis photoelectrica (Ophthalmia photoelectrica, „Verblitzung") tritt typischerweise nachts mit einer Latenzzeit von 6–12 Stunden nach akuter UV-Exposition auf. Die oftmals vorangegangene berufliche Tätigkeit ist das Elektroschweißen ohne Schutzbrille.
- Schädigungen der Retina, einschließlich der Makula, sind vereinzelt beschrieben worden („welding arc maculopathy"). In Kanada existiert seit 1937 eine entschädigungspflichtige Berufskrankheit „Retinitis due to electro-welding or acetylene welding" [18].
- Berufliche chronische UV-Exposition bei Schweißern wird als mögliche Ursache für Epitheliome diskutiert. Eine Anerkennung als Quasi-Berufskrankheit (nach §9 Abs. 2 SGB VII) kommt nur bei passender Lokalisation und bei einer begründbaren Abschätzung eines beruflichen Anteils der UV-Belastung von ca. 50% in Frage.
- Reizung der Atemwege durch Gase und Stäube: Schweißrauche wirken im Normalfall unter üblichen Lüftungsbedingungen nur

wenig irritativ oder toxisch auf die Schleimhäute (Ausnahme z.B. chromathaltige Rauche). Selten kann ein akutes Lungenödem (durch Stickoxid, Ozon, Phosgen) in engen und unbelüfteten Räumen mit einer Latenzzeit von Stunden entstehen. In Verdachtsfällen ist stationäre Beobachtung und Kortikoidgabe indiziert. Allergische Atemwegsobstruktionen werden in der Literatur nur selten beschrieben (nach Inhalation von Chrom- bzw. Nickel-haltigen Schweißrauchen). Schweißrauch kann jedoch unspezifischer Auslöser einer Obstruktion bei vorbestehender Hyperreagibilität sein.
- Eine Siderose der Lungen durch eisenoxidhaltige Schweißrauche wird i.a. als harmlos (nichtfibrosierend) eingeschätzt. Einige Autoren beschreiben jedoch ein Risiko einer interstitiellen Siderofibrose. Die mögliche Entstehung einer Fibrose (Aluminose) durch Aluminiumschweißrauche ist Gegenstand von Forschungsarbeiten.
- Beim Schweißen kupfer-, zinn- oder zinkhaltiger Werkstücke wurde das so genannte „Metalldampffieber/Gießfieber“ beobachtet. Es tritt nach mehrstündiger Latenzzeit auf und scheint keine sonstigen Gesundheitsstörungen oder Spätfolgen zu hinterlassen. Es handelt sich vermutlich um ein allergisch-hyperergisches Geschehen.
- Kanzerogene Wirkung der Schweißrauche: Es gibt Hinweise darauf, dass eine Untergruppe der Schweißer eine nachweisbare Risikoerhöhung für verschiedene Krebslokalisationen aufweist. Es handelt sich um Lichtbogen-Schweißer, die mit umhüllten chromnickelhaltigen Stabelektroden arbeiten. Gerade bei diesen Arbeiten entsteht ein Rauch mit hohem Chrom-(VI-)Gehalt. Generell ist der Störfaktor Asbest bei diesen Untersuchungen schwierig zu quantifizieren.
- Sensibilisierung durch Kolophonium (ein natürliches Harz, welches beim Löten und Schweißen verwendet wird).

Prävention [37]

- Lärmprävention.
- Organisation der Ersten Hilfe für Elektrounfälle.
- Für den Schweißer ist es durchaus ein praktisches Problem, den Lichtbogen an der vorgesehenen Stelle zu zünden, ohne sich die Augen zu verblitzen. Elektrooptische Schweißerschutzfilter mit großer Sichtfläche, geringem Gewicht und sehr schneller Abdunkelung (z.B. auf Dunkelstufe 10 – nach DIN EN 379 – innerhalb von 0,3 msec nach dem Aufblitzen) werden heutzutage angeboten. Die nach DIN geforderte Reaktionszeit liegt bei 40 msec.
- Anwendung schadstoffarmer Schweißverfahren:
  Autogenverfahren und Wolfram-Inertgas-Schweißen (WIG) sind raucharme Verfahren. Dagegen sind alle Lichtbogenverfahren mit umhüllten Stabelektroden sowie das Metall-Aktivgas-Schweißen (MAG) und teilweise auch das Metall-Inertgas-Schweißen (MIG) mit hohen Rauchemissionen verbunden. Das gilt auch für sämtliche thermischen Beschichtungs- und Trennverfahren.
- Weitere Prinzipien der Prävention:
  - Schweißrauch-Absaugung am Ort der Entstehung (in manchen Schweißgeräten als integrierte Absaugung),
  - persönlicher Arbeitsschutz (fremdbelüfteter Schweißerhelm mit Optoelektronik und verbesserter Luftführung),
  - Unterweisung und individuelle Beratung zum gesundheitsgerechten Verhalten beim Schweißen.

Allgemeiner Staubgrenzwert: Der neue gesundheitsbasierte MAK-Wert der DFG für alveolengängige Stäube von 1,5 mg/m^3 ist zu berücksichtigen (gesetzlicher Grenzwert 3 mg/m^3). Ein neuer Luftgrenzwert speziell für Schweißrauche wurde von staatlicher Seite angekündigt (AGS). Folgende Gefahrstoffe im Schweißrauch haben eigene Grenzwerte: Blei, Chromate, Nickel, Ozon, nitrose Gase.

Abbildung 3.4-9 zeigt das Schweißen mit

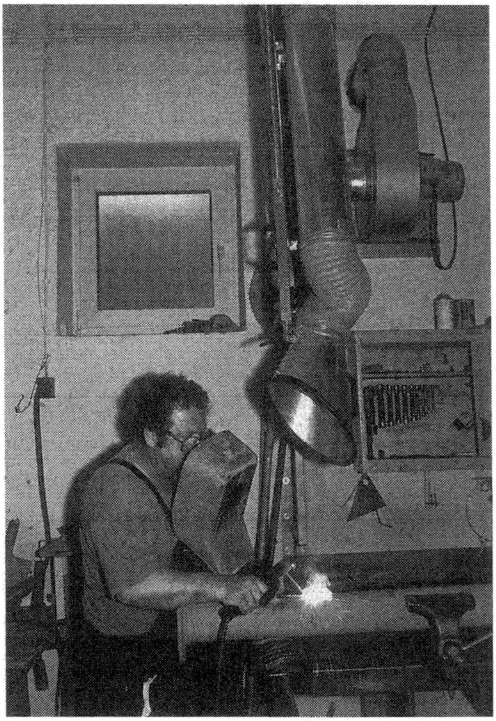

Abb. 3.4-9: Schweißen mit Schutzschild (UV-Abschirmung) und Absaugung der Schweißrauche.

Schutzschild (UV-Abschirmung) und Absaugung der Schweißrauche.

Vorsorgeuntersuchungen

- U.U. Vorsorgeuntersuchung „Lärm" (G 20)
- Wenn für einzelne Gefahrstoffe die Auslöseschwelle überschritten wird, muss der jeweilige Grundsatz für Vorsorgeuntersuchungen (z.B. für Blei, Chrom-VI-Verbindungen, etc.) angewendet werden. Sinnvoll kann hierbei das Biomonitoring sein, z.B. die Bestimmung der Nickelkonzentration im Harn von Edelstahlschweißern.
- Vorsorgeuntersuchungen nach G 39 „Schweißrauche": Auch wenn die Grenzwerte einzelner Gefahrstoffe unterschritten werden, kann es wegen der Interaktion von Gefahrstoffwirkungen zu gesundheitlichen Belastungen kommen. Deswegen wurde der berufsgenossenschaftliche Grundsatz G 39 „Schweißrauche" entwickelt (Neufassung 2001 mit verstärkter Berücksichtigung des Aluminiumschweißens). Die bronchialen und pulmonalen Beanspruchungen, speziell fibrogene Wirkungen sollen frühzeitig erfasst werden [9].
  - Vorsorgeuntersuchungen nach G 39 sind besonders angebracht bei:
    Lichtbogenschweißen in engen Räumen und/oder bei ungenügender Absaugung, MIG-, MAG-Schweißen bei ungenügender Absaugung, Plasma-Schweißen, thermischem Spritzen.
  - Vorsorgeuntersuchungen nach G 39 sind i.d.R. nicht nötig:
    bei Gasschweißen mit Zusatzwerkstoff, bei WIG-Schweißen, bei Flammwärmen, ...
    wenn durch langjährige Überwachung nachgewiesen ist, dass keine gesundheitlichen Schäden aufgetreten sind und bei gleichbleibenden Arbeitsbedingungen auch nicht zu erwarten sind,
    wenn nur kurzzeitig (täglich weniger als 0,5 Stunden) bzw. nur gelegentlich (weniger als 2 Stunden wöchentlich) Schweißarbeiten verrichtet werden.

Inhalte der Vorsorgeuntersuchung nach G 39 [8]:

- Anamnese (Schwerpunkt pneumologisch/arbeitsmedizinisch),
- körperliche Untersuchung (Lunge, Kreislauf),
- Spirometrie,
- Thorax-Röntgen,
- ggf. ergänzende Untersuchungen.

Bei Aluminiumschweißrauchexposition ist bei Nachuntersuchung ein Biomonitoring aus dem Urin durchzuführen. Bei Überschreitung des BAT-Wertes von 200 µg Aluminium/l Urin ist eine Überprüfung des Arbeitsplatzes zu empfehlen. Es sind engmaschige Nachkontrollen erforderlich. Diagnostisch kann ein HRCT angebracht sein, u.U. wiederholt über einen längeren Zeitraum. Bei Nachuntersuchung ist u.U. auch **Biomonitoring** erforderlich.

Gesundheitliche Bedenken bei folgenden ausgeprägten Vorerkrankungen oder vorbestehenden Symptomen:

- obstruktive Atemwegserkrankungen,
- unspezifische Hyperreagibilität (es gibt allerdings unterschiedliche Ansichten zu der Frage, ob die Hyperreagibilität per se zu präventiven Arbeitsplatzausschlüssen führen sollte),
- chronische Bronchitis mit Auswurf,
- röntgenologisch fassbare Staublunge,
- bestehende Herzinsuffizienz oder Krankheiten, die erfahrungsgemäß häufig zu Herzinsuffizienz führen.

Befristete gesundheitliche Bedenken: u.U. bei akuten Erkrankungen der Atemwege.

Nachuntersuchungsfristen: alle 36 Monate.

Polizeidienst

Polizeidienst Tätigkeitsmerkmale im Polizei-Beruf: Es handelt sich um Teamarbeit oder eigenverantwortliche Alleinarbeit im Innen- oder Außendienst. Eine Besonderheit ist der Umgang mit der Dienstwaffe. Die Beherrschung von Erste-Hilfe-Techniken und Kenntnisse über Strahlenschutz (für Unfälle u.Ä.) sind notwendig.

Belastungen und Beanspruchungen

- Schichtdienst,
- Bildschirmarbeit,
- Fahrten mit Dienstfahrzeugen (auch Schnellfahrten),
- Umgang mit Polizeihunden und Polizeipferden (Zoonosen),
- Belastung des Bewegungsapparates und des Kreislaufs, insbesondere durch manuelle Lastenhandhabung und Schutzausrüstung (Schutzhelm, Schutzanzug, kugelsichere Weste, Atemschutzgeräte),
- Verletzungsrisiko (durch Verkehrsunfälle oder kriminelle Handlungen),
- Witterungseinflüsse mit Erkältungsrisiko,
- Lärmexposition; es wurden – auf 8 Stunden umgerechnet – Beurteilungspegel von 79 bis 88 $dB_{(A)}$ gemessen, verursacht durch Martinshorn und Funksprechverkehr,
- Infektionsrisiko, insbesondere durch Drogenabhängige (HAV, HBV, HCV, HIV),
- beträchtliche psychische Beanspruchung durch Konfrontation mit Konflikten und Gewaltanwendung,
- psychovegetative Beanspruchung durch den Schichtdienst (oftmals mit Ernährungsfehlern)
- i.d.R. leichte körperliche Beanspruchung, im Ausnahmefall jedoch Höchstleistung erforderlich

Voraussetzungen zur Ausübung des Berufes

Durch ein Gutachten des Amts- bzw. Vertrauensarztes (polizeiärztlicher Dienst) ist bei Einstellungsuntersuchungen die **Polizeidiensttauglichkeit** festzustellen (PDV 300). Es wird die Fähigkeit gefordert, alle im Alarmfall anfallenden Tätigkeiten uneingeschränkt ausführen zu können. Voraussetzung für die Ausübung des Berufes ist guter Gesundheitszustand und normale Funktionstüchtigkeit des Bewegungsapparates und der Sinnesorgane, ferner normale Belastbarkeit der Psyche und des vegetativen Nervensystems. Problematisch sind Anfallskrankheiten und Suchtkrankheiten.

Prävention

- Erlernen von Stress-Bewältigung.
- Für die Lärmprävention im Streifenwagen sind entscheidend:
  - Beschaffung von Streifenwagen mit günstiger Lärmisolierung im Dachbereich (Martinshorn).
  - Verlegung des Sirenenlautsprechers in den Motorraum.
  - elektronische Einrichtungen, die beim Funksprechverkehr einen Lärmpegel nur bis zu einer Obergrenze zulassen.

Arbeitsmedizinische Vorsorgeuntersuchungen sollen regelmäßig angeboten werden und von Polizeiärzten mit arbeitsmedizinischer Fachkunde und Ermächtigung durchgeführt werden (G 20, 25, 26, 31, 37, 41, 42). Sie sind keine turnusmäßige Überprüfung der Polizeidienstfähigkeit im beamtenrechtlichen Sinne.

Inhalt der arbeitsmedizinischen Vorsorgeuntersuchung (Synthese[6] aus G 20, G 25, G 26, G 37):

- Anamnese, körperliche Untersuchung,
- Lungenfunktionsprüfung,
- Ergometrie (nach arbeitsmedizinischer Indikation),
- Röntgenuntersuchung des Thorax (nach arbeitsmedizinischer Indikation),
- Sehtest (Visus, räumliches Sehen, Gesichtsfeld, Farbsinn, soweit erforderlich auch Lichtsinn),
- Audiometrie (Siebtest Lärm I bzw. Ergänzungsuntersuchung Lärm II),
- Laboruntersuchung (Urinstatus, BSG, Blutbild, soweit erforderlich auch weitere Laboruntersuchungen).

Weitere Untersuchungen können nach G 31 (Überdruck), G 35 (Arbeitsaufenthalt im Ausland) und G 41 (Arbeiten mit Absturzgefahr) angezeigt sein. Die Auswahlkriterien des G 42 (Infektionskrankheiten) verlangen für die Betreuung von Personen im Strafvollzug – falls besondere betrieblich oder individuell begründete Bedingungen vorliegen oder Infektionskrankheiten im Expositionsbereich aufgetreten sind („fakultativ") – spezielle arbeitsmedizinische Untersuchung unter Berücksichtigung von HAV, HBV, HCV, HIV. Ein Impfangebot für HBV wird für Polizisten in den Empfehlungen der Ständigen Impfkommission beim Robert-Koch-Institut gefordert.

Literatur

1. Amtliche Mitteilung der Bundesanstalt für Arbeitsschutz und Arbeitsmedizin S. 7, 3/1997.
2. Arbeitsmedizinische Vorsorge und Beratung im Polizeibereich. Erarbeitet von der Fachgruppe „Arbeitsmedizin" der Leitenden Polizeiärzte des Bundes und der Länder. Verantwortlich für den Inhalt: Ltd. Med. Dir. Dr. Jung. 1997.
3. AWMF-Leitlinie 029/026: „Prävention blutübertragbarer Virusinfektionen". Arbeitskreis für Krankenhaushygiene der AWMF, Arbeitsgemeinschaft der Wissenschaftlichen Medizinischen Fachgesellschaften, 2002.
4. Baur, X. et al.: Reduktion des Allergierisikos durch Naturgummi-Produkte. Dt. Ärztebl. 1996; 93, Heft 16 : A1043–1045.
5. Baustellenverordnung – Erläuterung zur Verordnung über Sicherheit und Gesundheitsschutz auf Baustellen. Bundesarbeitsblatt 3/1999, S. 67–75.
6. Becker, G. et al.: Methoden zur Minderung der Keimfreisetzung bei Schüttvorgängen an Abfallsammelfahrzeugen. Forschungsbericht Fb 931, Bundesanstalt für Arbeitsschutz und Arbeitsmedizin, 2001.
7. Berufsgenossenschaften der Bauwirtschaft: Gefahrstoff-Informationssystem (GISBAU): http://www.gisbau.de.
8. Berufsgenossenschaftliche Grundsätze für arbeitsmedizinische Vorsorgeuntersuchungen G 39 Schweißrauche – Stand: 10/2000 – ASU 36, 6, 2001.
9. BGI 504-39 (früher ZH 1/600.39): Auswahlkriterien für die spezielle arbeitsmedizinische Vorsorge nach dem Berufsgenossenschaftlichen Grundsatz G 39 „Schweißrauche", Bestell-Nr. 504/39, Ausgabe 9/2000.
10. BGI 574 (früher ZH 1/60): Einsatz persönlicher Schutzausrüstungen bei der Einwirkung von Gefahrstoffen in Anlagen zur thermischen Behandlung von Abfällen. Berufsgenossenschaft der Feinmechanik und Elektrotechnik, Köln, 1/2000.
11. Böckler, M., Eberle, S.: Gefahrstoffbelastungen bei Instandhaltungsarbeiten in der Abfallverbrennungsanlage Stuttgart-Münster der Neckarwerke Stuttgart AG. Sicherheitsingenieur 1999; 30, Nr. 2: 18–21.
12. Bundesanstalt für Arbeitsschutz und Arbeitsmedizin: Bauleitung ohne Stress. Ein Leitfaden zum

[6] Im Untersuchungsumfang ist auch eingeschlossen die Eignung zum Führen von Dienstfahrzeugen (nach Länderrichtlinien) und die Schichtdiensteignung entsprechend den „Anhaltspunkten zur Durchführung arbeitsmedizinischer Untersuchungen bei Nachtarbeitnehmern gemäß §6 Abs. 3 Arbeitszeitgesetz" *(→ Kap. 2.3)*.

Stressabbau und Stressmanagement für Bauleiter und ihre Kooperationspartner. Schriftenreihe Gesundheitsschutz 18, 1998.
13. Bundesanstalt für Arbeitsschutz und Arbeitsmedizin: Sicherheit und Gesundheitsschutz beim Räuchern. Broschüre Technik 21, 2000.
14. Bundesministerium für Arbeit und Sozialordnung: Arbeitsschutzmaßnahmen für Arbeiten im Freien bei witterungsbedingter erhöhter Ozonkonzentration in der Außenluft. Orientierungshilfe. Bundesarbeitsblatt, Ausgabe 6/1996]
15. Bünger, J., Ruhnau, P., Grüner, C. et al.: Spezifische IgG-Antikörper gegen Aktinomyceten und Schimmelpilze als Biomarker einer Exposition durch Bioaerosole. Arbeitsmed. Sozialmed. Umweltmed. 2000; 35: 270–273.
16. Clasing, D. et al.: Arbeitsplatz Funkstreifenwagen – Lärmbelastung von Polizeibeamten. In: Dokumentationsband zur 28. Jahrestagung der Deutschen Gesellschaft für Arbeitsmedizin, S. 625–629. Gentner, Stuttgart 1988.
17. Deutsch-Österreichische Empfehlungen: Postexpositionelle Prophylaxe nach HIV-Exposition. Epidemiologisches Bulletin des Robert-Koch-Insituts 21/1998.
18. Fich, M., Dahl, H., Fledelius, H., Tinning, S.: Maculopathy caused by welding arcs: a report of 3 cases. Acta Ophthalmol 1993; 71: 402–404.
19. Geier, J., Schnuch, A.: Kontaktallergien im Bau-Hauptgewerbe. Eine Auswertung der Daten des Informationsverbunds Dermatologischer Kliniken (IVDK) 1994–1996. Dermatosen 1998; 46, Heft 3: 109–114.
20. Grüner, C., Bittighofer P.M., Roller, A., Pfaff, G., Freeksen, R., Backe, H., Bünger, J., Goldberg, S.: Gesundheitliche Belastung, Beanspruchung und Beschwerden bei Wertstoffsortierern und Deponiebeschäftigten durch Mikroorganismen. Verh. Ges. Arbeitsmed. Umweltmed. 1998; 213–216.
21. Herr, C., Bittighofer, P.M., Bünger, J. et al.: Wirkung von mikrobiellen Aerosolen auf den Menschen. Gefahrstoffe – Reinhaltung der Luft 1999; 59: 229–239.
22. Hofmann, F., Ketzner, H.: Betriebsbegehung. Folge 1: Krankenhaus. Gentner, Stuttgart 1989.
23. Hofmann, F.: Arbeitsbedingte Belastungen des Pflegepersonals. ecomed, Landsberg 1994.
24. Hofmann, F.: Betriebsarzt im Krankenhaus – Infektionsprophylaxe, Begehungen, Ergonomie, 3. überarbeitete Aufl. ecomed, Lansberg 2000.
25. Koch-Wrenger, K.-D. et al.: Zum Stellenwert der Tuberkulintestung bei arbeitsmedizinischen Vorsorgeuntersuchungen, ASU 36, 5, 253ff., 2001.
26. Länderausschuss für Arbeitsschutz und Sicherheitstechnik: Leitlinien des Arbeitsschutzes in Wertstoffsortieranlagen. LASI-Veröffentlichung Nr. 1, 1995.
27. Missel, Th: Messung von Luftkeimen in Wertstoffsortieranlagen. Gefahrst – Reinhalt Luft 1997; 57: 311–318.
28. Mitteilung der Deutschen Vereinigung zur Bekämpfung der Viruskrankheiten e.V.: Empfehlungen zur Verhütung der Übertragung von Hepatitis-B-Virus/Hepatitis-C-Virus durch infiziertes Personal im Gesundheitsdienst. Epidemiologisches Bulletin des Robert-Koch-Institutes 30/99 und 3/2001.
29. Neumann, H.D.: ASU 31, 3: 107ff., 1996.
30. Niedner, R.: Hautprobleme bei Krankenhaustätigkeit. In: Hofmann, F., Stössel U. (Hrsg.): Arbeitsmedizin im Gesundheitsdienst, Band I, S. 104–110. Gentner, Stuttgart 1986.
31. Parzeller, M., Bratzke, H.-J.: Grenzen der ärztlichen Schweigepflicht. Deutsches Ärzteblatt 97, A2364-2370, 2000).
32. Rueff, F et al.: Naturlatexallergie. Dt. Ärztebl. 1999; 96: A1204-1207.
33. Rumler, R., Papenfuss, F.: Prävalenz der Hepatitis A bei Kanal- und Rohrleitungsbauern. Arbeitsmed. Sozialmed. Umweltmed. 2000; 35: 252–258.
34. Schriftenreihe des BAGUV „Theorie und Praxis der Unfallverhütung“. Heben und Tragen im Gesundheitsdienst. GUV 50.0.9.
35. Sczesny, C.: Gestaltung der Arbeitszeit im Krankenhaus. Hrsg.: Bundesanstalt für Arbeitsschutz und Arbeitsmedizin. Wirtschaftsverlag NW, 2002.
36. UVV BGV C22 „Bauarbeiten“.
37. UVV BGV D1 (früher VBG 15) „Schweißen, Schneiden und verwandte Verfahren“.
38. Weiß, D., Müller, H.: Arbeitshygienische Aspekte beim Tunnelbau am Beispiel eines Großprojektes in Thüringen. Landesamt für Arbeitsschutz und Arbeitsmedizin Suhl, 2000.
39. Zur Problematik der nosokomialen Übertragung mit HIV. Epidemiologisches Bulletin des Robert-Koch-Institutes 34/99.

3.5 Arbeitsunfälle einschließlich akuter Vergiftungen

Die medizinische Versorgung des Notfallpatienten wird durch das nahtlose Ineinandergreifen der sog. „Rettungskette“ gewährleistet *(→ Kap. 2.5):*

1. Sofortmaßnahmen
2. Notruf
3. Erste Hilfe (im engeren Sinn)
4. Rettungsdienst
5. Klinik

Im Einzelnen bedeutet dies:

1. Bergung aus der unmittelbaren Gefahrenzone und sachgerechte Lagerung sind die ersten notwendigen Sofortmaßnahmen. Als nächstes müssen unmittelbar bedrohte Vitalfunktionen gesichert werden (einschließlich Blutstillung und evtl. Schockbekämpfung).
2. Der Notruf ist im öffentlichen Raum mit der einheitlichen Nummer 110 geregelt. Innerbetrieblich muss eine klare Vorgehensweise vereinbart und überall deutlich ausgeschildert sein. Der innerbetriebliche Notruf muss sowohl die betriebsinternen Ersthelfer, als auch den externen Rettungsdienst erreichen. 10% (bzw. 5%) der Beschäftigten müssen als Ersthelfer zur Verfügung stehen.
3. Die weitere Erste Hilfe sichert die Versorgung (das Überleben) des Notfallpatienten bis zum Eintreffen des Rettungsdienstes.

4. Der Rettungsdienst – u.U. mit Notarzt – übernimmt die weitere medizinische Betreuung und den Transport in die Klinik. In Großbetrieben kann ein innerbetrieblicher Rettungsdienst organisiert sein.
5. Schließlich übernimmt die Klinik die volle medizinische Betreuung.

D-Arzt. Jeder nach einem Arbeitsunfall Verletzte soll, wenn eine Behandlungsdauer von mehr als einer Woche zu erwarten ist oder wenn die Verletzung zur Arbeitsunfähigkeit führt, nach der Erstversorgung zuerst bei einem von der Berufsgenossenschaft bestellten Durchgangsarzt (D-Arzt) vorgestellt werden. Dieser entscheidet über das weitere Verfahren. Der D-Arzt muss einen D-Arzt-Bericht für die BG erstellen.

Verletzungsarten-Verfahren. Bei schweren Verletzungen (19 „Verletzungsarten" sind im Vertrag Ärzte/Unfallversicherungsträger definiert) sollte ein sofortiger Transport möglichst unter Einschaltung des Rettungsdienstes in ein speziell von der Berufsgenossenschaft bestimmtes Krankenhaus erfolgen.

Der Informationsdienst der Landesverbände der gewerblichen Berufsgenossenschaften bietet Adressenlisten von D-Ärzten, H-Ärzten, Kliniken des Verletzungsarten-Verfahrens, etc. an (www.lvbg.de, www.hvbg.de/ziguv).

Eintrag in das Verbandbuch. Jeder Arbeitsunfall und jede Erste-Hilfe-Maßnahme soll nach der medizinischen Versorgung in das Verbandbuch eingetragen werden; dieses soll im Arbeitsbereich und in der betriebsärztlichen Dienststelle vorhanden sein. Die gesammelten Einträge erlauben die spätere Analyse von Unfallschwerpunkten im Betrieb (einschließlich der nicht anzeigepflichtigen Unfälle). Die Verbandbuch-Einträge bilden auch eine Grundlage für die evtl. notwendig werdende Unfallanzeige des Unternehmers (s.u.) und für ein evtl. notwendig werdendes Begutachtungsverfahren durch den Unfallversicherungsträger.

Einzutragen sind in das Verbandbuch folgende Angaben:

- Name des Verletzten,
- Ort und Zeitpunkt der Verletzung,
- Angabe, worauf die Verletzung zurückgeführt wird,
- Art der Verletzung,
- Art der Hilfeleistung,
- Name der Personen, die Erste Hilfe leisteten,
- Namen etwaiger Zeugen.

Anzeigepflicht. Ein Arbeitsunfall (Betriebsunfall oder Wegeunfall) ist nach § 193 SGB VII anzeigepflichtig, wenn die Dauer oder voraussichtliche Dauer der Arbeitsunfähigkeit des Betroffenen mehr als 3 Kalendertage (nicht Arbeitstage) beträgt. Der Unfalltag selbst wird hierbei nicht mitgezählt. Wenn zunächst Unklarheit besteht, ob ein anzeigepflichtiger Arbeitsunfall besteht, kann eine formlose Unfallmitteilung an den Unfallversicherungsträger gerichtet werden. Diese kann dann später ggf. in eine förmliche Unfallanzeige umgewandelt werden (weiterführende Angaben unter [12]).

Die Unfallanzeige soll innerhalb von 3 Tagen nach Bekanntwerden erstattet werden. Bei nachträglich eingetretener Arbeitsunfähigkeit beginnt die Dreitagesfrist nach Eintritt der Arbeitsunfähigkeit.

Bei tödlichen Unfällen, bei Unfällen mit lebensgefährlichen Verletzungen und bei Unfällen mit mehr als 4 Verletzten soll die Anzeige sofort erstattet werden. Es wird keine Verzögerungsbegründung akzeptiert. Bei tödlichen Unfällen ist auch sofort die örtliche Polizeibehörde zu verständigen.

Der Arbeitgeber (Unternehmer), nicht der Betriebsarzt, hat die Anzeige zu erstatten. Die Anzeige ist vom Betriebs- oder Personalrat mit zu unterzeichnen. Der Unternehmer hat die Sicherheitsfachkraft und den Betriebsarzt über jede Unfall- oder Berufskrankheitenanzeige in Kenntnis zu setzen (§ 193 SGB VII).

3.5.1 Mechanisch und thermisch bedingte Arbeitsunfälle und deren Erstversorgung

Es wird auf die Lehrbücher und Zeitschriften der Notfallmedizin und der Chirurgie verwiesen. Nachfolgend wird eine kurze Darstellung mit schwerpunktmäßiger Darstellung arbeitstypischer Verletzungen gegeben.

Handverletzungen

Kleine Verletzungen der Hand werden bisweilen unterschätzt und können bei Fehldiagnose zu Defektheilungen mit Funktionsverlust (z.T. mit Erwerbsminderung) führen [16].

Nach Gewalteinwirkung ist eine exakte Untersuchung der Hand von großer Wichtigkeit:

- Inspektion: Form und Spontanhaltung, Hautfarbe, Lokalisation und Ausmaß der Verletzung (einschließlich Schwellungen, Hämatome). Durch die Palpation der Hand erhält man Informationen über Temperatur, Turgor sowie Schmerzpunkte.
- Funktionsprüfung: aktive und passive Beweglichkeit der Gelenke (Neutral-Null-Methode), Schlüsselgriff, Faustschluss, gemeinsame Streckung aller Finger, seitliche Fingerspreizung, Opponierbarkeit (Berührung der einzelnen Fingerspitzen mit dem Daumen).
- Sensibilität: Die sensible Innervation der Hand erfolgt über N. medianus, radialis und ulnaris. Zur orientierenden Beurteilung der sensiblen Funktionen werden die jeweiligen autonomen Versorgungsgebiete untersucht. Für jeden Fingernerv wird mit einer Nadel oder Büroklammer getestet, inwieweit der Patient den Abstand zweier Druckpunkte unterscheiden kann.
- Durchblutung: Eine Beurteilung der Durchblutung erfolgt durch Palpation der A. radialis und A. ulnaris am Handgelenk und durch die Überprüfung der Rekapillarisierung des jeweiligen Nagelbettes der Finger. Als sehr aussagekräftig für die Prüfung des Palmarkreislaufs gilt der Allen-Test. Bei hochgehaltener Hand werden die A. radialis und A. ulnaris am Handgelenk unter Faustschluss bzw. Beugen und Strecken der Finger bis zum Abblassen der Hand komprimiert. Nach Freigabe einer der beiden Arterien wird die Reperfusionszeit der Fingerspitzen für jede Arterie getrennt beurteilt, welche bei intaktem Hohlhandbogen bei maximal 15 s liegt.

Frakturen im Handwurzelbereich sind primär nicht leicht zu erkennen. Die Skaphoidfraktur (Kahnbeinfraktur) ist mit 60–70 % die häufigste Fraktur im Bereich der Handwurzel. Als häufigster Unfallmechanismus gilt der Sturz auf die dorsalflektierte Hand. Bei der klinischen Untersuchung findet man oft nur einen diskreten Druckschmerz der „Fossa Tabatière" oder einen Stauchungsschmerz der Finger D1 und D2.

Für Handverletzte werden von den Trägern der gesetzlichen Unfallversicherung speziell qualifizierte Ärzte bzw. Kliniken als Anlaufstellen benannt.

Amputationen

Am Unfallort müssen grundsätzlich alle Amputate sichergestellt werden. Erst der Chirurg sollte entscheiden, welches Amputat zu replantieren oder definitiv zu verwerfen ist.

Maßnahmen der Erstversorgung: Stärkere Blutungen am Amputationsstumpf werden durch Hochhalten der Extremität und durch Anlage eines Druckverbandes versorgt. Das Setzen von Klemmen oder Ligaturen an spritzenden Gefäßen ist wegen der Gefahr einer Intimaläsion und der damit erschwerten operativen Revaskularisierung zu vermeiden und bei korrekter Anlage eines Druckverbandes meist nicht erforderlich. Der Unfallzeitpunkt ist zu dokumentieren, um später die Ischämiezeit bestimmen zu können.

Für den Transport wird das Amputat in sterile, feuchte (physiologische Kochsalzlösung) Kompressen verpackt und in einen dicht verschlossenen Plastiksack gegeben. Dieser wird in einen mit Eiswasser (Eiswürfel plus Wasser) gefüllten zweiten Plastiksack gelegt. Über dem Verschlussknoten des ersten Sacks wird der zweite dicht verschlossen. Der direkte Kontakt des Amputats mit Eis ist wegen der Erfrierungsgefahr unbedingt zu vermeiden. Bei richtiger Verpackung und Kühlung bleiben Kleinamputate viele Stunden lang transplantationsfähig.

Knochenbrüche

Unsichere Frakturzeichen: Schwellung, Rötung, Schmerzhaftigkeit, Störung der Gebrauchsfähigkeit.

Sichere Frakturzeichen: sichtbare Bruchstücke in der offenen Wunde, auffällige Achsenfehlstellung, falsche Beweglichkeit, Krepitation.

Auf Mitverletzung von Gefäßen, Nerven und Muskulatur achten!

Maßnahmen der Erstversorgung: Ruhigstellung in der vorgefundenen Stellung unter Einbeziehung benachbarter Gelenke, bei offenen Brüchen sterile Abdeckung. Blutverlust? Ggf. Schockbekämpfung. Transport in Klinik.

Schmerzlinderung durch Längszug: Die Ruhigstellung der verletzten Gliedmaße durch einen Verband kann wegen starker Schmerzen unmöglich sein. Ein gefühlvoller, nicht ruckartiger Längszug an der verletzten Gliedmaße kann die ossären Bruchstücke in eine günstigere Position bringen, in der sie nicht mehr aneinander reiben. Eine zusätzliche Weichteilschädigung ist i.d.R. nicht zu befürchten (Quelle: Arbeitsgruppe für Notfallmedizin der gewerblichen Berufsgenossenschaften).

Unterkühlung (Hypothermie)

Definition: Absinken der Körperkerntemperatur unter 35 bzw. 36 °C durch Kälteeinwirkung (→ *Tab. 3.5-1*).

Dieses Problem tritt am Arbeitsplatz selten und dann meist im Zusammenhang mit Alkoholmissbrauch auf.

Maßnahmen der Erstversorgung: Langsames Wiederaufwärmen, Zufuhr warmer glukosehaltiger Flüssigkeit, kein Umlagern mit Anheben der Extremitäten über Herzniveau (cave „Bergungstod", wenn kaltes Extremitätenblut in Körperkernregionen gelangt), Entfernen nasser Kleidung. Aufwärmen der Einatmungsluft.

Kammerflimmern oder Asystolie sind bei Unterkühlten oftmals therapierefraktär. Nach den ersten drei Defibrillationen und einer einmaligen Adrenalingabe sollten bis zum Wiederaufwärmen keine weiteren Versuche gemacht werden, lediglich Beatmung über Beutel und Herzdruckmassage.

Tab. 3.5-1 Klinik der Unterkühlung.

Körperkern-temperatur	Symptome
unter 36 °C	Kältezittern, blass-bläuliche Haut, tiefe Atemzüge, beschleunigter Puls
unter 34 °C	Schläfrigkeit, flache unregelmäßige Atmung, langsamer Puls, Blutdruckabfall
unter 30 °C	Trübung und Verlust des Bewusstseins
unter 27 °C	tiefe Bewusstlosigkeit, kaum feststellbare Atmung, unregelmäßiger schwacher Puls, Risiko des Kammerflimmerns oder der Asystolie (oftmals therapierefraktär)
unter 24 °C	Tod

Zur Arbeitsplatzgestaltung und Prävention bei Kältearbeit → *Kapitel 2.1*. Die Regulationsmechanismen des Körpers gegen Kälte können trainiert werden und erfahren eine Adaptation. Alkohol stört die Thermoregulation.

Erfrierung (Congelatio)

Definition: Örtliche Kälteschädigung des Gewebes, meist akral oder aural, als Folge einer Mangeldurchblutung oder einer direkten thermischen Einwirkung.

Erfrierungen können z.B. durch Hautkontakt mit stark flüchtigen Substanzen (Lösemitteln) als Folge der Verdunstungskälte ausgelöst werden.

Klinisches Bild am Unfallort: Abkühlung, Blässe, Hyp- bis Anästhesie der betroffenen Körperregionen.

Maßnahmen der Erstversorgung: Langsame Erwärmung des gesamten Körpers, keine schnelle Erwärmung („Auftauen") an den betroffenen Körperteilen. Abdecken mit keimfreiem Verband. Blasen nicht eröffnen. Keine mechanischen Irritationen erfrorener Bereiche (cave Traumatisierung). Einzige medikamentöse Therapie ist die Gabe von Acetylsalicylsäure (Aggregationshemmer, Schmerzmittel). Bei Vorliegen einer allgemeinen Unterkühlung (Hypothermie) muss diese vorrangig behandelt werden.

Lokale Erfrierungen werden in 3 oder (wie hier) in 4 Schweregrade eingeteilt *(→ Tab. 3.5-2)*.

Als Restzustände kommen vor: Parakeratosen, Hautatrophien, Pigmentationen, veränderte Gefäßreaktionen.

Besonders prädisponiert sind Beschäftigte mit akralen Durchblutungsstörungen und ausgeprägter Schweißneigung.

Zur Arbeitsplatzgestaltung und Prävention bei Kältearbeit → *Kapitel 2.1.* Bei besonders prädisponierten und gefährdeten Beschäftigten können Stütz- und Kompressionsverbände (durchblutungsfördernd, isolierend) und (in Absprache mit dem Hausarzt) eine medikamentöse Prophylaxe mit durchblutungsfördernden Mitteln wie Naftidrofuryl oder Pentoxifyllin erwogen werden.

Tab. 3.5-2 Schweregrade lokaler Erfrierungen.

Schweregrad	Symptome
Grad I	Zunächst Gefäßkonstriktion mit Ischämie. Bei baldiger Wiedererwärmung starke Rötung infolge reaktiver Hyperämie (= Congelatio erythematosa), starker Juckreiz, Ausbildung von Frostbeulen (Perniones), die sich i.d.R. wieder zurückbilden.
Grad II	Bei stärkerer Schädigung kommt es nach Wiedererwärmung zu schmerzhafter Ödem- u. Blasenbildung infolge erhöhter Permeabilität der durch Sauerstoffmangel geschädigten Gefäßwand (= Congelatio bullosa).
Grad III	Nekrosen (Kältebrand) infolge anhaltender Drosselung der Blutzufuhr (= Congelatio gangraenosa s. escharotica). Die Mangeldurchblutung bei Kälteeinwirkung ist möglicherweise mitbedingt durch Gefäßwandschaden, Stase, Agglutinationsthrombose.
Grad IV	Koagulationsnekrose durch „Vereisung" des Gewebes.

Hitzenotfälle

Gefährdet sind v.a. Beschäftigte, die unter äußerer Hitzeeinwirkung oder Wärmestrahlung körperlich schwer arbeiten (Feuerwehrleute, Bergarbeiter). Unzweckmäßige Kleidung und Alkoholmissbrauch wirken zudem ungünstig. Gesundheitliche Prädispositionen sind zu beachten.

Hitzewirkungen/Gesundheitsschädigung:

- Kopfschmerzen, Mattigkeit und Hitzekrämpfe als Folge des Verlustes von Elektrolyten (NaCl) bei der erhöhten Schweißabgabe.
- Der (primäre) Hitzekollaps als wärmebedingter Zusammenbruch der Kreislaufregulation, oftmals beim Aufstehen (orthostatisch) auftretend. Ein sekundärer Hitzekollaps (die „Hitzeerschöpfung") kommt langsam durch eine Abnahme der zirkulierenden Blutmenge (Dehydratation) zustande. Die kritische Grenze liegt bei einem Wasserverlust von 12% des Körpergewichtes.
- Die Hyperthermie – sie entsteht bei Überlastung der Thermoregulation – äußert sich klinisch als Hitzschlag. Wenn die Abgabe der Körperwärme über Wärmeleitung, Wärmestrahlung und Transpiration nicht mehr genügt, steigt die Körperkerntemperatur bis auf 41 °C oder mehr an. Besonders gefährdet sind ältere Mitarbeiter mit eingeschränkter kardiovaskulärer Leistungsfähigkeit, deren Körpergewicht deutlich über oder unter der Norm liegt. Beim Hitzschlag unterscheidet man zwei aufeinanderfolgende Stadien:
  - „rotes Stadium" mit heißer trockener Haut, Tachykardie, Hypotonie, Kopfschmerzen, Übelkeit und neurologischen Symptomen (Ataxie, Dyspraxie),
  - „graues Stadium" mit Kollaps, Schock, Krämpfen (Circulus vitiosus durch Erhöhung der Wärmeproduktion), Exitus letalis.
- Sonnenstich als lokaler Insolationsschaden des Kopfes. Als Folge der Überwärmung entsteht eine Hirnhautschwellung und ein Hirnödem. Der Kopf ist hochrot und warm, der restliche Körper bleibt i.d.R. kühl. Weitere

Symptome sind Kopfschmerzen, Unruhe, Erbrechen, Krämpfe, Meningismus, Bewusstseinsstörung und zentrales Kreislaufversagen.

Überwärmung (Hyperthermie) ist eine unkontrollierte Erhöhung der Körperkerntemperatur, also eine Abweichung vom Sollwert der hypothalamischen Temperaturregulation. Im Unterschied dazu ist Fieber (Hyperpyrexie) eine durch Zytokine regulierte Erhöhung des Sollwertes der Körpertemperatur.

Maßnahmen der Erstversorgung: Patient an einen kühlen Ort verbringen, der auch vor Strahlung (IR, UV) geschützt ist; mit erhöhtem Oberkörper lagern, eventuell entkleiden, Rehydratation, kalte Umschläge (v.a. beim Sonnenstich), eventuell Sauerstoffgabe (v.a. bei Hyperthermie) und andere notfallmedizinische Maßnahmen.

Zur Arbeitsplatzgestaltung und Prävention bei Hitzearbeit → *Kapitel 2.1.*

Verbrennung und Verbrühung

Erste Hilfe bei Verbrennungen

- Flammen löschen oder ersticken. Betroffene Körperteile sofort mit kaltem Wasserstrahl abgießen (oder in kaltes Wasserbad eintauchen), bis die Schmerzen deutlich nachlassen (mindestens aber 10–15 Minuten!). Die Wunden nicht mit den Fingern berühren.
- Kleidung muss entfernt werden, damit die Wärme gut vom Gewebe abgeführt werden kann. Sofern Kleidung an der Haut klebt, darf sie nicht gewaltsam entfernt werden. Der Stoff sollte vielmehr mit der Schere um die Problemstelle herum aufgeschnitten werden.
- Anschließend Wunde mit feuchten Kompressen und später mit einem keimfreien Brandwunden-Verbandtuch bedecken. Gut geeignet sind Metallinetücher. Das sind keimfreie Tücher, die eine aufgedampfte Aluminiumschicht besitzen und mit der Wunde nicht verkleben. Bei Gesichtsverbrennungen sollten die Wunden nicht bedeckt werden.
- Immer an die Möglichkeit einer Inhalation von Brandgasen denken (Schleimhautschwellung im Nasen- und Rachenbereich, toxisches Lungenödem), Prophylaxe des Lungenödems mit Corticoid-Spray.
- Infusion anlegen zum Ausgleich des Volumen- und Elektrolytverlustes. Ersatzweise kann eine bewusstseinsklare Person eine Salzlösung schnell in kleinen Schlucken trinken (1 Teelöffel Kochsalz auf 1 l Wasser).
- Weitere notfallmedizinische Maßnahmen, Transport evtl. in Spezialklinik für Verbrennungsopfer (Bundesweite zentrale Anlaufstelle für die Vermittlung von Betten für Schwerbrandverletzte, Telefon rund um die Uhr 040/42851-3998 oder -3999).

Pathophysiologie und pathologische Anatomie der Verbrennung

Eine länger andauernde Wärmeeinwirkung von über 50–55 °C führt im Gewebe zu irreversiblen Nekrosen, da Proteine koagulieren. Schäden treten bei längerer Einwirkungsdauer schon ab 43–45 °C Gewebstemperatur auf. Die im Gewebe gespeicherte Wärmeenergie bewirkt das so genannte „Nachbrennen", weshalb in der Ersten Hilfe vor allem diese Wärmeenergie restlos abgeführt werden muss. Im Gewebe kommt es nach der Hitzeeinwirkung zu massiven Flüssigkeitsverschiebungen (intravasaler und intrazellulärer Flüssigkeitsverlust).

Man unterscheidet 3 bzw. 4 Grade der Verbrennung der Haut *(→ Tab. 3.5-3).*

Die Ausdehnung der Verbrennung wird mit der **Neunerregel nach Wallace** angegeben. Kopf und Arm werden mit je 9 % der Körperoberfläche bewertet, ein Bein mit 18 % und der Rumpf mit 36 %. Die nachfolgende Verbrennungskrankheit tritt bereits bei Verbrennungen ab 10–15 % der Hautfläche auf. Lebensbedrohlich sind Verbrennungen ab 25 % der Oberfläche.

Sonderformen der Verbrennung:

- Sonnenbrand: Entzündungsreaktion der Haut mit Erweiterung der Blutgefäße. In schweren Fällen Blasenbildung der Haut. Symptomatische Behandlung mit Hautgelen, keine Eröffnung der Blasen.

- Verbrühung: Unter Verbrühung versteht man die Gewebsschädigung durch heiße Gase oder Flüssigkeiten. Im Unterschied zu Verbrennungen kommt es nicht zu einer viertgradigen Schädigung (Verkohlung), aber Schädigungen analog zu Grad 1–3 können entstehen. So sind nach Kesselexplosionen mit Dampftemperaturen von über 250 °C trotz Abkühlung unter der Notdusche Verbrühungen von 90–100 % der Körperoberfläche (Grad 1–3) mit hoher Letalität aufgetreten.

Tab. 3.5-3 Schweregrade von Verbrennungen.

Schweregrad	Symptome
Grad I	Schmerzhaftes Erythem (Combustio erythematosa) durch sehr kurze Einwirkung hoher Temperaturen oder längerer Einwirkung niedrigerer Temperaturen (ab ca. 47–50 °C). Es liegt eine Hyperämie durch Vasodilatation und ein proteinreiches Ödem des umliegenden Gewebes zugrunde. Narbenlose Ausheilung im Laufe einer Woche.
Grad II	Die Blasenbildung hat als histopathologisches Korrelat die Exsudation proteinreicher Flüssigkeit zwischen Korium und Epidermis (Combustio bullosa). An der Epidermis kann zu partiellen Nekrosen kommen. Diese heilen ohne Narbenbildung ab. Wenn allerdings auch im Korium Nekrosen auftreten, sind – je nach Ausmaß der Schädigung – Vernarbung und auch Keloidbildung möglich.
Grad III	Verbrannte, lederartige Haut ohne Schmerzempfindung bei Nadelstich. Histopathologisch sind Epidermis und Kutis nekrotisiert, eventuell auch die Subkutis (Combustio escharotica).
Grad IV	Verkohlung der Haut mit Zerstörung tiefer Gewebsstrukturen (Muskeln, Sehnen, etc.).

3.5.2 Akute Vergiftungen und deren Erstversorgung

Kasuistik: Ein Laborant schüttet unzulässigerweise zyanidhaltige Abfälle in den Ausguss. Kurz danach gießt ein anderer Mitarbeiter salzsäurehaltige Lösung hinein. Es entwickelt sich Blausäure. Der Mitarbeiter erleidet eine tödliche Vergiftung.

Pathophysiologie der Vergiftung und Prinzipien der Therapie

Vergiftungen können zu einer akuten Bedrohung des Betroffenen führen durch:

- eine akute Störung vitaler Funktionen infolge direkter Gifteinwirkung,
- eine Störung der Vitalfunktionen als Folge von Komplikationen der Vergiftung,
- toxische Organschäden und deren Folgen.

Bei Stoffen vom **Latenztyp** tritt die Schädigung erst nach einem symptomfreien Intervall auf, das sehr kurz sein kann, wie bei Kohlenmonoxid, aber auch Tage dauern kann, wie bei halogenierten Kohlenwasserstoffen. Bei Stoffen vom **Persistenztyp** kann die schädigende Wirkung noch lange nach dem Ereigniseintritt anhalten.

Die Giftwirkung hängt unter anderem ab

- vom Intoxikationsweg (Inhalation, dermale Resorption oder Ingestion),
- von der Konzentration bzw. Menge der Substanz, denn nach Paracelsus kann prinzipiell jede Substanz zu abnormen Körperreaktionen führen, d.h. als Gift wirken, wenn ihre wirksame Dosis oberhalb der individuellen Verträglichkeit liegt,
- vom chemischen und physikalischen Verhalten des Giftes,
- von der Einwirkungsdauer,
- von der Eliminationsfähigkeit des Organismus (die Fähigkeit des Körpers, das Gift auszuscheiden oder auszuatmen),
- von den Besonderheiten des Organismus: Alter, Geschlecht, Allgemeinzustand, Vorerkrankungen, etc.,
- von der ärztlichen Therapie (gezielte Behandlung mit Antidoten, symptomatische Behandlung).

Die Prinzipien der Behandlung wurden in den vergangenen Jahren einer Revision unterzogen [14]. Früher stand therapeutisch die Entfernung des Giftes – durch Erbrechen oder durch Magenspülung – im Vordergrund. Diese Giftentfernung wurde unmittelbar nach Ingestion oder u.U. auch noch nach Stunden durchgeführt. Heute sieht man eher die Nachteile v.a. des Erbrechens, aber auch die Nachteile der Magenspülung:

- Nur ein Teil des Giftes wird entfernt. Es kann sogar zu einer vermehrten Absorption des Giftes kommen.
- Beim Erbrechen können Speiseröhre und Magen durch ätzende Stoffe zusätzlich geschädigt werden.
- Durch schäumende Stoffe oder organische Lösemittel besteht beim Erbrechen eine besonders hohe Aspirationsgefahr.
- Wenn Erbrechen z.B. durch Ipecac-Sirup ausgelöst wird, so dauert es etwa 20–30 Minuten bis zum Wirkungseintritt. In dieser Zeit kann der Patient durch Giftwirkung eintrüben und beim Erbrechen kann es zur Aspiration kommen. Während des Wartens auf die Ipecac-Wirkungen kann keine Aktivkohle verabreicht werden.
- Bei Magenspülung ohne Intubation besteht ebenfalls Aspirationsgefahr.

Heutzutage sollte bei bestimmten Intoxikationen eine andere Methode bevorzugt werden, nämlich die **Gabe von Aktivkohle** zur Adsorption der Giftstoffe [10]. Aktivkohle wird auch Medizinalkohle genannt. Sie besitzt ein Kohlenstoffgerüst mit großer Oberfläche und entsprechender Bindungskapazität. Bei akuten oralen Vergiftungen kann die gastroenterale Resorption der Noxe verringert werden. Ein enterohepatischer Kreislauf kann unterbrochen werden.

Wirksam ist Aktivkohle bei fettlöslichen (lipophilen) Stoffen. Die meisten Arzneimittel sowie pflanzliche und tierische Gifte werden hervorragend gebunden, solange das Verhältnis Aktivkohle zu Gift 10:1 (g/g) übersteigt.

Nicht wirksam ist Aktivkohle bei alkoholischen Giftstoffen und Schwermetallen. Eisen- und Lithiumsalze sowie Zyanide werden nur schlecht an Aktivkohle gebunden. Bei Verätzungen mit mineralischer Säure und Lauge darf Aktivkohle nicht angewandt werden. In diesem Fall sollten Speiseröhre und Magen mit Flüssigkeit gespült werden.

Aktivkohlepulver ist gegenüber einer festen, im Notfall erst zu verkleinernden Komprette zu bevorzugen. Bei 40 µm großen Partikeln ist die Adsorptionsgeschwindigkeit 400-mal größer als bei 800 µm großen Partikeln [8]. Eine Aktivkohlefertigzubereitung (Kohle-Compretten, Kohle-Hevert, Kohle-Pulvis oder Kohle-Tabletten Boxo-Pharm) sollte im Betrieb jederzeit verfügbar sein, damit ohne Verzögerung mit der primären Dekontamination begonnen werden kann. Die empfohlene Dosis liegt bei 0,5–1 g Aktivkohle pro kg Körpergewicht, als Suspension verabreicht. Die Aufforderung zur vorherigen Kontaktierung der Giftinformationszentrale sollte auf dem Etikett der Aktivkohle-Zubereitung (mit Telefonnummer) vermerkt sein. Die Gabe von Aktivkohle kann in Abständen von ca. 4 Stunden wiederholt werden.

Die orale Anwendung möglicher Antidote ist nach Aktivkohlegabe unzweckmäßig.

Bei schweren Vergiftungen soll u.U. nach der Aktivkohlegabe die Magenspülung durchgeführt werden (Aspiration vermeiden, evtl. Intubation).

Bei Verzicht auf anschließende Magenspülung ist zu beachten: Die Kohle hat eine obstipierende Wirkung. Wenn der Aktivkohlebolus im Darm verbleibt, besteht die Gefahr, dass das Gift aufgrund des Massenwirkungsgesetzes langsam aus der Aktivkohle freigesetzt und schließlich resorbiert wird. Dennoch erscheint heute die fixe Kombination der Aktivkohle mit einem Laxans (z.B. Natriumsulfat, welches bezüglich der molaren Wirksamkeit das wirksamste salinische Laxans ist) nicht mehr gerechtfertigt. Die Patienten sollten in jedem Fall unverzüglich einer (Weiter-)Behandlung in der Klinik zugeführt werden.

Zusätzlich oder alternativ zur Aktivkohlegabe wurde früher bei Ingestion organischer Lösemittel die Magenspülung mit Paraffinum liquidum (200 ml, in kleinen Portionen) durchgeführt. Heute wird die Wirksamkeit dieser Maßnahme sehr bezweifelt. Vorherige Rücksprache mit Giftinformationszentrale wird empfohlen. Auf jeden Fall ist Aspiration unbedingt zu vermeiden (Durchführung der Magenspülung am intubierten Patienten). Auf gar keinen Fall sollte irgendein anderes Öl als Paraffinum liquidum verwendet werden.

Erste Hilfe bei akuter Vergiftung

Vorbemerkung: Die Telefonnummern der Giftinformationszentralen sind nachzuschlagen in der „Roten Liste", bei der Ärztekammer erhältlich und im Internet abrufbar unter: www.giftinfo.de.
Die Telefonnummern der Giftinformationszentralen sind in *Tabelle 3.5-4* aufgelistet.

Tab. 3.5-4 Telefonnummern der Giftinformationszentralen (Stand Juni 2003).

Berlin	(030) 19 240
Berlin	(030) 450 553 555
Bonn	(0228) 2 873 211
Erfurt	(0361) 730 730
Freiburg	(0761) 19 240
Göttingen	(0551) 19 240
Homburg/Saar	(06841) 19 240
Mainz	(06131) 19 240
München	(089) 19 240
Nürnberg	(0911) 3 982 451
Wien	0043 [0]1 4 064 343
Zürich	0041[0]1 2 516 666

Inhalt der ärztlichen Bereitschaftstasche:

- Übliche Notfallausrüstung,
- Aktivkohle (als Fertigzubereitung, z.B. Kohle-Compretten, Kohle-Hevert, Kohle-Pulvis, Kohle-Tabletten Boxo-Pharm), Lokalanästhetikum für Oberflächenanästhesie bei Verätzungen des Auges oder der Mundschleimhaut, Instrumentarium zur Magenspülung (s.o.), Paraffinum liquidum (s.o.), Dimeticon (Sab simplex®), Apomorphin (als Emetikum, s.o.), als Antidot Atropin und weitere speziell erforderliche Antidote [22].

Maßnahmen der Erstversorgung (allgemeines Handlungsschema, Reihenfolge kann je nach Notwendigkeit variieren):

- Eigenschutz der Retter beachten!
- Verletzten aus Gefahrbereich bergen.
- Vitalfunktionen des Verletzten sichern (Beatmung mit Gerät).
- Durchtränkte Kleidung entfernen.
- Augen: Kontaminiertes Auge unter Schutz des unverletzten Auges ausgiebig mit Wasser spülen.
- Giftkontamierte Haut mit viel lauwarmem Wasser und Seife waschen, dann mit Alkohol (50 %).
- Atmungsorgane: Bei Atemnot Sauerstoff inhalieren lassen.
- Gift identifizieren.
- Für manche Gifte ist spezifische Antidot-Therapie *(→ Tab. 3.5-5)* erforderlich. Telefonische Rücksprache mit dem Informationszentrum für Vergiftungsfälle. Besonders dringlich ist die Gabe von Dimethylaminophenol (4-DMAP i.v.) bei schwerer, symptomatischer Zyanid-Vergiftung. Alternative ist Hydroxocobalamine (Cyanokit®), welches noch nicht in Deutschland zugelassen ist.
- Bei Ingestion: Aktivkohle (Carbo medicinalis, z.B. als Fertigzubereitung mit folgenden Warenzeichen: Kohle-Compretten, Kohle-Hevert, Kohle-Pulvis, Kohle-Tabletten Boxo-Pharm) ohne Verzögerung zur primären Dekontamination 0,5–1 g Aktivkohle pro kg Körpergewicht als Suspension verabreichen. Nach Einwirkung der Aktivkohle (nach Rücksprache mit Giftinformationszentrale) evtl. ein Laxans zur Darmreinigung (z.B. Natriumsulfat) verabreichen.
  Aktivkohle ist sinnlos bei Schwermetallen, Eisen- und Lithiumsalzen, Zyaniden sowie bei mineralischen Säuren und Laugen *(→ Abschnitt 3.5.4)*.
- Bei Ingestion waschaktiver Substanzen soll Entschäumer zum Trinken gegeben werden (Dimeticon = Sab simplex®). Durch die Schaumbildung besteht erhöhte Aspirationsgefahr. Es darf kein Erbrechen ausgelöst werden. Eventuelle Magenspülung nur mit Intubation.
- Nach Inhalation gilt für viele Stoffe: Lungen-

ödemprophylaxe mit Dexamethoson-Dosieraerosol (z.B. Auxiloson-Spray, 5 Hübe pro 10 Minuten). Bei starker Schwellung der Mund- und Rachenschleimhaut und drohender Erstickung nach Inhalation von heißen Dämpfen kann die Gabe eines Adrenalin-Sprays notwendig sein (Epinephrin-Spray®, Adrenalin-Medihaler®).

- Anschließend Transport in Klinik (mit Dokumentation der Erkenntnisse und der durchgeführten Maßnahmen).
- Zur Frage der Magenspülung Giftinformationszentrale befragen (Revision der Lehrmeinung). Erbrechen ist die am wenigsten empfohlene Lösung (strikt kontraindiziert bei organischen Lösemitteln).
- In der Klinik bei manchen Giftstoffen Durchführung der forcierten Diurese (siehe Spezialliteratur).

Bei Verdacht auf Vorliegen einer Vergiftung ist nach § 16e(2) ChemG sowie nach ChemGiftInfoV eine anonyme Meldung an das Bundesinstitut für Risikobewertung (BfR) (vormals BgVV) zu machen[1]. Die Mitteilung soll unverzüglich erfolgen. Das BfR nimmt Kontakt mit dem meldenden Arzt auf zur näheren Klärung der Umstände. Die ärztliche Mitteilungspflicht wird derzeit sehr vernachlässigt. Von den jährlich ca. 200.000 Vergiftungsfällen werden weniger als 1.000 gemeldet.

Auch beruflich verursachte Vergiftungsverdachtsfälle sind zu melden. Bei Gifteinwirkung länger als eine Arbeitsschicht kommt u.U. eine ärztliche BK-Anzeige in Frage. Bei kürzerer Einwirkung ist eine Anzeige als Arbeitsunfall fällig.

Gewerbetoxikologisch bedeutsame Antidote sind in *Tabelle 3.5-5* aufgelistet.

Tab. 3.5-5 Gewerbetoxikologisch bedeutsame Antidote.

Gifte	Antidote
Zyanide	4-DMAP, Natriumthiosulfat
Ethylenglykol	Ethanol
Flusssäure	Calciumgluconat
Kohlenmonoxid	Sauerstoff
Methämoglobinbildner (Aminobenzol, Nitrobenzol, ...)	Toluidinblau
Methanol	Ethanol
Organosphosphate	Atropin, Obidoxim
Paraquat (Herbizid)	Aktivkohle (Carbo medicinalis)
Reizgase	Glucocorticoide
Schwermetalle	DMPS (Dimaval R-Heyl®)
Thallium	Eisen(III)-Hexacyanoferrat(II)-Kapseln [Antidotum Thallii Heyl®]

Prävention

- Unterweisung (§ 20 GefStoffV) der Arbeitnehmer über den Umgang mit Gefahrstoffen und notwendige Schutzmaßnahmen,
- stoffbezogene Betriebsanweisung (§ 20 GefStoffV),
- Aufbewahrung aller Gefahrstoffe in beschrifteten Originalgefäßen,
- leere Gefäße vernichten und nicht mit anderen Stoffen füllen,
- strikte Trennung von Arbeitsstoffen und Lebensmitteln,
- Zugangsbeschränkungen zu toxischen Gefahrstoffen.

3.5.3 Akute Reizgasinhalationen und Inhalation von Erstickungsgasen und deren Erstversorgung

Akute Reizgas-Inhalation

Die Reizgase werden entsprechend ihrer Wasserlöslichkeit (reziprok der Lipidlöslichkeit) eingeteilt, denn davon hängt der Schädigungsort im Atemtrakt ab *(→ Kap. 3.1., Abb. 3.1-1)*.

[1] Postfach 33 00 13, D-14191 Berlin

- Bei Stoffen mit **niedriger Wasserlöslichkeit** liegt der Angriffsort vorwiegend im unteren Atemtrakt. Es besteht die Gefahr der (verzögerten) Entstehung eines toxischen Lungenödems! Häufigste Ursache eines Reizgas-Lungenödems sind nitrose Gase (Stickstoffoxide = NO, NO_2) als Bestandteil der Rauchgase bei Verbrennungsvorgängen.
- **Wasserlösliche** Reizstoffe greifen überwiegend am oberen Atemtrakt an. Manche können u.U. in den tiefen Atemtrakt vordringen und dort ein toxisches Lungenödem verursachen (z.B. Salzsäure-Aerosole, die ebenfalls in Rauchgasen vorkommen können, v.a. bei Kunststoffbränden).

Schwefeldioxid ist ein weiteres häufig vorkommendes Reizgas. Es entsteht vor allem bei Verbrennung schwefelhaltiger Kohle oder schwefelhaltigen Mineralöls. Schwefeldioxid ist Bestandteil des London-Smogs, wie er z.B. in der DDR noch vorkam.

Phosgen ($COCl_2$) entsteht bei Bränden oder bei der Zersetzung von halogenierten Kohlenwasserstoffen an heißen Oberflächen. Wegen der nur schwachen Reizung des oberen Atemtraktes wird das Opfer nicht ausreichend gewarnt. Mit einer Latenzzeit von ca. 12 Stunden kann ein Lungenödem nachfolgen. Auch scheinbar harmlose Intoxikationen müssen klinisch überwacht werden.

Krankheitsbild der Reizgas-Inhalation: Konjunktivitis, Husten, Atemnot, Zyanose. Bei schneller Beendigung der Exposition gehen diese Symptome nach wenigen Minuten (innerhalb einer Stunde) zurück. Das Lungenödem kann nach einer Latenzzeit von ca. 8–12 Stunden folgen.

Wird nach einer bestimmten Reizgasexposition ein Lungenödem eintreten und wie schwer wird es ausfallen?
Das toxische Lungenödem kann auftreten nach Exposition gegenüber wasserunlöslichen (und auch manchen wasserlöslichen) Reizstoffen. Die Manifestation und klinische Ausprägung ist abhängig von
1. der Luftkonzentration des Reizstoffes,
2. der Dauer der Reizgas-Inhalation,
3. der körperlichen Aktivität in der Latenzzeit (Bettruhe ist notwendig),
4. der Flüssigkeitsaufnahme in der Latenzzeit (Trinkverbot ist notwendig),
5. der ärztlichen Therapie (Corticoid-Spray kann das Lungenödem verhindern).

Nach Inhalation von heißen Dämpfen kann es selten zu einer starken Schwellung der Mund- und Rachenschleimhaut kommen bis hin zur drohenden Erstickung.

Diagnose des toxischen Lungenödems: körperliche Untersuchung, Blutgasanalyse, Spirometrie und Thoraxröntgenaufnahme.

Erste Hilfe, Notfallmaßnahmen: Reizgas-Exposition beenden, Aufenthalt an Frischluft, strenge Bettruhe, Steroidgabe (als Dosieraerosol und evtl. auch intravenös hochdosiert, z.B. 1 g Methylprednisolon), Klinikeinweisung zur Beobachtung. Flüssigkeitskarenz, Negativbilanzierung mit Furosemid. Codein zur Unterdrückung des Hustenreizes. Bei Atemnot oder Hypoxiezeichen soll die Atemluft mit Sauerstoff angereichert werden. Reine Sauerstoffatmung ist ungünstig. Beatmung soll vermieden werden.

Bei starker Schwellung der Mund- und Rachenschleimhaut und drohender Erstickung nach Inhalation von heißen Dämpfen kann die Gabe eines Adrenalin-Sprays notwendig sein (Epinephrin-Spray®, Adrenalin-Medihaler®).

Kasuistik: Rauchgas-Intoxikation in der Backstube [6]

In der Backstube legte der Bäckermeister in Scheiben geschnittenes Altbrot in den auskühlenden Backofen, um es zu trocknen. Der erste, der morgens in die Backstube kommen würde, sollte das getrocknete Brot aus dem Backofen herausholen, bevor dieser sich wieder aufheizte. So war es geplant.

Der nächste Morgen war jedoch ein Feiertag. Der Ofen schaltete sich trotzdem ein, weil vergessen wurden, für den Feiertag die Zeitschaltuhr zu ändern. Das im Ofen befindliche Altbrot verkohlte.

Als der Bäckergeselle die Backstube am Morgen nach dem Feiertag betrat, bemerkte er Rauchschwaden, die aus dem Ofen quollen. Er öffnete die Ofentür und zog die Herdplatte mit dem mittlerweile zu Kohlenstoff zerfallendem Restbrot heraus. Dabei fing das verkohlte Brot wegen der Sauerstoffzufuhr zu brennen an. Bei dem Versuch, die brennenden Überreste aus der Backstube zu schaffen, zog sich der Geselle eine Rauchgasvergiftung zu. Er musste stationär überwacht werden, weil die Entstehung eines Lungenödems nicht ausgeschlossen werden konnte.

Kasuistik: Intoxikation mit Melkmaschinenreiniger [4]

Eine 41-jährige Landwirtin wollte die Melkanlage reinigen. Sie vermischte unzulässigerweise zwei Reinigertypen:

- *Typ I: alkalischer Reiniger (Natronlauge= Natriumhydroxid) mit Natriumhypochlorit als Desinfektionsmittel,*
- *Typ II: saurer Reiniger (Phosphorsäure) mit Ammoniumchlorid als Desinfektionsmittel.*

Beim Zusammengießen kam es zu starker Dunstentwicklung. Die Bäuerin stand noch längere Zeit im vernebelten Raum. Husten, Schweißausbruch, Atemnot und Schmerzen beim tiefen Einatmen waren die Folge. Der Notarzt fand auskultatorisch leichte feuchte Rasselgeräusche, keine auffällige Ruhedyspnoe. In der Klinik waren Lungenfunktionsprüfung und Röntgen-Thorax unauffällig. Blutgasanalyse (SI-Einheiten): pO_2 7,06 (Normalbereich: 8,4–11,7), pCO_2 5,87 (Normalbereich: bis 5,65). Das CRP war mit 40,5 deutlich erhöht (Normalbereich: bis 5). Therapeutisch wurden Corticosteroide systemisch und topisch gegeben, daneben Theophyllin und Mukosekretolytika. Nach 2 Tagen trat eine deutliche Besserung ein. Die Patientin wurde aus der stationären Behandlung entlassen mit der üblichen Dosierung eines Corticoid-Dosieraerosols für einige Tage.

Welches war der entscheidende Gefahrstoff?
Beim Mischen von Säure-Reinigern mit Natriumhypochlorit-Reinigern wird Chlorgas (Cl_2) freigesetzt, das beim Einatmen zu erheblichen pulmonalen Symptomen führen kann. Zusätzliche Dämpfe der Säuren und Alkalien können zu weiteren schweren Lungenstörungen (Verätzungen) führen.

Die Kanister, in welchen die beiden Reinigungssorten angeliefert werden, werden farblich unterschiedlich gekennzeichnet (blau und rot) und mit einer Aufschrift versehen, die vor einem Vermischen warnt.

Es muss dringend davor gewarnt werden, saure und alkalische Reiniger zu mischen, weil es zur Freisetzung von Chlor kommen kann.

Erstickungsgase

Der Begriff „Erstickung“ ist vieldeutig. Man muss unterscheiden:

- Erstickungswirkung durch Sauerstoffverdrängung in der Atemluft („äußere Erstickung“), z.B. Stickstoff (N_2),
- Erstickungswirkung (Vergiftung) durch Beeinträchtigung der Hämoglobin-Sauerstoff-Bindung („innere Erstickung“):
  - Verdrängung des Sauerstoffes aus der Hämoglobin-Bindung, z.B. Kohlenmonoxid (CO),
  - Methämoglobinbildung, verringerte Kapazität des Sauerstofftransports, z.B. aromatische Amine oder Nitrate (zwar keine Gase, aber flüchtige Stoffe),
- Erstickungswirkung (Vergiftung) durch Beeinträchtigung der intrazellulären Atemenzyme („innere Erstickung“), z.B. Schwefelwasserstoff (H_2S), Blausäure (HCN),

Auch gemischte Formen sind möglich: Bei Bränden z.B. kann es zu Erstickung (Vergiftung) durch CO und zur Intoxikation durch H_2S kommen.

Erstickungswirkung durch Sauerstoffverdrängung in der Atemluft

Eine Erstickungswirkung auf den menschlichen Organismus kann durch Sauerstoffverdrängung in der Atemluft ausgeübt werden. Es ist der Mangel an Sauerstoff, welcher die Gesundheitsschädigung verursacht. Es handelt sich also nicht um eine toxische Wirkung der Erstickungsgase („inerte Gase“). Beispiele für diesen Typ der Erstickungsgase sind Methan, Ethan, Propan, Butan, sowie der entsprechend auch benannte Stickstoff.

Auswirkungen eines Sauerstoffmangels in der Atemluft auf den menschlichen Organismus:

- Luft-Sauerstoffgehalt <14%: Atemnot, ZNS-Beeinträchtigung und Myokard-Symptome,
- Luft-Sauerstoffgehalt <10%: Erbrechen, Übelkeit, Krämpfe, Bewusstlosigkeit,
- Luft-Sauerstoffgehalt <7 %: Exitus letalis.

Zum Vergleich: Ein Sauerstoffgehalt von

- 17 % entspricht einer Höhe von 1.700 m über Meer,
- 15 % entspricht einer Höhe von 2.700 m über Meer,
- 13 % entspricht einer Höhe von 3.800 m über Meer. –

Der metabolische Sauerstoffverbrauch des Menschen stellt unter normalen Innenraumbedingungen kein Problem dar und führt nicht zu nennenswert erniedrigten Sauerstoffgehalten der Atemluft. Hier sind es eher die ansteigenden CO_2-Konzentrationen, die Müdigkeit und Kopfschmerzen verursachen können. Kohlendioxid wirkt also nicht nur durch Sauerstoffverdrängung, sondern auch toxisch (hat einen MAK-Wert).

Sauerstoffreduzierte Atmosphäre im vorbeugenden Brandschutz – Eignung der Mitarbeiter

Ein neuer Ansatz im vorbeugenden Brandschutz ist die sauerstoffreduzierte Atmosphäre. Normalerweise enthält die Atmosphäre 21% Sauerstoff. Als Brandschutzmaßnahme in Betriebsbereichen (brandsichere Lagerräume) kann die Sauerstoffkonzentration gesenkt werden. Ein niedriger Wert von 13% Sauerstoff ist z.B. in einem Lager für brennbare Flüssigkeiten sinnvoll. Ansonsten genügen i.d.R. mäßigere Sauerstoff-Reduktionen. Anzustreben ist immer eine sichere Brandvermeidung bei größtmöglichem Sauerstoffgehalt.

Der Arbeitskreis „Feuerschutz“ des Fachausschusses Nahrungs- und Genussmittel hat folgende Festlegungen getroffen (zitiert nach BGN Akzente 1/2003): „Die sauerstoffreduzierten Bereiche (<17% Sauerstoff, minimal 13% zulässig) dürfen nur von Personen betreten werden, die eine arbeitsmedizinische Vorsorgeuntersuchung absolviert haben. Die Vorsorgeuntersuchungen sind bis auf weiteres entsprechend des „Entwurfes für eine spezielle arbeitsmedizinische Vorsorgeuntersuchung“ des Institutes und Poliklinik für Arbeits- und Umweltmedizin der Ludwig-Maximilians-Universität München durchzuführen (Prof. Nowak). (...) Treten während des Aufenthaltes im sauerstoffreduzierten Bereich gesundheitliche Beschwerden auf, müssen die Bereiche umgehend verlassen werden. Danach ist eine erneute ärztliche Untersuchung erforderlich. Des Weiteren dürfen Personen, bei denen Herz- oder Atemwegserkrankungen bekannt sind, diese Bereiche nicht betreten.“

Erstickungswirkung durch Verdrängung des Sauerstoffes aus der Hämoglobin-Bindung

Kohlenmonoxid

→ *Kapitel 4.2, BK 1201*

Erstickungswirkung durch Beeinträchtigung der intrazellulären Atemenzyme

Eine Erstickungswirkung (im weitesten Sinne) kann auch durch Beeinträchtigung der intrazellulären Atemenzyme verursacht werden. Der Sauerstoffgehalt im Blut ist hierbei nicht verändert. Unter den geschädigten intrazellulären Enzymen ist bei Blausäure-(HCN-) und Schwefelwasserstof-f(H_2S-)Intoxikation das Enzym Cytochromoxidase am stärksten betroffen.

Schwefelwasserstoff, Hydrogensulfid (H_2S)

→ *Kapitel 4.2, BK 1202*

Blausäure, Zyanwasserstoff (HCN), Zyanide

Chemische Eigenschaften, Vorkommen, Verwendung: Blausäure ist eine farblose, hochentzündliche Flüssigkeit mit niedrigem Siedepunkt (25 °C) und typischem Geruch nach Bittermandeln. Blausäure kann aus seinen Salzen, Zyanide genannt, unter sauren Bedingungen freigesetzt werden. Häufig verwendete Zyanide sind Natriumzyanid (NaCN) und Kaliumzyanid (KCN, Zyankali).

Berufliche Exposition: Die Salze der Blausäure, die Zyanide, finden vielseitige Verwendung u.a. in Schmelzbädern (Härten von Stahl), in der Galvanik und in Photolaboratorien. Zur Bildung von Blausäure kann es bei fehlerhafter Zusammensetzung der Bäder kommen. Wenn sich dabei Blausäure entwickelt, können Luftkonzentrationen von 300–500 ppm innerhalb von Minuten tödliche Wirkung haben.

Blausäure wird ferner verwendet zur Schädlingsbekämpfung und als Ausgangsstoff für die Kunststoffproduktion.

Gefahrstoffaufnahme: Nicht nur Einatmen und Verschlucken, auch Berührung mit der Haut ist mit Gefahr verbunden.

Pathogenese, Zielorgane: Die Substanz ist sehr toxisch. Sie bewirkt eine „innere Erstickung" durch Hemmung der Cytochromoxidase innerhalb der Atmungskette. Im Gegensatz zur Kohlenmonoxid-Intoxikation ist also bei der Blausäure-Einwirkung ausreichend Sauerstoff im Blut vorhanden, dieser kann also wegen der Enzym-Blockade nicht ausgenutzt werden.

Krankheitsbild: Einatmung geringer Mengen verursacht Reizerscheinungen der oberen Atemwege, Kopfschmerz, Schwindel, Dyspnoe. Bei größeren Inhalationsmengen tritt der Tod unter Atemnot, Schwindel, Erbrechen, Krämpfen und Herzjagen ein. Die Ausatemluft riecht nach bitteren Mandeln. Die Gesichtsfarbe ist zunächst gerötet, später grau.

Diagnose: HCN kann mit Prüfröhrchen festgestellt werden. Der Bittermandelgeruch weist auf das Vorhandensein des HCN hin. Eine rosige Hautfarbe ist verdächtig auf Blausäure-Vergiftung.

Differenzialdiagnose: Die Nitrobenzol-Intoxikation durch Bittermandelöl (Mirbanol) hat gewisse Ähnlichkeit, bewirkt jedoch eine Methämoglobinämie mit Cyanose und Urindunkelfärbung.

Notfall-Therapie bei Vergiftung: Der Ersthelfer soll den Verunfallten bergen (Selbstschutz, Achtung Bittermandelgeruch!), kontaminierte Kleidung entfernen, beatmen (nur mit Gerät), kontaminierte Haut und nötigenfalls Augen spülen. Durch Zyanide entstandener Brand- und Ätzschorf soll nicht verletzt werden, er ist ebenfalls mit viel Wasser zu spülen. Reichlich Wasser trinken lassen. Erbrechen anregen.

Der Arzt soll bei oraler Giftaufnahme Magenspülung mit 0,2 % Permanganat-Lösung und weitere intensivmedizinische Maßnahmen durchführen. Aktivkohlegabe ist nur sehr begrenzt wirksam (ungenügende Adsorption).

Entscheidend bei schweren Vergiftungen ist sofortige Gabe von Dimethylaminophenol (4-DMAP 3 mg/kg KG i.v.) als lebensrettendes Antidot. Die Therapie führt zu rascher Methämoglobinbildung ohne nennenswerte Kreislaufbeeinflussung (cave Überdosierung). Das 3-wertige Eisen des Methämoglobins soll das Zyanidion binden und somit die Cytochromoxidase (den Angriffspunkt des Giftes) schützen.

Im Anschluss an DMAP-Gabe ist Natriumthiosulfat als 10%ige Lösung (50–100 mg/kg langsam i.v.) eine wirksame supportive Maßnahme zur Zyanidinaktivierung, hat jedoch einen langsamen Wirkungseintritt (Sulfatierung des Zyanids zum Rhodanid).

Bei leichten Vergiftungen soll lediglich Natriumthiosulfat gegeben werden.

Bei Überdosierungen oder nichtindizierter Gabe des 4-DMAP soll Toluidinblau gegeben werden.

Eine sehr gute alternative Therapie ist möglich mit Hydroxocobalamin (Cyanokit®, welches noch nicht in Deutschland zugelassen ist).

Prävention: Ausreichende Belüftung bzw. Absaugung der Arbeitsräume. Sichere Aufbewahrung von Zyaniden. Vermeidung des sauren

Milieus bei Zyanid-Lösungen. Bei Bedarf Atemschutz und Schutzkleidung.

3.5.4 Arbeitsunfälle als Augen- und Hautverätzungen und deren Erstversorgung

Verätzungen entstehen durch Ätz- und Reizmittel an Haut, Schleimhaut oder am Auge. Verschiedene chemische oder physikalische Vorgänge können eine Veränderung in der Zellstruktur bewirken, welche makroskopisch als Verätzung erscheint. Man unterscheidet:

- Säurewirkung (Salzsäure, Schwefelsäure, Salpetersäure, Essigsäure, Natriumhydrogensulfit),
- Basenwirkung/Laugenwirkung (Natronlauge, Ammoniakwasser, Amine, Kalk),
- Oxidation (Peroxide, Kaliumpermanganat, Kaliumdichromat),
- Reduktion (Hydrazin, Natriumthioglykolat),
- Chelatbildung (Komplexbildung, z.B. durch Nickelsalze, Eisensulfat, Kupfersulfat),
- Solvatation (Lösewirkung, z.B. durch Aceton, Dimethylformamid, Dimethylsulfoxid).

Die Stärke der jeweiligen Verätzung hängt ab von:

- Art des Ätzmittels (z.B. Säure oder Lauge),
- Konzentration,
- Temperatur des Ätzmittels,
- Einwirkungsdauer.

Wenn es sich um eine reversible Wirkung handelt, spricht man von einer Reizung. Wenn die Wirkung irreversibel ist, handelt es sich um eine Verätzung.

Pathophysiologie

- **Säurewirkung:** Am Gewebe kommt es zu einer Koagulationsnekrose. Die koagulierte Gewebeschicht schützt darunter liegende Strukturen, sodass die Schädigung i.d.R. selbstlimitierend ist. Oftmals erfolgt schnelle Heilung (Ausnahme: Flusssäure). An der Haut sieht man nach Abstoßung des nekrotischen Schorfs eine Narbenbildung mit hoher Keloidtendenz. Systemisch kann es bei größerer Säuremenge zu einer Azidose kommen.
- **Basenwirkung:** Am Gewebe kommt es zu einer Kolliquationsnekrose (Verflüssigung der Proteine). Die basischen Stoffe dringen mit ihrer zerstörenden Wirkung in die Tiefe des Gewebes ein. Die Heilung erfolgt langsam ohne Schorf mit verzögerter Narbenbildung. An der Schleimhaut ist die Perforationsgefahr bei Laugeneinwirkung groß (höher als bei Säureverätzungen), chirurgische Behandlung oft unvermeidlich. Die systemische Wirkung von basischen Stoffen (Alkalose) ist nur in seltenen Fällen ausgeprägt.

Zurückbleibende Narben und Strikturen müssen später meist operativ korrigiert werden.

Erste Hilfe, Notfalltherapie bei Verätzungen

Das Prinzip der Notfall-Hilfe ist v.a. Verdünnung. Zusätzlich ist in einigen Fällen spezielle Antidot-Therapie notwendig, z.B. gegen Flusssäure.

Es gilt folgende Regel:

- sofortige Anwendung von sehr reichlich Wasser bei allen Unfällen mit wasserlöslichen Substanzen,
- bei wasserunlöslichen Stoffen ist Polyethylenglycol 400 (Lutrol-E, Roticlean-E) ein gutes Mittel, es ist anschließend auch mit Wasser abwaschbar.

Neuerdings sind Fertiglösungen[2] zur äußerlichen Spülung von Haut und Augen auf dem Markt. Diese sollen nach Herstellerangaben für die verschiedenen Ätzwirkungen (durch Säuren und Laugen, durch Oxydation, Reduktion und Chelatbildung) einen antagonistischen Wirkstoff besitzen.

Notfall-Maßnahmen bei Säure- oder Laugenverätzung (allgemeines Handlungsschema, Reihenfolge kann je nach Notwendigkeit variieren):

[2] z.B. Previn®, Vertrieb: Hanke + Seidel GmbH & Co. KG, Waldbadstr. 20–22, 33803 Steinhagen

- Eigenschutz der Retter beachten.
- Vitalfunktionen des Verletzten sichern (Beatmung mit Gerät).
- Verletzten unter Selbstschutz aus Gefahrbereich in frische Luft bringen.
- Durchtränkte Kleidung entfernen.
- Betroffenes Auge unter Schutz des unverletzten Auges ausgiebig mit Wasser spülen. Wenn möglich das Auge ektropionieren. Jegliche „Neutralisation" ist strengstens verboten, nur Wasser oder professionelle Augenspüllösungen anwenden. Eiliger Transport zum Facharzt.
- Betroffene Haut mit viel Wasser spülen.
- Atmungsorgane: Bei Atemnot Sauerstoff inhalieren lassen.
- Verdauungsorgane: Erbrechen nicht anregen (Gefahr der Ösophagusschädigung). Reichlich Wasser in kleinen Schlucken trinken lassen. Empfohlen wird auch Zitronensaft (bei Laugenverätzungen) oder Milch/Eiweißlösung (bei Säure- und Phenolverätzungen, dies ist die einzige Indikation zur Gabe von Milch), jedoch sollte keine Zeit mit der Suche vergeudet werden. Kein $NaHCO_3$ geben. Keine Medizinalkohle geben (unwirksam, kann nachfolgende Endoskopie erschweren).
- Für viele Stoffe gilt: Zur Lungenödemprophylaxe Dexamethason-Dosieraerosol inhalieren lassen.
- Für Körperruhe sorgen, vor Wärmeverlust schützen.
- Chemischen Stoff identifizieren und durchgeführte Maßnahmen angeben.
- Eine systemische Azidose behandeln (Alkalose ist selten). Schockbehandlung, Antibiotika. Nach Ingestion von Säure oder Lauge Ösophagoskopie durch einen erfahrenen Untersuchung (cave Perforation). Der Nutzen systemischer Kortisonapplikation zur Verhinderung von Strikturen wird kontrovers diskutiert.

Prävention

Wenn es nicht völlig zuverlässig verhindert werden kann, dass ein Mensch mit diesen Stoffen in Berührung kommt, muss Schutzkleidung getragen werden:

- Augenschutz, der auch von oben herabtropfende Flüssigkeiten und seitliche Spritzer abfängt,
- Schutzhandschuhe aus Gummi (kein Leder oder Kunststoff),
- Stiefel aus Gummi,
- evtl. Säureschutzanzug,
- bei manchen Stoffen ist auch Atemschutz erforderlich.

Die Behälter, welche den ätzenden Gefahrstoff enthalten, müssen gut gekennzeichnet sein.

Besonders gefährlich und heimtückisch ist die **Flusssäure.** Dies muss schon in der Prävention berücksichtigt werden. Schon die Einwirkung geringfügiger Mengen von Flusssäure erfordert sofortige Hilfsmaßnahmen. Nicht nur die Benetzung, sondern auch die Einwirkung von Flusssäuredämpfen auf Haut und Schleimhaut kann schwere, nachhaltige Verätzungen hervorrufen.

3.5.5 Strahlenunfälle und deren Erstversorgung

Aufgaben der beteiligten Personen und Institutionen:

- Der Ersthelfer ist verpflichtet zur Hilfeleistung (s.u.) im Sinne der UVV „Erste Hilfe" – BGV A5.
- Der Strahlenschutzbeauftragte soll Art und Umfang der Strahleneinwirkung feststellen und bekanntgeben.
- Ein strahlenschutzermächtigter Arzt soll nach § 63 StrlSchV hinzugezogen werden, wenn zu besorgen ist, dass eine Person im Kalenderjahr mehr als 50 mSv effektive Ganzkörperdosis oder mehr als 150 mSv Organdosis für die Augenlinse oder mehr als 500 mSv Organdosis für die Haut erhalten hat.
- Bei konventionellen Begleitverletzungen soll der Verunfallte einem Durchgangsarzt oder – bei bestimmten schweren Verletzungen –

einem für das Verletzungsartenverfahren zugelassenen Krankenhaus[3] zugeführt werden.

- Als Leitstellen für alle Fragen, die einer strahlenschutzmedizinischen Beratung bedürfen, wurden die regionalen Strahlenschutzzentren mit einem 24-Stunden-Dienst eingerichtet. Wenn sie nicht selbst über Möglichkeiten der Direktversorgung verfügen, dann können sie zumindest die Zusammenarbeit mit anderen Stellen vermitteln.
- Für die stationäre Behandlung schwerer Strahlenschäden wurden Spezialabteilungen, wie z.B. in der BG-Unfallklinik Ludwigshafen, eingerichtet. Die Einweisung erfolgt grundsätzlich nur durch Vermittlung eines regionalen Strahlenschutzzentrums.

Erste-Hilfe-Maßnahmen bei Strahlenunfällen

- Verletzte unter Beachtung des Selbstschutzes aus dem Gefahrenbereich bergen. Der Selbstschutz des Retters besteht in erster Näherung aus Maßnahmen analog zur Infektionsgefährdung (Handschuhe, Mundschutz, ggf. OP-Kleidung o.Ä., etc.). Erfahrungen haben gezeigt, dass diese Schutzmaßnahmen in den allermeisten Fällen ausreichend sind.
- Bei lebensbedrohlichen Zuständen hat die konventionelle Notfallhilfe Vorrang. Die Belange des Strahlenschutzes sind zu berücksichtigen, soweit dies medizinisch vertretbar ist.
- Bei Strahlenbelastungen über 1 Sv muss ggf. auch eine Schocktherapie durchgeführt werden.
- Der betriebliche Strahlenschutz soll eine Messung und Abschätzung der Strahlenexposition vornehmen und Schätzwerte der Ganz- und Teilkörperdosis an die behandelnden Ärzte weitergeben.
- Vor dem Transport sind kontaminierte Verletzte durch fachkundiges Personal zu dekontaminieren, zumindest ist kontaminierte Kleidung vor dem Transport zu entfernen. Die Dekontamination sollte unter Anwendung von lauwarmem Wasser mit Waschlotion erfolgen. Ggf. sollten weiche Handbürsten eingesetzt werden. Nach etwa 2 Minuten sollte die Haut mit saugfähigem Material sorgfältig getrocknet werden (Radionuklide in speziellen chemischen Verbindungen: siehe Spezialliteratur).
  Bei Kontamination von Augen, Nase, Mund oder Ohren ist reichlich mit Wasser zu spülen. Eine Kontamination der Nasenhöhle kann durch Schnäuzen verringert werden. Weitere Maßnahmen sollte ein Facharzt (HNO/Ophthalmologie) vornehmen.
  Hautfalten, Nagelfalze und Fingernägel sollen gezielt gereinigt werden.
  Eine Ganzkörperdekontamination ist nur dann durchzuführen, wenn annähernd der ganze Körper kontaminiert ist. Die gesamte Kleidung soll in diesem Fall entfernt werden. Unter einer lauwarmen Dusche soll der Körper mit milder Seife gründlich gewaschen werden.
- Nach der Dekontamination ist die flächenbezogene Aktivität zu messen. Erforderlichenfalls soll die Dekontamination wiederholt werden. Nach beendeter Dekontamination sollen die betroffenen Hautpartien mit einem Pflegemittel behandelt werden.
- Wunden haben als kontaminiert zu gelten, solange nicht durch Messung das Gegenteil festgestellt wurde. Bei konkretem Hinweis auf Kontamination sofort und intensiv die Wunde unter fließendem Wasser spülen. Der Arzt soll mit physiologischer Kochsalzlösung oder mit 3%iger H_2O_2-Lösung die Dekontamination der Wunde durchführen und danach einen sterilen Verband anlegen. Bei Wundkontaminationen mit sehr hoher Aktivität, besonders bei leicht löslichen Stoffen, ist eine sofortige wundnahe venöse Stauung erforderlich (kein arterielles Abbinden!). Kontakt mit dem Regionalen Strahlenschutzzentrum sollte aufgenommen werden.

[3] Sofern Transportfähigkeit besteht, sollte jeder Versicherte nach einem Arbeitsunfall mit entsprechender Verletzung in ein solches Krankenhaus verlegt werden.

- Sofern eine Hautschädigung erkennbar ist, sind bestrahlte Körperteile nach Entfernen der Kleidung und nach der Hautdekontamination steril abzudecken.
- Bei Verdacht auf Inkorporation radioaktiver Stoffe soll der betriebliche Strahlenschutz dies dokumentieren.
  Beim Verschlucken relevanter Mengen soll der Ersthelfer für die Ausspülung sorgen und Erbrechen anregen.
  Die zur Dekorporation erforderlichen Medikamente sollen vorrätig sein (z.B. das chelatbildende Antidot DTPA [Ditripentat-Heyl®], siehe Spezialliteratur).
- Bei einer Effektivdosis über 100 mSv oder einer Teilkörperdosis über 1,2 Sv soll sofort Verbindung mit dem regionalen Strahlenschutzzentrum *(→ Tab. 3.5.6)* aufgenommen werden. Eingehende Anamnese- und Befunderhebung. Blutentnahme für Blutstatus (20 ml EDTA-Blut) sowie für Chromosomenanalyse.
- Bei Strahlenbelastungen über 2 Sv sind zusätzlich zu den genannten Maßnahmen HLA-Typisierungen zu veranlassen. Unter Vermittlung des regionalen Strahlenschutzzentrums muss Einweisung in eine Spezialabteilung erfolgen.

Tab. 3.5-6 Telefonnummern der regionalen Strahlenschutzzentren (Stand 6/2003).

RSZ Berlin: 030/8445 2171 (*3992)
RSZ Dresden: 0351/458-2226
RSZ Greifswald: 03834/866975
RSZ Hannover: 0511/532-3197
RSZ Homburg: 06841/16-2201 (*3305)
RSZ Jülich: 02461/61-5763
RSZ Karlsruhe: 07247/82-3333
RSZ München: 089/3068-2541 (*-0)
RSZ Neuherberg: 089/3187-333
RSZ Würzburg: 0931/201-5877
*außerhalb der üblichen Dienstzeiten

3.5.6 Elektrounfälle und deren Erstversorgung

Begriffserklärung, physikalische Grundlagen: Stromunfälle werden eingeteilt in Nieder- und Hochspannungsunfälle, die beide etwa gleich häufig auftreten. Von Hochspannungsunfällen spricht man bei Spannungen über 1.000 Volt. Unfälle mit Haushaltsstrom sind also Niederspannungsunfälle.

Ohmsches Gesetz

Spannung = Widerstand × Strom

U	=	R	×	I
[Volt]		[Ohm]		[Ampere]
[V]		Ω		[A]

Strom geht immer den Weg des geringsten Widerstands. Ein hoher Widerstand – etwa durch Schutzkleidung – verringert die Stromstärke. Spezielle Schutzschuhe z.B. können einen Widerstand von 10.000 Ω aufweisen.

Vorkommen, berufliche Risiken: Etwa die Hälfte aller tödlichen Stromunfälle ereignet sich im Haushalt, gewöhnlich mit 220 Volt Wechselstrom. Ursache ist meist unsachgemäße Gerätehandhabung in Verbindung mit Feuchtigkeit. Im Berufsleben gibt es – durch schadhafte Geräte und falsches Verhalten – gleichartige Risiken, z.B. im Bürobereich. Zusätzlich existieren berufsspezifische Risiken z.B. beim Elektriker, Monteur, Schaltwärter oder beim Schweißer. 2,5% aller Elektrounfälle sind letal (im Mittel aller Branchen). Im Vergleich dazu ergibt sich aus Arbeitsunfällen insgesamt – also aus allen Arten von Arbeitsunfällen, ohne Wegeunfälle – eine Letalität von nur 0,15%.

Fast 90% der Elektrounfälle im gewerblichen Bereich ereignen sich durch Niederspannung. Gerade diese wird nicht selten auch von Fachkräften in ihrer Gefährlichkeit unterschätzt.

Elektrische Gefährdung beim Lichtbogen- und Widerstandsschweißen: Beim Widerstandsschweißen werden hohe Strommengen bei niedriger Spannung eingesetzt. Das Werkstück ist Teil des Stromkreises. Berührung kann einen

Elektrounfall bewirken. Beim Lichtbogenschweißen wird z.T. Wechselstrom verwendet (erhöhte Gefährdung).

Die Gefährdung durch einen Elektrounfall wird erhöht durch beengte Verhältnisse und falsche Bekleidung (feucht, verschwitzt, dünn, löchrig).

Pathogenese, Zielorgane: Der elektrische Strom stört im Organismus die Reizleitung der Zellen. Die biologische Wirkung des elektrischen Stromes ist durch Stromstärke, Einwirkdauer, Weg des Stromes durch den Körper und durch die Stromfrequenz (bei Wechselstrom) bestimmt.

Ein Stromweg durch den ganzen Körper (von Hand zu Hand oder von Hand zu Fuß) bedeutet einen Widerstand von ca. 1.000 Ω. Bei 230 V fließen dann schon 230 mA, das kann schon tödlich sein (s.u.). Glücklicherweise wird der Widerstand in der Praxis durch Schuhsohlen u.Ä. meist höher als 1.000 Ω sein.

Dagegen trifft eine Durchströmung vom Rücken zur Brust auf einen Widerstand von nur 100 Ω, mit entsprechend höherem Stromfluss (bei 230 V sind es 2,3 A). Entscheidend ist auch die Frage der Durchströmung des Herzens.

Die Stromstärke und die Dauer ihrer Einwirkung ist für die Gefährlichkeit eines Elektrounfalls von primärer Bedeutung, in zweiter Linie kommt es auf die Höhe der Spannung an. Für die übliche Niederspannung mit einer Frequenz von 50 Hz gilt:

- Bei einer Stromstärke von > 2 mA treten Missempfindungen auf. Diese führen oft zu Schreckreaktionen.
- Bei einer Stromstärke von > 10 mA kann es zu Muskelkontraktionen und -krämpfen kommen. Diese können das Loslassen des Leiters erschweren. Eine Dyspnoe kann durch Kontraktion der Atemmuskulatur bewirkt werden..
- Stromstärken ab 100 mA lösen i.d.R. ein Kammerflimmern aus. Zudem können höhere Stromstärken durch eine Dauerkontraktion der Atemmuskulatur zu einem Atemstillstand führen.

In Abhängigkeit von der Stromspannung ist die resultierende Gesundheitsschädigung wie folgt:

- Eine Spannung unter 50 Volt gilt im Allgemeinen als ungefährlich (jedoch Risiko eines Sekundärunfalls wegen Schreckreaktion).
- Stromspannungen von 50–130 Volt können unerwünschte Wirkungen haben, tödliche Unfälle wurden jedoch nicht registriert (Quelle: Institut zur Erforschung elektrischer Unfälle, BGFE).
- Im Bereich der üblichen Niederspannung (220 Volt) besteht in erster Linie die Gefahr von Herzrhythmusstörungen (Extrasystolen und Vorhofflimmern, Kammerflimmern mit Exitus letalis). Bei Niederspannungsunfällen liegt bei etwa 20 % der Patienten eine kurzzeitige Bewusstlosigkeit vor. Die Letalität (Bereich 130–400 Volt) liegt bei 0,6 %.
- Bei Hochspannungsunfällen sind neben Herzrhythmusstörungen (Asystolie) auch Hitzeschädigungen von Haut und inneren Organen zu befürchten. Die Letalität (Bereich >1.000 Volt) liegt bei 8,2 %. Oftmals versterben die Unfallopfer erst nach einigen Tagen als Folge der thermischen Schädigung.
- Unfälle durch elektrischen Lichtbogen ähneln in ihrer Auswirkung dem Verbrennungsunfall durch offenes Feuer.

Wechselstrom ist für das Herz gefährlicher als Gleichstrom, weil die Gefahr des Kammerflimmerns größer ist (besonders groß ist sie gerade bei der üblichen Wechselstromfrequenz von 50 Hz!). Für Frequenzen oberhalb 10 kHz entfällt die spezifische Reizwirkung auf Gewebe und es bleibt eine rein thermische Wirkung.

Abhängigkeit der biologischen Wirkung von der Einwirkungsdauer des Stromes:

- Bei sehr kurzer Einwirkdauer unterhalb von 100 ms kann ein Stromstoß folgenlos bleiben oder, wenn er in die vulnerable Phase (aufsteigender Bereich der T-Welle) des Elektrokardiogramms fällt, Kammerflimmern auslösen.
- Bei einer Einwirkungsdauer von 300–400 ms (Millisekunden), das ist die Größenordnung

des Kammerkomplexes (Systole des EKG), kann bei ausreichender Stromstärke grundsätzlich Kammerflimmern entstehen.
- Beginnt der Strom während der Kammererregung, kann Flimmern nur in der vulnerablen Phase der Normalerregung entstehen, und hierzu muss der Strom relativ groß sein; beginnt der Strom dagegen in der Diastole, so löst er zunächst eine Extrasystole aus und führt dann in deren vulnerabler Phase zum Kammerflimmern, wobei hier bereits kleinere Ströme wirkungsvoll sind.
- Bei langer Einwirkungsdauer über 600 ms spielt der Einschaltzeitpunkt des Stromes praktisch keine Rolle mehr. Der Strom löst immer in der Diastole eine Extrasystole aus um in deren vulnerabler Phase dann Flimmern zu erzeugen.

Krankheitsbild: Beim Wechselstromunfall treten – je nach Stromstärke und Spannung – Greifkrämpfe mit „Kleben“ am stromführenden Gegenstand auf. Dies kann zu Muskelrissen und Frakturen führen. Kardiale Arrhythmien können zu Synkope und Bewusstlosigkeit führen. Bei der reversiblen funktionellen Angina pectoris electrica bestehen ohne entsprechende EKG-Veränderungen Symptome wie Herzklopfen, -jagen, Atemnot, Beklemmung oder Angstgefühle.

Strommarken, Weichteilnekrosen und Organschädigungen sind thermische Folgen der Hochspannungseinwirkung. Hochspannung bewirkt häufig Kopfschmerzen, Tinnitus, Sehstörungen, Krämpfe, Paresen, Aphasie, Bewusstlosigkeit, Atemstillstand. Peripher neurologisch ist oft der Nervus medianus betroffen (vorübergehende Parästhesien oder dauerhafte Parästhesien/Paresen). An den Blutgefäßen kommt es zu Thrombosen oder Aneurysmenbildung.

Sekundär können Verletzungen durch Sturz, tetanische Kontraktionen oder Schreckreaktionen auftreten.

Therapie, Notfalltherapie, Erste Hilfe: Der Ersthelfer bei Stromunfällen sollte ganz besonders den Eigenschutzes beachten! Ein Stromunfall muss zunächst einmal als solcher erkannt werden (dabei aber keine Zeit verlieren). Während der Stromeinwirkung kann es zu Muskelverkrampfungen kommen. An den Stellen des Stromein- und -austritts können sich Verbrennungen (so genannte Strommarken) zeigen. Möglicherweise kommt es zur Bewusstlosigkeit oder zum Atem-/Kreislaufstillstand. Aus der Situation am Unglücksort ergeben sich eventuell Hinweise auf einen Stromunfall (z.B. blanke Leitungsdrähte, schadhafte Elektrogeräte).

Niederspannungsunfälle: Zuerst die Stromzufuhr unterbrechen (Steckdose, Sicherung) und gegen Wiedereinschalten sichern. Sollte dies nicht sofort möglich sein, so muss der Verunglückte mit einem nicht leitenden Gegenstand (z.B. Holzstock oder Holzbrett) von der Stromquelle getrennt werden. Der Helfer muss dabei auf trockenem Untergrund stehen. Ist die Stromzufuhr sicher unterbrochen, werden wie üblich die Vitalfunktionen gesichert. Sauerstoffgabe, Anlage einer Infusion sowie ein kontinuierliches EKG-Monitoring sind Standardmaßnahmen. Kammerflimmern oder pulslose Kammertachykardie erfordert eine sofortige Sequenz von bis zu drei Defibrillationen (200 J und notfalls bis zu zwei weitere Schocks von 200 J und 360 J). Bei ventrikulären Tachykardien Lidocain i.v., Elektrokardioversion (siehe Spezialliteratur).

Eine Blutabnahme (kleines Blutbild, Gerinnung, Elektrolyte, Kreatinin, Harnstoff, Kreatinin-Kinase-Myoglobin) dient auch der Erfassung von Gewebeschäden. Bei Verdacht auf intraabdominelle Hitzeschädigungen erfolgt zusätzlich die Bestimmung der Leber- und Pankreasenzyme.

Nach neuer Auffassung [15] ist nach einem Stromunfall eine stationäre Überwachung mit EKG-Monitoring nicht notwendig, sofern nach einem Niederspannungsunfall der Patient symptomfrei ist und ein 12-Kanal-EKG keine Auffälligkeiten zeigt.

In folgenden Fällen ist jedoch eine stationäre Überwachung mit EKG-Monitoring notwendig:
- Spannung über 500 Volt,
- Stromfluss von Hand zu Hand, über nasse oder feuchte Haut,

- pathologische EKG-Veränderungen,
- tetanische Muskelkontraktionen,
- Verbrennungen mit subkutanen Gewebeschaden,
- Nerven- oder Gefäßschäden an Fingern, Zehen oder Extremitäten,
- neurologische Auffälligkeiten, respiratorische Störungen, kardiale Störungen (z.B. Angina pectoris),
- subjektive Symptome (Herzklopfen, Angstgefühle),
- pathologische Laborwerte,
- wesentliche Vorerkrankungen.

Hochspannungsunfälle: Der Ersthelfer muss einen ausreichenden Sicherheitsabstand einhalten! Es besteht die Gefahr, dass ein Lichtbogen überspringt. Bei Unfällen mit Hochspannungsleitungen (bis zu 380.000 Volt) muss ein Sicherheitsabstand von mindestens 5 Metern eingehalten werden (noch mehr bei nassem Untergrund). Notfalls entfernt man sich hüpfend oder mit sehr kleinen Schritten, um keinen Stromschlag zu erleiden. Die Erste Hilfe kann erst nach der Stromabschaltung durch Fachpersonal erfolgen.

Maßnahmen sind wie üblich kardiopulmonale Reanimation, stabile Seitenlage oder Schocklage; Kühlen von Brandwunden und später keimfreies Verbinden. Klinikeinweisung.

Prävention: Elektrische Anlagen dürfen nur von Elektrofachkräften oder unter deren Aufsicht unter Beachtung gewisser Sicherheitsregeln errichtet oder verändert werden. Alle 4 Jahre ist eine Prüfung fällig (mobile Geräte alle 6 Monate).

FI-Schalter (Fehlerstrom-Schutzschalter) oder Überstromschutzeinrichtung bieten besonderen Schutz, wenn – z.B. in Feuchträumen – erhöhtes Risiko besteht.

Sicherheitsbewusstes Verhalten orientiert sich an den „5 Sicherheitsregeln“:

1. Freischalten.
2. Gegen Wiedereinschalten sichern.
3. Spannungsfreiheit feststellen.
4. Erden und Kurzschließen.
5. Benachbarte, unter Spannung stehende Teile abdecken oder abschranken.

Auch das Reinigungspersonal muss elektrotechnisch unterwiesen sein.

Das gesamte Personal sollte regelmäßig in kardiopulmonaler Reanimation unterwiesen werden. Laiendefibrillationsgeräte sollten eingeführt und regelmäßig geprobt werden.

3.5.7 Durchführung der Unfalluntersuchung

Vorbemerkung: Zur betrieblichen Unfallverhütung, zur Organisation der Ersten Hilfe sowie zur Erstdokumentation des Unfallgeschehens im Rahmen des BG-Verfahrens → *Kap. 2.5.*

Die technische und organisatorische Unfalluntersuchung ist in der Regel nicht Aufgabe des Betriebsarztes. Man unterscheidet:

- die Einzelfalluntersuchung,
- das Erstellen der Unfallstatistik.

Beide Informationsquellen können auch dem Betriebsarzt wesentliche Hinweise zur Rolle des Faktors Mensch geben – menschlichen Eigenschaften und Fähigkeiten, die im Unfallgeschehen eine Rolle spielen und die er im Rahmen seiner Untersuchungen präventiv besonders zu beachten hat. Die Einzelfalluntersuchung obliegt der Sicherheitsfachkraft und/oder dem Vorgesetzten; das Führen der Unfallstatistik – u.a. mit dem Ziel, allgemeine Gefahrenquellen zu erkennen, um sie zu eliminieren – ist Aufgabe der Sicherheitsfachkräfte (nach § 6 ASiG). Eine außerbetriebliche Unfallanzeige ist bei einem tödlichen Unfall erforderlich oder wenn eine mehr als 3-tägige Arbeitsunfähigkeit als Unfall-Folge aufgetreten ist.

Einzelfalluntersuchung. Erreicht werden sollen:

- Erkenntnisse über Umstände und Ursachen der zum Unfall führenden Gefahren,
- Datensammlung für Unfallstatistiken (Unfallschwerpunkte),
- Informationsgewinnung für die Unfallanzeige an die Aufsichtsbehörde und den Unfallversicherungsträger (UVT),
- Aufklärung über eventuelles schuldhaftes

Verhalten und über zukünftige Verhaltensänderung (z.B. Tragen von Schutzausrüstung),
- Formulierung des Handlungsbedarfs für Präventionsmaßnahmen (Arbeitsgestaltung).

Dazu gehören: Ortsbesichtigung, Befragung und Erstellen des Unfallberichtes mit folgenden Informationen:
- Personalien des Verletzten und der unmittelbaren Aufsicht,
- Unfallhergang und -folgen, Zeitpunkt, Tätigkeit, Objekt an dem mit welchen Maschinen gearbeitet wurde, Unfallvorgang, Verletzungsart,
- Unfallursachen: technisch, verhaltensgebunden, organisatorisch,
- Maßnahmen.

Für das Erstellen einer **Unfallstatistik** sind diese Einzelberichte zusammenzuführen und zu ergänzen durch Angaben zu Arbeitsausfalltagen, Häufung an bestimmten Orten bzw. Arbeitsbereichen, Tageszeiten, Dauer der Betriebszugehörigkeit der Verunfallten und weitere soziodemographische und betriebliche Merkmale. Dabei spielen dann, gerade für kleinere Ereignisse, die Eintragungen in das Verbandbuch eine wesentliche Rolle.

Für die Darstellung der Unfallursachen bietet sich für die betriebliche Praxis folgende einfache Gliederung an:
- **Technik**
  - Werkstoff- oder Arbeitsstoffmangel,
  - Konstruktionsmangel,
  - nicht angebrachte oder mangelhafte Schutzvorrichtung,
  - technische Störung im Arbeitsablauf,
  - unsachgemäße Wartung und Instandsetzung,
  - mangelnde Anpassung an den Menschen,
  - Ursachen durch Licht, Klima, Lärm, Lüftung, Schwingungen,
  - mangelnde Rutschfestigkeit,
  - sonstige technische Mängel.
- **Organisation**
  - mangelnde Ordnung,
  - Nichtzurverfügungstellen von vorgeschriebener persönlicher Schutzausrüstung,
  - Nichtzurverfügungstellen von vorschriftsmäßigen Arbeitsmitteln,
  - Nichtbeachtung von Vorschriften durch die für die Organisation Verantwortlichen,
  - mangelhafte Gestaltung des Arbeitsplatzes,
  - mangelhafte Gestaltung des Arbeitsablaufs,
  - ungenügende Ausbildung und Unterweisung,
  - nicht rechtzeitige Wartung und Instandsetzung,
  - mangelhafte Übermittlung von Anweisungen,
  - ungenügende Aufsicht und Kontrolle,
  - ungenügende Personalauslese,
  - sonstige organisatorische Mängel.
- **Verhalten**
  - unterlassener oder unsachgemäßer Gebrauch von persönlicher Schutzausrüstung,
  - unterlassener oder unsachgemäßer Gebrauch von Arbeitsmitteln,
  - Nichtbeachten von Vorschriften,
  - ungenügende Verständigung unter Arbeitskollegen,
  - Ermüdung,
  - physische Mängel (z.B. Sehmängel),
  - psychische Mängel, Über- und Unterforderung,
  - Unachtsamkeit,
  - Spielen, Necken, Streiten, Geltungsbedürfnis,
  - Genuss von Alkohol,
  - sonstige Verhaltensmängel.

3.5.8 Betriebsärztliche Maßnahmen bei Schadensereignis

Durch die Organisation der Ersten Hilfe hat der Betriebsarzt einen ersten wesentlichen Beitrag zur Bewältigung des Schadensereignisses geleistet *(→ Kap. 2.5)*. Sofern der Betriebsarzt zum Zeitpunkt eines Unfallereignisses sich im Betrieb oder ganz in der Nähe des Betriebs aufhält, wird er Erste Hilfe leisten, zumindest bis zum Eintreffen des Notarztes. Neben seiner Mitwirkung bei der anschließenden Unfallanalyse kann es wichtig sein, weitere, nicht im Rahmen der Erstversorgung betreute Personen zu untersuchen. So etwa bei Bränden, beim Austritt gesundheitsschädlicher Gase (Phosgen; Latenzperiode!), bei Intoxikationen. Er nimmt quasi Umgebungsuntersuchungen vor. Außerdem ist es seine selbstverständliche Aufgabe, die Gesundheitsrelevanz eines Schadensereignisses mit dem Unternehmen, den Sicherheitsfachkräften und der betroffenen Belegschaft zu erläutern. Daraus kann sich ein „Mehr" an ärztlichen Untersuchungsnotwendigkeiten oder Untersuchungswünschen ergeben.

3.5.9 Erhöhtes Unfallrisiko durch gesundheitliche Vorschäden

Grundsätzlich sollte nicht davon ausgegangen werden, dass Personen mit gesundheitlichen Vorschäden ein erhöhtes Unfallrisiko (oder auch eine Minderleistung) bedeuten würden. Es kommt allerdings bei ihnen ganz besonders auf ein behinderungs- bzw. situationsgerechtes Verhalten und auf entsprechende Arbeitsgestaltung an (→ *Kap. 6.4*). Einige Vorschäden sind jedoch so gewichtig, dass durch die Vorsorgeuntersuchung gerade auch der durch sie erhöhten Unfallgefahr begegnet werden soll, z.B. reduziertes Sehvermögen, reduziertes Hörvermögen (Gefahrenwahrnehmung, Erkennen von Gefahrensymbolen usw.).

„Vorschäden" sind also „vorsorglich" zu erkennen:

- in den sensorischen Funktionen (Sehen, Hören, Riechen, Schmecken, Tasten),
- in den Funktionen des Bewegungsapparates einschließlich des Gleichgewichtsorgans,
- in zentralnervösen Funktionen (Aufmerksamkeit, Wachheit, Haltungskontrolle, ...),
- in Funktionen des Stoffwechsels, z.B. das Auftreten von Hypoglykämien mit einer Störung des Bewusstseins.

Schlussfolgerungen bezüglich bestimmter Charaktereigenschaften wie Leichtsinn, die eine bestimmte Tätigkeit als zu riskant erscheinen lassen, sollten dem Vorgesetzten vor Ort vorbehalten bleiben. Wenn diese jedoch, z.B. im Rahmen der Vorsorgeuntersuchung, ggf. im Zusammenhang mit Drogenmissbrauch, erkannt werden, wird dieses Problem, der (noch) mögliche Arbeitseinsatz, auch den Betriebsarzt beschäftigen.

3.5.10 Beitrag des Betriebsarztes zur Unfallverhütung

Unfallprävention wendet sich an Menschen (Beschäftigte) und ihr Verhalten sowie an die Gestaltung der (Arbeits-)Umgebung. Bezüglich des Verhaltens hat der Betriebsarzt Möglichkeiten der Einflussnahme bei allen Kontakten mit den Beschäftigten. Seine spezifische Aufgabe ist im vorigen Abschnitt geschildert; er muss Personen, von denen auf Grund ihres Verhaltens – soweit es in besonderen gesundheitsbezogenen Eigenschaften seine Wurzel hat – eine Unfallgefahr ausgeht, erkennen. Dies tut er z.B. im Rahmen der Vorsorge bei Personen, die mit Fahrzeugen umgehen, in dem er das Seh- und das Reaktionsvermögen beurteilt. Sehen und Hören, aber bei bestimmter Exposition auch das Riechen sind Körperfunktionen, deren Beeinträchtigung die Unfallgefahr erhöht.

Bezüglich der Arbeitsplätze und der Arbeitsplatzumgebung, der Betriebsabläufe, der Sicherheit der Transportwege, des Funktionierens des technischen Arbeitsschutzes usw. ist der Betriebsarzt Partner der Sicherheitsfachkraft und der sonstigen betrieblichen Rollenträger und wird seine Beobachtung genauso wie diese in Entscheidungsprozesse einbringen.

Weitere Gesichtspunkte zum Thema Unfallverhütung:

- **Eigen- und Fremdgefährdung**
  Während der Arbeit können Situationen mit Eigen- und Fremdgefährdung entstehen. Fremdgefährdung tritt arbeitsmedizinisch

dann in den Vordergrund, wenn ein Arbeitnehmer für den sicheren Transport von Menschen (z.B. Busfahrer, Pilot) oder Gefahrgut (z.B. toxische Substanzen) verantwortlich ist, aber auch in Überwachungssituationen (z.B. Kraftwerk, Stellwerk, Tower).

Das Arbeitsschutzgesetz verpflichtet nicht nur den Arbeitgeber, sondern auch die Beschäftigten zum gesundheits- und sicherheitsgerechten Verhalten. Der Beschäftigte soll auch für Sicherheit und Gesundheit der Personen sorgen, die von seinen „Handlungen oder Unterlassungen bei der Arbeit betroffen sind" (§ 15 Arbeitsschutzgesetz).

- **Typische Sicherheitsprobleme: Neulinge, Fremdarbeiter**

  Ein unerfahrener Mitarbeiter, der mögliche Gefahrenquellen noch nicht kennt, trägt ein erhöhtes Risiko einer Gesundheitsschädigung. Besonders am ersten Tag der Betriebszugehörigkeit ist das Unfallrisiko mit durchschnittlich ca. 5 % (!) exorbitant hoch. Am 2. Tag liegt es noch bei nahezu 1 %. Am 10. Tag der Betriebszugehörigkeit besteht ein Unfallrisiko von ca. 0,2 %. Bei längerer Dauer der Beschäftigung liegt das tägliche Risiko schließlich bei unter 0,1 %.

  22 % aller tödlichen Arbeitsunfälle (in der gewerblichen Wirtschaft, ohne Wegeunfälle) ereigneten sich bei Arbeitnehmern, die weniger als 1 Jahr an dem betreffenden Arbeitsplatz arbeiten [13].

  Ein erfahrener Mitarbeiter, der monate- oder jahrelang Kontakt und Umgang mit einer Gefahrenquelle hat, neigt schließlich dazu, das Risiko dieser Gefahrenquelle zu unterschätzen, wenn längere Zeit nichts Bedenkliches passiert ist, sodass das Unfallrisiko irgendwann wieder ansteigen kann.

- **Unfall und Schlaf**

  Schlafstörungen, Müdigkeit und Vigilanzprobleme führen am Arbeitsplatz zu erheblichen sozialen Spannungen und Leistungsminderungen. Es ist geschätzt worden, dass mehr als die Hälfte aller Arbeitsunfälle auf Müdigkeit und vermehrte Einschlafneigung zurückzuführen sind. In monotonen Situationen ist die Gefahr des ungewollten Einschlafens am größten.

  Schlafmedizinische Aspekte sollten bei der Planung von Schichtarbeit eine wichtige Rolle spielen (→ *Kap. 2.3*).

  Die krankhafte Tagesmüdigkeit ist am häufigsten auf das obstruktive Schlafapnoe-Syndrom zurückzuführen. Etwa 2 % der weiblichen und 4 % der männlichen Bevölkerung zwischen 30 und 60 Jahren leiden an einem obstruktiven Schlafapnoesyndrom (OSAS). Menschen mit OSAS sind signifikant häufiger an Verkehrsunfällen beteiligt, wie in mehreren Studien gezeigt wurde. Schlafbezogene Atmungsstörungen können heute mit den Methoden der modernen Schlafmedizin frühzeitig erkannt und auch sehr effektiv therapiert werden. Es konnte gezeigt werden, dass die Unfallhäufigkeit von Schlafapnoe-Patienten bei richtiger Diagnose und Therapie sich normalisiert. Die Schlafmedizin liefert somit einen Beitrag zur Unfallverhütung.

  Im Rahmen der Vorsorgeuntersuchung nach dem berufsgenossenschaftlichen Grundsatz G 25 (Fahr-, Steuer- und Überwachungstätigkeit) sollte ein OSAS möglichst entdeckt und einer effektiven Therapie zugeführt werden, sodass „gesundheitliche Bedenken" gegen eine Berufsausübung nicht mehr vorliegen. Allerdings fehlen derzeit im Grundsatz G 25 genaue Anweisungen hinsichtlich der Vorgehensweise bei einem Schlafapnoesyndrom [11].

3.5.11 Unfallgeschehen und dessen sozio-ökonomische Folgenlast

Betriebliche Unfallmeldungen und -statistiken werden von den Unfallversicherungsträgern und von den staatlichen Arbeitsschutzbehörden zu umfassenden Berichten über das Unfallgeschehen in Wirtschaft und Gesellschaft zusammengefasst [3, 5].

Danach ist die Häufigkeit von Arbeitsunfällen in Deutschland seit vielen Jahren rückläufig und erreicht derzeit ein Rekordtief *(→ Abb. 3.5-1)*. Dies ist eine Folge des Strukturwandels in der Wirtschaft, aber auch eine Folge der konsequenten Unfallverhütung im Verantwortungsbereich der gesetzlichen Unfallversicherung. Das Sozialgesetzbuch VII, die umfangreichen Unfallverhütungsvorschriften, der qualifizierte technische Aufsichtsdienst haben u.a. zu diesem Erfolg beigetragen.

Die ca. 1,5 Millionen meldepflichtigen Arbeitsunfälle des Jahres 2000 verteilen sich auf die gewerblichen, landwirtschaftlichen und öffentlichen Unfallversicherungsträger wie in *Tabelle 3.5-7* gezeigt.

Die Aufschlüsselung nach Branchen bzw. Berufsgenossenschaften *(→ Abb. 3.5-2)* ergibt ein heterogenes Bild. Deutlich über dem Durchschnitt aller Unfallversicherungsträger (40 meldepflichtige Arbeitsunfälle je 1.000 Vollarbeiter im Jahr 2000) liegen die Holzwirtschaft (83/1.000) und die Baubranche (90/1.000).

Tab. 3.5-7 Gesamtzahlen des Arbeitsunfallgeschehens 2000.

Unfallversicherungsträger	meldepflichtige Arbeitsunfälle	neue Arbeitsunfallrenten	tödliche Arbeitsunfälle
		absolute Zahl	
gewerbliche Berufsgenossenschaften	1.144.262	22.678	825
landwirtschaftliche Berufsgenossenschaften	133.434	5.931	235
Unfallversicherungsträger der öffentlichen Hand	236.027	2.225	93
gesamt	**1.513.723**	**30.834**	**1.153**

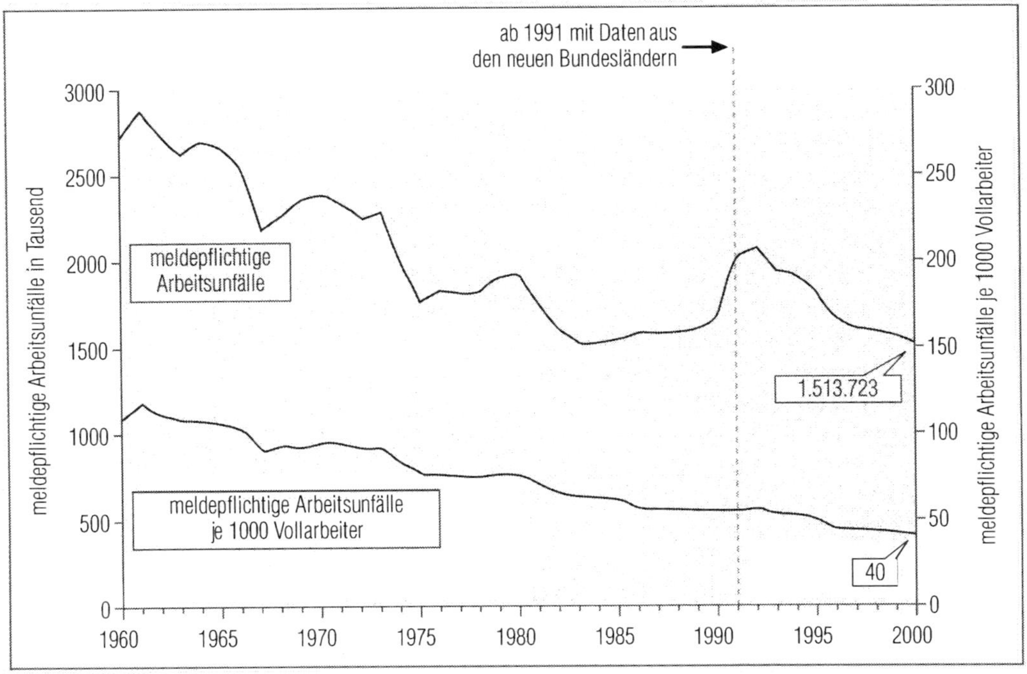

Abb. 3.5-1: Meldepflichtige Arbeitsunfälle und Häufigkeiten der meldepflichtigen Arbeitsunfälle je 1.000 Vollarbeiter von 1960 bis 2000 [5].

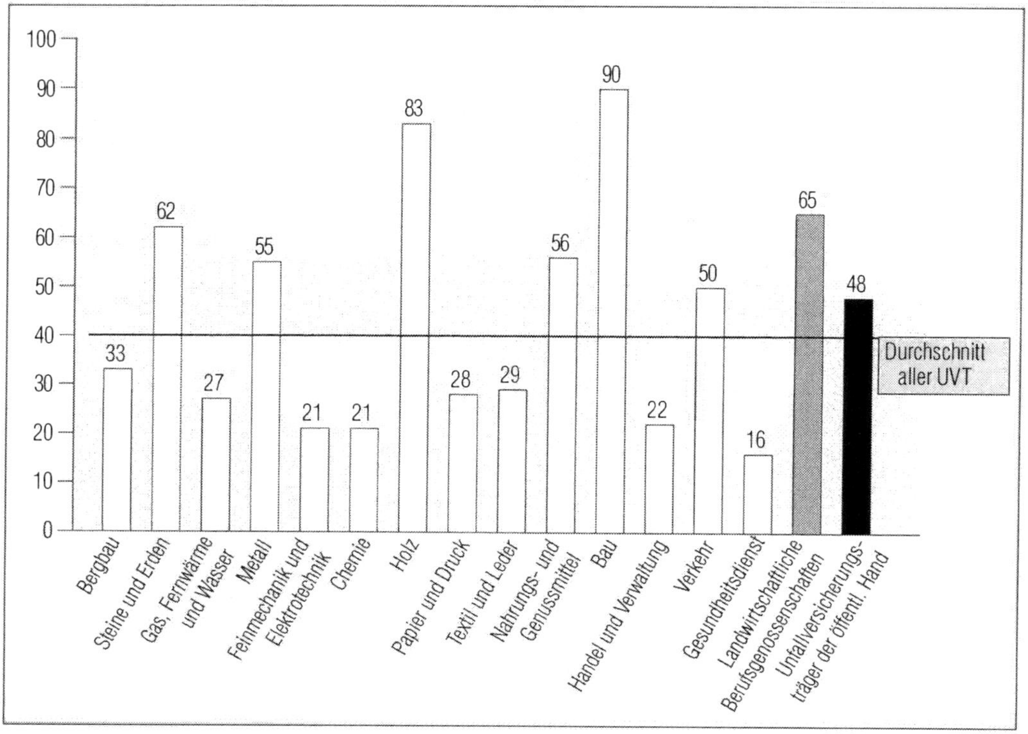

Abb. 3.5-2: Meldepflichtige Arbeitsunfälle je 1.000 Vollarbeiter nach Wirtschaftszweigen im Jahr 2000.

Eine starke Triebfeder für die erfolgreiche Senkung der Unfallzahlen waren und sind die finanziellen Folgelasten der Arbeitsunfälle und der Wunsch, diese Kosten zu minimieren. Die Aufwändungen der Unfallversicherungsträger (→ *Tab. 1.4-3)* betrugen im Jahr 2000 insgesamt ca. 12,7 Milliarden Euro. Davon entfielen 16 Milliarden auf die Leistungen für Arbeits- und Wegeunfälle, also der weitaus größte Anteil (Heilbehandlung, medizinische, berufsfördernde und soziale Rehabilitation, Geldleistungen an Versicherte und Hinterbliebene, Prävention).

Wegeunfälle sind im deutschen Unfallversicherungsrecht, aber lange nicht überall in Europa, mitversichert, obwohl der Betrieb hier nur wenig Einflussmöglichkeiten hat. Im Jahr 2000 wurden 235.000 meldepflichtige Wegeunfälle registriert (zum Vergleich: 1,5 Millionen Arbeitsunfälle).

Aus den Arbeits- und Wegeunfällen resultieren auch Berentungen (MdE-Einstufung siehe Berufskrankheiten). Im Jahr 2000 waren es 30.800 neue Arbeitsunfallrenten.

Der Unternehmer spürt die finanziellen Folgen eines Arbeitsunfalls teilweise nur indirekt, denn die gesetzliche Unfallversicherung tritt in die zivilrechtliche Haftung des Unternehmers und der Betriebsangehörigen untereinander ein („Ablösung der Unternehmerhaftpflicht“). Diese Versicherung wird allein vom Beitrag des Unternehmers getragen. Die Höhe des Versicherungsbeitrags ist nicht einheitlich und richtet sich u.a. nach der „Gefahrenklasse“ des Unternehmens, d.h. der Beitrag steigt mit dem (zumindest statistischen) Unfallrisiko ihrer Beschäftigten am Arbeitsplatz. Der Wunsch des Unternehmers nach einem niedrigen Beitragssatz („Senkung der Lohnnebenkosten“) ist also gleichbedeutend mit dem Streben nach einer niedrigen Unfallrate.

Zum Vergleich: Im Bereich der gesetzlichen Krankenversicherung sind die Folgekosten der häuslichen Unfälle und der Freizeitunfälle vergleichsweise unbedeutend. Die Herausnahme des gesamten Unfallgeschehens aus dem Leistungskatalog der GKV würde den Beitragssatz gerade um einen Prozentpunkt reduzieren. So ist vielleicht das vergleichsweise geringe Interesse von gesetzlichen, aber auch von privaten Krankenkassen an der Unfallverhütung im privaten Bereich zu erklären.

Zurück zur Unfallversicherung: Eine Häufung von Arbeitsunfällen im Betrieb – ganz abgesehen vom menschlichen Schicksal, welches der Unfall für den Betroffenen bedeuten kann – hat nicht nur mögliche Konsequenzen für den Beitragssatz des Unternehmers zur gesetzlichen Unfallversicherung. Unfälle sind auch Störungen im Betriebsablauf, Qualitätsstörungen im weitesten Sinne. Unternehmen können es sich immer weniger leisten, hochqualifiziertes Personal zeitweilig oder auf Dauer durch einen Arbeitsunfall entbehren zu müssen.

3.5.12 Risiko- und Unfallforschung

(→ Kap. 2.4)

Betriebliche Informationsquellen für die Erforschung von Arbeitsunfällen sind:

- die Einträge in das Verbandbuch (Aufzeichnungen über Erste-Hilfe-Leistungen nach Unfallverhütungsvorschrift „Erste Hilfe"),
- die Meldepflichtigkeit von Arbeitsunfällen (nach § 193 SGB VII für Arbeitsunfälle mit einer resultierenden Arbeitsunfähigkeit von mehr als 3 Kalendertagen einschließlich tödlich Arbeitsunfälle),
- systematische betriebliche Analysen (meist durch Fachkraft für Arbeitssicherheit) der Unfallschwerpunkte *(→ Abb. 3.5-3)*.

Solche Analysen führen zu der Erkenntnis, dass Unfälle in bestimmten Bereichen und Tätigkeiten gehäuft vorkommen. Dort werden Ansatzpunkte für Präventionsbemühungen sichtbar. In einem Stahlwerk konnte gezeigt werden, dass sich etwa 20% der Arbeitsunfälle an 1% der Arbeitsplätze ereignen *(→ Abb. 3.5-4)*.

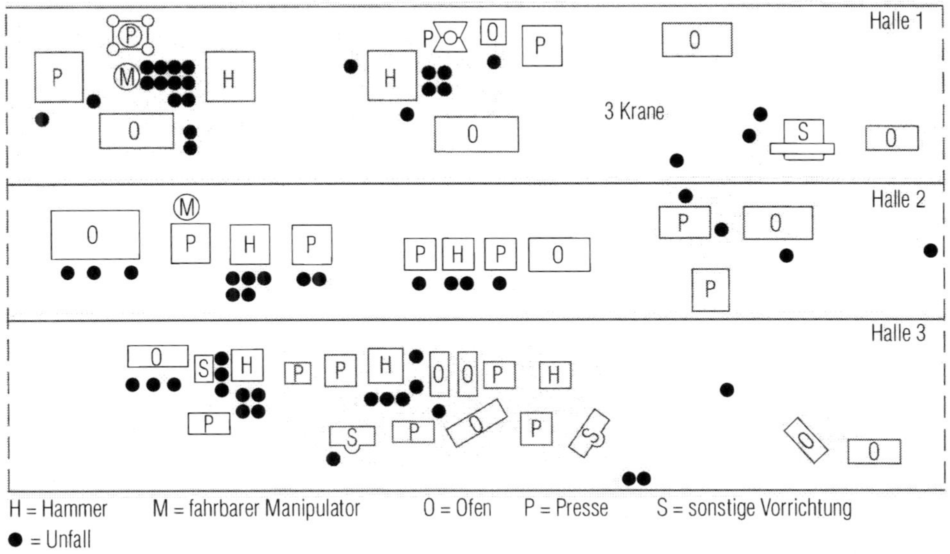

Abb. 3.5-3: Beispiel einer Analyse des Unfallgeschehens: Unfallverteilung eines Jahres in 3 Werkhallen einer Gesenkschmiede (nach Skiba, 2000 [21]).

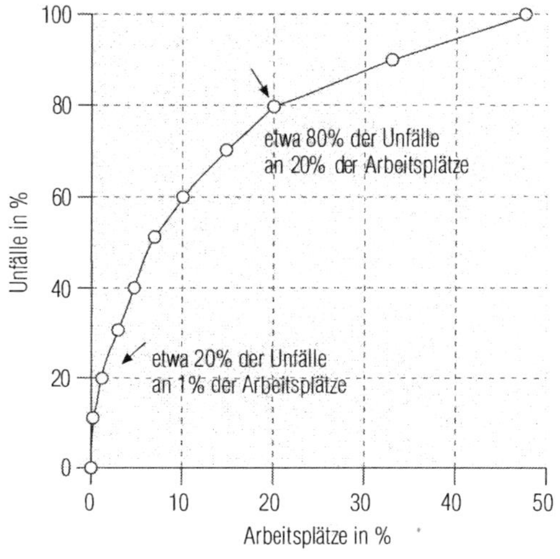

Abb. 3.5-4: Verteilung der Unfälle auf die Arbeitsplätze in einem Stahlwerk (aus Skiba 2000 [21]).

Um das Unfallrisiko einer Branche, Betriebsart oder Tätigkeit zu berechnen, muss man die Zahl der Unfälle ins Verhältnis zur Zahl der Beschäftigten setzen. Die Beschäftigtenzahlen liegen jedoch nicht immer vor. Hilfsweise setzt man dann die Zahl der Arbeitsunfälle ins Verhältnis zu der Zahl der Wegeunfälle (unter der Annahme, dass das Risiko eines Wegeunfalls in allen Branchen gleich groß ist).

Welche Branchen und Berufsgruppen sind besonders durch Arbeitsunfälle gefährdet *(→ Abb. 3.5-2)*.

1. Waldarbeiter und Gartenbauer liegen beim Unfallrisiko relativ weit vorn. Dies liegt v.a. in der Natur der Arbeitsaufgabe (schwere und gefährliche Arbeitsgeräte, wechselnde Verhältnisse). Die Arbeitsschutzmaßnahmen sind bei hauptberuflich Beschäftigten im Forstbereich z.T. als sehr gut zu bezeichnen, teilweise und v.a. bei nebenberuflich Beschäftigten jedoch sind sie mangelhaft.
2. Arbeitnehmer in Hoch- und Tiefbauberufen haben ein hohes Unfallrisiko. Ständig wechselnde Verhältnisse an den Arbeitsplätzen, Subunternehmertum und andere Faktoren erschweren den Arbeitsschutz.
3. Eine weitere Unfallrisikogruppe sind die Hilfsarbeiter in allen Branchen (am schlechtesten schneiden die Bauhilfsarbeiter ab). Das hohe Risiko dieser Gruppe ist sicherlich auf die niedrige Qualifikation (mangelnde Kenntnisse über typische Gefährdungen bei der Arbeit) und oftmals auf sprachliche Verständigungsprobleme zurückzuführen. Gerade dieser Personenkreis wird jedoch bevorzugt mit gefährlichen Arbeiten beauftragt, sodass auch die Natur der Arbeitsaufgabe zu dem hohen Unfallrisiko beiträgt. Die Bedeutung von Schulung und Qualifikation für die Senkung der Unfallrate wird aus diesen Überlegungen deutlich.

Besonders gründlich werden naturgemäß die tödlichen Arbeitsunfälle analysiert. Die tödlichen Arbeitsunfälle im Baugewerbe sind vorwiegend auf Verhaltensfehler (bei 84,7 % aller Unfälle), sehr oft aber auch auf arbeitsorganisatorische Mängel (bei 66 %) zurückzuführen *(→ Tab. 3.5-8)*. Es handelt sich um Mehrfachnennungen, da meist mehrere Ursachen zusammenwirken.

Analysiert man den Unfallhergang bei tödlichen Arbeitsunfällen in der Bauwirtschaft, so kommt man zu der Erkenntnis, dass jeder zweite tödliche Arbeitsunfall in dieser Branche ein Absturz ist *(→ Tab. 3.5-9)*.

Die detaillierte Unfallanalyse dient letztlich der Prävention, also der Einführung weniger unfallträchtiger Verfahrensweisen und Gerätschaften/Maschinen. *Abbildung 3.5-5* zeigt ein Beispiel aus der holzverarbeitenden Industrie. Ein Schwerpunkt systematischer Unfallverhütungskampagnen war in den letzten Jahren die Sturzgefährdung und ein Aktionsprogramm Trittsicherheit. Denn neben der Handhabung von Geräten, Maschinen und Werkzeugen gibt es noch eine weitere Tätigkeitsgruppe, die eine große Unfallgefährdung mit sich bringt: es ist das Gehen und Laufen bei der Arbeit. Diese überraschende Erkenntnis der Unfallstatistiken bedeutet für die betriebliche Primärprävention: Stolperfallen müssen beseitigt werden, Treppen müssen in gutem Zustand sein, die Beleuchtung

Tab. 3.5-8 Ursachen tödlicher Arbeitsunfälle im Baugewerbe [5].

Hauptgruppen darin Schwerpunkte	Ursachen aller Unfälle (Mehrfachnennungen) absolut	%
Technische Mängel	**108**	**16,9**
• sicherheitstechnische Mängel	84	13,1
Mängel der Arbeitsstätte	**93**	**14,5**
• Mängel der Verkehrswege	48	7,5
Arbeitsorganisatorische Mängel	**424**	**66,3**
• unzureichende Sicherheitsvorkehrungen (fehlender Verbau, fehlende technische Absturzsicherung u.a.)	222	34,7
• Nichtstellen geeigneter Arbeitsmittel, persönlicher Schutzausrüstung	84	13,1
Verhaltensfehler	**542**	**84,7**
• Fehlverhalten Dritter	64	10,0
• unsachgemäßer Einsatz von Arbeitsmitteln, persönlicher Schutzausrüstung	146	22,8
• Aufenthalt im bzw. Begeben in den Gefahrenbereich	179	28,0
• unsicherer Standplatz	106	16,5
Psychische, physische Einflussfaktoren	**13**	**2,0**

der Verkehrswege muss ausreichend sein, etc.

Die Unerfahrenheit der Betroffenen scheint ein wesentlicher Einflussfaktor zu sein. Bei 11,7 % aller tödlichen Unfälle ist die zum Unfall führende Tätigkeit nicht die übliche Tätigkeit des Verunglückten [13].

Tab. 3.5-9 Tödliche Arbeitsunfälle in der Bauwirtschaft nach Unfallvorgang [5].

Unfallvorgang	Unfälle absolut	%
Absturz vom Gerüst	88	13,6
Absturz von der Leiter	31	4,8
Absturz vom/durch ein Dach	86	13,3
Absturz vom Bau	50	7,7
Absturz, übrige	83	12,8
getroffen	124	19,2
erfasst, überrollt	49	7,6
gequetscht	36	5,6
verschüttet	41	6,3
elektrifiziert	39	6,0
sonstige	19	2,9
Summe	**646**	**100,0**

Welche Körperteile werden am häufigsten verletzt?

Die Statistik der Unfallversicherungsträger aus dem Jahre 1997 *(→ Abb. 3.5-6)* zeigt als Unfallschwerpunkt die Handverletzungen (23–38 %) und die Fußverletzungen (ca. 18 %). Diese Erkenntnis der Unfallstatistik kann im Betrieb als Motivationshilfe für das Benützen der persönlichen Schutzausrüstung dienen (Handschuhe, Schutzschuhe, Helm). Ferner können diese Daten Anlass für eine verbesserte Arbeitsgestaltung geben (z.B. Schutz der Hand vor Quetschung durch 2-Knopf-Bedienung an Maschinen).

Literatur

1. Altmann, S. et al.: Elektrounfälle in Deutschland – Unfälle durch Elektrizität am Arbeitsplatz und im privaten Bereich. Schriftenreihe der Bundesanstalt für Arbeitsschutz und Arbeitsmedizin. Forschung Fb 941, 2002.

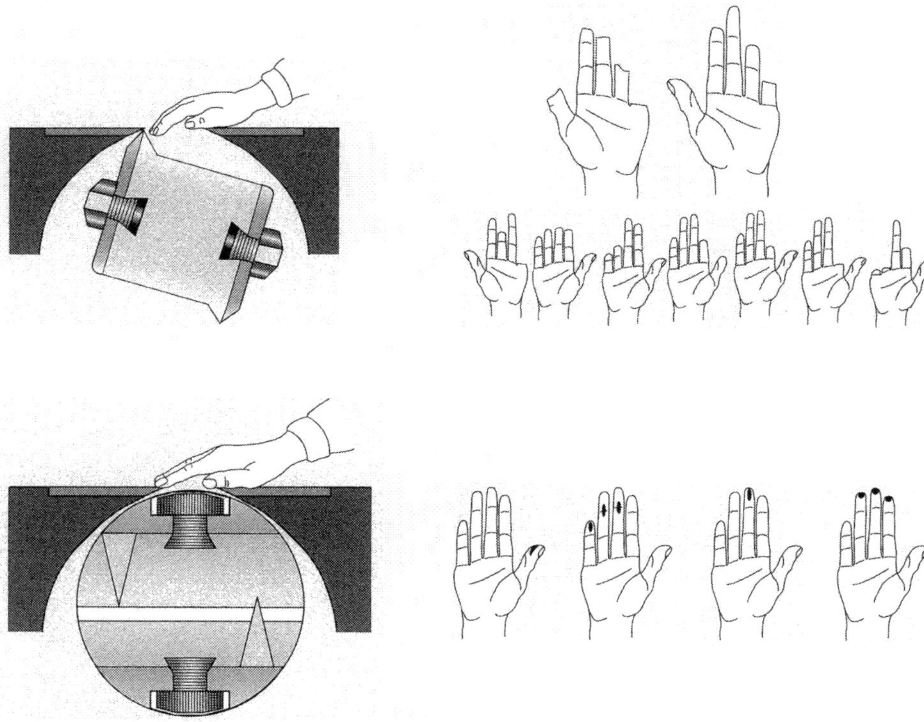

Abb. 3.5-5: Verminderung der Unfallgefährdung durch Einführung neuer Hobelmaschinen. Aus der Tätigkeit von Franz Kafka(!) bei der Prager Unfallversicherungsanstalt zu Beginn des 20. Jahrhunderts.

2. Arbeitsschutz konkret: Gefahren des elektrischen Stroms. Institut zur Erforschung elektrischer Unfälle, Berufsgenossenschaft der Feinmechanik und Elektrotechnik. 13. Auflage, 2002.
3. Arbeitsunfallstatistik im öffentlichen Dienst 2001. Bundesverband der Unfallkassen (BUK) 2002.
4. Ärztliche Mitteilungen bei Vergiftungen nach §16e Chemikaliengesetz 1999 – Bericht der „Zentralen Erfassungsstelle für Vergiftungen, gefährliche Stoffe und Zubereitungen, Umweltmedizin" im Bundesinstitut für gesundheitlichen Verbraucherschutz und Veterinärmedizin für das Jahr 1999 (Autoren: A. Hahn, H. Michalak, A. Engler, K. Preußner, G. Heinemeyer, U. Gundert-Remy).
5. Bericht der Bundesregierung über Sicherheit und Gesundheit bei der Arbeit 1999 bzw. 2000. Herausgegeben vom Bundesministerium für Arbeit und Sozialordnung, 2000 bzw. 2001.
6. BGN-Report, Berufsgenossenschaft Nahrungsmittel und gaststätten, März 2003
7. Burkhardt, F.: Information und Motivation zur Arbeitssicherheit. Universum, Wiesbaden 1981.
8. Cooney, D.: Activated charcoal. Antidotal and other medical uses. Marcel Dekker Inc., New York 1980.
9. Der Strahlenunfall. Ein Leitfaden für Erstmaßnahmen. Informationen der Strahlenschutzkommission (SSK) des Bundesministeriums für Umwelt, Naturschutz und Reaktorsicherheit. Nummer 1 (1997).
10. Eckert, K.-G. et al.: Aktivkohle – Sofortmaßnahme bei oralen Vergiftungen. Dt Ärztebl 96, Heft 44, A2826-2830, 1999.
11. Finking, G., Weber, L.: Das obstruktive Schlafapnoe-Syndrom als arbeitsmedizinisches Problem. Arbeitsmedizin, Sozialmedizin, Umweltmedizin 2001; 36: 413–421.
12. Florian, H.J., Franz, J., Zerlett, G. (Hrsg.): Handbuch betriebsärztlicher Dienst – 48. Erg.-Lfg. 4/97, S. 15–22. ecomed Verlagsgesellschaft, Landsberg 1997.
13. Henter A. et al.: Tödliche Arbeitsunfälle 1998–2000. Statistische Analyse nach einer Erhebung der Gewerbeaufsicht. Schriftenreihe der

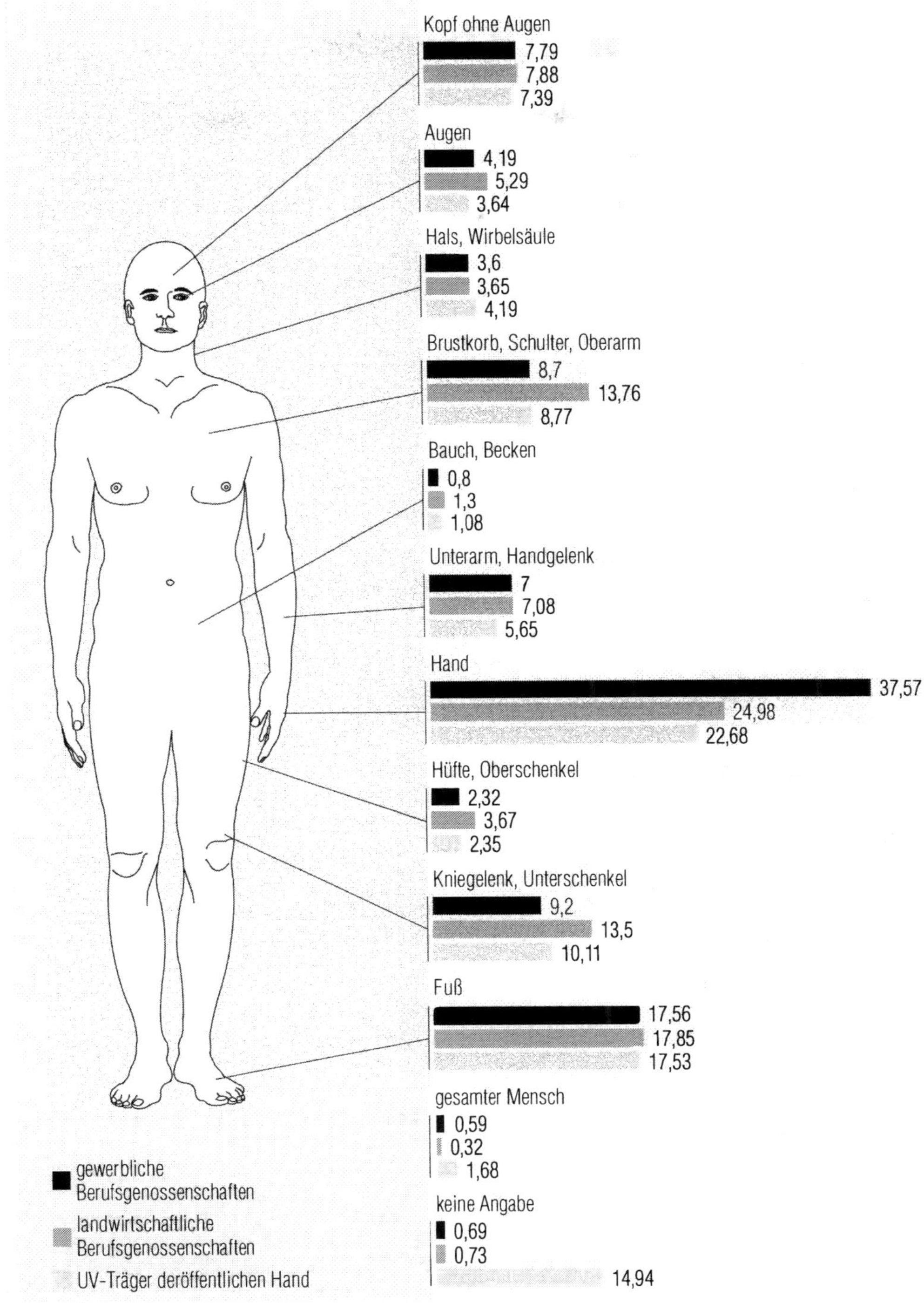

Abb. 3.5-6: Durch Arbeitsunfälle im Jahr 1997 verletzte Körperteile in Prozent.

Bundesanstalt für Arbeitsschutz und Arbeitsmedizin. Dortmund 2001.
14. Jonitz, W. et al.: Primäre Giftentfernung. Monatsschrift für Kinderheilkunde 1999; 147: 9-13.
15. Klose, R.: EKG-Überwachung bei Stromunfällen. Der Anästhesist 1999; 48/9: 657–658.
16. Lackner, C. et al.: Handverletzungen. Notfallmedizin 1996; 22: 35–41.
17. Medical Management of Radiation Accidents. Manual of the Acute Radiation Syndrome. T.M. Fliedner et al. (Editors), WHO Collaborating Center for Radiation Accident Management, Germany. Published by the British Institute of Radiology. March 2001. ISBN 0-905749-46-4.
18. Merkblatt Erste Hilfe bei erhöhter Einwirkung ionisierender Strahlen, BGI 668 (GUV 20.22), 1997.
19. Peter, J.H., Köhler, D., Knab, B., Mayer, G., Penzel, T., Raschke, F., Zulley. J. (Hrsg.): Weißbuch Schlafmedizin. Roederer, Regensburg 1995.
20. Schriftenreihe Arbeitsphys. und Arbeitspsych. d. EGKS, Bd. 3, H. 12, S. 135, Luxemburg.
21. Skiba, R.: Taschenbuch der Arbeitssicherheit, 10. Aufl. Erich Schmidt Verlag, Bielefeld 2000.
22. Zilker, T.: Antidotarium. In: Rote Liste. Editio Cantor Verlag, Aulendorf. Erscheint jährlich.

4.1 Berufskrankheiten – allgemein

4.1.1 Historische Entwicklung

Erkrankungen aufgrund gesundheitsschädlicher Verhältnisse bei der Arbeit – es geht hier primär um die Verhältnisse und nicht um das Verhalten – sind in der Menschheitsgeschichte schon früh beschrieben (*→ Kap. 1.1*), auch gibt es schon frühe Dokumente zum Arbeitsschutz.

In den Anfängen der Industrialisierung waren es jedoch vor allem die Folgen von Arbeitsunfällen, die soziale Not bewirkten. Die Einrichtungen der Knappschaften waren zunächst Unfallkrankenhäuser.

Im Rahmen der Sozialgesetzgebung unter der Kanzlerschaft Bismarcks entstand das schließlich 1884 verkündete Unfallversicherungsgesetz. Das Krankenversicherungsgesetz von 1883 hatte es im Gesetzgebungsverfahren zeitlich überholt – es hatte bezüglich der Unfallversicherung politische Konflikte gegeben. Bereits 1871 war versucht worden, dem erhöhten (Unfall-)Risiko des industriellen Arbeitslebens durch Gesetz Rechnung zu tragen, im Reichshaftpflichtgesetz. Hier wurde noch die „Schuldfrage" gestellt, ein Arbeiter musste dem Unternehmer, wollte er nach einem Arbeitsunfall den Verdienstausfall ersetzt oder eine Entschädigung haben, schuldhaftes Versagen nachweisen, die Beweislast lag beim Verunfallten. Neben den Kosten für Anwalt und Gericht war der Begriff „schuldhaftes Versagen" selbst eine große Hürde, der Nachweis vor Gericht gelang nur selten. Das Verhältnis zwischen Arbeitgeber und Arbeitnehmer litt, wie im Reichstag 1881 festgestellt wurde. Das neue Gesetz von 1884 stellt die Schuldfrage nicht mehr, bei einem Arbeitsunfall gibt es in jedem Fall eine Entschädigung: *„... soll in Zukunft allen gewerblichen Arbeitern, welche nach der Art ihres Arbeitsverhältnisses in diese Regelung eingeschlossen werden können, eine in jedem Fall sichere Anwartschaft darauf gewährt werden, dass beim Verluste der Erwerbsfähigkeit durch Unfall ihnen selbst eine nach dem bisherigen Erwerb zu bemessende Unterstützung zuteil wird. ... ohne Unterschied, ob sie in einem Verschulden des Unternehmers oder seiner Beauftragten oder in dem eigenen Verhalten des Verunglückten ... ihren Grund haben".*

Das versicherte Risiko war also zunächst der Arbeitsunfall, nicht eine durch berufliche Einwirkung verursachte Erkrankung, die ebenso zu einem Verlust der Erwerbsfähigkeit führen kann. Unfälle sind nach heutigem Verständnis zeitlich begrenzte, von außen auf den Körper einwirkende Ereignisse, die zu einem Gesundheitsschaden oder zum Tode führen.

Zunehmend wuchs die Erkenntnis, dass eben auch Erkrankungen in kausalem Bezug zur Exposition bei der Arbeit entstehen – wollte man für sie Entschädigung erreichen, musste der Unfallbegriff sehr strapaziert werden. Nach dem

1. Weltkrieg wurden dann die Reformen durchgeführt. 1925 wurde eine erste Liste von Berufskrankheiten (22 Nennungen) verabschiedet, 1929 zum ersten Mal erweitert. Dieses „Listen-Prinzip" ist bis heute erhalten *(→ Tab. 4.1-1)*.

Tab. 4.1-1 Liste der Berufskrankheiten nach der Berufskrankheiten-Verordnung (BKV) vom 5. September 2002.

BK-Nr.	Bezeichnung	Kurzbezeichnung	Als BK anerkannt seit
1	**Durch chemische Einwirkungen verursachte Krankheiten**		
11	Metalle und Metalloide		
1101	Erkrankungen durch Blei oder seine Verbindungen	Blei	01.07.1925
1102	Erkrankungen durch Quecksilber oder seine Verbindungen	Quecksilber	01.07.1925
1103	Erkrankungen durch Chrom oder seine Verbindungen	Chrom	01.08.1952
1104	Erkrankungen durch Cadmium oder seine Verbindungen	Cadmium	01.08.1952
1105	Erkrankungen durch Mangan oder seine Verbindungen	Mangan	01.01.1929
1106	Erkrankungen durch Thallium oder seine Verbindungen	Thallium	29.04.1961
1107	Erkrankungen durch Vanadium oder seine Verbindungen	Vanadium	29.04.1961
1108	Erkrankungen durch Arsen oder seine Verbindungen	Arsen	01.07.1925
1109	Erkrankungen durch Phosphor oder seine anorganischen Verbindungen	Phosphor, anorganisch	01.07.1925
1110	Erkrankungen durch Beryllium oder seine Verbindungen	Beryllium	01.01.1942
12	Erstickungsgase		
1201	Erkrankungen durch Kohlenmonoxid	Kohlenmonoxid	01.01.1929
1202	Erkrankungen durch Schwefelwasserstoff	Schwefelwasserstoff	01.01.1929
13	Lösemittel, Schädlingsbekämpfungsmittel (Pestizide) und sonstige chemische Stoffe		
1301	Schleimhautveränderungen, Krebs oder andere Neubildungen der Harnwege durch aromatische Amine	Aromatische Amine	01.04.1937
1302	Erkrankungen durch Halogenkohlenwasserstoffe	Halogenkohlenwasserstoffe	01.04.1937
1303	Erkrankungen durch Benzol, seine Homologe oder durch Styrol	Benzol (Styrol)	01.07.1925/ 31.10.1997
1304	Erkrankungen durch Nitro- oder Aminoverbindungen des Benzols oder seiner Homologe oder ihrer Abkömmlinge	Nitro- oder Aminoverbindungen des Benzols	01.07.1925
1305	Erkrankungen durch Schwefelkohlenstoff	Schwefelkohlenstoff	01.07.1925
1306	Erkrankungen durch Methylalkohol (Methanol)	Methylalkohol	29.04.1961
1307	Erkrankungen durch organische Phosphorverbindungen	Phosphor, organisch	01.07.1925
1308	Erkrankungen durch Fluor oder seine Verbindungen	Fluor	01.08.1952
1309	Erkrankungen durch Salpetersäureester	Salpetersäureester	01.01.1942
1310	Erkrankungen durch halogenierte Alkyl-, Aryl- oder Alkylaryloxide	Alkyl-, Aryl- oder Alkylaryloxide	01.04.1937
1311	Erkrankungen durch halogenierte Alkyl-, Aryl- oder Alkylarylsulfide	Alkyl-, Aryl- oder Alkylarylsulfide	01.04.1937
1312	Erkrankungen der Zähne durch Säuren	Zähne (Säuren)	01.08.1952
1313	Hornhautschädigungen des Auges durch Benzochinon	Auge (Benzochinon)	01.08.1952
1314	Erkrankungen durch para-tertiär-Butylphenol	para-tertiär-Butylphenol	01.04.1988
1315	Erkrankungen durch Isocyanate, die zur Unterlassung aller Tätigkeiten gezwungen haben, die für die Entstehung, die Verschlimmerung oder das Wiederaufleben der Krankheit ursächlich waren oder sein können	Isocyanate	01.01.1993

Tab. 4.1-1 Fortsetzung.

BK-Nr.	Bezeichnung	Kurzbezeichnung	Als BK anerkannt seit
1316	Erkrankungen der Leber durch Dimethylformamid	Dimethylformamid	01.12.1997
1317	Polyneuropathie oder Enzephalopathie durch organische Lösungsmittel oder deren Gemische	Organische Lösungsmittel	01.12.1997
2	**Durch physikalische Einwirkungen verursachte Krankheiten**		
21	Mechanische Einwirkungen		
2101	Erkrankungen der Sehnenscheiden oder des Sehnengleitgewebes sowie der Sehnen- oder Muskelansätze, die zur Unterlassung aller Tätigkeiten gezwungen haben, die für die Entstehung, die Verschlimmerung oder das Wiederaufleben der Krankheit ursächlich waren oder sein können	Sehnenscheiden	01.08.1952
2102	Meniskusschäden noch mehrjährigen andauernden oder häufig wiederkehrenden, die Kniegelenke überdurchschnittlich belastenden Tätigkeiten	Meniskusschäden	01.08.1952
2 103	Erkrankungen durch Erschütterung bei Arbeit mit Druckluftwerkzeugen oder gleichartig wirkenden Werkzeugen oder Maschinen	Erschütterung durch Druckluftwerkzeuge	01.01.1929
2104	Vibrationsbedingte Durchblutungsstörungen an den Händen, die zur Unterlassung aller Tätigkeiten gezwungen haben, die für die Entstehung, die Verschlimmerung oder das Wiederaufleben der Krankheit ursächlich waren oder sein können	Vibrationsbedingte Durchblutungsstörungen	01.01.1977
2105	Chronische Erkrankungen der Schleimbeutel durch ständigen Druck	Schleimbeutel	01.08.1952
2106	Druckschädigung der Nerven	Druckschädigungen	01.08.1952
2107	Abrissbrüche der Wirbelfortsätze	Abrissbrüche	01.08.1952
2108	Bandscheibenbedingte Erkrankungen der Lendenwirbelsäule durch langjähriges Heben oder Tragen schwerer Lasten oder durch langjährige Tätigkeiten in extremer Rumpfbeugehaltung, die zur Unterlassung aller Tätigkeiten gezwungen haben, die für die Entstehung, die Verschlimmerung oder das Wiederaufleben der Krankheit ursächlich waren oder sein können	Lendenwirbelsäule, Heben und Tragen	01.01.1993
2109	Bandscheibenbedingte Erkrankungen der Halswirbelsäule durch langjähriges Tragen schwerer Lasten auf der Schulter, die zur Unterlassung aller Tätigkeiten gezwungen haben, die für die Entstehung, die Verschlimmerung oder das Wiederaufleben der Krankheit ursächlich waren oder sein können	Halswirbelsäule	01.01.1993
2110	Bandscheibenbedingte Erkrankungen der Lendenwirbelsäule durch langjährige, vorwiegend vertikale Einwirkung von Ganzkörperschwingungen im Sitzen, die zur Unterlassung aller Tätigkeiten gezwungen haben, die für die Entstehung, die Verschlimmerung oder das Wiederaufleben der Krankheit ursächlich waren oder sein können	Lendenwirbelsäule, Ganzkörperschwingungen	01.01.1993
2111	Erhöhte Zahnabrasionen durch mehrjährige quarzstaubbelastende Tätigkeit	Zahnabrasionen	01.01.1993
22	Druckluft		
2201	Erkrankungen durch Arbeit in Druckluft	Arbeit in Druckluft	01.01 1942
23	Lärm		
2301	Lärmschwerhörigkeit	Lärm	01.01.1929

Tab. 4.1-1 Fortsetzung.

BK-Nr.	Bezeichnung	Kurzbezeichnung	Als BK anerkannt seit
24	Strahlen		
2401	Grauer Star durch Wärmestrahlung	Grauer Star	01.01.1929
2402	Erkrankungen durch ionisierende Strahlen	Ionisierende Strahlen	01.01.1929
3	**Durch Infektionserreger oder Parasiten verursachte Krankheiten sowie Tropenkrankheiten**		
3101	Infektionskrankheiten, wenn der Versicherte im Gesundheitsdienst, in der Wohlfahrtspflege oder in einem Laboratorium tätig oder durch eine andere Tätigkeit der Infektionsgefahr in ähnlichem Maße besonders ausgesetzt war	Infektionskrankheiten	01.01.1929
3102	Von Tieren auf Menschen übertragbare Krankheiten	Tier auf Mensch	01.01.1942
3103	Wurmkrankheit der Bergleute, verursacht durch Ankylostoma duodenole oder Strongyloides stercoralis	Wurmkrankheit der Bergleute	01.07.1925
3104	Tropenkrankheiten, Fleckfieber	Tropenkrankheiten	01.01.1929
4	**Erkrankungen der Atemwege und der Lungen, des Rippenfells und Bauchfells**		
41	Erkrankungen durch anorganische Stäube		
4101	Quarzstaublungenerkrankung (Silikose)	Silikose	01.01.1929
4102	Quarzstaublungenerkrankung in Verbindung mit aktiver Lungentuberkulose (Siliko-Tuberkulose)	Siliko-Tuberkulose	01.04.1937
4103	Asbeststaublungenerkrankung (Asbestose) oder durch Asbeststaub verursachte Erkrankungen der Pleura	Asbestose	01.04.1937
4104	Lungenkrebs oder Kehlkopfkrebs – in Verbindung mit Asbeststaublungenerkrankung (Asbestose), – in Verbindung mit durch Asbeststaub verursachter Erkrankung der Pleura oder – bei Nachweis der Einwirkung einer kumulativen Asbestfaserstaub-Dosis am Arbeitsplatz von mindestens 25 Faserjahren ($25 \cdot 10^6$[(Fasern/m^3) · Jahre])	Lungen-/ Kehlkopfkrebs, Asbest	01.01.1942/ 01.01.1977/ 31.10.1997
4105	Durch Asbest verursachtes Mesotheliom des Rippenfells, des Bauchfells oder des Pericards	Mesotheliom, Asbest	01.01.1977
4106	Erkrankungen der tieferen Atemwege und der Lungen durch Aluminium oder seine Verbindungen	Aluminium	01.01.1942
4107	Erkrankungen an Lungenfibrose durch Metallstäube bei der Herstellung oder Verarbeitung von Hartmetallen	Metallstäube	29.04.1961
4108	Erkrankungen der tieferen Atemwege und der Lungen durch Thomasmehl (Thomasphosphat)	Thomasmehl	01.01.1929
4109	Bösartige Neubildungen der Atemwege und der Lungen durch Nickel oder seine Verbindungen	Nickel	01.04.1988
4110	Bösartige Neubildungen der Atemwege und der Lungen durch Kokereirohgase	Kokereirohgase	01.04.1988
4111	Chronische obstruktive Bronchitis oder Emphysem von Bergleuten unter Tage im Steinkohlebergbau bei Nachweis der Einwirkung einer kumulativen Dosis von in der Regel 100 Feinstaubjahren [(mg/m^3) · Jahre]	Bronchitis der Bergleute	01.12.1997
4112	Lungenkrebs durch die Einwirkung von kristallinem Siliziumdioxid (SiO_2) bei nachgewiesener Quarzstaublungenerkrankung (Silikose oder Silika-Tuberkulose	Lungenkrebs bei Silikose	05.09.2002

Tab. 4.1-1 Fortsetzung.

BK-Nr.	Bezeichnung	Kurzbezeichnung	Als BK anerkannt seit
42	Erkrankungen durch organische Stäube		
4201	Exogen-allergische Alveolitis	Alveolitis	01.01.1977
4202	Erkrankungen der tieferen Atemwege und der Lungen durch Rohbaumwoll-, Rohflachs- oder Rohhanfstaub (Byssinose)	Byssinose	01.01.1977
4203	Adenokarzinome der Nasenhaupt- und Nasennebenhöhlen durch Stäube von Eichen- oder Buchenholz	Adenokarzinome	01.04.1988
43	Obstruktive Atemwegserkrankungen		
4301	Durch allergisierende Stoffe verursachte obstruktive Atemwegserkrankungen (einschließlich Rhinopathie), die zur Unterlassung aller Tätigkeiten gezwungen haben, die für die Entstehung, die Verschlimmerung oder das Wiederaufleben der Krankheit ursächlich waren oder sein können	Atemwegserkrankungen (allergisch)	29.04.1961
4302	Durch chemisch-irritativ oder toxisch wirkende Stoffe verursachte obstruktive Atemwegserkrankungen, die zur Unterlassung aller Tätigkeiten gezwungen haben, die für die Entstehung, die Verschlimmerung oder das Wiederaufleben der Krankheit ursächlich waren oder sein können	Atemwegserkrankungen (toxisch)	29.04.1961
5	**Hautkrankheiten**		
5101	Schwere oder wiederholt rückfällige Hauterkrankungen, die zur Unterlassung aller Tätigkeiten gezwungen haben, die für die Entstehung, die Verschlimmerung oder das Wiederaufleben der Krankheit ursächlich waren oder sein können	Hautkrankheit	01.04.1937
5102	Hautkrebs oder zur Krebsbildung neigende Hautveränderungen durch Ruß, Rohparaffin, Teer, Anthrazen, Pech oder ähnliche Stoffe	Hautkrebs	01.07.1925
6	**Krankheiten sonstiger Ursache**		
6101	Augenzittern der Bergleute	Augenzittern	29.04.1961
	Fälle nach §9 Abs. 2 SGB VII	§9 Abs. 2 SGB VII	01.07.1963

Anmerkung:
Die Aufstellung entspricht in den Spalten 1 und 2 der Anlage zur BKV.

Die in Spalte 3 enthaltenen Kurzbezeichnungen haben keinen offiziellen Charakter. Sie sollen dazu dienen, leicht einzuprägende Abkürzungen für die vom Verordnungsgeber gewählten Bezeichnungen zu schaffen, da in dem Tabellenteil aus Platzgründen nur mit den Kurzbezeichnungen gearbeitet werden kann.

In Spalte 4 der Aufstellung ist vermerkt, von welchem Zeitpunkt an die jeweilige Krankheit als Berufskrankheit bezeichnet wurde.

4.1.2 Rechtliche Grundlagen

Das Unfallversicherungsrecht (SGB VII) und die Berufskrankheitenverordnung (BeKV) mit ihrem Anhang 1 (Berufskrankheitenliste) bilden die Grundlage. Die Unternehmerhaftung ist auf den Träger der Unfallversicherung, in der gewerblichen Wirtschaft die Berufsgenossenschaften (→ *Kap. 1.4*) übertragen. Ansprüche des Versicherten richten sich an die BG. Jedes Unternehmen ist Pflichtmitglied einer Unfallversicherung, jeder in einem Unternehmen Beschäftigte ist somit Versicherter.

Bei einem Schadensfall stellen sich deswegen die folgenden Fragen:

1. Gehört die betroffene Person zum Kreis der

Versicherten? – Die Beantwortung ergibt sich aus der Art des Beschäftigungsverhältnisses.
2. Handelt es sich um eine berufliche Einwirkung? – Die Beantwortung ergibt sich aus der Art der Tätigkeit.
3. Besteht eine „generelle Geeignetheit" der Einwirkung für die Verursachung des Gesundheitsschadens? – Die Frage ist für „Listenkrankheiten" durch die Aufnahme in die Liste bereits geklärt; sie ist für „Quasi-Berufskrankheiten" bzw. für Fälle nach § 9(2) am Einzelfall zu klären.
4. Besteht hinsichtlich des Schadensbildes eine Gruppentypik? – Auch dies ist, sofern es sich nicht um „Listenkrankheiten" handelt, im Einzelfall zu klären.

Die letzten beiden Fragen erfordern zu ihrer Beantwortung medizinischen Sachverstand. Es geht dabei um allgemeine Regeln:

- Generelle Geeignetheit bedeutet, dass die Bedeutung der Einwirkung gefährdender Stoffe für das Entstehen oder die Verschlimmerung der Krankheit in der medizinischen Wissenschaft allgemein anerkannt sein muss, in der Regel aufgrund der Anwendung statistisch-epidemiologischer Methoden. In Ausnahmefällen genügt auch das Vorliegen von Einzelfallstudien oder von methodisch ausgewerteter praktischer Erfahrung, Analogieschlüssen oder die Anerkennung in anderen Rechtsordnungen bzw. die Existenz von Präzedenzfällen vor Gericht.
- „Gruppentypik" bedeutet prinzipiell, dass es nicht ausschließlich Einzelfälle gibt, sondern dass „nur durch eine Fülle gleich gelagerter Gesundheitsbeeinträchtigungen und eine langfristige zeitliche Überwachung derartiger Krankheitsbilder die notwendige Sicherheit geschaffen ist, dass die Ursache für die Krankheit in einem schädigenden Arbeitsleben liegt (Zitat nach Woitowitz, 2001). – Es besteht also ein strenger Kausalitätsanspruch; (zu den sozialrechtlichen Vorgaben der Einzelfallbegutachtung → *Abschnitt 4.1.3*).

Das rechtliche Konstrukt der Berufskrankheiten

§ 1 der Berufskrankheitenverordnung lautet: „Berufskrankheiten sind die in der Anlage bezeichneten Krankheiten, die Versicherte infolge einer den Versicherungsschutz nach § 2, 3 oder 6 des SGB VII begründenden Tätigkeit erleiden" (= § 9, Abs. 1 des SGB VII). Die wichtigen weiteren Formulierungen des § 9 des SGB VII werden im Folgenden wiedergegeben.

(1) Die Bundesregierung wird ermächtigt, in der Rechtsverordnung solche Krankheiten als Berufskrankheiten zu bezeichnen, die nach den Erkenntnissen der medizinischen Wissenschaft durch besondere Einwirkungen verursacht sind, denen bestimmte Personengruppen durch ihre versicherte Tätigkeit in erheblich höherem Grade als die übrige Bevölkerung ausgesetzt sind; sie kann dabei bestimmen, dass die Krankheiten nur dann Berufskrankheiten sind, wenn sie durch Tätigkeiten in bestimmten Gefährdungsbereichen verursacht worden sind oder wenn sie zur Unterlassung aller Tätigkeiten geführt haben, die für die Entstehung, die Verschlimmerung oder das Wiederaufleben der Krankheit ursächlich waren oder sein können [...].

(2) Die Unfallversicherungsträger haben eine Krankheit, die nicht in der Rechtsverordnung bezeichnet ist oder bei der die dort bestimmten Voraussetzungen nicht vorliegen, wie eine Berufskrankheit als Versicherungsfall anzuerkennen, sofern im Zeitpunkt der Entscheidung nach neuen Erkenntnissen der medizinischen Wissenschaft die Voraussetzungen für eine Bezeichnung nach Absatz 1 Satz 2 erfüllt sind (siehe „Quasi-Berufskrankheiten").

(3) Erkranken Versicherte, die infolge der besonderen Bedingungen ihrer versicherten Tätigkeit in erhöhtem Maße der Gefahr der Erkrankung an einer in der Rechtsverordnung nach Absatz 1 genannten Berufskrankheit ausgesetzt waren, an einer solchen Krankheit und können Anhaltspunkte für eine Verursachung außerhalb der versicherten Tätigkeit nicht festgestellt werden, wird vermutet, dass diese infolge der versicherten Tätigkeit verursacht worden ist.

Die Liste der Berufskrankheiten ist von 22 Nennungen im Jahr 1925 auf derzeit 68 Nennungen angewachsen (Neufassung der BKV am 5.9.2002), entsprechend dem medizinischen Wissensfortschritt. In den letzten Jahren wurden vom Ärztlichen Sachverständigenrat beim Bundesarbeitsminister (so bisher) folgende neue Berufskrankheiten vorgeschlagen:

- „Lungenkrebs durch polyzyklische aromatische Kohlenwasserstoffe bei Nachweis der Einwirkung einer kumulativen Dosis von mindestens 100 Benzo[a]pyren-Jahren [(µg/m^3) × Jahre]." Bei der letzten Neuauflage der BK-Liste am 5.9.2002 wurde allerdings dieser Vorschlag nicht berücksichtigt. Diskutiert wird auch die Erweiterung einer möglichen Neufassung auf Kehlkopfkrebs.
- „Lungenkrebs durch Einwirkung von kristallinem Siliziumdioxid (SiO_2) bei nachgewiesener Quarzstaublungenerkrankung (Silikose oder Silikotuberkulose)." Dieser Vorschlag des Ärztlichen Sachverständigenrats wurde bei der Neuauflage der BK-Liste am 5.9.2002 als BK 4112 realisiert.

Quasi-Berufskrankheiten sind Krankheiten, die die Unfallversicherungsträger wie eine Berufskrankheit anzuerkennen haben, obwohl sie nicht in der Liste verzeichnet sind, weil nach den neuen Erkenntnissen der medizinischen Wissenschaft die Voraussetzungen für die Aufnahme in die Liste erfüllt sind (§ 9 Abs. 2). Diese Öffnungsklausel erlaubt es, dem Fortschritt Rechnung zu tragen und den Betroffenen auch vor einer Erweiterung der Liste gerecht zu werden. Es war auch so, dass eine Häufung von Quasi-Berufskrankheiten-Anerkennungen einer bestimmten Erkrankung zu einer nachfolgenden Aufnahme in die Liste geführt haben. So wurden z.B. im Jahr 1995 16 Fälle von Larynx- bzw. Kehlkopfkarzinomen nach Asbesteinwirkung anerkannt, im Jahr 1996 schon 29 Fälle, bevor die Erkrankung 1997 als BK 4104 in die Liste aufgenommen wurde. Ähnlich verhält es sich mit den als BK 4203 aufgenommenen Fällen von Nasenhaupt- und -nebenhöhlenkarzinomen bei Exponierten gegenüber Buchen- und Eichenholzstaub in den 80er-Jahren *(→ Tab. 4.1-1)*. Derzeit stehen wir vor der Aufnahme des Bronchialkarzinoms bei einer Gesamtexposition von 100 µg/m^3 BaP-Jahren. Bereits 1996 waren hier 2 Fälle anerkannt worden, 1997 ebenfalls 2, 1998 waren es 13 Fälle, wobei bei den meisten bereits die Mindestexposition von 100 µg/m^3 BaP-Jahre mitaufgeführt ist – wie es wohl auch in der Liste erscheinen soll. Wenn dann mehrere Fälle gleich geartet sind, entsteht auch die o.a. Gruppentypik *(→ Kap. 4.3, Abb. 4.3-6)*.

Die Anerkennung eines Falles nach § 9, Abs. 2 erfolgt nach den gleichen strengen Kriterien der Kausalität und mit einem besonderen wissenschaftlichen Anspruch. Die neuen Erkenntnisse sollten bei dem Erlass der jeweils letzten Änderungsverordnung der Berufskrankheitenverordnung trotz Nachprüfung noch nicht in ausreichendem Maße vorgelegen haben oder sie sind dabei ungeprüft geblieben. Des Weiteren müssen sie durch die herrschende Auffassung der Fachwissenschaftler hinreichend gefestigt sein – vereinzelte Meinungen reichen nicht aus.

Es gibt also die Möglichkeit der Weiterentwicklung, und die Vergangenheit hat gezeigt, dass sie genutzt wurde.

Anscheinsbeweis. Im SGB VII § 9 gibt es noch den Absatz 3, dessen Intention nicht leicht zu erkennen ist: *„Erkranken Versicherte, die infolge der besonderen Bedingungen ihrer versicherten Tätigkeit in erhöhtem Maße der Gefahr der Erkrankung an einer in der Rechtsverordnung nach Absatz 1 genannten Berufskrankheit ausgesetzt waren, an einer solchen Krankheit und können Anhaltspunkte für eine Verursachung außerhalb der versicherten Tätigkeit nicht festgestellt werden, wird vermutet, daß diese infolge der versicherten Tätigkeit verursacht worden ist".* Es geht um den „Anscheinsbeweis" Dies ist eine mögliche Erleichterung der Beweisführung. Die individuelle Kausalitätsprüfung kann letztlich ersetzt werden durch die Anwendung epidemiologischer Erfahrungssätze. Beispiel: Bei einer Reihe von BK-Tatbeständen ist der biologische Wirkungszusammenhang zwischen Einwirkung und Gesundheitsschaden nicht genau bekannt, insbesondere gilt dies für viele bösartige Erkrankungen. Hier kann u.U. der „Anscheinsbeweis" angebracht sein. Dieser greift jedoch dann nicht, wenn Anhaltspunkte für die Verursachung außerhalb der versicherten Tätigkeit vorliegen (zum Beispiel eine ungewöhnliche Latenzzeit oder eine konkurrierende außerberufliche Einwirkung). Es gelten dann die allgemeinen Grundsätze des Einzelfall-Kausalitätsnachweises *(→ Abschnitt 4.1.3).*

Die Liste der Berufskrankheiten ist in 6 Gruppen gegliedert: Durch chemische bzw. physikalische Einwirkungen verursachte Krankheiten bilden die Gruppen I und II, durch Infektionserreger oder Parasiten verursachte Erkrankungen Gruppe III. Gruppe IV sind Erkrankungen der Atmungsorgane, Gruppe V Hauterkrankungen und Gruppe VI Krankheiten sonstiger Ursache *(→ Tab. 4.1-1).*

Zusätzlich zur Nennung der Krankheiten und ggf. der Noxe gibt es bei einer Reihe von Berufskrankheiten sog. **einschränkende Voraussetzungen,** auch Vorbehalte. Sie definieren zum Teil die Art der Tätigkeit, die zu dem Gesundheitsschaden geführt haben muss: In der Regel wird die Dauer und die Schwere der Exposition bzw. der Einwirkung näher beschrieben: *„Mehrjährige oder andauernde oder häufig wiederkehrende, die Kniegelenke überdurchschnittlich belastende Tätigkeit"* (BK 2102, Meniskusschäden) oder *„chronische Erkrankungen der Schleimbeutel durch ständigen Druck"* (BK 2105). Eine andere mehrfach auftauchende Einschränkung für die Anerkennung als Berufskrankheit bezieht sich auf die Schwere der Krankheitsfolgen: *„Erkrankung ..., die zur Unterlassung aller Tätigkeiten gezwungen haben, die für die Entstehung, die Verschlimmerung oder das Wiederaufleben der Krankheit ursächlich waren oder sein können".* Dies gilt bei BK 1315 (Isocyanate), BK 2101 (Sehnenscheiden-Erkrankung), BK 2104 (vibrationsbedingte Durchblutungsstörungen), allen 3 Berufskrankheiten, die sich auf die Wirbelsäule und Bandscheibenschäden beziehen (BK 2108, 2109, 2110) sowie auf die obstruktiven Atemwegserkrankungen (BK 4301, 4302) und die Hautkrankheiten (BK 5101). Schließlich ist bei den Hautkrankheiten (BK 5101) noch angeführt: *„Schwere oder wiederholt rückfällige Hauterkrankungen ...".* Wiederholte Rückfälligkeit bedeutet, dass mindestens 3 Krankheitsphasen, unterbrochen durch symptomfreie Zeiten, belegt sein müssen. Dies ist häufig nicht der Fall, viele BK-Anzeigen von Hauterkrankungen, meist allergischer Art, führen deswegen nicht zur Anerkennung. Hier ist der Unterschied von „Berufsbedingtheit" (oft rasch zu erkennen) und „Berufskrankheit" im rechtlichen Sinne augenfällig. Eine neuere Einengung oder auch Präzisierung der für die Anerkennung für ausreichend bzw. nötig erachteten quantitativen Exposition (Sicherung des Kausalbezugs) sind Angaben wie *„25 Faserjahre"* bei BK 4104 (Lungen- oder Kehlkopfkrebs nach Asbestfaserstaubexposition), und *„kumulative Dosis von in der Regel 100 Feinstaubjahren ([mg/m³] × Jahre)"* bei BK 4111. Auch die Formulierung „in Verbindung mit" (Asbestose, BK 4104) zählt hierzu. Bei der derzeitigen Fortschreibung der Liste wurde von einer ähnlichen Quantifizierung der Benzo[a]pyren-Exposition [100 $\mu g/m^3 \times$ Jahre] abgesehen. – Auf die Diskussion recht unbestimmt erscheinender quantitativer Angaben wie „in erheblich höherem Grade" oder „gravierend" wird in *Abschnitt 4.1.3* eingegangen.

Bei der **Entscheidung des Verordnungsgebers** (das Bundesministerium für Arbeit, so bisher), eine Erkrankung in die Liste aufzunehmen, für die sein Beratergremium (der Ärztliche Sachverständigenrat) die wissenschaftlichen Grundlagen geprüft bzw. erarbeitet hat, hat dieser weiten Entscheidungsspielraum dafür, ob er die Gesetzesnorm für erfüllt ansieht oder nicht. Der wissenschaftlichen Meinungsstreit kann auch nach der Aufnahme in die Liste weitergehen, auch in den Gutachten bei der Auseinandersetzung vor Gericht. Dies ist insbesondere bei der BK 2108 (bandscheibenbedingte Erkrankungen) derzeit noch der Fall. An diesem Beispiel wird auch deutlich, dass es nicht ausschließlich darauf ankommen kann, ob sich die Gefahr verdoppelt, d.h. das epidemiologische Risikomaß „relatives Risiko" größer als 2 ist. Wenn in der allgemeinen Bevölkerung oder jedenfalls der „übrigen Bevölkerung", die als epidemiologische Kontrollgruppe dient, die Prävalenz einer Erkrankung schon 50 % überschreiten kann, ist eine Verdoppelung nicht mehr möglich.

Eine weitere Besonderheit ist die **Stichtagsregelung**. Der Verordnungsgeber darf bei der Neuaufnahme einer Erkrankung in die Liste einen Stichtag nennen, ab dem für die Vergangenheit Anerkennungen möglich gemacht werden. Die Stichtagsregelung besagt also, dass nur die Versicherungsfälle entschädigt werden, die nach diesem bestimmten Zeitpunkt aufgetreten sind.

Diese Praxis ist rechtlich umstritten. Sie hat zur Folge, dass Personen, die schon vor dem Stichtag erkrankt waren, die also am längsten an der betreffenden Krankheit leiden, ausgeschlossen sind. Derzeit trifft dies vor allem für die BK 4111 zu (chronische obstruktive Bronchitis von Bergleuten …), die am 1.12.1997 in die Liste aufgenommen wurde, mit dem Stichtag des 1.1.1993.

Das Berufskrankheitenverfahren

Das Berufskrankheitenfeststellungsverfahren

Der begründete Verdacht ist meldepflichtig. Die Meldepflicht haben Ärzte und Zahnärzte und es gibt 2 Adressaten für die Meldung: der zuständige Unfallversicherungsträger (BG oder GUV) oder die für den medizinischen Arbeitsschutz zuständige Stelle (meist der Staatliche Gewerbearzt). Der Vordruck für die Ärztliche Anzeige bei Verdacht auf eine Berufskrankheit ist in *Abbildung 4.1-1* wiedergegeben. Eine Adressenliste enthält die Broschüre „Betriebswacht", herausgegeben vom Hauptverband der gewerblichen Berufsgenossenschaften. Eine Meldepflicht hat auch der Unternehmer, wenn Anhaltspunkte für eine Berufskrankheit vorliegen *(→ Abb. 4.1-2)*. Oft hat er jedoch keine genügenden Kenntnisse, um den Verdacht selbst zu begründen – er wird in jedem Fall vom Unfallversicherungsträger zum Ausfüllen des Anzeigeformulars aufgefordert. Schließlich kann auch bei der Krankenkasse des Versicherten die Annahme entstehen, dass eine Berufskrankheit vorliegt, auch sie muss dann unverzüglich melden. – Hinweise auf Berufskrankheiten können auch von anderen Sozialleistungsträgern kommen, schließlich setzen auch Anträge der Versicherten selbst oder der Hinterbliebenen ein Berufskrankheitenverfahren in Gang.

In *Tabelle 4.1-2* sind die BK-Verdachtsanzeigen der Jahre 1996 und 1999, wie sie die gewerblichen Berufsgenossenschaften erreicht haben, aufgeschlüsselt.

Die Aufgaben des Trägers der gesetzlichen Unfallversicherung sind das sog. **Verwaltungsverfahren,** es steht ausdrücklich unter einem Beschleunigungsgebot. Nach einer Zuständigkeitsprüfung und einer Vollständigkeits- und

Tab. 4.1-2 BK-Verdachtsanzeigen (gewerbliche Berufsgenossenschaften) in den Jahren 1996 und 1999. Aufgliederung nach der Anzeige erstattenden Stelle (KV = Krankenversicherung, MDK; RV-Träger = Rentenversicherung).

Geschäftsjahr	Anzeige erstattende Stelle: Unternehmer	betreuende Ärzte	Versicherte	KV-Träger	Arbeitsamt	RV-Träger	Sonstige	Gesamt
1996	2.539 (3,1%)	49.874 (55,15)	8.316 (10,2%)	10.087 (12,4%)	3.941 (4,8%)	601 (0,7%)	11.090 (13,6%)	81.448 (100%)
1999	1.615 (2,2%)	43.904 (60,5%)	8.440 (11,6%)	10.959 (15,1%)	2.840 (3,9%)	706 (1%)	4.098 (5,6%)	72.562 (100%)

ÄRZTLICHE ANZEIGE BEI VERDACHT AUF EINE BERUFSKRANKHEIT

1 Name und Anschrift des Arztes

2 Empfänger

3 Name, Vorname des Versicherten		4 Geburtsdatum	Tag / Monat / Jahr
5 Straße, Hausnummer	Postleitzahl	Ort	
6 Geschlecht ☐ männlich ☐ weiblich	7 Staatsangehörigkeit	8 Ist der Versicherte verstorben? ☐ nein ☐ ja, am	Tag / Monat / Jahr

9 Fand eine Leichenöffnung statt? Wenn ja, wann und durch wen?

10 Welche Berufskrankheit, Berufskrankheiten kommen in Betracht? (ggf. BK-Nummer)

11 Krankheitserscheinungen, Beschwerden des Versicherten, Ergebnis der Untersuchung mit Diagnose (Befundunterlagen bitte beifügen), Angaben zur Behandlungsbedürftigkeit

12 Wann traten die Beschwerden erstmals auf?

13 Erkrankungen oder Bereiche von Erkrankungen, die mit dem Untersuchungsergebnis in einem ursächlichen Zusammenhang stehen können

14 Welche gefährdenden Einwirkungen und Stoffe am Arbeitsplatz bzw. welche Tätigkeiten werden für die Entstehung der Erkrankung als ursächlich angesehen? Welche Tätigkeit übt/übte der Versicherte wie lange aus?

15 Besteht Arbeitsunfähigkeit? Wenn ja, voraussichtlich wie lange?

16 In welchem Unternehmen ist der Versicherte oder war er zuletzt tätig? In welchem Unternehmen war er den unter Nummer 14 genannten Einwirkungen und Stoffen zuletzt ausgesetzt?

17 Krankenkasse des Versicherten (Name, PLZ, Ort)

18 Name und Anschrift des behandelnden Arztes/Krankenhauses (soweit bekannt auch Telefon- und Faxnummer)

19 Der Unterzeichner bestätigt, den Versicherten über den Inhalt der Anzeige und den Empfänger (Unfallversicherungsträger oder für den medizinischen Arbeitsschutz zuständige Landesbehörde) informiert zu haben.

20 Datum	Arzt	Telefon-Nr. für Rückfragen (Ansprechpartner)
Bank/Postbank	Kontonummer	Bankleitzahl

Abb. 4.1-1: Vordruck für die Ärztliche Anzeige bei Verdacht auf eine Berufskrankheit.

ANZEIGE DES UNTERNEHMERS BEI ANHALTSPUNKTEN FÜR EINE BERUFSKRANKHEIT

1 Name und Anschrift des Unternehmers

2 Untrnehmensnummer des Unfallversicherungsträgers

3 Empfänger

4 Name, Vorname des Versicherten			5 Geburtsdatum: Tag / Monat / Jahr
6 Straße, Hausnummer		Postleitzahl	Ort
7 Geschlecht ☐ männlich ☐ weiblich	8 Staatsangehörigkeit		9 Leiharbeitnehmer ☐ ja ☐ nein
10 Auszubildender ☐ ja ☐ nein	11 Ist der Versicherte ☐ Unternehmer ☐ mit dem Unternehmer verwandt ☐ Ehegatte des Unternehmers ☐ Gesellschafter/Gesellschaftsführer		
12 Anspruch auf Entgeltfortzahlung besteht für ☐ Wochen	13 Krankenkasse des Versicherten (Name, PLZ, Ort)		

14 Welche Krankheitserscheinungen liegen vor, die Anhaltspunkte für die Anzeige bilden? Welche Beschwerden äußert der Versicherte? Auf welche gefährdenden Einwirkungen und Stoffe führt er die Beschwerden zurück?

15 Welche gefährdenden Tätigkeiten hat der Versicherte ausgeübt? Welchen gefährdenden Einwirkungen und Stoffen war er bei der Arbeit ausgesetzt?

16 Wurden arbeitsmedizinische Vorsorgeuntersuchungen durchgeführt? Wenn ja, durch wen und wann?

17 Wurden die unter Nummer 15 genannten Gefährdungsfaktoren am Arbeitsplatz des Versicherten überprüft (z.B. Gefährdungsbeurteilung, Messungen), wenn ja, mit welchem Ergebnis?

18 Datum	Unternehmer/Bevollmächtigter	Betriebsrat (Personalrat)	Telefon-Nr. für Rückfragen (Ansprechpartner)

Abb. 4.1-2: Vordruck für die Anzeige des Unternehmers bei Anhaltspunkten für eine Berufskrankheit.

Schlüssigkeitsprüfung der BK-Anzeige ist der Staatliche Gewerbearzt zu unterrichten (Letzteres entfällt nur bei offensichtlich unbegründeten Anzeigen). Die Dokumentation und – selten – eine Entscheidung ohne Ermittlung (bei Eindeutigkeit, dass eine BK nicht vorliegt) schließen diesen Teil ab. Im Weiteren geht es um:

- Erhebung der Arbeitsanamnese mit Feststellung der jeweiligen krankheitsbezogenen Exposition (Sofortermittlung bei Berufskrebsfällen),
- Ermittlung der Krankheitsgeschichte zur Feststellung der Diagnose und zur Abgrenzung von BK-unabhängigen Erkrankungen,
- frühzeitige Übernahme der Heilbehandlung,
- Prüfung des Ursachenzusammenhangs zwischen vorliegendem Gesundheitsschaden, äußerer Einwirkung und versicherter Tätigkeit,
- Feststellung des Jahresarbeitsverdienstes,
- frühzeitige Vorschussgewährung.

Von diesen Aufgaben kommt der Ermittlung der Arbeitsvorgeschichte und der Krankheitsvorgeschichte eine zentrale Bedeutung zu. Alle am Verfahren beteiligten Personen und Einrichtungen arbeiten dabei zusammen. Idealerweise liegen, bis es zu einer gutachterlichen Untersuchung kommt, alle Angaben vor.

Die Arbeitsvorgeschichte umfasst die Feststellung von:

- Beschäftigungszeit,
- konkret ausgeführten Tätigkeiten,
- den dabei auftretenden Belastungen und Einwirkungen,
- bei Berufskrebsfällen ggf. eine Befragung des Versicherten selbst bzw. seiner Hinterbliebenen,
- eine Anfrage beim Unternehmen,
- ggf. Ermittlungen des Technischen Aufsichtsdienstes (TAD) vor Ort.

Hinweise, worauf im Einzelfall des Verdachts einer bestimmten Berufskrankheit besonders zu achten ist, sind in den Merkblättern des Bundesarbeitsministeriums zu den jeweiligen Berufskrankheiten enthalten. Bei mehreren BKen spielt die Quantifizierung der Exposition eine entscheidende Rolle. Sie zu ermitteln, ist Aufgabe des TAD („BAP-Jahre“, „Faser-Jahre“, das Gewicht bei langjährigem Heben und Tragen, die Staubmenge). Als Beispiel für die **Ermittlung der Exposition** gegenüber Benzol bei einem Bodenleger und Innenraumausstatter sind die nachfolgenden *Tabellen 4.1-3 bis 4.1-5* angeführt. Hier wird die herausragende Bedeutung von Kenntnissen zu den Arbeitsmitteln und der gesamten Arbeitsbereichsanalyse/Gefährdungsermittlung *(→ Kap. 3.2)* deutlich.

Die Krankheitsvorgeschichte zu ermitteln ist für den Arzt eine gewohnte Aufgabe. Im Berufskrankheitenverfahren gehört die Beschaffung von Dokumenten über frühere Arztkontakte des Versicherten ebenfalls zu den Aufgaben des Unfallversicherungsträgers. Auskünfte zu Erkrankungen und (insbesondere) früheren Erkrankungen dürfen erst dann eingeholt werden, wenn hinreichende Anhaltspunkte für den ursächlichen Zusammenhang zwischen Tätigkeit und schädigender Einwirkung vorliegen – es reicht, wenn ermittelte Tatsachen wenigstens zum Teil für den Kausalzusammenhang sprechen. Die Er-

Tab. 4.1-3 Beispiel für „Hintergrundwissen" bei der Ermittlung der Exposition. Benzolgehalt in lösemittelhaltigen Zubereitungen zwischen 1950 und 1980 (aus [2]).

Anstrichmittel	Benzolgehalt seit ca. 1950	seit ca. 1975	seit ca. 1980
Kunstharzlacke/Alkydharzlacke	< 1%	< 0,05%	< 0,001%
Nitrolacke	< 0,5%	< 0,02%	< 0,001%
DD-Lacke	< 0,1%	< 0,001%	< 0,001%
Epoxilacke	< 0,1%	< 0,001%	< 0,001%
Nitroverdünnung	< 1%	< 0,1%	< 0,001%
Kunstharzverdünnung	< 2%	< 0,1%	< 0,001%
Kohlenwasserstoffe (Siedebeginn > 135 °C)	max. 5%	max. 0,2%	max. 0,01%

Tab. 4.1-4 Szenarien für eine typische Arbeitsbelastung mit Benzol, entwickelt auf der Grundlage des Benzolgehaltes der eingesetzten Arbeitsstoffe (→ *Tab. 4.1-3*). Zusätzlich werden folgende Annahmen bezüglich der Lüftung (λ [1/h] = Luftwechselrate) und der Tätigkeiten zugrunde gelegt: Arbeiten bei guter Lüftung (Sommer) 45% Zeitanteil; Arbeiten bei schlechter Lüftung (Winter) 45%; Arbeiten unter sehr schlechten Bedingungen (worst case) 10%. Werkstattarbeit 2 Stunden/Tag; Malerarbeiten 2,4 Stunden/Tag (aus [2]).

	Werkstatt		Malerarbeiten	
	λ [1/h]	x_{Benzol} [mg/m³]	λ [1/h]	x_{Benzol} [mg/m³]
I. Sommerarbeiten	1	1,58	5	3,7
II. Winterarbeiten	0,2	4,54	0,2	20,7
III. „worst case"	0,05	6,37	0,05	23,4

Tab. 4.1-5 Beispiel für die Ermittlung einer Benzolexposition im Rahmen eines BK-Verfahrens. Zum Benzolgehalt der verwendeten Lacke/Lösemittel → *Tabelle 4.1-3*. Für die Exposition sind im vorliegenden Fall die bei der Firma E durchgeführten Bodenlegearbeiten (90% der Tätigkeit) von Belang. Solche Tätigkeiten machen bei den anderen Firmen bis zu 8% der Tätigkeit aus. Die Gesamtexposition errechnet sich so auf 1,92 „Benzol-Jahre", zu ihrer Bewertung → *Kapitel 4.2*.

Firma	Arbeitszeit	Beschäftigungszeit (Jahre)	Expositionszeit E (Jahre)	Schichtmittelwert (ppm)[1]	Benzol-Jahre (E-ppm)
A	18.08.67–31.12.70 (40/40)	3,41	0,27	1	0,27
	01.01.71–07.08.71 (40/40)	0,61	0,05	0,3	0,02
B	27.04.72–13.08.73 (40/40)	1,30	0,1	0,3	0,03
C	20.08.73–07.12.73 (40/40)	0,297	0,02	0,3	0,006
D	01.01.74–30.09.74 (45/40)	0,84	0,07	0,3	0,021
E	05.01.76–31.08.80 (40/40)	4,66	4,2	0,3	1,26
F	14.10.80–31.12.90 (49/40)	12,52	1	0,3	0,3
	01.01.91–14.11.95 (49/40)	6,07	0,49	0,03	0,015
				[1] ppm oder ml/m³	Σ 1,92

mittlungen beziehen sich auf Unterlagen bei Ärzten, Krankenversicherungen und sonstigen Einrichtungen des Sozial- und Gesundheitswesens (Versorgungsamt, Reha-Kliniken, Betriebsärztliche Dienste). Diese Einrichtungen haben, wie die Versicherten selbst auch, eine Mitwirkungspflicht. Den beteiligten Ärzten ist eine Erklärung des Versicherten über die Entbindung von der Schweigepflicht vorzulegen.

Bevor nun die ärztliche Untersuchung und Begutachtung auf der Grundlage eines Gutachtenauftrags des Unfallversicherungsträgers erfolgt, prüft der „beratende Arzt" der Unfallversicherung die Vollständigkeit und Eignung der verfügbaren Unterlagen. Er kann z.B. weitere Ermittlungen des TAD, u.U. zusammen mit dem Betriebsarzt, anregen. Der TAD kann weitere Stellen mit besonderem Sachverstand einschalten, wie z.B. das BIA (Berufsgenossenschaftliches Institut für Arbeitssicherheit), das BGFA (Berufsgenossenschaftliches Forschungsinstitut für Arbeitsmedizin), das IGF (Institut für Gefahrstoffforschung) und weitere wissenschaftlich arbeitende Einrichtungen.

Die für den Arbeitsschutz zuständige Landesbehörde hat seit der Verdachtsmeldung Kenntnis von dem Verfahren. Sie arbeitet entsprechend §21 ArbSchG mit dem Unfallversicherungsträger zusammen. Konkret kann das z.B. bedeuten, dass sie bei einer Häufung gleichartiger Meldungen auch von sich aus ermittelt und Missstände in Betrieben und sonstigen Arbeitsstätten aufdeckt. Liegen die Gutachten vor (s.u.), nimmt der Staatliche Gewerbearzt zu ihnen Stellung.

Der Beitrag der Arbeitsmedizin zum BK-Verfahren ist ganz entscheidend. Zwar ist nicht bekannt, wie viele Verdachtsmeldungen von Betriebsärzten ausgehen; sie werden vor allem, derzeit noch, bei den Hörtesten im Rahmen der Vorsorgeuntersuchungen Befunde erheben, die eine Meldung rechtfertigen. Die Feststellung der medizinisch-wissenschaftlichen Kausalität zwischen Exposition und Gesundheitsschaden, das Zusammenhangsgutachten, ist Domäne der Arbeitsmedizin. Selbstverständlich verfügen auch Fachärzte anderer Disziplinen, etwa Dermatologen, Pneumologen, Orthopäden, Neurologen über Spezialwissen bezüglich der ggf. sehr weit zu treibenden Diagnostik (und Therapie, § 3 Berufskrankheitenverordnung), die Verbindung zur Toxikologie und zur Ergonomie charakterisiert jedoch die Arbeitsmedizin.

Ein paritätisch besetzter Ausschuss des Unfallversicherungsträgers entscheidet über die Annahme oder Ablehnung des gutachterlichen Votums. Der Ausschuss kann auch die Vergabe eines weiteren Gutachtens beschließen.

Rechtsfolgen des BK-Verfahrens sind Anerkennung und Einstufung einer Minderung der Erwerbsfähigkeit (MdE) von 20% und mehr, Anerkennung ohne Entschädigungsanspruch (MdE < 20%) oder Ablehnung. Gegen das Resultat der Begutachtung kann Widerspruch eingelegt werden und es werden Prozesse vor den Sozialgerichten geführt. Hier werden wieder Gutachten in Auftrag gegeben. Im Fall der Anerkennung mit einer MdE von 20% und mehr sind die Leistungen eine BK-Rente, ggf. Berufshilfe (Umschulung), Rente an Hinterbliebene.

Betriebliche Konsequenzen. Berufskrankheiten (bereits die Verdachtsmeldung) werden der Berufsgenossenschaft und der Gewerbeaufsicht zur Kenntnis gebracht. Sie sind meist Anzeichen für unzureichende Prävention, d.h. unzureichenden technisch/organisatorischen und persönlichen Arbeitsschutz. Insbesondere die Berufsgenossenschaft als Träger der Unternehmerversicherung ist dann gerufen, den Ursachen der Berufskrankheit (und der Unfälle) nachzugehen.

Berufskrankheiten und deren sozioökonomische Bedeutung

Zu den Gesamtaufwendungen der Unfallversicherungsträger in den Jahren 1999 und 2000 in Höhe von ca. 24 Milliarden DM *(→ Kap. 1.4, Tab. 1.4-3)*. Auf Berufskrankheiten entfallen davon ca. 2,4 (1999) Milliarden DM (Heilbehandlung; medizinische, berufsfördernde und soziale Rehabilitation; Geldleistungen an Versicherte und Hinterbliebene sowie Prävention). Arbeits- und Wegeunfälle „kosten" mit 16 Milliarden DM wesentlich mehr!

Die Aufwendungen je BK-Fall liegen bei 11.000 DM durchschnittlich, insgesamt bilden unter den Kosten für die Folgen von Berufs-

Tab. 4.1-6 Entschädigungsleistungen der BGen 1990–1999.

Jahr	Medizinische Rehabilitation		Berufliche Rehabilitation		Renten an Versichete/ Hinterbliebene		Leistungen insgesamt	
	Betrag (Mio. DM)	%	Betrag (Mio. DM)	%	Betrag (Mio. DM)	%	Betrag (Mio. DM)	Messzahl (1990=100)
1990	91,5	6,1	188,4	12,5	1229,4	81,5	1509,3	100
1993	157,5	7,9	318,1	16,0	1498,3	75,6	1982,9	131,4
1996	213,3	9,5	320,6	14,3	1705,1	76,2	2239,1	148,4
1999	263,5	11,1	249,8	10,5	1855,5	78,3	2368,8	156,9

krankheiten die Renten an Versicherte und Hinterbliebene mit ca. 1,8 Milliarden DM (1999) den größten „Einzeletat".

Details zu den Kosten der Berufskrankheiten (ausschließlich bei den gewerblichen Berufsgenossenschaften) sind in *Tabelle 4.1-6* wiedergegeben.

Die Aufgliederung nach Erkrankungsarten zeigt, dass ungefähr 70% der jährlichen Kosten für Leistungen an Erkrankte und Hinterbliebene auf lediglich 5 Berufskrankheiten entfallen:

- Silikose (BK 4101),
- Lärm (BK 2502),
- Hautkrankheiten (BK 5101),
- Asbest-Lungenkrebs (BK 4104),
- Mesotheliom, Asbest (BK 4105).

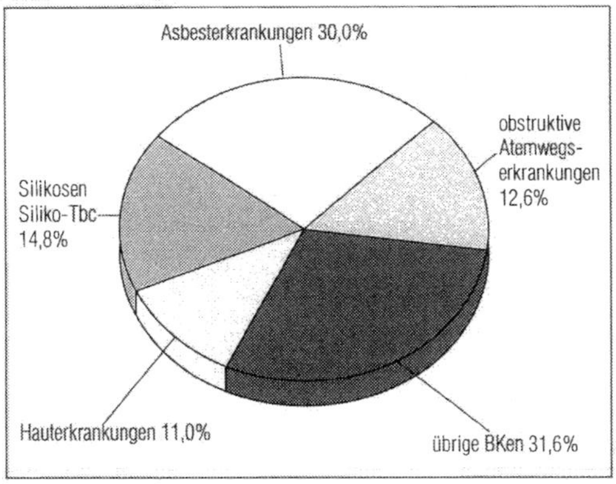

Abb. 4.1-3: Verteilung der Heilbehandlungskosten bei den BGen, 1999.

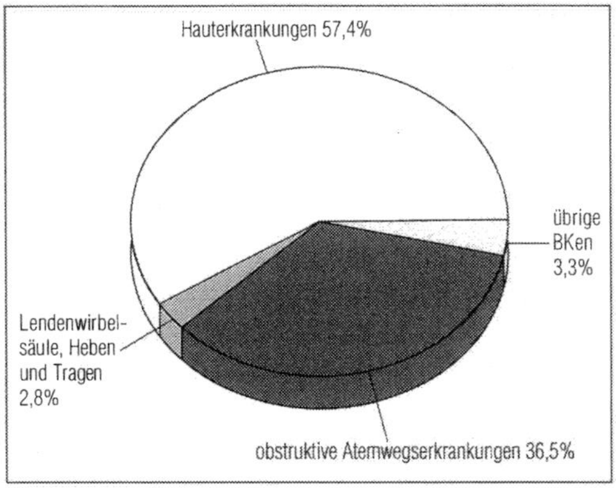

Abb. 4.1-4: Verteilung der Berufshilfekosten bei den BGen, 1999.

Weitere Detaillierungen der Heilbehandlungskosten und der Kosten für die Berufshilfe sind in den *Abbildungen 4.1-3 und 4.1-4* wiedergegeben. Der besonders hohe Anteil der Berufshilfe verursachenden Hauterkrankungen und der obstruktiven Atemwegserkrankungen erklärt sich vor allem durch die berufsbedingte Entstehung von Allergien mit der Notwendigkeit eines Wechsels des Arbeitsplatzes, ggf. nach Umschulung.

Die Wirtschaftszweige mit den höchsten Fallzahlen sind der Bergbau, gefolgt von Eisen und Metall, Bau und – erstaunlicherweise – Gesundheitsdienst.

4.1.3 Arbeitsmedizinische Begutachtung von Berufskrankheiten

Sozialrechtliche Vorgaben

Zentraler Gesichtspunkt im Sozialgesetzbuch VII ist die Kausalität, d.h. der Zusammenhang zwischen vorliegender Gesundheitsschädigung und der (versicherten) Tätigkeit am Arbeitsplatz (und auf dem Wege von und zur Arbeitsstätte).

Im Berufskrankheitenverfahren (Einzelfall-Begutachtung) gilt eine sog. doppelte Kausalitätsprüfung:

- Zum einen muss die sog. **haftungsbegründende Kausalität** vorliegen, d.h. die Gefährdung durch schädigende Einwirkungen muss ursächlich auf die versicherte Tätigkeit zurückzuführen sein.
- Zum anderen muss die sog. **haftungsausfüllende Kausalität** vorliegen, d.h. das schädigende Ereignis (die Exposition) muss zur Entstehung oder Verschlimmerung einer Gesundheitsschädigung geführt haben.

Wann besteht jedoch eine Kausalität zwischen Einwirkung und Gesundheitsschaden, wann kann eine wissenschaftlich festgestellte Korrelation zur Kausalität erklärt werden? Dazu sind grundsätzliche Überlegungen aus Sicht der Epidemiologie in *Kapitel 6.6* nachzulesen. Im BK-Verfahren ist Kausalität zu bejahen, wenn der ursächliche Zusammenhang wahrscheinlich ist.

„Wahrscheinlich“ ist jede Möglichkeit, welcher bei sachgerechter Abwägung aller wesentlichen Umstände gegenüber jeder anderen Möglichkeit ein deutliches Übergewicht zukommt, so dass nach der herrschenden medizinisch wissenschaftlichen Lehrmeinung **mehr für als gegen** den ursächlichen Zusammenhang spricht. Diese viel gebrauchte Formulierung legt nahe, dass die wesentlichen Umstände mehr als 50% des Gesamtzusammenhangs ausmachen. Dies ist jedoch nicht zwingend, auch ein Umstand, der z.B. zu einem Drittel zu der Erkrankung beigetragen hat (sofern diese Aussage wissenschaftlich überhaupt gemacht werden kann), kann in diesem Sinne wesentlich sein und die Kausalität begründen. Monokausalität besteht ja keineswegs immer. Nach der **Rechtstheorie der wesentlichen Bedingungen** reicht ein Verursachungsanteil von einem Drittel für die Anerkennung aus *(→ Abb. 4.1-5)*.

Ein sog. **Vollbeweis** mit an Sicherheit grenzender Wahrscheinlichkeit muss erbracht werden für:

- das Vorliegen der versicherten Tätigkeit,
- das schädigende Ereignis (die Einwirkung),
- das Vorhandensein eines Gesundheitsschadens.

Die hierzu notwendigen Tatsachen sind mit einem so hohen Grad an Gewissheit nachzuweisen, dass bei vernünftiger, lebensnaher Betrachtung kein begründbarer Zweifel an dem Vorliegen der rechtserheblichen Tatsache besteht. Es muss sogar ein an Sicherheit grenzender Grad der Wahrscheinlichkeit erreicht werden.

Grundsätzlich geht eine mangelnde Beweisbarkeit der anspruchsbegründenden Tatsachen zu Lasten des Versicherten und seiner Hinterbliebenen (siehe Sozialgerichtsverfahren).

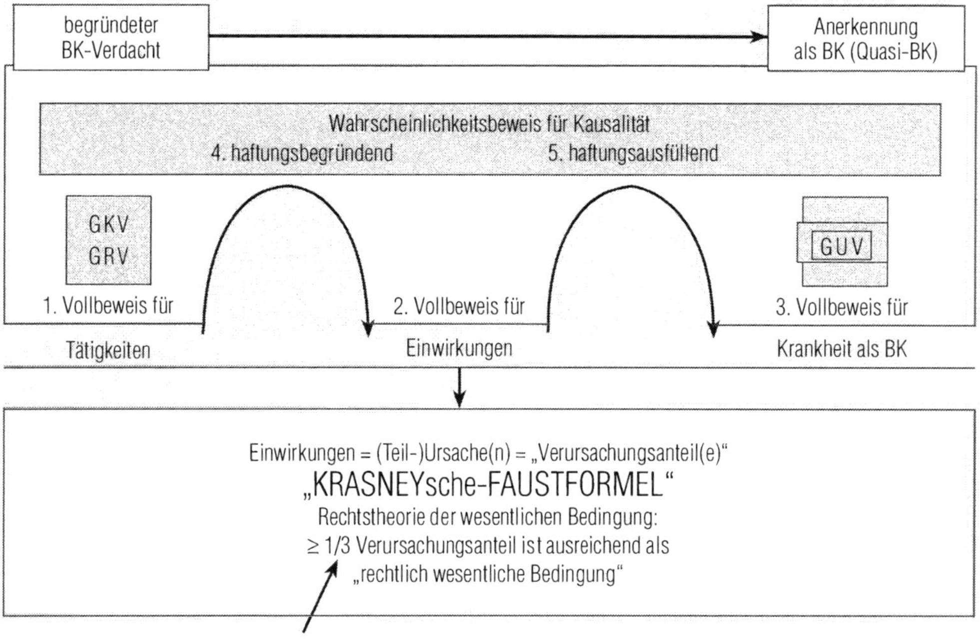

Abb. 4.1-5: Der rechtliche Weg vom begründeten Verdacht auf eine „Berufskrankheit“ bis zu deren Anerkennung (nach [4]).

Arbeitsmedizinische Zusammenhangsgutachten

Nach §200(2) SGB VII soll der Unfallversicherungsträger vor Erteilung eines Gutachtenauftrages dem Versicherten mehrere Gutachter zur Auswahl benennen. Der Betroffene ist außerdem auf sein Widerspruchsrecht nach §76(2) SGB X hinzuweisen und über den Zweck des Gutachtens zu informieren. Die dem Gutachter übermittelten personenbezogenen Daten sowie Betriebs- und Geschäftsgeheimnisse unterliegen dem Sozialdatenschutz (§35 SGB I, §§67 ff. SGB X). Der Gutachter soll die Akten nicht dem Versicherten aushändigen.

Aufgabe des ärztlichen Gutachters ist die Feststellung der Kausalität zwischen der gestellten Diagnose und der belegten beruflichen Exposition. Die Diagnose wird von ihm selbst aufgrund einer persönlichen Untersuchung erstellt oder sie wird aus den Akten übernommen. Im Regelfall wird er vom Auftraggeber des Gutachtens nach der Diagnose gefragt und muss dann auch seine Angaben verantworten. Bezüglich der Abklärung der Kausalität ist er der einzige Experte im Verfahren. Die Exposition muss er nicht ermitteln, er wird bei Zweifeln oder ungenügenden Angaben den Auftrag erst nach entsprechender Ergänzung der Unterlagen ausführen.

Das Gutachten selbst sollte wie folgt gegliedert sein:

1. Ort und Zeitpunkt der Gutachtenerstattung.
2. Auftraggeber des Gutachtens, Name des Begutachteten, identifiziert durch z.B. den Personalausweis, sein Geburtsdatum und die Adresse, das Aktenzeichen des Auftraggebers.
3. Fragestellung des Gutachtens mit in der Regel wörtlicher Wiederholung der im Anschreiben des Auftraggebers formulierten Fragen.
4. Angaben über die zur Verfügung stehenden Aktenunterlagen.
5. Zeitpunkt der gutachterlichen Untersuchung.
6. Auszüge aus dem für die Beurteilung relevanten Akteninhalt, in der Regel beschränkt auf solchen medizinischer Art, als so genannte Aktenvorgeschichte.
7. Vorgeschichte des Begutachteten und seine Beschwerden.
8. Untersuchungsbefunde:
   a) körperliche Untersuchung,
   b) technische Untersuchungen jeweils mit einer interpretierenden Beurteilung der Befunddaten.
9. Beurteilung, die eine Zusammenfassung der für die Beantwortung der Fragestellung relevanten Daten aus Vorgeschichte und Untersuchungsbefunden mit argumentativer Beantwortung der gutachterlichen Fragestellung auf der Grundlage der gestellten Diagnosen ist. Die gutachterliche Beurteilung wird mit medizinischen und rechtlichen Argumenten begründet.
10. Zusammenfassung und Beantwortung der gutachterlich gestellten Fragen bzw. jeder einzelnen Frage.

Die Durchführung der Begutachtung sollte zügig erfolgen. Gerichte fragen oft vor einer Auftragserteilung an, in welchem Zeitraum eine Erledigung möglich ist. Gerichte und Unfallversicherungsträger führen Listen über die Gutachten und die Gutachter, in denen auch die zeitliche Abwicklung registriert wird.

Der Gutachter stellt dem Auftraggeber eine Rechnung. Die Sozialgerichtsbarkeit wie auch die Unfallversicherungen (Abkommen Ärzte/Unfallversicherungsträger) haben Pauschalsätze, die im Wesentlichen auf dem Zeitaufwand für die Gutachtenerstellung beruhen und den Einzelfall einer besonderen Schwierigkeit der Begutachtung (z.B. umfangreiche Literaturrecherche) berücksichtigen.

Der Abschluss dieses arbeitsmedizinischen Zusammenhangsgutachtens [3] bildet eine eindeutige Stellungnahme (Empfehlung) zur Kausalität und zur wesentlichen Ursache. Empfohlen werden, wenn die versicherte Tätigkeit als rechtlich **nicht** wesentlich angesehen wird, Formulierungen wie „der Gesundheitsschaden wäre mit Wahrscheinlichkeit auch ohne die berufliche Belastung etwa zur selben Zeit und in ungefähr gleichem Ausmaß eingetreten" (Bandscheibenschaden, Enzephalopathie). Im Fall einer Bejahung, d.h. wenn die versicherte Tätigkeit als rechtlich wesentliche (Teil-)Ursache angesehen wird: „Ein Vorschaden/eine innere Ursache kann nicht sicher festgestellt werden, andererseits hat die Exposition/die berufliche Belastung/der Unfallvorgang zum Körperschaden ursächlich beigetragen" oder „die betriebliche Einwirkung ist in ihrer Art und im Hinblick auf die vorbestehende Krankheitsanlage so bedeutsam, dass sie nicht durch alltägliche Belastungen des normalen privaten Lebens ersetzt werden kann".

Arbeitsmedizinische Berufskrankheiten-Folgeabschätzung

Kommt es durch ein Berufsunfallereignis oder eine Berufskrankheit zu einem dauerhaften Gesundheitsschaden, so leistet die Unfallversicherung eine Entschädigung, sofern daraus eine Minderung der Erwerbsfähigkeit (MdE) resultiert, es geht also um die Auswirkungen des Gesundheitsschadens auf die Fähigkeit zur Erzielung von Erwerbseinkommen.

Die versicherte Person mit ihrer vor dem Versicherungsfall als 100% anzusetzenden Erwerbsfähigkeit bildet dabei den Beziehungswert, nicht eine Durchschnittsperson. Diese abstrakte Schadensbemessung richtet sich nach dem Unterschied der auf dem gesamten Gebiet des Erwerbslebens bestehenden Erwerbsmöglichkeiten des Geschädigten **vor** und **nach** dem Versicherungsfall. Die Differenz von vorher und nachher ergibt die MdE. Mit Prozentzahlen wird ausgedrückt, inwieweit der Geschädigte in der Verwertung seiner Arbeitskraft eingeschränkt ist.

Der MdE-Prozentsatz muss vom Gutachter eingeschätzt werden, maßgeblich ist die gegenwärtige Beeinträchtigung des körperlichen und geistigen Leistungsvermögens – in Bezug auf das Erwerbsleben (anders als im sozialen Entschädigungsrecht oder bei einer Schwerbehinderung im Sinne des SGB IX → *Kap. 6.1).*

Der Verlust an individueller Erwerbsfähigkeit kann sich ergeben aus:

- Störungen bestimmter körperlicher oder geistiger Funktionen, die im Erwerbsleben allgemein oder in bestimmten Bereichen benötigt werden (Sehfähigkeit, Riechvermögen, Gedächtnisfunktion, Greiffunktion).
- Beeinträchtigung der Belastbarkeit gegenüber sonstigen Einwirkungen am Arbeitsplatz (z.B. Hitze, Kälte, gefährdende Arbeitsstoffe).
- Psychische Störungen, die sich unterschiedlich auf die Erwerbsfähigkeit auswirken.
- Sonstige Beeinträchtigung der Einsetzbarkeit auf dem allgemeinen Arbeitsmarkt (erhebliche Schmerzen; auch Einschränkungen wegen möglicher Gefährdungen Dritter, etwa bei Ohnmachtsanfällen, Infektionen).

Die Feststellung der MdE erfolgt nach Richtwerten (z.B. in [3]). Eine MdE unter 10% gilt als nicht messbar. Hat ein Arbeitsunfall Schäden an mehreren Körperteilen gebracht, so ist die MdE im Ganzen zu würdigen. Das schematische Zusammenrechnen der für die einzelnen Körperschäden in Ansatz gebrachten Sätze verbietet sich auch, wenn die Unfallfolgen sich nicht überschneiden. Entscheidend ist allein eine „Gesamtschau" der „Gesamteinwirkung" aller einzelnen Schäden auf die Erwerbsfähigkeit. Dabei wird der Grad der MdE in aller Regel niedriger als die Summe der Einzelschädigungen sein. (Andernfalls wäre beispielsweise die Erblindung in Verbindung mit Unterschenkelverlust nach einer MdE von 140% einzuschätzen – ein unzulässiges Ergebnis.)

Heilt eine der mitberenteten Unfallfolgen aus, so darf die zurückbleibende MdE gleichfalls nicht durch einen rechnerischen Abzug des Hundertsatzes für den ausgeheilten Schaden bemessen werden: Der Gesamtzustand ist wiederum zu würdigen.

Die grundsätzliche abstrakte Schadensbemessung gilt, auch wenn der § 56 des SGB VII eine Berücksichtigung eines besonderen beruflichen Betroffenseins zulässt. Hierdurch können individuelle, besondere Verhältnisse des Verletzten berücksichtigt und unbillige Härten im Einzelfall vermieden werden. Berücksichtigt werden

Tab. 4.1-7 Beispiele für die Einsetzung einer MdE (nach [3]).

Sinnesorgane		MdE
Hören	Hörverlust von 50%, mittelgradige Schwerhörigkeit	30%
	Hörverlust von 90%, an Taubheit grenzend	80%
Sehen	Verlust eines Auges	25–30%
	doppelseitige Herabsetzung der Sehschärfe auf 0,2	50%
	unregelmäßige Gesichtsfeldausfälle, ⅔ ausgefallene Fläche	50%
Bewegungsapparat		**MdE**
Wirbelsäule	starke Funktionseinschränkung der LWS	20%
	zusätzlich motorische Ausfälle, chronisches Wurzelreizsyndrom	30%
Hände/Arme	Verlust des Daumens und des Zeigefingers	30%
	Verlust der Hand	60%
	Verlust eines Armes im Ellenbogengelenk	70%
Beine	Versteifung eines Kniegelenks (stellungsabhängig)	30–60%
	unvollständig kompensierbare Lockerung des Kniebandapparates mit Gangunsicherheit	20%
	Verlust eines Unterschenkels im Knie	60%
	Verlust aller Zehen an einem Fuß mit schlechten Weichteilverhältnissen	20%
Innere Organe		**MdE**
	Pyelonephritits mit ausreichender Nierenfunktion	40–80%
	Virushepatitis mit mäßiger entzündlicher Aktivität und Zirrhose	60%
Atemwegserkrankungen		**MdE**
	strikt nach dem Ergebnis der kardiopulmonalen Funktionsdiagnostik, Berücksichtigung einer Allergisierung	k.A

können (besondere) Ausbildung und (besonderer) Beruf sowie hohes Lebensalter, Dauer der Ausbildung, Eigenart des Berufes und die durch diesen erworbenen Spezialkenntnisse sowie die dadurch u.U. bedingte Entfremdung gegenüber anderen an sich zumutbaren Tätigkeiten.

Die nachfolgende *Tabelle 4.1-7* nennt einige charakteristische MdE-Einschätzungen (nach [3]), ansonsten wird auf *Kapitel 4.2* verwiesen.

Literaturverzeichnis:

1. Hauptverband der gewerblichen Berufsgenossenschaften (Hrsg.): BK-DOK 99. Dokumentation des Berufskrankheitengeschehens in Deutschland. St. Augustin, 2001.
2. Hauptverband der gewerblichen Berufsgenossenschaften (Hrsg.): BIA-Report. Berechnungsverfahren und Modellbildung in der Arbeitsbereichsanalyse. St. Augustin, 2001.
3. Schönberger, A., Mehrtens, G., Valentin, H: Arbeitsunfall und Berufskrankheit. Rechtliche und medizinische Grundlagen für Gutachten, Sozialverwaltung, Berater und Gericht, 6. Aufl. Schmidt, Berlin 1998.
4. Woitowitz, H.J.: Anerkennung von Berufskrankheiten aus der Sicht der Arbeitsmedizin. Zbl Arbeitsmed 51, 262–268 (2001).

4.2 Berufskrankheiten – speziell

4.2.1 Epidemiologie der Berufskrankheiten

Berufskrankheiten, ebenso wie Arbeitsunfälle, zu verhüten, ist das vorrangige Ziel des Arbeitsschutzes. Um es zu erreichen, ist eine möglichst genaue Dokumentation des Geschehens Voraussetzung, gefolgt von einer Analyse aller Kausalbedingungen. Neben der selbstverständlichen quantitativen Darstellung geht es also auch darum, Entwicklungsschwerpunkte zu erkennen, die Wirksamkeit von Arbeitsschutz-Maßnahmen aufzuzeigen bzw. zu überprüfen sowie Risiken, Branchen, Tätigkeiten zu erfassen, um Interventionen vorzunehmen.

Das BK-Geschehen wird von den Trägern der gesetzlichen Unfallversicherung fortlaufend veröffentlicht. Ein großer Teil der nachfolgend gegebenen Informationen entstammt solchen Quellen (BK-Dok 99, aber auch dem Unfallverhütungsbericht des Bundesministeriums für Arbeit und Sozialordnung „Sicherheit und Gesundheit bei der Arbeit 1999“). Die erklärte Absicht der BK-Dokumentation ist „Erkenntnisse zur Verbesserung der Prävention und Rehabilitation von Berufskrankheiten zu gewinnen“.

Das Berufskrankheitengeschehen wird üblicherweise in Bezug zu den Verwaltungsverfahren gegliedert. Daraus ergibt sich die Gruppeneinteilung:

I. Anzeigen auf Verdacht einer BK
II. BK-Verdacht bestätigt:
  - neue Rentenfälle,
  - Versicherungsfälle ohne Rentenleistung,
  - berufliche Verursachung bestätigt, jedoch kein Versicherungsfall
III. BK-Verdacht nicht bestätigt
IV. Gesamtzahl der Leistungsfälle im BK-Geschehen
V. Todesfälle.

Die Mitteilungen erfolgen jeweils für Kalenderjahre bzw. Geschäftsjahre. Dabei ist zu beachten, dass zwischen Verdachtsanzeige (Gruppe I obiger Darstellung) und der Zuordnung eines Falles zu Gruppe II (Verdacht bestätigt) oder Gruppe III (Verdacht nicht bestätigt) ein Zeitraum für das Verwaltungsverfahren einschließlich der Begutachtung, ggf. auch noch ein Sozialgerichtsverfahren liegt, das 1–2 Jahre dauert (Details s.u.). Die zahlenmäßige Übereinstimmung zwischen BK-Anzeige (I) und entschiedenen Fällen (II und III) ist nur über einen längeren, im jährlichen Berichtswesen nicht abbildbaren Zeitraum gegeben.

Abbildung 4.2-1 zeigt das BK-Geschehen im Überblick. Zwischen den Kategorien „Anzeige auf Verdacht“ und „neue Berufskrankheitenrenten“ liegt – in der Grafik nicht dargestellt – die Kategorie „anerkannte Berufskrankheiten“ mit 19.402 Fällen im Jahr 1999. Die Differenz, also ca. 13.000 Fälle, bilden diejenigen Personen, bei denen die Minderung der Erwerbsfähigkeit (MdE) auf weniger als 20% eingestuft wurde. Sie leiden also an einer anerkannten Berufs-

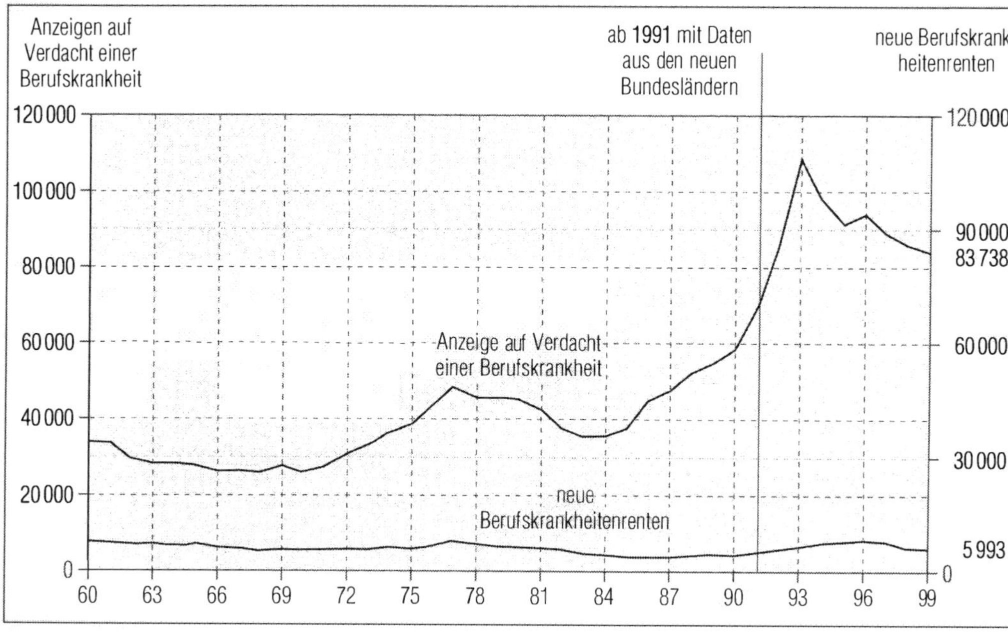

Abb. 4.2-1: Anzeigen auf Verdacht einer Berufskrankheit und neue Berufskrankheitenrenten von 1960–1999. Quelle: Bericht der Bundesregierung

krankheit, die Unfallversicherungsträger erbringen für sie Bar- und Sachleistungen für die medizinische, berufliche und/oder soziale Rehabilitation, aber eben keine Rente.

Einen Gesamtüberblick über die versicherungsrechtlichen Entscheidungen gibt *Abbildung 4.2-2*. Demnach kommt es – allerdings mit erheblichen Unterschieden bei den einzelnen Erkrankungsarten (s.u.) – zu einer Anerkennung in 24% aller Verdachtsmeldungen. Bei ca. 40%

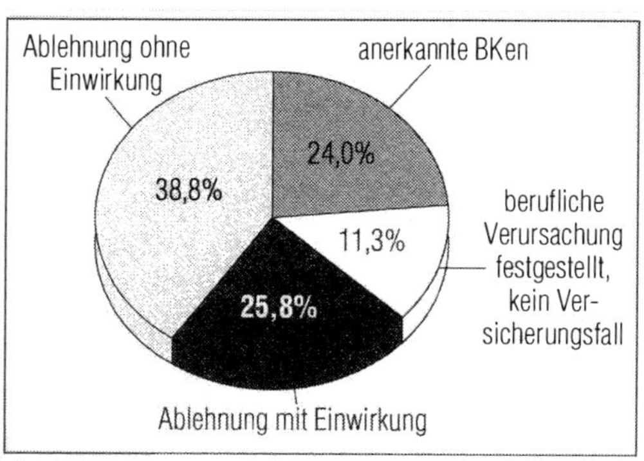

Abb. 4.2-2: Verteilung der versicherungsrechtlichen Entscheidungen 1999.

erfolgte die Ablehnung, weil keine (kausale) Einwirkung belegt werden konnte.

Die Aufteilung auf die 3 Hauptträger des Berufskrankheitengeschehens für das Jahr 1999 ist der *Tabelle 4.2-1* zu entnehmen; es ergibt sich daraus auch, dass über 80% des Gesamtgeschehens sich bei den gewerblichen Berufsgenossenschaften abspielt. Deren Daten werden nachfolgend auch ganz überwiegend benutzt.

Im Jahr 1999 standen bei den Verdachtsanzeigen die Hauterkrankungen an erster Stelle, gefolgt von Erkrankungen der Lendenwirbelsäule und der Lärmschwerhörigkeit. Weiteres ist *Abbildung 4.2-3* zu entnehmen. Bemerkenswert ist noch die Zahl der obstruktiven Atemwegserkrankungen. Hier zeigt sich seit Jahren ein konstant hohes Niveau (1980: 1.366 Anzeigen; 1990: 4.632 Anzeigen; 1999: 3.764 Anzeigen allein bei den gewerblichen Berufsgenossenschaften), während BK 4101 (Silikose) im Jahr 1999 gar nicht mehr unter den ersten 7 erscheint (Zahlen bei den gewerblichen Berufsgenossenschaften: 1980: 3.805; 1990: 2.483; 1999: 2.323 Anzeigen).

Tab. 4.2-1 Gesamtzahlen des Berufskrankheitengeschehens 1999.

Kenngrößen	Gewerbliche Berufsgenossenschaften	Landwirtschaftliche Berufsgenossenschaften	Unfallversicherungsträger der öffentlichen Hand	gesamt
	absolute Anzahl			
Anzeigen auf Verdacht einer Berufskrankheit	72.722	3.540	7.476	**83.738**
anerkannte Berufskrankheiten	17.046	777	1.579	**19.402**
neue Berufskrankheitenrenten[1]	5.309	302	382	**5.993**
Todesfälle Berufserkrankter	1.930	43	70	**2.043**

[1] Unter „neuen Berufskrankheitenrenten" werden nur diejenigen Versicherungsfälle aus der Gesamtmenge der anerkannten Berufskrankheiten ausgewiesen, für die im Berichtsjahr erstmals eine Rente an Versicherte (bzw. eine Abfindung) oder eine Rente an Hinterbliebene (bzw. ein Sterbegeld) durch Verwaltungsakt festgestellt worden ist. Für die übrigen Versicherten, die an einer anerkannten Berufskrankheit leiden, erbringen die Unfallversicherungsträger Bar- und Sachleistungen für medizinische, berufliche und/oder soziale Rehabilitation.

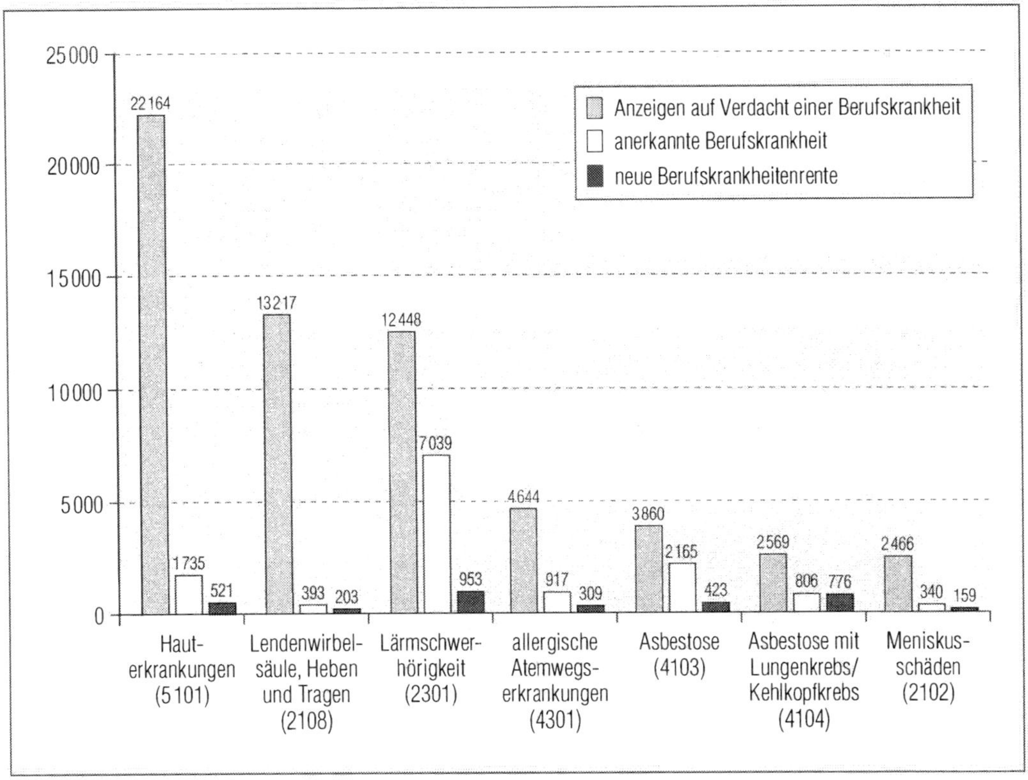

Abb. 4.2-3 : Die sieben häufigsten Verdachtsanzeigen der Berufskrankheiten, ihre Anerkennung und Entschädigung im Jahre 1999.

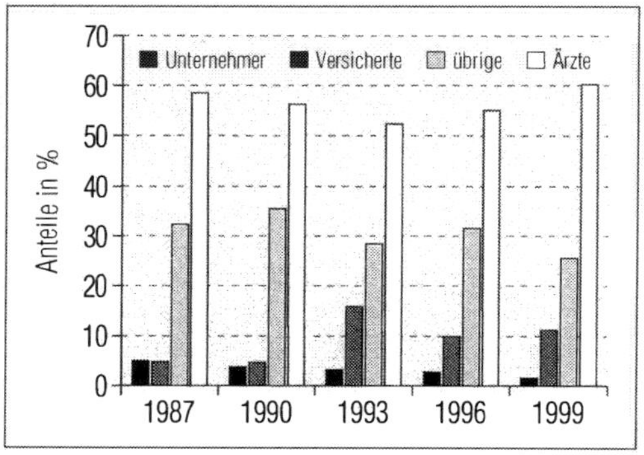

Abb. 4.2-4: Anzeigen auf Verdacht auf eine Berufskrankheit, aufgeschlüsselt nach meldender Stelle.

Zwei Drittel aller Verdachtsanzeigen erfolgen durch Ärzte *(→ Abb. 4.2-4)*.

Bei der Zahl der anerkannten Berufskrankheiten ergibt sich ein etwas anderes Bild, die Lärmschwerhörigkeit führt hier. Die erwähnte zeitliche Verschiebung aufgrund des Verwaltungsverfahrens spielt, erkennbar aus der langjährigen Dokumentation, hierbei keine wesentliche Rolle.

In der Rangfolge der anerkannten Berufskrankheiten führt die Lärmschwerhörigkeit, gefolgt von der Asbestose und den Hauterkrankungen *(→ Abb. 4.2-3)*. Auch hier ergibt sich aus der Berücksichtigung des zeitlichen Intervalls kein weiterer Gesichtspunkt. Die Anerkennungsquote ist bei Lärmschwerhörigkeit und Asbestose weit höher als bei allen anderen Erkrankungen. Sie ist besonders niedrig bei den Erkrankungen der Lendenwirbelsäule.

Eine Gesamtschau bezüglich der schweren Hauterkrankungen, der Silikose und der Lärmschwerhörigkeit über die Jahre 1960–1999, gibt *Abbildung 4.2-5*. Den Verlauf bestimmen die Pathophysiologie der jeweiligen Erkrankung wie auch die sozialrechtlichen Vorgaben. Bei der Lärmschwerhörigkeit und bei der Silikose, spielt die Zeitdauer zwischen Beginn der Lärmexposition und der Manifestation der Erkrankung eine wesentliche Rolle.

Besonders lange Einwirkungsdauern werden auch bei den anderen Berufskrankheiten der Atemorgane festgestellt *(→ Tab. 4.2-2)*.

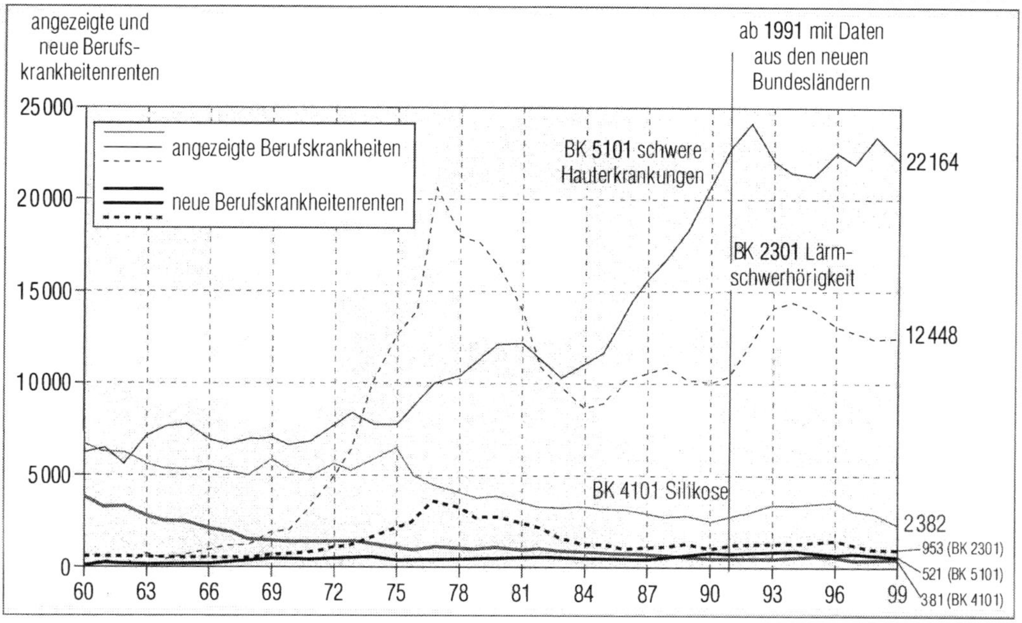

Abb. 4.2-5: Entwicklung der schweren Hauterkrankungen (5101), der Silikose (4101) und der Lärmschwerhörigkeit (2301) von 1960–1999. Die unteren Linien (dick) beziehen sich auf die neuen BK-Renten. Quelle: Bundesarbeitsbericht.

Tab. 4.2-2 Mittlere Einwirkungsdauer bei anerkannten Berufskrankheiten.

BK-Nr.	Kurzbezeichnung	mittlere Einwirkungsdauer (Jahre)				
		1987	1990	1993	1996	1999
1	2	3	4	5	6	7
4101	Silikose	27,2	25,5	23,7	23,3	23,9
4102	Siliko-Tuberkulose	22,2	24,0	23,0	22,4	20,7
4103	Asbestose	19,1	20,0	19,9	20,1	19,5
4104	Lungen-/Kehlkopfkrebs, Asbest	*	20,7	20,8	22,0	20,7
4105	Mesotheliom, Asbest	*	19,1	18,6	19,4	18,6
4109	Nickel	*	26,7	24,7	22,6	28,4
4110	Kokereirohgase	*	17,7	19,5	16,0	18,3
4201	Alveolitis	*	9,7	18,1	16,1	11,5
4203	Holzstaub	*	26,4	24,2	25,5	25,0

* wegen zu geringer Fallzahl nicht ausgewiesen

Die Verdachtsmeldungen erfolgen nicht unabhängig von der sozialrechtlichen Situation. Die Aufnahme der Erkrankungen der Wirbelsäule in die BK-Liste hatte eine epidemieartige Welle von Meldungen zur Folge, die inzwischen abgeebbt ist. Die Aufnahme in die Liste erfolgte 1993. Mit in diesem Jahr 23.521 Verdachtsmeldungen machten diese ca. 30% aller Anzeigen aus! Ihnen standen lediglich 69 anerkannte Berufskrankheiten gegenüber. 1996 waren es noch 12.606 Verdachtsmeldungen, bei 465 Anerkennungen, im Jahre 2000 11.065 Anzeigen, bei 207 Anerkennungen.

Die Dauer des Verwaltungsverfahrens erschwert die Interpretation zeitgleich dargestellter Daten wegen des Intervalls zwischen Verdachtsanzeige und Anerkennung. Die gewerblichen Berufsgenossenschaften führen darüber sorgfältig Buch *(→ Tab. 4.2-3)*. Im Durchschnitt dauert das Verwaltungsverfahren bei ihnen 1,4

Tab. 4.2-3 Dauer des Verwaltungsverfahrens bei anerkannten Berufskrankheiten (Mittelwert in Jahren).

BK.-Nr.	Kurzbezeichnung	Geschäftsjahre									Durchschnitt
		1991	1992	1993	1994	1995	1996	1997	1998	1999	
1	2	3	4	5	6	7	8	9	10	11	12
2108	Wirbelsäule/Lende			1,6	1,6	2,0	2,4	2,8	2,6	2,6	2,3
2402	ionisierende Strahlen		1,3	1,6	1,5	1,5	1,3	1,2	1,1	0,8	1,3
3101	Infektionskrankheiten	1,5	1,4	1,5	1,6	1,6	1,5	1,4	1,3	1,2	1,4
4104	Lungen-/Kehlkopfkrebs, Asbest	1,6	1,6	1,6	1,6	1,5	1,4	1,2	1,1	1,0	1,4
4105	Mesotheliom, Asbest	1,3	1,4	1,3	1,2	1,2	1,0	1,0	0,8	0,7	1,1
4301	Atemwegserkrankungen	1,2	1,3	1,4	1,4	1,5	1,2	1,3	1,3	1,4	1,3
5101	Hauterkrankungen	1,9	1,9	1,9	2,0	2,0	1,9	1,9	1,9	1,8	1,9
Durchschnitt aller Berufserkrankungen		1,5	1,5	1,5	1,5	1,4	1,3	1,3	1,2	1,2	1,4

Jahre mit erheblichen Unterschieden zwischen den einzelnen Erkrankungen. So ist das Verfahren bei der BK 4105 (Mesotheliom, Asbest) mit 1,1 Jahren (im Jahre 1999: 0,7 Jahre) am kürzesten, die Krankheit selbst und auch die Einwirkungen können offensichtlich eindeutig bestätigt oder widerlegt werden. Die Dauer bei der BK 2108 (Wirbelsäule/Lende) ist jedoch mit 2,3 Jahren (1999: 2,6 Jahre) wesentlich länger. Auf die Gründe hierfür wird bei der spezifischen Darstellung der BK 2108 eingegangen.

Schwerpunkte nach Branchen, Betriebsarten, Tätigkeiten

Einzelheiten werden bei der Darstellung der Berufskrankheiten genannt, insbesondere die Art der Tätigkeiten und die damit verbundenen Expositionen und spezifischen Belastungen. Die Übersicht der *Tabelle 4.2-4* nennt die Häufigkeit anerkannter Berufskrankheiten nach Wirtschaftszweigen gegliedert, wie sie vom Hauptverband der gewerblichen Berufsgenossenschaften für das Jahr 2001 publiziert wurden.

Aus der Zahl der im jeweiligen Wirtschaftszweig Beschäftigten (versicherten Personen) und der Zahl der anerkannten BK-Fälle lässt sich zeigen, dass besonders viele Berufskrankheiten absolut gesehen aus den Bereichen Metall, Bau, Bergbau und Chemie stammen, relativ, d.h. auf die Zahl der Versicherten umgerechnet, der Bergbau weiterhin führt, mit einer mehr als 10fach höheren Zahl als „Steine und Erden“ und „Metall“. Besonders wenig BK-Fälle entstammen erwartungsgemäß dem Wirtschaftszweig „Handel und Verwaltung“. Auf die umgekehrte Betrachtung, aus welchen Wirtschaftszweigen eine bestimmte BK denn schwerpunktmäßig entstammt, wird hier nur verwiesen, sie ist Teil der nachfolgenden Darstellungen.

Tab. 4.2-4 BK-Geschehen 2001, gegliedert nach Wirtschaftszweigen und Zahl der versicherten Personen sowie der Arbeitszeit (Quelle: HVBG).

Wirtschaftszweige	Unternehmer	versicherte Personen	geleistete Arbeitsstunden	BK-Verdachtsanzeigen	anerkannte BK-Fälle
Bergbau	44	107.779	144.102.067	4.900	2.758
Steine und Erden	7.784	398.678	537.223.821	1.539	753
Gas, Fernwärme und Wasser	116	184.587	249.863.373	248	70
Metall	39.852	3.994.100	5.801.282.155	14.642	4.740
Feinmechanik und Elektrotechnik	32.654	2.384.073	3.517.245.702	4.444	888
Chemie	2.576	990.727	1.446.486.427	3.023	1.042
Holz	16.499	572.945	832.741.790	1.333	552
Papier und Druck	39.241	883.959	1.009.421.611	958	121
Textil und Leder	45.385	527.813	754.655.777	1.390	297
Nahrungs- und Genussmittel	282.056	3.410.314	3.080.516.283	5.453	844
Bau	197.439	3.421.452	3.861.058.943	12.375	2.761
Handel und Verwaltung	448.809	20.288.433	18.653.823.802	5.036	849
Verkehr	139.596	1.607.723	2.414.781.663	1.624	350
Gesundheitsdienst	227.390	4.680.675	4.718.895.915	9.819	863
insgesamt	1.479.441	43.453.258	47.022.099.329	66.784	16.888

4.2.2 Maßnahmen der Prävention auch gemäß § 3 der BK-Verordnung

Die Kenntnis von der Verursachung einer arbeitsbedingten Erkrankung oder Berufskrankheit, erst recht wenn sie sich auf eine Arbeitsplatzanalyse stützt, bildet eine besondere Basis für die Planung und Durchführung von Präventionsmaßnahmen, sei es Maßnahmen der Verhältnisprävention oder der Verhaltensprävention.

Auf die Rolle der Arbeitsplatzbegehungen und die der Vorsorgeuntersuchungen wurde bereits ausführlich hingewiesen. Die hier durchzuführenden Maßnahmen betreffen alle Versicherten, die einer bekanntermaßen schädigenden Einwirkung ausgesetzt sind und damit bei ihrer Tätigkeit allgemein gefährdet sind. Sie sind Teil der Pflichten des Unternehmens und gründen sich auf die Unfallverhütungsvorschriften und die staatlichen Arbeitsschutzvorschriften, sind also im Rahmen der Fürsorgepflicht auf seine Kosten zu erbringen.

Der § 3 der BKV (Berufskrankheitenverordnung) zielt auf den Einzelfall ab, auf bei einem bestimmten Versicherten bestehende individuelle Verhältnisse, unter dem Blickwinkel einer sich abzeichnenden Entwicklung einer Berufskrankheit.

§ 3 Maßnahmen gegen Berufskrankheiten, Übergangsleistung

(1) Besteht für Versicherte die Gefahr, dass eine Berufskrankheit entsteht, wiederauflebt oder sich verschlimmert, haben die Unfallversicherungsträger dieser Gefahr mit allen geeigneten Mitteln entgegenzuwirken. Ist die Gefahr gleichwohl nicht zu beseitigen, haben die Unfallversicherungsträger darauf hinzuwirken, dass die Versicherten die gefährdende Tätigkeit unterlassen. Den für den medizinischen Arbeitsschutz zuständigen Stellen ist Gelegenheit zur Äußerung zu geben.

(2) Versicherte, die die gefährdende Tätigkeit unterlassen, weil die Gefahr fortbesteht, haben zum Ausgleich hierdurch verursachter Minderungen des Verdienstes oder sonstiger wirtschaftlicher Nachteile gegen den Unfallversicherungsträger Anspruch auf Übergangsleistungen. Als Übergangsleistung wird

1. ein einmaliger Betrag bis zur Höhe der Vollrente oder
2. eine monatlich wiederkehrende Zahlung bis zur Höhe eines Zwölftels der Vollrente längstens für die Dauer von 5 Jahren

gezahlt. Renten wegen Minderung der Erwerbsfähigkeit sind nicht zu berücksichtigen.

Dabei ist zu beachten, dass hier die Gefahr des Entstehens, Wiederauflebens oder der Verschlimmerung einer BK nicht gleichzusetzen ist mit dem notwendigen Umgang mit Gefahrstoffen am Arbeitsplatz oder anderen Umständen, die die arbeitsmedizinische Vorsorge begründen, sondern dass nachgewiesen sein muss, dass

- die gesundheitlichen Gefährdungen am Arbeitsplatz für einen oder mehrere Berufskrankheitentatbestände relevant sind,
- diesen Einwirkungen auch im Einzelfall die Bedeutung einer rechtlich wesentlichen (Mit-)Ursache zukommt und nicht eine schicksalhafte Erkrankung die rechtlich allein wesentliche Ursache darstellt.

Zur Formulierung „Entgegenwirken der Gefahr mit allen geeigneten Mitteln"

- **Zuständigkeit.** Die Maßnahmen hat der für das Unternehmen, in dem der Arbeitnehmer tätig ist, zuständige Unfallversicherungsträger durchzuführen.
- **Entgegenwirken mit allen geeigneten Mitteln.** Abzuwägen sind die schutzwürdigen Interessen der Beteiligten. Es besteht jedoch, immer auf den Einzelfall bezogen, Handlungspflicht. Der Unfallversicherungsträger hat nur dann ein Auswahlermessen, wenn zwischen verschiedenen Maßnahmen zu entscheiden ist; dabei sind ggf. auch die finanziellen Belange des Unfallversicherungsträgers zu berücksichtigen, seine Pflicht begrenzt sich „auf das bei vernünftiger Auslegung mit vertretbarem Aufwand Erreichbare".

Die Maßnahmen sind im Einzelnen:

- Beseitigung der schädigenden Einwirkung sowie technische und organisatorische Maßnahmen. Solche sind z.B.:
  - Ersatz gefährlicher Arbeitsstoffe durch ungefährliche,

 – Einbringung vom Schutz- oder Absaugvorrichtungen,
 – Änderung der Arbeitsweise,
 – Begrenzung der Arbeitszeit.
- Persönliche Schutzmaßnahmen *(→ Kap. 2.6)*.
- Aufklärung und Verhaltensprävention *(→ Kap. 5, Buchteil C)*.
- Vorbeugende medizinische Maßnahmen. Ambulante oder stationäre Heilbehandlung oder ein heilklimatischer Kuraufenthalt sind angezeigt, wenn dadurch expositionsverursachte Befunde zu beheben oder zu verbessern sind, wenn die Gefahr des Entstehens einer Berufskrankheit besteht. Die Abgrenzung gegenüber der Leistungspflicht der gesetzlichen Krankenversicherung ist nur dann eindeutig vorgegeben, wenn die Leistungen als Folge eines Arbeitsunfalls oder einer Berufskrankheit vom Unfallversicherungsträger zu erbringen sind. Bei vorbeugenden Maßnahmen hat er zu entscheiden, ob zur Erfüllung seines Präventionsauftrages eine spezielle ambulante oder stationäre Heilbehandlung zu seinen Lasten erforderlich ist.

Zur Formulierung „Hinwirken, die gefährdende Tätigkeit zu unterlassen"

- Wenn anders das Wiederaufleben oder Verschlimmerung einer BK nicht zu verhindern ist, muss der Unfallversicherungsträger darauf **hinwirken,** dass der Versicherte – er ist nun der Adressat – die ihn gefährdende Tätigkeit aufgibt. Ein Zwang kann dabei allerdings nicht ausgeübt werden. Das Gewerbeaufsichtsamt oder der Unfallversicherungsträger können jedoch dem Unternehmen die Weiterbeschäftigung des Versicherten untersagen.
- Berufshilfe: Das Angebot hierzu begleitet die Empfehlung zur Unterlassung der gefährdenden Tätigkeiten. Umschulungsmaßnahmen sind nur dann als geeignet anzusehen, wenn die dabei erlernten Kenntnisse und Fähigkeiten auf dem ganzen dadurch eröffneten Berufsfeld uneingeschränkt zu verwerten sind *(→ Kap. 6.2)*.

„Übergangsleistungen"

- Sie sind keine echten Entschädigungsleistungen, sondern unterstützende Maßnahmen mit dem Zweck, den Versicherten zur Aufgabe der ihn gefährdenden Tätigkeit zu bewegen.
- Das „Unterlassen der gefährdenden Tätigkeit" muss tatsächlich vorliegen.
- Über Art, Dauer und Höhe der Übergangsleistung wird vom Unfallversicherungsträger nach pflichtgemäßem Ermessen entschieden – ein einmaliger Betrag bei nicht lange zu erwartendem Minderverdienst, laufende Leistungen bei Nachteilen von längerer Dauer. Auf weitere sozialrechtliche Gesichtspunkte, z.B. „ausgleichspflichtige wirtschaftliche Nachteile", die Rolle der Renten, einer Erwerbs- oder Arbeitsunfähigkeit, sowie weitere Leistungsbereiche wird hier nicht eingegangen.

Die Leistungsfälle im Berufskrankheitengeschehen, hier ausdrücklich nicht die Rentenleistungen nach Anerkennung einer BK, beziehen sich also auf die ambulante und die stationäre Heilbehandlung (präventiv zur Verhütung der Entwicklung einer BK, kurativ zur Heilung oder Linderung der Folgen einer BK) sowie die angeführten Übergangsleistungen, ebenfalls nach § 3. Zur medizinischen und beruflichen Rehabilitation → *Kapitel 6.2*.

Tabelle 4.2-5 gibt eine verkürzte Übersicht über die Leistungsfälle im Berufskrankheitengeschehen für das Jahr 1999 bzw. 2001.

Aus dieser Liste ergibt sich bei den medizinischen Maßnahmen die überragende Bedeutung der Hauterkrankungen, gefolgt vom Lärm und Silikose. Bei letzterer sind auch nach Anerkennung als BK regelmäßig medizinische Maßnahmen zu treffen, bei ersteren spielt das besondere (Hautarzt-)Verfahren eine Rolle. Hervorzuheben sind noch Erkrankungen durch Asbest und Wirbelsäulenerkrankungen. Bei der beruflichen Rehabilitation liegt der Schwerpunkt bei den BKen 5101/02 (Haut) und 4301/02 (Asthma), entsprechend dem Umstand, dass nach einmal eingetretener Sensibilisierung oftmals der einzige Weg die Umsetzung von dem gefährdenden auf einen anderen Arbeitsplatz ist.

Tab. 4.2-5 Zahl der durchgeführten Heilbehandlungen und Übergangsleistungen 1999 bzw. 2001, aufgegliedert nach der Zuordnung zu einer BK. Nur ein kleiner Teil davon sind § 3 Maßnahmen (s. Text).

BK	ambulante Heilbehandlung	stationäre Heilbehandlung	Übergangsleistungen 1999/2001
BK 1302 (aromatische Amine)	485	157	3/3
BK 1315 (Isozyanate)	206	52	98/96
übrige BKen 1101–1317	1.290	259	30/26
BK 2102 (Meniskusschaden)	1.869	390	22/26
BK 2108 (LWS, Heben und Tragen)	4.240	177	364/255
übrige BKen 21XX	2.405	183	105/117
BK 2301 (Lärm)	14.193	59	18/19
BK 2402 (ionisierende Strahlen)	352	333	-/-
BK 3101 (Infektionskrankheiten)	2.511	293	5/2
übrige BKen 31XX	390	109	2/1
BK 4101/02 (Silikose)	8.233	2.585	24/17
BKen 4103, 4104, 4105 (Asbest)	5.965	2.578	5/9
BK 4111 (Bronchitis der Bergleute)	760	104	-/-
übrige BKen 41XX	114	73	9/7
BKen 42XX	255	102	12/15
BKen 4301, 4302 (Asthma)	6.675	1.155	3.367/2.641
BKen 5101, 5102 (Haut)	21.926	585	5.828/4.580
übrige, einschließlich § 9 Abs.2 SGB VII	3.363	419	18/14
insgesamt	**75.232**	**9.613**	**9.910/7.812**

Für das Jahr 2000 hat der HVBG die in der vorangehenden Tabelle integrierte vergleichsweise kleine Zahl der insgesamt nach § 3 durchgeführten medizinischen berufsfordernden Maßnahmen mit ca. 3400 angegeben. Bei den Übergangsleistungen fällt – nicht dargestellt – ein leichter Rückgang seit 1996 auf. Sie konzentrieren sich auf die obstruktiven Atemwegserkrankungen und Hautkrankheiten, sowie die Wirbelsäulenerkrankungen.

Der Betriebsarzt wird in der Berufskrankheitenverordnung nicht ausdrücklich genannt. Gleichwohl sollte er, wenn die Einwilligung des Betroffenen vorliegt, eine eventuelle Problematik dem Unfallversicherungsträger melden und dafür das Formblatt „Vorschlag für Mitteilung nach § 3 BKV“ verwenden. Eine Umsetzung auf einen anderen Arbeitsplatz ohne Gefährdung (evtl. mit Leistungen nach § 3[2] BKV) kommt nur als „Ultima ratio“ in Frage, da sie für den Versicherten meistens einen schwerwiegenden Eingriff in sein Berufsleben bedeutet.

Jeder Arzt, der im Einzelfall den begründeten Verdacht hat, dass eine Berufskrankheit vorliegt, ist nach § 7 BKV zur Anzeige verpflichtet.

4.2.3 Spezielle arbeitsmedizinische Vor- und Nachsorge (ZAs, ODIN u.a.)

Die gesetzlichen Unfallversicherungsträger haben für besondere Gefährdungen am Arbeitsplatz, die branchenübergreifend von großer Bedeutung sind, zentrale Erfassungsstellen eingerichtet:

- Zentrale Erfassungsstelle asbeststaubgefährdeter Arbeitnehmer (ZAs bei der Textil- und BekleidungsBG),
- Organisationsdienst für nachgehende Untersuchungen (ODIN bei der BG Chemie),
- Zentrale Betreuungsstelle Wismut (ZeBWis beim Hauptverband der gewerblichen BGen).

Die einzelnen Einrichtungen existieren schon längere Zeit, Grundlage ihrer Tätigkeit ist jetzt der § 204 des SGB VII, in dem es heißt *„die Einrichtung einer Datei für mehrere Unfallversicherungsträger (UVT) bei einem UVT oder bei einem Verband der UVT ist zulässig, um Daten in Vorsorgedateien zu erheben, zu verarbeiten oder zu nutzen, damit Versicherten, die bestimmten arbeitsbedingten Gesundheitsgefahren ausgesetzt sind oder waren, Maßnahmen der Prävention oder zur Teilhabe* [gemeint ist Rehabilitation] *angeboten sowie ihre Erkenntnisse über arbeitsbedingte Gesundheitsgefahren und geeignete Maßnahmen der Prävention und zur Teilhabe* [Rehabilitation] *gewonnen werden können.“*

ODIN. Der Organisationsdienst für nachgehende Untersuchungen organisiert für die Mehrzahl der BGen die nachgehenden Untersuchungen für die Beschäftigten, die eine Tätigkeit mit Überschreiten der Auslöseschwelle (länger als 3 Monate) für krebserzeugende Substanzen ausgeübt hatten und nach dem Ausscheiden aus einer solchen Tätigkeit bzw. dem Ausscheiden aus dem Berufsleben eine weitere arbeitsmedizinische Betreuung wünschen, die nachgehende Untersuchung. Dieser Untersuchungstyp ist vor allem dadurch begründet, dass die Latenzperiode zwischen Einwirkung der krebserzeugenden Noxe und dem Erkennbarwerden der Erkrankung eine sehr lange sein kann und dass die Erkrankung deswegen in die Zeit nach dem Erwerbsleben fallen kann. – Asbest als krebserzeugende Substanz ist ausgenommen, s.u (ZAs).

Die nachgehende Untersuchung ergänzt also die Erst- und Nachuntersuchungen bei den entsprechenden Tätigkeiten. In Frage kommt der folgende Personenkreis *(→ Tab. 4.2-6)*.

Tab. 4.2-6 Personengruppen, für die arbeitsmedizinische Vorsorgeuntersuchungen und eine Mitteilung an ODIN erforderlich sein können.

- Personen, die mit den in § 15 a (Allgemeine Beschäftigungsverbote und -beschränkungen) der Gefahrstoffverordnung genannten krebserzeugenden Gefahrstoffen umgehen.
- Personen aus Arbeitsbereichen, in denen der Luftgrenzwert für krebserzeugende Gefahrstoffe der Kategorien K 1 und K 2 nicht eingehalten ist.
- Personen aus Arbeitsbereichen, die sich einer eindeutigen messtechnischen Ermittlung des Luftgrenzwertes entziehen, z.B. bei häufig wechselnden Arbeitsvorgängen (Chargenbetrieb, Technika usw.).
- Personen (Betriebshandwerker), die bei Unregelmäßigkeiten im Produktionsablauf tätig werden und z.B. eine ansonsten geschlossene Anlage öffnen.
- Personen, die mit krebserzeugenden Gefahrstoffen umgehen, die auch über die Haut aufgenommen werden können; siehe hierzu auch: TRGS 150 „Unmittelbarer Hautkontakt mit Gefahrstoffen“.
- Personen, bei denen das biological monitoring ein Überschreiten der EKA-Werte ergibt; siehe hierzu auch TRGS 710 „Biomonitoring“.
- Personen in Arbeitsbereichen, die in den Auswahlkriterien BGI 504 (bisher ZH 1/600) oder in Technischen Regeln (z.B. TRGS 552 „Nitrosamine“) genannt werden.
- Personen, bei denen spezielle arbeitsmedizinische Vorsorgeuntersuchungen aus allgemein anerkannten Erfahrungen der Arbeitsmedizin oder aus dem Berufskrankheitengeschehen notwendig sind.

Im Jahre 2000 verteilten sich die zuletzt genannten Untersuchungen (es geht um krebserzeugende Gefahrstoffe), gegliedert nach den „Grundsätzen“, wie in *Tabelle 4.2-7* dargestellt.

Pflicht zur Führung einer **Gesundheitsakte** (nach BGV A4): Der Unternehmer hat den ermächtigten Arzt zur Führung einer Gesundheitsakte für jeden ärztlich zu überwachenden Versicherten, der eine Tätigkeit mit Überschreiten der Auslöseschwelle eines krebserzeugenden Gefahrstoffes ausübt, zu verpflichten. Während der überwachungspflichtigen Zeit soll darin Arbeitsanamnese, Untersuchungsbefunde sowie ärztliche Beurteilung enthalten sein. Nach § 14 (2) hat der Unternehmer den ermächtigten Arzt

Tab. 4.2-7 Anzahl der Erst- und Nachuntersuchungen im Jahr 2000 nach den Grundsätzen, die krebserzeugende Gefahrstoffe zum Gegenstand haben.

G 1.2	asbesthaltiger Staub	40.439
G 1.3	keramikfaserhaltiger Staub	1.273
G 4	Hautkrebs	3.650
G 8	Benzol	14.097
G 15	Chrom-VI-Verbindungen	11.387
G 16	Arsen oder seine Verbindungen	3.530
G 32	Cadmium oder seine Verbindungen	3.667
G 33	aromatische Nitro- oder Aminoverbindungen	17.558
G 36	Vinylchlorid	4.369
G 38	Nickel oder seine Verbindungen	10.471
G 40	krebserzeugende Gefahrstoffe – allgemein	34.086
G 44	Buchen- und Eichenholzstaub	11.930
	krebserzeugende Gefahrstoffe gesamt	156.457

zu verpflichten, die Gesundheitsakte bis zum Ablauf des Jahres aufzubewahren, in welchem der Versicherte 75 Jahre alt geworden ist oder wäre oder die Gesundheitsakte der Berufsgenossenschaft zu übergeben, wenn er sie nicht selbst aufbewahren kann.

Die **nachgehende Untersuchung** ist durch den Unternehmer insofern organisatorisch vorzubereiten, als er für die Auswahl der zu untersuchenden und an ODIN zu meldenden Personen verantwortlich ist (Anmeldung durch den A-Bogen, Melden des Endes der Exposition – C-Bogen, Melden des Ausscheidens aus dem Unternehmen – D-Bogen).

Wenn die Mindestexpositionszeit mit 2 Jahren überschritten wurde, werden die Versicherten durch ODIN einheitlich in Abständen von 2 Jahren (bei ärztlichen Begründung auch in kürzeren Abständen) angeschrieben und es wird ihnen ein Arzt als Untersucher vorgeschlagen.

Das Ergebnis der Untersuchung, soweit es ODIN mitgeteilt wird, beschränkt sich auf die folgenden Angaben:

- Der Versicherte wurde über das Ergebnis unterrichtet.
- Hausarzt/Klinik wurde unterrichtet.
- Anzeige auf Verdacht einer Berufskrankheit wurde erstattet.
- Einschaltung des UV-Trägers wird empfohlen.
- Es war nichts zu veranlassen.
- Terminvorschlag des Arztes für eine aus medizinischer Sicht notwendige vorgezogene nächste nachgehende Untersuchung.

ODIN selbst verfügt also nicht über medizinische Untersuchungsergebnisse und kann deswegen auch keinen Beitrag zu epidemiologischen Fragestellungen leisten. Seine Funktion ist die einer Verwaltungshilfe; Ende des Jahres 2001 wurde diese für insgesamt ca. 38.000 Personen geleistet, von denen ca. 21.000 bereits aus den Unternehmen ausgeschieden waren.

ZAs. Die Zentrale Erfassungsstelle für asbeststaubgefährdete Arbeitnehmer wurde bereits 1972 gegründet. Ihre Aufgabenstellung erstreckt sich jetzt auch auf die neuen Bundesländer [1].

Wesentliche Ziele dieser Einrichtung sind, „*mögliche Erkrankungen infolge einer beruflich bedingten Asbestexposition zu vermeiden oder früh zu erkennen, im Fall der Erkrankung aber auch Feststellungsverfahren auf der Basis gespeicherter Expositions- und Tätigkeitsinformationen zügig zu bearbeiten und zur Frage der Prävention und des Berufskrankheitengeschehens wissenschaftliche Forschung zu unterstützen*". Die Noxe Asbest bleibt im Erfassungssystem ODIN (s.o.) ausgeklammert; ZAs geht in seiner Aufgabenstellung über die von ODIN (im Wesentlichen Verwaltungshilfe) deutlich hinaus.

Die ZAs ist zentrale Dienstleistungseinrichtung für alle gewerblichen BGen, viele UVT der öffentlichen Hand und einige landwirtschaftliche BGen. Ende August 1997, zum Zeitpunkt des 25-jährigen Bestehens der Einrichtung, waren 69 gesetzliche UVT an ZAs beteiligt, 395.000 Personen waren erfasst, 51.961 Personen für Nachuntersuchungen, 175.360 für nachgehende Untersuchungen vorgemerkt. Die nachgehende Untersuchung soll dann durchgeführt werden, wenn die Tätigkeit mit Überschreiten der Auslöseschwelle von asbesthaltigem Staub mindestens 3 Monate gedauert hat oder nach dem Ausscheiden aus Abbruch-, Sanierungs- und Instandhaltungsarbeiten, wenn die Asbestfaserkonzentration von 15.000 F/m³ überschritten war (TRGS 519). Die Untersuchung wird, je nach kumulativer Expositionshöhe und medizinischem Befund, erstmals mehr als 15 Jahre nach Expositionsbeginn angeboten.

Hauptziele von ZAs sind:

- die Daten von asbeststaubgefährdeten Arbeitnehmern, bei deren Tätigkeit die Auslöseschwelle für Asbest überschritten war oder ist, EDV-gestützt zu erfassen,
- arbeitsmedizinische Vorsorgeuntersuchungen nach der Unfallverhütungsvorschrift „Arbeitsmedizinische Vorsorge" (BGV A4) zu organisieren,
- in den Grenzen der datenschutzrechtlichen Sicherungen valide personenbezogene, arbeitsanamnestische und medizinische Daten speichern und für **externe** Forschungszwecke zur Verfügung stellen.

Hervorzuheben sind die folgenden Aktivitäten:

- Zusammenführung der Staubmessdaten mit den medizinischen Befunden. Valide Expositionsdaten sind Voraussetzung für die Beweisführung im Berufskrankheitenverfahren („Faserjahre").
- Ermittlung besonderer Risikogruppen. Forschungsergebnisse wurden vom berufsgenossenschaftlichen Institut für Arbeitsmedizin (BIA) publiziert.
- Zentrale Unterstützung arbeitsmedizinischer, epidemiologischer Forschung.

ZeBWis – Zentrale Betreuungsstelle Wismut. Zwischen 1946 und 1990 wurden ca. 500.000 bis 600.000 Personen im Uranbergbau der ehemaligen DDR beschäftigt und ein großer Teil davon gegenüber Quarzfeinstaub und ionisierender Strahlung – primär Radon und Radontöchter – sowie anderen Staubinhaltstoffen exponiert. Unter diesen werden jährlich 200–300 Fälle von Bronchialkarzinomen erwartet bzw. sind bereits eingetreten. Nach der Übernahme der Zuständigkeit wurde 1992 beim Hauptverband der gewerblichen Berufsgenossenschaften die ZeBWis eingerichtet, die jetzt 300.000 Personen betreut, die ionisierender Strahlung ausgesetzt waren. Die ZeBWis organisiert die regelmäßigen nachgehenden arbeitsmedizinischen Untersuchungen und die medizinische Betreuung der Erkrankten und bereitet die Daten für die wissenschaftliche Analyse auf. Es sind bereits zahlreiche Publikationen erschienen.

Weitere Organisationensysteme:

- Das **BGFU-Meldesystem** (Berufsgenossenschaft der Feinmechanik und Elektrotechnik) für derzeit ca. 27.000 Personen, die als „strahlenexponiert" gelten – auch wenn die realen Dosen (Dosimeterauswertung) bei über der Hälfte der erfassten Personen unter 50 mSv lag.
- **BONFIS** (bergbaulicher Organisationsdienst nachgehende Untersuchungen fibrogene Stäube): nachgehende Untersuchungen von Steinkohlebergwerksunternehmen (entsprechend der Gesundheitsschutz-Bergverordnung im Steinkohlebergbau).

Literatur

1. Hauptverband der gewerblichen Berufsgenossenschaften (Hrsg.): 25 Jahre ZAs 1972–1997 (zentrale Erfassungsstelle für asbeststaubgefährdete Arbeitnehmer). Juli 1998.

4.2.4 Durch chemische Einwirkungen verursachte Berufskrankheiten

BK 1101 – Erkrankungen durch Blei oder seine Verbindungen

Chemische Eigenschaften, Vorkommen, Verwendung

Blei (Pb) ist ein weiches Metall mit einem Schmelzpunkt bei 327 °C. Es wird durch Verhüttung von Erzen, v.a. von Bleiglanz (PbS), gewonnen. Ca. ⅓ der Weltjahresproduktion von Blei stammt aus Recyclingmaterial. Bleistäube oder -dämpfe oxidieren in Luft zu kolloidalem Bleioxid (PbO).

Branchen, Berufe, Tätigkeiten

Die Inhalation von bleihaltigen Stäuben und Bleidämpfen (bei Temperaturen der Bleischmelze oberhalb von 550 °C) ist möglich in folgenden Bereichen:

- Bleiherstellung, Bleischmelzen,
- Batterien- und Akkumulatoren-Industrie,
- Herstellung bleihaltiger Glasuren (Fritten), Emails, Dekors, Kristallgläser,
- Verwendung von Bleiverbindungen als Stabilisatoren und Gleitmittel in der Kunststoffindustrie,
- Verarbeitung von bleihaltigen Abfallmaterialien,
- Entfernung älterer bleihaltiger Anstriche mittels Bürste oder Strahlverfahren,
- Schweißen/Trennen/Brennschneiden bleihaltiger Materialien oder bleifarbenbedeckter Metallteile,
- Schleifen von Fugen, die mit bleihaltigem Lötzinn behandelt wurden,
- bei der Zinkverhüttung (Zinkerze enthalten oftmals Bleiglanz).

Im 19. Jahrhundert wurden Bleifarben häufig verwendet, vor allem Weiß ($Pb_3(CO_3)_2(OH)_2$) und Mennige (Pb_3O_4) als Rostschutz. Bleirohre in der Trinkwasserversorgung kommen auch heute noch gelegentlich vor und können selten zu Intoxikationen führen, wenn Wärme, lange Verweilzeit und saure Wasserbestandteile (Huminsäuren) größere Bleimengen in Lösung bringen. Allgemein ist die umweltmedizinische Bedeutung des Bleis seit Jahren rückläufig.

Große Bedeutung hatte lange Zeit Tetraethylblei ($Pb(C_2H_5)_4$), eine lipophile Verbindung, die als Antiklopfmittel im Kraftstoff dient, seit 1972 ist ihre Verwendung eingeschränkt. Toxikologisch verhält sich diese organische Bleiverbindung abweichend von den anorganischen (s.u.).

Gefahrstoffaufnahme

Vor allem durch Inhalation von Stäuben und Bleidämpfen. Lungengängige Aerosole können zu 50–80% resorbiert werden. Oral aufgenommenes Blei wird schlecht absorbiert. Bei Stoßaufnahme hoher Dosen können jedoch akut toxische Mengen inkorporiert werden. Dermale Aufnahme des anorganischen Bleis ist selten. Insbesondere bedeutet der Hautkontakt mit metallischem Blei kaum eine Gefährdung.

Fremdstoffkinetik und -metabolismus

Im Blut sind ca. 95% des zirkulierenden Bleis an die Erythrozyten locker gebunden (deshalb Labor-Bestimmung immer aus Vollblut). Vorübergehende Anreicherung in Leber, Niere und Milz ist möglich. Blei wird langfristig überwiegend (ca. 95% des Körperbleis) im Knochen als schwerlösliches tertiäres Bleiphosphat gebunden. Die Halbwertszeit des Knochenbleis beträgt ca. 30 Jahre. In Verbindung mit der Calciumhomöostase ergibt sich ein relativ konstanter Blut- und Urinbleispiegel. Bei Änderungen der Stoffwechsellage – z.B. bei Fieber – kann Blei relativ rasch mobilisiert werden (Bleikrise). Ausscheidung über Nieren und Galle.

Pathogenese, Zielorgane

Intoxikationen durch Blei weisen hauptsächlich 3 Angriffspunkte auf:

- **das hämatopoetische System**

  Blei hat eine hemmende Wirkung auf verschiedene Enzyme der Hämoglobin-Synthese (Porphyrinstoffwechsel), im Folgenden dargestellt in der Reihenfolge, die dem Ab-

lauf der Synthese zum Häm (Hämoglobin) entspricht:
  - Hemmung der δ-Amino-Lävulinsäure-(δ-ALA-)Dehydratase[1] (Folge: Anhäufung der δ-Amino-Lävulinsäure in Blut und Urin),
  - Hemmung der Uroporphyrinogen-Dekarboxylase (Folge: Anhäufung von Uroporphyrinogen III, welches in Uroporphyrin III umgewandelt wird, Braunfärbung des Urins),
  - Hemmung der Koproporphyrinogen-Dekarboxylase (Folge: Anhäufung von Koproporphyrinogen III, welches in Koproporphyrin III umgewandelt wird, Braunfärbung des Urins),
  - Hemmung der Ferrochelatase/Hämsynthetase (sideroachrestische Anämie durch Hemmung des Eiseneinbaus in Protoporphyrin IX),
- **efferente motorische Neurone**
  - peripher motorische Symptomatik,
- **die glatte Muskulatur**
  - gastrointestinale Symptomatik.

Bei sehr hoher Exposition sind die verschiedenen neurologischen Folgen einer Bleienzephalopathie zu beobachten (Encephalopathia saturnina). Blei hat vermutlich eine (schwach) erhöhende Wirkung auf den Blutdruck. Blei ist ferner als reproduktionstoxischer Stoff bekannt.

Krankheitsbild

Die Erkrankung äußert sich meist subchronisch oder chronisch. Schleichender Beginn mit subikterischen Skleren, herabgesetztem Hautturgor, fahler bräunlicher Blässe und blassen Schleimhäuten („schlechtes Aussehen", Bleikolorit). Relativ frühe Zeichen der Bleivergiftung („Präsaturnismus") sind chronische Obstipation und andere gastrointestinale Symptome. Zum kritischen Anfangsstadium gehören ferner Müdigkeit, Abgeschlagenheit, Appetitlosigkeit, Reizbarkeit, Kopfschmerzen in Stirn- und Schläfengegend, Schwindel, Schwächegefühl in den Gliedern.

Das Vollbild der Bleivergiftung („Saturnismus") ist bestimmt durch die heftigen, lang andauernden, schmerzhaften, abdominellen Koliken. Obstipation, Brechreiz und Erbrechen können das klinische Bild ergänzen. Häufig besteht eine Anämie mit den entsprechenden klinischen Zeichen (Tachykardie etc.). Ulzera im Magen oder Zwölffingerdarm können gelegentlich auftreten. Peripher neurologisch fällt gelegentlich eine Armlähmung auf. Die Gebrauchshand ist stets stärker betroffen, die oft beschriebene klassische Fallhand sieht man selten.

Bei massiver Intoxikation kommt es zu enzephalopathischen Symptomen (Gedächtnisstörungen, Sprachstörungen, Epilepsie). In China und Rumänien wurde eine Hörminderung als neurotoxische Folge einer langjährigen hohen Bleibelastung beschrieben.

Durch Mobilisierung des Knochenbleis oder durch hohe Neuaufnahme können sich „Bleikrisen" mit schmerzhaften Koliken und Nierenfunktionsstörung ereignen.

Als Spätwirkung der Bleiintoxikation wurde die Schrumpfniere und eine chronische Enzephalopathie beschrieben. Vorzeitige Alterung wird ebenfalls als Folge chronischer Bleiexposition angenommen.

Diagnose

- **Biomonitoring aus Blut oder Urin** soll in der Regel, aber nicht notwendigerweise, bei Schichtende durchgeführt werden.
  - Blut
    Die Bleibestimmung muss aus Vollblut erfolgen. Bestimmung aus dem Serum ist sinnlos. Auf die Verwendung bleifreier Reagenzgläser ist zu achten. Injektionsspritzen, deren Teile mit bleihaltigem Zinn gelötet sind, dürfen nicht benutzt werden.

---

[1] Ein genetischer Polymorphismus dieses Enzyms könnte für unterschiedliche Empfindlichkeiten gegenüber der Bleiwirkung verantwortlich sein. Eventuell kann zukünftig die individuelle Suszeptibilität gegenüber Blei durch Bestimmung des δ-ALA-Dehydratase-Phänotyps abgeschätzt werden.

Umweltmedizinische Grenzwerte für die Allgemeinbevölkerung (Human-Biomonitoring-Werte/HBM):

HBM I 100 (Kinder und Frauen bis 45 Jahre) bzw. 150 µg/l

HBM II 150 (Kinder und Frauen bis 45 Jahre) bzw. 250 µg/l

Arbeitsmedizinische Grenzwerte bei beruflicher Blei-Exposition (BAT): 400 µg/l (für Männer) bzw. 300 µg/l (für Frauen unter 45 Jahren).

- Urin
  Durch Bestimmung der δ-Amino-Lävulinsäure (δ-ALA) im Urin kann sehr frühzeitig eine Bleibelastung erkannt werden. Blei hat eine hemmende Wirkung auf das Enzym δ-ALA-Dehydratase, welches im Rahmen der Porphyrin-Synthese eine Rolle spielt. In der Folge reichert sich δ-Amino-Lävulinsäure in Blut und Urin an. Schon geringfügige Erhöhungen der Blei-Aufnahme bewirken eine solche δ-ALA-Erhöhung im Urin, lange bevor klinische Symptome der Vergiftung auftreten. Normalwert für δ-ALA im Urin: bis 0,2 mg/l, bei Werten über 15 mg/l besteht Gefahr (BAT-Wert). Der BAT-Wert für Frauen unter 45 Jahren liegt bei 6 mg/l.

- **Körperliche Untersuchung.** Bläulich-schwarze Linien am Zahnfleischrand der Zähne sind auf die Reaktion des Bleis mit dem H_2S aus zersetzten Speiseresten zurückzuführen.
- **Neurophysiologie/Elektromyographie.** Verlangsamte Nervenleitgeschwindigkeiten (z.B. des N. ulnaris) wurden schon für relativ niedrige innere Bleibelastungen (300–400 µg/l Blut) beschrieben.
- **Blutbild.** Auf eine normochrome Anämie ist zu achten, im Differentialblutbild in Dunkelfeldfärbungen auf basophile Tüpfelung der Erythrozyten (mehr als 2.000 basophil punktierte Erythrozyten pro 10^6 Erythrozyten weisen auf eine Bleiexposition hin, eine Frühdiagnose ist jedoch mit der Methode nicht möglich).
- **α_1-Mikroglobulin oder β-NAG** weisen frühzeitig auf eine tubuläre Nierenschädigung hin, wie sie durch Blei entstehen kann. Kreatininerhöhung, Albuminproteinurie sind Zeichen einer weiter fortgeschrittenen Blei-Intoxikation.

Therapie, Erste Hilfe

Steigerung der renalen Elimination durch Chelatbildner wie D-Penicillamin (p.o.), EDTA (i.v.), DMPS (i.v./p.o.). Infusionstherapien können zu unerwünschten Nebenwirkungen führen, wie allergische Reaktionen und Nierenschädigungen, und sollten nur stationär durchgeführt werden. Ein zunächst abgesenkter Blutbleispiegel kann durch Umverteilungsvorgänge wieder ansteigen (trotz Expositionskarenz). BAL ist kontraindiziert.

Prävention

Die Inhalation von Bleistäuben muss durch Absaugung und andere Maßnahmen verhindert werden [3]. Nachrangig muss u.U. Atemschutz verwendet werden. Ferner gilt ein Ess- und Tabakrauchverbot am Arbeitsplatz. Arbeitskleidung ist nach der Arbeit zu wechseln. Obsolet ist die präventive Gabe von Milch oder Penicillamin. Zu beachten ist die mögliche Bleibelastung im Privatbereich durch kontaminierte Lebensmittel, durch Trinkwasser oder durch bleihaltige Gegenstände.

Luftgrenzwert. Der MAK-Wert für Blei sowie auch der Luftgrenzwert für Blei nach TRGS 900 liegt bei 0,1 mg/m³ (einatembare Fraktion)[2]. Derzeit prüft die Senatskommission, ob dieser MAK-Wert beibehalten werden kann (Einstufung als krebserzeugend Kategorie 3 B: Anhaltspunkte für eine krebserzeugende Wirkung, die jedoch zur Einordnung in Kategorie 2 nicht ausreichen).

Biomonitoring. In arbeitsmedizinischen Vorsorgeuntersuchungen wird die Einhaltung

[2] außer Bleichromat, Bleiarsenat und Alkylbleiverbindungen

der BAT-Werte überwacht. Es geht einmal um Blei im Vollblut (Bestimmung im Serum ist sinnlos) und zum anderen um δ-ALA im Urin. Der Grenzwert für Blei im Vollblut bei beruflicher Blei-Exposition (BAT) wurde von der Senatskommission im Jahre 2000 von 700 auf 400 µg/l (für Männer) abgesenkt. Diese Absenkung hat erhebliche praktische Auswirkungen z.B. in der Bleiakkumulatorenherstellung. Der Grenzwert von 300 µg/l für Frauen unter 45 Jahren blieb bestehen. Der gesetzliche Grenzwert der TRGS 903 ist weiterhin bei 700 µg/l (für Männer) und 300 µg/l (für Frauen unter 45 Jahren). Die EU plant eine Absenkung des Grenzwertes von 700 µg/l auf 300, 400 oder 500 µg/l. Im Urin soll die Konzentration des δ-ALA 15 mg/l unterschreiten (BAT-Wert, für Frauen unter 45 Jahren 6 mg/l).

Reproduktionstoxizität. Blei wird von der Senatskommission als reproduktionstoxisch in die Gruppe B eingestuft (Risiko der Fruchtschädigung wahrscheinlich, Schädigung auch bei Einhaltung des MAK-Wertes und des BAT-Wertes nicht ausgeschlossen). Eine Beeinträchtigung der männlichen Fertilität bei hoher Bleibelastung wurde gezeigt.

Vorsorgeuntersuchung[3] nach G 2 (Blei und seine Verbindungen – mit Ausnahme der Bleialkyle)

- Untersuchungsinhalte:
  - Anamnese (Schwerpunkt gastroenterologisch, hämatologisch, neurologisch),
  - körperliche Untersuchung (Zahnsaum!),
  - Laboruntersuchung: Blutstatus (einschl. Differentialblutbild), Urinstatus,
  - Biomonitoring: Bleibestimmung im Vollblut obligatorisch, δ-ALA im Urin erwünscht[4] (s.o.).
- Gesundheitliche Bedenken (dauernd oder befristet) werden beispielsweise bei ausgeprägten Erkrankungen des peripheren oder zentralen Nervensystems, bei Anämie (denn die Erythrozyten den Anämikers sind wesentlich stärker mit Blei beladen als beim Nichtanämiker) oder bei ausgeprägtem Diabetes oder Bluthochdruck erhoben (Details siehe G 2). Auch bei Mitarbeitern, die wiederholt wegen Hygienemissachtung übermäßig viel Blei inkorporieren, können Bedenken geltend gemacht werden.
- Befristete gesundheitliche Bedenken sind z.B. zu äußern, wenn der BAT-Wert für Blei im Vollblut von 400 µg/l (für Männer) überschritten wird[5] oder wenn Blutbleispiegel rasch ansteigt. Eine bleifreie oder bleiarme Tätigkeit ist dann erforderlich.
- Nachuntersuchungsfristen: alle 12 Monate, Biomonitoring (s.o.) alle 6 Monate[6]. Vorzeitige Nachuntersuchungsfristen sind erforderlich, wenn der BAT-Wert für Blei im Vollblut von 400 µg/l (für Männer) überschritten wird oder wenn Blutbleispiegel rasch ansteigt.

Anerkennung und Entschädigung

BK 1101: Erkrankungen durch Blei oder seine Verbindungen[7]

Diese Berufskrankheit ist selten geworden. Im Jahre 1998 gab es 17 anerkannte Fälle, im Jahre 2000 waren es 8 Anerkennungen.

[3] bei Überschreitung der Auslöseschwelle verpflichtend nach §28 der Gefahrstoffverordnung und nach Unfallverhütungsvorschrift „Arbeitsmedizinische Vorsorge" (BGV A4, GUV 0.6)

[4] obligatorisch, wenn der BAT-Wert für Blutblei überschritten ist

[5] hier schon BAT-Absenkung der DFG berücksichtigt, im Originaltext des G 2 steht noch 700 µg/l (für Männer)

[6] im Originaltext des G 2 heißt es: „Auf die Untersuchung in biologischem Material zur Hälfte des einjährigen Untersuchungsintervalls kann verzichtet werden, wenn die Bleikonzentration in der Luft unter 0,1 mg/m³ liegt und die Bleikonzentration bei der letzten Untersuchung im Vollblut 500 µg/l (für Männer) nicht überschritten hat." Diese Aussage ist vor dem Hintergrund der BAT-Absenkung der DFG auf 400 µg/l (für Männer) zu interpretieren.

[7] „Ausgenommen sind Hauterkrankungen. Diese gelten als Krankheiten im Sinne dieser Anlage nur insoweit, als sie Erscheinungen einer Allgemeinerkrankung sind, die durch Aufnahme der schädigenden Stoffe in den Körper verursacht werden, oder gemäß Nummer 5101 zu entschädigen sind."

Organische Blei-Verbindungen

Tetraethylblei ($Pb(C_2H_5)_4$) und Tetramethylblei ($Pb(CH_3)_4$) – wurden früher als Antiklopfmittel verwendet (gesetzliche Einschränkungen seit 1972). Bei Flugbenzin können diese Stoffe noch beigemischt sein. Flugmechaniker sind möglicherweise exponiert.

Organische Bleiverbindungen haben besondere Eigenschaften. Als lipophile Verbindung werden sie auch dermal aufgenommen und haben eine besondere Affinität zum Nervensystem. Die Verstoffwechselung geht über Bleitrialkyle, welche für die Neurotoxizität ausschlaggebend sind. Der Metabolismus führt schließlich zum anorganischen Blei(II), welches aber in der toxischen Wirkung hinter den Bleitrialkylen zurücksteht.

Die Stoffgruppe zeigt deswegen eine besondere Symptomatik. **Akut** kommt es zu Erregungszuständen, Halluzinationen, Krämpfen bis hin zum Exitus letalis.

Bei **chronischer** Verlaufsform können Depressionen, Ängstlichkeit, manische Zustände und Kopfschmerzen auftreten. Die erhöhte Aktivität des Parasympathikus verbunden mit Schädigung der Nebennieren äußert sich als Müdigkeit, Blutdruckabfall, Bradykardie und Abfall der Körpertemperatur. Libido- und Potenzstörungen treten auf. Auch die Leber kann durch Bleialkyle geschädigt werden.

Technische **Prävention** durch Einhaltung des MAK-Wertes für Tetraethylblei ($Pb(C_2H_5)_4$) und Tetramethylblei ($Pb(CH_3)_4$) von 50 $\mu g/m^3$. Medizinische Prävention durch Vorsorgeuntersuchung nach G 3. Die DFG-Senatskommission führt die Stoffe in der Klassifikation der fruchtschädigenden Gefahrstoffe in Kategorie D (Einstufung noch nicht möglich …).

BK 1101 – Erkrankungen durch Blei oder seine Verbindungen

- **Exposition:** Entfernung bleihaltiger Anstriche, Schweißarbeiten …
- **Aufnahme:** Staubinhalation, Dämpfe überhitzter Schmelzen
- **Zielorgane**
  - hämatopoetisches System (z.B. Hemmung der δ-Amino-Lävulinsäure-Dehydratase, führt zu Anhäufung der δ-Amino-Lävulinsäure in Blut und Urin)
  - efferente motorische Neurone
  - glatte Muskulatur: gastrointestinale Symptomatik
  - reproduktionstoxisch (Gruppe B: Risiko der Fruchtschädigung wahrscheinlich …)
  - „Anhaltspunkte für eine krebserzeugende Wirkung" (DFG-Kategorie 3B)
- **Krankheitsbild:** chronische Obstipation und Koliken, Müdigkeit (Anämie), Paresen, bei massiver Exposition Enzephalopathie
- **Prävention:** Staubabsaugung; Atemschutz, Vorsorgeuntersuchung nach G 2 mit Biomonitoring (Bleibestimmung aus Vollblut, δ-ALA-Bestimmung im Urin)

Literatur

1. Arbeitsmedizinische Leitlinie der DGAUM: Arbeitsbedingte Blei-Intoxikation – Gefährdung, Diagnostik, Therapie und Prävention.
2. Merkblatt zur Berufskrankheit BK 1101. In: Florian, H.J. et al. (Hrsg.): Arbeitsmedizin Arbeitsschutz aktuell. Lieferung 37. Fischer, Stuttgart 1995.
3. TRGS 505 „Blei und bleihaltige Gefahrstoffe", EG-Blei-Richtlinie 82/605/EWG.

BK 1102 – Erkrankungen durch Quecksilber oder seine Verbindungen

Chemische Eigenschaften, Vorkommen, Verwendung

Elementares Quecksilber (Kurzbezeichnung Hg) ist bei Raumtemperatur ein flüssiges Metall mit relativ hohem Dampfdruck. In geschlossenen Räumen kann es eine Sättigungsdampfkonzentration erreichen, die den MAK-Wert mehr als 100fach übersteigen kann. Quecksilberdampf ist farb- und geruchlos.

Legierungen des Quecksilbers mit anderen Metallen nennt man Amalgame. Sie sind – je nach Quecksilbergehalt – flüssig, plastisch oder fest und geben beim Erhitzen oder unter Druck Quecksilber in Dampfform oder als Flüssigkeit frei.

Bei den salzartigen Quecksilberverbindungen müssen die löslichen und die unlöslichen unterschieden werden.

Die Methyl-, Ethylquecksilbersalze (organische Quecksilberverbindungen) werden in der Nahrungskette angereichert.

Branchen, Berufe, Tätigkeiten

Die Verwendung des Quecksilbers in Wirtschaft und Technik ist rückläufig. Gesundheitlich relevante Einwirkungen können in folgenden Bereichen vorkommen:

- Quecksilberherstellung und -rückgewinnung („Recycling"), Abbrucharbeiten,
- Chloralkalielektrolyse (Amalgamverfahren),
- Mess- und Regeltechnik, Hochvakuumtechnik (Quecksilberpumpen),
- pyrotechnische Industrie,
- Herstellung von Hg-Batterien mit Hg-Oxid,
- Herstellung von Leuchtstofflampen und Hg-Dampflampen,
- Amalgamfüllungen in der Zahnmedizin: Die Verwendung von Amalgamfüllungen in der Zahnmedizin ist für Patienten unter üblichen Bedingungen unproblematisch. Für das Personal sollte eine Gefährdungsbeurteilung durchgeführt werden. In der Regel wird keine Vorsorgeuntersuchung nach G 9 notwendig, sofern das Amalgam unter Wasser aufbewahrt wird.

Ehemalige Produktionsstätten (z.B. Spiegelherstellung) oder Arztpraxen (Hg-Thermometer) können kontaminiert sein.

Gefahrstoffaufnahme

Das metallische Quecksilber wird sehr effektiv über die Lungen inkorporiert, bis zu 80% des inhalierten Hg-Dampfes werden über die Alveolarmembran aufgenommen. Dagegen wird das flüssige Metall nur gering über die Haut oder den Magen-Darm-Trakt aufgenommen, das Verschlucken metallischen Quecksilbers hat keine unmittelbaren klinischen Folgen. Anorganische Hg(II)-Verbindungen werden zu rund 7% gastrointestinal resorbiert. Organische Hg(II)-Verbindungen werden viel effektiver, nämlich zu etwa 95% gastrointestinal resorbiert. Auch über die Haut können diese organischen Verbindungen aufgenommen werden.

Fremdstoffkinetik und -metabolismus

Das elementare Quecksilber lagert sich in den Erythrozyten ein, wird dort zu Hg(II) oxidiert und an Proteine gebunden. In dieser Bindung ist eine nur langsame Ausscheidung – v.a. über den Harn – möglich (biologische HWZ 60 Tage). Der geringe nicht oxidierte Teil des metallischen Hg gelangt über die Blut-Hirn-Schranke in das ZNS und akkumuliert dort (biologische Halbwertszeit im Gehirn mehrere Jahre).

Die organischen Quecksilberverbindungen sind lipophil und reichern sich in entsprechenden Organen an.

Pathogenese

Zweiwertige Hg-Ionen wirken über die Bindung an SH-Gruppen als Eiweißgifte. Vor allem das ZNS, aber auch die Nieren sind betroffen. Dort werden Tubuli und Glomeruli geschädigt.

Krankheitsbild

(Vorbemerkung: das nachfolgend beschriebene Krankheitsbild wird durch Amalgamfüllungen in der Zahnmedizin nicht verursacht.)

Bei elementarem und anorganischen Hg kann es zu einer ausgeprägten **akuten** Intoxikation kommen mit Reizerscheinungen der Atemwege (v.a. durch erhitzte Quecksilberdämpfe) bis hin zum Glottisödem und Lungenödem. Auch die Haut kann gereizt werden (Dermatitis mercurialis). Harnflut mit Albuminurie kann als Zeichen einer akuten Nierenschädigung auftreten bis hin zur Anurie und Urämie. Als Folge der Urämie ist eine Colitis mucomembranacea möglich mit Nekrosen und Diarrhöen. Auch bei der akuten Intoxikation können ZNS-Symptome vorkommen. Typisch bei oraler Hg-Aufnahme sind metallischer Geschmack und Hypersalivation, diese Symptome können aber auch nach hoher inhalativer Exposition auftreten.

Nicht nur Reizung der Haut und Schleimhäute, auch ein allergisches Hautekzem ist möglich. Die **chronische** Intoxikation verläuft zunächst mit uncharakteristischen Allgemeinsymptomen, dann mit Zahnfleisch- und Mundschleimhautentzündungen, Rachenringrötung, blauviolettem Saum am Zahnfleisch. Insbesondere bei Hg(II)-Salzen ist ein nephrotisches Syndrom möglich. Im Vordergrund jedoch steht die vielschichtige ZNS-Symptomatik: Stimmungsveränderungen, Übererregbarkeit (Erethismus mercurialis), Gedächtnisschwund, Sprachstörungen (Psellismus mercurialis), Intentionstremor, Sensibilitätsstörungen etc. Langzeitprognose nach Wegfall der Exposition: Es ist fraglich, ob die Schäden am ZNS durch Hg reversibel sind. Tremor kann noch jahrelang nachweisbar sein.

Bei **organischen Quecksilberverbindungen** besteht ein ähnliches Krankheitsbild wie oben geschildert, jedoch akzentuiert durch neurologische Symptomatik mit Parästhesien (einschließlich Hirnnerven), Lähmungen, Seh- und Hörstörungen. Dermatitiden sind möglich. Umwelttoxikologisch ist das Krankheitsbild der chronischen Intoxikation durch organische Hg-Verbindungen als „Minamata"-Krankheit[1] bekannt geworden.

Diagnose

Schon bei einer moderaten Ingestion metallischen Quecksilbers, die keine klinischen Folgen hat, lassen sich Veränderungen glomerulärer und tubulärer Markerproteine im Urin nachweisen. Die Diagnose ist – mit Unterstützung des Biomonitorings – vielfach schon bereits anhand des klinischen Verlaufs in Abhängigkeit von der Exposition bzw. Expositionsunterbrechung zu stellen.

Auch nach Beendigung einer (hohen) Exposition kann eine Hg-Ablagerung in der hinteren Linsenkapsel des Auges mit der Spaltlampe nachweisbar sein (sog. Atkinson-Augenreflex).

Differentialdiagnose

Hyperthyreose, psychovegetative und neurasthenische Syndrome sowie neurologisch-psychiatrische Krankheitsbilder – wie amyotrophe Lateralsklerose, Parkinson-Syndrome, multiple Sklerose, Demenzen – müssen bedacht werden.

Therapie, Erste Hilfe

Wenn die Diagnose einer inhalativen Vergiftung gesichert ist, muss unverzüglich die Antidottherapie eingeleitet werden. Bei normaler Nierenfunktion lässt sich die Urinausscheidung des Hg mit dem Komplexbildner Dimercaptopropansulfonsäure-Natrium (DMPS, Dimaval R-Heyl®, 300 mg oral oder 100 mg i.v., bis zu 1000 mg/d p.o. oder i.v.) auf das 10- bis 100fache steigern. Der Erfolg der Therapie soll durch Sammelurin überwacht werden. Die Therapie soll stationär fortgesetzt werden, solange der BAT in Blut und Urin überschritten ist[2]. Gelegentlich wird Hämodialyse oder Hämoperfusion notwendig.

Die Behandlung mit D-Penicillamin oder BAL (2,3-Demercaptopropanol) ist weniger effektiv und nebenwirkungsreicher.

Nach peroraler Aufnahme von metallischem Hg (nicht fein verteilt) ist keine massive Therapie erforderlich, allenfalls Aktivkohle und isotone Natriumsulfatlösung als Laxans. Ausscheidung kann röntgenologisch verfolgt werden.

Prävention

Durch technischen Arbeitsschutz ist die Einhaltung des Grenzwertes in Luft (0,1 mg/m³) zu ge-

[1] In Japan aufgetretene Erkrankung durch Hg-verseuchtes Meerwasser. Im Meerwasser wird Quecksilber durch Mikroorganismen biomethyliert. Durch Verzehr von Fischen und Schalentieren wurde das sehr toxische Methylquecksilber aufgenommen und führte bei den Betroffenen zu Erethismus mercurialis, Psellismus mercurialis, Tremor mercurialis, organischen Psychosyndrom, vegetativen Störungen etc.

[2] Die Komplexbildner können bei Amalgamfüllungsträgern Hg-Ausscheidungen von bis zu ca. 100 µg/Tag im 24-Std.Sammelurin provozieren.

währleisten. Für Quecksilberdampf können (nachrangig) Gasfiltermasken vom Typ Hg (Kennfarbe rot-weiß) verwendet werden[3].

Methylquecksilber hat einen besonderen MAK-Wert (0,01 mg/m^3) und ist gleichzeitig als reproduktionstoxisch in Gruppe A eingeordnet (Risiko der Fruchtschädigung auch bei Grenzwerteinhaltung sicher nachgewiesen). Bei Arbeiten mit Methylquecksilber dürfen also keine schwangeren Frauen beschäftigt werden.

Die Senatskommission bezeichnet Quecksilber und seine Verbindungen als krebserzeugend (Kategorie 3: „wegen erwiesener oder möglicher krebserzeugender Wirkung Anlass zur Besorgnis") sowie als hautsensibilisierend. Bei Schwangeren und Jugendlichen ist also generell besondere Vorsicht im Umgang mit Hg (und Verbindungen) geboten.

Eine große Bedeutung hat das **Biomonitoring.** Bei der Probennahme soll eine Kontamination durch verschmutzte Arbeitskleidung o.Ä. vermieden werden. Als Probe wird ca. 20 ml Urin (z.B. Morgenurin) oder 5 ml Vollblut[4] in EDTA verwendet. Die BAT-Werte wurden auf 100 µg/l Urin und 25 µg/l Vollblut festgelegt. Für organische Hg-Verbindungen gilt ein BAT-Wert von 100 µg/l Blut. In der erwachsenen Allgemeinbevölkerung – ohne besondere berufliche Belastung – liegt die Hg-Konzentration im Blut durchschnittlich bei 0,58 µg/l (Quelle: Umweltbundesamt). Bei hohem Fischkonsum wird selten ein Wert von 5 µg/l Blut erreicht oder übertroffen. Die Richtwerte für die Umweltmedizin lauten:

- HBM-I 5 µg/l Blut,
- HBM-II 15 µg/l Blut.

Vorsorgeuntersuchung nach G 9

- Sie kann notwendig werden z.B. in der Hochvakuumtechnik (Quecksilberpumpen) oder bei Recycling- oder Abbrucharbeiten (Details siehe BGI 504-9 [2]).
- Nicht erforderlich ist die Vorsorge i.d.R. bei Verwendung geschlossener Systeme, bei Laborarbeiten im kleinen Maßstab und in Zahnarztpraxen bei Lagerung von Amalgamfüllungsmaterial unter Wasserabdeckung.
- Inhalte der Vorsorgeuntersuchung:
  - Anamnese (Schwerpunkt neurologisch, nephrologisch und gastroenterologisch),
  - körperliche Untersuchung (u.a. Zahnfleisch, Rachenring),
  - Untersuchung des Urinstatus möglichst mit quantitativer Eiweißbestimmung im Urin[5],
  - bei Nachuntersuchung[6] auch Biomonitoring erforderlich (s.o.).
- Nachuntersuchungsfristen: erste Nachuntersuchung nach 3–6 Monaten bei Alkyl-Quecksilberverbindungen, nach 6–9 Monaten bei sonstigen Verbindungen und bei metallischem Hg, weitere Nachuntersuchungen alle 6–12 Monate.

Anerkennung und Entschädigung

BK 1102: Erkrankungen durch Quecksilber oder seine Verbindungen. Ausgenommen sind Hauterkrankungen. Diese gelten als Krankheiten im Sinne dieser Anlage nur insoweit, als sie Erscheinungen einer Allgemeinerkrankung sind, die durch Aufnahme der schädigenden Stoffe in den Körper verursacht werden, oder gemäß Nummer 5101 zu entschädigen sind.

Diese Berufskrankheit ist selten geworden. Im Jahr 1998 gab es 6 anerkannte Fälle, im Jahr 2000 waren es 5 Anerkennungen. Die MdE beträgt 20% für leichte neurasthenische Syndrome und bis zu 100% bei schweren hirnorganischen Beeinträchtigungen.

Kasuistik

Ein 58-jähriger Chemiker fällt am Arbeitsplatz (Universitätsinstitut) durch Leistungsminderung auf. Er leidet unter zunehmendem Gedächtnisschwund und Intentionstremor. Wegen seines

[3] bei Anwesenheit von Stäuben nötigenfalls in Kombination mit Partikelfilter P3 (Hg-P3)
[4] beliebiger Probenahmezeitpunkt
[5] bei Verdacht auf Vorliegen einer Nierenerkrankung α_1-Mikroglobulin oder β-NAG
[6] bei früherer Hg-Exposition auch bei Erstuntersuchung

vorgealterten Allgemeinzustandes wird schließlich die Frühberentung eingeleitet. Psychisch kommt er damit kaum zurecht. Seine Stimmungsschwankungen in den letzten Arbeitswochen sind für die Mitarbeiter sehr eindrücklich. Später wird sein Labor für den Nachfolger renoviert. Unter den Holzplanken des Fußbodens findet man große Lachen flüssigen Quecksilbers! Der vorzeitig berentete Mitarbeiter hatte mit Quecksilber gearbeitet und offensichtlich sind oftmals kleine Quecksilberkügelchen auf den Boden gefallen und in die Ritzen geflossen. Die Luftwechselrate in diesem Labor war niedrig gewesen (der Fall ereignete sich in den 60er-Jahren). Die Symptome wurden als Ausdruck einer chronischen Quecksilberintoxikation erkannt. Es kam zu einer Anerkennung als BK 1102: Erkrankungen durch Quecksilber oder seine Verbindungen.

BK 1102 – Erkrankungen durch Quecksilber oder seine Verbindungen

- **Eigenschaften:** flüssiges Metall mit hohem Dampfdruck
- **Exposition:** Messtechnik, Batterien, Lampen
- **Aufnahme:** über die Lungen (Hg-Dampf)
- **Kinetik:** Anlagerung an Erythrozyten, Proteinbindung, langsame Ausscheidung durch den Harn
- **Zielorgane:** ZNS, Niere
- **Krankheitsbild:**
  - akute Intoxikation: Atemwegsreizung, Harnflut...
  - chronische Intoxikation: Mucositis, ZNS-Symptome (Erethismus, Psellismus, Tremor)

Prävention: technischer Atemschutz, Vorsorgeuntersuchung nach G 9 mit Biomonitoring, Mutterschutz (Methylquecksilber)

Literatur

1. Arbeitsmedizinische Leitlinie der DGAUM. Arbeiten unter Einwirkung von Quecksilber und seinen Verbindungen (Arbeitsbedingte Quecksilber-Intoxikation). ASU 34, 10, 414–415, 1999.
2. BGI 504-9 (früher ZH 1/600.9) „Auswahlkriterien für die spezielle arbeitsmedizinische Vorsorge nach dem Berufsgenossenschaftlichen Grundsatz G 9 – Quecksilber und seine Verbindungen".
3. Erkrankungen durch Quecksilber oder seine Verbindungen, Merkblatt zu BK Nr. 15 der Anl. 1 zur 7. BKVO (Bek. des BMA v. 19.5.1964, BArbBl Fachteil Arbeitsschutz 1964, 129f).

BK 1103 – Erkrankungen durch Chrom oder seine Verbindungen

Chemische Eigenschaften, Vorkommen, Verwendung

Elementares Chrom (Cr) ist ein sehr hartes Metall. Gesundheitsschäden durch metallisches Chrom oder durch seine Legierungen (z.B. Ferrochrom) sind nicht bekannt.

Chrom wird in der Natur fast nur in Form von Oxiden (z.B. Chromeisenstein, $Fe0 – Cr_20_3$) gefunden. Chrom(VI)-Verbindungen (Chromate) sind toxikologisch bedeutsamer als die Chrom(III)-Verbindungen (Chrominsalze). In Lösung bildet Chrom(VI) das Chromat-Anion (CrO_4^{2-}) oder Bichromat-Anion ($Cr_2O_7^{2-}$), Chrom(III) verbleibt in Lösung als Kation (Cr^{3+}). Im biologischen Milieu liegt Chrom überwiegend als Chrom(III) vor und ist ein essenzielles Element.

Branchen, Berufe, Tätigkeiten

Exposition erfolgt durch chromathaltige Stäube und Aerosole. Diese können in folgenden Bereichen vorkommen:

- Herstellung von Chrom(VI)-Verbindungen,
- Glanz- und Hartverchromung in der Galvanotechnik (Chrom(VI)-Oxid ist Ausgangsmaterial),
- Schweißen hochlegierter Stähle oder Schweißen von Blechen mit chromhaltigen Anstrichen,
- sonstige Verarbeitung chromhaltiger Korrosionsschutzmittel,
- Ledergerbung,
- Holzimprägnierung,
- Beizen von Metallen,
- Verarbeitung von Zement, Bauxit etc.

In Schneidölen kann Chrom(VI) enthalten sein. Im Zement sollte das Chrom(VI) durch Zugabe von Eisen(II)-Verbindungen in das toxikologisch weniger problematische Chrom(III) umgewandelt werden (chromatarmer Zement nach TRGS 613).

Krebserkrankungen durch Chromat(VI) wurden überwiegend in den chromatherstellenden Betrieben sowie in der Chromatpigmentindustrie beobachtet. Von den verschiedenen karzinogenen Chromaten hat vor allem das Zinkchromat eine Bedeutung. Calciumchromat tritt bei dem kalkfreien Aufschluss des Chromerzes heute i.d.R. nicht mehr auf.

Schutzhandschuhe aus Leder, die die DIN EN 388 bezüglich des maximalen Chrom-VI-Gehaltes nicht erfüllen, können kanzerogene Risiken mit sich bringen. Für hochsensibilisierte Chromatallergiker können jedoch schon die geringen Mengen der DIN EN 388 ein Problem sein. Hier muss auf die teuren chromatfrei gegerbten Lederprodukte ausgewichen werden.

Gefahrstoffaufnahme

Chromate werden inhalativ relativ gut über die Lungen absorbiert. Die gastrointestinale und die dermale[1] Absorption ist gering (trotzdem sollten Handschuhe getragen werden, denn beim Eindringen von Cr(VI)-haltigem Material in kleine Hautverletzungen kommt es zur Bildung von schlecht heilenden Ulzera).

Fremdstoffkinetik und -metabolismus

Im Organismus wird Chrom(VI) zu Chrom(III) reduziert und dauerhaft an Proteine gebunden. Nach jahrelanger beruflicher Exposition wird das Element v.a. in der Lunge, der Milz, der Leber und den Nieren nachgewiesen. Chrom wird über die Nieren ausgeschieden.

Pathogenese, Zielorgane

Die Toxizität ist abhängig von der Oxidationsstufe des Chroms:

- Chrom-Verbindung/Oxidationsstufe VI (Chromat-Anion = CrO_4^{2-}):
  irritativ auf Haut und Schleimhaut, systemisch toxisch, kanzerogen,
- Chrom-Verbindung/Oxidationsstufe III:
  wesentlich weniger toxisch, keine gewerblichen Intoxikationen bekannt, in Niedrigdosierung für den Organismus essenzielles Element,
- metallisches Chrom (rein oder in Legierungen):
  weder irritativ, noch toxisch.

Besonders toxisch ist Chrom in der höchsten Oxidationsstufe VI. Dies könnte auf die stark oxidierende Eigenschaften dieser Substanz zurückzuführen sein, aber auch auf die Tatsache, dass Cr(VI)-Ionen im Gegensatz zu Chrom(III)-Ionen Plasmamembranen penetrieren. Nota bene: Als karzinogen eingestuft ist nur das Cr(VI), und nicht Cr(III). Gleichwohl kommt die Bindung an DNA dem Cr(III) zu – mit der Folge von Doppelstrangbrüchen und Crosslinks.

Zielorgane der Chromvergiftung sind Haut, Schleimhaut und Lunge, bei massiver akuter Intoxikation auch Darm, Nieren und ZNS.

Krankheitsbild

Nach massiver akuter oraler Intoxikation sofortige Gelbfärbung der betroffenen Schleimhäute, Dysphagie und starke lokale Schmerzen. Es folgt ein schweres Krankheitsbild mit blutigem Erbrechen und blutigen Diarrhöen, zerebralen Krämpfen, Kreislaufkollaps, tubulärem Nierenversagen, Exitus letalis.

Inhalativ akute und chronische Reizungen der oberen (u.U. auch der tieferen) Luftwege und der Augen (Konjunktivitis, Hornhautschäden).

Ulzera an Haut und Schleimhäuten, typisch an der Nasenschleimhaut (selten auch Anosmie), daneben im Mund- und Rachenbereich, möglicherweise auch im Magen-Darm-Trakt nach wiederholter Aufnahme kleinerer Mengen (auch Ösophagitis, Gastritis und Hepatose). An der Haut Sensibilisierung und allergisches Kontaktekzem („Maurerhände, Maurerkrätze"), vor allem bei vorbestehendem irritativ-toxischem Kontaktekzem.

---

[1] aus wässriger Lösung

Die chronische Bronchitis ist gelegentlich begleitet von einer spastisch-obstruktiven Komponente oder von einem Lungenemphysem. Lungenfibrosen sind vereinzelt bei der Verhüttung von Chromerzen sowie bei der Herstellung von Chromeisenlegierungen beschrieben worden.

Nach Chromatstaub-Inhalation Krebserkrankungen im Nasenraum und v.a. an den Lungen (Bronchialkarzinom), auch nach jahrzehntelanger Latenzzeit.

Diagnose

Siehe Vorsorgeuntersuchung nach G 15.

Leukozytose und Leukopenie wurden bei Arbeitern in einer Chromatfabrik beobachtet.

Vorsorgeuntersuchung[2] nach G 15

- Untersuchungsinhalte
  - Anamnese: Schwerpunkt pneumologisch, dermatologisch, Nase, Rachen,
  - körperliche Untersuchung: Haut (Ekzeme, Allergien, Varizen), Spekulumuntersuchung der Nase,
  - Spirometrie
  - Röntgenaufnahme des Thorax (ab dem 40. Lebensjahr oder nach mehr als 10-jähriger Exposition; Wiederholung alle 12 Monate)
  - Labor: großes Blutbild, Blutsenkungsreaktion, Urinstatus.
- Alle 6–12 Monate ist Biomonitoring erwünscht[3]. Die Chrombestimmung in Erythrozyten orientiert sich am EKA[4] von 17 µg/l Vollblut. Die Blutentnahme ist nach mehreren Arbeitsschichten vorzunehmen. Die Kontrolle der Cr-Ausscheidung im Urin bei Schichtende orientiert sich am EKA von 20 µg/l Urin. Diese beiden EKA-Werte sind äquivalent dem TRK-Wert in Luft von 0,05 mg/m³.
- Gesundheitliche Bedenken z.B. bei Erkrankungen der Nasennebenhöhle, bei oberflächlichen Varizen (mit Durchblutungsstörungen), bei erheblichem Nikotinabusus, ... (siehe Originaltext des G 15).
- Nachgehende Untersuchungen (veranlasst durch ODIN) werden dann notwendig, wenn mindestens 1 Erstuntersuchung und 1 Nachuntersuchung nach den Auswahlkriterien stattzufinden hatte (Details siehe G 15).

Therapie, Erste Hilfe

Bei Chrom(VI)-Intoxikationen möglichst rasch hochdosierte i.v.-Gabe von Ascorbinsäure (Initialdosis 1–2 g, wiederholte Injektionen im Laufe der folgenden Stunden und Tage), dadurch Abbau zum Chrom(III) und Ausscheidung. Ersatzweise mehrere Gramm Ascorbinsäure oral möglichst bereits am Unfallort geben, z.B. Brausetabletten, dies jedoch nicht bei oraler Aufnahme von Cr(VI). Die effiziente Antidottherapie vermag das tubuläre Nierenversagen zu verhindern.

Prävention

In der TRGS 905 (Klassifizierung nach EU/GefStoffV) wurden Chromate (genannt ist Na_2CrO_4) als K2 eingestuft (Stoffe, die als krebserzeugend für den Menschen angesehen werden sollten ...). Der Grenzwert (TRK) für die kanzerogenen Chrom-VI-Verbindungen (Chromate) beträgt 0,05 mg/m³, beim Lichtbogenschweißen 0,1 mg/m³.

Die Senatskommission nennt Chromate als hautsensibilisierend und als kanzerogen Kategorie 2 (Stoffe, die als krebserzeugend für den Menschen anzusehen sind, ...). Ausgenommen sind die in Wasser praktisch unlöslichen wie z.B. Bleichromat oder Bariumchromat. Zinkchromat ist dagegen in Kategorie 1 (Stoffe, die beim Menschen Krebs erzeugen, ...) eingeordnet.

Präventionsmaßnahmen sind die Folgenden: Lüftungstechnik, Atemschutz, Handschuhe. Das Antidot Ascorbinsäure sollte an Produktions- und Verwendungsstätten von sechswertigen Chromverbindungen stets verfügbar sein.

[2] bei Überschreitung der Auslöseschwelle verpflichtend nach § 28 der Gefahrstoffverordnung und nach Anlage 1 der Unfallverhütungsvorschrift „Arbeitsmedizinische Vorsorge“ BGV A4

[3] chromfreie Utensilien benutzen

[4] Expositionsäquivalent für krebserzeugende Arbeitsstoffe

Anerkennung und Entschädigung

BK 1103: Erkrankungen durch Chrom oder seine Verbindungen. Ausgenommen sind Hauterkrankungen. Diese gelten als Krankheiten im Sinne dieser Anlage nur insoweit, als sie Erscheinungen einer Allgemeinerkrankung sind, die durch Aufnahme der schädigenden Stoffe in den Körper verursacht werden, oder gemäß Nummer 5101 zu entschädigen sind.

Die Fallzahlen sind dank des technischen Arbeitsschutzes gering, jedoch im Vergleich zu anderen Berufskrankheiten durch chemische Einwirkungen (Gruppe 11) relativ hoch. Im Jahr 1998 gab es 30 anerkannte Fälle, im Jahr 2000 waren es 32 Anerkennungen. Chromatallergien sind in diesen Zahlen nicht enthalten (Anerkennung als BK 5101).

Krebserkrankungen wurden im Bereich der gewerblichen Berufsgenossenschaften von 1978 bis 2000 in 185 Fällen als durch Chrom verursacht anerkannt. Davon waren 169 Malignome im Bereich der Bronchien und 16 im Bereich von Kehlkopf, oberen Atemwegen und Nase. Die durchschnittliche Latenzzeit zwischen Exposition und Erkrankungsbeginn betrug 28 Jahre.

BK 1103 – Erkrankungen durch Chrom oder seine Verbindungen

- **Toxizität:**
  - metallisches Chrom: nicht toxisch
  - Salz/Oxidationsstufe III: wenig toxisch
  - Salz/Oxidationsstufe VI (Chromat-Anion/CrO_4^{2-}): toxisch
- **Exposition:** Galvanik, Schweißen, Ledergebung, Holzimprägnierung, Zement etc.
- **Krankheitsbild:**
  - Haut (irritativ-toxische Ekzeme, Ulzera sowie Sensibilisierungen)
  - bei Inhalation von Chromat(VI)-Stäuben und -Aerosolen: Reizung der Atemwege, Nasenscheidewandperforation, Lungenkrebs als Spätfolge
  - nach massiver oraler Intoxikation: blutige Diarrhöen, zerebrale Krämpfe, tubuläres Nierenversagen

Prävention: Absaugung, Atemschutz, Handschuhe, Vorsorgeuntersuchung nach G 15 (Spekulumuntersuchung der Nase, Spirometrie, u.U. Röntgen, Biomonitoring in Erythrozyten/Urin)

Literatur

Korallus, U.: Chrom und seine Verbindungen. In: Konietzko, J. und Dupuis, H.: Handbuch der Arbeitsmedizin. ecomed, Landsberg, 26. Erg.Lfg. 3/01.

BK 1104 – Erkrankungen durch Cadmium oder seine Verbindungen

Chemische Eigenschaften, Vorkommen, Verwendung

Elementares Cadmium (Cd) ist ein weißes, formbares Metall. Es schmilzt bei 321 °C. Schon ab ca. 370 °C beginnt es merklich zu verdampfen. Elementares Cd verbrennt unter Rauchbildung zu Cadmiumoxid. In der Natur kommt Cd in Zink- und Bleierzen als Sulfid und Karbonat vor. Bei der Zinkgewinnung fällt es als Nebenprodukt an. Freizeitexposition: Cadmium ist im Tabakrauch enthalten.

Branchen, Berufe, Tätigkeiten

Die Verwendung von Cd ist teilweise rückläufig. Berufliche Gefährdungsschwerpunkte liegen in folgenden Bereichen:

- Verhüttung von cadmiumhaltigen Erzen (Zink- und Bleierze),
- galvanische Oberflächenveredelung (Korrosionsschutz) von Metallen,
- Schweißen und Brennschneiden von kadmierten Metallen,
- Herstellung von Nickel-Cadmium-Batterien,
- Verarbeitung von cadmiumhaltigen Farben (lichtechte Pigmente),
- in der Kunststoffindustrie (Verwendung von Cd als Stabilisator).

Für den Korrosionsschutz und als Stabilisator in der Kunststoffindustrie wird Cadmium in Deutschland kaum noch verwendet.

Gefahrstoffaufnahme

Inhalativ oder selten peroral.

Fremdstoffkinetik und -metabolismus

Die pulmonale Resorptionsrate beträgt nach Inhalation von Cadmiumrauch und -staub ca. 40–50%. Gastrointestinal werden nur ca. 5%

aufgenommen, 95% fäkal ausgeschieden. In der Leber wird Cd an Proteine (v.a. Metallothionein) gebunden und überwiegend in Niere, Lunge und Leber gespeichert. Cd wird im Urin ausgeschieden. Die Harnausscheidung geschieht extrem langsam, dadurch akkumuliert Cd im Organismus. Die biologische Halbwertszeit beträgt 10–30 Jahre!

Pathogenese, Zielorgane

Bei inhalativer Aufnahme schädigt Cd vor allem die Bronchien bzw. die Lungen, bei oraler Aufnahme Magen/Darm und Nieren. Wirkungsweise: Cadmium beeinträchtigt bestimmte Enzymsysteme und wirkt als Antagonist des körpereigenen Zinks.

Krankheitsbild

Bei **akuter inhalativer Aufnahme** nach einer Latenzzeit von einigen Stunden Kopfschmerzen, Tracheitis, Bronchitis und später auch Pneumonie mit Dyspnoe und Zyanose. Durch massive mehrstündige Inhalation von Cadmiumstäuben kann mit einer Latenz von über 24 Stunden nach Inhalation in schweren Fällen ein toxisches Lungenödem auftreten. Bei akuter oraler Aufnahme[1] Gastroenteritis, Nierenversagen, Leberschädigung, Kreislaufschock.

Bei der **chronischen Intoxikation** Rhinitis („Cadmiumschnupfen"), Nasenschleimhautulzera und -atrophie, Anosmie (kann Erstsymptom sein!), Gelbfärbung der Zahnhälse (gelbes Cadmiumsulfid), entzündliche Reizzustände im Bereich der oberen Luftwege. Auch ohne manifeste Bronchitis kann ein Lungenemphysem mit Rechtsherzbelastung entstehen. Im Vordergrund des Krankheitsbildes steht jedoch i.d.R. die Nierenschädigung. Gelegentlich kommen (vielleicht als Folge der Nephrose) Osteomalazie mit Osteoporose („Itai-Itai"[2]) sowie Gewichtsabnahme hinzu.

In schweren Fällen ist der Nierenschaden auch nach Beendigung der Exposition progredient. Dagegen kann die Nierenschädigung durch niedrige Cadmiumbelastung – sehr langsam – reversibel sein.

Als mögliche Spätfolge nach (massiver) Cadmium-Exposition droht Lungenkrebs.

Diagnose

Proteinurie ist ein wichtiger Indikator für Schädigungen durch Cadmium. Die tubuläre Nierenschädigung manifestiert sich insbesondere durch erhöhte Urinausscheidung folgender Indikatoren:

- β_2-Mikroglobulin,
- Retinol-bindendes Protein,
- Kalzium,
- N-Acetyl-β-D-Glukosaminidase.

Möglicherweise ist eine Nieren-, Leber- und Lungenschädigung festzustellen. Die Blutsenkungsreaktion ist meist beschleunigt. Cadmium selbst ist im Blut, Urin und Stuhl chemisch nachweisbar.

Therapie, Erste Hilfe

Bei Verdacht auf Cd-Inhalation Lungenödemprophylaxe mit Kortikoid-Aerosol, bei manifestem Lungenödem O_2-Überdruck, Antibiotikaprophylaxe und systemisch Prednisolon.

Bei Verdacht auf Resorption (systemische Wirkungen) Vorgehensweise gemäß Spezialliteratur (siehe GESTIS-Stoffdatenbank, www.bia.de).

Chelatbildner sind i.d.R. kontraindiziert..

[1] wegen emetischer Wirkung des Cd seltene Intoxikation

[2] Japanisch für „Aua-Aua", deutet auf die starken Skelettschmerzen durch Osteomalazie und Osteoporose. In Japan kam es nach 1945 zu einer Massenerkrankung bei Anwohnern, die stromabwärts im Abwasserbereich einer Zinkmine lebten und die das cadmiumverseuchte Flusswasser als Trinkwasser und zur Bewässerung von Reisfeldern benützten. Später wurde erkannt, dass nicht nur eine chronische Cadmiumintoxikation, sondern auch Protein-, Ca- und Vit.-D-Mangel ursächlich waren. Auffallenderweise waren nur mehrgebärende Frauen in der Menopause betroffen.

Prävention

Für Cadmiumchlorid in atembarer Form gilt ein Beschäftigungsverbot (§ 15a Gefahrstoffverordnung). Ferner gelten für Cadmium und seine Verbindungen gewisse Herstellungs- und Verwendungsverbote. Ansonsten gelten die üblichen Prinzipien des Arbeitsschutzes (Absaugung und ähnliche Maßnahmen).

Cadmium ist von der Senatskommission als Kanzerogen nach Gruppe 2 („Tierversuch") eingestuft. Als Ausnahme sind genannt Pigmente auf der Basis von Cadmiumsulfid bzw. -sulfoselenid und Mischungen mit Zinksulfid und Quecksilbersulfid. Die Bioverfügbarkeit dieser Stoffe ist eher gering. In der TRGS 905 (Klassifizierung nach EU/GefStoffV) wurden Cadmium und seine Verbindungen als K2 eingestuft (Stoffe, die als krebserzeugend für den Menschen angesehen werden sollten ...). Der TRK-Wert nach TRGS 900 liegt bei 15 $\mu g/m^3$, ein höherer TRK-Wert von 30 $\mu g/m^3$ gilt für Batterieherstellung, thermische Zink-, Blei- und Kupfergewinnung sowie Schweißen cadmiumhaltiger Legierungen. Nötigenfalls wird Atemschutz getragen.

Bei Überschreitung der Auslöseschwelle (Grenzwert) ist Vorsorgeuntersuchung Pflicht (§ 28 der Gefahrstoffverordnung). Die Vorsorgeuntersuchung nach G 32 schließt **Biomonitoring** ein. Ein EKA-Wert (Expositionsäquivalent für krebserzeugende Arbeitsstoffe) kann nur unvollständig begründet werden. Deswegen ist der bisherige BAT-Wert von 15 µg/l Cadmium im Blut bzw. 15 µg/l Cadmium im Urin anzuwenden, Cd im Blut als Maß für die Cd-Belastung der vorhergegangenen Monate, Cd im Urin als Maß für die Cd-Gesamtbelastung des Organismus. Die Grenzwerte orientieren sich ausschließlich an den nephrotoxischen Effekten von Cadmium. Zu beachten ist der große Einfluss des Zigarettenrauchens auf die Cd-Belastung des Organismus. Diese Freizeitnoxe kann eine höhere Cd-Aufnahme verursachen als mäßige berufliche Exposition.

Inhalte der Vorsorgeuntersuchung
Arbeitsanamnese, medizinische Anamnese (Anosmie, Cadmiumschnupfen) und körperliche Untersuchung (Zahnhälse, Nasenspiegelung und Prüfung der Nasenatmung, Lunge). Laboruntersuchung der Blutsenkung, der Leberwerte und des Urinstatus mit Sediment und quantitativer Eiweißanalyse im Urin (Albumin, β_2-Mikroglobulin), Spirometrie sowie Thoraxröntgenaufnahme. Bei Nachuntersuchung ist auch Biomonitoring – zunächst im Urin – erforderlich (s.o.). Nachgehende Untersuchungen (veranlasst durch ODIN) werden dann notwendig, wenn mindestens 1 Erstuntersuchung und 1 Nachuntersuchung nach den Auswahlkriterien stattzufinden hatte (Details siehe G 32).

Anerkennung und Entschädigung

BK 1104: Erkrankungen durch Cadmium oder seine Verbindungen. Ausgenommen sind Hauterkrankungen. Diese gelten als Krankheiten im Sinne dieser Anlage nur insoweit, als sie Erscheinungen einer Allgemeinerkrankung sind, die durch Aufnahme der schädigenden Stoffe in den Körper verursacht werden, oder gemäß Nummer 5101 zu entschädigen sind.

Diese Berufskrankheit ist selten geworden. Im Jahr 1998 gab es 5 anerkannte Fälle, im Jahr 2000 waren es 2 Anerkennungen.

BK 1104 – Erkrankungen durch Cadmium oder seine Verbindungen

- **Exposition:** Galvanik, Schweißen, Nickel-Cadmium-Batterien, Farben
- **Aufnahme:** v.a. inhalativ (Rauche und Stäube)
- **Metabolismus:** Urinausscheidung, biologische HWZ 20 Jahre!
- **Krankheitsbild:**
  – akut: Bronchitis (Latenz einige Stunden), Lungenödem (Latenz ca. 24 Stunden)
  – chronisch: „Cadmiumschnupfen", Anosmie, Gelbfärbung der Zahnhälse (gelbes Cadmiumsulfid), Lungenemphysem, Nierenschädigung, Osteoporose
  – Spätschaden: Lungenkrebs

Prävention: Staubabsaugung, Atemschutz, Vorsorgeuntersuchung nach G 32: Nasenspiegelung, Biomonitoring (Cd im Urin, Blut), Eiweißanalyse im Urin (Albumin, β_2-Mikroglobulin), Spirometrie sowie Thoraxröntgenaufnahme

Literatur

1. Arbeitsmedizinische Leitlinien der DGAUM. Arbeiten unter Einwirkung von Cadmium – Arbeitsbedingte Cadmium-Intoxikation. Deutsche Gesellschaft für Arbeitsmedizin und Umweltmedizin e. V. (DGAUM), 1998.
2. Berufsgenossenschaft der chemischen Industrie: „Cadmium und seine Verbindungen", Merkblatt M 033. Jedermann-Verlag Dr. Otto Pfeffer, Heidelberg.
3. Hotz, P. et al.: Renal effects of low-level environmental cadmium. Lancet 1999; 354: 1508–1513.

BK 1105 – Erkrankungen durch Mangan oder seine Verbindungen

Chemische Eigenschaften, Vorkommen, Verwendung

Mangan (Mn) ist in elementarer Form ein hartes und sprödes Metall. In der Natur kommt Mangan vorwiegend als Braunstein (MnO_2) vor. Zusammen mit anderen Metallen können Legierungen gebildet werden (Ferromangan, Mangankupfer, Manganbronze, Manganzink).

In der Eisenindustrie dient Mangan zur Reduktion und Entschwefelung. Mangan ist auch in der Thomasschlacke enthalten. In der chemischen Industrie werden Manganverbindungen für die verschiedensten Zwecke hergestellt: Kaliumpermanganat (Oxidationsmittel), Mangansulfat (Düngemittel), Manganchlorid, etc. Ferner findet man Mangan und seine Verbindungen in der Glas- und keramischen Industrie sowie in der Farben- und Lackherstellung. Kaliumpermanganat wird in der Medizin zur Wundreinigung u.Ä. verwendet. In der elektrotechnischen Industrie wird Braunstein in Trockenelemente gefüllt (Trockenbatteriefabrikation).

Mangan ist als Spurenelement für den menschlichen Organismus essenziell.

Branchen, Berufe, Tätigkeiten

Bedeutsame Expositionen bestehen insbesondere im Bergbau (manganhaltiger Braunstein) und in Braunsteinmühlen. Manganexposition kann ferner z.B. bei der Verhüttung von Manganstahl auftreten. Zu beachten ist auch das Elektroschweißen mit manganhaltigen, ummantelten Elektroden.

Gefahrstoffaufnahme

Gewerbehygienisch ist v.a. das Einatmen des Manganstaubes bedeutsam. Ferner kann eine Inhalation von Dämpfen und Rauchen erfolgen. Die enterale Aufnahme ist gering (1–3%, erhöht bei Eisenmangel).

Fremdstoffkinetik und -metabolismus

Im Körper findet eine Kumulierung des aufgenommenen Mangans in Leber, Pankreas und Nieren statt. Mangan passiert die Blut-Hirn-Schranke und lagert sich bevorzugt in die Basalganglien ein. Die Ausscheidung erfolgt über die Galle.

Pathogenese, Zielorgane

Kationen des Mangans sind toxischer als Anionen. Mangan schädigt u.a. die Calcium-Kanäle der Zelle. Folgende Organe sind betroffen:

- Atemwege und Lunge: irritative und entzündliche Wirkung.
- Das Zentralnervensystem kann degenerativ geschädigt werden. Symptome treten in der Regel frühestens nach einer Expositionsdauer von 5–6 Monaten, meist erst nach jahrelanger Exposition auf. Besonders sind Ganglienzellen im Putamen, Nucleus caudatus, Globus pallidus und im Thalamus betroffen. Das Krankheitsbild kann einem Parkinsonismus entsprechen, in manchen Fällen auch Ähnlichkeit mit multipler Sklerose aufweisen.
- Gelegentlich kann auch eine Leberzirrhose wie bei M. Wilson[1] auftreten.

Krankheitsbild

Mangan kann bei **akuter Exposition** Reizerscheinungen der Atemwege und eine Lobär-

[1] M. Wilson: abnorme hepatische Kupferspeicherung

pneumonie[2] (kruppöse Pneumonie) mit beträchtlicher Mortalität verursachen.

Die **chronische Intoxikation,** der Manganismus kommt seltener vor und zeigt Symptome meist erst nach einer hohen und monatelangen Exposition. Die Erkrankung kann in manchen Fällen erst nach Wegfall der Exposition manifest werden. Klinisch manifestiert sich der Manganismus durch eine Störung des Allgemeinbefindens mit Appetitlosigkeit und Abnahme des Körpergewichts. Neurologische Symptome treten hinzu: Gedächtnis- und Intelligenzstörungen, Gehstörungen mit Parästhesien der Füße. Es besteht in manchen Fällen eine parkinsonähnliche ZNS-Symptomatik mit Depression, Bradyphrenie, Mikrographie, Maskengesicht, Speichelfluss, Pro- und Retropulsion. Die Erkrankung kann zum völligen Kräftezerfall, bis hin zum Tode, führen. In leichteren Fällen klingt die Symptomatik nach Ende der Exposition folgenlos ab.

Diagnose

Erhöhter Mangangehalt in Blut und Haaren sowie erhöhter Koproporphyringehalt im Urin können Hinweise geben. Es ist jedoch zu beachten, dass der Mangangehalt im Blut grundsätzlich größere Schwankungen aufweist.

Differentialdiagnose

Eine Abgrenzung der Manganintoxikation von M. Parkinson, Zerebralsklerose und von der multiplen Sklerose ist erforderlich.

Therapie, Erste Hilfe

Therapie mit Chelatbildnern ist möglich, jedoch schwieriger als bei Blei- oder Quecksilberintoxikation durchzuführen, da Mangan weniger Affinität zu diesen Komplexbildnern aufweist.

Prävention

Staubvermeidung, Atemschutz, persönliche Hygiene. Der gesetzliche Grenzwert nach TRGS 900 – gleichlautend mit dem MAK-Wert der DFG – liegt bei 0,5 mg/m^3 für die einatembare Fraktion (bezogen auf den Mangangehalt). Eine Fruchtschädigung braucht bei Grenzwerteinhaltung nicht befürchtet zu werden.

Vorsorgeuntersuchungen sind nicht vorgeschrieben, werden aber (als allgemeine Vorsorgeuntersuchung) für exponierte Mitarbeiter empfohlen, damit eine mögliche Manganintoxikation frühzeitig erkannt wird. Leberkranke sind für Arbeiten mit Mangan ungeeignet, da sie Mangan in den Basalganglien verstärkt akkumulieren. Selbstverständlich sind auch Menschen mit M. Parkinson von Manganexpositionen fern zu halten.

Anerkennung und Entschädigung

BK 1105: Erkrankungen durch Mangan oder seine Verbindungen.

Diese Berufskrankheit ist sehr selten geworden. Im Jahr 1998 gab es keinen anerkannten Fall, im Jahr 1999 waren es 2 Anerkennungen.

BK 1105 – Erkrankungen durch Mangan oder seine Verbindungen

- **Exposition:** Bergbau, Braunsteinmühlen, Manganstahlverhüttung, Batterieherstellung, Chemieindustrie, Elektroschweißen mit manganhaltigen Elektroden
- **Aufnahme:** inhalativ
- **Kinetik:** Kumulierung!
- **Krankheitsbild:**
  – akute Exposition: Bronchitis, Lobärpneumonie (u.U. letal!)
  – chronische Intoxikation (selten): Kräfteverfall, ZNS-Symptome (manchmal wie M. Parkinson)

Literatur

Lee, J.W.: Manganese intoxication. Archives of Neurology 2000; 57,4: 597–599.

[2] Die Pneumonie durch Thomasschlacke ist möglicherweise durch Mn mitverursacht.

BK 1106 – Erkrankungen durch Thallium oder seine Verbindungen

Chemische Eigenschaften, Vorkommen, Verwendung

Thallium (Tl) gehört zu den Schwermetallen. In seinen Verbindungen ist es I- oder III-wertig. Die I-wertigen Verbindungen sind beim Erhitzen relativ flüchtig. Thallium kommt in der Natur in geringer Konzentration als Begleiter verschiedener Schwermetallerze vor.

Thalliumverbindungen sind zumeist farb-, geruch- und geschmacklos. Der Mensch wird durch kein Sinnesorgan vor der Aufnahme des Thalliums gewarnt.

Branchen, Berufe, Tätigkeiten

Gewerbliche Vergiftungen sind selten, jedoch sind chronische Thalliumintoxikationen (eventuell mit leichter, uncharakteristischer Symptomatik) in verschiedenen Bereichen denkbar. Thallium und seine Verbindungen werden zur Herstellung von Halbleitern und Photozellen verwendet, ferner für Niedrigtemperatur-Thermometer, als Katalysatoren in chemischen Reaktionen, als Glaszusatz (zur Erhöhung des Brechungsindex) und als Rodentizid (Zelio-Rattengift). Ferner findet man Thallium in der Farben- und pyrotechnischen Industrie. Zementstaub kann Thallium enthalten. Früher waren Thalliumverbindungen in Enthaarungsmitteln enthalten.

Gefahrstoffaufnahme

Thallium wird inhalativ, dermal (!) und v.a. gastrointestinal aufgenommen.

Fremdstoffkinetik und -metabolismus

Thallium reichert sich in den Nieren, in der Muskulatur und später im Darm an. Die Ausscheidung erfolgt in das Darmlumen (daraus teilweise reabsorbiert) und in den Urin (gesteigert durch Diuretika und Kalium). Die biologische Halbwertszeit im Körper beträgt etwa 30 Tage, bei Therapie (s.u.) nur ca. 2 Tage.

Pathogenese, Zielorgane

Thallium schädigt durch Bindung an Sulfhydrylgruppen verschiedene Enzyme. Die akut tödliche Dosis für den Menschen bei oraler Verabreichung liegt bei etwa 1 g Thalliumsulfat (LD_{50} ca. 10–15 mg/kg Körpergewicht bei oraler Verabreichung).

Im Tierversuch fand man diaplazentaren Übergang und teratogene Effekte.

Krankheitsbild

Die **akute orale Vergiftung** zeigt sich nach etwa 12–48 Stunden durch Übelkeit, Erbrechen und Diarrhö, dann durch Bauchkrämpfe und Obstipation, nach 1–2 Wochen durch Schlaflosigkeit und aszendierende Polyneuritis (Parästhesien, Hyperalgesie – „burning feet“ – und Schwäche an den Füßen und manchmal an den Händen), nach 2–3 Wochen massiver Haarausfall (mit Ausnahme der medialen Augenbrauen, ausgefallene Haare können später wieder nachwachsen). Auch andere Schmerzerscheinungen bzw. neurologische Symptome sind möglich einschließlich Hirnnervenschädigung (N. opticus!), organischem Psychosyndrom und Bulbärparalyse mit Atemlähmung.

Die **chronische Vergiftung** manifestiert sich durch Polyneuritis (taubes Gefühl in Fingern und Zehen), Stomatitis, Gastritis, Appetitlosigkeit, Müdigkeit, Gewichtsabnahme, Schlaflosigkeit, Sehstörungen und partielle Haarwuchsstörungen.

Die **inhalative Exposition** geht mit Reizung der oberen Atemwege einher, später folgen bei hoher Dosierung – wie beschrieben – neurologische Symptome und Haarausfall.

Diagnose

Bei Ingestion kann das röntgendichte Thallium u.U. röntgenologisch nachgewiesen werden. Bei der neurologischen Untersuchung findet man abgeschwächte oder fehlende Reflexe (als Frühzeichen der beginnenden Paresen). An den brüchigen Finger- und Zehennägeln zeigen sich helle Lunulastreifen (Mees'sche Bänder). Im Blut findet man Hyperglykämie und Transaminasenerhöhung. Im Urin sind Eiweiß, Zylinder und Erythrozyten und erhöhte Porphyrinausscheidung möglich. Im EKG Tachyarrhythmie und andere Veränderungen.

Die Ausscheidung des Thalliums in Urin (Normbereich < 1 µg/l [1], Intoxikation >200 µg/l) und Stuhl kann gemessen werden. Ferner kann man Thallium – auch noch nach Wochen – in Nägeln und Haaren nachweisen.

Differentialdiagnose

Akute Porphyrie, polyneuritische Form der Landry'schen Paralyse, andere Schwermetallvergiftungen (einschließlich der Arsen- und Bleivergiftung). Mees'sche Bänder (Lunulastreifen) können neben der Thalliumintoxikation auch eine Arsenintoxikation als Ursache haben.

Therapie, Erste Hilfe

Nur innerhalb von 6 Stunden nach oraler Thalliumeinnahme sind die folgenden beiden Maßnahmen sinnvoll:

1. Auslösen von Erbrechen.
2. Magenspülung mit 100 ml einer 1%igen Natriumjodid-Lösung kann den Thalliuminhalt des Magens in schwerlösliches Thalliumjodid überführen.

Schon im symptomfreien Intervall der akuten Intoxikation Beginn einer mehrwöchigen Therapie mit „Berliner Blau", also Eisen(III)-Hexazyanoferrat(II) [Antidotum Thallii Heyl® Kapseln]. Bei frühem Therapiebeginn kann Thallium noch im Magen oder in den oberen Dünndarmabschnitten abgefangen werden.

Forcierte Diurese unter Beachtung der Nierenfunktion und des Kaliumhaushalts. Eventuell auch Hämodialyse oder Hämoperfusion. Einige Autoren empfehlen die Gabe von Aktivkohle.

Prävention

Arbeitshygienische Maßnahmen müssen beim Umgang mit Thallium beachtet werden. Das Verzehren von Speisen und das Tabakrauchen am Arbeitsplatz sind streng untersagt.

Der MAK-Wert für lösliche Thalliumverbindungen (0,1 mg/m³) wurde im Jahr 2000 von der MAK-Kommission ausgesetzt, weil er nicht ausreichend durch toxikologische Daten gestützt war. Aus dem Wegfall des MAK-Wertes darf keinesfalls auf die Ungefährlichkeit des Stoffes geschlossen werden. Der gesetzliche Luftgrenzwert am Arbeitsplatz nach TRGS 900 beträgt weiterhin 0,1 mg/m³ für die einatembare Fraktion.

Vorsorgeuntersuchungen sind nicht vorgeschrieben, werden aber (als allgemeine Vorsorgeuntersuchung) für exponierte Mitarbeiter empfohlen, damit eine mögliche Thalliumintoxikation frühzeitig erkannt wird (u.a. Blutdruckmessung, Gewichtskontrolle, Reflexprüfung, Urin- und Blutuntersuchungen). Abzuraten ist von der Beschäftigung von Personen mit Nephrosen, Hepatosen, Hypertonie, Diabetes.

Anerkennung und Entschädigung

BK 1106: Erkrankungen durch Thallium oder seine Verbindungen.

Die berufliche Verursachung einer Thalliumintoxikation ist viel seltener als die kriminelle/suizidale Auslösung. In den Jahren 1998–2000 gab es keinen nach BK 1106 anerkannten Fall.

BK 1106 – Erkrankungen durch Thallium oder seine Verbindungen

Verwendung: Photozelle, Spezialthermometer, Katalysatoren, Glaszusatz, früher als Rodentizid (Zelio-Rattengift)

Krankheitsbild:
- akute orale Vergiftung: Diarrhö/Obstipation, nach 1–2 Wochen Schlaflosigkeit und Polyneuritis („Burning-feet"), nach 2–3 Wochen massiver Haarausfall
- chronische Vergiftung: Stomatitis, Gastritis, Schlaflosigkeit, Appetitlosigkeit, milde polyneuritische Schübe, partieller Haarausfall, an Nägeln helle Lunulastreifen
- inhalative Exposition: Reizung der Atemwege

Erste Hilfe: Magenspülung, Antidottherapie (Antidotum Thallii-„Heyl"®)

Literatur

1. Baldwin, D. et al.: ((Titel)). Ann. Clin. Biochem. 1999; 36: 267–300.
2. Zimmermann-Hölz, H.J.: Thallium und seine Verbindungen. In: Konietzko, J., Dupuis, H.: Handbuch der Arbeitsmedizin. ecomed, Landsberg, 26. Erg.Lfg. 3/01

BK 1107 – Erkrankungen durch Vanadium oder seine Verbindungen

Chemische Eigenschaften, Vorkommen, Verwendung

Das Element Vanadium (V) wird auch Vanadin genannt. Das Metall wird aus vanadiumhaltigen Erzen gewonnen. Es ist auch in der Thomasschlacke (Eisen- und Kupferverhüttung) enthalten. Aus der Schlacke wird Vanadiumpentoxid (V_2O_5) gewonnen (ein Katalysator in der chemischen Industrie).

Vanadium kann in angereichter Form in Erdölrückständen vorkommen (15–50% Gehalt ist möglich). Ruß von erdölbetriebenen Öfen enthält ebenfalls Vanadium(pentoxid).

Anwendung findet Vanadium hauptsächlich zur Veredelung in der Stahlindustrie. Hartmetalle können u.a. auch Vanadium enthalten *(→ BK 4107)*.

Branchen, Berufe, Tätigkeiten

Vanadiumpentoxid (V_2O_5) ist als feines Pulver eine inhalative Gefahrenquelle. Gefahr besteht vor allem bei Reinigungsarbeiten in erdölgeheizten Boilern, Öfen und Turbinen sowie bei der Aufbereitung von Schlacken.

Gefahrstoffaufnahme

Erfolgt hauptsächlich inhalativ, aber auch gastrointestinal.

Fremdstoffkinetik und -metabolismus

Ausscheidung vorwiegend über die Nieren, geringfügig auch über den Darm.

Pathogenese, Zielorgane

Ganz überwiegend zeigen sich die Schädigungen durch Vanadium an Atemwegen, Schleimhaut und Haut. Systemische Wirkungen sind gewerbetoxikologisch kaum bekannt geworden. Gelegentlich wurde über Allgemeinsymptome bzw. ZNS-Wirkungen berichtet (Kopfschmerzen, Schwindel, Ohrenklingeln).

Krankheitsbild

Akut kommt es zu Schleimhautreizung im Augen-, Nasen- und Mundbereich sowie zu bronchitischen Beschwerden. Auch Hautirritationen können vorkommen.

Die **chronische** Exposition äußert sich als Bronchitis, Asthma oder Pneumonie. Hautekzeme sind möglich.

Diagnose

Typisch und ein deutliches Zeichen ist die grünschwärzliche Zungenverfärbung.

Differentialdiagnose

Die Symptome der Intoxikation werden leicht mit Infektionen des Respirationstraktes verwechselt.

Prävention

Der Grenzwert nach TRGS 900 beträgt für Vanadium 0,5 mg/m^3 (einatembare Fraktion).

Biomonitoring. Die Exposition gegenüber Vanadiumpentoxid (V_2O_5) kann anhand der Vanadiumausscheidung im Urin überwacht werden. Der Grenzwert nach TRGS 903 wurde mit 70 µg/g Kreatinin festgelegt. Probennahme soll bei Schichtende erfolgen, bei längerer Exposition nach mehreren vorangegangenen Schichten (also z.B. am Donnerstag-Nachmittag).

Vorsorgeuntersuchungen. Sie sind nicht vorgeschrieben, werden aber (als allgemeine Vorsorgeuntersuchung) für exponierte Mitarbeiter empfohlen, damit eine mögliche Vanadiumintoxikation frühzeitig erkannt wird.

Anerkennung und Entschädigung

BK 1107: Erkrankungen durch **Vanadium** oder seine Verbindungen. Ausgenommen sind Hauterkrankungen. Diese gelten als Krankheiten im Sinne dieser Anlage nur insoweit, als sie Erscheinungen einer

Allgemeinerkrankung sind, die durch Aufnahme der schädigenden Stoffe in den Körper verursacht werden, oder gemäß Nummer 5101 zu entschädigen sind.

Es handelt sich um eine sehr seltene Berufskrankheit. In den Jahren 1998–2000 gab es nur einen nach BK 1107 anerkannten Fall. Siehe auch BK 4107: Erkrankungen an Lungenfibrose durch Metallstäube bei der Herstellung oder Verarbeitung von Hartmetallen.

BK 1107 – Erkrankungen durch Vanadium oder seine Verbindungen

- **Exposition:** bei Reinigungsarbeiten in erdölgeheizten Boilern, Öfen und Turbinen sowie bei der Aufbereitung von Schlacken
- **Krankheitsbild:**
  – akute Intoxikation: Schleimhautreizung
  – chronische Intoxikation: Bronchitis, Pneumonie, Asthma; Hautekzem; grün-schwärzliche Zungenverfärbung
- **Prävention:** Biomonitoring im Urin

sehr seltene Berufskrankheit

BK 1108 – Erkrankungen durch Arsen oder seine Verbindungen

Im Jahr 1556 beschrieb Johann Georg Bauer (Agricola) die Erkrankung der Bergleute durch ein vermeintliches Silbererz (in Wirklichkeit Kobaltarsenid).

Chemische Eigenschaften, Vorkommen, Verwendung

Das Metall Arsen kann oxidiert werden zu drei- oder fünfwertigen Verbindungen:

- Dreiwertig ist die arsenige Säure (H_3AsO_3) mit ihren Salzen, den Arseniten.
- Fünfwertig ist die Arsensäure (H_3AsO_4) mit ihren Salzen, den Arsenaten.

Arsen und Arsenverbindungen sind in der Natur in Spuren ubiquitär. Man findet das Element v.a. in sulfidischen Zink-, Blei-, Eisen- und Kupfererzen.

Die meisten Arsenverbindungen sind giftig (die dreiwertigen sind giftiger als die fünfwertigen). Als Metall ist Arsen ungiftig, geht aber leicht – auch unter physiologischen Bedingungen – in das giftige, geruch- und geschmacklose Arsentrioxid (Arsenik, As_2O_3) über. Arsenwasserstoff (Arsin, AsH_3) ist ein toxisches Gas (s.u.). Arsentrichlorid ($AsCl_3$) ist eine ätzende, toxische Flüssigkeit.

Branchen, Berufe, Tätigkeiten

Eine Exposition besteht bei der Inhalation arsenhaltiger Stäube, z.B. in Kupfer-, Blei- und Zinkhütten. Arsenhaltige Ausgangsstoffe werden in der Chemie-, Keramik- und Glasindustrie eingesetzt. Als Galliumarsenid ist das Element von zunehmender Bedeutung in der Halbleitertechnologie (hier können Grenzwertüberschreitungen vorkommen, auch an Arsin ist zu denken!).

Früher wurden Arsenverbindungen in der Farbenproduktion, für Emaille, in der Pyrotechnik, zur Schädlingsbekämpfung, in Gerbereien, Kürschnereien und bei der Tierpräparation verwendet (nunmehr Verwendungsverbote[1]). Der Kontakt mit arsenhaltigen Wassern war früher in Bergwerken der Wismut SDAG von Bedeutung (Dermatosen).

Im Tiefbau oder bei Altlastensanierungen muss mit dem Vorkommen von organischen Arsenverbindungen (Hautkampfstoffen aus dem Ersten Weltkrieg) gerechnet werden.

Gefahrstoffaufnahme

Am Arbeitsplatz (oder beim Tabakrauchen) ist der inhalative Aufnahmeweg der wichtigste. Die meisten Arsenverbindungen (v.a. lösliche dreiwertige) werden auch gastrointestinal rasch resorbiert[2]. Die übliche orale Tagesaufnahme an Arsen durch die Nahrung wird auf 0,05–0,1 mg

[1] Gefahrstoffe mit einem Massengehalt von über 0,3% Arsen dürfen hierzu nicht verwendet werden (siehe Anhang IV, Nr. 3, Gefahrstoffverordnung)

geschätzt. Auch die Haut (und erst recht die lädierte) nimmt relevante Mengen auf.

Fremdstoffkinetik und -metabolismus

Resorbiertes Arsen wird zunächst in die Erythrozyten, dann v.a. in die Leber und Niere aufgenommen. In Knochen und Haut (im Keratin Bindung an Sulfhydrylgruppen) wird das Arsen eingelagert. In den Haaren ist eine Arsenexposition auch noch längere Zeit nachweisbar.

Im Organismus wird ein Teil der Arsenite und Arsenate methyliert (Entgiftung, kann durch Enzymdefekte beeinträchtigt werden). Die Ausscheidung der methylierten und unmethylierten Arsenverbindungen erfolgt über den Harn, daneben auch über Fäzes und Schweiß. Arsen geht diaplazentar in das Nabelschnurblut über.

Pathogenese und Zielorgane

Dreiwertiges Arsen ist toxischer als fünfwertiges, wegen der metabolischen Umwandlung sind die klinischen Symptome jedoch ähnlich. Die Wirkung des Arsens im Körper beruht auf der Blockade von Sulfhydrylgruppen. Die verschiedensten Organe sind betroffen, insbesondere auch die Blutkapillaren. Bei chronischer Aufnahme stehen Nervensystem und Atemorgane (bei Inhalation) sowie Mikroangiopathien im Vordergrund. Bei akuter oraler Aufnahme sind es zunächst der Magen-Darm-Trakt und das Kreislaufsystem.

Ferner hat Arsen eine lokal irritative und pathogene Wirkung auf Haut- und Schleimhaut (Augen schützen!).

Krankheitsbild

Die **akute** orale Aufnahme bewirkt nach 30–120 Minuten Kolikschmerzen und Brechreiz, danach eine heftige Diarrhö mit den Folgen einer Dehydratation und Elektrolytstörung. Nierenkomplikationen in Gestalt von Oligurie, Anurie können das Bild ergänzen. Bei hoher Giftaufnahme kann der Tod innerhalb von 1–2 Tagen durch Blutdruckabfall, Schock oder kardialer Arrhythmie und in extremen Fällen auch schneller durch zentrale Atemlähmung eintreten. Sofern die Akutphase überlebt wird, können sich periphere Lähmungen, sensible Störungen und andere Zeichen der chronischen Intoxikation anschließen (s.u.).

Bei akuter, massiver, inhalativer Aufnahme (selten) treten zunächst Husten, Dyspnoe und thorakale Schmerzen in Erscheinung. Es können dann die Zeichen der systemischen Intoxikation in ähnlicher Weise wie bei oraler Giftaufnahme folgen:

- Magenkrämpfe, Durchfälle, Oligurie,
- Herzinsuffizienz, Angiopathien,
- Krämpfe, Verwirrtheit, Bewusstlosigkeit, Lähmungen.

Die Symptome der **subakuten und chronischen** Arsenintoxikation sind einmal – sofern exponiert – die lokalen Reizerscheinungen der Schleimhäute: Konjunktivitis, Keratitis, Rhinitis („Arsenschnupfen"), Ulzera der Nasenscheidewand (mit schmerzloser Septumperforation), Pharyngitis, Bronchitis. Reizerscheinungen treten ebenso im Bereich des Gastrointestinaltraktes auf.

An der Haut kommt es zu chronischen lokalen (am Ort des Arsenkontaktes sich äußernden) ekzematischen und erythemischen Veränderungen mit Ulzerationen. Die Haut wird zusätzlich durch systemische Arsenwirkung geschädigt. Man sieht Hyperkeratosen (Präkanzerose) mit volarer und plantarer Prädilektion, Weißverfärbungen (Vitiligo), Melanosen und Haarausfall (Alopezie). Die Finger- und Zehennägel sind brüchig und haben weiße Querstreifen (sog. Mees'sche Nagelbänder).

Daneben zeigt die chronische Arsenintoxikation ein vielgestaltiges Bild mit Salivation, Diarrhö und Gangrän („Black foot disease") als Zeichen der Kapillarschädigung verbunden mit kardialen Arrhythmien und einer Herzinsuffizienz. Gelegentlich sind ZNS-Symptome wie Kopf-

[2] Inhalierte Arsenikpartikel sind oftmals wegen ihrer Größe nicht alveolengängig und landen über die mukoziliäre Clearance im Gastrointestinaltrakt.

schmerzen, Apathie und (selten) Enzephalopathie zu beobachten. Nicht selten sind sensible und motorische periphere Neuritiden mit Parästhesien, Dysästhesien, Muskelschwäche und schlaffen Lähmungen. Diese können wie ein Guillain-Barré-Syndrom verlaufen. Allgemeine Schwäche und Gewichtsabnahme kann noch wochenlang nach Expositionsende persistieren als Folge der verschiedenen Organschädigungen.

Kanzerogene **Spätfolge** ist vor allem das Bronchialkarzinom (mit den verschiedenen histologischen Formen). Zweithäufigste arsenverursachte Neoplasie (jedoch sehr selten bei inhalativer Exposition) ist der Hautkrebs. Histologisch findet man meist verhornende Plattenepithelkarzinome, selten auch Basaliome. Ferner wurden einzelne Fälle von Neoplasien an Niere, Blase, Leber, Dickdarm, Knochen, Pharynx sowie einzelne Lymphome und Leukämien beschrieben.

Diagnose

Bei der akuten Intoxikation ist die Arsenbestimmung in Urin, Stuhl und Erbrochenem, bei der chronischen Intoxikation in Urin, Haar und Nägeln wegweisend. Das Blutbild kann im Sinne einer hypo- oder hyperchromen Anämie und Lymphopenie verändert sein. Charakteristisch sind die Mees'schen Nagelbänder, weiße Querstreifen der Finger- und Zehennägel. Verlangsamte Nervenleitgeschwindigkeiten wurden für langjährig Arsenexponierte (Hüttenarbeiter) beschrieben. EKG-Veränderungen sind Zeichen der kardialen Schädigung.

Differentialdiagnose

Die akute Vergiftung imponiert wie eine infektiöse Gastroenteritis und kann deswegen verkannt werden. Die chronische Arsenintoxikation kann als konsumierende Erkrankung mit einer malignen Neoplasie verwechselt werden.

Mees'sche Bänder (Lunulastreifen) können neben der Arsenintoxikation auch eine Thalliumintoxikation als Ursache haben. Eine leichte Arsendermatose kann manchmal wie die Alterspigmentierung der Haut wirken.

Therapie, Erste Hilfe

Die Augen sind im Fall einer akuten Exposition zu spülen (später ist augenärztliche Behandlung zu organisieren). Ansonsten besteht die Therapie der akuten Intoxikation in Bronchiallavage und Magenspülung (mit 1–2 Esslöffel Aktivkohle) sowie Volumen- und Elektrolytausgleich. Bei inhalativer Exposition ist Kortikoid als Spray zu verabreichen. Kommt es bei Arbeiten mit Arsenverbindungen zu Verletzungen der Haut, ist gründliche Wundreinigung und Schutzverbandanlage notwendig. Zur Durchführung der Chelattherapie (klassisch mit BAL, jetzt zunehmend mittels DMPS, DMSA, DMPA) ist die Spezialliteratur heranzuziehen [2].

Prävention

Gemäß Gefahrstoffverordnung bestehen bestimmte Herstellungs- und Verwendungsverbote für Arsen und seine Verbindungen (§ 15 und Anhang IV der Gefahrstoffverordnung).

(Bestimmte) Arsenverbindungen wurden von der DFG-Senatskommission als krebserzeugende Gefahrstoffe der Kategorie 1 eingeordnet (sicher humankanzerogen).

Ist eine berufliche Exposition gegenüber Arsenstäuben unvermeidlich, so soll in der Luft am Arbeitsplatz die technische Richtkonzentration (TRK) von 0,1 mg/m^3 möglichst weit unterschritten werden[3]. Persönlicher Atemschutz kann notwendig werden.

Arsenik kann bei einmaliger Einnahme schon ab ca. 100 mg tödlich sein. Deswegen ist Hygiene am Arbeitsplatz oberstes Gebot. Bei Verdacht auf Arsenvergiftung soll der Betroffene den Gefahrenbereich verlassen. Helfer sollen sich vor Arsenkontakt hüten. Die Handhabung einer Arsenvergiftung ist innerbetrieblich und zusammen mit der zuständigen Klinik zu regeln und zu üben.

[3] nach TRGS 900, gilt für die einatembare Fraktion, bezogen auf den Arsengehalt der Verbindungen

Biomonitoring. Ein EKA-Wert[4] im Urin[5] von 130 µg/l steht mit dem TRK-Wert in Luft von 0,1 mg/m³ in Beziehung. Diese Werte können (und sollen) nach dem Stand der Technik eingehalten werden. Probennahme soll bei Schichtende erfolgen, nach mindestens 3 aufeinanderfolgenden Schichten.

Vorsorgeuntersuchungen[6]
Sie werden nach G 16 durchgeführt. Besonders empfindlich gegen Arsenverbindungen sind Nierenkranke und Alkoholiker.

- Anamnese (Schwerpunkt dermatologisch, ophthalmologisch, neurologisch, onkologisch)
- Untersuchung der Haut (Hyperkeratosen, Pigmentstörungen, Ekzeme), Spekulumuntersuchung der Nase
- Röntgenaufnahme des Thorax (bei Nachuntersuchung nur ab dem 40. Lebensjahr oder nach mehr als zehnjähriger Exposition), Blutsenkungsreaktion, γ-GT, Urinstatus.
- Biomonitoring (Arsenbestimmung im Urin, s.o.).

Nachgehende Untersuchungen (veranlasst durch ODIN) werden dann notwendig, wenn mindestens 1 Erstuntersuchung und 1 Nachuntersuchung nach den Auswahlkriterien stattzufinden hatten (Details siehe G 16).

Anerkennung und Entschädigung

BK 1108: Erkrankungen durch Arsen oder seine Verbindungen.

Die Berufskrankheit kommt immer noch gelegentlich vor. In den Jahren 1998–2000 gab es jährlich 11 oder 12 nach BK 1108 anerkannte Fälle.

Hauterkrankungen durch lediglich lokale Einwirkungen sind gemäß Nummer 5101 zu entschädigen.

Berufskrankheiten durch Arsen können eine andauernde Minderung der Erwerbsfähigkeit mit sich bringen. Die Arsenvergiftung kann z.B. hartnäckige Erkrankungen der Haut und/oder Dauerschäden am ZNS verursachen.

Von 1978–2000 wurden im Bereich der gewerblichen Berufsgenossenschaften 110 Krebserkrankungen als durch Arsen verursacht anerkannt. Davon waren 98 Malignome im Bereich der Bronchien und 10 im Bereich der oberen Atemwege.

Arsenwasserstoff, Arsin (AsH_3)

Hierbei handelt es sich um ein toxisches, brennbares, durch Verunreinigungen nach Knoblauch riechendes Gas. Es wird in der Halbleiterindustrie als Arsenquelle für Dotierungen verwendet. Arsin entsteht durch Einwirkung von Wasser oder Säuren auf Arsenide (Zink-, Aluminium- oder Calciumarsenid) oder durch Wasserstoffeinwirkung (in statu nascendi) auf Arsenverbindungen. Arsin kann somit ungewollt beim Kontakt verunreinigter Metalle mit Säuren entstehen (z.B. Aufarbeitung von Zink-Abfällen, die oftmals Arsen enthalten, mit Säuren). Auch bei Nassbearbeitung von Erzen, Schlacken muss mit Arsin gerechnet werden (v.a. in Bleiraffinerien, bei der Bleiakkumulatorenfabrikation, etc.).

Das gasförmige Arsin wird bei Inhalation nur anfangs geruchlich wahrgenommen. Durch Schädigung des Geruchsnerven besteht im weiteren Verlauf keine Wahrnehmung mehr.

Arsin verursacht nach Inhalation eine intravasale Hämolyse, die zu Unwohlsein, Schmerzen und Atemnot, später zu Ikterus führt. Bald kommt es durch Obstruktion der Nierentubuli zu Nierenschmerzen, Anurie und Urämie. Urindunkelfärbung und Zyanose sind Zeichen der Bildung von Methämoglobin (Hämiglobin). Leber und Milz schwellen als Folge des hämolytischen Ikterus an. Noch lange Zeit nach der Vergiftung können Nephrose und Neuritiden persistieren.

Laborchemisch kann eine Anämie, Methämoglobinämie, Methämoglobinurie, Proteinurie und eine Bilirubinämie nachgewiesen werden.

---

[4] Expositionsäquivalent für krebserzeugende Arbeitsstoffe

[5] Dimethylarsinsäure und Monomethylarsonsäure sind die gängigen Verbindungen im Urin.

[6] Sind bei Überschreitung der Auslöseschwelle (Grenzwert) oder der Auswahlkriterien (BGI 504) nach Gefahrstoffverordnung (§ 28) und nach Unfallverhütungsvorschrift BGV A4 (§ 3) verpflichtend. Zeitabstände der Nachuntersuchungen und Bestimmungen über nachgehende Untersuchung siehe Originaltext des G 16.

Arsen findet man im Urin (längerfristig in Haaren und Nägeln). Die Therapie besteht aus Blutaustausch und Hämodialyse (Chelatbildner sind sehr umstritten).

In hoher Dosierung bedeutet die Inhalation von Arsin den sofortigen oder baldigen Tod. In anderen schweren Fällen kann der Tod nach Tagen durch Urämie eintreten.

Die Prävention der Vergiftung soll durch Verwendung arsenfreier Chemikalien erfolgen. Erforderlichenfalls soll Abkapselung, Absaugung und Atemschutz die Exposition verhindern. Der MAK-Wert der DFG[7] und der gesetzliche Grenzwert der TRGS 900 beträgt 0,2 mg/m^3 bzw. 0,05 ml/m^3 (Spitzenbegrenzungskategorie 4). Vergiftungsfälle durch Arsin können, wenn die Arbeitsschutzverantwortlichen nicht ausreichend informiert sind, in einer überraschenden und heimtückischen Weise auftreten. Mit Prüfröhrchen lässt sich Arsin in der Luft am Arbeitsplatz schnell nachweisen.

Obwohl Arsin besondere Eigenschaften hat, gibt es keine eigene BK-Ziffer. Die Anerkennung erfolgt als BK 1108.

Nachfolgend sind zwei Berichte über Vergiftungsfälle durch Arsin in verkürzter Form wiedergegeben (modifiziert nach [1]).

Kasuistiken

I. Arbeiter reinigten einen Aluminiumtank, in dem 42%ige Natriumarsenitlösung aufbewahrt wurde, mit einer Lösung aus phosphoriger Säure. Wenige Stunden nach Beendigung der Reinigung wurde es den Arbeitern schwindlig, am folgenden Tag bemerkten sie eine Braunfärbung des Urins und eine Gelbfärbung der Skleren. Wie kam es zu der Arsin-Intoxikation? Im Tank entstand durch Reduktion aus dem Arsenit metallisches Arsen. Dieses schlug sich auf der Tankinnenwand nieder. Die anschließend verwendete Reinigungslösung bildete im Kontakt mit der Aluminiumwand Wasserstoffgas. Das Wasserstoffgas schließlich reagierte mit dem Arsen zu Arsenwasserstoff (Arsin).

II. Ein Arbeiter reinigte Zinkstreifen mit Schwefelsäure. Einige Stunden später traten Übelkeit, Erbrechen und Rotfärbung des Urins ein. Im weiteren Verlauf kam es zu Ikterus und Anurie. Nach einer zwischenzeitlichen Erholung kollabierte der betroffene Arbeiter am 12. Tag nach Exposition und verstarb an den Folgen der Arsin-Intoxikation.

BK 1108 – Erkrankungen durch Arsen oder seine Verbindungen

- **Vorkommen:** Arsenoxid (Arsenik) ist in Zink-, Blei- und Kupfererzen enthalten
- **Exposition:** arsenhaltige Stäube (z.B. Zinkherstellung, Halbleitertechnologie [Galliumarsenid])
- **Aufnahme:** v.a. inhalativ, auch gastrointestinal
- **Krankheitsbild:**
  - akute orale Intoxikation: GI-Symptome, Schock
  - chronische Intoxikation: Haut (Mees'sche Nagelbänder, Haarausfall), Schleimhaut („Arsenschnupfen"), Neuritis (Parästhesien, Muskelschwäche)
  - Spätfolge: Karzinom (Lunge, Haut)

Erste Hilfe: Augenspülung, Bronchiallavage, Magenspülung (mit 1–2 Esslöffel Aktivkohle), Kortikoid als Spray, bei Verletzungen der Haut gründliche Wundreinigung und Schutzverbandanlage, Chelattherapie

Literatur

1. Barrot, R.: Arsen und seine Verbindungen In: Schunk, W.: Arbeits- und Gewerbetoxikologie. ecomed, Landsberg, 1. Erg.-Lfg. 10/97, V-2.2, S. 4.
2. Flora, S.J.S. et al.: Treatment of arsenic poisoning – an update. Indian Journal of Pharmacology 1998; 30: 209–217.
3. Mross, K.: Arsen und seine Verbindungen. In: Konietzko, J., Dupuis, H.: Handbuch der Arbeitsmedizin. ecomed, Landsberg, 26. Erg.Lfg. 3/01.

[7] der Grenzwert beruht allerdings auf unzureichender Datenlage

BK 1109 – Phosphor

Chemische Eigenschaften, Vorkommen, Verwendung

Phosphor kommt in der Natur überwiegend als Phosphat vor. Phosphat ist das Salz der Phosphorsäure (H_3PO_4). Elementarer Phosphor kommt in verschiedenen („allotropen") Modifikationen vor: weißer Phosphor, roter Phosphor und schwarzer Phosphor. Besonders reaktionsfähig und toxisch ist der weiße Phosphor.

- **Weißer (gelber) Phosphor** ist eine schwach gelbliche, lipidlösliche Substanz. Der Geruch ist stechend knoblauchähnlich. Bereits bei Zimmertemperatur kommt es an der Luft zur Autooxidation. Es bildet sich unter Wärmeentwicklung weißer Rauch (Phosphorpentoxid). Bei ca. 50 °C schließlich erfolgt Selbstentzündung. Der weiße Phosphor wird deshalb unter Wasser gelagert. Phosphorpentoxid verbindet sich mit Wasser (Luftfeuchtigkeit) zu Phosphorsäure (H_3PO_4).
- **Roter Phosphor** ist ein nicht flüchtiger, geruchloser, oxidierbarer Feststoff. Roter Phosphor entzündet sich an der Luft bei etwa 300 °C. Die Entzündung kann auch durch Schlag oder Reibung herbeigeführt werden. Roter Phosphor wurde früher für die Reibefläche von Zündholzschachteln benützt (heute Phosphorschwefelverbindungen).

Branchen, Berufe, Tätigkeiten

Eine Exposition kann schon bei der Herstellung (im Ofenhaus) und Weiterverarbeitung des weißen Phosphors gegeben sein. Anwendung findet Phosphor insbesondere in der Sprengstoffindustrie (Brandbomben, Pyrotechnik), bei Herstellung und Anwendung von Phosphorbronze, in der Pharmazie und bei der Herstellung von Schädlingsbekämpfungsmitteln (z.B. Metallphosphide, speziell Zinkphosphid, als Pestizide). Auch der weiße Phosphor selbst wurde als Rattengift oder Insektizid (in Pasten z.B. gegen Küchenschaben) verwendet.

Bei Reinigungsarbeiten an phosphorführenden Armaturen und Leitungen kann es zu Gesundheitsgefährdungen kommen.

Keine Gefährdung besteht bei üblicher Anwendung durch anorganische Phosphate in künstlichen Düngemitteln (Superphosphat, Nitrophoska). Etwas anders ist die Anwendung von Thomasmehl (entsteht bei der Roheisengewinnung nach dem Thomasverfahren) als Düngemittel einzuschätzen. Thomasmehl besteht nicht nur aus Phosphaten, sondern auch aus Silikaten und Oxiden von Kalzium, Eisen und Mangan mit geringen Vanadiumbeimengungen. Thomasmehl kann inhalativ Bronchitiden auslösen *(→ BK 4108).*

Gefahrstoffaufnahme

Elementarer Phosphor wird durch intakte(!) oder verletzte Haut (Brandwunden) resorbiert. Auch die gastrointestinale Aufnahme und die Inhalation von Phosphordämpfen ist bedeutsam.

Fremdstoffkinetik und -metabolismus

Phosphor wird im Körper zu Phosphat oxidiert.

Pathogenese, Zielorgane

Unter den allotropen Modifikationen des elementaren Phosphors ist der weiße Phosphor besonders toxisch. Etwa 15 mg haben schon eine Wirkung. Die letale Dosis beträgt bei oraler Aufnahme 40–50 mg (zum Vergleich: Arsenik ca. 100 mg). Der weiße Phosphor hemmt durch seine reduktive Wirkung die intrazelluläre Oxidation. Leber und Niere werden geschädigt. Am Knochengewebe kommt es zu Veränderungen. Der Knochen wird anfällig für entzündliche Veränderungen, auch Infektionen können auftreten. Eine Prädilektionsstelle ist der Kieferknochen, da Phosphor über kariöse Zahngranulome eindringt.

Phosphordämpfe und -rauche bewirken starke Reizungen der Haut und Schleimhaut.

Krankheitsbild

Weißer Phosphor. Hautkontakt führt zu stark schmerzhaften, schlecht heilenden, tiefen Nekrosen (Verbrennungen) an den betroffenen Stellen. Orale Aufnahme führt zu abdominellen Schmerzen mit blutigem Erbrechen und Durchfällen (u.U. Exitus letalis nach wenigen Stunden).

Beide Kontaktmöglichkeiten führen zur systemischen Aufnahme des Phosphors in den Organismus. Es kann eine symptomarme Latenzperiode von einigen Tagen folgen mit anschließender schwerer Leber-, Nieren- und Herzschädigung und Blutungen in verschiedenen Organen. Sofern die Vergiftung nicht letal endet, kann eine Leberzirrhose die Folge sein.

Inhalation von Phosphordämpfen verursacht Konjunktivitis mit Lichtüberempfindlichkeit, Rhinitis, Hustenreiz. Die chronische Inhalation bewirkt Allgemeinsymptome (Mattigkeit, Schwäche, Gewichtsverlust, Blässe) sowie Haut- und Schleimhautblutungen, Netzhautblutungen, Hyperostose, Osteoporose. Im Mundbereich leiden die Patienten unter schlechter Wundheilung. Es kommt zu schweren chronischen Osteomyelitiden mit Sequesterbildung („Phosphornekrosen", typischerweise am Unterkiefer).

Roter Phosphor. Inhalation von rotem Phosphor kann Bronchitis und Pneumonie auslösen. Der rote Phosphor kann mit weißem Phosphor verunreinigt sein und die oben beschriebene systemische Intoxikation verursachen.

Diagnose

Im erbrochenen Mageninhalt oder im Urin kann man die Lumineszenz („Phosphoreszenz") des Phosphors beobachten. Weitere Diagnostik: Knochen (Röntgen), Leber, Niere (Labor). Blutbildveränderungen können auf chronische Intoxikation hinweisen.

Differentialdiagnose

Die akute orale Aufnahme des weißen Phosphors erinnert klinisch an die Vergiftung durch Knollenblätterpilze oder durch Tetrachlormethan.

Therapie, Erste Hilfe

Helfer sollten sich selbst vor Kontakt mit weißem Phosphor schützen. Die Haut- oder Gewebepartien des Verunfallten, die nicht sofort von Phosphor befreit werden können, sollten unter Wasser getaucht oder mit feuchten Verbänden umwickelt werden. Brandwunden müssen mit 3%iger Natriumkarbonat-Lösung oder 2%iger Kupfer-Sulfat-Lösung ausgespült werden. Eine chirurgische Exzision der Brandwunde mit Entfernung des Phosphors kann erforderlich werden.

Nach Ingestion von weißem Phosphor muss sofort der Mageninhalt durch Brechmittel entfernt werden. 5%ige wässrige Kupfer-Sulfat-Lösung wirkt emetisch und bindet den Phosphor zu unlöslichem Kupferphosphid. Die Magenspülung kann auch mit 0,1%iger wässriger Kaliumpermanganat-Lösung erfolgen.

Die Gabe von Milch ist kontraindiziert wegen der Löslichkeit des Phosphors in Fetten (Lösungsvermittler). Einzelne Autoren berichten von erfolgreicher Aktivkohle-Verabreichung bei Phosphor-Ingestion.

Prävention

Der Grenzwert für elementaren Phosphor (Tetraphosphor, gelb oder weiß) wurde auf 0,1 mg/m^3 festgesetzt, für Phosphorpentoxid oder Phosphorpentachlorid auf 1 mg/m^3.

Der persönliche Arbeitsschutz besteht u.a. aus Atemschutz und Schutzbrille. Kontaktlinsen dürfen nicht getragen werden. Die Kleidung soll aus schwer entzündlichen Textilmaterialien bestehen.

Sofern es zu Hautkontakt mit weißem Phosphor kommt, sollte der Betroffene die entsprechenden Stellen sofort mit Wasser abwaschen. Kontaminierte Kleidung ist sofort zu wechseln (siehe „Erste Hilfe").

Bei Überschreitung der Auslöseschwelle[1] (Grenzwert) des weißen Phosphors sind arbeitsmedizinische Vorsorgeuntersuchungen nach §28 der Gefahrstoffverordnung vorgeschrieben. Die Inhalte dieser Vorsorgeuntersuchung[2] orientieren sich am berufsgenossenschaftlichen Grundsatz G 12 (weißer Phosphor):

- Anamnese (Appetitlosigkeit, Gewichtsverlust, Schleimhautblutungen),
- Untersuchung (insbesondere Zahnstatus, Blässe, Schleimhautreizungen),
- Urinstatus (Albuminurie?), BSG, Hämoglobin, SGPT (ALT), γ-GT,
- bei V.a. Hepatose: Bilirubin, Eiweißelektrophorese, evtl. Biopsie,
- bei V.a. Osteopathie: Röntgendiagnostik (Kieferknochen?).

Anerkennung und Entschädigung

BK 1109: Erkrankungen durch Phosphor oder seine Verbindungen.

Die Berufskrankheit kommt immer noch gelegentlich vor. In den Jahren 1998–2000 gab es jährlich durchschnittlich 9–10 nach BK 1109 anerkannte Fälle.

Erkrankungen durch Thomasmehl, welches u.a. auch Phosphate enthält, sind unter der BK Nr. 4108 erfasst.

Phosphorwasserstoff (Phosphin, PH_3)

Farbloses, wenig wasserlösliches, relativ unbeständiges Gas, welches nach faulem Fisch oder auch nach Knoblauch riecht. Es ist schwerer als Luft. Es entsteht bei der Herstellung von elementarem Phosphor oder von anorganischen Phosphorverbindungen. Zersetzung von Karbid, Ferrosilizium und Phosphiden kann Phosphin freisetzen. Sofern Acetylengas, das beim Autogenschweißen verwendet wird, aus Kalziumkarbid und nicht petrochemisch hergestellt wird, kann ein Phosphinrisiko bestehen.

Phosphin wird als Schädlingsbekämpfungsmittel für Begasungen – z.B. von Getreidelagern bei Kornkäferbefall – eingesetzt. Früher kam es häufig zu Vergiftungen beim unsachgemäßen Ausbringen von Wühlmaus-Präparaten.

Die **Aufnahme** des gasförmigen Phosphins erfolgt durch Inhalation. Die Ingestion von Metallphosphiden kann im Magen durch Säureeinwirkung zur Phosphinbildung führen.

Pathophysiologie: Phosphin ist ein Enzymhemmstoff. Es kommt durch Phosphin zur Bildung von Methämoglobin.

Krankheitsbild: Phosphin ist sehr toxisch. Die Hauptwirkung wird am ZNS beobachtet. Das klinische Bild kann apoplektiform sein. In geringeren Dosen beobachtet man manchmal erst nach vielen Stunden Erbrechen, Durchfälle, Tachykardie, Dyspnoe, Zyanose sowie verschiedene vegetative bzw. neurologische Symptome bis hin zur Bewusstlosigkeit. Besonders gefährlich ist das toxische Lungenödem. Nach einer Latenzzeit von einigen Tagen können Leber- und Nierenschäden auftreten.

Leichte, subakute Vergiftungen können undramatisch ablaufen (Mattigkeit, Kopf- und Bauchschmerzen), aber auch ausgeprägtere Formen sind möglich (lang anhaltend Erbrechen und Durchfälle).

Ein chronisches Krankheitsbild ist nicht bekannt. Man diskutiert das Entstehen einer Kardiomyopathie nach wiederholten subakuten Vergiftungen.

Differentialdiagnostisch ist die Phosphin-Intoxikation v.a. von der Arsin-Intoxikation abzugrenzen. Beide Verbindungen können z.B. aus verunreinigtem Ferrosilizium freigesetzt werden. Im Gegensatz zur Arsenwasserstoffvergiftung verursacht Phosphorwasserstoff keine Hämolyse.

Die **Erste Hilfe** bei Vergiftungen muss sich auf das Sicherstellen der Vitalfunktionen, die Dekontamination und die symptomatische Behandlung beschränken. Bei oraler Aufnahme ist die Gabe von medizinischer Kohle indiziert (1 g/kg KG). Ein spezifisches Antidot gegen

[1] oder Erfüllung anderer Auswahlkriterien (BGI 504).
[2] Erstuntersuchung vor Aufnahme der Tätigkeit, erste Nachuntersuchung nach 6–9 Monaten, weitere Nachuntersuchungen alle 12–18 Monate.

Phosphin ist nicht bekannt. Zur Frage der Kortikoidgabe siehe Spezialliteratur.

Prävention: Für Phosphin liegt der Luftgrenzwert bei 0,14 mg/m^3 bzw. 0,1 ml/m^3 (Achtung: die Geruchsschwelle liegt über dem MAK-Wert bei 1–3 ml/m^3). Bei ungenügendem technischen Arbeitsschutz ist persönlicher Atemschutz zu tragen. Durch Gasprüfröhrchen kann sehr schnell eine orientierende Messung der Luftkonzentration durchgeführt werden (Fa. Dräger, Auer, Kitagawa).

Für Begasungen mit Phosphin sind in der Gefahrstoffverordnung besondere Regelungen getroffen (§ 15d, § 30 und Anhang V, Nr. 5): Vermeidung von Selbstentzündung und Explosion, Durchführung der Begasung durch sachkundige Personen mit ärztlichem Zeugnis über körperliche und geistige Eignung. Das ärztliche Zeugnis soll speziell vom dazu ermächtigten Arzt ausgestellt werden bei Nachweis des Seh- und Riechvermögens, u.U. auch der Atemschutztauglichkeit. Kenntnisse in der Ersten Hilfe bei Gasunfällen sollen nachgewiesen werden. Auch bei sonstigen exponierten Mitarbeitern sind ärztliche Vorsorgeuntersuchungen (es gibt keinen „Grundsatz") empfehlenswert. Der Arzt sollte auf diskrete Symptome und Zeichen einer subakuten, leichten Intoxikation achten.

Weitere Phosphorverbindungen

Phosphorchlorverbindungen wie z.B. Phosphortrichlorid oder Phosphorpentachlorid sind Reizstoffe für die Schleimhäute (ähnlich wie Chlorgas = Cl_2).

Phosphorschwefelverbindungen verursachen irritativ-toxische oder allergische Hautreaktionen. Tetraphosphortrisulfid (P_4S_3) wird z.B. für die Reibefläche von Zündholzschachteln benützt („Schwefelstreichhölzer").

Merke: Phosgen ($COCl_2$) ist keine Phosphorverbindung. Es gehört in die Gruppe der Reizgase (siehe dort).

BK 1109 – Erkrankungen durch Phosphor oder seine Verbindungen

- **Eigenschaften:** sehr toxisch v.a. der weiße elementare Phosphor (selbstentzündlich)
- **Exposition:** Chemiebranche, Sprengstoffindustrie
- **Hautkontakt:** Nekrosen; nachfolgend Hepatose, Nephrose
- **orale Aufnahme:** blutiges Erbrechen, Durchfälle, Hepatose, Nephrose
- **Inhalation von Phosphordämpfen:** Husten, Netzhautblutungen, schlechte Wundheilung im Mund, chronische Osteomyelitiden mit Sequesterbildung („Phosphornekrosen", typisch am Unterkiefer)
- **Vorsorgeuntersuchung nach G 12:** evtl. Röntgendiagnostik (Kieferknochen)

Phosphorwasserstoff (Phosphin)

Eigenschaften:
- hochtoxisches Gas mit Fischgeruch
- Geruchsschwelle 20fach über dem MAK-Wert

Exposition:
- entsteht beim Autogenschweißen (sofern Acetylen aus Karbid hergestellt)
- Verwendung als Insektizid (in Getreidelagern bei Kornkäferbefall)

Krankheitsbild
- Apoplex
- Lungenödem
- Hepatose
- Nephrose (jedoch keine Hämolyse, anders als beim Arsin)

BK 1110 – Beryllium

Chemische Eigenschaften, Vorkommen, Verwendung

Beryllium (Be) ist dem Aluminium ähnlich. Berylliummetall findet wegen seiner Metalleigenschaften – es ist leicht und hart – in Luft- und Raumfahrt Verwendung. Berylliumoxid (Beryllia) wird u.a. zur Herstellung hochfeuerfester Geräte und für keramische Teile in Elektrogeräten sowie bei der Leuchtstoffröhrenproduktion benutzt. Beryllium dient als Additiv in Kunststoffen. Das gut lösliche Berylliumfluorid wird zur Aluminium-Schweißpulverherstellung verwendet.

Berufliche Exposition

Eine Gefährdung besteht durch Inhalation von beryllium- und berylliumoxidhaltigen Feinstäuben, Rauchen und Dämpfen. Diese kommen vor bei Gewinnung des Berylliums aus seinen Erzen, bei Berylliumextraktion (Dämpfe wasserlöslicher Berylliumsalze), beim Mahlen und Abpacken von Berylliumoxid, beim Schleifen und Schweißen des Berylliums und seiner Legierungen, etc. Es sind die verschiedensten Branchen betroffen: Elektrotechnik, Automobilindustrie, Kunststoffindustrie, etc.

Weitgehend ungefährlich sind Be-Silikate oder Be-Aluminium-Silikate.

Gefahrstoffaufnahme

Inhalativ in Staubform oder als Rauch und Dampf.

Fremdstoffkinetik und -metabolismus

Ablagerung in Lunge, Leber, Knochen; langsame renale Ausscheidung.

Pathogenese, Zielorgane

Beryllium kann eine toxische und sensibilisierende Wirkung haben. Zielorgan sind in erster Linie Lunge und Bronchien. Man nimmt eine Wirkung auf das mukoziliäre System an. Ferner kommt es im Alveolarbereich zu einer Schädigung mit der Folge einer chronisch interstitiellen Lungenfibrose (Berylliose) mit Granulombildung. Bei der Berylliose entwickeln sich auch einzelne Granulome in Leber, Milz und Niere ohne dass diese klinisch in Erscheinung treten. Diese Granulome können im weitesten Sinne den allergischen Erkrankungen zugerechnet werden (nur ein kleiner Teil der exponierten Personen erkrankt, chronische Erkrankungen können auch nach einmaliger Exposition auftreten). Beryllium ist also ein hochpotentes Allergen.

Die Empfänglichkeit für die Erkrankung wird durch einen speziellen Genotypus des HLA-DPB1 determiniert, bei dem sich an Position 69 eine Glutaminsäure befindet. Über 90% der Berylliose-Patienten haben diesen Genotypus, während er sich in der Bevölkerung nur zu 30% findet.

Mukositis und Dermatosen infolge des direkten Kontaktes mit dem Arbeitsstoff sind möglich. Früher beschriebene systemische granulomatöse Dermatosen werden heute kaum noch gesehen.

Krankheitsbild

Hautkontakt: Als Folge der direkten Einwirkung auf die Haut (v.a. durch lösliche Berylliumsalze) beobachtet man ein Kontaktekzem an Händen, Armen und im Gesicht. Es handelt sich um eine papulo-vesikuläre, erythematöse Dermatitis, die einige Wochen nach Expositionsbeginn auftritt.

Die **akute Inhalation** von Stäuben und Dämpfen wasserlöslicher Berylliumsalze kann zu Konjunktivitis, Nasopharyngitis, Bronchitis und innerhalb von Tagen oder Wochen zur gefährlichen toxischen Berylliumpneumonie führen. Komplikationen dieser Pneumonie sind Nephrose mit Proteinurie und Leberschwellung. Die Erkrankung kann in der respiratorischen Insuffizienz mit dem Tod enden oder sich langsam wieder zurückbilden, wobei der Heilungsprozess Monate oder Jahre dauern kann.

Ein anderes Erkrankungsbild nach inhalativer Exposition gegenüber Beryllium(verbindungen) ist das 1- bis 2-tägige Metalldampffieber.

Die **chronische Inhalation** von Beryllium(oxid)stäuben kann mit langen Latenzzeiten (3–25 Jahre!) eine interstitielle Lungenfibrose zur Folge habe, die so genannte Berylliose . Trockener Husten, Belastungsdyspnoe und Gewichtsabnahme sind typische Zeichen der Erkrankung. Ein Spontanpneumothorax kann auftreten. Die Berylliose kann durch ein Cor pulmonale oder durch eine Bronchopneumonie aggraviert werden (bis hin zum Exitus letalis; Letalität ca. 25%). Die Erkrankung zieht sich – mit intermittierenden Remissionen – nicht selten jahrelang hin.

Kanzerogene Spätfolgen: Tierexperimentell wurden neben Lungentumoren auch Osteosarkome beobachtet. Humanepidemiologisch gibt es Hinweise für die Entstehung des Bronchialkarzinoms für Arbeiter in der Berylliumraffination und -verarbeitung.

Diagnose

Kriterien für die Diagnose einer Berylliose:

- klinisches Bild und radiologische Befunde wie bei einer Sarkoidose,
- Dokumentation einer Beryllium-Exposition,
- histologischer Nachweis von epitheloidzelligen Granulomen,
- Nachweis einer Beryllium-Sensibilisierung.

Das Röntgenbild der Lunge bei der Berylliose zeigt kleine rundliche Verschattungen im Bereich der Mittel- und Unterfelder. Es ähnelt somit der Sarkoidose, der Silikose oder der Miliartuberkulose. Histologisch zeigt sich in der Lungenbiopsie das Bild einer fibrogranulomatösen Lungenerkrankung (nicht von der Sarkoidose zu unterscheiden). Eine Diffusionsstörung lässt sich mittels Blutgasanalyse nachweisen. Bezüglich der sensibilisierenden Wirkung des Berylliums könnten Berylliumhauttests durchgeführt werden. Sie sind jedoch kontraindiziert wegen möglicher Allergieauslösung oder Krankheitsexazerbation. Als Sensibilisierungsnachweis eignet sich der Beryllium-Lymphozytentransformationstest (hohe Spezifität, unbefriedigende Sensitivität).

Differentialdiagnose

Silikose, Miliartuberkulose, Sarkoidose, idiopathische fibrogranulomatöse Lungenfibrose (Hamman-Rich-Syndrom) und andere fibrogranulomatöse Lungenerkrankungen. Im Gegensatz zur kruppösen Pneumonie fehlen bei der toxischen Berylliumpneumonie das rostbraune Sputum und der Schüttelfrost.

Die Problematik der Differentialdiagnose zwischen Sarkoidose und Berylliose besteht darin, dass für beide Erkrankungen keine pathognomonischen Befunde existieren. Da sich Sarkoidose und Berylliose klinisch und immunbiologisch gleichen, kann nur eine detaillierte Berufsanamnese mit Hinweisen auf eine Beryllium-Exposition zur Verdachtsdiagnose einer Berylliose führen.

Therapie

Eine progressive chronische Berylliose ist eine Indikation für systemische Kortikosteroid-Therapie (Details und weitere Literatur siehe unter [1]).

Prävention

Beryllium ist von der DFG als krebserzeugend (Kategorie 2: im Tierversuch kanzerogen) eingestuft. Der TRK-Wert nach TRGS 900 liegt bei 2 $\mu g/m^3$, ein höherer TRK-Wert von 5 $\mu g/m^3$ gilt für das Schleifen von Berylliummetall und -legierungen.

Für die Vorsorgeuntersuchung gibt es keinen Grundsatz. Dennoch sollte bei relevanter Exposition eine arbeitsmedizinische Untersuchung angeboten werden. Diese sollte Haut, Atemwege und Lunge umfassen mit Funktionstests der Lunge (einschließlich Angebot einer Röntgenaufnahme unter Abwägung der Strahlenexposition). Bei rezidivierenden Dermatosen ist an eine Sensibilisierung gegen Beryllium zu denken. Ein Beryllium-Lymphozytentransformationstest sollte veranlasst werden.

Anerkennung und Entschädigung

Anerkannte Berufskrankheiten sind sehr selten geworden (jährlich 0–1 Fall). Angezeigte Verdachtsfälle kommen etwas häufiger vor (ca. 12 Fälle jährlich). Eine hohe Dunkelziffer ist wegen der hohen Latenzzeit der Erkrankung zu vermuten.

BK 1110: Erkrankungen durch Beryllium oder seine Verbindungen.

Hauterkrankungen gelten als Krankheiten im Sinne dieser BK nur insoweit, als sie durch Aufnahme des Berylliums in den Körper verursacht werden (dies trifft zu für die systemischen granulomatösen Dermatosen). Lokale Einwirkungen sind gemäß Nummer 5101 zu entschädigen.

BK 1110 – Erkrankungen durch Beryllium oder seine Verbindungen

- **Chemische** Eigenschaften: Beryllium ist dem Aluminium ähnlich.
- **Exposition:** in Luft- und Raumfahrt durch Stäube/Rauche sowie bei Berylliumextraktion (Dämpfe wasserlöslicher Berylliumsalze)
- **Krankheitsbild**
  - bei Hautkontakt wasserlöslicher Berylliumsalze: papulo-vesikuläre, erythematöse Dermatitis
  - bei Inhalation wasserlöslicher Berylliumsalze akute Erkrankung mit Konjunktivitis, Pharyngitis, Tracheobronchitis, Berylliumpneumonie (hohe Letalität)
  - bei Inhalation von Beryllium(oxid)stäuben: Berylliose (chronische granulomatöse Lungenfibrose mit hoher Letalität, klinisch und radiologisch wie Sarkoidose), Bronchialkarzinom

Literatur

1. Müller-Quernheim J.: Chronic beryllium disease, Orphanet encyclopedia, June 2002: http://orphanet.infobiogen.fr/data/patho/GB/uk-CBD.html.

BK 1201 – Kohlenmonoxid

Chemische Eigenschaften, Vorkommen, Verwendung

Kohlenmonoxid (CO) ist ein geruchloses, farbloses Gas. Das spezifische Gewicht ist ähnlich dem von Luft. Das toxische CO entsteht bei unvollständiger, d.h. bei sauerstoffarmer Verbrennung organischer Substanzen. Die vollständige Verbrennung würde zum ungiftigen CO_2 führen.

Die Kohlenmonoxid-Entstehung ist somit ein häufiges, beinahe ubiquitäres Phänomen. Beispiele für das Vorkommen von Kohlenmonoxid: CO ist im Abgas von Ottomotoren (ohne Katalysatorwirkung), in Brand-/Explosionsgasen, im Erdgas, im Stadtgas (auch im entgifteten Stadtgas noch zu 1%), im Hochofengas sowie im Generatoren-/Wassergas (bis zu 50%) enthalten.

Branchen, Berufe, Tätigkeiten

Abgesehen von der nicht seltenen häuslichen Garagen- und Badezimmervergiftung kann es auch an Arbeitsplätzen ein Risiko der CO-Intoxikation geben: Hochöfen, Kokereien, Ziegeleien, Glaswerke, Gießereien, Gaswerke, Generatorenanlagen, Härtereien, Kfz-Werkstätten, Tunnel, defekte Heizanlagen, defekte Gasleitungen, Brände (Feuerwehr), Explosionen, etc.

Tabakrauchen am Arbeitsplatz oder in der Freizeit bedeutet erhöhte Kohlenmonoxid-Exposition.

Kohlenmonoxidaufnahme

Nur inhalativ.

Fremdstoffkinetik und -metabolismus

CO wird über die Lunge in den Blutkreislauf transportiert und lagert sich an das Hämoglobin der Erythrozyten an.

Pathogenese, Zielorgane

Vorbemerkung: CO ist kein Reizgas für Haut und Schleimhaut.

CO bewirkt eine Beeinträchtigung des Sauerstoff-Transports, und zwar durch Verdrängung des Sauerstoffes aus der Hämoglobin-Bindung. Die Affinität des CO zum Hämoglobin ist

200- bis 300-mal größer als die des Sauerstoffs. Die Sauerstoffverdrängung durch längere Einwirkung kleinerer CO-Konzentration in der Atemluft (gemessen am Hämoglobinanteil, der durch Kohlenmonoxid belegt ist, CO-Hb) kann beträchtlich sein und kann ungünstiger sein als die kurze Einwirkung hoher CO-Dosen. Schon 0,1% CO in der Atemluft können eine schwere Intoxikation bewirken.

CO kann durch die Gewebshypoxie eine fruchtschädigende Wirkung haben.

Krankheitsbild

Vorbemerkung: Bei CO-Intoxikation durch Brandgase kann das Krankheitsbild durch Gegenwart anderer toxischer Substanzen modifiziert sein. Alkoholeinwirkung verstärkt das Krankheitsbild.

Bei einer Intoxikation kommt es durch die Hypoxämie zu Kopfschmerzen, Schwindel, Kurzatmigkeit, Übelkeit, Erbrechen, Ohrensausen, Benommenheit, Atemstörungen, Bewusstlosigkeit und Krämpfen. Schließlich kann der Tod im Kreislaufversagen eintreten. In *Tabelle 4.2-8* sind die Symptome einer CO-Intoxikation in Abhängigkeit von der Höhe des CO-Hb dargestellt.

Tab. 4.2-8 Symptome einer CO-Intoxikation in Abhängigkeit von der Höhe des CO-Hb.

0–5% CO-Hb	keine Symptome bei gesunden Personen
5–10% CO-Hb	diskreter Kopfschmerz, leichte Müdigkeit
10–20% CO-Hb	leichter Kopfschmerz, Müdigkeit, leichter Schwindel, ST-Senkung im EKG
20–30% CO-Hb	deutlicher Kopfschmerz, leichte Verwirrtheit, Schwindel, leichte Übelkeit
30–50% CO-Hb	flache Atmung, Schwindel, Brechreiz, Benommenheit, Ohrensausen, Tachykardie, Muskelschwäche, Verwirrtheit, Gesichtsfarbe hellrot oder zyanotisch, tiefe unregelmäßige Atmung, lang anhaltende Bewusstlosigkeit, zentrale Atemlähmung, zentrales Kreislaufversagen, Exitus letalis
über 50% CO-Hb	schneller Bewusstseinsverlust, Dyspnoe, Krämpfe, schneller Exitus letalis

Man beobachtet eine gerötete (klassisch „kirschrote“) oder blasse, zyanotische Hautfarbe.

Der Verlauf der Vergiftung hängt wesentlich davon ab, ob die betroffene Person die ersten Symptome richtig interpretiert, die Flucht anstrebt und realisieren kann bzw. ob das Opfer von Hilfspersonen gerettet wird (die sich nicht selten selbst in Gefahr bringen).

Vorübergehende oder bleibende Spätwirkungen (CO-Nachkrankheit). Schwere Intoxikationen können – v.a. nach längerer CO-Einwirkung – zu zerebralen Ausfallserscheinungen führen, die z.B. wie Morbus Parkinson imponieren. Auch Verminderung des Antriebs, der Merkfähigkeit und des sprachlichen Ausdrucksvermögen werden beobachtet. Komplexe psychovegetative Störungen sind möglich. Ferner sind Erkrankungen des Herz-Kreislauf-Systems, der Verdauungsorgane und der endokrinen Organe vorgekommen.

Chronische Intoxikation im Niedrigdosisbereich. Leichte Müdigkeit, Kopfschmerzen, Schwindel, Schlafstörungen, Reizbarkeit sind die subtilen Zeichen einer Intoxikation im Niedrigdosisbereich. Eine völlige Remission tritt nach Wegfall der Exposition ein.

Diagnose

Der Puls ist tachykard, gelegentlich arrhythmisch. Der Blutdruck kann hypoton sein. Im EKG können koronare Sauerstoffmangelzustände auffallen. Reflexanomalien und andere neurologische Auffälligkeiten (einschließlich EEG-Veränderungen) sind möglich.

Anzustreben ist eine möglichst frühzeitige photometrische Bestimmung des CO-Hämoglobins. Der Wert wird durch Tabakrauchen stark beeinflusst (bis zu 26% CO-Hb). Anmerkung: die Bestimmung des CO-Hb nach der notfallmäßigen Therapie mittels Sauerstoffatmung liefert einen erniedrigten Wert, der nicht mehr den ursprünglichen Intoxikationszustand widerspiegelt.

Zur raschen Orientierung kann in ein mit Wasser gefülltes Glas ein Tropfen Blut des Erkrankten gegeben werden (in ein zweites Glas zum Vergleich ein Tropfen Blut eines gesunden Probanden). Bei einem CO-Hb-Gehalt des Blutes ab 25% ist die resultierende Farbe rosa. Im zweiten Reagenzglas entsteht eine gelbliche Färbung.

Diagnostik der CO-Nachkrankheit mit Hilfe des EKGs und des EEGs. Bei schweren Intoxikationen kraniale CT.

Erste Hilfe, Therapie

Eigenschutz der Helfer beachten. Zuerst muss der Verunfallte aus der Kohlenmonoxid-Atmosphäre geborgen werden. Sauerstoff- oder Carbogenbeatmung (evtl. in der Überdruckkammer) zur Austreibung des Kohlenmonoxids. Therapie der Azidose.

Prävention

Regelmäßige Wartung von Öfen, Boilern, etc. Errichtung einer fest installierten CO-Dauerüberwachungsanlage mit Alarm bei Grenzwertüberschreitungen.

Wenn der MAK-Wert am Arbeitsplatz von 35 mg/m^3 (30 ppm) nicht dauerhaft sicher eingehalten wird, so sollen Vorsorgeuntersuchungen nach dem Grundsatz G 7 durchgeführt werden. Obligat ist die Erstuntersuchung vor Aufnahme der Tätigkeit, um Arbeitnehmer mit erhöhtem Risiko[1] zu identifizieren (Blutbild, Diagnostik einer KHK mittels Ergometrie). Eine Nachuntersuchung ist im G 7 in 2-jährigen Abständen durchzuführen, um die mögliche Entwicklung eines psycho-vegetativen Syndroms (verbunden mit kardialen Symptomen) durch Niedrigdosis-Kohlenmonoxid-Einwirkung zu erkennen. Ein Biomonitoring wird im G 7 bei Verdacht auf eine chronische CO-Intoxikation durchgeführt. Es kann auch generell sinnvoll sein, stichprobenartige CO-Hb-Untersuchungen durchzuführen. Nach einem CO-Alarm sollte auf jeden Fall ein solches Biomonitoring durchgeführt werden. Erhöhte Werte sollten Anlass für Arbeitsplatzmaßnahmen sein.

Als BAT-Wert wurde ein CO-Hb von 5% festgesetzt. Mögliche außerberufliche Quellen der CO-Exposition sind bei der Interpretation zu berücksichtigen, vor allem ist hier das Zigarettenrauchen zu nennen. Auch berufliche Störfaktoren sind bekannt: Dichlormethanexposition führt zu metabolischer Kohlenmonoxidbildung.

CO wird von der Senatskommission als reproduktionstoxisch in die Gruppe B eingestuft (Risiko der Fruchtschädigung wahrscheinlich, Schädigung auch bei Einhaltung des MAK-Wertes und des BAT-Wertes nicht ausgeschlossen).

Anerkennung und Entschädigung

BK 1201: Erkrankungen durch Kohlenmonoxid.

Selbst schwere CO-Intoxikationen führen kaum zu bleibenden Gesundheitsschädigungen, sofern die Einwirkungszeit des giftigen Gases nur kurz war. Dagegen können (in seltenen Fällen) länger dauernde Vergiftungen zu bleibenden Gesundheitsschäden führen, die zur BK-Anerkennung und Entschädigung kommen können.

Jährlich gehen etwa 100 BK-1201-Verdachtsanzeigen ein. Zur Anerkennung kam es im Jahr 2000 in 20 Fällen (1998: 75 Fälle). Nur einzelne Fälle sind entschädigungspflichtig.

---

[1] eine eventuelle Intoxikation verläuft klinisch sehr unterschiedlich je nach Prädisposition

BK 1201 – Erkrankungen durch Kohlenmonoxid

- **Eigenschaften:** geruchloses, farbloses Gas
- **Exposition:** Hochöfen, Kokereien, Ziegeleien, Glaswerke, Gießereien, Härtereien, Kfz-Werkstätten
- **Pathogenese:** CO verdrängt O_2 aus der Hämoglobin-Bindung.
- **Krankheitsbild:**
  - 10–20% CO-Hb: leichter Kopfschmerz
  - 20–30% CO-Hb: deutlicher Kopfschmerz, Schwindel
  - > 30% CO-Hb: Benommenheit, Atemstörungen, Verwirrtheit, Bewusstlosigkeit, Krämpfe, Gesichtsfarbe hellrot oder zyanotisch
  - nach langer u. starker CO-Einwirkung: dauerhafte Gehirnschädigungen

Notfalltherapie: Sauerstoffgabe (evtl. Überdruckkammer)

Prävention: CO-Überwachung, Vorsorgeuntersuchungen nach G 7 (Prädisposition KHK? Psychovegetatives Syndrom? Bei Verdacht CO-Hb-Biomonitoring)

Literatur

Zorn, H.: Kohlenmonoxid. In: Konietzko, J., Dupuis, H.: Handbuch der Arbeitsmedizin. ecomed, Landsberg IV-2.4.10.2

BK 1202 – Schwefelwasserstoff, Hydrogensulfid

Chemische Eigenschaften, Vorkommen, Verwendung

Schwefelwasserstoff ist ein farbloses, brennbares, explosionsfähiges Gas. Es riecht charakteristisch nach faulen Eiern. Die Geruchsempfindung ist jedoch unzuverlässig und kann bereits nach kurz dauernder Exposition – etwa ab 150 ml/m³ – durch toxische Einwirkung gestört sein. Auch die lang dauernde Einwirkung niedriger Konzentrationen kann zur Abnahme der Geruchsempfindung führen (Adaptation).

Schwefelwasserstoff ist häufig Bestandteil in Gasgemischen (z.B. mit NH_3, CH_4, CS_2, CO, CO_2). Es ist schwerer als Luft und reichert sich in Senken an.

Schwefelwasserstoff setzt sich mit Metallen oder Metallsalzen zu Sulfiden um (Sulfidfällung). Es entsteht bei der Einwirkung von Säuren auf Metallsulfide oder bei der Zersetzung organischen Materials:

- im Abwasserbereich (Abwasserkanal, Abwassergrube, Wasseraufbereitung bei sulfidischem Wasser),
- in Faulgruben, Jauchegruben,
- in Gerbereien,
- auf Friedhöfen (Gruft),
- in manchen Bergwerken.

Berufliche Exposition

Erdölraffinerien, Chemiebranche, Viskose- und Gummiindustrie, Zellstoffindustrie, Gerbereien, Hochöfen, Kokereien, Bergwerke, Gaswerke, Raffinerien, Abwasserwirtschaft, Landwirtschaft.

Gefahrstoffaufnahme

Inhalation und (in geringem Maß) perkutane Resorption. In den Körper aufgenommen wird teilweise das freie gasförmige H_2S, teilweise Alkalisulfid, welches sich beim Kontakt des H_2S mit Schleimhäuten bildet.

Fremdstoffkinetik und -metabolismus

H_2S (oder Alkalisulfid) wird zu SO_2 und SO_4^{2-} oxidiert und über die Nieren ausgeschieden.

Pathogenese, Zielorgane

H_2S ist ein Zellgift und beeinträchtig intrazelluläre Enzyme (v.a. das Fe[II] der Cytochrom-Oxidase). Dies führt zu einer „inneren Erstickung" (Hypoxie). Klinisch steht im Vordergrund die Wirkung auf das Nervensystem. Zielorgane der Intoxikation sind ferner Magen-Darm-Trakt. Am Herz-Kreislaufsystem manifestieren sich die Folgen der Hypoxie. Der Stoff reizt Haut und Schleimhaut.

Krankheitsbild

Die Symptome (→ *Tab. 4.2-9*) sind sehr verschieden, je nach Konzentration und Dauer der Einwirkung (entsprechend wurde auch der Grenzwert gewählt, siehe Abschnitt „Prävention"):

Tab. 4.2-9 Krankheitsbild in Abhängigkeit von der Luftkonzentration des H_2S.

unter 10 ppm	keine Symptome
100–150 ppm	Reizung der Schleimhäute
200–300 ppm	starke Reizung der Schleimhäute, systemische Intoxikation nach 30 Minuten
300–700 ppm	systemische Intoxikation nach 15–30 Minuten
700–900 ppm	schwere systemische Intoxikation, Tod nach 30–60 Minuten
1000–1500 ppm	Bewusstlosigkeit, Krämpfe, Tod nach wenigen Minuten
über 1800 ppm	Atemlähmung, sofortiger Tod

Hoch dosiert kann es akut/perakut zu starker Reizung an Schleimhäuten, zu Bewusstlosigkeit und Atemlähmung bis hin zum Exitus letalis kommen.

Auch in mittlerer und niedrigerer Dosierung wird auf Haut und Schleimhaut eine irritative Wirkung ausgeübt (Keratokonjunktivitis[1], Bronchitis). Selten entsteht ein Lungenödem. Neurologische Symptome sind Erregungszustände, Schwindel, Gangunsicherheit (kann wie M. Parkinson wirken) und Hirnnervenfunktionsstörungen. Problematisch ist insbesondere die Lähmung des Geruchsnerven, da die Warnwirkung des Geruchs nachlässt. Höhere Hirnleistungen – wie Sprache oder Gedächtnis – können ebenfalls betroffen sein. Am Herzen kann eine Angina-pectoris-Symptomatik auftreten. Gastroenterologische Symptome sind Übelkeit, Erbrechen und Diarrhöen.

Eine Nachkrankheit mit psychiatrischen und psychovegetativen Symptomen wird in der Literatur beschrieben. Die Existenz eines chronischen Krankheitsbildes – Müdigkeit, Kopfschmerz, Hornhauttrübungen, vegetative Labilität – als Folge einer Schwefelwasserstoffexposition wird von einigen Autoren angenommen, von anderen bestritten.

Diagnose

Im EKG ist auf Veränderungen der T-Welle und auf Arrhythmie zu achten.

Therapie, Erste Hilfe

Bei Atemstillstand Beatmung mit Gerät (Selbstschutz des Helfers), bei Atemnot O_2-Gabe.

Als Antidot bei schweren Vergiftungen soll 4-DMAP i.v. gegeben werden. Die Antidot-Wirkung setzt bei i.v.-Gabe nach 1 Minute ein. 4-DMAP bildet Methämoglobin. Dies wird als Zyanose bemerkbar (cave Überdosierung).

Lungenödemprophylaxe ist auch bei fehlenden Krankheitszeichen angezeigt (Dexamethason Dosieraerosol inhalieren lassen). Kontaminierte Haut spülen, verunreinigte Kleidung entfernen. Betroffene Augen mit Wasser spülen und in fachärztliche Behandlung geben.

Prävention

Der wissenschaftliche MAK-Wert der Senatskommission und der gesetzliche Grenzwert der TRGS 900 wurden bei 14 mg/m³ (10 ppm) festgesetzt. Der Überschreitungsfaktor lautet 1, d.h. zu keiner Zeit soll die Konzentration am Arbeitsplatz höher als der angegebene Wert sein.

Vorsorgeuntersuchungen werden nach G 11 durchgeführt. Es werden Mitarbeiter in den genannten Tätigkeitsbereichen[2] (s.o.) untersucht, sofern nicht durch Messungen belegt ist, dass der Luftgrenzwert für Schwefelwasserstoff eingehalten wird.

- **Inhalte der Vorsorgeuntersuchung:** allgemeine und berufliche Anamnese sowie körperliche Untersuchung (Schwerpunkt neurologisch, kardiologisch, pneumologisch, bei Nachuntersuchung ist besonders auch Haut und Schleimhaut zu berücksichtigen). Untersuchung des Blutbilds und des Urinstatus erwünscht. Ergometrie ist zur Früherkennung koronarer Veränderungen erforderlich.
- **Gesundheitliche Bedenken** bei hämodynamisch wirksamen Herz- und Kreislauferkrankungen, bei Lungenkrankheiten mit erheblichen Funktionsstörungen, bei Störungen des Geruchsvermögens, bei Anämie und bei neurologisch-psychiatrischen Erkrankungen. →

[1] als „Spinnerauge" in der Viskoseindustrie bekannt.

[2] Hinweise für die Auswahl des zu untersuchenden Personenkreises geben die „Auswahlkriterien für die spezielle arbeitsmedizinische Vorsorge" (BGI 504, früher ZH 1/600).

- **Nachuntersuchungsfristen:** nach 6–12 Monaten, danach alle 12–24 Monate.

Anerkennung und Entschädigung

BK 1202: Erkrankungen durch Schwefelwasserstoff.

Die Zahl der anerkannten Berufskrankheiten ist in den letzten Jahren gesunken, von 13 (1998) auf 3 (2000).

BK 1202 – Erkrankungen durch Schwefelwasserstoff

- **Chemische Eigenschaften:** ein farbloses Gas mit Geruch nach faulen Eiern (Lähmung des Geruchsnerven!)
- **Exposition:** Gerbereien, Bergwerke, Abwasser, Jauchegruben
- **Aufnahme:** inhalativ und perkutan
- **Pathophysiologie:** Zellgift, „innere Erstickung"
- **Krankheitsbild:** Konjunktivitis, Bronchitis, Angina pectoris, Erbrechen und Diarrhöen, Erregungszustände, Ataxie, Bewusstlosigkeit, Atemlähmung, Tod

Notfalltherapie: Antidot 4-DMAP (Methämoglobinbildner)

Prävention: Vorsorgeuntersuchung nach G11 mit Ergometrie (koronare Veränderungen)

Literatur

1. Berufsgenossenschaft der chemischen Industrie: „Schwefelwasserstoff", Merkblatt M 041. Jedermann-Verlag Dr. Otto Pfeffer, Heidelberg.

BK 1301 – Blasenkrebs durch aromatische Amine

Chemische Eigenschaften, Verwendung

Die aromatischen Amine sind die Aminoverbindungen des Benzols (und seiner Homologen). Es ist also die Aminogruppe (-NH_2) an das aromatische System gebunden.

Aktueller Erkenntnisstand bezüglich der krebserregenden Eigenschaft dieser Substanzklasse:

- Einige aromatische Amine sind im Abschnitt III der MAK-Liste der DFG in Kategorie 1, d.h. sicher humankanzerogen, eingeordnet: 4,4′-Diaminodiphenyl (Benzidin), β-Naphthylamin, 4-Aminodiphenyl (Xenylamin), 4-Chlor-o-Toluidin.
- Als Kategorie-2-Stoffe (im Tierversuch kanzerogen, als humankanzerogen anzusehen) gelten: o-Toluidin, p-Chloranilin, Auramin.
- Dem einfachsten Vertreter der aromatischen Amine, dem Anilin, wurde früher die krebserzeugende Wirkung abgesprochen. Nunmehr ist auch das Anilin von der Senatskommission als krebsverdächtig (Kategorie 3: Anhaltspunkte für krebserzeugende Wirkung) eingestuft.

Branchen, Berufe, Tätigkeiten

Eine berufliche Gefährdung für das Harnblasenkarzinom besteht bzw. bestand bei Herstellung und Verarbeitung von:

- Gummiprodukten (Reaktionsbeschleuniger, β-Naphthylamin als Alterungsschutzmittel/Antioxidans),
- Steinkohlenteer, Sprengstoffen, Polyurethanen, Pflanzenschutzmitteln, Pharmazeutika,
- Azo- und Anthrachinonfarbstoffen (z.B. Färbereien in der Leder- und Textilindustrie).

Gefährdete Berufsgruppen sind bzw. waren Chemiearbeiter, Textilarbeiter, Techniker, Schlosser u.a.

Azofarbstoffe können eingeteilt werden in:

- nichtbioverfügbare, nichtlösliche Azopigmente,
- bioverfügbare, lösliche Azopigmente.

Bioverfügbare Azoverbindungen können metabolisch reduktiv gespalten werden unter Freisetzung der aromatischen Amine, welche zur Synthese ursprünglich eingesetzt worden waren. Hier ist also entscheidend, ob das zugrunde liegende aromatische Amin als kanzerogen gilt. Entsprechende Azofarbstoffe kamen bis ca. Ende der 50er-Jahre vor.

Aufnahme, Kinetik und Metabolismus

Die Aufnahme dieser Stoffe erfolgt aufgrund der Lipidlöslichkeit vor allem über die Haut. Auch über Atemwege (als Dämpfe oder Stäube) kann inkorporiert werden. Die Metaboliten der aromatischen Amine werden im Harn angereichert und ausgeschieden.

Pathogenese, Zielorgane

Die Harnmetaboliten führen zu chronischen hämorrhagischen Entzündungen des Urothels. Betroffen ist der gesamte Bereich der Harnblase und der Harnleiter sowie des Nierenbeckens (Pyelonephritis). Schließlich können aromatische Amine Neubildungen in der Blasenschleimhaut verursachen. Diese können sowohl gutartig, papillomatös als auch bösartig, knotig oder infiltrierend sein. Die Umwandlung benigner in maligne Tumoren (Urothelkarzinome) kommt vor.

Die Lokalisation der Urothelkarzinome ist bevorzugt am Blasengrund und in der Nähe der Harnleiterostien. Auch Harnleiter und Nierenbecken können betroffen sein. Aminverursachte Tumoren unterscheiden sich hinsichtlich Histologie und Lokalisation nicht von Tumoren des Urothels anderer Genese.

Aus verschiedenen Untersuchungen kennt man die prädisponierende Wirkung einer genetisch determinierten geringen Stoffwechselaktivität der N-Azetyltransferase 2 (NAT2) bei Personen, die beruflich gegen aromatische Amine exponiert waren. Es konnte kürzlich gezeigt werden, dass die „Langsam-Azetylierer" auch bei Niedrigdosisexposition ein relevantes Harnblasenkrebsrisiko haben [1].

Personen mit Sichelzellanämie oder Glukose-6-Phosphat-Dehydrogenase-Mangel setzen sich bei Exposition über dem Grenzwert einer akuten Lebensgefahr aus.

Andere, außerberufliche Ursachen des Blasenkrebses: Tabakrauchen, Phenacetin-Missbrauch, Schistosomiasis (Bilharziose), humane Papillomaviren, benigne Prostata-Hyperplasie.

Krankheitsbild

Symptome der Harnwegsneoplasie sind Pollakisurie, Hämaturie. Eine Komplikation ist die aufsteigende Pyelonephritis. Die maligne Entartung und Karzinombildung kann schon bereits nach mehrmonatiger Exposition oder auch erst nach Jahrzehnten auftreten; dies muss bei der Begutachtung berücksichtigt werden. Es kann also (muss aber nicht) der malignen Umwandlung eine jahrelange Symptomatik vorausgehen.

Die durchschnittliche Expositionszeit beträgt ca. 15 Jahre, die durchschnittliche Latenzzeit über 30 Jahre.

Diagnose

Blutbild, Transaminasen, Kreatinin sowie Urinstatus mit Harnsedimentuntersuchungen/Zytologie, Blasenspiegelungen und erforderlichenfalls Biopsie für histologische Untersuchung.

Therapie

Transurethrale, organerhaltende Resektion des Tumors, lokale Immuntherapie, Chemotherapie, Radiatio. Bei fortgeschrittenen Tumoren Zystektomie und Anlage einer Neoblase aus stillgelegten Darmschlingen. Bei frühzeitiger Diagnose und Therapie ist eine Heilung (bzw. restitutio ad integrum) möglich.

Prävention

Die technische Prävention durch Verwendung geschlossener Systeme ist heute in der chemischen Industrie Standard. Als Ergänzung kann in manchen Situationen persönlicher Arbeitsschutz notwendig werden.

Die Vorsorgeuntersuchung nach G 33 („Aromatische Nitro- oder Aminoverbindungen") wird unter „BK 1304 – Amino- und Nitroverbindungen des Benzols" dargestellt.

Personen mit Sichelzellanämie oder Glukose-6-Phosphat-Dehydrogenase-Mangel sollten in jedem Fall vom beruflichen Umgang mit aromatischen Aminen ausgeschlossen werden. Langsam-Azetylierer sollten auf ein erhöhtes Krebsrisiko aufmerksam gemacht werden.

Anerkennung und Entschädigung

BK 1301: Schleimhautveränderungen, Krebs oder andere Neubildungen der Harnwege durch aromatische Amine.

Im Jahr 2000 wurden in 93 Fällen Krebserkrankungen der ableitenden Harnwege als durch aromatische Amine verursacht anerkannt (1998: 81 Anerkennungen). Die durchschnittliche Latenzzeit ist mit 34 Jahren bei diesen Fällen recht hoch. Die meisten der in den letzten Jahren anerkannten Berufskrebserkrankungen nach BK 1301 gehen auf Einwirkungen zurück, die es spätestens seit Mitte der 70er-Jahre in dieser Form nicht mehr gibt. Blasenkrebserkrankungen durch aromatische Amine sind hauptsächlich zwischen 1951 und 1973 entstanden.

Wenn Azofarbstoffe als entscheidende Exposition angesehen werden, ist bei der Begutachtung zu prüfen, ob es sich um einen Azofarbstoff mit einem krebserzeugenden aromatischen Amine als Kupplungskomponente handelte (wurde metabolisch u.U. wieder freigesetzt).

Bei anderen Erkrankungen als Blasenkrebs ist bei Verdacht der Verursachung durch aromatische Amine zu prüfen, ob sie unter die BK 1304 fallen (siehe dort).

BK 1301 – Schleimhautveränderungen, Krebs oder andere Neubildungen der Harnwege durch aromatische Amine

- **Exposition:** Chemiearbeiter (Farbstoffsynthese), Gummiherstellung und -verarbeitung
- **Aufnahme:** dermal oder inhalativ
- **Krankheitsbild:** chronische hämorrhagische Entzündungen des Urothels mit Papillombildung, nachfolgend bösartige Neubildungen der Harnwege

Vorsorgeuntersuchung nach G 33 („Aromatische Nitro- oder Aminoverbindungen")

Blasenkrebs ist v.a. zwischen 1951 und 1973 entstanden

Literatur

1. Golka, K. et al.: Die Bedeutung der N-Acetyltransferase 2 als Prädispositionsfaktor für das Harnblasenkarzinom bei geringer Exposition gegen aromatische Amine. In: 42. Jahrestagung der Deutschen Gesellschaft für Arbeitsmedizin und Umweltmedizin e.V. 2002. Rindt-Druck, Fulda 373–375.

BK 1302 – Halogenierte Kohlenwasserstoffe

Chemische Eigenschaften

Halogenkohlenwasserstoffe sind Kohlenwasserstoffverbindungen mit folgenden Halogenen: Fluor, Chlor, Brom und Jod. Die **fluorierten** Kohlenwasserstoffe sind im Organismus stabil und wenig toxisch. Die **chlorierten** und **bromierten** Kohlenwasserstoffe sind häufig toxisch.

Man unterscheidet die aliphatischen (kettenförmige und zyklische) und die aromatischen (benzolartigen) Halogenkohlenwasserstoffe. Es handelt sich um farblose, angenehm ätherisch riechende Substanzen. Meist liegen sie als leicht flüchtige Flüssigkeiten vor. Sie sind schwer entzündbar. Ihre Dämpfe sind schwerer als Luft (Anreicherung in Bodennähe).

Vorkommen, Verwendung, berufliche Exposition

Früher wurden sehr häufig Chloroform, Tetrachlorkohlenstoff oder Trichlorethylen als Lösemittel verwendet. Heute konzentriert sich der Einsatz auf die weniger toxischen Verbindungen Dichlormethan, 1,1,1-Trichlorethan oder Perchlorethylen („Per").

Kritische Expositionen ereignen sich besonders bei Arbeiten in ungelüfteten Behältern, Gruben und Kellern. Sehr hohe Konzentrationen bewirken dann schon nach sehr kurzer Einwirkungsdauer eine Narkose, die ohne schnelle Hilfe tödlich enden kann.

Anwendung (Übersicht):

- Lösemittel (Klebstoffe, Farben, Abbeizen, Metallreinigung),
- Extraktionsmittel (Harze, Fette, Wachse),
- Textilreinigungsmittel (Ganzreinigung, Fleckenentfernung),
- Gefriermittel, Kühltechnik, Feuerlöschmittel, Flammschutzmittel,
- Pestizide,
- Anästhetika, Desinfektionsmittel (Medizin),
- Isoliermittel (Elektrotechnik), Hydraulikflüssigkeit,
- Synthesestoffe, Monomere, Weichmacher (Kunststoffindustrie, Gummiindustrie).

Heute werden die Halogenkohlenwasserstoffe als Lösemittel zunehmend durch weniger toxische Stoffe, etwa durch wasserlösliche Glykolether oder durch N-Methyl-2-pyrrolidon (NMP), ersetzt.

Als Begleiterscheinung kommt es zu folgenden Expositionen:

- Als Stabilisatoren von chlorierten Kohlenwasserstoffen (Vermeidung der HCl-Abspaltung) werden bzw. wurden Stoffe eingesetzt, die als kanzerogen bekannt sind, z.B. Epichlorhydrin oder 1,2-Epoxybutan.
- Eine spezielle Gefährdung besteht an allen Arbeitsplätzen, wo halogenierte Kohlenwasserstoffe in Kontakt mit offenen Flammen kommen können. Hierbei kann sich Phosgen ($COCl_2$) bilden, welches als Reizgas zum toxischen Lungenödem führen kann.

Gefahrstoffaufnahme

Vorwiegend inhalativ wegen der hohen Flüchtigkeit der Verbindungen. Auch dermale Aufnahme ist z.T. möglich. Die orale Ingestion ist selten, meist akzidentell.

Fremdstoffkinetik und -metabolismus

- Die fluorierten Kohlenwasserstoffe werden überwiegend nicht metabolisiert, sondern unverändert wieder abgeatmet.
- Die chlorierten oder bromierten Kohlenwasserstoffe werden entweder unverändert über die Lungen wieder abgeatmet (v.a. Substanzen mit hohem Dampfdruck) oder verstoffwechselt über die Nieren ausgeschieden.

Die Verstoffwechselung geschieht überwiegend oxidativ durch Zytochrom P_{450}. Für einige Verbindungen ist auch die Glutathion-S-Transferase von Bedeutung.

Für die Metabolisierung (Dehalogenierung) lassen sich 3 Grundtypen unterscheiden (s.u.):

- Bildung freier Radikale (Prototyp Tetrachlorkohlenstoff),
- Bildung von Epoxiden (Prototyp Trichlorethylen),
- Bildung von Kohlenmonoxid (Dichlormethan).

Viele Halogenkohlenwasserstoffe (DDT, PCB) reichern sich im Organismus in lipoiden Geweben an.

Pathogenese, Zielorgane

Zunächst fällt die lokal irritative Wirkung auf Schleimhäute auf. Die Beeinträchtigung des Lipidmantels der Haut (Entfettung) kann zu Dermatosen führen.

Systemische Wirkung: Die halogenierten Kohlenwasserstoffe dürfen nicht als einheitliche toxikologische Gruppe gewertet werden. Es gibt Vertreter der Stoffgruppe mit hoher Toxizität und starker leber- und nierenschädigender Wirkung oder neurotoxischer Wirkung, und andere, bei denen die Parenchymgiftwirkung zurücktritt und die narkotische Wirkung stärker hervortritt.

Die toxische Wirkung hängt vom Metabolisierungstyp ab. Es lassen sich 3 Grundtypen unterscheiden:

- **Bildung freier Radikale** (Prototyp Tetrachlorkohlenstoff): In der Leberzelle spalten die Monooxygenasen des endoplasmatischen Retikulums vom Fremdmolekül ein Chloratom ab (oxidative Dehalogenierung). Dies führt zur Radikalbildung. In der Folge werden die Membranlipide verschiedener Zellorganellen beschädigt. Zellenzyme gelangen ins Blut (z.B. GOT, GPT). Die Zellen können bis zur Nekrose geschädigt werden. Die hohe Organtoxizität dieser Stoffe kann sich nicht nur an der Leber, sondern auch an der Niere zeigen.
- **Bildung von Epoxiden** (Prototyp Trichlorethylen): An der Doppelbindung des Fremdatoms wird durch die Monooxygenasen ein Sauerstoffatom angefügt. Es entsteht ein gespannter, reaktiver Dreiring (Epoxid). Die Folgemetaboliten werden nach Kopplung mit Glukuronsäure oder Schwefelsäure gut nierengängig. Dieser Metabolisierungstyp bedeutet i.d.R. niedrige Organtoxizität und relativ starke narkotische Wirkung.
- **Bildung von Kohlenmonoxid** (Prototyp Dichlormethan): Einige chlorierte Alkane ergeben metabolisch Kohlenmonoxid, welches den Sauerstoff aus der Hämoglobinbindung drängt.

Die Ausprägung der Toxizität ist oftmals von der genauen Strukturformel abhängig. Beispielsweise zeigt 1,1,1-Trichlorethan eine relativ geringe renale oder hepatische Toxizität. Dieser Stoff darf nicht mit dem hochtoxischen 1,1,2-Trichlorethan verwechselt werden.

Alkoholkonsum verstärkt die Giftwirkung der meisten Chlorkohlenwasserstoffe.

Krankheitsbild

Bei der **akuten** Symptomatik stehen zunächst Rausch, Schwindel, Delirium, Narkose, zentrale Atemlähmung im Vordergrund. Es besteht eine Reizwirkung auf die Schleimhäute. Hautkontakt mit stark flüchtigen Substanzen kann akute Erfrierungen verursachen als Folge der Verdunstungskälte.

Zweite Phase der akuten Vergiftung: Bei manchen Chlorkohlenwasserstoffen (z.B. CCl_4, $CHCl_2$-$CHCl_2$, $CHCl_2$-CH_2Cl) kommt es nach einer Latenzzeit von einigen Tagen zu einer ausgeprägten Leberschädigung. Zuerst steigen die Enzyme (GOT, GPT, LDH) stark an, es folgen Leberschwellung, Druckschmerzhaftigkeit, Ikterus, Leberkoma bis hin zum Exitus letalis. Auch die Nierenschädigung kann mit Anurie und Urämie fatal sein.

Die Ingestion von Chlorkohlenwasserstoffen hat u.a. schwere Magenschäden und evtl. Schocksymptomatik zur Folge.

Die **chronische** Gesundheitsschädigung macht sich hauptsächlich durch Tremor, Verwirrtheit, Schlafstörung, Erbrechen, Durchfall, Darmkoliken und hepatorenale Beteiligung bemerkbar. Wiederholte Hautexposition kann Dermatosen nach sich ziehen. Bei chronisch Exponierten kann das diskrete Krankheitsbild der chronisch toxischen Enzephalopathie (organisches Psychosyndrom) beobachtet werden, mit den Symptomen Konzentrationsschwäche, Stimmungslabilität, Gedächtnisschwäche und allgemeiner Leistungsschwäche. Auch sensible und motorische Polyneuropathien werden beobachtet.

Einige halogenierte Kohlenwasserstoffe bewirken eine Sensibilisierung des Herzens gegenüber Sympathikusreizen (notfallmedizinisch ist Adrenalin kontraindiziert). Herzrhythmusstörungen können das einzige Symptom einer chronischen Exposition darstellen (ausgelöst durch körperliche Belastung oder mitverursacht durch kardiale Vorschädigung).

Einige Halogenkohlenwasserstoffe gelten als sicher humankanzerogen: Trichlorethylen („Tri“), Vinylchlorid.

Therapie, Erste Hilfe

Eine spezifische Antidot-Therapie bei Halogenkohlenwasserstoff-Intoxikationen ist nicht bekannt (Ausnahme Vinylchlorid). Es gelten – mit einigen Ergänzungen – die allgemeinen Prinzipien der Ersten Hilfe bei Gefahrstoffeinwirkung (Lungenödemprophylaxe, bei Ingestion Aktivkohle-Gabe, kein Adrenalin).

Prävention

Für einige halogenierte Kohlenwasserstoffe (z.B. Tetrachlorkohlenstoff, Tetrachlorethan, Pentachlorethan) bestehen laut Gefahrstoffverordnung Verwendungsverbote.

Technischer und persönlicher Arbeitsschutz: Die üblichen Prinzipien des Arbeitsschutzes und der Arbeitshygiene sind zu beachten. Bei Ungenügen des technischen Arbeitsschutzes ist (für begrenzte Zeit) ein Atemschutzgerät (Gasfiltertyp A, Kennfarbe braun für organische Niedrigsieder) zu tragen. Hautkontakt mit den Halogenkohlenwasserstoffen vermeiden. Augenschutz und Augendusche verwenden bzw. bereit halten. Handschuhe aus Fluorkautschuk sind für die meisten Halogenkohlenwasserstoffe geeignet. Ein spezieller Hautschutzplan soll erstellt werden. Über die Luft können sich Halogenkohlenwasserstoffe in fetthaltigen Nahrungsmitteln anreichern. Deswegen sollten in der Nähe von betroffenen Arbeitsplätzen keine Lebensmittel gelagert werden.

Arbeiten in ungelüfteten Behältern, Gruben und Kellern sind besonders zu überwachen. Pränarkotische Symptome (sollten nicht vorkommen) sind ein deutliches Warnzeichen für unzureichenden Arbeitsschutz.

Tabakrauchen am Arbeitsplatz ist strengstens zu untersagen, da in chlorkohlenwasserstoffhaltiger Atmosphäre giftige und reizende Zersetzungsprodukte entstehen können (z.B. Phosgen, Chlorwasserstoff).

Bei Überschreiten der Auslöseschwelle beim Umgang mit Halogenkohlenwasserstoffen sind **arbeitsmedizinische Vorsorgeuntersuchungen** durchzuführen. Dazu existieren die folgenden „Berufsgenossenschaftlichen Grundsätze für arbeitsmedizinische Vorsorgeuntersuchungen“:

- Tetrachlorkohlenstoff G 13,
- Trichlorethylen G 14,
- Tetrachlorethylen G 17,
- Tetrachlorethan G 18,
- Monochlormethan G 28,
- Vinylchlorid G 36.

Neben der Erstuntersuchung vor Aufnahme der Tätigkeit sind Nachuntersuchungen vorgesehen. Laboruntersuchungen (Transaminasen, γ-GT, alk. Phosphatase, Serum-Kreatinin, Eiweiß-Elektrophorese), EKG, Audiogramm, Visustest, Urinstatus u.a. gehören zu einer solchen Nachuntersuchung.

Auch Untersuchungen nach G 24 (Hauterkrankungen — mit Ausnahme von Hautkrebs) sollten u.U. angeboten werden.

Anerkennung und Entschädigung

BK 1302: Erkrankungen durch Halogenkohlenwasserstoffe.

Erkrankungen durch halogenierte Alkyl-Aryl-Oxide und die entsprechenden Sulfide sind gesondert unter BK 1310 und 1311 in der Liste der Berufskrankheiten aufgeführt.

Die Statistik zur BK 1302 weist noch keine abnehmende Tendenz bei anerkannten Fällen auf *(→ Tab. 4.2-10)*.

Tab. 4.2-10 BK 1302. Verdachtsanzeigen, Anerkennung und Entschädigung

Jahr	Verdachts-anzeigen	anerkannte Berufs-krankheiten	erstmals entschädigte Fälle
1998	573	52	30
1999	614	48	20
2000	428	84	16

Von 1978–2000 wurden im Bereich der gewerblichen Berufsgenossenschaften 68 Krebserkrankungen als durch halogenierte Kohlenwasserstoffe verursacht anerkannt (meistens Vinylchlorid oder Trichlorethylen).

Es folgen Einzeldarstellungen bestimmter Halogenkohlenwasserstoffe.

Monochlormethan (Methylchlorid)

Monochlormethan (CH_3Cl) ist ein farbloses Gas mit ätherischem Geruch. Im Gemisch mit Luft ist es explosionsfähig.

Krankheitsbild: Hautkontakt mit verflüssigtem Methylchlorid hat wegen der Verdunstungskälte Erfrierungen zur Folge. Die Schleimhäute werden (schwach) gereizt, bei hoher Konzentration kann es zum Lungenödem kommen.

Die systemische Wirkung ist schwach narkotisch und deutlich neurotoxisch (Enzephalopathie). Möglich sind auch Hepatosen, Nephrosen und Kardiomyopathie sowie Lungenschädigungen.

Chronische (protrahierte) Schädigung äußert sich zuerst als Hautjucken und durch diskrete neurologische Symptome, selten auch durch Hämolyse oder durch Schädigung der Leber oder Niere.

Therapie: Notfalltherapie geschieht nach üblichen Prinzipien. Eventuell könnte Antidot-Therapie mit N-Aetylcystein versucht werden (Abfangen der Alkylierungreaktion), analog zur Therapie der Methylbromid-Vergiftung (Rücksprache Giftinformationszentrale).

Schwangerschaftsgefährdung Gruppe B, krebserzeugend Kategorie 3B. Prävention durch technischen und organisatorischen Arbeitsschutz. In der **Vorsorgeuntersuchung** nach G 28 soll v.a. auf Hautjucken als Erstsymptom sowie auf diskrete Allgemeinsymptome und neurologische Symptome geachtet werden. Besonders soll auf Personen mit genetischer Prädisposition geachtet werden („Nichtmetabolisierer").

Biomonitoring kann durch Untersuchung der Urinausscheidung des Metaboliten S-Methylcystein erfolgen (kein BAT-Wert festgelegt). Hierbei ist zu beachten, dass bei einzelnen Mitarbeitern ein genetischer Polymorphismus (Glutathion-S-Transferase Theta, GSTT1) eine Rolle spielen kann. Bei diesen Mitarbeitern beobachtet man bei gegebenem Expositionsniveau eine abnorm niedrige Urinausscheidung des S-Methylcystein, die genetisch bedingt ist und zur Unterschätzung des Expositionsniveaus führen kann.

Dichlormethan (Methylenchlorid)

Dichlormethan ist Bestandteil von vielen Abbeizern. Bei Abbeizarbeiten mit dichlormethanhaltigen Mitteln kommt es in Innenräumen praktisch regelmäßig zu Grenzwertüberschreitungen, teilweise um ein Vielfaches. Vereinzelt kam es zu Todesfällen. Selbst im Freien bei Arbeiten an Fassaden wurden Grenzwertüberschreitungen gemessen. Das über die Lungen aufgenommene Dichlormethan wird zu 5% wieder abgeatmet, der Rest wird v.a. oxidativ metabolisiert (Zytochrom P_{450}). Toxisches Abbauprodukt ist **Kohlenmonoxid**, welches die bekannte Affinität zum Hämoglobin aufweist. Nach dem Ende der Exposition beträgt die Halbwertszeit des gebildeten CO-Hb etwa 7–10 Stunden und ist damit um 50% länger als nach direkter CO-Exposition.

Krankheitsbild: Pränarkose tritt ab 1.000 ppm, Narkose ab 10.000 ppm auf. Die kardialen Begleiterscheinungen sind ausgeprägt (Rhythmusstörungen, Hypotonie, Schock). Eine starke Azidose (metabolisch, respiratorisch) kann hinzukommen. Die Reizung der Haut ist mäßig stark. Bei längerem Kontakt sind Verätzungen möglich. Die Reizwirkung auf Atemtrakt bzw. Lunge kann vereinzelt bis zum toxischen Lungenödem gehen. Die Toxizität des Kohlenmonoxids (metabolisches Abbauprodukt des Dichlormethans) wird ebenfalls beobachtet, ist jedoch bei der akuten Intoxikation meist nicht ausschlaggebend. Chronische Wirkungen (während protrahierter Dichlormethan-Exposition) werden vor allem durch das Kohlenmonoxid ausgeübt (Kopfschmerzen, Schwindel, Kurzatmigkeit, Übelkeit, Ohrensausen, Benommenheit). Direkte ZNS-Wirkungen durch Dichlormethan treten erst bei höherer Dosierung auf.

Therapie: Notfalltherapie nach üblichen Prinzipien (einschließlich Lungenödemprophylaxe) unter Beachtung und Therapie der Arrhythmie und Azidose.

Entsprechend dem BAT-Wert für CO(Hb) von 5% wurde früher für Dichlormethan ein MAK-Wert von 100 ppm festgelegt. Bei dieser inhalativen Exposition gegenüber Dichlormethan wurde der BAT-Wert für CO(Hb) auch bei längerer Expositionsdauer nicht überschritten (Ausnahme Tabakraucher).

Auf Grund der jetzigen Einstufung des Dichlormethans als krebserzeugend ist der frühere MAK-Wert der DFG entfallen (er ist aber als gesetzlicher Grenzwert der TRGS 900 noch beibehalten). Dichlormethan ist von der DFG nunmehr in die Kategorie 3 A der krebserzeugenden Gefahrstoffe eingeordnet.

Eine Luftkonzentration von 100 ml/m³ (ppm) entspricht der Konzentration von 1 mg/l Vollblut (während der Exposition, mindestens 2 Stunden nach Expositionsbeginn), sofern Hautresorption keine Rolle spielt (EKA, Expositionsäquivalent für krebserzeugende Arbeitsstoffe).

Problematisch ist die **Prävention** des Hautkontaktes. Es gibt kein Handschuhmaterial, welches 8 Stunden vor Dichlormethan schützt. Die besten, sehr teuren Handschuhe (Fluorkautschuk) halten lediglich 150 Minuten dicht. Die Lösung dieser Probleme ist vielfach in der Verwendung von Ersatzstoffen zu finden (TRGS 612).

Trichlormethan (Chloroform)

Verwendet wird Chloroform für chemische Synthesen (nur noch in geschlossenen Systemen erlaubt), im Labor als Extraktionsmittel. Nicht mehr zugelassen ist Chloroform als Narkotikum. Die Gefahrstoffaufnahme erfolgt inhalativ, dermal und ingestiv. Ein beträchtlicher Teil wird unverändert wieder abgeatmet.

Krankheitsbild: Chloroform hat eine akute Reizwirkung auf Augen und Haut sowie narkotische Wirkung auf das Zentralnervensystem. Beeinträchtigung der Herzfunktion; nach 2- bis 3-tägiger Latenz Funktionsstörungen und Schädigung von Leber und Niere.

Therapie: Notfalltherapie erfolgt nach üblichen Prinzipien (einschließlich Lungenödemprophylaxe) unter Beachtung und Therapie der Arrhythmie (Kammerflimmern!). Nach Hautkontakt Polyethylenglykol (z.B. Lutrol, PEG 400) auftragen und mehrere Minuten einwirken lassen, dann mit Wasser abspülen (ersatzweise nur mit Wasser gründlich abspülen). Danach Flumetason dermal applizieren.

Prävention durch technischen Arbeitsschutz, evtl. ist kurzzeitig ein Atemschutzgerät (Gasfilter AX, Kennfarbe: braun) zu tragen. Hautkontakt vermeiden.

Chloroform wurde von der DFG in die neue Kategorie 4 der krebserzeugenden Gefahrstoffe eingestuft (kein genotoxischer Wirkmechanismus). Somit konnte ein MAK-Wert von 2 mg/m³ aufgestellt werden.

Schwangerschaftsgefährdung Gruppe B.

Tetrachlormethan (Tetrachlorkohlenstoff)

Tetrachlorkohlenstoff hat die chemische Formel CCl_4. Die Verbindung wurde früher für folgende Zwecke verwendet:

- Lösemittel für Fette, Öle, Teerprodukte,
- Textil-Reinigungsmittel,
- Feuerlöschmittel mit speziellen Anwendungsbereichen.

Wegen der hohen Toxizität ist der technische Gebrauch sehr eingeschränkt worden.

Aufnahme: CCl_4 wird hauptsächlich inhalativ, aber auch dermal und ingestiv aufgenommen. Ausscheidung erfolgt überwiegend durch Exhalation. Der Stoff neigt im Körper zur Akkumulation, vor allem im zentralen und peripheren Nervensystem. Er wird in der Leber – über radikalische Zwischenstufen – letztlich zu CO_2 metabolisiert.

Krankheitsbild: Klinisch beobachtet man bei akuter Exposition einen **zweiphasigen** Verlauf mit Konjunktivitis, Bronchitis, Schwindel, Übelkeit, Somnolenz, Rausch (bis hin zu lebensgefährlichen Schock- und Narkosezuständen). Nach einer symptomfreien Latenzzeit von einigen Tagen werden Erbrechen, Durchfälle, Koliken sowie druckschmerzhafte Leberschwellung, Ikterus, Oligurie, Anurie und schließlich Leberkoma beobachtet.

Todesfälle (sofort oder verzögert) sind z.B. nach Sturz und Verweilen einer bewusstlosen Person über Lösemittellachen vorgekommen.

Die chronische Intoxikation kann leicht verlaufen mit Gewichtsabnahme, Konzentrationsschwäche oder ähnlichen Symptomen der Enzephalopathie. Leichte chronische Leber- und Nierenschädigungen und Dermatosen sind möglich. Alkohol verstärkt die CCl_4-Toxizität.

Therapie: Notfalltherapie nach üblichen Prinzipien (einschließlich Lungenödemprophylaxe) unter Beachtung und Therapie der Arrhythmie (Kammerflimmern!). Nach Hautkontakt Polyethylenglykol (z.B. Lutrol, PEG 400) auftragen und mehrere Minuten einwirken lassen, dann mit Wasser abspülen (ersatzweise nur mit Wasser gründlich abspülen). Danach Flumetason dermal applizieren. In der Klinik bei Bewusstlosigkeit hyperbare Oxygenation, intensive Leberschutztherapie u. Nierenprotektion.

Von der Senatskommission der DFG ist Tetrachlormethan in die Kategorie 4 der krebserzeugenden Gefahrstoffe eingestuft worden. Dies sind Stoffe, bei denen nicht die genotoxischen Wirkungen im Vordergrund stehen, sondern die tumorfördernden Eigenschaften. Bei Einhaltung der Grenzwerte (MAK oder BAT) ist kein Beitrag zum Krebsrisiko zu erwarten.

Der gesetzliche **Grenzwert** des CCl_4 liegt bei 65 mg/m^3. Der MAK-Wert der Senatskommission wurde im Jahr 2000 auf 1/20 dieses Wertes abgesenkt.

Für CCl_4 besteht laut Gefahrstoffverordnung ein Verwendungsverbot wegen der hohen Toxizität, wenn dieser Stoff zu mehr als 1% in einem Gemisch enthalten ist. Wenn heute noch CCl_4-Exposition am Arbeitsplatz besteht, sind besondere Vorsichtsmaßnahmen gegen inhalative oder dermale Aufnahme zu treffen (keine durchfeuchtete Kleidung auf der Haut, cave unsachgemäße Hautpflege).

Die **Vorsorgeuntersuchungen** nach G 13 besteht aus Standarddiagnostik im Hinblick auf Haut, Leber und Niere. In der Anamnese ist sorgfältig nach zentralnervösen und gastrointestinalen Symptomen zu fahnden. Bei Nachuntersuchung wird in unklaren Fällen auch Biomonitoring erforderlich. Personen mit kardialen Arrhythmien und mit Suchtkrankheiten sind für die Tätigkeit ungeeignet (weitere Gründe für gesundheitliche Bedenken siehe Originaltext des G 13).

Als **Biomonitoring** wird der Nachweis des CCl_4 aus Alveolarluft (BAT-Wert 1,6 ml/m^3 Alveolarluft, 1 Stunde nach Expositionsende) oder aus Vollblut (BAT-Wert 70 µg/l Vollblut bei Schichtende) durchgeführt.

1,1,1-Trichlorethan

Das wenig toxische 1,1,1-Trichlorethan wird heute als Ersatz für Trichlorethen verwendet. Aufgrund der hervorragenden Lösemitteleigenschaften für Öle, Fette, Wachse, Harze, Teer, verschiedene Kunststoffe sowie Bitumen und Asphalt ergibt sich eine breite Anwendungspalette.

Die **Aufnahme** in den Körper geschieht inhalativ, aber auch (mäßig) dermal. 1,1,1-Trichlorethan wird teilweise im menschlichen Fettgewebe angereichert (HWZ ca. 4 Tage), teilweise im Körper metabolisiert zu Trichloressigsäure.

Das **Krankheitsbild** ist bestimmt durch pränarkotische Erscheinungen (nur bei relativ hoher Dosierung narkotische Wirkungen). Typischerweise sind die Beschwerden wenige Stunden nach Exposition abgeklungen. Haut- und Schleimhautreizungen sind selten, noch seltener ein toxisches Lungenödem. Herzrhythmusstörungen können vorkommen. Dauerschäden an Organen sind nicht beschrieben worden.

Ein Risiko der Fruchtschädigung braucht bei Einhaltung des MAK-Wertes/BAT-Wertes nicht befürchtet zu werden. Zur Frage der Kanzerogenität ist nichts bekannt.

Therapie: Notfalltherapie nach üblichen Prinzipien (Lungenödemprophylaxe, cave kardiale Arrhythmie).

Achtung: 1,1,1,-Trichlorethan darf nicht mit 1,1,2-Trichlorethan verwechselt werden. Letzteres ist wesentlich stärker hepatotoxisch und nephrotoxisch. Der Unterschied findet seine Entsprechung in den MAK-Werten.

MAK-Wert der DFG:
- 1,1,1-Trichlorethan 200 ml/m^3
- 1,1,2-Trichlorethan 10 ml/m^3

Tetrachlorethan und Pentachlorethan

1,1,2,2-Tetrachlorethan und Pentachlorethan sind farblose, unbrennbare Flüssigkeiten. Sie lösen Fette und Wachse und mischen sich mit organischen Lösemitteln. Die Anwendung als Lösemittel ist wegen der hohen Toxizität sehr eingeschränkt worden. Es kommt zu ausgeprägten Parenchymschäden (Myokardschädigung, Niere, Leber). Tetrachlorethan ist auch neurotoxisch. Ferner ist zu erwähnen die Reizung von Haut und Schleimhaut durch die beiden Verbindungen.

Arbeitsschutzmaßnahmen müssen wegen der hohen Toxizität konsequent angewendet werden, Vorsorgeuntersuchung nach G 18. Es sind keine hinreichend empfindlichen Biomonitoring-Parameter für 1,1,2,2-Tetrachlorethan/Pentachlorethan verfügbar. Es besteht bei beiden Verbindungen der begründete Verdacht auf kanzerogenes Potential (für 1,1,2,2-Tetrachlorethan vermutlich überwiegend Promotorwirkung).

Trichlorethylen (Trichlorethen)

Trichlorethylen („Tri", $Cl_2C{=}CHCl$) ist eine unbrennbare, farblose, angenehm-süßlich riechende Flüssigkeit. Tri galt lange Zeit als technisch hervorragend geeignetes Lösemittel für Fette, Wachse und andere organische Substanzen. Es fand in sehr vielen Branchen Verwendung als Lackentferner, Rostschutzmittel, Kaltreiniger, Extraktionsmittel, etc. Später wurde Tri zunehmend durch andere Lösungsprozesse oder Lösemittel ersetzt (z.B. durch das wenig toxische 1,1,1-Trichlorethan).

Zum Entfetten von Metallteilen wurde Tri früher in offenen Bädern (kalt oder warm) angewendet. Besonders bei der manuellen Bearbeitung mit Bürsten konnte die Exposition sehr hoch sein.

Nach Inhalation wird Tri überwiegend wieder exhaliert. Dennoch ist **Aufnahme** über die Lungen relevant. Hautresorption ist weniger bedeutend, aber möglich.

Das inkorporierte Tri wird langsam im Fettgewebe gespeichert und verzögert wieder abgegeben. Ca. 60% des aufgenommenen Trichlorethens werden im Körper metabolisiert. An der Doppelbindung wird durch die Monooxygenasen ein Sauerstoffatom angefügt. Es entsteht ein gespannter, reaktiver Dreiring (Epoxid). Dieser wird zu Trichloracetaldehyd (Chloral) umgewandelt, welches überwiegend oxidativ metabolisiert wird. Ein anderer Abbauweg nimmt bei steigender Konzentration an Bedeutung zu: die reduktive glutathionabhängige Biotransformation des Tri zu substituierten Cysteinderivaten.

Krankheitsbild: Tri-Dämpfe reizen (mäßig) die Schleimhäute. Flüssiges Tri entfettet die Haut, was zu Dermatosen führen kann. Eine **akute** systemische Intoxikation zeigt sich als Kopfschmerz, Übelkeit, Rauschzustand, Sedation (ab etwa 200 ppm) bis hin zu Paresen und einer tiefen Narkose (bei 5000 ppm). Als Spätfolge der akuten Intoxikation kann es bei körperlicher Anstrengung oder Alkoholkonsum zu Herzkammerflimmern kommen.

Die **chronische** Verlaufsform der Tri-Intoxikation äußert sich durch Kopfschmerzen, Schwindel, Nervosität, Rauschzustände, Alkoholunverträglichkeit, kardiale Arrhythmien (in Einzelfällen bis zum Exitus letalis), Dermatosen. Uncharakteristische psycho-neurotische Störungen werden beobachtet. Suchterscheinungen unter den Arbeitern sind häufig („Tri-Sucht").

Sehstörungen und Schädigungen des Hörnerven mit Hochtonhypakusis können vorkommen (Tri-Exposition ist Indikation zur Audiometrie). Die Schädigung der Hirnnerven („Polyneuritis cranialis") wird dem Dichloracetylen ($ClC{\equiv}CCl$) zugeschrieben, welches am Arbeitsplatz unter alkalischen Bedingungen aus Tri entstehen kann.

Therapie: Notfalltherapie nach üblichen Prinzipien (einschließlich Lungenödemprophylaxe) unter Beachtung der kardialen Arrhythmie (keine Katecholamine). Nach Hautkontakt mit Wasser und Seife waschen. Bei Beatmung dürfen keine geschlossenen Systeme mit Alkalipatrone verwendet werden (Dichloracetylenentstehung!). Nach oraler Aufnahme Magenspülung (in Intubation), Gabe von Aktivkohle.

Trichlorethylen wurde als sicher humankanzerogen eingestuft (Nierenzellkarzinome). In der Grenzwertliste der Senatskommission entfiel damit der MAK-Wert und die Einstufung in Schwangerschaftsgruppe C. Staatlicherseits wird nun die Aufstellung eines technisch begründeten Luftgrenzwertes vorbereitet. Der bisherige gesetzliche Grenzwert von 50 ml/m^3

(ppm) bzw. 270 mg/m³ bleibt vorerst gültig (Stand 10/2002).

Tri darf nicht mit Lauge oder Kalk (alkalischen Bedingungen) zusammenkommen, denn es wird dann Salzsäure abgespalten unter Entstehung des hochreaktiven, sehr neurotoxischen Gases Dichloracetylen (ClC≡CCl).

Nach akuter Tri-Intoxikation ist Nachbeobachtung in der Klinik nötig (cave Herzkammerflimmern).

Die **Vorsorgeuntersuchung** nach G 14 (Trichlorethen) besteht aus Anamnese (Allgemeinsymptome, Sinnesleistungen, Brechreiz, Alkoholintoleranz), Laborbestimmungen (großes Blutbild, SGPT, γ-GT, β_1-Mikroglobulin), u.U. auch aus EKG, Ergometrie, Audiogramm, Sehtest und Augenhintergrundsuntersuchung sowie Nierensonographie (Details siehe Originaltext des G 14). Bei Nachuntersuchung ist Biomonitoring erwünscht. Personen mit kardialen Arrhythmien oder mit Suchtkrankheiten (Alkohol verstärkt die Tri-Toxizität) sind für die Tätigkeit ungeeignet (weitere Gründe für gesundheitliche Bedenken siehe Originaltext).

Biomonitoring kann durch Bestimmung der Trichloressigsäure im Harn nach Expositionsende durchgeführt werden (BAT 100 mg/l Harn). Zusätzlich wird Trichlorethanol aus Vollblut bestimmt (BAT 5 mg/l Vollblut, bei Expositionsende bzw. nach mehreren Schichten). Bei der Festsetzung dieser gesetzlichen Grenzwerte (TRGS 903) sind die kanzerogenen Wirkungen noch unberücksichtigt. Die DFG gibt den Grenzwert von 100 mg Trichloressigsäure pro Liter Urin nur noch als EKA-Wert an.

Tetrachlorethylen (Perchlorethylen, Tetrachlorethen)

Tetrachlorethylen („Per", $Cl_2C{=}CCl_2$) ist eine farblose, unbrennbare, chemisch stabile Flüssigkeit. Sie riecht ähnlich wie Chloroform. Bei der thermischen Zersetzung entsteht u.a. das hochreaktive, sehr neurotoxische Gas Dichloracetylen (ClC≡CCl).

Tetrachlorethylen ist ein gebräuchliches Lösemittel in chemischen Reinigungen (Textilreinigungen). Es wird nur noch in geschlossenen Systemen verwendet. Zuvor wurde z.B. das weitaus toxischere Tetrachlorkohlenstoff gebraucht. Die Verwendung des „Per" in der Metallindustrie zum Entfetten der Metallteile ist rückläufig. Auch die früher vielfältige Nutzung des „Per" in Lackentfernern, Rostschutzmitteln, etc. ist rückläufig.

Die Verbindung ist hautresorptiv. Aufnahme ist auch über Lunge oder Gastrointestinaltrakt (Nahrungsmittel) möglich. Nach Aufnahme in den Organismus wird der größte Teil des „Per" unverändert wieder abgeatmet. Auch nach Tagen kann man die Substanz in der Ausatemluft nachweisen. Tetrachlorethylen wird im menschlichen Fettgewebe angereichert (HWZ ca. 4 Tage). Ein kleiner Teil wird u.a. zu Trichlorethanol metabolisiert. Diesem wird die eigentliche toxische Wirkung zugeschrieben (Giftung). Im Urin findet man glukuronidiertes Trichlorethanol und Trichloressigsäure. Bei hoher Expositionskonzentration gewinnt ein glutathionabhängiger Abbauweg an Bedeutung.

Akute Vergiftungssymptome sind Kopfschmerzen und Übelkeit. Bei etwas höherer Dosierung stellt sich berauschende und dann narkotische Wirkung ein. Abdominelle Schmerzen und Krämpfe können auftreten. An den Schleimhäuten kommt es bei hoher Gefahrstoffexposition zu Reizerscheinungen. In schweren Fällen muss mit einem Lungenödem gerechnet werden. Als Spätfolge der akuten Intoxikation kann es bei körperlicher Anstrengung oder Alkoholkonsum zu Herzkammerflimmern kommen.

Bei **chronischer** Exposition sind Schlafstörungen, Appetitlosigkeit, Reizbarkeit, Ataxie und Beeinträchtigung des Kurzzeitgedächtnisses möglich. Wie bei allen chlorierten Kohlenwasserstoffen kann es zu kardialen Arrhythmien kommen. Dermatosen und Schleimhautreizungen (Husten) sind möglich. Leber- und Nierenschäden können nach hoher chronischer Exposition auftreten.

Therapie: Notfalltherapie nach üblichen Prinzipien (einschließlich Lungenödemprophylaxe, bei Ingestion Aktivkohle). Bei Kreislaufproblemen sollten Katecholamine vermieden werden.

Prävention: Der gesetzliche Grenzwert beträgt 50 ppm (= 345 mg/m^3). Er wurde in der MAK-Liste der Senatskommission wegen des Verdachts auf Kanzerogenität ausgesetzt.

Wenn es zu Grenzwertüberschreitung oder Hautresorption kommt, so müssen arbeitsmedizinische Vorsorgeuntersuchungen (Grundsatz G 17) durchgeführt werden.

Die **Vorsorgeuntersuchung** nach G 17 (Tetrachlorethen) besteht aus Anamnese (Allgemeinsymptome, Sinnesleistungen, Herzunruhe, Brechreiz, Alkoholintoleranz) und Laborbestimmungen (SGPT, γ-GT). Bei Erstuntersuchung ist auch Ergometrie erwünscht. Bei Nachuntersuchung in unklaren Fällen weitere Leberdiagnostik, EKG, fachneurologische Untersuchung und Biomonitoring (Details siehe Originaltext des G 17). Personen mit kardialen Arrhythmien oder mit Suchtkrankheiten sind für die Tätigkeit ungeeignet (weitere Gründe für gesundheitliche Bedenken siehe Originaltext).

Biomonitoring erfolgt durch Bestimmung des Tetrachlorethylens aus Vollblut (BAT 1 mg/l Vollblut, Probenahmezeitpunkt vor nachfolgender Schicht, TRGS 903). Die Senatskommission gibt wegen Krebsverdacht den Wert nur noch als Expositionsäquivalent an (EKA-Wert).

Vinylchlorid

Vorbemerkung: Polyvinylchlorid (PVC) enthält in der auspolymerisierten Form kein monomeres Vinylchlorid und ist deshalb relativ unschädlich. Gesundheitsschäden können beim Erhitzen durch Freisetzung von Weichmachern entstehen oder durch Staubinhalation beim Schleifen oder Trennen des Kunststoffs.

Vinylchlorid (Monochlorethylen, $H_2C{=}CHCl$) ist ein farbloses, leicht entzündliches, schwach süßlich riechendes Gas. Die Verbindung nimmt eine Sonderstellung unter den aliphatischen Chlorkohlenwasserstoffen ein. Sie wird in der Kunststoffindustrie verwendet und ist der Vorläuferstoff (das Monomer) für die Synthese von Polyvinylchlorid (PVC).

Aufnahme: Das gasförmige Vinylchlorid wird (in erster Näherung) nur inhalativ aufgenommen und wird im Organismus über Zwischenstufen zu Thiodiglykolsäure und 2-Hydroxyethylmerkaptursäure abgebaut und im Urin ausgeschieden.

Krankheitsbild: Vinylchlorid und seine Metabolite wirken schädigend auf Lunge, Blutbildung, Gefäßsystem, Haut, Knochen und Leber. Das Stoffwechselprodukt Chlorethenoxid vermag Nukleinsäuren zu alkylieren (humankarzinogene Wirkung der Vinylchloridexposition).

Der Rauschzustand durch Vinylchlorid-Exposition wird oftmals nicht als unangenehm empfunden. Die akute Symptomatik umfasst Müdigkeit, Schwindel, Pränarkose, Herzrhythmusstörungen, Narkose bis hin zu Atemlähmung und Exitus letalis.

Die Symptome einer Langzeitexposition gegen Vinylchlorid können sein:

- Splenomegalie,
- Thrombozytopenie,
- Sklerodermie,
- vasomotorische Störungen (Raynaud-Phänomen),
- Auftreibung und bandförmige Knochenläsionen einzelner Fingerendglieder (Akroosteolysen),
- Leberzirrhose mit Ösophagusvarizen,
- Spätfolge: Hämangioendotheliom (Angiosarkom) der Leber und vermutliche auch andere Malignome.

Therapie: Notfalltherapie erfolgt nach üblichen Prinzipien (einschließlich Lungenödemprophylaxe). Bei akuter Intoxikation Hyperventilationstherapie. Zur Unterstützung des glutathionabhängigen Entgiftungswegs wird bei schweren Intoxikationen ein Therapieschema empfohlen, das sich für Acrylnitril bewährt hat: N-Acetylcystein (Fluimucil), 150 mg/kg KG i.v. in 15 min unverdünnt (oder mit der gleichen Menge einer 5%igen Lävuloselösung). Evtl. weitere Infusion von N-Acetylcystein. Patienten auch bei Wohlbefinden einige Stunden beobachten (weitere Informationen: Giftinformationszentrale, http: //www.bia.de: „Gestis-Stoffdatenbank").

Prävention: Vinylchlorid (VC) ist als kanzerogener Stoff der Kategorie 1 eingestuft (sicher humankanzerogen). Nach TRGS 900 gilt ein TRK-Wert von 3 ml/m^3 bzw. 8 mg/m^3 für bestehende Anlagen der VC- und PVC-Produktion. Ansonsten gilt ein niedrigerer TRK-Wert von 2 ml/m^3 bzw. 5 mg/m^3.

Bei der PVC-Weiterverarbeitung gelten – bei geeigneter Lüftungstechnik – die Vinylchlorid-Grenzwerte als dauerhaft sicher eingehalten, wenn Rohprodukte verwendet werden, deren Restgehalt an Monomeren (Vinylchlorid) unter 10 mg Vinylchlorid pro kg PVC liegt (DIN 7746). Messungen werden dann nicht notwendig.

Vorsorgeuntersuchungen (nach GefStoffV und VBG A4) werden orientiert an G 36 durchgeführt. In der Anamnese ist auf typische Frühsymptome zu achten. Laborchemisch werden großes Blutbild und Leberwerte bestimmt, erwünscht ist eine Oberbauchsonographie mit Darstellung der Leber (weitere Details siehe Originaltext des G 36).

Biomonitoring soll bei unklaren Fällen durch Bestimmung der Thiodiglykolsäure im Urin durchgeführt werden. Als Äquivalent zum TRK-Wert von 2 ml/m^3 Vinylchlorid in der Arbeitsplatzluft wird ein EKA-Wert von 2,4 mg Thiodiglykolsäure im 24-Stunden-Urin angegeben (Probenahmezeitpunkt nach mehreren Schichten).

Bromierte Kohlenwasserstoffe

Die wichtigsten bromierten Kohlenwasserstoffe:

- Methylbromid (Brommethan): gasförmige, sehr toxische Verbindung, die als Nematizid und Feuerlöschmittel verwendet wird. Methylbromid wird vor allem über die Haut und die Atemwege in den Körper aufgenommen. Kanzerogenitäts-Einstufung der DFG 3 B (Verdacht auf krebserzeugendes Potential). Der gesetzliche Grenzwert (TRGS 900) lag früher bei 5 ml/m^3 (ppm) entsprechend 20 mg/m^3. Nunmehr wird nur noch ein „Biologischer Leit-Wert" (BLW) von 12 mg/l Plasma/Serum angegeben (Quelle: DFG). Er soll Anhaltspunkt für zu treffende Schutzmaßnahmen sein.
- Bromoform (Tribrommethan): farblose, süß schmeckende, toxische Flüssigkeit. Die Aufnahme in den Körper erfolgt über Haut und Schleimhäute. Die toxische Wirkung äußert sich in lokalen Schleimhautreizungen, Organschädigungen (besonders Leber) und Narkose (Atemlähmung).

BK 1302 – Erkrankungen durch Halogenkohlenwasserstoffe (HKW)

✓ **Eigenschaften:** ätherisch riechende Flüssigkeiten, i.d.R. toxisch

✓ **Verwendung:** Lösemittel, Metallentfettung („Kaltreiniger"), Textilreiniger, Feuerlöschmittel, Pestizide, Kunststoffmonomere, Weichmacher, Anästhetika, Gefriermittel

✓ **3 Grundtypen der Metabolisierung:**
- Bildung freier Radikale (Prototyp Tetrachlorkohlenstoff): hohe Organtoxizität (Leber und Niere)
- Bildung von Epoxiden (Prototyp Trichlorethylen): starke narkotische Wirkung
- Bildung von Kohlenmonoxid (Prototyp Dichlormethan)

Krankheitsbild
- akut: Rausch, Narkose, Atemlähmung; Mukositis, Dermatosen, Erfrierungen, kardiale Arrhythmie – nach Latenzzeit (Tage) evtl. Hepatose, Nephrose
- chronisch: Polyneuropathie, Enzephalopathie, Dermatosen

Prävention: Ersatzstoffsuche, Absaugung, PSA, Tabakrauchverbot (Phosgenbildung), Vorsorgeuntersuchung (G 13, 14, 17, 18, 28, 36)

Literatur

Substanz-spezifische Kapitel in: Konietzko, J., Dupuis, H.: Handbuch der Arbeitsmedizin, ecomed, Landsberg

BK 1303 – Erkrankungen durch Benzol, seine Homologe oder Styrol

Benzol

Chemische Eigenschaften, Vorkommen, Verwendung

Benzol (C_6H_6), der chemisch einfachste Vertreter der aromatischen Kohlenwasserstoffe, ist ein Prototyp einer arbeits- und umweltmedizinisch bedeutsamen Noxe. Benzol wird auch in der Umwelt ubiquitär nachgewiesen.

Unter normalen Umgebungsbedingungen ist es eine klare, leicht gelbliche, geruchsintensive („aromatische") Flüssigkeit. In Verbindung mit Sauerstoff (1,2–8 Vol.%) bilden Benzoldämpfe ein hoch entflammbares und explosives Gemisch. Die Löslichkeit in Wasser ist gering, gut dagegen in anderen organischen Lösungsmitteln. 1 ppm (ml/m^3) entspricht 3,25 mg/m^3.

Benzol und seine Homologen werden durch Destillation aus Steinkohlenteer gewonnen. Die Substanzen, fast ausschließlich als Gemische eingesetzt, dienen sehr vielen Zwecken, überwiegend werden sie wegen ihrer Eignung als Lösungsmittel eingesetzt. Der Einsatz erfolgt als

- Extraktionsmittel,
- Entfettungsmittel,
- Reinigungs- und Lösungsmittel,
- Klebstoff,
- beim Lackieren,
- zur Lack- und Farbentfernung und beim Abbeizen,
- als Ausgangsmaterial für zahlreiche chemische Synthesen.

Nach dem Verwendungsverbot (1975) wurde Benzol in der industriellen Verwendung weitgehend durch Toluol und Xylol (welche weit weniger toxisch sind) ersetzt. Der Benzolanteil in Lacken und Lösemitteln wurde stark reduziert. Der Benzolgehalt von Lacken und Farben in der Vergangenheit (→ *Tab. 4.2-11*) ist von großer Bedeutung für die Abschätzung der Exposition im Berufskrankheitenverfahren.

Bis heute darf Benzol in Treibstoffen für Verbrennungsmotoren enthalten sein. Benzin weist derzeit einen Volumenanteil von ≤ 1% Benzol auf (→ *Tab. 4.2-12*). Die Gesamt-Emission in Deutschland wurde 1988/89 auf ca. 50.000 t/Jahr geschätzt, davon ca. 40.000 t aus dem Bereich des Kraftfahrzeugverkehrs. Diese Emission dürfte inzwischen etwas niedriger geworden sein.

Tab. 4.2-11 Benzolgehalt in Lacken und Verdünnungen (Quelle: Bau-Berufsgenossenschaft Wuppertal).

	seit ca. 1950	seit ca. 1975	seit ca. 1980
Kunstharzlacke, Alkydharzverdünner	< 1%	< 0,05%	< 0,001%
Nitrolacke	< 0,5%	< 0,02%	< 0,001%
DD-Lacke, Epoxilacke	< 0,1%	< 0,001%	< 0,001%
Nitroverdünnungen	< 1%	< 0,1%	< 0,001%
Kunstharzverdünnungen	< 2%	< 0,1%	< 0,001%
Kohlenwasserstoffgemische (Siedebeginn unter 135 °C)	< 5%	< 0,2%	< 0,01%

Allgemein werden in der Umwelt die folgenden Emissionskonzentrationen festgestellt (1991):

- Ländliche Gebiete < 1 mg/m^3,
- Ballungsgebiete 5–10 mg/m^3,
- Emittentennahbereich Kokerei 7–15 mg/m^3,
- Emittentennahbereich Kraftfahrzeuge 20–30 mg/m^3.

Die geschätzte tägliche Gesamtaufnahme in der Allgemeinbevölkerung hängt stark vom Rauchen ab, bis 400 mg täglich können dies beim Raucher sein. Für Nichtraucher wird die tägliche Aufnahme auf 200–300 mg abgeschätzt.

Tab. 4.2-12 Benzolgehalt in Kraftstoffen, aus Barrot [2].

1944–1953	5–10 Vol.%
1950–1972	ca. 5%
1972–1985	2–3%
ab 1985	ca. 2,1%
1990	2,1 Vol.% (verbleites Superbenzin) 2,1 Vol.% (unverbleites Superbenzin) 1,6 Vol.% (Normalbenzin)
1995	1,7–2,5 Vol%

Branchen, Berufe, Tätigkeiten

Eine Benzolexposition ist/war in folgenden Berufen bzw. bei den folgenden Tätigkeiten von Bedeutung:

- Kokereien,
- Raffinerien, Bildung von Benzol bei chemischen Prozessen (Petrochemie),
- Umgang mit Kraftstoffen bzw. Benzol selbst,
- chemische Industrie,
- Oberflächenbehandlung (Malen, Lackieren).

Zu nennen sind noch Tätigkeiten im Fahrzeugbau, bei der Metallverarbeitung, in Gießereien, in der Papier- und der Kunststoffindustrie und v.a.

Messdaten zur Benzolkonzentration am Arbeitsplatz liegen für verschiedene Anlagen (Expositionsdaten von ca. 1990, siehe Pflaumenbaum et al. [10]) zahlreich vor:

- Kokereien und Nebengewinnungsanlagen 0,01–2,5 ml/m^3,
- Raffinerieanlagen 98% der Messwerte < 5 ml/m^3, Höchstwert 5 ml/m^3,
- Petrochemie 91% der Messwerte < 1 ml/m^3, Höchstwert 1,7 ml/m^3,
- Umgang mit Kraftstoffen (Tanklager, Tankwagen etc.) 80–90% der Messwerte < 0,92 ml/m^3, Höchstwerte 7–12 ml/m^3,
- Tankschiffe (offene Ladung) 68% der Messwerte < 5 ml/m^3, Höchstwerte 20 ml/m^3,
- chemische Industrie 80% der Messwerte < 2 ml/m^3, Höchstwerte < 4 ml/m^3.
- Oberflächenbehandlung/Kleben 90% der Messwerte < 9,1 ml/m^3.

Neben diesen Messwerten gibt es noch Angaben aus detaillierten Analysen einzelner Arbeitsplätze, etwa in der Schuhmacherei (Orthopädie-Schuhmacher mit Halbstundenwerten von 7,5 bis 14 mg/m^3) oder bei Uhrmachern (9 bis 23 mg/m^3 [2]). Die Belastung von Tankwarten und von Kraftfahrzeugmechanikern bei Reparaturarbeiten zeigt *Tabelle 4.2-13*. Für das Betanken, bis 1972 und mit alter Technologie, d.h. keine Absaugung am Tankrüssel (Gaspendelsystem), wird für die nachträgliche Begutachtung eine Konzentration von 3,2 mg/m^3 zugrunde gelegt (Barrot, 1997). Sie ist seit der Einführung der Selbstbedienung weit niedriger (Vorschlag bei Barrot: 1,8 mg/m^3). Die bei den retrospektiven Analysen notwendigen Annahmen müssen also die Kalenderjahre (Einführung des Tankrüssels) beachten.

Für die Abschätzung der Aufnahme über die Haut muss die Anamnese genaue Angaben über die Häufigkeit des Eintauchens der Hände in den benzolhaltigen Kraftstoff enthalten. Zugrunde gelegt werden:

- Hautoberfläche 1.000 cm^2,
- Absorptionsrate 0,06 mg/cm^2/h.

Enthält das Benzin z.B. 5 Vol.% Benzol, so kann daraus unter der Annahme von beispielsweise 20 Waschvorgängen pro Arbeitsschicht eine Aufnahme von 30 mg Benzol resultieren. Der gleichzeitige Aufenthalt über 8 Std. in einer Atemluft mit 1,8 mg/m^3 Benzol ergibt eine inhalative Aufnahme bei einem Atemvolumen von 10 m^3 von ca. 9 mg (50% wird wieder abgeatmet). Die dermale Aufnahme überwiegt hier

Tab. 4.2-13 Benzolkonzentration in der Luft (KFZ-Reparaturarbeiten), Zusammenstellung von Literaturangaben, aus Barrot [2].

Messbedingungen	Messwerte [mg/m^3]
KFZ-Betriebe (Umgang mit Otto-Kraftstoffen)	bis 13
KFZ-Werkstätten (Schichtmittelwert)	0,1–0,5
• Nachreparaturarbeiten (51 Schichtwerte: personenbezogen)	sämtliche Werte unter 3,26
• Arbeiten an Otto-Kraftstoff-führenden Teilen (36 Schichtwerte)	83% unter 3,26
• KFZ-Reparaturwerkstätten (10 Schichtwerte: personenbezogen)	60% unter 3,26
KFZ-Mechaniker (20 Messungen; keine Angabe Expositionszeit)	maximal 13
KFZ-Mechaniker (100 Einzelmessungen aus 100 verschiedenen Betrieben)	alle Werte unter 0,33

also. Hierbei handelt es sich um „Worst-case"-Annahmen; weitere Berechnungsbeispiele finden sich bei Barrot (1997). Höhere Hautresorptionsraten, bis zu 0,4 mg/cm²/h, wie sie in der Literatur auch angegeben werden, sind sehr unwahrscheinlich.

Der Benzolgehalt in Kraftstoffen und die Benzolkonzentration in der Luft bei KFZ-Reparaturarbeiten sind in den *Tabellen 4.2-12 und 4.2-13* angegeben.

Benzol gilt als Summationsgift, d.h. sowohl die Höhe wie auch die Dauer (Jahre) der Exposition erhöhen das Risiko der Leukämieentwicklung *(→ Kap. 4.3.4, Tab. 4.1.9)*. Es ist deswegen gerechtfertig, die gesamte Exposition eines Beschäftigten in „ppm-Jahren" auszudrücken, wie das für die Asbest-Exposition schon seit langem in den Regelwerken („Faserjahre") zugrunde gelegt ist.

1 ppm-Jahr heißt demnach, dass an 240 Arbeitstagen pro Jahr eine arbeitstägliche Durchschnittseinwirkung über 8 Stunden von 1 ppm (entspricht 3,3 mg/m³) stattgefunden hat.

Fremdstoffkinetik und -metabolismus

Benzol wird eingeatmet und – bei den üblichen Konzentrationen – zu etwa 50% wieder ausgeatmet. Im Körper selbst findet eine chemische Umwandlung in Phenol statt, diese kann aber nicht als spezifisch angesehen werden, da Phenol auch aus anderen Stoffwechselprozessen stammen kann *(→ Kap. 3.2.2)*. Die relevanten, für die Regelwerke auch genutzten Metaboliten im Urin sind trans-, trans-Mukonsäure und Phenylmerkaptursäure *(→ Tab. 3.2-6)*.

Diese Produkte dienen dem biologischen Monitoring im Urin. Eine direkte Bestimmung von Benzol selbst im Blut ist möglich, aber wegen der kurzen Halbwertszeit nur wenig aussagekräftig.

Krankheitsbild

Wie bei vielen lipophilen Substanzen besteht die Akutwirkung von Benzol und seinen Homologen in einer pränarkotischen Wirkung auf das ZNS: Übelkeit, Benommenheit, Brechreiz.

Was die chronische Toxizität betrifft, so stehen die Wirkungen auf die Hämatopoese im Vordergrund. Benzol ist toxisch für das Knochenmark und dies, wissenschaftlich nicht mehr umstritten, für alle dort entstehenden Zelllinien, also Megakaryo-Thrombopoese, Granulozytopoese und Erythropoese. Die Folgen können eine Aplasie einer oder mehrerer Zelllinien sowie, mit einer Latenzperiode von 10–20 Jahren, eine Leukämie sein. Die nicht-malignen und auch die malignen Folgen (s.u.) sind dosisabhängig.

Messbare Effekte auf das periphere Blut (Lymphopenie, Anstieg des MCV, Abnahme der Erythrozyten-, Granulozyten- und/oder Thrombozytenzahl) sind dabei erst bei einer Exposition gegenüber 80 mg/m³ (= 25 ppm) sicher zu erwarten. Hämatologische Befunde im peripherem Blut konnten auch nach langjähriger Exposition gegenüber 4,4 mg/m³ (= 1,4 ppm) nicht nachgewiesen werden [3]. Das Risiko einer Leukämieentwicklung scheint allerdings unabhängig von den feststellbaren Veränderungen im peripherem Blut zu sein [5].

Die benzolverursachten Leukämien sind ganz überwiegend vom akuten myeloischen Typ, auch chronisch-myeloische Leukämien sind beschrieben. Für alle anderen malignen Erkrankungen des hämatolymphatischen Systems muss festgestellt werden, dass eine sichere Begründung für die Verursachung durch Benzol fehlt (Übersicht zuletzt durch Hoffmann et al., 2001 [6]), s.u.

Epidemiologische Grundlagen

Über die Häufung von Leukämien bei benzolexponierten Arbeitnehmern wurde schon früh berichtet. Zu nennen sind die Mitteilungen von Aksoy aus der Türkei [1], sowie von Vigliani und Saito aus Italien [12].

Die vielen Übersichten zu diesem Thema sollen hier nicht wiederholt werden. Am meisten setzt sich die Wissenschaft mit der Analyse der so genannten Pliofilm-Kohorte (Infante, 1977), den Studien an den Chemiearbeitern der DOW Chemical Cooperation [6] und der großen Kohorten-Studie in China [14] auseinander. Insbesondere die Daten aus der Pliofilm-Studie wurden mehrfach analysiert und für Risikoabschätzungen benutzt [4, 9]. Diese Untersuchungen wurden auch genutzt, um das Unit Risk für Benzol abzuleiten *(→ Kap. 4.3.4)*.

Die gegenwärtige wissenschaftliche Diskussion wird von Hoffmann et al. wie folgt zusammengefasst:

A Ein statistisch signifikant erhöhtes Erkrankungsrisiko ist für eine kumulative Benzoldosis von „200 ppm-Jahren" zu bestätigen.

B Für den Bereich von 40–200 ppm-Jahren ist eine Beurteilung des Einzelfalls unter Berücksichtigung der arbeitsmedizinischen Erfahrungswerte zu Latenzzeit, Expositionsdauer und individuellen Expositionsbedingungen erforderlich. Dies trifft auch für alle anders gelagerten, nicht eindeutig zuzuordnenden Fälle zu.

C Für eine kumulative Benzoldosis von 40 ppm-Jahren und weniger resultieren keine gesicherten Anhaltspunkte für ein erhöhtes Erkrankungsrisiko.

Es bleibt die Diskussion der Non-Hodgkin-Lymphome bzw. der Tumoren des hämatolymphatischen Systems, die nach moderner zellbiologischen Auffassung ihren Ursprung außerhalb des Knochenmarks haben. Die Debatte ist kontrovers [11], insgesamt erscheint bisher die Evidenz wenig überzeugend, auch in den Studien aus China, die hierfür vielfach herangezogen werden [14]. Möhner und Heuchert [7] kommen in ihrer Metaanalyse ebenfalls zu der Auffassung, dass für Lymphome keine gesicherte Verursachungswahrscheinlichkeit besteht. In jüngster Zeit jedoch haben Woitowitz und Mitarbeiter [13] sich noch einmal damit befasst. Sie kommen auch für Lymphome, insbesondere die B-CLL, zur prinzipiellen Möglichkeit einer Kausalität, und sie haben dem oben genannten Punkt C deutlich widersprochen.

Therapie, Erste Hilfe

- Bei Atemstillstand Beatmung nach Möglichkeit mit Geräten (Schlauch-Mund-Beatmer). Der Helfer muss das Einatmen von Benzol-Dämpfen vermeiden.
- Bei Augenkontakt sofort ausgiebig mit Wasser spülen und in augenärztliche Behandlung begeben.
- Bei Hautkontakt mit Benzol verunreinigte Kleidung entfernen und die Haut gründlich mit Seife und viel Wasser spülen.
- Bei Verschlucken von Benzol Gabe von Aktivkohle zur Adsorption der Giftstoffe. Benzol wird von Aktivkohle mäßig gut adsorbiert. Die empfohlene Dosis liegt bei 1 g Aktivkohle pro kg Körpergewicht, als Suspension verabreicht. Zur Frage der Freisetzung im Darm siehe Spezialliteratur (www.giftinfo.de).

Prävention

Benzol ist in der Kategorie K1 nach EU/GefStoffV eingeordnet (Stoffe, die beim Menschen bekanntermaßen krebserzeugend wirken). Wo immer möglich, sollte Benzol durch Toluol, Xylol oder Glykole ersetzt werden. Die TRK für Benzol liegt nach TRGS 900 derzeit bei 3,2 mg/m^3 (1 ml/m^3). Für Kokereien, Tankfelder in der Mineralölindustrie, sowie bei Reparatur und Wartung von Teilen, welche Otto-Kraftstoff bzw. Benzol führen, beträgt die TRK 8,0 mg/m^3 (2,5 ml/m^3). Biologisches Monitoring kann aus dem Urin mittels der trans-, trans-Muconsäure, die über Muconaldehyd entsteht, durchgeführt werden.

In der Werkstatt soll niemals benzolhaltiger Kraftstoff als Lösemittel für Putzlappen verwendet werden.

Mit einer weiteren Reduktion des Benzolanteils im Benzin ist zu rechnen. Der Saugrüssel beim Tanken hat zu einer drastischen Reduktion der Benzolkonzentration an der Tankstelle geführt. Die Maßnahmen insgesamt sind in Deutschland sehr erfolgreich.

Die arbeitsmedizinische Vorsorgeuntersuchung (G 8) – einschließlich Biomonitoring – empfiehlt u.a. die regelmäßige Erfassung der Parameter des peripheren Blutes. Deren Bedeutung ist allerdings (s.o.) sehr eingeschränkt.

Anerkennung und Entschädigung

BK 1303: Erkrankungen durch Benzol, seine Homologe oder durch Styrol.

Die Zahl der jährlich neu entschädigten Berufskrankheiten lag im Jahr 2000 bei 44 Fällen (Benzol einschließlich Toluol- und Styroleinwirkung), meistens (ehemalige) Chemiearbeiter, Maler und Lackierer.

Die Diagnose einer Leukämie oder einer Knochenmarksaplasie führt zu einer behandlungsbedürftigen Situation mit einer Minderung der Erwerbsfähigkeit von 100%. Wird eine Vollremission erzielt, so wird empfohlen, insgesamt für einen Zeitraum von 2 Jahren die MdE auf 50% festzulegen, danach bei komplikationslosem Verlauf auf 20%.

Styrol

Berufliche Exposition

Der Stoff findet Verwendung als Lösemittel, als Monomer bei der Polymerisation zu Polystyrol und als Zwischenprodukt bei verschiedenen chemischen Synthesen (Gummiindustrie, Textilfaser- und Kunststoffindustrie).

Aufnahme

Inhalativ und dermal.

Fremdstoffkinetik und -metabolismus

Der Styrolabbau im Organismus führt zu Mandelsäure und Phenylglyoxylsäure sowie zu Hippursäure *(→ Abb. 3.2-6)*. Diese Produkte dienen dem biologischen Monitoring im Urin (s.u.).

Krankheitsbild

Im Vordergrund steht die Akutwirkung auf die Augenbindehäute und die Schleimhäute des oberen Atemtrakts. Hinzu kommen können zentralnervöse Störungen wie Übelkeit, Kopfschmerzen und Verwirrung. Die langfristigen Wirkungen betreffen das Nervensystem mit Störung der Funktion verschiedener Hirnnerven, des ZNS und auch des peripheren Nervensystems. Es kann zu einer Polyneuropathie und auch zu einem organischen Psychosyndrom kommen *(→ BK 1317)*. Ferner kommt es zu einer Hepatomegalie mit Erhöhung von Transaminasen, Bilirubin und evtl. auch γ-GT im Serum.

Prävention

MAK 20 ml/m³ (ppm) bzw. 86 mg/m³. BAT-Wert 2 g/l Mandelsäure im Urin (Probe bei Schichtende) bzw. 2,5 g/l Mandelsäure plus Phenylglyoxylsäure im Urin (Probe bei Schichtende). Schwangerschaftskategorie C, d.h. ein Risiko der Fruchtschädigung braucht bei Einhaltung des MAK-Wertes und des BAT-Wertes nicht befürchtet zu werden. Styrol wurde von der Senatskommission der DFG in der Kategorie 5 der krebserzeugenden Gefahrstoffe eingeordnet („Stoffe, deren krebserzeugende oder genotoxische Wirkung so gering ist, dass bei Einhaltung eines Grenzwertes kein nennenswertes Krebsrisiko erwartet wird").

Vorsorgeuntersuchungen orientieren sich am berufsgenossenschaftlichen Grundsatz G 45.

Toluol

Chemische Eigenschaften, Vorkommen, Verwendung

Ein leicht entzündlicher aromatischer Kohlenwasserstoff, der als Rohstoff in der chemischen Industrie oder als Lösemittel für Druckfarben, Harze, Lacke und Klebstoffe verwendet wird.

Die Geruchsschwelle bei kurzfristiger Exposition liegt bei 9,4 mg/m³ (wesentlich niedriger als der MAK-Wert!).

Bedeutung hat Toluol als Ersatzstoff des Benzols erhalten. Hochgereinigtes Toluol enthält weniger als 0,01% Benzol, dagegen kann technisches Toluol bis zu 20% des kanzerogenen Benzols enthalten.

Berufliche Exposition

Bei der Herstellung von Klebern, Lacken, Harzen, Lösemitteln sowie ganz allgemein in der chemischen und pharmazeutischen Industrie. Außerdem beim Umgang mit Treibstoff.

Gefahrstoffaufnahme

40–60% des eingeatmeten Toluols werden in der Lunge resorbiert. Die perkutane Resorption ist aus wässriger Lösung gering, bei Lösung in einem lipophilen Lösemittel beträchtlich.

Fremdstoffkinetik und -metabolismus

Bevorzugte Verteilung in lipoide Gewebe wie Fett- und Nervengewebe. Der Metabolismus – er unterscheidet sich wesentlich vom Benzolmetabolismus – erfolgt über Benzoesäure zu Hippursäure, im Nebenweg zu p-, m- und o-Kresol. Ausscheidung erfolgt zu zwei Dritteln als Hippursäure im Harn, bis zu 20% des Toluols werden unverändert exhaliert.

Toluol hemmt die metabolische Umwandlung von Benzol, Styrol, Xylol und Trichlorethan (supraadditive Toxizität). Es steigert ferner die Benzo[a]pyren-Toxizität im Tierversuch (Ratten). Ethanol hemmt die metabolische Umwandlung von Toluol.

Pathogenese, Zielorgane

Irritative Wirkungen auf Haut und Schleimhäute sowie Funktionsstörungen von Herz und Leber wurden beobachtet. Die Hepatotoxizität ist relativ gering und kann mittels γ-GT und Transaminasen gut überwacht werden. Am Zentralnervensystem ist die narkotische Wirkung stärker als bei Benzol ausgeprägt, daneben ist auch das periphere Nervensystem bei Langzeitexposition betroffen (Polyneuritis). Die hämatotoxische Wirkung ist umstritten. Da Toluol bisher durch Benzol verunreinigt war, könnte die beobachtete myelotoxische Wirkung auch auf die Benzol-Verunreinigung zurückzuführen sein.

Toluol hat keine mutagenen Eigenschaften und gilt nicht als humankanzerogen. Das Auftragen von Toluol auf die Haut von Mäusen erbrachte widersprüchliche Ergebnisse bezüglich Tumorentstehung.

Bei gleichzeitiger Aufnahme von Toluol und Azetylsalizylsäure sind die embryotoxischen Effekte der ASS drastisch gesteigert.

Krankheitsbild

Bei Niedrigdosis-Exposition (im Bereich des MAK-Wertes) können Schläfrigkeit und milde Kopfschmerzen auftreten. Bei empfindlichen Personen sind auch Beschwerden unterhalb des Grenzwertes möglich.

- Akute Intoxikation: ZNS- und Allgemeinsymptome bis hin zur Narkose mit tödlicher Atemlähmung. Bei oraler Aufnahme sind Pneumonien mit Lungenblutungen beschrieben.
- Chronische Intoxikation: Enzephalopathie mit hirnorganischen Psychosyndrom. Daneben zerebelläre und extrapyramidale Störungen.

Therapie

Symptomatisch. Expositionskarenz.

Prävention

- **Luftgrenzwerte:** Die MAK (Schichtmittelwert) beträgt 190 mg/m^3 (= 50 ml/m^3). Die Exposition kann auch auf unerwarteten Wegen erfolgen. Bei der Aufbewahrung von Lebensmitteln am Arbeitsplatz nimmt der Toluolgehalt in lipophilen Lebensmitteln zu. Solche Risiken müssen durch Hygieneschulung bekämpft werden. Toluol wurde kürzlich als hautresorptiv eingestuft. Somit ist die Einhaltung der Luftgrenzwerte für den Gesundheitsschutz nicht ausreichend. Es ist zusätzlich sicherzustellen, dass Hautkontakt unterbleibt. Andernfalls ist Biomonitoring durchzuführen.
- **Biomonitoring:** Der BAT-Wert beträgt 1 mg/l für Toluol im Vollblut, entnommen bei Expositionsende bzw. Schichtende. Zu beachten ist eine Akkumulation im Laufe der Arbeitswoche. Alternativ kann auch o-Kresol (Metabolit des Toluols) im Harn bestimmt werden. Der BAT-Wert für o-Kresol beträgt 3,0 mg/l. Die Harnprobe wird angefordert nach mehreren vorangegangenen Schichten. Schwangerschaftskategorie C: Ein Risiko der Fruchtschädigung braucht bei Einhaltung des MAK-Wertes und des BAT-Wertes nicht befürchtet zu werden.

- **Arbeitsmedizinische Vorsorge** nach dem Grundsatz G 29 ist angezeigt:
  - immer dann, wenn der Grenzwert nicht eingehalten wird (der Grenzwert wird i.d.R. eingehalten bei Arbeiten in geschlossenen Systemen und im Labormaßstab);
  - besonders bei großmaßstäblichen Tätigkeiten in offenen Systemen in der Metallentfettung, Oberflächenreinigung sowie in der Erdölindustrie, chemischen Industrie und Druckbranche.

Anerkennung und Entschädigung

BK 1303: Erkrankungen durch Benzol, seine Homologe oder durch Styrol.

Xylol

Berufliche Exposition

In Druckereinen, in **Malerbetrieben**, in der Schuhindustrie, sowie bei der Herstellung von Klebern, Lacken und Harzen.

Aufnahme

Meist inhalativ. Die perkutane Resorption ist nicht unerheblich.

Fremdstoffkinetik und -metabolismus

Metabolismus einerseit oxidativ (zu Methylbenzoesäure und Methylhippursäure, andererseits über Xylenole Konjugation mit Glucuron- und Schwefelsäure. Ausscheidung zu 95% als Methylhippursäure über die Nieren.

Pathogenese, Zielorgane

Speicherung im Fettgewebe. Neurotoxizität. Keine Wirkung auf das hämatopoetische System.

Krankheitsbild

Wirkung am ZNS, von der Beeinträchtigung psychomentaler Fähigkeiten bis zum (prä)narkotischen Bild. Bei sehr hohen Konzentration in der Atemluft kann sich ein Lungenödem entwickeln.

Prävention

MAK-Wert für Xylol 440 mg/m^3. Schwangerschaftskategorie C: Eine Einstufung ist noch nicht möglich. BAT-Wert 1,5 mg/l Xylol im Vollblut, bestimmt nach Schichtende oder 2000 mg/l Methylhippursäure im Harn.

In der TRGS 900 wird sich möglicherweise aufgrund der Grenzwert-Richtlinie der EU (Richtlinie 2000/39/EG der Kommission vom 8.6.2000) eine Änderung für Xylol ergeben.

BK 1303 – Erkrankungen durch Benzol, seine Homologe oder durch Styrol

Benzol

- seit 1975 Verwendungsverbot (jedoch in Benzin!)
- **Krankheitsbild**
  - akut: (Prä)Narkose
  - chronisch: Gefäß- und Knochenmarksschädigung, Leukämien
- **Vorsorge** G 8 (Biomonitoring: Muconsäure aus Urin)

Toluol, Styrol

- **Verwendung:** Chemie-Rohstoff; Lösemittel
- **Krankheitsbild:** Hautirritation, (Prä)Narkose, Neuro- und Hepatotoxizität
- **Vorsorge**
  - Toluol G 29 (Biomonitoring: Toluol im Vollblut)
  - Styrol G 45 (Biomonitoring: Mandelsäure im Urin)

Literatur

1. Aksoy, M., Erdem, S., Dincol, G.: Leukemia in shoe-workers exposed chronically to benzene. Blood 1974; 44: 837–841.
2. Barrot, R.: Benzolbelastung bei Tankwarten – Vorschlag für eine retrospektive Ermittlung. ERGO Med 1997; 21: 200–205.
3. Collins, J.J., Conner, P., Friedlander, B.R., et al.: A study of the hematologic effects of chronic low-level exposure to benzene. J. Occup. Med. 1991; 33: 616–626.
4. Crump, K.S.: Risk of benzene-induced leukemia: A sensitivity analysis of the pliofilm cohort with additional follow-up and new exposure estimates. J. Toxicol. Environ Health 1994; 42: 219–242.

5. Goldstein, B.D.: Benzene toxicity. Occup. Med. 1988; State of art reviews 3: 5541–554.
6. Hoffmann, J., Bolt, H.M., Kerzel, A. et al.: Benzol-verursachte Malignome des hämatolymphatischen Systems als Berufskrankheit 1303. Eine arbeitsmedizinisch-toxikologische Bewertung das aktuellen wissenschaftlichen Schrifttums. Arbeitsmed. Sozialmed. Umweltmed. 2001; 36: 475–484.
7. Möhner, M., Heuchert, G.: Benzolexposition und Non-Hodgkin-Lymphome. Meta-Analyse epidemilogischer Studien. Sonderheft S 61 der Schriftenreihe der Bundesanstalt für Arbeitsschutz und Arbeitsmedizin. Wirtschaftsverlag NW, Bremerhafen 2000.
8. Ott, M.G., Townsend, J.L., Fishbeck, W.A. et al.: Mortality among individuals occupationally exposed to benzene. Arch. Environ. Health 1978; 33: 3–10.
9. Paustenbach, D., Price, P., Ollison, W. et al.: A reevaluation of benzen exposure for the pliofilm cohort (1936–1976). J. Toxicol. Environ. Health 1992; 36: 177–231.
10. Pflaumenbaum, W. et al.: BIA Report 3193. Arbeitsumweltdossier Benzol. HVBG (Hrsg.), St. Augustin 1993.
11. Savitz, D.A., Andrews, K.W.: Review of epidemiologic evidence on benzene and lymphatic and hamatopoietic canceer. Am. J. Ind. Med. 1997; 31: 287–295.
12. Vigliani, E.C., Saita, G.: Benzene and leukemia. N. Engl. J. Med. 1964; 271: 872–876.
13. Woitowitz, H.J., Thielmann, H.W., Norpoth, K., Henschler, D., Hallier, B.: Benzol als Ausnahmekanzerogen in der Prävention und seine gentoxischen Folgen: Toxikologische, arbeitsmedizinische und sozialmedizinische Aspekte. Zbl. Arbeitsmed. 2003; 53: 126–150.
14. Yin, S.N., Hayes, M., Linet, M. et al.: A cohort study of cancer among benzene-exposed workers in China: Overall results. Am. J. Ind. Med. 1996; 29: 227–235.

BK 1304 – Amino- und Nitroverbindungen des Benzols

Vorbemerkung: Der Blasenkrebs durch aromatische Amine wird in einem eigenen Kapitel abgehandelt *(→ BK 1301)*.

Namen und chemische Formeln

- Beispiel für aromatische Amine: Anilin (Aminobenzol, C_6H_5–NH_2).
- Beispiele für aromatische Nitroverbindungen: Nitrobenzol (Mirbanöl, falsches Bittermandelöl, C_6H_5–NO_2), p-Nitrotoluol (H_3C–C_6H_4–NO_2).

Der so genannte Nitrolack (aus Nitrozellulose) enthält keine aromatischen Nitroverbindungen. Nitroverdünner sind Lösemittelgemische, die Toluol, Xylol oder Ketone enthalten, daneben oft in geringeren Mengen Methanol und andere Alkohole.

Branchen, Berufe, Tätigkeiten

- Verwendung der aromatischen Aminoverbindungen in der Gummi-, Pharma- und Fotoindustrie sowie bei der Farbenherstellung.
- Aromatische Nitroverbindungen finden Verwendung in der Teerfarben- und Pharmaindustrie, bei der Herstellung von Pestiziden sowie in der Sprengstoffindustrie (Trinitrotoluol, TNT).

Gefahrstoffaufnahme

Die Aufnahme der aromatischen Amine erfolgt v.a. perkutan, aber auch inhalativ.

Pathogenese, Zielorgane

Viele Amino- und Nitroverbindungen des Benzols können – nach Metabolisierung – Methämoglobin bilden.

Bei der Methämoglobinbildung wird das in Hämoglobin eingebundene zweiwertige Eisen zum dreiwertigen umgewandelt. Das entstehende Methämoglobin (synonym Hämiglobin) hat eine verringerte Sauerstofftransportkapazität. Dazu kommt eine verringerte Abgabe des Sauerstoffs in das Gewebe. Klinisch relevant sind Hämiglobin-Anteile von über 10–20%. Besondere

Risiken bestehen für Personen mit genetisch bedingten Enzymdefekten, besonders Glukose-6-Phosphatdehydrogenase-Mangel. Alkohol erhöht die Gefahr der Methämoglobinbildung wesentlich.

In hoher Konzentration schädigen aromatische Amino- und Nitroverbindungen die Erythrozyten.

Durch aromatische Amine werden Blasentumoren, auch maligne Arten, erzeugt *(→ BK 1301).*

Krankheitsbild

Die Symptome und Befunde der Methämoglobinämie sind:

- blassgraue Hautfarbe, leichte Belastungsdyspnoe, dunkler Urin (bei Hämiglobin >10–20%),
- Zyanose, Müdigkeit, Schwäche, Übelkeit, Dyspnoe, Kopfschmerzen (bei Hämiglobin >35%),
- Zyanose am ganzen Körper, Krämpfe und Koma (bei Hämiglobin >50%),
- Tod kann eintreten (bei Hämiglobin >70%).

Bei der chronischen Exposition können Dermatosen, hämolytischer Ikterus, Anämie und oftmals Leberfunktionsstörungen beobachtet werden.

Diagnose

Zu achten ist auf eine blaugraue (schieferblaue) Hautfärbung an den Akren durch Methämoglobin. Der laborchemische Nachweis der Methämoglobinbildung erfolgt aus dem Vollblut. Aromatische Nitroverbindungen oder Aminoverbindungen führen (nach Spezialfärbung) im Blutbild zur Bildung so genannter Heinz-Innenkörper. Dies sind 1–2 µm große, kugelförmige Gebilde in den Randregionen der Erythrozyten, die aus koaguliertem Eiweiß bestehen.

Therapie, Erste Hilfe

Zur Therapie, d.h. also zur Reduktion des Methämoglobins zu Hämoglobin, werden Redoxfarbstoffe wie z.B. Toluidinblau oder Methylenblau verwendet (nicht wirksam bei Glukose-6-Phosphat-Dehydrogenase-Mangel). Die Anwendung soll bei Hämiglobin >30–40% erfolgen. Die Dosierung für Toluidinblau (Toloniumchlorid) beträgt 2–4 mg/kg i.v. innerhalb von 5 Minuten, evtl. halbstündlich wiederholen. Der Patient verfärbt sich blau (durch das Medikament, i.d.R. ist dies keine Zyanose). Bei zu rascher Injektion kommt es zu Blutdruckabfall. Bei Überdosierung droht Hämolyse. In schweren Fällen Versuch der hyperbaren Sauerstofftherapie und evtl. Blutaustauschtransfusionen.

Patienten mit kongenitalem Methämoglobinreduktase-Mangel oder mit einer M-Hämoglobinopathie werden zusätzlich mit 1–2 g Ascorbinsäure p.o. behandelt.

Prävention

Technischer und persönlicher Arbeitsschutz.

Vorsorgeuntersuchungen nach G 33 („Aromatische Nitro- oder Aminoverbindungen")

- Werden für die oben genannten Berufsgruppen durchgeführt (Auswahlkriterien siehe BGI 504). Bei Hautkontakt mit diesen hautresorbierbaren Stoffen werden immer Vorsorgeuntersuchungen fällig.
- Inhalte der Vorsorgeuntersuchung nach G 33:
  - Anamnese (Hämaturie, Glukose-6-Phosphatdehydrogenase-Mangel, Langsam-Acetylierer),
  - Blutbild, SGPT, γ-GT,
  - Methämoglobin als Indikator für akute Exposition,
  - bei kanzerogenen aromatischen Aminen: Untersuchung des Urins auf Mikro-/Makrohämaturie,
  - Urinzytologie nach Papanicolaou,
  - In „unklaren" Fällen (oder routinemäßig) Blasensonographie. Bei Auffälligkeiten Zystoskopie durch den Urologen. Tumormarker sind in Erprobung (z.B. NMP 22).
- Bei Nachuntersuchung ist u.U. auch Biomonitoring erforderlich:
  - Für Anilin – bestimmt aus einer Urinprobe nach Schichtende – gilt ein BAT von 1 mg/l. Anilin kann auch aus Vollblut – nach Schichtende entnommen – bestimmt werden. Hier beträgt der BAT 100 µg/l (aus Hämoglobinkonjugat).
  - Für den Arbeitsstoff Nitrobenzol kann ebenfalls Anilin aus Hämoglobinkonjugat als Parameter dienen (BAT ebenfalls 100 µg/l Vollblut, entnommen nach mehreren vorangegangenen Schichten).

Einige Stoffe sind als kanzerogene Stoffe der Kategorie 1 (humankanzerogen) im Abschnitt III der MAK-Liste der DFG eingeordnet: Benzidin ($H_2N–C_6H_4–NH_2$), β-Naphthylamin ($C_{10}H_7–C_6H_4–NH_2$), 4-Aminodiphenyl (Xenylamin) …

Als Kategorie-2-Stoffe (im Tierversuch Malignome) gelten: o-Toluidin, p-Chloranilin, Auramin.

Anerkennung und Entschädigung

BK 1304: Erkrankungen durch Nitro- oder Aminoverbindungen des Benzols oder seiner Homologe oder ihrer Abkömmlinge.

Siehe auch **BK 1301:** Schleimhautveränderungen, Krebs oder andere Neubildungen der Harnwege durch aromatische Amine.

Anerkannte Berufskrankheiten gemäß BK 1304 sind selten (jährlich 0–4 Fälle).

> **BK 1304 – Erkrankungen durch Nitro- oder Aminoverbindungen des Benzols oder seiner Homologe oder ihrer Abkömmlinge**
>
> ✓ **Exposition**
> – Nitroverbindungen: Sprengstoffe (TNT!), Pharmaindustrie
> – Aminoverbindungen: Pharma-, Farben- und Fotoindustrie
>
> ✓ **Krankheitsbild:** Methämoglobinämie (heilt meist folgenlos aus)
> – Hämiglobin > 10–20%: blassgraue Haut, Belastungsdyspnoe
> – Hämiglobin > 35%: Dyspnoe, Kopfschmerzen, Zyanose, dunkler Urin
> – Hämiglobin > 50%: schwere Zyanose, Krämpfe und Koma
>
> **Diagnose:** Heinz-Innenkörper (Erythrozyten-Spezialfärbung)
>
> **Notfalltherapie** (bei Hämiglobin > 35%): Gabe von Redoxfarbstoffen (Toluidinblau)
>
> **Vorsorgeuntersuchung** nach G 33 mit Methämoglobinbestimmung und ggf. Biomonitoring, z.B. Anilin aus Urin. Gesundheitliche Bedenken z.B. bei Glukose-6-Phosphat-Dehydrogenase-Mangel

BK 1305 – Schwefelkohlenstoff (Kohlendisulfid)

Chemische Eigenschaften, Vorkommen, Verwendung

Schwefelkohlenstoff (Kohlendisulfid = CS_2) ist eine faulig riechende, lipophile, explosive Flüssigkeit und ist leicht flüchtig.

Branchen, Berufe, Tätigkeiten

Hauptverbraucher ist derzeit die Viskoseindustrie (Nass-Spinnverfahren), die bislang keine geeigneten Ersatzstoffe finden konnte.

Gefahrstoffaufnahme

Inhalation und dermale Aufnahme.

Fremdstoffkinetik und -metabolismus

Zwei Drittel des aufgenommenen CS_2 werden unverändert exhaliert, ein Drittel wird metabolisiert (TTCA= 2-Thio-thiazolidin-4-carboxylsäure, Biomonitoring im Urin).

Pathogenese, Zielorgane

- Reizwirkung der Flüssigkeit und der Dämpfe auf Augen, Atemwege und Haut,
- (Prä)Narkose,
- Organtoxizität:
  - periphere sensible und motorische Polyneuropathie sowie Enzephalopathie,
  - toxische Gefäßschädigung (vorzeitige Arteriosklerose).

Krankheitsbild

Akutwirkung: Flüssiges CS_2 erzeugt nach Hautkontakt Reizungen und Ulzerationen. Der Augenkontakt hat sog. Beerengeschwülste an der Hornhaut (Staphylom) zur Folge. Wenn Inhalation der Dämpfe zum Husten führt, sind immer ZNS-Effekte zu erwarten (Schwindel, Verwirrtheit bis hin zum Koma). Ingestion von CS_2 bewirkt Erbrechen, Krämpfe, Kollaps, bis hin zum Exitus letalis. Alkohol-Unverträglichkeitsreaktionen treten bereits bei niedrigen CS_2-Konzentrationen auf.

Chronische Wirkungen: Periphere symmetrisch-distale Polyneuropathien mit Lähmungen und Sensibilitätsstörungen, chronische Retinopathie und Optikusschädigung (Gefahr der Erblindung), Enzephalopathie (manchmal Parkinson-Syndrom). Myokardinfarkt und Apoplex sind Folgen der Arteriosklerose durch CS_2. Es gibt Hinweise auf Fertilitätsstörungen beim Mann (Libido, Potenz) und bei der Frau (Menstruationsstörungen, Gestose) sowie auf Fruchtschädigung.

Notfalltherapie

Es existiert kein spezifisches Antidot. Verunreinigte Haut ist gründlich mit Wasser und Seife (oder mit PEG 400) zu reinigen. Nach jeder Exposition ist Nachbeobachtung indiziert. Nach Augenkontakt für ophthalmologische Betreuung sorgen. Nach Ingestion Aktivkohlegabe, evtl. Magenspülung (in Intubation).

Prävention

Die Gase sind 2,6-mal schwerer als Luft (entsprechende Absaugung!). Augenschutz mit allseits dichter Korbbrille. Geeignet sind Handschuhe aus Fluorkautschuk. Atemschutzgerät mit Gasfilter B (Kennfarbe: grau) oder Isoliergerät.

Die DFG-Senatskommission senkte 1997 den MAK-Wert von 30 auf 16 mg/m³.

- Reproduktionstoxizität: „Risiko der Fruchtschädigung wahrscheinlich“,
- Kanzerogenität: keine ausreichenden Angaben.

Arbeitsmedizinische Vorsorgeuntersuchungen (G 6) mit neurologischen und kardiovaskulären Schwerpunkten. Die jährliche Nachuntersuchung beinhaltet Augenhintergrundspiegelung – zur Erkennung von Mikroaneurysmen im Bereich der Netzhaut – und möglichst Bestimmung von TTCA im Urin [1]. Berufliche oder sonstige Faktoren, die ein zusätzliches Polyneuropathie-Risiko mit sich bringen, sind als sehr kritisch anzusehen. Personen mit manifester koronarer Herzkrankheit sollten nicht mit Schwefelkohlenstoff im Bereich des MAK-Wertes belastet werden.

Anerkennung und Entschädigung

BK 1305: Erkrankungen durch Schwefelkohlenstoff.

Die Berufskrankheit ist selten (1999: 3 anerkannte Fälle).

BK 1305 – Erkrankungen durch Schwefelkohlenstoff

- **Eigenschaften:** faulig riechende, lipophile, explosive Flüssigkeit
- **Exposition:** Viskose und Zellstoffindustrie
- **Aufnahme:** inhalativ und dermal
- **Krankheitsbild**
  - akut: Reizwirkung auf Haut und Schleimhaut, Narkose
  - chronisch: Enzephalopathie, Polyneuritis, Optikusschädigung (Erblindung); Arteriosklerose, Myokardinfarkt

Prävention: Absaugung, Atemschutz, Vorsorgeuntersuchung nach G 6

Literatur

1. Drexler, H., Freudlsperger, F., Reinhardt, F.: Arbeitsmedizinische Vorsorgeuntersuchung unter Beachtung des Berufsgenossenschaftlichen Grundsatzes G 6 (Schwefelkohlenstoff) ASU, 33, 498–501, 1998

BK 1306 – Methanol

Chemische Eigenschaften

Methanol (Holzgeist, H_3COH) ist eine farblose alkoholische Flüssigkeit mit einem Siedepunkt von 65 °C. Es riecht schwächer und süßlicher als Ethanol.

Verwendung, berufliche Exposition

Methanol findet u.a. Verwendung als Frostschutzmittel, Reinigungsmittel, Flugzeugtreibstoff und als Lösemittel.

Gefahrstoffaufnahme

Ingestion, Inhalation, mäßig gute dermale Resorption.

Fremdstoffkinetik und -metabolismus

Teilweise unveränderte Exhalation über die Lungen. Der im Körper verbleibende Anteil des Methanols wird metabolisch umgewandelt (Giftung!) zu Formaldehyd (durch Alkoholdehydrogenase), dann zu Ameisensäure (durch Aldehyddehydrogenase) und schließlich zu CO_2/H_2O (durch Tetrahydrofolat).

Pathogenese

Methanol selbst ist wenig toxisch. Die Metaboliten Formaldehyd und vor allem Ameisensäure sind die eigentlich toxischen Wirkstoffe. Der Metabolit Ameisensäure inhibiert die mitochondriale Cytochromoxidase. Im Gewebe kommt es zu Hypoxie und Azidose.

Krankheitsbild

Die **akute** Vergiftung sieht man fast nur nach oraler Aufnahme. Symptome: Schleimhautreizung, Rauschzustand wie bei Ethanol. Nach einer Latenzzeit von vielen Stunden Sehstörungen (Verschwommenheit, „Schneesturm", Photophobie, etc.), Übelkeit, Erbrechen, Schwindel, Tachykardie, Kussmaul-Atmung (Azidose!) bis hin zum Koma. Ca. 20% der oralen Vergiftungen enden tödlich (u.U. bereits durch 30 ml Methanol). Bleibende Sehstörungen sind bei 20–25% der Vergiftungsfälle zu verzeichnen.

Die **chronische** Intoxikation äußert sich als Farbsinnstörung und durch neurologische Symptome. Allgemeinsymptome sind Schwindel, Kopfschmerz, Benommenheit. An der Haut durch Entfettung verstärkte Ekzemneigung.

Diagnose

Arbeitsanamnese, Unfallhergang, Methanolgeruch der Ausatemluft, Methanolbestimmung im Urin (BAT-Wert: 30 mg/l) oder im Blut.

Therapie, Erste Hilfe

Ethanol wirkt als Antidot der Methanol-Vergiftung, weil Ethanol bevorzugtes Substrat der Alkoholdehydrogenase ist. Dadurch wird der metabolische Abbau von Methanol (Giftung) vermindert. Dosierung: 0,6 g Ethanol/kg KG i.v. als 5- bis 10%ige Infusionslösung initial, danach Erhaltungsdosis von 0,1 g/kg/Std. i.v. als 5- bis 10%ige Infusionslösung. Notfalls können auch alkoholische Getränke oral verabreicht werden (50–120 ml Ethylalkohol in Form von Whisky o.Ä.). In der Klinik Bestimmung des Standardbicarbonats (Alkalireserve). Gabe von Natriumbicarbonat und Folsäure. In schweren Fällen Hämodialyse.

Prävention

Luftgrenzwerteinhaltung, Vermeidung von Hautkontakt (Butylkautschuk-Handschuhe, kein Latex, kein PVC), Hautschutzplan, Atemschutzgerät (Gasfilter AX – Kennfarbe braun).

Die **Vorsorgeuntersuchung** nach G 10 (Methanol) für Mitarbeiter mit großmaßstäblichem Methanolumgang (siehe BGI 504) besteht im Wesentlichen aus einem Sehtest einschließlich Farbtüchtigkeitsprüfung.

Als **Biomonitoring** kann Methanol im Harn bestimmt werden (BAT-Wert 30 mg/l Harn bei Schichtende).

Anerkennung und Entschädigung

BK 1306: Erkrankungen durch Methylalkohol. Ausgenommen sind Hauterkrankungen ...

BK 1306 – Erkrankungen durch Methylalkohol

- **Verwendung:** Lösemittel, Chemiegrundstoff
- **Aufnahme:** ingestiv, inhalativ, dermal
- **Metabolismus**
  – metabolischer Abbau des Methanols Giftung
  – Metabolite (Ameisensäure) bewirken Azidose
- **Akute Intoxikation** (meist nach Ingestion): Rauschzustand, nach Latenzzeit (viele Stunden) Sehstörungen (u.U. Erblindung), Erbrechen, Kussmaul-Atmung, Koma, Tod

Erste Hilfe: Ethanol als Antidot

Prävention: Luftgrenzwerteinhaltung, Vermeidung von Hautkontakt, Vorsorgeuntersuchung nach G 10 (Sehtest mit Farbsinnesprüfung)

Biomonitoring: Methanol im Harn

Ca. 20 Verdachtsanzeigen jährlich werden registriert, zur Anerkennung kommt es aber nur in Einzelfällen.

BK 1307 – Organische Phosphorverbindungen

Chemische Eigenschaften

Die organischen Phosphorverbindungen (Organosphosphate) sind Ester oder Amide der Phosphorsäure (Thiophosphorsäure) oder der Phosphonsäure. Organophosphate sind fest oder flüssig, sie riechen knoblauchartig oder blumig.

Verwendung, berufliche Exposition

Verwendung finden die Stoffe dieser Gruppe als Pestizide (Insektizide, Fungizide etc.). Die Wirkstoffe tragen Namen wie Dichlorvos, Chlorpyriphos, Malathion etc. Die Produkte heißen z.B. MUCID 685 oder NUVAN 7. Ein bekannter Vertreter der Organophosphate ist Parathion („E 605“), welches besonders humantoxisch ist (seit Jahren als Pestizid verboten). Eine Pestizid-Exposition ist v.a. bei Berufen in Landwirtschaft und Gartenbau gegeben.

Trikresylphosphate werden u.a. als Schmieröladditiv („Torpedoöl“) und als unbrennbarer Zusatz für Hydraulikflüssigkeiten genutzt. Schwere Vergiftungen durch verunreinigtes Speiseöl wurden auf diese Stoffe zurückgeführt.

Aufnahme

Dermal, oral und inhalativ.

Fremdstoffkinetik und -metabolismus

Die Organophosphate verteilen sich im gesamten Organismus. Als lipophile Stoffe reichern sie sich im Fettgewebe an. Die Ausscheidung der Metabolite erfolgt im Urin (siehe Biomonitoring) innerhalb von 1–2 Tagen. Die im Fettgewebe angereicherten Organophosphate werden innerhalb von 6 Tagen restlos ausgeschieden.

Pathogenese und Krankheitsbild

Einige organische Phosphorverbindungen haben eine hohe, akute Warmblütertoxizität:

- Die akute toxische Hauptwirkung beruht auf der Hemmung der Acetylcholinesterase (AChE).
- Eine protrahiert auftretende und reversible Wirkung sind axonale Degenerationen in den langen Bahnen des Rückenmarks (klinisch ähnlich der multiplen Sklerose).
- Einige Organophospate, z.B. Triorthokresylphosphat, können durch Demyelinisierung motorische Lähmungen verursachen. Man spricht von einer verzögerten Polyneuropathie, abgekürzt OPIDN (organophosphate induced delayed polyneuropathy). Sie bildet sich nur sehr langsam zurück (Rekonvaleszenz bis zu 2 Jahre).

Die o.g. Hemmung der Cholinesterase ist irreversibel. Nur durch Neubildung des Enzyms kann seine Funktion wiederhergestellt werden. Als Folge der Enzymhemmung kommt es im Körper zu einer Anhäufung des Acetylcholins an Cholinozeptoren. Entsprechend sind die Vergiftungssymptome muskarinartig und nikotinartig:

- **muskarinartige Wirkung** (Frühsymptome unmittelbar nach Giftaufnahme): Tränen-, Speichel- und Schweißfluss, Bronchospasmus (Dyspnoe), Bronchialsekretion (Lungenödem), erhöhte Magen- und Darmdrüsensekretion und erhöhte gastrointestinale Peristaltik mit Spasmus (Koliken, Durchfälle, Erbrechen), Miosis, Akkommodationsstarre (Sehstörungen), Bradykardie und Gefäßtonusminderung (arterielle Hypotonie).
- **nikotinartige Wirkung** an den motorischen Nervenendigungen (Spätsymptome 12 Stunden bis 4 Tage nach Exposition): Erhöhter Muskeltonus, tonisch-klonische Krämpfe, Extremitätenlähmungen, Atemlähmung.
- **zentralnervöse Wirkung:** Kopfschmerzen, psychische Veränderungen, Verwirrung, Kreislaufdepression, Atemdepression.

Nach anhaltender niedrig dosierter Exposition können nikotinartige und zentralnervöse Wirkungen protrahiert (bzw. chronisch) auftreten.

Diagnose

Klinische Zeichen der Acetylcholinwirkung, knoblauchartiger Geruch der Ausatemluft. Diagnostisch wegweisend ist die Bestimmung der Cholinesterase-Aktivität im Serum oder in Erythrozyten. Eine akute Vergiftung liegt bei Aktivitäten von ca. < 50–70% vor.

Therapie, Erste Hilfe

Kontaminierte Kleidung wird entfernt, die Haut mit viel Wasser gewaschen. Bindung des Giftes an Aktivkohle in Verbindung mit Magenspülung. Systemisch Gabe von Atropin in hohen Dosen. Es wird nach Wirkung dosiert (alle 10 Min. 2–5 mg Atropinsulfat i.v.), z.B. nach Wirkung auf den Speichelfluss (Cave! In der Akutphase nicht allein nach Wirkung auf Miosis dosieren). Die Unterlassung der Atropininjektion vor dem Transport in die Klinik ist ein ärztlicher Kunstfehler! Die Atropingabe muss u.U. tagelang beibehalten werden. Die Darmperistaltik soll während der Therapie erhalten bleiben.

Zusätzlich können in den ersten Stunden der Vergiftung zur Reaktivierung der Cholinesterase Pralidoxim und Obidoxim (Toxogonin®) verwendet werden (diese werden **nicht** nach Wirkung dosiert, sondern nach Angaben der Giftinformationszentrale).

Prävention

Strikte Arbeitsplatz-Hygiene, Messung der Luftkonzentration (evtl. Atemschutz), Vermeidung des Hautkontaktes (Schutzkleidung).

- **Biomonitoring:** Metabolit-Monitoring kann für fast alle Organophosphate durch die Bestimmung von DMP, DMTP etc. erfolgen. Es existieren bisher keine Referenzwerte [1]. Für Organophosphate mit Nitrophenoxygruppe kann der Nachweis von p-Nitrophenol im Urin versucht werden (z.B. Parathion = E 605, BAT-Wert 500 µg/l Urin).
- **Effektmonitoring:** Für die erythrozytäre AChE-Aktivität gilt eine Reduktion auf 70% des individuellen Bezugswertes als BAT-Wert.
- **Vorsorgeuntersuchungen** werden im Bereich der landwirtschaftlichen Berufsgenossenschaften und der Gartenbauberufsgenossenschaft nach dem Grundsatz H 2, VSG 1.2, durchgeführt. Auswahlkriterium ist der regelmäßige Umgang mit Pflanzenschutzmitteln (nicht nur Organophosphate) von mindestens 60 Stunden/Jahr gegenüber sehr giftigen und giftigen Pflanzenschutzmitteln oder von mindestens 120 Stunden/Jahr gegenüber allen Pflanzenschutzmitteln. Es werden untersucht: großes Blutbild, Serum-Leber- und Nierenwerte, Acetylcholinesterase, mindestens aber ChE im Serum. Bei Hepatoseverdacht werden Sonographie und Fettstoffwechselparameter empfohlen.

Anerkennung und Entschädigung

BK 1307: Erkrankungen durch organische Phosphorverbindungen.

Anerkannte Berufskrankheiten im Jahr 1999 und 2000 jeweils 4 Fälle. Verdachtsanzeigen sind etwa 10-mal so häufig.

BK 1307 – Erkrankungen durch organische Phosphorverbindungen

- **Verwendung:** Insektizide (E 605), Fungizide etc.
- **Exposition:** Berufe in Landwirtschaft und Gartenbau
- **Wirkungsmechanismus:** Hemmung der Acetylcholinesterase, Anhäufung von Acetylcholin
- **Krankheitsbild:**
  - muskarinartige Wirkung: Tränen-, Speichel- und Schweißfluss, Bronchospasmus, Bronchialsekretion, gastrointestinale Spasmen, Miosis, Akkommodationsstarre, Bradykardie, arterielle Hypotonie
  - nikotinartige und zentralnervöse Wirkung: erhöhter Muskeltonus, tonisch-klonische Krämpfe, Sprachstörungen, Parästhesien, psychische Veränderungen, Atemlähmung; Durch „Torpedoöl" (Triorthokresylphosphat) kann es zu jahrelangen motorischen Lähmungen kommen

Notfalltherapie: sofort Atropin hochdosiert bzw. nach Wirkung dosiert

Literatur

1. Angerer, J., Hardt J.: Ausscheidung von Organphosphat-Metaboliten durch die Allgemeinbevölkerung. ASU 32, 12, 470–472, 1997.
2. DGAUM-Leitlinie: Arbeit unter Einwirkung von organischen Phosphorverbindungen.
3. Eyer, P.: Organische Phosphorverbindungen. In: Triebig, G., Lehnert, G. (Hrsg.): Neurotoxikologie in der Arbeitsmedizin und Umweltmedizin, S. 455–69. Gentner, Stuttgart 1998.

BK 1308 – Fluorverbindungen (Fluoride und Flusssäure)

Chemische Eigenschaften

- Fluoride (mit dem Anion F^-) sind die Salze des Fluorwasserstoffs.
- Fluorwasserstoff (HF) ist eine farblose, mit Wasser mischbare, wasserziehende, an feuchter Luft rauchende Flüssigkeit. Sie hat einen extrem aggressiven Geruch. Die wässrige Lösung des Fluorwasserstoffs wird Flusssäure genannt.

Anwendung, berufliche Exposition

- **Fluoride:** in der elektrolytischen Aluminiumherstellung, beim Schweißen/Hartlöten, bei galvanischen Prozessen, beim Schmelzen von Metallen etc.
- **Flusssäure:** als Mittel zur Oberflächenbehandlung – Trübung, Ätzung, Mattierung – von Glas und Aluminium und zum Beizen und Glänzen von Edelstählen
- **aliphatische Fluorverbindungen** (z.B. Frene, Halone): Treibmittel, Kunststoffschäumung, Löschmittel, Kältemittel (geringe Toxizität; hier nicht weiter behandelt)
- **polymere Fluorkohlenwasserstoffverbindungen** (z.B. Teflon): als Pfannenbeschichtung etc. (nichttoxisch, bei Überhitzung und Zersetzung Reizwirkung auf Schleimhäute, Fieber; hier nicht weiter behandelt)

Nicht nur die Benetzung mit der flüssigen Flusssäure, sondern auch die Einwirkung von Flusssäuredämpfen auf Haut und Schleimhaut kann schwere, nachhaltige Verätzungen hervorrufen. Stäube saurer Fluoride sind ebenfalls gefährlich.

Gefahrstoffaufnahme

Inhalativ, perkutan und oral.

Fremdstoffkinetik und -metabolismus

Resorbiertes Fluorid wird im Knochen eingelagert. Nichtgebundene Fluoridionen – dies ist der überwiegende Teil – werden über die Nieren ausgeschieden.

Pathogenese, Zielorgane

Zwischen der toxischen Wirkung von Fluor, Fluorwasserstoff, Flusssäure und löslichen Fluoriden bestehen nur graduelle Unterschiede. Fluoridionen haben die Eigenschaft, körpereigenes Calcium und Magnesium zu binden. Das Fluoridion ist ferner ein Zellgift, welches bestimmte Enzymsysteme hemmt.

Krankheitsbild

Die Folgen der Exposition gegenüber wässriger Flusssäure können zunächst täuschend harmlos wirken (cave!).

Auf Atemwege und Lunge wirkt HF als starker Reizstoff. Symptome: brennende Augen, Husten, Bronchospasmus, tracheobronchiale Hämorrhagie, (nach Latenzzeit) hämorrhagisches Lungenödem. Die Spätfolgen sind ausgeprägte Fibrosen und Atelektasen.

An der Haut fühlt der Betroffene zunächst ein Prickeln und Brennen. Dann folgt eine schmerzarme Latenzzeit von mehreren Stunden. Danach kommt es zu Rötung und Blasenbildung mit äußerst starken Schmerzen. Schließlich entstehen Kolliquationsnekrosen.

Es werden 3 Schweregrade der HF-Verätzung unterschieden (National Institute of Health, USA):

- Flusssäure < 2–5%: Diese Konzentration ist relativ ungefährlich.
- Flusssäure > 10%: Verätzungen – u.U. auch schwere – sind möglich.
- Flusssäure > 20%: Lebensgefährliche Verätzungen.
- Flusssäure > 40%: Verätzung ab Handtellergröße haben meist einen tödlichen Verlauf

Am Auge können irreversible Hornhauttrübungen und tiefe Nekrosen vorkommen. Systemische Akutwirkungen sind Elektrolytstörungen (Herzkammerflimmern) und Organschädigungen.

Bei **chronischer** Inkorporation kann eine Knochenfluorose (Osteosklerose) auftreten. Klinisch treten Polyarthralgie, Steifheit der Gelenke und Rückenschmerzen auf. Schädigungen der Zähne sind entweder Schmelzveränderungen (nur bei Kindern bis zum 14. Lebensjahr) oder Säureschäden der Zähne (auch bei Erwachsenen, bei isoliertem Auftreten im Sinne der BK 1312). Die Lungenfunktion kann verringert sein.

Diagnose

Die Knochenfluorose (Osteosklerose) manifestiert sich als Zunahme der Knochenschattendichte im Röntgenbild:

- Stadium I: vermehrt grobe, unscharfe Bälkchenstrukturen,
- Stadium II: zunehmend homogene Knochenverschattung, Einengung der Markhöhle der Röhrenknochen,
- Stadium III: „Bambusstabbild" der Wirbelsäule; ausgedehnte Verkalkungen von Sehnen und Gelenkkapseln.

Notfalltherapie, Erste Hilfe

- **Prinzip der Ersten Hilfe:** Sofortige Hilfsmaßnahmen unter Beachtung des Selbstschutzes der Retter (zur Not Latexhandschuhe, u.U. Atemschutz).
- **Augen:** Die Augen sind sofort lang anhaltend mit Wasser (3,5%iges Calciumgluconat) zu spülen.
- **Haut:** Die betroffenen Hautregionen sollen sofort und lange mit Wasser gespült werden (Entkleiden unter der Schwalldusche, Atemschutz zuletzt entfernen). Möglichst rasch soll Ca-Gluconat-Gel in die betroffene Haut eingerieben werden (oder Mullbinden mit 20%iger Calciumgluconatlösung oder Calciumthiosulfat). Der Notarzt soll u.U. mit einer Lösung aus 10% Ca-Gluconat unterspritzen. Bei großflächiger Verätzung Eintauchen der betroffenen Körperteile in mindestens 1%ige Calciumgluconatlösung. Calcium kann auch intraarteriell injiziert werden (weitere Informationen: Giftinformationszentrale, http://www.bia.de [„Gestis-Stoffdatenbank"]).
- **Lunge:** Sauerstoffgabe (angefeuchtet). Möglichst sofortige inhalative Lungenödemprophylaxe (später hochdosierte Glucocorticoidgabe). Bei ersten Zeichen PEEP-Beatmung.
- **Magen, Mund:** Nach dem Verschlucken von Flusssäure Mund mit Wasser ausspülen. Bei erhaltenem Bewusstsein reichlich Wasser zum Trinken geben. Ersatzweise Milch oder Calciumchloridlösung einnehmen. Kein Erbrechen anregen. Sofortiger Liegendtransport ins Krankenhaus.

Prävention

Grenzwerteinhaltung, Arbeit unter dem Abzug, sicher geschlossene Apparaturen, sehr gute Raumbelüftung/Absaugung, Schutzschirm, Gummischutzkleidung, lange Schutzhandschuhe (z.B. aus Fluorkautschuk), Schutzbrille, evtl. auch eine Vollmaske (Atemschutz: Gasfilter E, Kennfarbe gelb für saure Gase).

Augenbrausen und Notbrausen müssen im Arbeitsraum vorhanden sein. In jedem Arbeitsbereich, in dem mit HF gearbeitet wird, sollten 2,5%iges Calciumgluconat-Gel, Calciumgluconat in Pulverform und Corticoiddosieraerosolspray verfügbar sein.

Eine sehr gute Betriebsanweisung und Unterweisung der Mitarbeiter ist essenziell.

Vorsorgeuntersuchungen werden nach dem entsprechenden berufsgenossenschaftlichen Grundsatz G 34 durchgeführt (Details siehe dort). Dazu gehört eine Spirometrie und u.U. auch Röntgenaufnahmen des Thorax/Skelettsystems. Anamnestisch sind besonders Lungensymptome und rheumatoide Symptome zu erfragen. Die Nachuntersuchung wird alle 12 Monate durchgeführt (Biomonitoring jedoch halbjährlich).

Das **Biomonitoring** bei chronischer Exposition geschieht aus einer Harnprobe (BAT-Wert 7,0 mg Fluorid/g Kreatinin – Probenahmezeitpunkt bei Schichtende **oder** BAT-Wert 4,0 mg Fluorid/g Kreatinin – Probenahmezeitpunkt vor nachfolgender Schicht).

Anerkennung und Entschädigung

BK 1308: Erkrankungen durch Fluor oder seine Verbindungen.

Erkrankungen durch Fluorkohlenwasserstoffe mit vorwiegender Symptomatik am zentralen Nervensystem und Leberparenchym (z.B. Narkosegase wie Halothan) fallen unter BK 1302.

BK 1308 – Erkrankungen durch Fluor oder seine Verbindungen

Fluoride
- Verwendung: in der elektrolytischen Aluminiumherstellung, beim Schweißen/Hartlöten
- verursachen eine chronische Knochenfluorose (Osteosklerose) mit Verkalkungen von Sehnen und Bändern

Fluorwasserstoff (Flusssäure)
- Verwendung z.B. in der Glasindustrie zur Ätzung
- verursacht schwere tiefgehende Verätzungen (zunächst täuschend harmlos) und eine systemische Elektrolytentgleisung (Kammerflimmern)
- Notfalltherapie: Calciumgluconat (Salbe, Unterspritzen, Vollbad)

Prävention: technischer und persönlicher Arbeitsschutz, Vorsorgeuntersuchung nach G 34 (Spirometrie, u.U. Röntgen, als Biomonitoring Fluorid im Urin)

Literatur

1. BG-Information: Gefahrstoffe; Fluorwasserstoff, Flusssäure und anorganische Fluoride, BGI 576.
2. „Reizende Stoffe/Ätzende Stoffe", BGI 595 (Merkblatt M 004 der BG Chemie).

BK 1309 – Salpetersäureester

Chemische Eigenschaften, Vorkommen

Die Salpetersäure geht mit ein- und mehrwertigen (Glykol, Glycerin) Alkoholen eine Esterbindung ein. Die entstehenden Salpetersäureester sind ölige Flüssigkeiten.

Glycerintrinitrat (= Nitroglycerin) und Ethylenglykoldinitrat (= Nitroglykol) sind empfindlich gegenüber Erschütterung oder abrupter Erwärmung.

Verwendung, berufliche Exposition

Nitroglykol und Nitroglycerin werden in der Sprengstoffindustrie als Ausgangsstoff für die Dynamit-Herstellung verwendet. Auch Kontakt mit aufgerissenen, nicht explodierten Sprengstoffpatronen, z.B. bei Abraumarbeiten, kann gesundheitsgefährdend sein.

In geringerem Umfang sind Salpetersäureester in der pharmazeutischen Industrie (zur Herstellung von Koronartherapeutika) oder in der Chemie im Gebrauch.

Nicht besprochen wird die Nitrozellulose (z.B. im Nitrolack), da sie nicht toxisch im nachfolgend dargestellten Sinne ist.

Gefahrstoffaufnahme

Inhalativ und dermal.

Fremdstoffkinetik und -metabolismus

Metabolisch kommt es zu Nitritfreisetzung.

Pathogenese, Zielorgane

Salpetersäureester (v.a. Nitroglykol, aber auch Nitroglyzerin) wirken durch Erweiterung der peripheren Blutgefäße blutdrucksenkend, zunächst systolisch, dann auch diastolisch. Bei chronischer Intoxikation kommt es zu einer Gegenregulierung mit erhöhtem diastolischen Blutdruck.

Die metabolische Nitritfreisetzung und die damit verbundene Methämoglobinbildung ist von untergeordneter Bedeutung.

Krankheitsbild

Hitzegefühl, Gesichtsrötung, Kopfschmerzen, Schwindel, Brechreiz, Angina pectoris, Bradykardie, Schlafstörungen, Appetitlosigkeit.

Es kann ein symptomarmer Gewöhnungszustand bei Dauerexponierten eintreten. Gelegentlich kommt es nach Expositionspause (Wochenende) bei erneuter Exposition zu massiven Reaktionen bis hin zum Herzversagen („Montagstod"). Abgesehen von diesen Todesfällen sind langfristige Spätschäden nach Beendigung der Exposition nicht bekannt.

Diagnose

Puls, Blutdruck in Ruhe und bei Lagewechsel (Schellong-Test), Ergometrie, Biomonitoring (s.u.)

Prävention

Technischer und persönlicher Arbeitsschutz. Bei Luftgrenzwertüberschreitung oder bei Hautresorption wird die **Vorsorgeuntersuchung** nach G 5 zur Voraussetzung für weitere Beschäftigung. Untersuchungsinhalte sind Blutdruckmessung, Schellong-Test, Ergometrie, großes Blutbild etc. Der ermächtigte Arzt wird Bedenken bei ausgeprägten Herz-Kreislauf-Erkrankungen aussprechen. Ein **Biomonitoring** wird im Grundsatz 5 nicht verlangt, ist jedoch bei kritischer Exposition (drohende Luftgrenzwertüberschreitung, Hautresorption) gegenüber Glycerintrinitrat oder Ethylenglykoldinitrat möglich (siehe TRGS 903).

Anerkennung und Entschädigung

BK 1309: Erkrankungen durch Salpetersäureester.

Diese Berufskrankheit wird in Einzelfällen noch angezeigt, eine Anerkennung ist in den letzten 3 Jahren nicht mehr vorgekommen.

BK 1309 – Erkrankungen durch Salpetersäureester

- Nitroglykol und Nitroglycerin sind ölige Flüssigkeiten
- **Exposition:** Sprengstoffindustrie, Chemie, Pharmazie
- **Krankheitsbild**
  - Erweiterung der Blutgefäße (Gesichtsrötung, Hitzegefühl, Blutdrucksenkung)
  - bei chronischer Intoxikation erfolgt Gegenregulierung → erhöhter diastolischer Blutdruck
  - nach Expositionspause (Wochenende) bei erneuter Exposition u.U. massive Reaktion bis hin zum Herzversagen („Montagstod")

Prävention: TAS, PSA, Biomonitoring (v.a. bei Hautresorption), Vorsorgeuntersuchung nach G 5 (Schellong-Test, Ergometrie)

BK 1310 – Halogenierte Alkyl-, Aryl- oder Alkylaryloxide

Chemische Eigenschaften und Verwendung

Die halogenierten (d.h. meist chlorierten) Alkyl-, Aryl- oder Alkylaryloxide kann man in verschiedene Stoffgruppen einteilen:

- **Chlorierte Alkyloxide** (chlorierte Alkohole, chlorierte Ether)
  Beispiele für diese Stoffklasse sind chlorierte Alkohole (Chlorhydrine) oder chlorierte Epoxide (z.B. Epichlorhydrin, eine entzündliche Flüssigkeit). Diese Stoffe sind Zwischenprodukte bei der Herstellung von Epoxidharzen. Epichlorhydrin wird/wurde als Stabilisator von chlorierten Kohlenwasserstoffen eingesetzt.
  Ein anderes Beispiel sind chlorierte Ether, welche alkylierende Eigenschaft haben. Bischlormethylether (BCME) verursacht Bronchialkarzinome und wird nicht mehr verwendet.
- **Chlorierte Aryloxide** (chlorierte, aromatische Stoffe, z.B. Chlorphenole, Dioxine)
  Die Chlorphenole werden/wurden als Pestizide und Holzkonservierungsstoff (z.B. Pentachlorphenol, PCP), daneben auch als Desinfizientia und Antiseptika verwendet.
  2,3,7,8-Tetrachlorodibenzo-p-dioxin (TCDD) ist der bekannteste Vertreter der Dioxine (Unfall in Seveso bei Mailand). Das Brennschneiden von beschichteten Metallen oder die Verhüttung kunststoffhaltiger Kupferschrotte kann eine Dioxin-Exposition bedeuten.

Gefahrstoffaufnahme

Die Aufnahme dieser Stoffe erfolgt durch Inhalation von Dämpfen und Stäuben, oft auch über die Haut (z.B. Epichlorhydrin).

Pathogenese, Krankheitsbild

Toxische Wirkungen der verschiedenen Stoffgruppen im Einzelnen:

- **Chlorierte Alkyloxide** (chlorierte Alkohole, chlorierte Ether)
  Die Reizwirkung auf Haut und Schleimhaut kann bei diesen Stoffen sehr stark sein. Die Augen können geschädigt werden (besonders durch Epichlorhydrin). Die Entstehung eines Lungenödems ist möglich. Die Chlorhydrine sind hepato- und nephrotoxisch. Bei einigen Stoffen ist eine krebserzeugende Wirkung bekannt, so beim Epichlorhydrin oder beim Dichlordimethylether (Bischlormethylether).
- **Chlorierte Aryloxide** (Chlorphenole, Dioxine)
  Neben Reizungen von Haut- und Schleimhaut können in schweren Fällen sogar Gewebsnekrosen auftreten. Manche Chlorphenole bewirken motorische Erregung, Tremor, Krämpfe und Koma. Durch Entkopplung der Atmungskettenphosphorylierung kann es zu erhöhter Wärmeproduktion kommen. 2,3,7,8-Tetrachlorodibenzo-p-dioxin (TCDD, das „Seveso-Gift") wirkt auf den Ah-Rezeptor Arylhydrocarbonhydroxylase und verursacht Chlorakne, Hepatosen, Polyneuritiden und Tumorpromotion.

Therapie, Erste Hilfe

Betroffene Hautpartien sofort gründlich unter fließendem Wasser mit Seife reinigen. Weitere Informationen: http://www.bia.de („Gestis-Stoffdatenbank").

Prävention

Durch technischen, persönlichen und medizinischen Arbeitsschutz:

- Beispiel PCP: Richtwert für Innenraumluft (1 $\mu g/m^3$) ist einzuhalten. Der Sanierungszielwert liegt bei 0,1 $\mu g/m^3$. Das Biomonitoring ist am EKA-Wert von 17 $\mu g/l$ Serum/Plasma zu orientieren bzw. an den HBM-I- und HBM-II-Werten (Umweltmedizin).
- Beispiel 2,3,7,8-TCDD: Bei Grenzwerteinhaltung ist der Stoff auch bezüglich Kanzerogenität unbedenklich (Kategorie 4 der DFG). Die Chlorakne ist ein relativ spezifisches klinisches Zeichen. Der Nachweis des 2,3,7,8-TCDD im Blut/Fettgewebe gehört zur Diagnosestellung dazu.

Anerkennung und Entschädigung

BK 1310: Erkrankungen durch halogenierte Alkyl-, Aryl- oder Alkylaryloxide.

In den letzten Jahren (1999, 2000) wurden etwa 13–14 Fälle jährlich als BK 1310 anerkannt. Von 1978–2000 wurden im Bereich der gewerblichen Berufsgenossenschaften 132 Krebserkrankungen als BK 1310 anerkannt. Dies waren überwiegend Bronchialkarzinome durch BCME.

BK 1310 – Erkrankungen durch halogenierte Alkyl-, Aryl- oder Alkylaryloxide

chlorierte Alkyloxide
- chlorierte Alkohole (Chlorhydrine): zur Herstellung von Epoxidharzen: Reizwirkung, Lungenödem, Hepatose
- chlorierte Ether: z.B. BCME: Bronchialkarzinom

chlorierte Aryloxide
- Chlorphenole (Pestizide, Holzkonservierung, Desinfektion): Reizungen von Haut und Schleimhaut, Nekrosen, neurologische Symptome
- Dioxine (2,3,7,8-TCDD, = Sevesogift): Chlorakne.

Literatur

1. Triebig/Kramer: Erkrankungen durch halogenierte Alkyl-, Aryl- oder Alkylaryloxide: Klinik und Therapie. Arbeitsmed. Sozialmed. Präventivmed. 1986; 21, 4: 111.

BK 1311 – Halogenierte Alkyl-, Aryl- oder Alkylarylsulfide

Chemische Eigenschaften, Vorkommen

Der einzige Vertreter dieser Stoffgruppe von arbeitsmedizinischer Bedeutung ist 2,2Dichlordiäthylsulfid (Synonyme: Schwefellost, Lost, Gelbkreuz, Yperit, Senfgas), eine geruchlose gelbliche Flüssigkeit. Das technische Produkt riecht knoblauchartig. Schwefellost war/ist als Kampfstoff weit verbreitet. Heute noch ist der Stoff in Fundmunition aus dem 1. und 2. Weltkrieg anzutreffen.

Verwendung, berufliche Exposition

Mitarbeiter der Kampfmittelbeseitigungsdienste können exponiert sein.

Gefahrstoffaufnahme

Der lipidlösliche Stoff wird sehr gut über die Haut und die Lunge aufgenommen.

Krankheitsbild

Zunächst fehlen Reizerscheinungen an Schleimhaut und Haut. An den Atemwegen kann es dann zu Bronchitis und Lungenödem kommen. An der Haut bilden sich Blasen und Ulzerationen (sehr schlechte Heilungstendenz!). Eine Knochenmarksschädigung äußert sich durch Infektionsneigung (Furunkulose, Parodontitis).

Spätfolgen sind Siechtum und Neigung zu Karzinomen (Bronchialkarzinom, Magenkarzinom, Blasenkarzinom).

Notfalltherapie

Zur Organisation der Ersten Hilfe im Bereich der Kampfmittelbeseitigung siehe http://www.bia.de („Gestis-Stoffdatenbank“).

Prävention

Geschlossene Systeme, Absaugeinrichtungen, Kampfstoff-Warngeräte, Zutrittssicherung, Integration der Sicherheitsorganisation in die betriebliche Organisation, regelmäßige Betriebsbegehungen und Gefährdungsbeurteilungen unter Einbeziehung des Betriebsarztes, entsprechende Durchführung von Arbeitsschutzmaßnahmen, Betriebsanweisungen, Trennung der Anlagenbereiche in „Schwarz-“ und „Weißbereiche“ einschließlich Betretungs- und Dekontaminationsregelungen, maximale persönliche Schutzausrüstung, Unterweisungen und Schulungen, regelmäßige arbeitsmedizinische Vorsorgeuntersuchungen (zitiert nach: Gesellschaft des Bundes zur Entsorgung chemischer Kampfstoffe und Rüstungs-Altlasten mbH, www.geka-munster.de).

Anerkennung und Entschädigung

Auch gegenwärtig gibt es gelegentlich noch anerkannte Berufskrankheiten (2 Fälle im Jahr 2000).

BK 1311: Erkrankungen durch halogenierte Alkyl-, Aryl- oder Alkylarylsulfide

BK 1311 – Erkrankungen durch halogenierte Alkyl-, Aryl- oder Alkylarylsulfide

- **einziger Vertreter von Bedeutung:** 2,2 Dichlordiäthylsulfid (Schwefellost = Gelbkreuz = Senfgas)
- **Exposition:** Kampfstoff in Fundmunition
- **Krankheitsbild:**
  - Hautblasen, Hautulzerationen (schlechte Heilung!), Lungenödem, Knochenmarksschädigung (Infektionsneigung)
  - Spätfolge: Emphysem, Immunschwäche, Voralterung, Karzinome

Literatur

Lohs, K.: Schwefel-Lost – noch immer toxikologisch aktuell. Z. ärztl. Fortbild. 1993; 87: 659–664.

BK 1312 – Zahnerkrankungen durch Säure

Branchen, Berufe, Tätigkeiten

Die Säure gelangt entweder von außen als Aerosol (Nebel, Staub) in den Mund- und Zahnbereich (die seltenere Variante) oder sie wird bakteriell im Zahnbereich erst gebildet (die häufigere Variante).

Berufliche Gefährdung:

- Säureaerosole kommen in den verschiedensten Branchen vor:
  - anorganische Säuren (Mineralsäuren wie Salpeter-, Salz- und Schwefelsäure) in Metallbeizereien, Galvanik, Elektrolyse, etc.,
  - Essig- und Ameisensäure in Textilfabriken, Oxalsäure in Färbereien und chemischen Reinigungen,
  - Wein- und Zitronensäure in pharmazeutischen und Nährmittelfabriken.
- Bei Verarbeitung von Hefeteigen oder zuckerhaltigen Massen kann Mehl- und Zuckerstaub in die Luft gelangen und damit in den Mundbereich des Beschäftigten gelangen (auch durch Verkostung). Anschließend kommt es bei mangelnder Mundhygiene zur Gärung im Mund. Betroffen sind vorwiegend Konditoren und Arbeiter in der Süßwarenindustrie.

Außerberuflich können Zahnschäden auch durch das Trinken konzentrierter Fruchtsäfte (Fruchtsäuren) verursacht werden.

Pathophysiologie

- Säureaerosole treffen und schädigen typischerweise zunächst die oberen, mittleren Schneidezähne an der Vorderseite. Dort ist auch der Schutz durch Speichel relativ gering. Der Zahnschmelz geht verloren und schließlich wird Dentin sichtbar. Die Empfindlichkeit gegenüber sauren und scharfen Speisen und gegen Temperaturunterschiede hält sich durch die Bildung des Reizdentins in Grenzen. Die weichen Zähne verkürzen und deformieren sich unter Beanspruchung.
- Bei der klassischen „Zuckerbäckerkaries" geht es um bakterielle Gärungsprozesse in der Mundhöhle. Eine solche Gärung kann durch zuckerhaltigen Teig, Hefeteig und ganz besonders durch süßen Hefeteig unterstützt werden. Durch den bakteriellen Metabolismus bilden sich organische Säuren (Milchsäure, Brenztraubensäure) die zu einem Verlust der Mineralsalze der Hartsubstanzen und damit zu einer Zerstörung des Zahnschmelzes und später auch des Dentins führen. Zusätzlich spielt die Auflösung der organischen Bestandteile des Zahnes durch bakterielle Enzyme (Proteasen u.a.) eine Rolle.

Krankheitsbild

- Durch Säureaerosole: Die Zähne fühlen sich stumpf an (wie nach Rhabarberverzehr) und werden glanzlos, schließlich rau und dunkel (Farbe des Dentins). Zahnverkürzung, „offener Biss", schließlich bleiben Zahnstummel.
- Zuckerbäckerkaries: Nach Zerstörung des Schmelzoberhäutchens bilden sich Karieshöhlen, die vom Schmelz auf das Dentin übergreifen können. Betroffen können alle Zähne sein. Typisch ist der Beginn an mehreren Zähnen im Zahnhalsbereich, rasches Vo-

ranschreiten der kariösen Schädigung und Übergreifen der Karies auf die Labialflächen.

Differentialdiagnose

Altersabschliff (Abrasio), Karies durch Fehlernährung im nichtberuflichen Bereich (beginnt typischerweise an den Fissuren oder zwischen den Zähnen).

Prävention

Absaugung der Säureaerosole, Atemschutz (P2- oder P3-Partikelfilter).

Nicht verpflichtende Vorsorgeuntersuchungen nach G 22 („Säureschäden der Zähne"): Der ermächtigte Arzt soll auf den Zustand der Zähne und des Zahnfleischs achten.

Bei Zuckerbäckern und ähnlichen Berufen ist eine verbesserte Mundhygiene anzuraten. Nach Säureaerosol-Exposition (oder unmittelbar nach Trinken saurer Fruchtsäfte) soll kein heftiges Zähneputzen praktiziert werden. Dies kann kontraproduktiv sein, da bei entmineralisiertem Zahnschmelz verstärkte Erosion stattfindet.

Anerkennung und Entschädigung

BK 1312: Erkrankungen der Zähne durch Säuren.

Im Jahr 2000 kam es zu 353 Verdachtsanzeigen, davon wurden 10 Fälle als BK anerkannt (darunter 1 Rentenfall).

BK 1312 – Erkrankungen der Zähne durch Säuren

Exposition:
- Zahnschmelzzerstörung durch Säureaerosole in Chemie, Galvanik, Färbereien und Nahrungsmittelbetrieben (relativ selten)
- Zerstörung des Zahnschmelzes durch Gärungsprozesse in der Mundhöhle (Milchsäure) = Zuckerbäckerkaries. Betroffen sind Bäcker und Konditoren.

Prävention:
- Absaugung der Säureaerosole, Atemschutz (P2- oder P3-Partikelfilter)
- Mundhygiene, Vorsorgeuntersuchung nach G 22

BK 1313 – Hornhautschädigungen durch Benzochinon

Chemische Eigenschaften, Vorkommen

Benzochinon dient als Oxidationsmittel in chemischen Reaktionen, speziell in Gegenwart von Licht.

Verwendung

Als Bakterizid, in der Farbstoff- und Fotochemie.

Gefahrstoffaufnahme

Dermal und inhalativ.

Pathogenese, Zielorgane

Toxizität durch Proteinschädigung.

Krankheitsbild

p-Benzochinon verursacht Reizungen an Haut- und Schleimhäuten („Chinonschnupfen"), besonders am Auge. Nach Resorption kann es zu akut systemischer Wirkung mit Krämpfen und Schockzuständen kommen.

Nach längerer Einwirkung kann sich eine bräunliche Verfärbung der Hornhaut einstellen, zunächst reversibel. Auch Hornhautulzerationen und Korneaverformungen sind möglich. Die Schädigungen können auch ohne weitere Exposition – im Extremfall bis zur Erblindung – voranschreiten.

Therapie, Erste Hilfe

Augen wie üblich lang anhaltend spülen. Betroffene Haut soll mit Wasser, Seife oder Polyethylenglykol 400 („Rückextraktion aus tieferen Hautschichten") gereinigt werden. Nach Inhalation übliche Lungenödemprophylaxe. Bei systemischer Intoxikation evtl. Therapie der Methämoglobinämie. Nach direktem Augenkontakt Antibiotikaprophylaxe.

Prävention

Es muss ausreichender Augenschutz getragen werden (Gestellbrille mit Seitenschutz). Der Luftgrenzwert nach TRGS 900 liegt bei 0,45 mg/m^3. Der Stoff gilt als möglicherweise krebserzeugend (Kategorie 3B) und keimzellmutagen (Kategorie 3B). Wichtig ist neben der Primärprävention am Arbeitsplatz die rechtzeitige Erkennung von Hornhautschäden (Sekundärprävention) und Einleitung der augenärztlichen Behandlung. Tertiärpräventiv ist bei eingetretenen Hornhautschäden die frühzeitige Beendigung der gefährdenden Tätigkeit anzustreben.

Anerkennung und Entschädigung

BK 1313: Hornhautschädigung des Auges durch Benzochinon.

Die Berufskrankheit kommt extrem selten vor.

> **BK 1313 – Hornhautschädigung des Auges durch Benzochinon**
>
> ✔ **Exposition:** p-Benzochinon in Chemie und Fotochemie
>
> ✔ **Krankheitsbild:**
> – Reizwirkung an Binde- und Hornhaut
> – Spätfolgen (nach Jahren): Hornhauttrübungen, Astigmatismus, Ulcus serpens
>
> **Prävention:** Augenschutz, Früherkennung von Hornhautschäden

BK 1314 – para-tertiär-Butylphenol

Verwendung, berufliche Exposition

Der Stoff wird verwendet als Lichtstabilisator und Antioxidans sowie als Mineralöladditiv. Ferner ist para-tertiär-Butylphenol (ptBP) Ausgangsmaterial für Alkylphenol-Harze.

Gefahrstoffaufnahme

Über Haut und Atemtrakt.

Pathogenese, Zielorgane

- Reizung und Sensibilisierung an Augen, Schleimhaut und Haut.
- Schädigung der Melanozyten. Im Gegensatz zur echten Vitiligo ist die Störung nicht mit Autoimmunvorgängen assoziiert.

Krankheitsbild

Das Einatmen der Dämpfe des erhitzten ptBP oder auch dermale Aufnahme kann akut zu Kopfschmerzen und Übelkeit führen. Die Reizung der Schleimhäute kann bis zum Lungenödem führen, der direkte Augenkontakt mit der heißen Schmelze zu Ulzeration und Chemosis.

Als **chronische Schädigung** fallen an der Haut vitiligoartige Depigmentierungen vor allem nach Sonnenbräunung auf. Andere Krankheitsbilder durch ptBP sind Kontaktdermatitis, Hepatose und euthyreote Struma.

Notfalltherapie, Erste Hilfe

Betroffene Augen spülen, bei direktem Kontakt mit der Schmelze sofort mit „Polyethylenglycol für Augenspülungen" oder Vit.-A-Öl; anschließend mit Wasser oder Isogutt® nachspülen. Kontaminierte Haut mit einem Gemisch aus Polyethylenglycol 300/Ethanol (2:1), danach mit Wasser abspülen. Anschließend lokal Glukokortikoid anwenden. Nach Inhalation ist Lungenödem- und Pneumonieprophylaxe indiziert.

Prävention

Absaugung, Hautkontaktvermeidung, etc. Der Luftgrenzwert lautet 0,5 mg/m^3 (TRGS 900). Atemschutz (Gasfilter A, Kennfarbe braun), Handschuhe aus Butylkautschuk oder Fluorkautschuk, Augenschutz.

Biomonitoring. Parameter ist ptBP im Urin, BAT-Wert lautet 2 mg/l Urin nach Schichtende.

Anerkennung und Entschädigung

BK 1314: Erkrankungen durch para-tertiär-Butylphenol.

Die Berufskrankheit ist extrem selten.

> **BK 1314 – Erkrankungen durch para-tertiär-Butylphenol**
>
> ✔ Verwendung als Antioxidans, Mineralöladditiv, in Phenolharzen
>
> ✔ **Krankheitsbild:** Reizung von Haut und Schleimhaut, vitiligoartige Depigmentierungen und andere toxische Wirkungen

BK 1315 – Isocyanate

Isocyanate sind die vierthäufigste Ursache für arbeitsbedingte obstruktive Atemwegserkrankungen.

Chemische Eigenschaften, Vorkommen, Verwendung

Isocyanate sind reaktionsfreudige organische Verbindungen. 3 wichtige Vertreter der Stoffklasse der Isocyanate heißen MDI (Diphenylmethan-diisocyanat), TDI (Toluylen-diisocyanat) und HDI (Hexamethylen-diisocyanat).

Aus Isocyanaten (genauer: aus Diisocyanaten) und Polyalkoholen werden Polyurethane hergestellt. Diese Kunststoffe (PUR) finden häufige Verwendung als Schäume, Lacke etc. Bei jedem Erhitzen von Polyurethanen können durch Zersetzung wieder Isocyanate entstehen (jedoch andere Verbindungen als bei der PUR-Herstellung).

Berufliche Exposition

- Bei Formenbau, Schaumstoffherstellung, Klebstoffverwendung, Lackierarbeiten (Aerosole beim Spritzlackieren!)
- Beim Schweißen lackierter Metalle (durch Zersetzung von Polyurethan), Metallguss (geklebte Sandkerne als Form).

Gefahrstoffaufnahme

Ganz überwiegend inhalativ (Gas, Dampf, Aerosol), gering auch dermal.

Pathogenese

Isocyanate können sensibilisierend, aber auch chemisch-irritativ wirken. Wahrscheinlich kann es zu einer Atemwegsgefährdung nicht nur durch Inhalation, sondern auch durch kutane Aufnahme kommen (systemische Immunantwort).

Unter 56 Beschäftigten der holzverarbeitenden Industrie, die häufigen Umgang mit MDI-Klebern hatten, entwickelten 27% ein neu aufgetretenes Asthma bronchiale. In der Subgruppe derer, die subjektiv Isocyanat-Hautkontakt bemerkten, wiesen 47% ein neu aufgetretenes Asthma auf [1].

Krankheitsbilder

- Asthma bronchiale,
- chronische Bronchitis (z.T. mit Obstruktion),
- exogen allergische Alveolitis,
- Hautekzem (weniger häufig, BK 5101),
- Lungenödem (durch unfallartige Spitzenexpositionen).

Notfalltherapie, Erste Hilfe

Lungenödemprophylaxe, verunreinigte Haut säubern mit Polypropylenglykol (hilfsweise Maisöl oder Seifenwasser). Massive Hautverschmutzungen sind wie ein Arbeitsunfall zu dokumentieren.

Prävention [2]

Bildung und Inhalation von Dämpfen/Aerosolen sowie Hautkontakt sind – soweit wie möglich – zu verhindern. Die alleinige Luftmessung von Isocyanaten (im Routinebetrieb, ohne Erfassung von Expositionsspitzen) ist nicht ausreichend und kann ein falsches Sicherheitsgefühl vermitteln (s.u.).

Bei Lackierarbeiten, Klebearbeiten u.Ä. sollten ausreichend große Absauganlagen vorhanden sein. Sind dennoch Isocyanate in der Atemluft wird Atemschutz (fremdbelüftete Hauben oder Filtergeräte) erforderlich. Als Filtertyp verwendet man Gasfilter (Kennfarbe braun oder grau) für Dämpfe und Partikelfilter (P2 oder P3) für Aerosole. Die Augen sind ganz besonders zu schützen. Als Handschuhmaterial ist z.B. Butylkautschuk für alle Isocyanate geeignet (siehe Spezialliteratur).

Die Expositionsermittlung ausschließlich in der Luft am Arbeitsplatz kann das Risiko unterschätzen [3]. Ein Biomonitoring erbringt zusätzliche Informationen. Routinemäßig einsetzbare Verfahren werden derzeit entwickelt. Für MDI ist die Festlegung eines BAT-Wertes bereits erfolgt (Parameter MDA, 10 µg/g Kreatinin im Urin).

Vorsorgeuntersuchung

Bei Überschreitung des in der TRGS 900 festgelegten Grenzwertes werden die Beschäftigten nach G 27 („Isocyanate“) untersucht. Diese verpflichtende Vorsorgeuntersuchung soll gewissenhaft durchgeführt werden, da die Langzeitprognose eines Isocyanat-Asthmas schlecht ist. Zur Untersuchung gehören Urinstatus, Thoraxröntgenaufnahme und Spirometrie. Erwünscht sind großes Blutbild, BSG und Test auf bronchiale Hyperreagibilität. In unklaren Fällen gehören erweiterte Lungenfunktionstestung, Bestimmung der spezifischen IgE und IgG (letztere haben beschränkte Aussagekraft) sowie Ergometrie zur Vorsorgeuntersuchung. Bei Asthma, kardiopulmonalen Vorerkrankungen und Hauterkrankungen werden u.U. gesundheitliche Bedenken erhoben.

Anerkennung und Entschädigung

BK 1315: Erkrankungen durch Isocyanate, die zur Unterlassung aller Tätigkeiten gezwungen haben, die für die Entstehung, die Verschlimmerung oder das Wiederaufleben der Krankheit ursächlich waren oder sein können.

Im Jahr 2000 kam es zu 92 Verdachtsanzeigen, davon wurden 45 Fälle als BK anerkannt (darunter 23 Rentenfälle).

BK 1315 – Erkrankungen durch Isocyanate, die zur Unterlassung aller Tätigkeiten gezwungen haben, die für die Entstehung, die Verschlimmerung oder das Wiederaufleben der Krankheit ursächlich waren oder sein können.

- **Isocyanate:** vierthäufigste Ursache für Berufsasthma
- **Vorkommen:** bei Herstellung und Zersetzung von Polyurethanen (Kunststoffe, Schäume, Kleber)
- **Exposition:** Schaumstoffherstellung, Lackierarbeiten, Klebearbeiten, Schweißen lackierter Metalle

Krankheitsbild: Asthma bronchiale, chronische Bronchitis, exogen allergische Alveolitis, Hautekzem (BK 5101), Lungenödem (Unfälle)

Prävention: Inhalation von Dämpfen/Aerosolen und Hautkontakt minimieren. Vorsorge nach G 27 (Thoraxröntgen, Spirometrie)

Literatur

1. Baur, X. et al.: Isocyanat-bedingte Gesundheitsgefahren – eine aktuelle Literaturübersicht. ASU 2003; 38,5: 270–277.
2. BG Chemie: Merkblatt: Polyurethan-Herstellung und Verarbeitung Isoyanate“ M 044, BGI 524.
3. Marczynski, B. et al.: Expositionsermittlung und biologisches Monitoring für Diisocyanate und deren Metabolite – eine Literaturübersicht. Zbl Arbeitsmed 1999; 49: 2–8.

BK 1316 – Dimethylformamid

Chemische Eigenschaften

N, N- Dimethylformamid (DMF) ist bei Raumtemperatur eine klare, farblose Flüssigkeit mit einem schwachen, jedoch typischen Amingeruch.

Berufliche Exposition

DMF ist eines der am meisten verwendeten Lösemittel. Es wird z.B. bei der Herstellung von Polyacrylnitrilfasern (Trockenspinnverfahren) sowie bei der Kunststoffbeschichtung gebraucht.

Gefahrstoffaufnahme

Dermal und inhalativ.

Fremdstoffmetabolismus

Abbau durch mikrosomale Enzymsysteme in der Leber. Hauptmetabolit im Harn N-Hydroxymethyl-N-Methylformamid.

Zielorgane

Die toxischen Wirkungen manifestieren sich an der Leber. Berichte über Hodentumoren sind inkonsistent. Eine teratogene Wirkung kann nicht ausgeschlossen werden. DMF hat hemmende Wirkung auf die Aldehyddehydrogenase, dadurch Intoleranzerscheinungen vom Disulfiramtyp.

Krankheitsbild/Diagnostik

Leberverfettung und -nekrosen. Klinisch Druckgefühl, Übelkeit, Gewichtsverlust und Müdigkeit. Laborchemisch Transaminasenerhöhung und Erhöhung der γ-GT. Das Krankheitsbild ist nach heutiger Erkenntnis vollständig reversibel.

Differentialdiagnose

Eine Hepatitis durch DMF kann nicht eindeutig von einer toxischen Hepatitis anderer Ursache unterschieden werden.

Prävention

Die MAK liegt bei 30 mg/m^3 (DFG und TRGS 900). Wegen der geringen Geruchsintensität des Stoffes kann die olfaktorische Warnwirkung entfallen. Raumluftmessungen sind angesichts der möglichen perkutanen Aufnahme nicht ausreichend. Notwendig ist ein biologisches Monitoring. Der BAT-Wert (TRGS 903) liegt bei 15 mg/l N-Methylformamid im Harn, Probenahme bei Schichtende. Der Stoff wurde in die Gruppe R_E2 eingeordnet (Stoffe, die als fruchtschädigend/entwicklungsschädigend für den Menschen angesehen werden sollten).

Arbeitsmedizinische Vorsorgeuntersuchungen: Es gibt keinen berufsgenossenschaftlichen Grundsatz. Eine allgemeine Vorsorgeuntersuchung nach Arbeitssicherheitsgesetz mit Kontrolle des Leberwerte ist empfehlenswert.

Anerkennung und Entschädigung

BK 1316: Erkrankungen durch Leber durch Dimethylformamid.

Anerkannte Berufskrankheiten sind extrem selten. Diese Berufskrankheit ist nur dann anzuerkennen, wenn der Versicherungsfall nach dem 31. Dezember 1992 eingetreten ist (§ 6 BKV).

BK 1316 – Erkrankungen der Leber durch Dimethylformamid

- N,N- Dimethylformamid (DMF) ist ein klares, flüchtiges Lösemittel mit schwachem Geruch
- **Verwendung:** Herstellung von Polyacrylnitrilfasern, Kunststoffbeschichtung
- **Gefahrstoffaufnahme:** dermal und inhalativ
- **Krankheitsbild:** Leberverfettung und -nekrosen, Alkohol-Intoleranz vom Disulfiramtyp, Teratogenität.

BK 1317 – Polyneuropathie oder Enzephalopathie durch organische Lösungsmittel oder deren Gemische

Das zentrale und das periphere Nervensystem wie auch, teilweise, das vegetative Nervensystem, können durch organische Chemikalien geschädigt werden. Eine eigene BK-Ziffer wurde 1997 eingeführt, nachdem zuvor Erkrankungen über andere, auf der Nennung einer einzelnen Chemikalie beruhenden Listenkrankheiten oder als Quasi-Berufskrankheiten anerkannt worden waren. Dabei haben vor allem Berichte aus Skandinavien eine Rolle gespielt, in Deutschland wurde die Thematik dann intensiv aufgegriffen [2, 5].

Chemische Eigenschaften, Vorkommen, Verwendung

Gesichert neurotoxische Lösungsmittel sind:

- aliphatische Kohlenwasserstoffe: n-Hexan, n-Heptan,
- Ketone: Butanon-2 (= Methyl-Ethyl-Keton), 2-Hexanon,
- Alkohole: Methanol, Ethanol, 2-Methoxyethanol,
- aromatische Kohlenwasserstoffe: Benzol, Toluol, Xylol, Styrol,
- chlorierte aliphatische Kohlenwasserstoffe: Monochlormethan,
- Dichlormethan, 1,1,1-Trichlorethan, Trichlorethen, Tetrachlorethen.

Auch andere Gefahrstoffe können neurotoxische Wirkungen haben, Erkrankungen werden unter anderen BK-Ziffern entschädigt:
- Blei (BK 1101),
- Quecksilber (BK 1102)
- Thallium (BK 1106)
- Arsen (BK 1108),
- Schwefelkohlenstoff (BK 1305)
- organische Phosphorsäureester (BK 1307).
- Acrylamid
- Ethylenoxid.

Für die organischen Lösemittel Trichlorethen, Tetrachlorethen und Methylenchlorid gibt es auch die BK-Nummer 1302, für Benzol, Toluol, Xylol und Styrol die BK 1303. Handelt es sich bei den durch sie ausgelösten Erkrankungen um Neuropathien bzw. Enzephalopathien, hat die BK-Nummer 1317 Priorität.

Die folgende Tabelle enthält Eigenschaften und Einstufungen verschiedener neurotoxischer Lösemittel *(→ Tab. 4.2-14)*.

Lösemittelgemische. Die Verwendung von nur einem Lösungsmittel in einem Produkt ist eher die Ausnahme. Nachstehende Bezeichnungen, Anwendungsbereiche und Einsatzmöglichkeiten sollten deswegen bedacht werden (→ *Tab. 4.2-15)*.

Branchen, Berufe, Tätigkeiten

Die Substanzen kommen in zahlreichen Produkten einzeln oder in Gemischen zur Anwendung:
- zum Reinigen und Entfetten in der Metall-, Textil- und Kunststoffindustrie,
- als Lösungs- und Verdünnungsmittel für Farben, Lacke, Klebstoffe, Holzschutzmittel, Gummilösungen und zum Abbeizen,
- für zahlreiche chemische Reaktionen als Reaktionsmedium, Extraktionsmittel oder als Ausgangs- bzw. Zwischenprodukt.

Beispiele für Anwendungsbereiche von Lösungsmitteln und deren Gemischen:
- Baugewerbe:
  - Abbeizer (dichlormethanhaltig, CKW-frei),
  - Vorstriche und Klebstoffe (Dispersion-Produkte, Epoxidharz-Produkte, stark lösungsmittelhaltige Produkte, Polyurethan-Produkte),
  - Holzkitte und Versiegelungen (Parkettsiegel, Grundsiegel, Ölkunstharzsiegel, Polyurethansiegel, säurehärtende Siegel),
  - Bautenlacke,
  - Holzschutzmittel, Insektizide,
  - Schalöle,
  - Reinigungsmittel,
  - Epoxidharze,
  - Hydrophobierungsmittel, Steinfestiger, Steinpolituren.
- Metallverarbeitung, Elektrotechnik, Feinmechanik, Polstermöbel und Holzwirtschaft:
  - Oberflächenreinigungsmittel (Reiniger mit nicht wassermischbaren Lösungsmitteln: Kaltreiniger CKW-haltig, KW-Reiniger CKW-frei, Nitroverdünner),
  - Klebstoffe,
  - Farben, Lacke.
- Druckereigewerbe/Papierindustrie:
  - Lösungsmittel für schnell trocknende Klebstoffe in der Papierindustrie,
  - Offsetdruck (Benzine),
  - Siebdruck (Toluol, n-Hepten, Xylol, Benzine).
- Textilindustrie:
  - Chemischreinigung und zur Fleckentfernung
  - Klebebänder, Heftpflaster
- Schuhherstellung/Schuhreparaturen
  - Klebstoffe (Toluol, n-Heptan, Butanon),
  - Schuhfinish,
  - Verdünner (Xylol),
  - Sohlenlöser (Toluol, früher: Dichlormethan, 1,1,1-Trichlorethan, Trichlorethen),
  - Trennmittel (früher: Trichlormethan).

Kaltreiniger sind Produkte auf der Grundlage von entaromatisierten Kohlenwasserstoffgemischen, auf dem Markt unter den Namen Siedegrenzbenzine, Testbenzine oder Waschbenzine.

Tab. 4.2-14 Neurotoxische Lösungsmittel: Einstufung, Luftgrenzwert (MAK- bzw. TRK-Wert), Siedepunkt, Dampfdruck, Sicherheitsdatenblatt, BK-Code (nach Köhler [2]).

Lösungsmittel	Einstufung				Luftgrenzwert	Siedepunkt	Dampfdruck	SDB Gew.%	BK-Code*
1	2				3	4	5	6	7
Aliphatische Kohlenwasserstoffe									
n-Heptan				F; R11 Xn; R65 Xi; R38 R67 N; R50-53	2100 mg/m³	98,43	48,0	5,0	1317
n-Hexan			RF3	F; R11 R62 Xn; R65-48/20 Xi; R38 R67 N; R51-53	180 mg/m³	68,74	160,0	1,0	1317
Ketone									
2-Butanon (MEK, Ethylmethylketon, Methylethylketon)				F; R11 Xi; R36 R66 R67 H	600 mg/m³	79,57	105,0	1,0	1317
2-Hexanon (Butylmethylketon, Methylethylketon)			RF3	R10 R62 T; R48/23 R67	21 mg/m³	127,20	3,5	0,1	1317
Alkohole									
Ethanol (Ethylalkohol)				F; R11	1900 mg/m³	78,33	59,0	5,0	1317
Methanol (Methylalkohol)				F; R11 T; R23/24/25 39/23/24/25 H	270 mg/m³	64,51	128,6	0,1	1306 1317
Glykolether									
2-Methoxyethanol (Ethandiolmonomethylether)			RE2 RF2	R10 R60-61 Xn; R20/21/22 H	15 mg/m³	124,60	8,1	0,1	1317
aromatische Kohlenwasserstoffe									
Benzol (Benzen)	K1	M2		F; R11 R45 T; R48/23/24/25	8 mg/m³ 3,2 mg/m³	80,10	99,7	0,1	1303 1317
Styrol (Vinylbenzol, Phenylethylen)				R10 Xn; R20 Xi; R36/38	85 mg/m³	145,14	6,2	1,0	1303 1317
Toluol (Methylbenzol)l				F; R11 Xn; R20	190 mg/m³	110,63	27,8	1,0	1303 1317
Xylol (o-, m-, p-Dimethylbenzol)				R10 Xn; R20/21 Xi; R38 H	440 mg/m³	o: 144,41 m: 139,10 p: 138,35	o: 6,7 m: 8,0 p: 8,2	1,0	1303 1317

Tab. 4.2-14 Neurotoxische Lösungsmittel: Einstufung, Luftgrenzwert (MAK- bzw. TRK-Wert), Siedepunkt, Dampfdruck, Sicherheitsdatenblatt, BK-Code (nach Köhler [2]). Fortsetzung

Lösungsmittel 1	Einstufung 2				Luftgrenzwert 3	Siedepunkt 4	Dampfdruck 5	SDB Gew.% 6	BK-Code* 7
chlorierte aliphatische Kohlenwasserstoffe									
Dichlormethan (Methylenchlorid)	K3			R40	360 mg/m³	40,67	460,9	1,0	1302 1317
Tetrachlorethen (Perchlorethylen, Per)	K3			R40 N; R51-53	345 mg/m³	121,20	18,9	1,0	1302 1317
1,1,1-Trichlorethan				Xn; R20 N; R59	1080 mg/m³	73,70	133,0	1,0	1302 1317
Trichlorethen (Tri, Trichlorethylen)	K3			R40 R52-53	270 mg/m³	86,70	77,1	1,0	1302 1317

Spalte 1 Name des Lösungsmittels und seiner gängigen Synonyme
Spalte 2 Einstufung

Unterspalte 1 krebserzeugendes Potenzial (Auszug)
K1 Stoffe, die beim Menschen bekanntermaßen krebserzeugend wirken
K3 Stoffe, die wegen möglicher krebserregender Wirkung beim Menschen Anlass zur Besorgnis geben

Unterspalte 2 erbgutveränderndes Potenzial (Auszug)
M2 Stoffe, die als erbgutverändernd für den Menschen angesehen werden sollten.

Unterspalte 3 fortpflanzungsveränderndes Potenzial
RF2 Stoffe, die als beeinträchtigend für die Fortpflanzungsfähigkeit (Fruchtbarkeit) des Menschen angesehen werden sollten.
RF3 Stoffe, die wegen möglicher Beeinträchtigung der Fortpflanzungsfähigkeit (Fruchtbarkeit) des Menschen zur Besorgnis Anlass geben.
RE2 Stoffe, die als fruchtschädigend (entwicklungsschädigend) für den Menschen angesehen werden sollten.

Unterspalte 4 Gefahrensymbole, R-Sätze, Bemerkungen TRGS 900
Diese Spalte enthält Gefahrensätze (R-Sätze) und Gefahrensymbole der Einstufung. Die Kennzeichnung H (hautresorptiver Stoff) wurde der TRGS 900 entnommen.
Gefahrensymbole (Auszug):
F leicht entzündlich
Xn gesundheitsschädlich
Xi reizend
T giftig
N umweltgefährlich

Spalte 3 Luftgrenzwert
Die in dieser Spalte angegebenen Grenzwerte beziehen sich auf die Konzentration (Gewichts-/Volumenanteil) eines Gefahrstoffes in der Luft am Arbeitsplatz
Spalte 4 Siedepunkt [°C] unter Normalbedingungen
Spalte 5 Dampfdruck [mbar] bzw. [hPa].
Spalte 6 Gehalt in Gewichtsprozent (Gew.%) ab dem ein Lösungsmittel abhängig von der Einstufung in einem Sicherheitsdatenblatt (SDB) aufgeführt werden muss (TRGS 220).
Spalte 7 Berufskrankheiten-Code für bekannte Auslöser von Berufskrankheiten.
1302: Erkrankungen durch Halogenkohlenwasserstoffe
1303: Erkrankungen durch Benzol, seine Homologe oder durch Styrol
1306: Erkrankungen durch Methylalkohol (Methanol)
1317: Polyneuropathie oder Enzephalopathie durch organische Lösungsmittel oder deren Gemische

* Die Anerkennung einer Polyneuropathie als BK 1317 lässt sich als Folge einer Exposition gegenüber manchen dieser Stoffe (Toluol, Xylol, Dichlormethan) nicht begründen.

Tab. 4.2-15 Typische Kohlenwasserstoffgemische mit ihren Bezeichnungen und den für die gesundheitliche Bewertung herangezogenen wichtigsten Einzelsubstanzen (nach Köhler [2]).

leichte aliphatische Kohlenwasserstoffgemische Siedebereich 35–140 °C Der Gehalt an Aromaten liegt wahrscheinlich unter einem Prozent.		mögliche LM (Aromaten [A])
Siedegrenzenbenzin 60/95 CAS-Nr. 64742-49-0	Siedebereich 63–100 °C	n-Hexan, n-Heptan, (Benzol [A], Toluol)
Siedegrenzenbenzin 80/110 CAS-Nr. 64742-49-0	Siedebereich 78–113 °C	n-Heptan, (Benzol [A], Toluol)
Siedegrenzenbenzin 100/140 CAS-Nr. 64742-49-0	Siedebereich 98–140 °C	n-Heptan, (Benzol [A], Toluol, Xylol)
Petrolether CAS-Nr. 8032-32-4 EG-Nr. 232-453-7 (aber auch CAS-Nr. 64742-49-0)	Komplexe Kombination von Kohlenwasserstoffen aus der fraktionierten Destillation von Erdöl. Diese Fraktion siedet im Bereich von etwa 20–135 °C.	n-Hexan, n-Heptan, (Benzol [A], Toluol)
Rubber Solvent	C5–C8 Kohlenwasserstoffe Siedebereich 45–125 °C	n-Hexan, n-Heptan, (Benzol [A], Toluol)
[A] Benzol ist nur noch als verfahrensbedingte Verunreinigung relevant. Gefahrstoffe mit einem Massengehalt von gleich oder mehr als 0,1% Benzol dürfen nicht verwendet werden. Ausnahmen regelt die Gefahrstoffverordnung in Anhang I V Nr.4		
schwere aliphatische Kohlenwasserstoffgemische Siedebereich 135–330 °C		**mögliche LM Zuordnung nach Sdp. und Kohlenstoffzahl**
Testbenzin, allgemein	Siedebereich 135–330 °C Charakterisierung durch Flammpunktangabe, z.B. Benzin 21	Xylol
Testbenzin, aromatenhaltig	Siedebereich 135–330 °C	Xylol
Testbenzin, aromatenfrei	Siedebereich 135–330 °C	
Benzin 21	Siedebereich 135–180 °C	Xylol
aromatische Kohlenwasserstoffgemische Siedebereich 136–310 °C		**mögliche LM Zuordnung nach Sdp. und Kohlenstoffzahl**
Solvent Naphtha (Kohle), leicht; Leichtöl-Redestillat, tief siedend CAS-Nr. 85536-17-0; EG-Nr. 287-498-5		
Solvent Naphtha (Kohle), Cumaron-Styrolhaltig; Leichtöl-Redestillat, mittel siedend CAS-Nr. 85536-19-2; EG-Nr. 287-500-4		Styrol
Solvent Naphtha (Kohle), Xylol-Styrolschnitt; Leichtöl-Redestillat, mittel siedend CAS-Nr. 85536-20-5; EG-Nr. 287-502-5		Xylol, Styrol

Nitroverdünnungen sind Lösungs- und Verdünnungsmittel für Nitrocellulose-Lacke. Sie enthalten aliphatische (Hexan, Heptan, Oktan u.a.) und aromatische (Toluol, Xylol, Ethylbenzol u.a.) Kohlenwasserstoffe, Ketone (Butanon, Hexanon, Aceton u.a.), Ester (Ethylacetat, Butylacetat u.a.) und Glykolether (Ethoxyethanol, Butoxyethanol u.a.).

Als (Haupt-)Risikoberufe sind anzusehen:

- Boden- bzw. Parkettleger (Abbeizen, Versiegeln, großflächiges Auftragen),
- Tankreiniger,
- Säurebaumonteure,
- Maler.

Gefahrstoffaufnahme

Die Stoffaufnahme erfolgt inhalativ, ggf. auch durch dermalen Kontakt. Bei Letzterem können bereits wenige Tropfen zu einer erheblichen Organbelastung führen. Cave lipophile Hautschutzmittel – sie können die Aufnahme verstärken *(→ Abb. 3.2-7)*.

Pathophysiologie

Polyneuropathie. Angriffspunkte typischer Vertreter der neurotoxischen Stoffe am Neutron sind in *Abbildung 4.2-6* dargestellt. Aus ihnen ergibt sich die Art der Schädigung (eher zentral, eher peripher). Die Einzelsubstanzen haben z.T. auffällige Spezifität.

Krankheitsbild

Alle organischen Lösungsmittel können über kurzfristige Membranwirkungen an der Nervenzelle zu vorübergehenden unspezifischen (prä-) narkotischen Symptomen führen. Die spezifische Auslösung der Polyneuropathie oder Enzephalopathie beruht dagegen auf der Biotransformation zu neurotoxischen Metaboliten.

Polyneuropathie. Charakteristisch ist der periphere Beginn und das symmetrische Auftreten (strumpf- oder handschuhförmig) in engem zeitlichen Zusammenhang mit der Exposition.

Toxische Enzephalopathie. Sie ist als Krankheitsbild eindeutig definiert *(→ Tab. 4.2-16)*. Die Symptome (Anamnese) sind:

- verminderte Konzentrationsfähigkeit, Merkschwäche,
- Schwierigkeit beim Erfassen von Informationen,
- Antriebsstörungen,
- Affektstörungen, depressive Verstimmung, Reizbarkeit,
- Erschöpfbarkeit, Persönlichkeitsveränderungen.

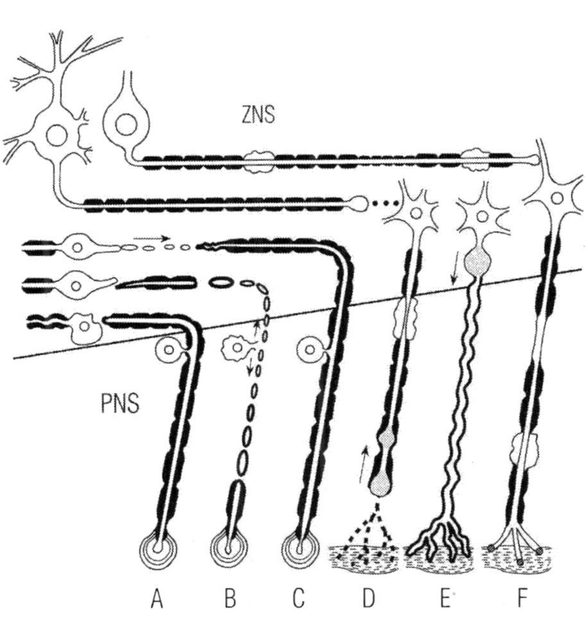

A	zentrale Neuronopathie	Alanosin Quecksilber Aluminium
B	periphere Neuronopathie	Doxorubicin
C	zentrale distale Axonopathie	Clioquinol
D	zentral-periphere distale Axonopathie	CS_2, Acrylamid Hexacarbone, 1,4-Diketone TOCP Zinkpyridinethion
E	proximale Axonopathie	IDPN (Iminodipropionitril) DMAPN (Dimethylaminopropionitril)
F	Myelinopathie	Hexachlorophen Triethylzinn Acetyl-ethyl-tetramethyltetralin (AETT)

Abb. 4.2-6 Angriffsorte typischer neurotoxischer Substanzen am Neuron mit ihren substanzspezifischen Schwerpunkten im Bereich des ZNS (Beispiel C) oder am PNS bzw. ZNS und PNS (s. besonders Beispiel D; nach Altenkirch).

Auch bei der toxischen Enzephalopathie *(→ Tab. 4.2-16)* besteht ein enger zeitlicher Zusammenhang mit der Exposition, die – abgesehen von außergewöhnlicher Belastung – 10 oder mehr Jahre angedauert haben sollte. Lange Latenzen (mehrere Monate und Jahre) zwischen Exposition und Erkrankung sprechen eher gegen eine Kausalität. Nach Expositionsende können bei Schweregrad II Defizite bestehen bleiben, es gilt jedoch als Regel, dass nach mehrwöchiger Expositionskarenz keine Progredienz besteht! Schwergrad III wurde in den letzten Jahren nicht mehr gesehen.

Weitere neurologische Krankheitsbilder können ebenfalls neurotoxisch bedingt sein:

- Parkinson-ähnliche Erkrankungen (CS_2, Methanol),
- Polyneuritis cranialis,
- Trigeminusneuralgie (Trichlorethen).

Demgegenüber gibt es für die folgenden Erkrankungen keine sichere Erkenntnis über Verursachung durch Gefahrstoffe am Arbeitsplatz: Myopathien, Morbus Alzheimer, Morbus Parkinson, amyotrophische Lateralsklerose, multiple Sklerose und einige weitere seltene Syndrome.

Diagnose

Bei der **Polyneuropathie** sind objektivierbar:

- Sensibilitätsstörungen (insbesondere das Vibrationsempfinden),
- Reflexschwächen oder Areflexien,
- schließlich Verminderung der sensiblen und motorischen Nervenleitgeschwindigkeit.

Enzephalopathie. Neurophysiologische Untersuchungen (EEG, Evozierte Potentiale, Nervenleitgeschwindigkeit) sowie bildgebende Verfahren (CT, Kernspintomogramm) ergeben bei den lösungsmittelverursachten Enzephalopathien in der Regel Normalbefunde.

Wesentlich für die Diagnostik wie auch die Beurteilung der Minderung der Erwerbsfähigkeit im Falle der Anerkennung einer Berufskrankheit ist der **psychopathologische Befund.** Psychologische Testverfahren sollten herangezogen und von erfahrenen klinischen Psycholo-

Tab. 4.2-16 Krankheitsbild und Prognose der lösungsmittelverursachten Enzephalopathie.

Schweregrad/ Stadium	Symptome	Prognose und MdE
I leicht	verstärkte Müdigkeit, Konzentrationsschwierigkeiten, eingeschränktes Kurzzeitgedächtnis, erhöhte Reizbarkeit; mittels neuropsychologischer Testung kein eindeutiger Nachweis von Leistungsdefiziten	meistens innerhalb von mehrern Wochen oder einigen Monaten vollständige Rückbildung nach Expositionskarenz MdE: 0–10%
II mittelschwer Typ A	starke Müdigkeit, emotionale Labilität, Antriebsstörungen, Veränderung von Stimmung und Motivation, andauernde Beeinträchtigung der Persönlichkeit; Nachweis leichter kognitiver Leistungsminderungen (Kurzzeitgedächtnis, psychomotorische Geschwindigkeit, Aufmerksamkeit)	unterschiedlich meistens Besserung, teilweise vollständige Rückbildung; auch bleibende Gesundheitsstörung; keine Progredienz nach Expositionsende MdE: 20–30%
II mittelschwer Typ B	stärkere kognitive Insuffizienz und in der Regel neurologische Befunde wie Ataxie, Tremor, Dysdiadochokinese; Polyneuropathie-Symptome sind möglich, jedoch nicht obligat	Teilreversibilität möglich; vollständige Rückbildung fraglich; keine Progredienz nach Expositionsende MdE: 40–50%
III schwer	globale Einschränkungen der intellektuellen Leistungen und des Gedächtnisses: diffuse Hirnatrophie möglich	Reversibilität unwahrscheinlich; keine Progredienz nach Ausschalten der Noxe MdE: 60–100%

gen durchgeführt und bewertet werden. Sie betreffen (nach Konietzko [3]):

- prämorbide Intelligenz (z.B. Wortschatztest),
- Aufmerksamkeits- und Gedächtnisleistungen (z.B. HAWIE-R, Benton-Test),
- Psychomotorik (Wiener Determinationsgerät, Linien nachfahren u.a.),
- Wesensveränderungen (z.B. Freiburger Persönlichkeitsinventar),
- Befindlichkeitsstörungen (z.B. Freiburger Beschwerdeliste).

Arbeitsmedizinische Vorsorgeuntersuchungen
Empfehlungen in Form der BG-Grundsätze gibt es für einige Substanzen der besprochenen Gruppe (z.B. Methanol G 10, Tetrachlormethan G 13, Trichlorethen G 14, Tetrachlorethen G 17, Styrol G 45, Monochlormethan G 28, Benzolhomologe G 29), nicht aber für die Gemische.
Ein neuropsychologisches Untersuchungsverfahren ist hierfür erforderlich. Im Rahmen wissenschaftlicher Untersuchungen werden solche erprobt, so z.B. das ANES (Arbeitsmedizinisch-Neurotoxisches Evaluierungs-System [5], → *Tab. 4.2-17*). Der Betriebsarzt kann sich bei der Vorsorgeuntersuchung am berufsgenossenschaftlichen Grundsatz G 45 orientieren (Fragebogen „Q 16").

Prävention

Die wichtigsten präventiven Maßnahmen sind:

- Grenzwerteinhaltung,
- Hautkontaktvermeidung,
- Atemschutz.

Anerkennung und Entschädigung

BK 1317: Polyneuropathie oder Enzephalopathie durch organische Lösungsmittel oder deren Gemische.

Die Zahl der jährlich anerkannten Fälle liegt zwischen 250 und 450.

Ermittlung der Exposition. Sie ist primär Aufgabe des TAD und erfordert besondere Kenntnisse von den Produkten und deren jeweiligem Umsatz zum Zeitpunkt der relevanten Berufstätigkeit und der Arbeitsplätze. Hierfür sind u.U. modellhafte Rekonstruktionen *(→ Kap. 4.1.2, Tab. 4.1-5)* hilfreich. Das Kriterium „Einhalten von Grenzwerten" (Einzelsubstanzen!) ist weniger bedeutsam als z.B. der Bericht von wiederholten Rauschzuständen, Verschleppen des Geruchs mit der Kleidung nach Hause und ähnliche Indizien einer hohen Exposition.

In *Tabelle 4.2-18* sind Fälle aus dem Berufsfeld der Maler aus der Literatur zusammenge-

Tab. 4.2-17 Neuropsychologische Tests, ihre Messgrößen und die durchschnittliche Untersuchungsdauer (nach Dietz et al. [1]).

Untersuchungsinstrument	Testergebnis gilt als Indikator für	Dauer (min)
Mehrfachwahl-Wortschatz-Test (MWT-B)	prämorbide Intelligenzleistung	5–10
Kurztest für allgemeine Basisgrößen der Informationsverarbeitung	aktuelle Intelligenzleistung mit Informationsverarbeitungsgeschwindigkeit und Gegenwartsdauer	4–8
v. Zerssen Beschwerdeliste	allgemeine körperliche Beschwerdehäufigkeit	1–7
Neurotoxischer Fragebogen (Q 16) und Psychologisch-Neurologischer Fragebogen (PNF II)	spezifische neurotoxisch relevante Beschwerdehäufigkeit im Bereich des zentralen, peripheren und autonomen Nervensystems einschließlich der Sinnesorgane	1–2 und 3–10
Wiener Reaktionsgerät (S 10/12)	psychomotorische Reaktionszeit (Einfach- und Wahlreaktion)	9–11
Cerebraler Insuffizienz-Test (c.I.-Test) und Trail-making Test (TMT)	Hinweis auf hirnorganische Auffälligkeiten	5–6 und 3–5

Tab. 4.2-18 BK 1317. Mitgeteilte Fälle aus dem Berufsfeld Maler (nach Köhler, 1999).

Fall	Expositionsdauer (a)	ABI	CBI (a)	Methoden	Effekte	Anmerkungen
1	22 ± 8,5	0,2	4,4	NP	chronische Symptome nicht unterschiedlich, kognitive Leistungen vermindert	differenzierte EA akute Symptome
2	27 (10–36)	0,5	14,3	KU, NP	neurologisch und testpsychologisch keine Befunde	keine EEB
3	11,4 ± 6,4	1,1 (Toluol) (0,23–1,81) 1,4 (Xylole) (0,05–3,08)	12,5 (Toluol) 16,0 (Xylole)	NP	akute Symptome vermehrt, kognitive Leistungen vermindert	differenzierte EA
4	4,6–35,7	1	4,6–36,5	KU, NP, PU	neurologisch keine Befunde, keine wesentlichen Unterschiede in den kognitiven Leistungen	differenzierte EA
5	26 (10–46)	0,1–0,57	0,3–14,8	KU, NP, PU	neurologisch keine Befunde, vermehrt Symptome	differenzierte EA

ABI = aktueller Bewertungsindex nach TRGS 403 (→ *Kap. 3.2*)
NP = neuropsychologische Untersuchung
PU = psychiatrische Untersuchung
EEB = Expositions-Effekt-Beziehung
CBI = chronischer Bewertungsindex (ABI × mittlere Expositionsdauer)
KU = körperliche Untersuchung
EA = Expositionsabschätzung

Tab. 4.2-19 MdE-Bewertung der lösungsmittelbedingten Polyneuropathien. Wesentlich sind Ausmaß der motorischen und vor allem der sensiblen Störungen; von untergeordneter Bedeutung sind Reflexbefunde und die Ergebnisse der apparativen Zusatzdiagnostik.

Schweregrad	MdE in %
sehr leicht klinisch nur gering in Erscheinung tretende Polyneuropathie mit leichten sensiblen Störungen einschließlich Reizerscheinungen	< 10
leicht sensible Störungen einschließlich Reizerscheinungen sowie beginnende motorische Störungen, die insgesamt die Geh- und Stehfähigkeit noch nicht belangvoll beeinträchtigen	10
leicht bis mittelschwer sensible Störungen einschließlich beeinträchtigender Reizerscheinungen und/oder leichte motorische Störungen, mit leichtgradiger Auswirkung auf die Geh- und Stehfähigkeit	20
mittelschwer ausgeprägte sensible Störungen und/oder sensible Reizerscheinungen und distal betonte motorische Störungen mit deutlicher Auswirkung auf die Geh- und Stehfähigkeit	30

Höhergradige MdE-Einschätzungen kommen bei lösungsmittelbedingten Polyneuropathien nur in sehr seltenen Ausnahmefällen in Betracht. Zu berücksichtigen ist auch die Rückbildungsfähigkeit lösungsmittelbedingter Polyneuropathien, die eine zeitliche Abstaffelung der MdE-Einschätzung erwarten lässt.

stellt (nach Köhler [2]). Die Darstellungen geben einen Eindruck vom Umfang der Ermittlung der Arbeitsplatzexposition und den diagnostischen Feststellungen. In einem Erfahrungsbericht der BG Chemie wurden 31 gemeldete Fälle (periphere und zentrale Neuropathien) mitgeteilt, von denen 22 abgelehnt wurden (fehlende Exposition und/oder fehlendes Krankheitsbild), 5 wurden anerkannt. Auch in dieser Zusammenstellung spielt der Alkoholkonsum als konkurrierendes Risiko eine erhebliche Rolle. Bei der Begutachtung ist zu beachten, dass für einige Gefahrstoffe (Dichlormethan, Toluol, Xylol, Methylglykol) Polyneuropathien bisher nicht sicher belegt wurden.

Die Empfehlungen für die Einstufung der MdE werden in den *Tabellen 4.2-19 und 4.2-20* wiedergegeben (Mehrtens et al. [4]).

Tab. 4.2-20 MdE-Bewertung der lösungsmittelbedingten Enzephalopathien.

Schweregrad	MdE in %
Schweregrad I psychopathologisch unspezifisches Beschwerdebild mit teils vielfältigen Beschwerden, häufig unter der Bezeichnung pseudoneurasthenisches Syndrom	bis 15
Schweregrad II A deutliche Befindlichkeitsstörungen mit leichtgradigen fassbaren Befunden einer organisch-psychischen Störung, insbesondere leichtgradigen kognitiven Leistungsminderungen und/oder Antriebs- und Affektstörungen (gelegentlich auch als leichte Wesensänderung vom kritikeingeengt-euphorischen Typ in Erscheinung tretend)	20–30
Schweregrad II B deutliche psychopathologische und neuropsychologische organisch-psychische Befunde, insbesondere deutliche kognitive Störungen und Antriebs- und Affektstörungen, begleitet von leichten, auf eine Schädigung des zentralen Nervensystems weisenden neurologischen Störungen (z.B. ataktische Störungen, Tremor)	40–50
Schweregrad III erheblich ausgeprägte psychopathologische Störungen, so des Gedächtnisses, der Merkfähigkeit, der Aufmerksamkeit und auch einer Wesensänderung, mit zusätzlichen zentralneurologischen Störungen; dieser Schweregrad ist bei beruflich bedingten Lösungsmittel-Enzephalopathien in der Regel nicht zu erwarten	60–100<

BK 1317 – Polyneuropathie oder Enzephalopathie durch organische Lösungsmittel oder deren Gemische

- **Lösemittel:** Hexan, Methyl-Ethyl-Keton, Methanol, Toluol, Styrol, chlorierte aliphatische Kohlenwasserstoffe
- **Exposition:** Versiegelung, Lackieren, Abbeizen, Drucken, Metallreinigung, Textilreinigung, Schuhproduktion
- **Aufnahme:** inhalativ bzw. perkutan
- **Krankheitsbild**
  - Sofortwirkung: Kopfschmerz, Haut- bzw. Schleimhautreizung und (prä)narkotische ZNS-Symptomatik
  - nach symptomfreiem Intervall: organspezifische Schädigung, Enzephalopathie (Konzentrationsstörung, Affektlabilität, Tremor, Ataxie, Demenz), Polyneuropathie (sensomotorische Ausfälle seitengleich und distal)

Prävention: Grenzwerteinhaltung, Hautkontaktvermeidung, Atemschutz

Vorsorgeuntersuchung: keine G-Untersuchung, jedoch Orientierung an Leitsubstanzen, z.B. Styrol G 45

Literatur

1. Dietz, M.C., Ihrig, A., Bader, M., Triebig, G.: Einsatz des Arbeitsmedizinisch-Neurotoxischen Evaluierungssystems (ANES) zur Früherkennung Lösungsmittel-assoziierter Effekte im Rahmen einer Lösungsmittelstudie. Arbeitsmed. Sozialmed. Umweltmed. 1999; 34: 185–193.
2. Köhler, Th.: BK-Report BK 1317 Polyneuropathie oder Enzephalopathie durch organische Lösungsmittel oder deren Gemische. Hauptverband der gewerblichen Berufsgenossenschaften, St. Augustin 1999.
3. Konietzko, J.: Polyneuropathie oder Enzephalopathie durch organische Lösungsmittel oder deren Gemische. Hinweise zur ärztlichen Berufskrankheitenanzeige. Arbeitsmed. Sozialmed. Umweltmed. 1997; 32: 404–407.
4. Mehrtens, G., Schönberger, A., Valentin, H.: Arbeitsunfall und Berufskrankheit, 6. Aufl. Schmidt, Berlin 1998.
5. Triebig, G., Lehnert, G. (Hrsg.): Neurotoxikologie in der Arbeitsmedizin und Umweltmedizin. Gentner, Stuttgart 1998.

4.2.5 Berufskrankheiten durch physikalische Einwirkungen

BK 2101 – Erkrankungen der Sehnen durch repetitive Tätigkeiten

Berufliche Gefährdung

Repetitive Tätigkeiten mit einseitiger Beanspruchung bestimmter Sehnen können zu einer Tendopathie bzw. Tendovaginitis führen

- bei Aufnahme einer neuartigen Tätigkeit (akute Überlastungsreaktion, 2/3 der anerkannten BK-Fälle),
- langsam im Laufe von Jahren durch anhaltende, gleichartige Belastungen (1/3 der Fälle).

Beispielsweise kann der Sehnenansatz des Bizeps an der Schulter entzündet sein, verursacht durch exzessives Scheuern mit dem Putzlappen oder ähnliche Tätigkeiten. Ungünstig ist z.B. auch eine Tätigkeit mit kraftvoller Dorsalextension im Handgelenk und Supination des Vorderarms. Fließbandarbeiter, Berufssportler, Schlosser oder etwa Berufspianisten sind Personen mit erhöhter Gefährdung.

Früher waren Stenotypistinnen besonders stark betroffen. Ob heutige Bildschirmarbeit (Tastaturbedienung) zu Berufskrankheiten im Sinne der BK 2101 führen kann, ist umstritten. Der Beruf des Masseurs gilt nicht als gefährdende Tätigkeit im Sinne der BK 2101 (Bay. LSG, Az. L 17 U 205/94).

Pathophysiologie

Die Tendopathie ist eine degenerative Veränderung der kollagenen Faserstrukturen mit sekundärer Kalkeinlagerung und der Gefahr von Rupturen an mechanisch überbeanspruchten Sehnen.

Bei der Tendovaginitis handelt es sich um eine Entzündung (nach Mikrotraumatisierung) des Sehnengleitgewebes mit schmerzhaftem Knirschen oder Reiben der Sehne (Paratenonitis crepitans).

An Sehnenansätzen kann es zu umschriebenen Periostosen kommen (z.B. Epicondylitis und Styloiditis).

Krankheitsbild

Tendopathien äußern sich als Ruhe-, Druck-, Dehnungs- und Bewegungsschmerz im Bereich der betroffenen Sehnen.

Das erste und wichtigste Symptom der Tendinitiden ist ebenfalls der Schmerz. Daneben treten Schwellung, Rötung und Überwärmung auf. Durch Fibrinauflagerung erklärt sich die tastbare Krepitation.

Ein charakteristisches Krankheitsbild, die **Epicondylitis humeri radialis** („Tennisellenbogen"), kann durch ständige Extension im Handgelenk entstehen (Malen mit Pinsel u.Ä.) und verursacht Druckschmerzen am Insertionsort der Extensoren im Bereich des radialen Epicondylus humeri.

Eine andere Form der Epicondylitis äußert sich an der Innenseite des Ellenbogens („Golferellenbogen"), im Bereich des ulnaren Epicondylus humeri, **Epicondylitis humeri ulnaris**. Sie entsteht durch wiederholte Flexion im Handgelenk gegen Widerstand (Seilziehen, Golfspiel, etc.).

Eine eigenständige Form der Tendinitis ist die **Tendovaginitis stenosans de Quervain,** bei der es sich um eine lokalisierte Stenose der Strecksehnenscheiden im Bereich des Daumens und der Finger handelt.

Differentialdiagnose

HWS-Syndrom mit Armbeteiligung, Gicht, rheumatoide Arthritis, M. Reiter, „Schreibneurosen". Schwierigkeiten bereitet gelegentlich die Differentialdiagnose zu schmerzhaften Weichteilentzündungen.

Therapie

Kurze Ruhigstellung mit anschließender kontrollierter Bewegungsübung. Bei Entzündung evtl. Kälte und Medikation. Chirurgische Therapie ist nur selten erforderlich. Eine Tendovaginitis chronifiziert bei richtiger Therapie nur selten.

Prävention

Bei Neuaufnahme der Tätigkeit graduelle Belastungssteigerung, ergonomische Tätigkeitsgestaltung, Mischarbeit, kurze Arbeitspausen, Gymnastik, Aufwärmübungen vor Arbeitsbeginn.

Anerkennung und Entschädigung

BK 2101: Erkrankungen der Sehnenscheiden oder des Sehnengleitgewebes sowie der Sehnen- oder Muskelansätze, die zur Unterlassung aller Tätigkeiten gezwungen haben, die für die Entstehung, die Verschlimmerung oder das Wiederaufleben der Krankheit ursächlich waren oder sein können.

Sehnenscheidenerkrankungen werden sehr häufig als BK gemeldet, wegen der so genannten einschränkenden Voraussetzung („Unterlassung aller Tätigkeiten") in der BK-Formulierung und aus differentialdiagnostischen Gründen jedoch nur in relativ wenigen Fällen als Berufskrankheit anerkannt.

Schröter [3] macht darauf aufmerksam, dass im Anerkennungsfall (Unterlassungszwang also gegeben) dem Betroffenen eine relativ hohe MdE zugesprochen werden müsste (und nicht nur – wie häufig geschehen – nur 10 oder 20%), da ein beträchtlicher Teil des allgemeinen Arbeitsmarktes nicht mehr offen steht.

Eine Zuordnung der Periarthritis humeroscapularis zur BK 2101 lehnten die Sozialgerichte ab. Hierzu wurde in der Literatur Widerspruch geäußert [2].

Generell wurden immer wieder Zweifel am gesamten Konzept der BK 2101 [3] und an der beruflichen Verursachung einzelner Krankheitsentitäten (z.B. Epicondylitis) geäußert [1].

BK 2101 – Erkrankungen der Sehnenscheiden oder des Sehnengleitgewebes sowie der Sehnen- oder Muskelansätze, die zur Unterlassung aller Tätigkeiten gezwungen haben, die für die Entstehung, die Verschlimmerung oder das Wiederaufleben der Krankheit ursächlich waren oder sein können

- **Ursache:** Tätigkeiten mit repetitiver einseitiger mechanischer Belastung
- **Berufe:** Fließbandarbeiter, Berufspianisten, ...
- **Krankheitsbild:** Tendopathie, Tendovaginitis (crepitans), Periostose
  – Epicondylitis humeri radialis („Tennisellenbogen")
  – Epicondylitis humeri ulnaris („Golferellenbogen")
  – Tendovaginitis stenosans de Quervain
- **Prävention:** graduelle Belastungssteigerung, ergonomische Tätigkeitsgestaltung, Mischarbeit, kurze Arbeitspausen, Gymnastik, Aufwärmübungen vor Arbeitsbeginn

Literatur

1. Bär, E., Kienerm, B.: Epikondylitis ist keine Berufskrankheit. SUVA-Mitteilung Nr. 72, Schweizerische Unfallversicherungsanstalt, 2000.
2. Elsner, G.: Ist die Periarthritis humeroscapularis eine Berufskrankheit? Zbl Arbeitsmed 51, 306ff., 2001.
3. Schröter, F.: Die Anerkennung von Wirbelsäulen- und Gelenkerkrankungen im Berufskrankheitenrecht. In: Ist das Berufskrankheitenrecht noch zeitgemäß? HVBG, St. Augustin, 2002.

BK 2102 – Meniskusschäden

Berufliche Gefährdung

Eine überdurchschnittliche Belastung der Kniegelenke ist für folgende Berufe anzunehmen: Bergbau unter Tage, Ofenmaurer, Rangierarbeiter, Berufssportler (Fußball, Tennis, Skilaufen und -springen). Unter den Beschäftigten der Bauwirtschaft klagen die Fliesenleger, Installateure und Dachdeckern überdurchschnittlich oft über Beschwerden an den Kniegelenken [1].

Pathophysiologie

Eine hohe Beanspruchung der Kniegelenke – über die physiologische Grenze hinaus – geht aus von:

- Dauerzwangshaltungen, besonders beim Hocken oder Knien unter gleichzeitiger Kraftaufwendung,
- Laufen und Springen mit häufigen Knick-, Scher- oder Drehbewegungen auf grob unebener Unterlage.

Die Menisken können als bradytrophe Gewebe Deformierungen, Ernährungsstörungen sowie degenerative Veränderungen davontragen. Besonders betroffen ist der Innenmeniskus.

Ein derart vorgeschädigter Meniskus kann beim Aufrichten aus kniender Stellung, bei Drehbewegungen oder auch beim ganz normalen Gehen von seinen Ansatzstellen ganz oder teilweise gelöst werden. Man spricht hier von Spontanlösung aus Gelegenheitsursache. Die Meniskopathie kann in der Folge auch zu Arthrosis deformans führen.

Krankheitsbild

Der Meniskusschaden kann lange Zeit unbemerkt verlaufen, kann aber auch mit Schmerzen am Gelenkspalt, medial oder lateral, und späteren Funktionsstörungen einhergehen. Bei spontaner Ablösung des Meniskus (anlässlich einer „Gelegenheitsursache") tritt ein plötzlicher scharfer Schmerz auf. Der Gelenkspalt ist häufig wulstartig geschwollen und druckschmerzhaft. Ein Gelenkerguss kann auftreten. Eine Gelenksperre deutet auf eine Einklemmung hin.

Diagnose

Anamnese und Befund. Untersuchung der verschiedenen „Meniskuszeichen".

Differentialdiagnose

Die Abgrenzung der chronischen Meniskopathie (im Sinne der BK 2102) gegen die akut-traumatische Meniskusschädigung ist aus der Anamnese und am histologischen Präparat möglich.

In der kernspintomographischen Untersuchung ist die altersgemäße Meniskusdegeneration, die i.d.R. asymptomatisch bleibt, von der vorzeitigen Schädigung durch Überbeanspruchung im Sinne der BK 2102 zu unterscheiden. Gelegentlich werden auch Meniskusanomalien diagnostiziert.

Neben den isolierten Meniskusschädigungen gibt es auch Gonarthrosen ohne Meniskusschäden (liegen außerhalb des Bereichs der BK 2102). Kombinierte Schädigungen sind ebenfalls möglich.

Weitere Differentialdiagnosen: Osteochondrosis dissecans, retropatellare Chondromalazien, Einklemmungen von Synovialfalten und -zotten des Hoffa'schen Fettkörpers.

Therapie

Operation.

Prävention

Änderung der Bewegungsmuster durch technische Hilfen, Kniegelenksschoner, Mischarbeit.

Anerkennung und Entschädigung

BK 2102: Meniskusschäden nach mehrjährigen andauernden oder häufig wiederkehrenden, die Kniegelenke überdurchschnittlich belastenden Tätigkeiten.

Bis 1988 war die Berufskrankheit ausschließlich auf den Bergbau begrenzt.

Voraussetzung für die Anerkennung sind:

- häufig wiederkehrende, belastende Bewegungsmuster,
- eine mindestens 2-jährige derartige Tätigkeit.

Ein höheres Lebensalter bei kurzer Gesamtarbeitszeit (Belastungsdauer) spricht eher gegen eine Anerkennung [3]. Kontrovers diskutiert (obwohl im amtlichen Merkblatt als gefährdende Tätigkeit aufgeführt) wird eine berufliche Gefährdung im Sinne der BK 2102 für die „knienden Berufe", also für Fliesen- oder Parkettleger, Pflasterer oder ähnliche Berufsbilder [4].

Im Jahr 2001 wurden 1.961 Verdachtsfälle gemeldet, 348 Fälle anerkannt und 164 erstmals entschädigt. Die MdE-Einstufung erreicht also bei etwa der Hälfte der Fälle 20% und mehr.

Eine gleichzeitig mit der Meniskopathie vorliegende Arthropathie (Gonarthrose) spricht nicht gegen das Vorliegen einer Berufskrankheit. Eine isoliert vorliegende Arthropathie ohne Meniskusschädigung ist in der Definition der BK 2102 nicht gemeint. Ein BK-Verdacht der Gonarthrose wurde gemäß § 9(2) SGB VII vorwiegend für Fliesenleger (29 Fälle) und Estrichleger (15 Fälle) gemeldet (Stand 2001).

Kasuistik: Gonarthrose bei Berufstänzern

Berufstänzer erfahren eine erhebliche Belastung der Kniegelenke. Die für russische Tänze erforderliche Tiefschritttechnik ist mit einer anhaltenden Kniebeugezwangshaltung verbunden. In der Literatur wird ein Fall eines Solotänzers geschildert, der schon im Alter von 42 Jahren beidseits behandlungsbedürftige Kniegelenksbeschwerden hatte. Im Alter von 52 Jahren wurde Erwerbsunfähigkeit attestiert. Es bestand eine schwere doppelseitige Gonarthrose als wahrscheinliche Folge der jahrzehntelangen beruflichen Überlastung der Kniegelenke. Eine Anerkennung im Sinne einer berufsbedingten degenerativen Meniskopathie (BK 2102) konnte nicht erfolgen, da keine Meniskusschäden bestanden. Ein Antrag auf Anerkennung der Gonarthrose als Quasi-Berufskrankheit nach §9 Abs. 2 SGB VII scheiterte ebenfalls am Fehlen der sozialrechtlichen Voraussetzungen. Die geforderten neuen wissenschaftlichen Erkenntnisse für die Anerkennung und Entschädigung einer nicht in der BK-Liste genannten Erkrankung wie bei einer Berufskrankheit lagen nicht vor, denn bereits vor der letzten Fassung der Berufskrankheitenliste war vereinzelt eine vorzeitige Entstehung von Gonarthrose bei Berufstänzern bekannt gewesen und gleichfalls nicht entschädigt worden. Es konnte also die sehr wahrscheinlich berufsbedingte beidseitige Gonarthrose auf keiner der derzeit gültigen Rechtsgrundlagen anerkannt und entschädigt werden [2].

BK 2102 – Meniskusschäden nach mehrjährigen andauernden oder häufig wiederkehrenden, die Kniegelenke überdurchschnittlich belastenden Tätigkeiten

Berufe: Bergbau unter Tage, Ofenmaurer, Fliesen- oder Parkettleger, Rangierarbeiter, Berufssportler

Pathophysiologie:
- Hocken oder Knien unter Kraftaufwendung
- Laufen mit Knick-, Scher-, Drehbewegungen
- Degeneration des Meniskusknorpels mit Ablösung anlässlich einer „Gelegenheitsursache".
Komplikation: Gonarthrose

Krankheitsbild: Schmerzen und Schwellung (mit Erguss) am Gelenkspalt, medial oder lateral; Funktionsstörungen

Prävention: technische Hilfen, Kniegelenksschoner, Mischarbeit

Literatur

1. Hartmann, B.: Erkrankungen der Kniegelenke bei Beschäftigten der Bauwirtschaft. In: Dokumentationsband zur 43. Jahrestagung der DGAUM in Dresden 2003, Rindt-Druck, Fulda (in Vorbereitung).
2. Homburger, D. H.: Schmerzhaftes Ende einer Tänzerkarriere blieb ohne Entschädigung. Jahresbericht 1997 des Landesgesundheitsamtes Baden-Württemberg, S. 51–52.
3. Pressel, G.: Die BK 2102 „Meniskusschaden" nach der Neuregelung – Hinweise für die Begutachtung. Arbeitsmed. Sozialmed. Präventivmed. 1988; 23: 308.
4. Schröter, F.: Begutachtung bei Berufskrankheiten. Orthopäde 2001; 30: 100–116.
5. Steeger, D.: Meniskuserkrankungen unter besonderer Berücksichtigung der Berufskrankheit Nr. 2102 BKV. Zbl Arbeitsmed 2003; 53: 34–36.

BK 2103 – Gelenkerkrankungen der oberen Extremität durch Erschütterungen

Berufliche Gefährdung

- Arbeit mit Geräten, die Vibrationen erzeugen: Presslufthämmer, Bohrer, Schleifmaschinen etc. Voraussetzung ist i.d.R. der aktiv feste Andruck des Arbeitsgerätes an das zu bearbeitende Material.
- Typischerweise betroffene Berufsgruppen sind: Bauarbeiter, Steinbrucharbeiter, Bergleute, Gussputzer etc.
- Typische Tätigkeiten sind: Bohren, Hobeln, Fräsen, Schleifen, Schrauben (maschinell), Nageln (maschinell), Entrinden (Forstwirtschaft), Mähen (Gartenwirtschaft), etc.

Eine Expositionsdauer über 2 Jahre gegenüber einer „bewerteten Schwingungsstärke" $K_r \geq 16{,}2$ (DIN 45675) bedeutet ein Gesundheitsrisiko, insbesondere im Frequenzbereich 5–30 Hz.

Pathophysiologie

Schwingungen im Resonanzbereich des Hand-Arm-Systems (ca. 10–20 Hz) führen zur Knorpelschädigung (Mikrotraumatisierung), die aufgrund des bradytrophen Stoffwechsels nicht ausreichend rückgebildet werden kann. Stattdessen kommt es zu degenerativen Erscheinungen mit Auffaserung, Spaltbildung, Zystenbildung. Nach Verlust der Elastizität des Knorpels wird Schwingungsenergie auf den benachbarten Knochen verstärkt übertragen. Es bilden sich Vakuolen, Exostosen und Hyperostosen. Chronische Umbauvorgänge führen zu Arthrosis deformans mit Osteochondrosis dissecans.

Das Ellbogengelenk ist am häufigsten betroffen. Bei den Handwurzelknochen ist Malazie und Nekrose (Mond-, Kahnbein) und Pseudarthrose (Ermüdungsfraktur des Kahnbeins) möglich. Als pathogenetischer Faktor wurde eine venöse Blutabflussstörung erkannt [1].

Die Schädigungen sind irreversibel. Auch nach Beendigung der Vibrationsbelastung können derartige Erkrankungen noch in Erscheinung treten oder sich verschlimmern. Eine individuelle Disposition scheint bei der Krankheitsentstehung eine gewisse Rolle zu spielen.

Neben der Knorpel-Knochen-Schädigung sind auch muskuläre Störungen sowie neuronale und vasomotorische Erkrankungen (siehe BK 2104) möglich.

Krankheitsbild

Zunächst unklare Ermüdungserscheinungen und Zittern der Hände. Später Schmerzen in Bewegung und in Ruhe verbunden mit Schwellung und Bewegungseinschränkung.

Betroffen sind folgende Gelenke: Ellbogen (2/3 der Fälle), distales Drehgelenk zwischen Elle und Speiche, Handwurzelknochen (aber nicht das Handgelenk), Schulter-Schlüsselbein-Gelenk (aber nicht das Schulterhauptgelenk) und selten das Daumensattelgelenk (nur bei Schlagwerkzeugen).

Diagnose

Im Röntgenbild erkennt man – nicht vibrationsspezifisch – die Zeichen der Arthrosis deformans, Osteochondrosis dissecans sowie der aseptischen Knochennekrosen der Handwurzelknochen.

Differentialdiagnose

Die Vibrationsschädigung findet man nur an den belasteten Gelenken, während sonstige Gelenkerkrankungen ein anderes Verteilungsmuster aufweisen.

Prävention

Entscheidend ist die Anschaffung vibrationsgedämpfter Geräte. Die Einsatzzeiten müssen so limitiert werden, dass ein täglicher Auslösewert $A(8) = 2{,}5\ m/s^2$ möglichst nicht und ein täglicher Expositionsgrenzwert von $A(8) = 5\ m/s^2$ nicht überschritten wird (EU Richtlinie Vibrationen 2002/44/EG).

Der organisatorische Arbeitsschutz soll für eine ausreichende Zahl von Pausen sorgen. Qualifizierung des Personals kann ein optimales Verhalten am Arbeitsgerät bewirken (Andruckkraft, Dauer des Geräteeinsatzes). Vibrationsschutzhandschuhe sind zu erwägen, können jedoch dann kontraproduktiv sein, wenn sie einen erhöhten Anpressdruck erforderlich machen.

Durch allgemeine Vorsorgeuntersuchungen sollen frühzeitig gesundheitliche Schädigungen erkannt werden.

Anerkennung und Entschädigung

BK 2103: Erkrankungen durch Erschütterung bei Arbeit mit Druckluftwerkzeugen oder gleichartig wirkenden Werkzeugen oder Maschinen.

Die Erkrankung muss im Einzelfall mit hinreichender Wahrscheinlichkeit auf die berufliche Vibrationseinwirkung zurückgeführt werden können. Vorangegangene Expositionszeiten unter 2 Jahren erfüllen dieses Kriterium in der Regel nicht (Ausnahme Kahnbein).

Die Häufigkeit der BK 2103 im Bereich des Bergbaus ist seit Jahren rückläufig. Dagegen beobachtet man im Baugewerbe einen Anstieg. Insgesamt wurden in Deutschland im Jahre 2001 bei 517 angezeigten Fällen 138 Fälle anerkannt (89 rentenberechtigend). Die MdE-Einstufung beträgt also bei mehr als der Hälfte der Fälle 20% und mehr. Die Erkrankung erzwingt oftmals die Aufgabe der schädigenden Tätigkeit.

Eine Dupuytren-Kontraktur als Folge erhöhten Drucks im Bereich der Handinnenflächen bei Pressluftarbeiten oder verwandten Tätigkeiten wird kontrovers diskutiert. Während in Deutschland ein Kausalzusammenhang in der Regel verneint wird, gehört in den Niederlanden und in Großbritannien diese Erkrankung zu den meldepflichtigen Berufskrankheiten.

BK 2103 – Erkrankungen durch Erschütterung bei Arbeit mit Druckluftwerkzeugen oder gleichartig wirkenden Werkzeugen oder Maschinen

- **Berufe:** Bauarbeiter, Steinbrucharbeiter, Gussputzer etc. (Presslufthämmer u.Ä. mit aktiv festem Andruck des Geräts)
- **Pathophysiologie:** Schwingungen im Resonanzbereich des Hand-Arm-Systems (10–20 Hz) führen zu Knorpel-Knochen-Degeneration (Arthrosis deformans, Osteochondrosis dissecans); Spezielle Schädigungen: Mondbein-Malazie, Kahnbein-Pseudarthrose

Krankheitsbild:
- Schmerzen
- Schwellung
- Bewegungseinschränkung (meist Ellbogengelenk)

Prävention: vibrationgedämpfte Geräte, Vibrationshandschuhe

Literatur

1. Schiltenwolf, M.: Untersuchungen zur Ätiopathogenese der Mondbeinnekrose. Trauma und Berufskrankheiten I, S. 74–82.

BK 2104 – Vibrationsbedingte Durchblutungsstörungen an den Händen

Definition: Die Begriffe Vibrationen und Erschütterungen werden synonym gebraucht. Es handelt sich um mechanische Schwingungen.

Berufliche Gefährdung

Langjährige Arbeiten mit vibrierenden, handgeführten Geräten im Frequenzbereich von 20–800 Hz. Beispiele: Presslufthämmer, Bohrer, Sägen, Schleifmaschinen etc. Gefährdet sind besonders Arbeiter in der Forstwirtschaft, im Hoch- und Tiefbau und in der metallverarbeitenden Industrie.

Pathophysiologie

Es handelt sich um morphologische und funktionelle Veränderungen sowohl der Gefäße als auch der peripheren Nerven durch langjährige Vibrationsbelastung. Als Folge ist die Gefäßreaktion auf Kältereize pathologisch verzögert. Es kommt zu plötzlichen spastischen Vasokonstriktionen mit arterieller Minderdurchblutung meistens an Finger II–V.

Wahrscheinlich ist die Ausbildung der Erkrankung durch konstitutionelle (anlagebedingte) Faktoren mitbedingt.

Die Vibrationsschädigung der Gefäße und Nerven bessert sich in der Regel nach Aufgabe der schädigenden Tätigkeit langsam innerhalb von Jahren [1].

Krankheitsbild

Das vibrationsbedingte vasospastische Syndrom (VVS) imponiert klinisch durch das Raynaud-Phänomen (synonym: „Weißfingerkrankheit"). Kältereize bewirken eine anfallsartige Weiß-, Blau- und später kompensatorische Rotfärbung der Fingerend- und -mittelglieder. Während der Minderdurchblutung sind die Finger steif und gefühllos. Die Betroffenen versuchen, durch Händereiben und durch Armschlagen die Symptomatik zu bessern. Am besten gelingt dies durch Wärmeanwendung. Setzt dann nach Minuten oder Stunden die normale Durchblutung wieder ein, ist dies mit Schmerzen verbunden. In der anfallsfreien Zeit sind keine Beschwerden vorhanden.

Das Krankheitsbild tritt im Allgemeinen erstmals nach einigen Monaten bis Jahren der Exposition auf. Meist zeigen sich die Beschwerden im Winterhalbjahr bei Arbeitsbeginn. Typischerweise werden die Anfälle durch Kälte und Feuchtigkeit ausgelöst. Sie können sich mehrmals täglich ereignen.

Diagnose

Durch die typische Anamnese kann die Diagnose VVS erhärtet werden. Dagegen ist eine Angabe wie z.B. „ständig kalte Finger" eher untypisch für ein VVS.

Die Diagnose kann durch pathologische Befunde der Vibrationssensibilität in der **Pallästhesiometrie** unterstützt werden (Prüffrequenz 125 Hz).

Der **Kälteprovokationstest** vermag das VVS zu objektivieren. Der Proband taucht die gesamten Hände in ein Wasserbad (15 °C). Nach 2 Minuten werden die Hände abgetrocknet und der weitere Temperaturverlauf an allen 10 Fingern gemessen. Zusätzlich kann eine kontaktlose Infrarot-Thermographie durchgeführt werden. *Abbildung 4.2-7* zeigt das Ergebnis eines Kälteprovokationstests an einem Beispiel.

Differentialdiagnose

Der klassische M. Raynaud betrifft anlagebedingt meist jüngere Frauen. Daneben sind differentialdiagnostisch alle sonstigen Ursachen einer Raynaud-Symptomatik und der peripheren Durchblutungsstörung zu bedenken (Ergotamin, Noradrenalin, Thrombangiitis obliterans, Kollagenosen, Paraproteinämien).

Therapie

Medikamentöse Therapieversuche mit Ca-Antagonisten u.Ä. Eine wirkliche (Teil-)Remission ist nur durch Beendigung der Vibrationsbelastung zu erzielen, i.d.R. allerdings erst nach Jahren.

Prävention

- Automatisierung der handgeführten Tätigkeiten, Anschaffung schwingungsgedämpfter Geräte, Dämpfung der Erschütterungen und Vibrationen durch spezielle Handgriffe oder Handschuhe, Griffheizung.
- Arbeitsmedizinische Untersuchungen zur Identifikation von Personen, die zu solchen Erkrankungen neigen, und zur Früherkennung des VVS.

Anerkennung und Entschädigung

BK 2104: Vibrationsbedingte Durchblutungsstörungen an den Händen, die zur Unterlassung aller Tätigkeiten gezwungen haben, die für die Entstehung, die Verschlimmerung oder das Wiederaufleben der Krankheit ursächlich waren oder sein können.

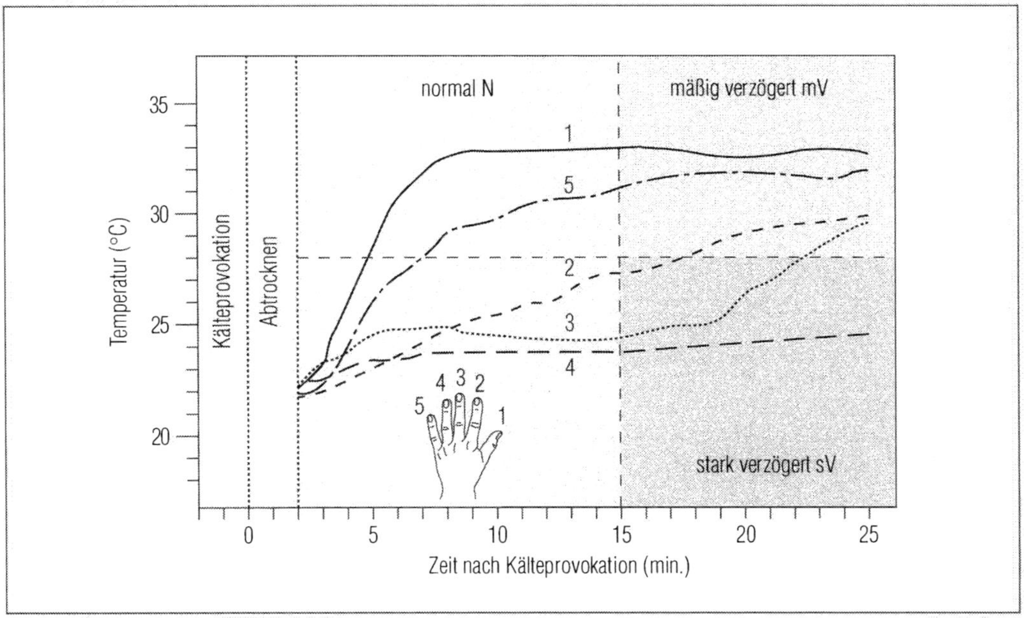

Abb. 4.2-7: Bewertung der Gefäßreaktion im standardisierten Kälteprovokationstest: normale Wiedererwärmung N (Finger 1 und 5), mäßig verzögerte Wiedererwärmung mV (Finger 2 und 3), stark verzögerte Wiedererwärmung sV (Finger 4), nach Dupuis [1].

Insgesamt wurden in Deutschland im Jahre 2001 bei 104 angezeigten Fällen 7 Fälle anerkannt (5 rentenberechtigend).

Etwa 2 Jahre nach Anerkennung der Berufskrankheit (und damit Aufgabe der gefährdenden Tätigkeit) ist eine Nachuntersuchung empfehlenswert, um die Schwere der Erkrankung erneut abschätzen zu können.

BK 2104 – Vibrationsbedingte Durchblutungsstörungen an den Händen, die zur Unterlassung aller Tätigkeiten gezwungen haben, die für die Entstehung, die Verschlimmerung oder das Wiederaufleben der Krankheit ursächlich waren oder sein können

- **Berufe:** Arbeiten mit vibrierenden Geräten (20–800 Hz), z.B. Presslufthämmer, Bohrer, Sägen, Schleifmaschinen etc.
- **Pathophysiologie:** Gefäß- und Nervenschädigung durch die Vibration
- **Krankheitsbild:** vibrationsbedingtes vasospastisches Syndrom (VVS) mit Raynaud-Phänomen, ausgelöst durch Kältereiz
- **Prävention:** vibrationsgedämpfte Geräte, Vibrationsschutzhandschuhe, Griffheizung, Krankheitsfrüherkennung

Literatur

1. Dupuis, H.: Zur Reversibilität des vibrationsbedingten vasospastischen Syndroms. ASU 1993; 28: 377ff.

BK 2105 – Druckbedingte Schleimbeutelerkrankungen

Berufliche Exposition

Anhaltende berufliche Druckbelastungen im Bereich der Knie-, Ellbogen- und Schultergelenke können Ursache der Erkrankung sein. Betroffene Berufsgruppen sind Bergleute, Bodenleger, Straßenbauer, Steinsetzer, Reinigungspersonal, Glas- und Steinschleifer sowie – nur noch selten – Lastenträger.

Pathogenese, Zielorgane

Schleimbeutel sollen den Körper gegen Druck- und Stoßbelastung schützen. Bei Überbeanspruchung kommt es zu einer Reizung und zur Entwicklung eines serösen, später fibrinösen und dann hämorrhagischen Exsudates. Nach längerer Zeit kann sich ein – oft mehrkammeriges – Schleimbeutelhygrom bilden. An der Innenwand findet man warzenähnliche Erhebungen. Kalkeinlagerungen sind möglich.

Krankheitsbild

Spannungsgefühl und Bewegungsbehinderung können auf die Erkrankung hindeuten. Die Haut über diesen Schleimbeuteln ist – ein Hinweis auf lang anhaltende Druckbelastung – schwielig verändert („Apfelsinenhaut"). Sekundärinfektionen mit nachfolgender Vereiterung des betreffenden Schleimbeutels kommen vor. Bleibende Folgezustände sind selten.

Am häufigsten sind druckbedingte Schleimbeutelerkrankungen an der Kniegelenksvorderseite (Bursa prae- und infrapatellaris). Sie werden durch lang anhaltendes Knien ausgelöst. Seltener sind Schleimbeutelerkrankungen im Bereich des Ellenbogengelenkes. Diese Lokalisation kommt z.B. bei Steinschleifern vor. Zur Rarität sind rezidivierende Schleimbeutelentzündungen der Bursa subacromialis geworden. Ursache ist langjähriges Tragen schwerer Lasten auf der Schulter.

Diagnose

Zustand der Haut über dem betroffenen Schleimbeutel (Schwielen), Ultraschall, Röntgen.

Differentialdiagnose

Die körpereigenen („inneren") Ursachen der Schleimbeuteldruckbelastung – durch Exostosen und Geschwülste – sind durch fehlende Verschwielung der Haut abgrenzbar.

Therapie

Ruhigstellung, Punktion, Medikation, in schweren Fällen chirurgische Therapie.

Prävention

Wenn die körperlichen Belastungen nicht durch organisatorische oder technische Maßnahmen reduziert werden können, sind Knie-, Ellenbogen- oder Schulterpolster als persönliche Schutzausrüstung zu verwenden.

Anerkennung und Entschädigung

BK 2105: Chronische Erkrankungen der Schleimbeutel durch ständigen Druck.

Die Berufskrankheit ist nicht ganz selten. Im Jahre 2000 kam es zu 749 Verdachtsanzeigen, 199 Fälle wurden als BK anerkannt (darunter aber nur 6 Rentenfälle).

BK 2105 – Chronische Erkrankungen der Schleimbeutel durch ständigen Druck

- **Berufliche Gefährdung:** Ständiger Druck auf Knie, Ellenbogengelenk oder Schulter, z.B. Bergleute, Bodenleger, Reinigungspersonal, Glasschleifer, Lastenträger
- **Pathophysiologie:** Schleimbeutelreizung, z.B. Bursa praepatellaris, Exsudat, Hygrom, Sekundärinfektionen
- **Krankheitsbild:**
  - Spannungsgefühl
  - Bewegungseinschränkung
  - eitrige Infektion
  - nur selten bleibende Folgezustände
- **Prävention:** Kniepolster u.Ä.

BK 2106 – Druckschädigung der Nerven

Berufliche Gefährdung

Gefährdend sind vor allem Tätigkeiten mit Haltungskonstanz, einseitigen Belastungen oder Arbeiten mit hohen Repetitionsraten. Beispielsweise kann dauerndes Aufstützen des Handgelenks oder des Ellenbogens, das andauernde Tragen von Rucksäcken oder Lasten auf der Schulter oder auch das Andrücken eines Werkzeuges zu Druckschädigungen der Nerven führen.

Berufe mit Erkrankungsrisiko: Berufssportler, Musiker, Schleifer, Metzger, Bodenreiniger und viele andere.

Pathophysiologie

Isolierte Ausfälle peripherer Nerven (Mononeuropathien) haben nahezu immer mechanische Ursachen. Nerven können durch Druckeinwirkungen oder Dehnungsvorgänge geschädigt werden. Besonders oberflächlich liegende Nerven sind betroffen, insbesondere dann, wenn ein Nerv diesen wiederholten mechanischen Einwirkungen aufgrund einer anatomischen Enge nicht genügend ausweichen kann, so etwa über einer knöchernen Unterlage oder innerhalb eines anatomischen Kanals (z.B. Sulcus-ulnaris-Syndrom). Die Druckwirkung kann auch von überbeanspruchten Muskeln ausgehen oder im Sinne eines Kompartment-Syndroms entstehen.

Es können sowohl motorische als auch sensorische Nervenfunktionen geschädigt werden. Nach dem Ausmaß der Läsion bei zunehmender Druckbelastung kann man unterscheiden:

- Neurapraxie: funktionelle, reversible Veränderungen an den Markscheiden,
- segmentale Demyelinisierung: umschriebener Untergang der Myelinscheide,
- Axonotmesis: Kontinuitätsunterbrechung von Axonen bei erhaltener Nervenhülle, distal der Läsion Waller'sche Degeneration,
- Neurotmesis: komplette Durchtrennung von Nervenfasern und Nervenhülle (gehört als akutes traumatisches Ereignis nicht in den Rahmen der BK 2106).

Krankheitsbild

Man kann Reiz- und Ausfallsymptome unterscheiden:

- Reizsymptome: Kribbeln, „Ameisenlaufen", Überempfindlichkeit, Missempfindungen, Schmerzen im Versorgungsgebiet des Nerven (auch in Ruhe und nachts),
- Ausfallsymptome: Oberflächen- oder Tiefensensibilitätsstörungen, Muskelschwäche, Atrophie, Reflexausfälle, schlaffe Lähmung, gestörte Schweißsekretion, trophische Störungen von Haut- und Hautanhangsgebilden.

Die Vielfalt der Schädigungsarten kommt in *Tabelle 4.2-21* nur andeutungsweise zum Ausdruck (ausführliche Darstellung im amtlichen Merkblatt zur BK 2106).

Diagnose

Druckschmerzempfindlichkeit, elektrisierende Sensationen durch Beklopfen, herabgesetzte Nervenleitgeschwindigkeit, Veränderungen in Elektromyogramm und Reizstromdiagnostik.

Differentialdiagnose

Rheumatische, toxische und infektiöse, akut traumatische und degenerative (HWS, LWS) Nervenschädigungen, Tendovaginitis, Stromeinwirkungen, Hitzeeinwirkung, etc.

Therapie

Expositionsvermeidung ist Voraussetzung für die Heilung (Remission).

Prävention

Die Arbeit muss ergonomisch gestaltet werden. Gelegentlich wird Arbeitsplatzwechsel notwendig. Prädisponierte Personen sollten leistungsgerecht eingesetzt werden.

Anerkennung und Entschädigung

BK 2106: Druckschädigung der Nerven.

Diese Berufskrankheit wurde unlängst von „Drucklähmung der Nerven" in „Druckschädi-

Tab. 4.2-21 Druckschädigung der Nerven.

Betroffener Nerv, Anatomie	Tätigkeiten, Berufe
Armplexus C5–Th1 (Thoracic-outlet-Syndrom)	Last auf der Schulter Lastenzug am Arm Überkopfarbeiten
N. medianus (jedoch Karpaltunnelsyndrom nicht im Rahmen der BK 2106!)	Pronation, Supination Tragen von Lasten auf dem gebeugten Unterarm Druck gegen die Hohlhand (Melken, Zuschneiden)
N. radialis (proximal, distal)	„Krückenlähmung" Überbeanspruchung des M. triceps brachii (Lastenhandhabung) Druck auf den Unterarm (Steinträger) Drehbewegungen (Blumenbinden)
N. suprascapularis (relative Fixierung in der Incisura scapulae)	Außen- und Innenrotationsbewegungen (z.B. beim Musizieren), einseitiges Tragen auf der Schulter, Überkopfarbeit
N. thoracicus longus, untere Armplexusschädigung (C8–Th1), klavikulärer Engpass	„Rucksacklähmung" Arbeiten in Bauchlage wuchtige Hammerschläge
N. ulnaris (Sulcus-ulnaris-Syndrom, Kubitaltunnelsyndrom, Guyon-Logensyndrom)	Aufstützen der Ellenbogen Bewegung im Ellenbogengelenk (Berufsmusiker) Druck auf proximalen Unterarm (Lastenhandhabung) Druck im Hohlhandbereich (Kellner)
Beinplexus Th12–S5 mit dazugehörigen Nerven	Ventralbeugung des Rumpfes extreme Hüftgelenksbewegungen (Reiter)
N. tibialis (Tarsaltunnelsyndrom)	Fußbeugung und -streckung (Pedalbetätigung) Arbeiten im Sitzen mit hängenden Beinen Arbeiten im Knien mit Zurücklagerung des Körpers
N. peronaeus (N. fibularis)	extrem gebeugtes Kniegelenk (Fliesenleger)
N. facialis, N. trigeminus	Druckbelastung im Lippenbereich (Blasinstrumente)

gung der Nerven“ umbenannt. Die Berufskrankheit ist selten (Dunkelziffer?). Im Jahre 2000 kam es zu 132 Verdachtsanzeigen, 14 Fälle wurden als BK anerkannt (darunter 4 Rentenfälle).

In der wissenschaftlichen Begründung zur BK 2106 (Druckschädigung der Nerven) wird ausdrücklich das Karpaltunnelsyndrom aus dem entschädigten Bereich ausgenommen. Zur Aufnahme des Karpaltunnelsyndroms als eine neue Berufskrankheit in die Liste ist es bei der Novellierung der BKV im Jahre 2002 nicht gekommen.

BK 2106 – Druckschädigung der Nerven

- **Pathophysiologie:** degenerative Nervenschädigung durch stetigen Druck oder stets gleichartige Bewegungen
- **Krankheitsbild:** Parese und Parästhesie; häufig betroffen sind
  - N. ulnaris (Aufstützen der Ellenbogen)
  - N. peronaeus (extrem gebeugtes Kniegelenk)
  - N. tibialis (Knien in zurückgelagerter Stellung)

Diagnose: herabgesetzte Nervenleitgeschwindigkeit

Prävention: ergonomische Arbeitsgestaltung

Literatur

1. Druckschädigung der Nerven – BK 2106 – Bek. des BMA vom 1. August 2001 – IVa 4-45222-2106. BArbBl. 9/2001, S. 59–63.
2. Merkblatt zu der Berufskrankheit Nr. 2106 der Anlage zur Berufskrankheitenverordnung. Bundesarbeitsblatt 11/2002, S. 62 ff.

BK 2107 – Abrissbrüche der Wirbelfortsätze

Berufliche Gefährdung

Abrissbrüche der Dornfortsätze sind heute im Zeitalter der Baumaschinen extrem selten geworden. Sie waren früher häufiger, als große Mengen von Baumaterialien mit der Schaufel bewegt wurden („Schipperkrankheit“, Reichsautobahnbau). In der heutigen Zeit wird das Krankheitsbild praktisch nur noch im Leistungssport beobachtet (Hammerwerfen, Diskuswerfen).

Pathophysiologie

Anhaltende, große Belastung durch weite Schwünge führt zu Umbauvorgängen und Abrissbrüchen (Ermüdungsfrakturen) der Dornfortsätze im unteren Halswirbel- oder oberen Thoraxwirbelbereich.

Krankheitsbild

Plötzlicher, heftiger Schmerz zwischen den Schulterblättern, in manchen Fällen nur dumpfe Schmerzhaftigkeit. Spontanheilung innerhalb von Wochen – eventuell mit Pseudarthrose – hinterlässt einen beschwerdefreien Zustand.

Diagnose

Klopf- und Druckempfindlichkeit in der körperlichen Untersuchung, Darstellung des Dornfortsatzfragments im seitlichen Röntgenbild der Wirbelsäule.

Differentialdiagnose

Das Zervikalsyndrom kann dem protrahiert verlaufenden Abrissbruch ähnlich sein. Akut traumatische Frakturen ohne vorangegangene Überbeanspruchung fallen nicht unter die BK 2107.

Therapie

Die Erkrankung heilt von selbst aus. Körperliche Schonung und kühlende Umschläge tragen dazu bei. Bettruhe oder Ruhigstellung durch Verband sind nicht indiziert.

Prävention

Langsame Belastungssteigerung, Vermeidung extremer Belastungen.

Anerkennung und Entschädigung

BK 2107: Abrissbrüche der Wirbelfortsätze.

Die Berufskrankheit ist extrem selten geworden.

BK 2107 – Abrissbrüche der Wirbelfortsätze

- Die „Schipperkrankheit" ist extrem selten geworden
- **Pathophysiologie:** Ermüdungsbruch eines Dornfortsatzes; Verursachung durch weite kraftvolle Schwünge (Reichsautobahnbau, Hammerwerfer)
- **Krankheitsbild:**
  - plötzliche heftige Schmerzen zwischen den Schulterblättern
  - Kopf-Schulter-Steifhaltung
  - Heilung im Laufe von Wochen

BK 2108 und 2109 – Erkrankungen des Bewegungsapparates durch Lastenhandhabung (oder durch Tätigkeiten in Rumpfbeugehaltung)

→ *Kap. 2.1, „Heben und Tragen"*

Im Vordergrund stehen folgende Berufskrankheiten:

- BK 2108: Bandscheibenbedingte Erkrankungen der Lendenwirbelsäule durch langjähriges Heben oder Tragen schwerer Lasten oder durch langjährige Tätigkeiten in extremer Rumpfbeugehaltung, die zur Unterlassung aller Tätigkeiten …
- BK 2109: Bandscheibenbedingte Erkrankungen der Halswirbelsäule durch langjähriges Tragen schwerer Lasten auf der Schulter, die zur Unterlassung aller Tätigkeiten …

Weiter gibt es (s. vorhergehende Darstellung):

- BK 2105: Chronische Erkrankungen der Schleimbeutel durch ständigen Druck,
- BK 2106: Druckschädigungen der Nerven,
- BK 2107: Abrissbrüche der Wirbelfortsätze.

Belastungsarten, berufliche Gefährdung

Zu den durch manuelle Lastenhandhabung besonders gefährdeten Berufsgruppen gehören:

- Tätigkeiten im Baugewerbe, z.B. Maurer – sie bewegen regelmäßig eine große Zahl von Steinen, selten in optimaler Körperhaltung. Die Steingewichte haben durch Rationalisierungstendenzen im Baugewerbe zugenommen und können durchaus 25 kg und mehr betragen. Stein- und Plattenverlegen. Stahlbetonarbeiten.
- Krankenpfleger und Pflegehelfer, v.a. beim Umlagern der Patienten und Bettenschieben.
- Mitarbeiter in der Lagerwirtschaft und im Transportwesen bei Belade- und Entladetätigkeiten, Schauerleute.
- Land- und Forstwirte.
- Bergbauarbeiter.

Analyse der Belastungen. Der wissenschaftliche Aufwand ist sehr groß und angesichts der Bedeutung der Erkrankungen des Bewegungsapparates durchaus gerechtfertigt. Eine Zusammenfassung bietet der Leitfaden des Hauptverbandes der Berufsgenossenschaften [1]. Die Leitmerkmalsmethode *(→ Kap. 2.1)* ist eine methodisch unaufwändige Abschätzung der Belastung durch eine konkrete Tätigkeit.

Zur **Beurteilung der Belastung** der Lendenwirbelsäule durch langjähriges Heben oder Tragen schwerer Lasten oder durch langjährige Tätigkeiten in extremer Rumpfbeugehaltung wurde das Mainz-Dortmunder Dosismodell (MDD) entwickelt. Auch ein Kurzerhebungsbogen zur Ermittlung der Wirbelsäulenbelastung im Rahmen des Feststellungsverfahrens liegt vor [3]. In dem MDD wird der Wirkungszusammenhang zwischen Belastung und Erkrankung nicht als linear angenommen. Stattdessen wird ein quadratischer Ansatz gewählt. Dem liegt die Annahme zu Grunde, dass kurzzeitige hohe Belastungen die Wirbelsäule stärker schädigen können als weniger hohe lang andauernde Belastungen. Die Annahmen des Modells blieben nicht unwidersprochen. Kritik kam u.a. von Gewerkschaftsseite.

Bei Verdacht auf Berufskrankheit Nr. 2108 kann damit eine einheitliche Vorgehensweise bei Belastungsermittlung und -beurteilung erreicht werden. Ein Risiko für die Entstehung der Berufskrankheit wird angenommen bei einer kumulativen Belastung von mindestens 17 MNh (Mega-Newton-Stunden) bei Frauen und 25 MNh bei Männern [4, 6]. Es wurde auch ein Vorschlag zur Beurteilung der arbeitstechnischen Voraussetzungen im Berufskrankheiten-Feststellungsverfahren bei kombinierter Belastung einerseits durch Heben und Tragen bzw. durch extreme Rumpfbeugehaltung und andererseits durch Ganzkörper-Schwingungen gemacht [10].

Als anlagebedingt und nicht anerkennungsfähig gelten z.B. kurzfristig, d.h. nicht über mehrere Jahre entstandene, Veränderungen im Bewegungssegment durch mechanische Beanspruchung.

BK 2108 – Erkrankung der Lendenwirbelsäule durch arbeitsbedingte Faktoren

Pathophysiologie

Unter den vertebralen Kreuzschmerzursachen sind vor allem die degenerativen Lockerungen der lumbalen Bewegungssegmente zu nennen [8]. Man unterscheidet die diskogenen von den arthroligamentären Kreuzschmerzen. Die ersteren gehen direkt von den Bandscheiben oder der unmittelbaren Umgebung aus, die letzteren haben ihren Ausgangspunkt in den dorsal gelegenen Anteilen des Bewegungssegmentes (Wirbelgelenkkapseln, Bänder und Muskeln).

Folgende Faktoren begünstigen lumbale Verschleißerscheinungen und können zu Beschwerden führen:

- fortgesetztes Heben, Tragen und Absetzen schwerer Lasten oder häufiges Arbeiten in extremer Beugehaltung,
- Zwangshaltungen (Positionen mit Haltungskonstanz außerhalb der natürlichen Balance des Körpers),
- Teil- und Ganzkörperschwingungen,
- Klimafaktoren,
- Fehlhaltungen und fehlerhafte Beanspruchung der Wirbelsäule bei mangelnder Ausgleichsbewegung (mangelnde Dynamik und Bewegungsarmut), insbesondere Rundrücken- und Hohlkreuzbelastung (weil es zu Verlagerung und Vorwölbungen der Bandscheiben kommen kann); beim Hohlkreuz kommt es zur Druckbeanspruchung der Wirbelgelenke mit Kapselspannung, die überdehnten Kapseln der Wirbelgelenke verursachen Kreuzschmerzen, die bis ins Bein ausstrahlen können;
- besonders prolapsfördernd: Rundrückenbelastung mit gleichzeitiger Drehbewegung (Torsionsrundrückenbeanspruchung).

Folge anhaltender Überbeanspruchung ist eine Elastizitäts- und Höhenminderung der Bandscheibe mit einer Vielzahl von schmerzhaften Funktionsstörungen. Typische Erscheinungsformen der Wirbelsäulenbeanspruchung oder -schädigung (Diskopathie) sind Chondrose, Osteochondrose, Spondylose, Spondylarthrose, Spondylolyse, Diskusprotrusion und Diskusprolaps.

- **Spondylosen** sind Verknöcherungen der Längsbänder, seien es kleine Osteophyten am Wirbelkörper oder Spangen, die zwei Wirbelkörper miteinander verbinden. Körperlich schwer arbeitende Menschen zeigen vermehrt Spondylosen im Röntgenbild, oftmals werden dabei keine Beschwerden angegeben.
- **Spondylolysen** (Bogenspalten) sind Unterbrechungen der Interartikularportionen der Wirbelkörper, sichtbar im Röntgenbild. Wenn zusätzlich Ventralverschiebung und Verkippung des kranialen Wirbels vorliegt, spricht man von **Spondylolisthesis** (Wirbelgleiten). Bei der klinischen Untersuchung macht sich unter Umständen der vorspringende, gelegentlich etwas lockere oder druckempfindliche Dornfortsatz des Gleitwirbels bemerkbar. Spondylolysen finden sich vermehrt vor allem bei Sportlern mit zyklischer, reklinierender Belastung wie z.B. bei Speerwerfern, Turnern, Trampolinspringern. Meistens entstehen Spondylolysen während der Wachstumsphase des Menschen (Prävalenz nach Wachstumsabschluss etwa 6%). Später kommt es nur noch selten zu einer Progression des Befundes. Berufliche Zusammenhänge sind nicht eindeutig (keine Aufnahme in die Berufskrankheitenliste). Es finden sich jedoch Hinweise in einigen Querschnittsstudien (referiert in [2]) auf eine Assoziation einer Spondylolyse/Spondylo-

listhesis mit beruflicher Schwerarbeit (vor allem landwirtschaftliche Tätigkeit und Vibrationseinwirkungen). Spondylolysen und Spondylolisthesis können völlig beschwerdefrei oder auch chronisch symptomatisch sein. Es besteht häufig eine Diskrepanz zwischen Röntgenbefund und subjektiver Symptomatik. Aus der Sportmedizin sind viele Beispiele von körperlicher Hochleistungsfähigkeit mit mehretagigen Spondylolysen bekannt.

Krankheitsbild

Bei sofortigem Einsetzen der Rückenschmerzen spricht man von akuten Rückenschmerzen. Bei subakuten Rückenschmerzen verspürt der Patient ein langsames Einsetzen der Symptomatik. Wenn die Beschwerden länger als 3 Monate andauern, handelt es sich definitionsgemäß um chronische Rückenschmerzen.

Bezüglich der Symptomatik unterscheidet man v.a. die Lumbalgie von der Lumboischialgie.

- **Lumbalgie** (Lumbago dorsi): Schmerzen im Lumbalbereich, die manchmal in die Gluteal- oder Inguinalregion ausstrahlen. In der akuten Phase sind die Schmerzen i.d.R. bewegungsabhängig.
- **Lumboischialgie** (Lumbago sciatica): Zusätzlich zur Lumbalgie treten hier bewegungsabhängige Schmerzausstrahlungen in ein oder beide Beine auf. Zu den Schmerzen können Gefühllosigkeit, Parästhesien und Muskelschwäche hinzukommen. Die Beschwerden können einem neurologischen Segment entsprechen (Rhizopathie, → *Tab. 4.2-22*).

Im Laufe der Jahre und Jahrzehnte kommt es bei der degenerativen Wirbelsäulenerkrankung zur Spontanverfestigung („wohltätige Teilversteifung" der Wirbelsäule im Alter).

Prävention

Die Pflicht zur Gefährdungsanalyse und Prävention bei der Lastenhandhabung ergibt sich für den Arbeitgeber aus der „Lastenhandhabungsverordnung". Prävention kann schon bei der Eignungs- oder Einstellungsuntersuchung beginnen (s.a. § 3 der Lastenhandhabungsverordnung). Vor allem bei zu erwartenden Kombinationsbelastungen (Handhabung schwerer Lasten, Vibration, Zwangshaltung) hat die Berücksichtigung der Prädisposition einen hohen Stellenwert.

Verhältnisprävention:

- ergonomische Gestaltung der Arbeitsplätze,
- Änderung der Arbeitsabläufe (Wechsel zwischen Sitzen, Stehen und Gehen soll sich aus der Arbeitsaufgabe von selbst ergeben),
- Begrenzung der Arbeitszeit,
- Begrenzung der Belastung bei Lastenhandhabung (z.B. Trage-Hebe-Vorrichtungen, etc.),

Tab. 4.2-22 Leitsymptome bei lumbalen Wurzelsyndromen.

Segment	peripheres Schmerz- und Hypästhesiefeld	motorische Störung (Kennmuskel)	Reflexabschwächung	Nervendehnungszeichen
L1/L2	Leistengegend			(Femoralisdehnungsschmerz)
L3	Vorderaußenseite Oberschenkel	Quadrizeps	Patellarsehnenreflex	Femoralisdehnungsschmerz
L4	Vorderaußenseite Oberschenkel, Innenseite Unterschenkel, Fuß	Quadrizeps	Patellarsehnenreflex	positives Lasègue-Zeichen
L5	Außenseite Unterschenkel, medialer Fußrücken, Großzehe	Extensor hallucis longus		positives Lasègue-Zeichen
S1	Hinterseite Unterschenkel, Ferse, Fußaußenrand, 3.–5. Zehe	Triceps surae, Glutäen	Achillessehnenreflex	positives Lasègue-Zeichen

- organisatorische Maßnahmen zur Verringerung der Belastung,
- Aufteilung der Last in mehrere kleine Portionen, Verringerung des Verpackungsgewichtes oder Verwendung anderer Materialien,
- ausreichende Transportsicherung (gute Beleuchtung, Vermeidung von Stolperfallen, etc.),
- Lastenaufnahme in einer Höhe von ca. 70–100 cm (kein tiefes Bücken zur Lastenaufnahme),
- technische Hilfen (Minikrane, Karren, Wagen, bewegliche Rampen, Gurte, etc.) zur Arbeitserleichterung (wenn Stapel abgetragen werden, kann z.B. eine Federvorrichtung den leichter werdenden Stapel nach oben drücken, sodass die Lastenaufnahme in günstiger Höhe stattfindet),
- Steinverlegungsgeräte beim Transport der Steine zur Fuge im Maurerberuf; durch ständig mitwachsende hydraulische Gerüste kann erreicht werden, dass Steinstapel und Mauerhöhe ergonomisch optimal angeordnet sind.

Verhaltensprävention:

- Rückenschule (Muskeltherapie, Gymnastik, etc.),
- Erlernung richtiger Hebe- und Tragetechniken,
- Erlernen des dynamischen Sitzens, Erlernen des Wechsels zwischen Sitzen, Stehen und Gehen (verschleißbedingte Wirbelsäulenerkrankungen beruhen häufig auf jahrelang praktizierten ungünstigen Bewegungsmustern).

Wilke konnte durch intradiskale Druckmessungen (in vivo) einige bisherige Auffassungen zur Belastung der Bandscheiben modifizieren. So bedeutet Sitzen für den Bandscheibenbereich einen geringeren Druck als Stehen. Besonders vorteilhaft ist das leicht nach hinten gelehnte, abgestützte Sitzen und nicht etwa die gerade Sitzhaltung [11]. Gelegentliches Räkeln, Dehnen und Strecken hat die gleiche Wirkung wie das Liegen: die Bandscheibe kann unter Flüssigkeitsaufnahme an Volumen zunehmen.

Das Ziel der Präventionsbemühungen ist eine Verhaltensänderung des arbeitenden Menschen. Bei schweren Gewichten die Wirbelsäule gerade halten und die Last unter Knie- und Hüftbeugung bzw. -streckung anheben. Die Last ist möglichst nahe am Körper zu halten. Gegebenenfalls sind Mitarbeiter um Hilfe zu bitten. Muskeltraining und allgemeine Rückenschule können eine sinnvolle Ergänzung in der Prävention sein.

Persönliche Schutzausrüstung ist zu benutzen: Schulterpolster, Sicherheitsschuhe, Handschuhe, Helm, etc.

Rechtliche Regelungen

Die EG-Richtlinie 90/269/EWG über *„Mindestvorschriften bezüglich der Sicherheit und des Gesundheitsschutzes bei der manuellen Handhabung von Lasten ...“* formuliert die Pflicht zur Gefährdungsanalyse und Prävention. Mit der „Lastenhandhabungsverordnung“ wurde diese Richtlinie in deutsches Recht umgesetzt.

§ 2 der Lastenhandhabungsverordnung (LasthandhabV) lautet: *„Der Arbeitgeber hat (...) geeignete organisatorische Maßnahmen zu treffen oder geeignete Arbeitsmittel, insbesondere mechanische Ausrüstungen, einzusetzen, um manuelle Handhabungen von Lasten, die für die Beschäftigten eine Gefährdung für Sicherheit und Gesundheit, insbesondere der Lendenwirbelsäule mit sich bringen, zu vermeiden.“*

§ 3 der Lastenhandhabungsverordnung: *„Bei der Übertragung von Aufgaben der manuellen Handhabung von Lasten, die für die Beschäftigten zu einer Gefährdung für Sicherheit und Gesundheit führen, hat der Arbeitgeber die körperliche Eignung der Beschäftigen zur Ausführung der Aufgaben zu berücksichtigen.“*

§ 4 der Lastenhandhabungsverordnung: *„Bei der Unterweisung nach § 12 des Arbeitsschutzgesetzes hat der Arbeitgeber (...) die körperliche Eignung der Beschäftigten zu berücksichtigen. Er hat den Beschäftigten, soweit dies möglich ist, genaue Angaben zu machen über die sachgemäße manuelle Handhabung von Lasten und über die Gefahren, denen die Beschäftigten ins-*

besondere bei unsachgemäßer Ausführung der Tätigkeit ausgesetzt sind.“

Es werden in der Lastenhandhabungsverordnung keine konkreten Grenzwerte für Hebe- und Tragebelastung angegeben. Eine individuelle Beurteilung – unter wesentlicher Mitwirkung des Betriebsarztes – ist also durchzuführen.

Konkrete Regelungen, mit Angabe von Grenzwerten, gibt es in Deutschland für folgende Personengruppen oder Berufe:

- für werdende Mütter (Mutterschutzgesetz),
- für Mitarbeiter im Forstgewerbe (UVV „Forsten“ GUV 1.13),
- für Mitarbeiter in der Müllbeseitigung (UVV „Müllbeseitigung“ – BGV C27),
- für Mitarbeiter in der Fleischerei-Wirtschaft (VBG 19),
- für Jugendliche: Das Jugendarbeitsschutzgesetz nennt keine festen Grenzwerte. Jugendliche dürfen nicht beschäftigt werden mit Arbeiten, die *„ihre physische oder psychische Leistungsfähigkeit übersteigen“*. Eine *„Beeinträchtigung der körperlichen oder seelisch-geistigen Entwicklung der Jugendlichen“* muss vermieden werden.

Rückenschule

Die Wichtigkeit und Wirksamkeit von Rückenschulprojekten ist mehrfach demonstriert worden. In einer englischen Studie an 187 Patienten mit chronischen Rückenschmerzen konnte gezeigt werden, dass regelmäßige Physiotherapie zu einer anhaltenden Beschwerdebesserung führt. Praktische Übungen zur Kräftigung, Dehnung und Entspannung, begleitet von theoretischem Unterricht, führten zu geringerer beruflicher Fehlrate sowie zu einer verminderten Inanspruchnahme von ärztlichen Diensten [7].

Die **Regeln** der Rückenschule:

- möglichst viel Bewegung,
- beim Bücken in die Hocke,
- Lasten verteilen und dicht am Körper halten,
- dynamisch Sitzen,
- möglichst beim Sitzen den Oberkörper abstützen,
- Sport treiben (Schwimmen, Radfahren, Laufen),
- täglich Wirbelsäulenmuskeln trainieren,
- nicht mit geraden Beinen stehen und beim Liegen die Beine anziehen (Antihohlkreuzregel).

Der Erfolg einer 8-wöchigen berufsbezogenen Rückenschule mit den Schwerpunkten „Muskelkräftigung“ und „Manipulation von Lasten“ wurde mittels ultraschallgestützter Haltungs- und Bewegungsanalyse gezeigt. An dem Rückenschulprojekt nahm eine Gruppe von 104 Maurern, Dachdeckern und Zimmerern teil, die unter chronischen Schmerzen der Lendenwirbelsäule litten. Als Ergebnis des Trainings wurde eine Aufrichtung der Wirbelsäule, eine Reduzierung der Schmerzintensität und eine Verminderung der Fehltage festgestellt.

Für die Kostenübernahme bei Präventionsbemühungen sind zuständig:

- der Unternehmer (Arbeitsschutzgesetz),
- der KV-Träger (nach §20 SGB V),
- der UV-Träger (Prävention arbeitsbedingter Erkrankungen, gemäß SGB VII).

Nach § 3 der Berufskrankheitenverordnung (BKV) haben die Unfallversicherungsträger der Entstehung, dem Wiederaufleben und der Verschlimmerung von Berufskrankheiten entgegenzuwirken, insbesondere dann, wenn eine konkrete individuelle Gefahr der Entstehung einer Berufskrankheit vorliegt. Diese Regelung erlangt bei berufsbedingten Wirbelsäulenverschleißerkrankungen vor allem dann Bedeutung, wenn eine Anerkennung als Berufskrankheit nur deshalb ausgeschlossen ist, weil ein Zwang zur Unterlassung der gefährdenden Tätigkeit (noch) nicht gegeben ist. Therapie- und Trainingsmaßnahmen sollen dazu beitragen, dass der Versicherte seine Tätigkeit künftig ohne Überbeanspruchung der Wirbelsäule durchführen kann. Andernfalls muss der Unfallversicherungsträger den Versicherten zur Unterlassung der gefährdenden Tätigkeit auffordern und bei tatsächlicher Tätigkeitsaufgabe Übergangsleistungen und Maßnahmen der beruflichen Rehabilitation bezahlen.

Anerkennung und Entschädigung

BK 2108: Bandscheibenbedingte Erkrankungen der Lendenwirbelsäule durch langjähriges Heben oder Tragen schwerer Lasten oder durch langjährige Tätigkeiten in extremer Rumpfbeugehaltung, die zur Unterlassung aller Tätigkeiten gezwungen haben, die für die Entstehung, die Verschlimmerung oder das Wiederaufleben der Krankheit ursächlich waren oder sein können.

Von allen Berufskrankheiten in der Liste der BKV führt nach wie vor die BK 2108 am häufigsten zu Verdachtsanzeigen, allerdings mit abnehmender Tendenz. Im Jahr 2000 gab es 13.022 Verdachtsanzeigen, dagegen nur 367 Anerkennungen (147 Rentenfälle) (Quelle: Bundesregierung).

Der alleinige Nachweis von degenerativen Veränderungen ohne chronisch rezidivierende Beschwerden und Funktionsausfälle begründet keinen Berufskrankheitenverdacht.

Wenn die Beschwerden altersbedingt abgeklungen sind („wohltätige Teilversteifung der Wirbelsäule im Alter“) und sonstige Voraussetzungen erfüllt sind, kann auch eine mittlerweile beschwerdefreie Bandscheibensymptomatik als Berufskrankheit anerkannt werden [9].

Degenerative Veränderungen der Wirbelsäule kommen – auch unabhängig vom Heben und Tragen schwerer Lasten oder von Tätigkeiten in extremer Rumpfbeugehaltung – sehr häufig vor. Für die gesetzliche Unfallversicherung sind gerade bei diesen Gesundheitsstörungen geeignete Abgrenzungskriterien zwischen arbeitsbedingter Erkrankung und Berufskrankheit von großer Bedeutung.

Für die Feststellung des Ursachenzusammenhanges im Sinne der BK 2108 ist es nicht erforderlich, dass die berufsbedingten Wirbelsäulenbelastungen die alleinige Ursache für einen Wirbelsäulenschaden darstellen. Gefordert wird die **wesentliche Mitverursachung** durch berufliche Einwirkungen. Der Zusammenhang muss zumindest wahrscheinlich sein.

Nach einem Grundsatzurteil des Bundessozialgerichtes in Kassel (Aktenzeichen B 2 U 12/98 R) werden „bandscheibenbedingte Erkrankungen durch langjähriges Heben oder Tragen schwerer Lasten oder durch langjährige Tätigkeiten in extremer Rumpfbeugehaltung (...)“ weiterhin als Berufskrankheit anerkannt, obwohl es sich bei Wirbelsäulenerkrankungen auch um eine weit verbreitete „Volkskrankheit“ handele. Trotz fehlender einhelliger wissenschaftlicher Erkenntnisse darüber, ob bestimmte Berufsgruppen ein höheres Risiko hätten als andere Menschen, habe die Bundesregierung nicht ihren Entscheidungsspielraum überschritten, als sie 1992 die BK 2108 in die Berufskrankheitenverordnung aufnahm.

In *Tabelle 4.2-23* sind die wichtigsten Differentialdiagnosen bandscheibenbedingter Erkrankungen aufgeführt.

Tabelle 4.2-24 listet Sudien zu Personengruppen mit signifikant erhöhtem Risiko hinsichtlich der Entwicklung bandscheibenbedingter LWS-Erkrankungen durch Heben, Tragen- oder Tätigkeiten in extremer Rumpfbeugehaltung auf, *Tabelle 4.2-25* zeigt den Einfluss des Arbeitsbereiches in Pflegeberufen auf die Häufigkeit von LWS-Schmerzen (back injuries).

Tab. 4.2-23 Differentialdiagnosen bandscheibenbedingter Erkrankungen.

vertebral	extravertebral
• angeborene oder erworbene Fehlbildungen der LWS • Spondylolisthesis • Spondylitis • Tumor (Metastase) • Osteoporose • Fraktur • Kokzygodynie • Wirbelfehlbildungen • idiopathische Wirbelkanalstenose • Fluorose (BK-Nr. 1308)	• gynäkologische Krankheiten • urologische Krankheiten • Krankheiten des Verdauungssystems • hüftbedingte Schmerzen (Koxalgie) • Erkrankungen des Ileosakralgelenkes • Tumoren (z.B. retroperitoneal) • Spritzenschädigung • diabetische Neuropathie • arterielle Durchblutungsstörungen in den Beinen • Aortenaneurysma

Tab. 4.2-24 Literaturauswahl zu Personengruppen mit signifikant erhöhtem Risiko hinsichtlich der Entwicklung bandscheibenbedingter LWS-Erkrankungen durch Heben, Tragen- oder Tätigkeiten in extremer Rumpfbeugehaltung (aus [3]).

Pflege	
Videman et al. 1984	**Schwesternhelferinnen vs. examinierte Schwestern**
	RR 2,8: chronische LWS-Beschwerden RR 1,6: Arbeitsunfähigkeit durch LWS-Beschwerden RR 1,7: Bettruhe durch LWS-Beschwerden RR 4,5: Berentung wegen degenerativer LWS-Erkrankungen
→ Exposition	
Heben	4,8 vs. 1,8 h/Woche (12% vs. 4,5%)
Beugen/Verdrehen	11,9 vs. 3,7 h/Woche (30% vs. 9%)
Hofmann et al. 1995/1998	**Kranken-/Altenpflege vs. allgemeine Kontrollgruppe**
	OR 3,4: Bandscheibenvorfälle/-protrusionen (mittl. Expositionsdauer 19,3 Jahre)
Bau	
Riihimäki 1985, et. al. 1989	**Stahlbetonarbeiter vs. Maler**
	RR 1,8: BS-Höhenabnahme RR 1,5: Spondylose RR 1,9: Osteochondrose
→ Exposition (Wickström et al. 1985)	
Heben	> 20 kg: 5/h; 5–20 kg: 13/h
Tragen	bei 2 von 3 Hebevorgängen
Rumpfposition	Rumpf ≈ aufrecht; 15–90°; > 90° (ohne und mit Verdrehung)
Transport	
Lawrence 1955	**Hafenarbeiter vs. Bürobeschäftigte**
	RR 6,2: mittelgradig/ausgeprägt degenerative LWS-Veränderungen
Mach et al. 1976	**Hafenumschlagarbeiter vs. Personen ohne schwere körperliche Arbeit**
	RR 2,0: degenerative WS-Erkrankungen

RR = relatives Risiko OR = Odds Ratio

Tab. 4.2-25 Einfluss des Arbeitsbereiches auf die Häufigkeit von LWS-Schmerzen (back injuries) in Pflegeberufen.

Gruppe	Arbeitsbereich	relatives Risiko
I	Schwesternpflege, chronische Pflege Orthopädie/Unfallchirurgie gemischte Station	4,26
II	medizinische Station, Intensivstation	1,73
III	Operationssaal, Aufwachraum allgemeine Chirurgie, Neurologie, Notaufnahme	1,26
IV	Pädiatrie, Gynäkologie, Geburtshilfe, Ambulanz, Administration, „intravenous team", Neugeborenenstation, Ausbildungsschwester	1,00

Um den fortbestehenden Konflikt um die Anerkennung des Vorliegens der BK 2108 zu illustrieren wird die Zusammenfassung der wesentlichen Aussagen eines Urteils des LSG Niedersachsen vom 21.9.2001 (AZ: L 6 U 358/00) wiedergegeben:

1. Wesentlich für die Diagnose einer bandscheibenbedingten Erkrankung in den Segmenten L3/4 und L4/5 ist das Vorliegen einer Bandscheibenerweichung, die sich anhand einer im Röntgenbefund erkennbaren Höhenminderung objektivieren lässt. Nicht überzeugend ist hingegen die Diagnose einer bandscheibenbedingten Erkrankung auch im Segment L5/S1, da die anatomische Be-

sonderheit zu beachten ist, dass der Bandscheibenraum L5/S1 schon physiologisch eine geringere Höhe aufweist, als die darüber liegenden Segmente. Es ist deswegen fraglich, ob der röntgenologische Befund die Diagnose einer bandscheibenbedingten Erkrankung auch für das Segment L5/S1 zulässt. Hierzu ist ein entsprechender klinischer Befund unerlässlich.

2. Rückenbeschwerden sind nicht mit einer bandscheibenbedingten Erkrankung gleichzusetzen.
3. Ein Zeitraum von unter 20 Jahren Exposition steht nicht grundsätzlich der Bejahung eines ursächlichen Zusammenhangs entgegen, auch wenn neuere Untersuchungen bei einer Expositionszeit von weniger als 20 Jahren einen berufsbedingten Bandscheibenschaden für unwahrscheinlich halten (Pangert/Hartmann, Zentralblatt für Arbeitsmedizin 1994, S. 124, 129).
4. Bandscheibenbedingte Erkrankungen beruhen auf einem Bündel von Ursachen (multifaktorielles Geschehen). Es gibt keinen gesicherten Erfahrungssatz, dass bei Vorliegen der so genannten arbeitstechnischen Voraussetzungen die bandscheibenbedingte Erkrankung beruflich verursacht ist. Aus der Vielfalt der Verursachungsmöglichkeiten folgt deswegen, dass sich ein ursächlicher Zusammenhang zwischen bandscheibenbedingter Erkrankung und beruflicher Belastung nicht im Wege des Anscheinsbeweises, sondern nur anhand zusätzlicher Merkmale begründen lässt.
5. Entscheidend ist für die Annahme eines ursächlichen Zusammenhangs, dass dem Lebensalter vorauseilende osteochondrotische Veränderungen (sklerosierende Verdichtungen an den Deck- und Tragplatten) bevorzugt an der unteren Lendenwirbelsäule und spondylotische Veränderungen (knöcherne Ausziehung an den Deck- und Tragplatten) an der unteren Brustwirbelsäule mit Ausdehnung auf die obere Endwirbelsäule auftreten.
6. Der erkennende Senat hat sich der Auffassung des orthopädischen Sachverständigen angeschlossen, dass es nicht biomechanisch einleuchtet, dass die bandscheibenbedingte Erkrankung insbesondere im Segment L4/5 wahrscheinlich wesentlich beruflich verursacht sein soll, obwohl das Segment L5/S1, auf das die größten Druckkräfte ausgeübt wurden, keine Reaktion aufweist und auch die über L4/5 liegenden Segmente nicht verändert sind, obwohl auch sie bei der Ausübung der beruflichen Tätigkeit als Betonbauer zwangsläufig – wenn auch in etwas geringerem Umfang als die unteren Segmente der Lendenwirbelsäule – belastet wurden.
7. Das der bejahenden Entscheidung des Sozialgerichtes Stade vom 11.07.2000 (AZ: S 7 U 26/99) zu Grunde liegende ärztliche Sachverständigengutachten konnte das LSG nicht überzeugen, denn auch dieser Sachverständige ist davon ausgegangen, dass ein für die Anerkennung einer Berufskrankheit erforderliches belastungskonformes Bild erst dann vorliegt, wenn auch das untere Segment verändert ist, und dies war nach der Befundbeschreibung nicht der Fall.
8. Der Senat des LSG hat dahingestellt sein lassen, ob darüber hinaus für die Beurteilung einer wahrscheinlich beruflich verursachten Schädigung der Segmente L3/4 und L4/5 der Umstand von Bedeutung ist, dass im stärker belasteten Segment L5/S1 keine bandscheibenbedingte Erkrankung vorliegt, wie ein Sachverständigengutachten meinte. Entscheidend war nach Auffassung des LSG, dass belastungsadaptive Reaktionen an der Lendenwirbelsäule fehlen.

Als **Anerkennungsvoraussetzungen** werden im amtlichen Merkblatt zu dieser Berufskrankheit genannt:

- gesicherte bandscheibenbedingte Erkrankung,
- Beugung des Oberkörpers aus der aufrechten Haltung um mindestens 90° oder Arbeiten bei einer Deckenhöhe von 1 m oder weniger.

Alternativ gilt das Heben und Tragen der in *Tabelle 4.2-26* angegebenen Mindestlasten,
- eine mindestens 10-jährige Tätigkeit mit entsprechender Belastung, in Einzelfällen intensiver Belastung kann auch ein etwas kürzerer Zeitraum ausreichend sein,
- ausreichende Häufigkeit bzw. Dauer der Belastung (z.B. 40-mal pro Tag Heben und Tragen schwerer Lasten in mindestens 200 Schichten pro Jahr),
- Vorbeugung und Verdrehung des Oberkörpers werden als erschwerende Faktoren gewertet,
- bildtechnisch (NMR, CT) nachweisbare Bandscheibenveränderungen, die über das altersentsprechende Maß hinausgehen,
- chronisches oder chronisch-rezidivierendes Beschwerdebild mit Funktionsausfällen (lokales, mono- oder polyradikuläres Lumbalsyndrom, Cauda-Syndrom); ein akutes Lumbalsyndrom genügt nicht,
- medizinisch begründeter Zwang zur Unterlassung der gefährdenden Tätigkeit – ein Unterlassungszwang bezüglich einzelner Tätigkeitsbereiche reicht aus (BSG, Urt. v. 15.12.1991 – 2 RU 65/80),
- tatsächliche Aufgabe der gefährdenden Tätigkeit.

Tab. 4.2-26 Anerkennungsvoraussetzungen für die BK 2108: Mindestlasten.

	max. Last in kg bei Frauen	bei Männern
15–17 Jahre	10	15
18–39 Jahre	15	25
ab 40 Jahre	10	20

Eine Gefährdung durch Heben und Tragen schwerer Lasten besteht **laut amtlichem Merkblatt** zu BK 2108 u.a. bei: Tätigkeiten im Bergbau, im Hoch- und Tiefbau, im Warentransportgewerbe, in der Landwirtschaft und in der Kranken-, Alten- und Behindertenpflege.

Durch extreme Rumpfbeugehalten sind laut amtlichem Merkblatt zu BK 2108 u.a. folgende Berufe gefährdet: Tätigkeiten im Untertagebergbau und im Stahlbetonbau.

Von allen Berufskrankheiten in der Liste der BeKV führt nach wie vor die BK 2108 am häufigsten zu Verdachtsanzeigen, allerdings mit deutlicher Abnahmetendenz. 1995 wurden bei 16.363 Verdachtsanzeigen nur 268 Fälle anerkannt **und** berentet, 2001 lediglich 137.

Die Beurteilung der MdE bei bandscheibenbedingten Erkrankungen der LWS durch Heben und Tragen ist in *Tabelle 4.2-27* dargestellt.

Tab. 4.2-27 Beurteilung der MdE bei bandscheibenbedingten Erkrankungen der LWS durch Heben und Tragen.

Anhaltspunkte	MdE in %
• Funktionseinschränkung der LWS	-
• Funktionell nicht bedeutsame neurologische Ausfälle	10
• Starke Funktionseinschränkung der LWS	20
• Funktionseinschränkung mit funktionell bedeutsamen motorischen Ausfällen und/oder ausgeprägtem, funktionell schwerwiegenden chronischen Wurzelreizsyndrom	30

In der Regel wird ein berufsbedingter Wirbelsäulenschaden mit Funktionseinschränkung und ohne Nervenausfälle mit einer MdE von 10%, bei sehr ausgeprägten Veränderungen bis zu 20% bewertet. Eine noch höhere Einschätzung ist nur im Ausnahmefall und meist auch nur bei gleichzeitigem Nachweis von Lähmung zu begründen.

BK 2108 – Bandscheibenbedingte Erkrankungen der Lendenwirbelsäule durch langjähriges Heben oder Tragen schwerer Lasten oder durch langjährige Tätigkeiten in extremer Rumpfbeugehaltung, die zur Unterlassung aller Tätigkeiten gezwungen haben, die für die Entstehung, die Verschlimmerung oder das Wiederaufleben der Krankheit ursächlich waren oder sein können.

Berufliche Gefährdung: Baugewerbe, Bergbau, Krankenpflege, Lagerwirtschaft, Transportwesen, Land- und Forstwirte

Krankheitsbild: Lumbalgie, Lumboischialgie

Prävention:
- ergonomische Arbeitsplatzgestaltung, organisatorische Maßnahmen, technische Hilfen
- Rückenschule, richtiges Heben und Tragen, dynamisches Sitzen

BK 2109 – Erkrankungen der Halswirbelsäule durch arbeitsbedingte Faktoren

Berufliche Gefährdung

Der Beruf des Fleischabträgers brachte früher besondere Belastungen beim Tragen von Tierhälften auf dem Kopf bzw. auf der Schulter.

Eine Belastung der Halswirbelsäule – allerdings weniger ausgeprägt – kann durch das Bearbeiten von Kleinteilen erfolgen, z.B. bei Näherinnen.

Auch Überkopfarbeit ist ein Risikofaktor für Halswirbelsäulenbeschwerden. In einer Studie zum Einfluss der Überkopfarbeit bei Montagewerkern in einer PKW-Fertigung klagten 77 von 80 (96%) überwiegend überkopfarbeitende Montagewerker über Rückenschmerzen. In der Kontrollgruppe beklagten nur 74% der Befragten Rückenschmerzen. Besonders auffallend war der HWS-Bereich, wo 15 von 80 Überkopfarbeitern Beschwerden äußerten, in der Kontrollgruppe dagegen keiner [5].

Pathophysiologie

Beim Tragen schwerer Lasten auf der Schulter wird eine Kopfbeugehaltung nach vorn und seitwärts eingenommen. Gleichzeitig wird die Nackenmuskulatur angespannt. Diese Konstellation bringt eine starke Beanspruchung der Bandscheiben der Halswirbelsäule mit sich. In der Folge sind degenerative Veränderungen, z.B. knöcherne Ausziehungen im Bereich der Processus uncinati, möglich. Diese liegen in unmittelbarer Nachbarschaft zum Spinalnerv und zur Arteria vertebralis. Es kann eine Lockerung und Instabilität im Bewegungsapparat eintreten, begünstigt durch die physiologischen, gelenkähnlichen Horizontalspalten. Im weiteren Verlauf droht Höhenminderung der Bandscheiben und intradiskale Massenverschiebung bis hin zum Prolaps.

Krankheitsbild

Zum Zervikalsyndrom zählen vielfältige Beschwerdebilder wie schmerzhafte Bewegungseinschränkung der Halswirbelsäule, segmentale Nervenwurzelsymptome im Arm, Kopfschmerzen, Schwindelanfälle und Rückenmarksymptome.

Diagnose

Anamnese, Inspektion und Palpation, Feststellung der Beweglichkeit (Neutral-Null-Methode), neurologischer Status, bildgebende Verfahren. Die Elektromyographie und die Prüfung der Nervenleitgeschwindigkeit dienen zur Objektivierung zervikaler Wurzelreizerscheinungen.

Prävention

Durch technische Hilfen oder organisatorische Änderungen muss das Tragen schwerer Lasten auf der Schulter vermieden werden. Bei Kleinteilmontage muss durch Anbringen von großen Lupen das tiefe Bücken des Kopfes vermieden werden. – Dies sind zwei Beispiele für Verhältnisprävention. Auch Verhaltensprävention – also die Änderung u.U. jahrelang praktizierter ungünstiger Bewegungsmuster – ist von großer Bedeutung.

Verhaltensempfehlungen für Mitarbeiter/Patienten mit chronischen Nackenbeschwerden sind die Folgenden:

- bei Bildschirmarbeit, Lesen etc. öfters Pause machen oder Mischarbeit praktizieren,
- keine Überkopfarbeit (hier ist auch Verhältnisprävention, d.h. Arbeitsplatzgestaltung notwendig),
- keine abrupte Drehung des ganzen Kopfes, besser den ganzen Körper drehen,
- keine Zugluft an den unbedeckten Hals lassen,
- im Kino nicht in der ersten Reihe sitzen,
- beim Liegen kleines Kopfkissen benutzen, keine Bauchlage.

Entschädigung

BK 2109: Bandscheibenbedingte Erkrankungen der Halswirbelsäule durch langjähriges Tragen schwerer Lasten auf der Schulter, die zur Unterlassung aller Tätigkeiten gezwungen haben, die für die Entstehung, die Verschlimmerung oder das Wiederaufleben der Krankheit ursächlich waren oder sein können.

Voraussetzungen für die Anerkennung als BK 2109 sind:

- das Tragen von Lasten von mindestens 50 kg auf der Schulter (nota bene) mit einer gewissen Regelmäßigkeit und Häufigkeit in der überwiegenden Zahl der Arbeitsschichten; diese Lasten müssen gleichzeitig eine nach vorn und seitwärts erzwungene Kopfbeugehaltung verursacht haben;
- eine mindestens 10-jährige Tätigkeit mit entsprechender Belastung, in Einzelfällen intensiver Belastung kann auch ein etwas kürzerer Zeitraum ausreichend sein;
- bildtechnisch (NMR, CT) nachweisbare Bandscheibenveränderungen, die über das altersentsprechende Maß hinausgehen;
- ein chronisches oder chronisch-rezidivierendes Beschwerdebild mit Funktionsausfällen, welches zum Unterlassen der gefährdenden Tätigkeit zwingt;
- tatsächliche Aufgabe der gefährdenden Tätigkeit.

Die Tätigkeit des Fleischabträgers, der Tierhälften oder -viertel auf dem Kopf bzw. dem Schultergürtel trägt, ist im Merkblatt zu BK 2109 als gefährdende Tätigkeit aufgeführt (die Tätigkeit gibt es in dieser Form in Deutschland kaum noch).

BK 2109 – Bandscheibenbedingte Erkrankungen der Halswirbelsäule durch langjähriges Tragen schwerer Lasten auf der Schulter, die zur Unterlassung aller Tätigkeiten gezwungen haben, die für die Entstehung, die Verschlimmerung oder das Wiederaufleben der Krankheit ursächlich waren oder sein können.

Berufliche Gefährdung: Tragen schwerer Lasten auf der Schulter (Fleischabträger)

Krankheitsbild: Zervikalsyndrom

Prävention:
– technische Hilfen, organisatorische Maßnahmen
– Verhaltensempfehlungen

Literatur zu BK 2108 und 2109

1. Bongwald, O. et al.: Leitfaden für die Beurteilung von Hebe- und Tragetätigkeiten. Hauptverband der gewerblichen Berufsgenossenschaften, St. Augustin 1995.
2. Elsner, G.: Gibt es eine berufliche Verursachung der Spondylolyse und der Spondylolisthesis? Zentralbl. Arbeitsmed. 2002; 52: 2–6.
3. Hartung, E.: Verfahren zur Ermittlung und Beurteilung der beruflichen Belastung durch Heben und Tragen schwerer Lasten. In: Konietzko, J., Dupuis, H.: Handbuch der Arbeitsmedizin. ecomed, Landsberg 1995.
4. Hartung, E., Schäfer, K., Jäger, M. et al.: Mainz-Dortmunder Dosis Modell (MDD) zur Beurteilung der Belastung der Lendenwirbelsäule durch Heben und Tragen schwerer Lasten oder durch Tätigkeiten in extremer Rumpfbeugehaltung bei Verdacht auf BK 2108. Teil II. Vorschlag zur Beurteilung der arbeitsmedizinischen Voraussetzungen im Berufskrankheiten-Feststellungsverfahren. Arbeitsmed. Sozialmed. Umweltmed. 1999; 34: 112–122.
5. Hofmann, L., Korn, M.: Wirbelsäulenbeschwerden bei Überkopfarbeit – Untersuchungen an Montagewerkern in der Pkw-Endmontage. In: Dokumentationsband zur 41. Jahrestagung der Deutschen Gesellschaft für Arbeitsmedizin 2001, S. 103–104, Rindt-Druck, Fulda.
6. Jäger, M., Luttmann, A., Bolm-Audorf, U. et al.: Mainz-Dortmunder Dosis Modell (MDD) zur Beurteilung der Belastung der Lendenwirbelsäule durch Heben und Tragen schwerer Lasten oder durch Tätigkeiten in extremer Rumpfbeugehaltung bei Verdacht auf BK 2108. Teil I. Retrospektive Belastungsermittlung für risikobehaftete Tätigkeitsfelder. Arbeitsmed. Sozialmed. Umweltmed. 1999; 34: 101–111.

6a. Jäger, M., Luttmann, A., Bolm-Audorf, U. et al.: Retrospektive Belastungsanalyse bei Tätigkeiten mit erhöhtem Erkrankungsrisiko zur Ableitung des Mainz-Dortmunder Dosis Modells. In: Konietzko, J., Dupuis, H.: Handbuch der Arbeitsmedizin. ecomed, Landsberg 2000.

7. Klaber Moffett, J et al.: Randomized controlled trial exercise for low back pain: clinical outcomes, costs, and preferences. Br Med J 1999; 319: 279–283.
8. Krämer, J.: Kreuzschmerzen aus orthopädischer Sicht. Deutsches Ärzteblatt 91, A270–277, 1994.
9. Krämer, J., Wilburger, R.: In: Blome O. et al.: Wirbelsäule und Beruf – eine interdisziplinäre Aufgabe. Kongressbericht. Hauptverband der gewerblichen Berufsgenossenschaften, St. Augustin 1994.

10. Schäfer, K., Hartung, E.: Mainz-Dortmunder Dosis Modell (MDD) zur Beurteilung der Belastung der Lendenwirbelsäule durch Heben und Tragen schwerer Lasten oder durch Tätigkeiten in extremer Rumpfbeugehaltung bei Verdacht auf BK 2108. Teil III. Vorschlag zur Beurteilung der arbeitsmedizinischen Voraussetzungen im Berufskrankheiten-Feststellungsverfahren bei kontinuierlicher Belastung mit Ganzkörperschwingungen. Arbeitsmed. Sozialmed. Umweltmed. 1999; 34: 143–147.
11. Wilke, H.J. et al.: New In Vivo Measurements of Pressures in the Intervertebral Disc in Daily Life, Spine 1999; 24: 755–762.

BK 2110 – Erkrankung der Lendenwirbelsäule durch Ganzkörperschwingungen

Berufliche Gefährdung

Das Führen von Fahrzeugen in unebenem Gelände mit unzureichender Federung (also z.B. von Baustellenfahrzeugen oder land- und forstwirtschaftlichen Fahrzeugen) bedeutet für den Fahrer eine Ganzkörpervibration. Besonders gefährdet sind Fahrer mit verdrehter, stark gebeugter oder seitengeneigter Rumpfhaltung.

Pathophysiologie

Schwingungsfrequenzen zwischen 3 und 5 Hz führen – sofern sie in sitzender Position einwirken – zum Resonanzphänomen an der Wirbelsäule. Die Wirbel führen vertikale, aber auch rotierende und horizontale Schwingungen durch. Es kommt zu Mikrotraumata der Wirbel und des umgebenden Bandapparates. Der bradytrophe Stoffwechsel der Bandscheiben ist beeinträchtigt.

Nach jahrelanger Vibrationseinwirkung führt dies zu vorzeitigen degenerativen Veränderungen, Instabilitäten und Bandscheibenprotrusionen. Es sind typischerweise Segmente der oberen LWS betroffen. Dagegen wird das Segment L5/S1 kaum geschädigt [2].

Krankheitsbild

Lumbago, ein- oder beidseitige Lumboischialgie mit Parästhesien und Paresen (Wurzelsyndrome).

Diagnose

Körperliche Untersuchung: positives Lasèguezeichen, schmerzbedingte Fehlhaltung, segmentale Reflexabschwächungen und Paresen. Das Röntgenbild zeigt die üblichen Zeichen des degenerativen Lumbalsyndroms (jedoch nicht altersgemäß, sondern vorzeitig).

Differentialdiagnose

Durch Arbeitsanamnese und durch Charakterisierung der typischen Lokalisation (obere LWS!) im bildgebenden Verfahren lässt sich die vibrationsbedingte Wirbelsäulenschädigung von anderen Erkrankungen der Wirbelsäule abgrenzen.

Prävention

Federung der Fahrzeuge, schwingungsgedämpfte Sitze. Bei heute üblichen Arbeitsgeräten sollte eine Schädigung der Wirbelsäule durch Ganzkörpervibration kaum noch vorkommen.

Anerkennung und Entschädigung

BK 2110: Bandscheibenbedingte Erkrankungen der Lendenwirbelsäule durch langjährige, vorwiegend vertikale Einwirkung von Ganzkörperschwingungen im Sitzen, die zur Unterlassung aller Tätigkeiten gezwungen haben, die für die Entstehung, die Verschlimmerung oder das Wiederaufleben der Krankheit ursächlich waren oder sein können.

Im Jahre 2000 wurden in Deutschland bei 780 angezeigten Fällen nur 16 Fälle anerkannt (davon 9 Rentenfälle).

Voraussetzung für BK-Anerkennung ist i.d.R. die vorangegangene mindestens 10-jährige Belastung durch vertikale Ganzkörperschwingungen (3–5 Hz) mit einer nach VDI 2057 bewerteten Tagesdosis der Schwingungsstärke von $KZ_r \geq 16{,}2$ (in heutiger Nomenklatur $a_{wz(8)} \geq 0{,}81$ m/s²). Nach neueren Untersuchungen steigt das Risiko eines Lumbalsyndroms jedoch bereits bei geringeren täglichen Expositionswerten signifikant an ($KZ_r \geq 12{,}5$ bzw. $a_{wz(8)} \geq 0{,}63$ m/s²) [3]. Dieser niedrigere Richtwert $KZ_r = 12{,}5$ sollte bei stoßhaltigen Schwingungen sowie bei ungünstiger Körperhaltung (verdrehte, stark gebeugte oder seitengeneigte Rumpfhaltung) Grundlage der Begutachtung sein.

BK 2110 – Bandscheibenbedingte Erkrankungen der Lendenwirbelsäule durch langjährige, vorwiegend vertikale Einwirkung von Ganzkörperschwingungen im Sitzen, die zur Unterlassung aller Tätigkeiten gezwungen haben, die für die Entstehung, die Verschlimmerung oder das Wiederaufleben der Krankheit ursächlich waren oder sein können

- **Berufliche Gefährdung:** Baufahrzeuge u.Ä. auf unebenem Gelände bei mangelnder Federung
- **Pathophysiologie:** Resonanzschwingungen der Wirbelsäule bei 3–5 Hz
- **Krankheitsbild:** Lumbago, Lumboischialgie
- **Voraussetzung für die Anerkennung:** i.d.R. mindestens 10-jährige Einwirkung mit einer Mindesttagesdosis der bewerteten Schwingstärke
- **Prävention:** Federung, Sitzdämpfung

Literatur

1. DGAUM-Leitlinie (B. Griefahn): Arbeit unter Einwirkung von mechanischen Schwingungen. Deutsche Gesellschaft für Arbeitsmedizin und Umweltmedizin, 1998.
2. Weber, M., Morgenthaler, M.: Gibt es das „typische" berufsbedingte Schadensbild? In: Neuroorthopädie VII (Hrsg. B. Kügelgen et al.), S. 277–288. Zuckschwerdt, München, 1998.
3. Schwarze, S., Notbohm, G., Dupuis, H., Hartung, E.: Dosiskonzepte für Belastung und Beanspruchung durch Ganzkörperschwingungen. Zbl Arbeitsmed 2003; 53: 15–23.

BK 2111 – Zahnabrasion durch Quarzstäube

Berufliche Gefährdung

Quarzstäube in der Atemluft bringen ein Zahnerkrankungsrisiko mit sich. Betroffen sind z.B. Steinmetze, Steinbrucharbeiter oder Bergleute.

Pathophysiologie

Stäube in der Arbeitsplatzluft gelangen durch Mundatmung in den Zahnbereich. Dort werden sie durch Speichel verteilt. Quarzpartikel sind etwa so hart wie Zahnschmelz. Kauen und Knirschen bei Gegenwart quarzhaltiger Stäube in der Atemluft bewirkt eine Zahnabrasion an Kauflächen und Schneidekanten. Zuerst kommt es zum Verlust von Zahnschmelz, später auch von Dentin. Vermutlich wird durch körperliche Arbeit (Tonuserhöhung der Kaumuskeln) der Abrieb beschleunigt.

Krankheitsbild

Kosmetische Beeinträchtigung. Als Folge einer starken Abrasion kann es zu Störungen beim Kauvorgang kommen.

Diagnose

Inspektion.

Differentialdiagnose

Attrition (Abnutzung durch direkten Zahnkontakt ohne Mitbeteiligung von Staubpartikeln).

Therapie

Bei generalisierter starker Abrasion ist prothetische Zahnsanierung erforderlich.

Prävention

Übliche Staubprävention (technischer und persönlicher Arbeitsschutz).

Anerkennung und Entschädigung

BK 2111: Erhöhte Zahnabrasionen durch mehrjährige quarzstaubbelastende Tätigkeit.

Die Berufskrankheit ist sehr selten. Bei der Frage der Anerkennung ist abzuwägen, ob eine mehrjährige Einwirkung quarzhaltiger Stäube am Arbeitsplatz wesentlich zu der erhöhten Abrasion beigetragen hat.

BK 2111 – Erhöhte Zahnabrasionen durch mehrjährige quarzstaubbelastende Tätigkeit

- **Berufe:** Steinmetze, Steinbrucharbeiter
- **Pathophysiologie:** erhöhter Zahnabrieb durch Quarzstaub (bei Mundatmung); Quarzpartikel sind so hart wie Zahnschmelz

BK 2201 – Arbeiten in Überdruck

Berufliche Gefährdung

Taucherarbeiten, Unterwasserarbeiten mit Senkkästen (Caisson) oder Tunnelarbeiten mit Schildvortrieb sind Beispiele für Überdruckarbeiten. Der Wasserdruck ist schon in geringen Wassertiefen sehr beträchtlich. 10 m Wassersäule verursachen einen Druck (Überdruck) von 1 bar oder 100 kPa.

Pathophysiologie

Abgeschlossene anatomische Regionen mit Luftinhalt bilden bei Schwankungen des Außendrucks Druckdifferenzen zur Außenwelt aus, dies kann zu Schmerzen und zu Barotraumata führen.

Bei Überdruck werden Gase der Atemluft – besonders Stickstoff – vermehrt im Körper gelöst. Die Druckentlastung zurück zum Normaldruck muss langsam vor sich gehen, damit der frei werdende Stickstoff über das Herz- und Kreislaufsystem und die Atmungsorgane abgeatmet werden kann.

Bei zu schnellem Druckabfall bilden sich u.U. Gasblasen. Diese Gasblasen können in allen Körperflüssigkeiten (Blut, Lymphe, Liquor), Geweben und Zellen auftreten. Die klinisch wichtigste Folge sind Luftembolien mit Manifestation in den verschiedensten Organen. Man spricht zusammenfassend von der Caisson-Krankheit.

Die narkotische Wirkung des Stickstoffs bei hohem Partialdruck manifestiert sich als Tiefenrausch *(→ Kap. 3.1)*.

Krankheitsbild

- Kompressionsphase: Schmerzen im Kopf-, Ohr- und Zahnbereich. Verletzungen (Barotraumata) in Mittel- und Innenohr, Nasennebenhöhle und Lunge.
- Isopressionsphase: Symptome des Tiefenrauschs sind Euphorie, Desorientiertheit und Apathie.
- Dekompressionsphase: Die Symptome der Caisson-Krankheit sind die Folgenden:
  - Taucherflöhe: Gasblasen im Subkutangewebe mit Juckreiz, Ödem und marmoriertem Aussehen
  - Bends: Gasblasen im bradytrophen Gelenkbereich mit Gelenkschmerzen (später Arthrosen)
  - Chokes: Gasblasen im Lungenkreislauf mit Husten und Atemnot
  - Neurologische Symptome: Paresen, Paraplegie, Hypakusis, Aphasie, psychische Störungen, epileptiforme Anfälle. Spätschäden in Form von Konzentrationsmängeln u.Ä. sollen bei einem Drittel der Taucher nachweisbar sein
  - Perakute Symptomatik bei sehr schnellem Druckabfall: Lungenembolie, Emphysem, Pneumothorax

Therapie

In allen Fällen der Caisson-Krankheit zunächst normobare 100% O_2-Atmung. Sofortige Rekompression in der hyperbaren Druckkammer. Meist klingen die Beschwerden dann ab. Unter Umständen intensivmedizinische Maßnahmen [2].

Prävention

Gewissenhafte Einhaltung der Ein- und Ausschleuszeiten (bzw. der Dekompressionszeiten). Einrichtung einer Krankenschleuse auf Baustellen mit >1 bar Überdruck. Einsatzbereite Behandlungskammer an der Arbeitsstelle ist u.U. vorgeschrieben[1]. Auch leichte Symptome müssen ernst genommen werden, so sollte z.B. ein Überdruckarbeiter mit Hautjucken für 12 Stunden in der Nähe einer Druckkammer bleiben [3].

Arbeitsmedizinische Vorsorgeuntersuchungen nach G 31 sind für alle Druckluft-Exponierten obligatorisch (einschließlich Ergometrie). Strenge ärztliche Überwachung unter genauer Anwendung der Ausschlusskriterien *(→ Kap. 3.1)*:

[1] Auskunft über die zur Zeit in der Bundesrepublik Deutschland verfügbaren Behandlungskammern gibt eine Liste der Tiefbau-Berufsgenossenschaft, Abt. Prävention, Landsberger Straße 309, 80687 München, Tel. (089) 8897-0.

- z.B. Schnupfen oder Tubenkatarrh (vorübergehende Bedenken), Trommelfelldefekte,
- Adipositas wegen der hohen Affinität des Stickstoffs zum Fettgewebe.
- Ein offenes Foramen ovale ist ein Risikofaktor für zerebrale Luftembolien. Taucher sollten deshalb vorsorglich eine Doppler-Sonographie erhalten.

Anerkennung und Entschädigung

BK 2201: Erkrankungen durch Arbeit in Druckluft.

Die Berufskrankheit ist selten. Im Jahre 2000 kam es zu 26 Verdachtsanzeigen, 7 Fälle wurden als BK anerkannt (darunter 2 Rentenfälle).

BK 2201 – Erkrankungen durch Arbeit in Druckluft

Berufliche Gefährdung: Arbeiten unter Wasser (Tauchen, Senkkästen), Tunnelbauten (Schildvortriebsverfahren)

Pathophysiologie:
- Druckdifferenz zu Körperhöhlen (Ohrtuben, Stirnhöhlen, Kieferhöhlen)
- Bildung von Gasblasen bei zu schneller Druckentlastung („Sprudelflascheneffekt") → Luftembolien

Krankheitsbild:
- Barotraumata
- Caisson-Krankheit: Gelenk- und Muskelschmerzen, Lähmungen, Sprachstörungen etc.

Prävention: langsame Dekompression, Vorsorgeuntersuchung nach G 31

Literatur

1. DGAUM-Leitlinie (R. Kessel): Arbeiten in Überdruck. Deutsche Gesellschaft für Arbeitsmedizin und Umweltmedizin e.V., 2000.
2. Hauptverband der gewerblichen Berufsgenossenschaften, Ausschuss Arbeitsmedizin (Hrsg.). Merkblatt für die Behandlung von Erkrankungen durch Arbeiten in Überdruck (Arbeiten in Druckluft, Taucherarbeiten). BGI 690 vom Oktober 1996.
3. Unfallverhütungsvorschrift „Taucherarbeiten" (BGV C23) in Verbindung mit der UVV „Arbeitsmedizinische Vorsorge" (BGV A4)

BK 2301 – Innenohrerkrankungen durch Lärm

Zur Physik des Schalls → *Kapitel 1.3,* zur Audiometrie → *Kapitel 2.2.*

Definitionen

Lärm ist Schall, der als belästigend empfunden wird und der zur Schädigung des Gehörs führen kann.

Von einem Gehörschaden, so wie der Begriff im Berufskrankheitenrecht gebraucht wird, spricht man, wenn eine audiometrisch nachweisbare Hörminderung besteht, die 40 dB bei einer Frequenz von 3 kHz überschreitet.

Eine Lärmschwerhörigkeit liegt dann vor, wenn dieser Gehörschaden auf Lärm zurückgeht.

Berufliche Gefährdung

Die Exposition gegenüber hohen Schalldruckpegeln ist im Berufsleben vielerorts möglich. In Ergänzung schon gemachter Angaben *(→ Kap. 1.3)* werden in *Tabelle 4.2-28* typische Plätze bzw. Tätigkeiten genannt (Angaben nur grob orientierend).

Auch berufliches Musizieren scheint in einzelnen Fällen gesundheitsschädliche Lärmpegel zu erreichen. Es wurde vorgeschlagen, den Arbeitsplatz des Orchestermusikers als Lärmbereich einzustufen.

Als grobe Faustregel der Lärmbelastung kann gelten: Wenn sprachliche Verständigung

Tab. 4.2-28 Schalldruckpegel im Berufsleben.

Drehbank	80 $dB_{(A)}$
großer luftgekühlter Elektromotor	90 $dB_{(A)}$
Presse	95 $dB_{(A)}$
Motorsäge	105 $dB_{(A)}$
Spritzlackieren	105 $dB_{(A)}$
Grobschleifen	110 $dB_{(A)}$
Turbine eines Düsenjets (Nahbereich)	145 $dB_{(A)}$
Maschinengewehr	160 $dB_{(A)}$
Panzerhaubitze	180 $dB_{(A)}$

nicht mehr möglich ist, ist ein Schalldruckpegel von 95 $dB_{(A)}$ überschritten.

Der **Beurteilungspegel**, in $dB_{(A)}$ angegeben, kennzeichnet die Wirkung eines Geräusches auf das menschliche Ohr *(→ Kap. 2.1)*. Schwankende Lärmpegel sind dabei auf eine 8-Stunden-Schicht (oder eine ganze Arbeitswoche) gemittelt. Das Schallpegelmaß mit der Gewichtung „A" berücksichtigt die Frequenzabhängigkeit der menschlichen Hörempfindung und der Innenohrempfindlichkeit.

Als innenohrschädlich gilt Lärm ab einem Beurteilungspegel > 85 $dB_{(A)}$, also über ganze Arbeitsschichten einwirkend. Hochfrequente und impulshaltige Geräusche sind am schädlichsten für das Gehör.

Bei einem zunehmenden Prozentsatz der Exponierten entsteht im Lauf der Jahre eine Lärmschwerhörigkeit *(→ Tab. 4.2-29)*.

Tab. 4.2-29 Prozentsatz der Exponierten, bei denen sich im Lauf der Jahre eine Lärmschwerhörigkeit entwickelt.

äquivalenter Dauerschallpegel [in dB]	Expositionsdauer in Jahren 5	10	20
80	0%	0%	0%
90	4%	10%	16%
100	12%	29%	42%
110	26%	55%	78%

Lärm in Kombination mit Gefahrstoffen (Trichlorethylen, Styrol, Toluol, Xylol, Hexan, Kohlenmonoxid, Arsen, Quecksilber, Blei, Mangan) kann ein vermehrtes Risiko für das Hörvermögen bedeuten. Mangeldurchblutung des Innenohrs (Arteriosklerose, HWS-Syndrom, Überkopfarbeit) kann die Lärmschädigung des Corti-Organs begünstigen.

Zur Epidemiologie der BK 2301 (Lärmschwerhörigkeit) → *Abschnitt 4.2.1,* zur Pathophysiologie → *Kapitel 2.1.*

Krankheitsbild

Die verminderte Hörleistung besteht zunächst nur im Hochtonbereich (bei 4 kHz), der für die Sprache nicht von Bedeutung ist; der Beginn wird also i.d.R. nur in der Audiometrie festgestellt. Ein nächstes Stadium der Hörminderung ist die erschwerte Wahrnehmung von Flüstersprache (3 m Abstand, im Untersuchungszimmer testbar). Die Schädigung wird vom Betroffenen erst dann bemerkt, wenn schon ein beträchtlicher Schaden vorliegt. Subjektiv äußert sich dies zuerst am Telefon oder bei angehobenem Hintergrundgeräuschpegel, z.B. bei Familienfeiern. Vor allem die hochfrequenten Konsonanten werden schlecht verstanden. Bei Pegeln > 60 dB ist das Hörvermögen in der Regel etwa gleich gut wie beim Gesunden, allerdings besteht ein anderes Lautheitsempfinden (Recruitment). Vokale, die einen größeren Lautheitsanteil haben als Konsonanten, überlagern die Konsonanten und werden – da sie aus unterschiedlichen Frequenzbereichen bestehen – verzerrt. Zur Verbesserung des Sprachverständnisses kann man nicht einfach – wie beim Menschen mit Mittelohr- oder Hörnervenschädigung – die Lautstärke erhöhen, denn dadurch werden die Verzerrungen nicht aufgehoben.

Die Unbehaglichkeitsschwelle liegt beim Lärmschwerhörigen – wie auch beim Gesunden – ungefähr bei 100 dB. Das zunehmend laute Ansprechen bzw. Anschreien des Lärmschwerhörigen löst bei diesem eine pathologisch schnell ansteigende Lautheitsempfindung aus (positives Recruitment) und es wird schnell die Unbehaglichkeitsschwelle erreicht. Der Schwerhörige reagiert abwehrend, eine Reaktion, die in der Umgebung in der Regel auf Unverständnis stößt und die soziale Isolation des Schwerhörigen verstärkt.

Die Erkrankung schreitet in der Regel nur bis zu einer mittelgradigen Hypakusis fort. Speziell der Mitteltonbereich ist nur in fortgeschrittenen Fällen betroffen. An Taubheit grenzende Schwerhörigkeit durch Lärm ist selten. Bei 5% der Betroffenen ist die Schwerhörigkeit mit Ohrgeräuschen (Tinnitus) vergesellschaftet. Gleichgewichtsstörungen gehören nicht zum Krankheitsbild.

Die auralen und extraauralen Reaktionen des

menschlichen Organismus (einschließlich Innenohr) auf verschiedene Lärmpegel sind in *Tabelle 4.2-30* zusammengestellt.

Tab. 4.2-30 Aurale und extraaurale Reaktionen des menschlichen Organismus (einschließlich Innenohr) auf verschiedene Lärmpegel.

ca. 0 dB	Hörschwelle
ab 30–60 dB	psychische Belästigungen, Nervosität, Schlafstörungen
ab 65–75 dB	vegetative Reaktionen, z.B. Erhöhung des arteriellen Blutdrucks erhöhte Konzentration der Stresshormone (Cortisol, etc.)
ab 80–85 dB	Risiko für Haarzellschäden im Innenohr
90–95 dB	nach 10-jähriger Lärmeinwirkung bei ca. 5–10% der Exponierten Lärmschwerhörigkeit
100 dB	nach 10-jähriger Lärmeinwirkung bei ca. 20–30% der Exponierten Lärmschwerhörigkeit
über 120 dB	Schmerzschwelle Entwicklung einer Gehörschädigung schon nach Tagen oder Wochen, im Extremfall ist auch durch einmaliges Auftreten (Knalltrauma) eine Schädigung möglich

Diagnose

→ *Kapitel 2.2*

Die Lärmschwerhörigkeit ist eine Schallempfindungsstörung vom „Haarzelltyp". Die Diagnose besteht aus folgenden Elementen:

- Arbeits- und Freizeitanamnese, Fragen nach Tinnitus, Schwindel, nach ZNS-Traumata, Medikamenten,
- Inspektion des äußeren Gehörgangs: Zu achten ist auf Cerumen und Gehörgangsekzeme (beides u.U. durch Gehörschutzstöpsel bedingt), Exostosen, Tumoren, Entzündungen, Gehörgangsfurunkel (Diabetes?),
- Trommelfellbefund: Beim Einführen des Otoskops durch den Arzt ist das Verkanten im Ohr unbedingt zu vermeiden (Aufsetzen der Hand des Untersuchers auf die Wange),
- Test mit Flüstersprache, alternierend rechts und links,
- Test nach Rinne und Weber,
- Audiometrie mit Überprüfung des Recruitment; Innenohrschwerhörige bemerken geringste Lautheitsunterschiede im Sinne eines positiven Recruitment („SISI-positiv"),
- fakultative Untersuchungen:
  - Sprachaudiogramm: wird durchgeführt, um die kommunikative (soziale) Auswirkung des Hörverlustes zu überprüfen; verschiedene Individuen können unterschiedliche Fähigkeit der zerebralen Kompensation von Hörverlusten haben;
  - Tympanometrie: hier wird die Nachgiebigkeit des Trommelfells geprüft. Hinweise auf verschiedene Ursachen von Schallleitungsstörungen können gefunden werden.
  - Impedanzmessung zur Überprüfung des Stapediusreflexes. Bei normalem Testergebnis kann auf ein intaktes Mittelohr geschlossen werden (Ausschluss einer Schallleitungsstörung).

Differentialdiagnose

Zunächst müssen v.a. **Schallleitungsstörungen** abgegrenzt werden. Ihre Ursachen sind:

- Erkrankungen des äußeren Gehörgangs (Cerumen, Trommelfellverletzungen, etc.),
- Mittelohrerkrankungen (akute Otitis media, chronischer Tubenmittelohrkatarrh, chronische Otitis media mesotympanalis, Otosklerose). Eine akute Otitis media heilt meist ohne Innenohrschädigung aus.

Kombinierte Schallleitungs-Schallempfindungs-Schwerhörigkeiten haben folgende mögliche Ursachen:

- Cholesteatom,
- Otosklerose mit Innenohrbeteiligung,
- Schädeltraumata, Schädelbasisverletzungen, Explosionstrauma.

In der Differentialdiagnose der **Schallempfindungsstörungen** sind zu unterscheiden (insbesondere Hörverlust bei mittleren Frequenzen sollte immer Anlass sein, sorgfältig nach anderen Ursachen als Lärm zu fahnden):

- Haarzellschwerhörigkeit, v.a. durch Lärm verursacht,

- retrocochleäre Schwerhörigkeit (Hörnervenschwerhörigkeit, z.B. durch Akustikusneurinom),
- zentrale Hörstörungen.

Mögliche Ursachen der **Innenohrschädigung:**

- Lärm, M. Menière, Hörsturz,
- toxische Innenohrschädigungen (Gewerbegifte, Medikamente etc.),
- Innenohrschädigung durch Infektionen, Stoffwechselerkrankungen oder Otosklerose der Cochlea.

Erbliche Schädigungen: Die hereditären Schwerhörigkeiten treten zu 1/3 syndromal, zu 2/3 isoliert auf. 2/3 aller Fälle von Schwerhörigkeit bei Erwachsenen werden mit genetischer Disposition in Verbindung gebracht. Etwa 200 Genloci für Schwerhörigkeit werden angenommen.

Die so genannte Altersschwerhörigkeit ist in der Regel eine Kombination aus einer Hochtonschwerhörigkeit und einer verminderten zerebralen Verarbeitung der Hörinformation.

Einseitige Schädigungen entstehen oftmals durch akute äußere Einwirkung (Knalltrauma, Explosionen, Felsenbeinfraktur), können aber auch als endogenes Ereignis (Hörsturz, M. Menière) auftreten. Der einseitig Schwerhörige hat ein gestörtes Richtungsgehör und kann beruflich u.U. gefährdet sein.

Die **lärmverursachte Innenohrschwerhörigkeit** zeichnet sich in der ärztlichen Untersuchung durch ein positives Recruitment aus („SISI-positiv“, s.o.). Dagegen imponiert die Presbyakusis als Hochtonschwerhörigkeit ohne Recruitment („SISI-negativ“). Auch bei der zentralen Schwerhörigkeit fehlt der Lautheitsausgleich, geringe Lautheitsunterschiede können nicht wahrgenommen werden.

Therapie

Beim akuten Knalltrauma wird therapeutisch eine Verbesserung der Innenohrdurchblutung angestrebt. Polypragmatisch werden vasoaktive Substanzen und Rheologika angewendet. Die Indikation der hyperbaren Sauerstofftherapie ist umstritten. In angelsächsischen Ländern wird Cortison verwendet, ebenfalls ohne Wirksamkeitsnachweis.

Ein einmal eingetretener chronischer Innenohrschaden kann ursächlich nicht therapiert werden.

Die Hörgerätetechnik hat sich beachtlich entwickelt. Teilimplantierte Hörgeräte sind konventionellen Hörgeräten in der Klangtreue und Sprachverständlichkeit überlegen, bedeuten jedoch immer noch eine Stigmatisierung des Patienten durch äußerlich sichtbare Geräteteile. 1998 gelang erstmals die vollständige Implantation eines neuartigen Hörgerätes, welches den Schall über ein trommelfellnahes Mikrophon durch die intakte Gehörgangshaut aufnimmt. Das aufbereitete Signal wird über einen piezoelektronischen Wandler im Mastoid an den Ambosskörper des Ohres weitergegeben.

Prävention

Der **Lärmschutz** hat die Aufgabe, die akustische Orientierung am Arbeitsplatz (Wahrnehmung von Warn- und Gefahrensignalen), die sprachliche Kommunikation (zur effizienten Durchführung der Arbeit) und langfristig die Gesundheit (Innenohrfunktion, Blutdruck, ...) des Mitarbeiters zu erhalten. Die Prävention ist vor allem wegen der Irrreversibilität einer einmal eingetretenen Innenohrschädigung entscheidend.

Grundlage der betrieblichen Präventionsmaßnahmen ist die UVV „Lärm“. Nach dieser Unfallverhütungsvorschrift gilt der Arbeitsbereich bei einem ortsbezogenen Beurteilungspegel ≥ 85 $dB_{(A)}$ als Lärmbereich und der Arbeitgeber muss kostenlos Gehörschutz zur Verfügung stellen. Für die betroffenen Mitarbeiter sind arbeitsmedizinische Vorsorgeuntersuchungen nach dem BG-Grundsatz G 20 (Lärm) vorgeschrieben. Bei ortsbezogenen Beurteilungspegeln ≥ 90 $dB_{(A)}$ (oder bei Höchstwerten des Schalldruckpegels von ≥ 140 dB) müssen Lärmbereiche gekennzeichnet werden und ein Lärmminderungsprogramm mit Prioritätenliste muss erstellt werden (§7 und 6 BGV B3). In gekennzeichneten Lärmbereichen ist der Mitarbeiter verpflichtet, den Gehörschutz zu benutzen.

Eine Richtlinie „Lärm" (2003/10/EG) der Europäischen Union ist am 15.2.2003 in Kraft getreten. Bis zum 15.2.2006 muss sie in nationales Recht umgesetzt werden. Die Grenzwerte werden um 5 dB unter den bisherigen liegen (unterer Expositionsauslösewertes 80 $dB_{(A)}$ mit Gehörschutzangebot, oberer Expositionsauslösewert 85 $dB_{(A)}$ mit Gehörschutztragepflicht und obligatorischem Lärmminderungsprogramm). Neu wird ein Expositionsgrenzwert von $L_{EX,8h}$ = 87 $dB_{(A)}$ sein, der unter gar keinen Umständen überschritten werden darf. Bei der Feststellung dieses Wertes wird allerdings die dämmende Wirkung von persönlichem Gehörschutz berücksichtigt. Nach EU-Richtlinie müssen künftig auch Wechselwirkungen zwischen Lärm und der Einwirkung ototoxischer Gefahrstoffe (z.B. Kohlenmonoxid, Toluol) sowie Ganzkörpervibrationen beurteilt werden.

Prinzipien der **Lärmprävention:** Geräuschminderung an der Schallquelle, Dämmung, Abkapselung, schallschluckende Installationen im Raum – oftmals genügen auch relativ einfache technische Maßnahmen, z.B. bei lauten Druckluftgeräuschen die Anschaffung von leiseren Vielröhrchendüsen. Die jeweilige Berufsgenossenschaft führt eine kostenfreie Lärmminderungsberatung durch.

Lärmprävention beginnt schon beim Kauf einer Maschine (der Hersteller ist verpflichtet, über die Lärmemission zu informieren) oder bei der Planung und Neugestaltung einer Anlage.

Seit Anfang 1997 ist die europäische Norm DIN EN ISO 11690 „Richtlinien für die Gestaltung lärmarmer, maschinenbestückter Arbeitsstätten" herausgegeben worden. Als Zielwerte (Empfehlungen) für die Geräuschimmission werden für den A-bewerteten Dauerschalldruckpegel (L_{Aeq}) genannt:

für industrielle Arbeitsstätten	75–80 $dB_{(A)}$,
für normale Büroarbeit	45–55 $dB_{(A)}$,
für Konzentrationsaufgaben	35–45 $dB_{(A)}$.

Gemäß Arbeitsstättenverordnung soll Lärm folgende Beurteilungspegel nicht überschreiten:

bei geistiger Tätigkeit	55 $dB_{(A)}$,
bei „einfachen Bürotätigkeiten"	70 $dB_{(A)}$,
bei sonstigen Tätigkeiten	85 $dB_{(A)}$,
in Ausnahmefällen	90 $dB_{(A)}$.

Persönlicher Gehörschutz kann sehr unterschiedlich beschaffen sein:

- Stöpsel sind zu bevorzugen bei kontinuierlicher Lärmeinwirkung und bei gleichzeitigem Tragen von Atemschutz, Schutzbrille oder Schutzhelm. Nachteil ist die mögliche Verschmutzung, Vorteil ist eine gute Breitfrequenz-Schutzwirkung.
- Kapselgehörschutz ist angezeigt bei intermittierender Lärmexposition und bei Stöpselunverträglichkeit, z.B. wegen Gehörgangsentzündung.
- Schallschutzhelme sind notwendig bei sehr hohen Schallpegeln. Sie verringern zusätzlich die Schallaufnahme über den knöchernen Schädel.
- Schallschutzanzüge sind bei extrem hohen Schallpegeln notwendig, z.B. bei der Arbeit an Strahltriebwerken.
- Aktiver Gehörschutz reagiert automatisch auf hohe Schallintensität mit einer höheren Dämmung. Unter niedrigem Lärmpegel kann der Mitarbeiter bei geringer Dämmung problemlos mit anderen kommunizieren, unter einem hohen Lärmpegel ist er durch hohe Dämmung gut geschützt.

Auch der bereits Schwerhörige muss in Lärmbereichen Gehörschutz tragen.

Eine unerwünschte Nebenwirkung des Gehörschutzes kann die herabgesetzte Erkennbarkeit von Warnsignalen sein. Durch eine Hörprobe nach DIN 33404 soll die Erkennbarkeit von Warnsignalen unter Gehörschutzbenutzung getestet werden.

Die Umsetzung auf einen anderen Arbeitsplatz (evtl. mit Leistungen nach § 3[2] BKV) ohne Lärmeinwirkung kommt nur als Ultima ratio in Frage, da sie für den Versicherten meistens einen schwerwiegenden Eingriff in sein Berufsleben bedeutet. Gründe für einen Tätigkeitswechsel können sein, dass trotz konsequenter Anwendung persönlicher Schutzmaßnahmen eine erhebliche Progredienz der Schwerhörigkeit zu verzeichnen ist oder dass ein zusätzlicher andersartiger Gehörschaden vorliegt, der eine weitere Gefährdung durch Lärm als unvertretbar erscheinen lässt.

Vorsorgeuntersuchung nach G 20 (Lärm)

Nach dem berufsgenossenschaftlichen Grundsatz G 20 werden alle Mitarbeiter in Lärmbereichen – Arbeitsbereichen mit Beurteilungspegel ≥ 85 $dB_{(A)}$ – untersucht. (Die landwirtschaftlichen Berufsgenossenschaften geben eine nähere Zeitdefinition: Hier sind Lärmbereiche die Bereiche, in denen Lärm auftritt, bei dem der ortsbezogene Beurteilungspegel pro Jahr an mindestens 30 Tagen 85 $dB_{(A)}$ bzw. an mindestens 10 Tagen 90 $dB_{(A)}$ erreicht oder überschreitet.)
Die Bestimmungen des G 20 fordern eine Erstuntersuchung vor erstmaliger Aufnahme der Arbeit im Lärmbereich. Die Nachuntersuchungsfristen richten sich nach dem Beurteilungspegel (s.u.).
Wenn bereits frühere berufliche Lärmexpositionen vorgekommen sind (auch wenn eine notwendige Vorsorgeuntersuchung versäumt wurde), wird die erstmalige Untersuchung als Nachuntersuchung durchgeführt.
Der nach G 20 untersuchende Arzt muss über eine spezielle berufsgenossenschaftliche Ermächtigung (mit Ermächtigungskurs) verfügen.
Bei der Vorsorgeuntersuchung nach G 20 kann die Durchführung des audiometrischen Siebtests (Lärm-I-Untersuchung) unter „Leitung und Aufsicht" an das arbeitsmedizinische Assistenzpersonal übertragen werden. Der Untersuchungsraum muss ruhig sein. Der Untersuchte darf 14 Stunden zuvor keine Lärmeinwirkung erfahren haben.
Zu den Ablaufplänen für G 20 nach den „BG-Grundsätzen" → *Abbildung 4.2-8 und 4.2-9.*

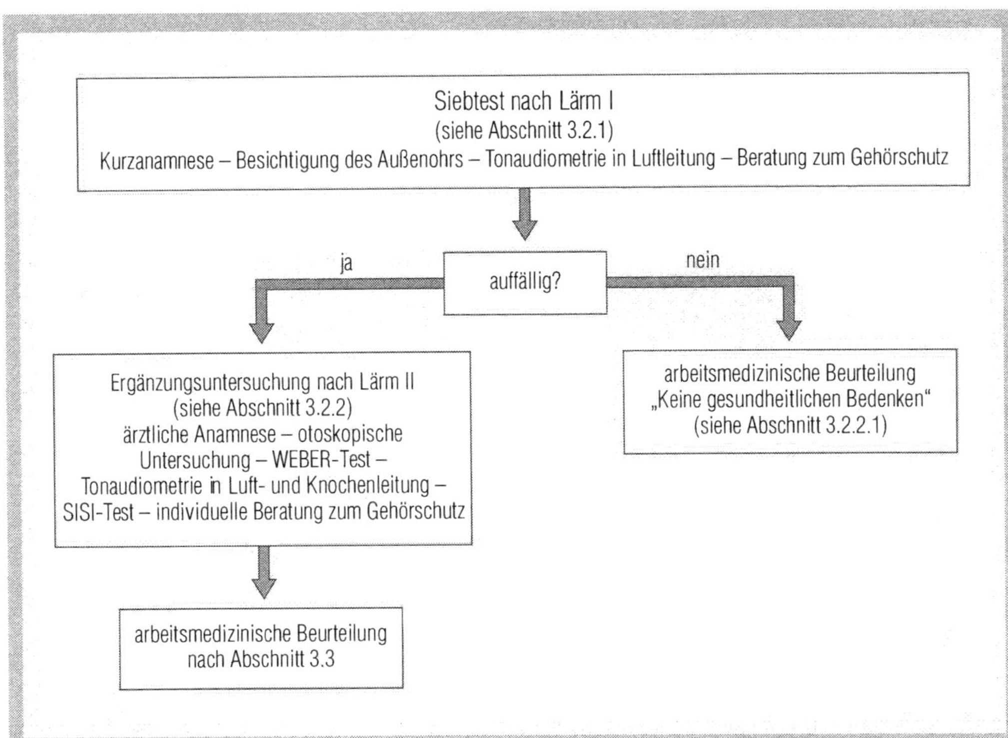

Abb. 4.2-8: Ablaufplan für die Erstuntersuchung (G 20) nach den „BG-Grundsätzen". Die Verweise beziehen sich auf die Kapiteleinteilung der „Grundsätze".

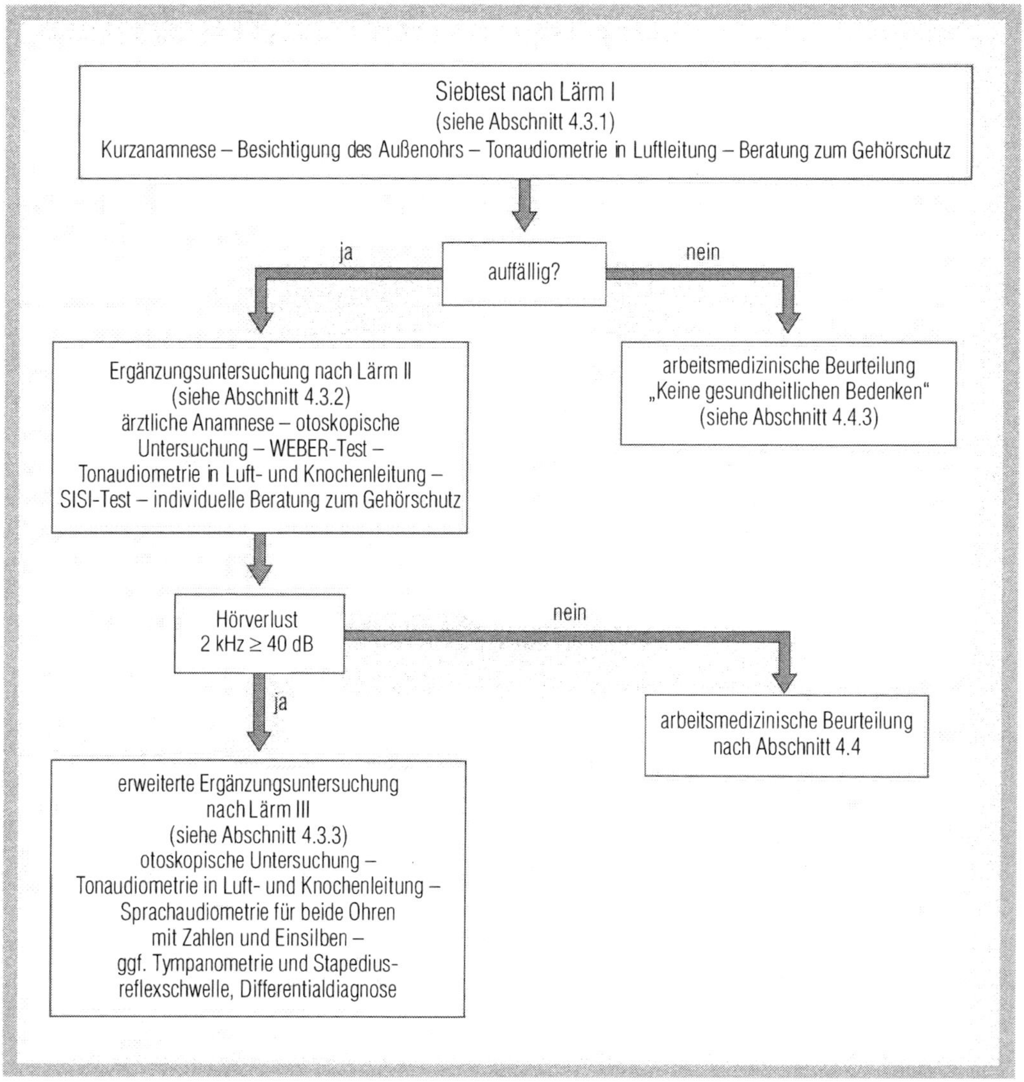

Abb. 4.2-9: Ablaufplan für die Nachuntersuchungen (G 20) nach den „BG-Grundsätzen". Die Verweise beziehen sich auf die Kapiteleinteilung der „Grundsätze".

Untersuchungsinhalte

- Blutdruckmessung (extraaurale Lärmwirkung).
- Untersuchung der Ohren und des Hörvermögens. Sie besteht nach den Richtlinien des G 20 aus 3 verschiedenen Stufen mit unterschiedlichen Dokumentationsbögen (Lärm I, II, III; s. auch Originaltext in „BG-Grundsätze“):
  - Siebtest „Lärm I“: Kurzanamnese, Besichtigung des Außenohres, Tonaudiometrie nur in Luftleitung, Beratung zum Gehörschutz.
  - Bei Auffälligkeiten folgt Ergänzungsuntersuchung „Lärm“. Auffällig ist z.B. bei Erstuntersuchungen ein Überschreiten der in *Tabelle 4.2-31* angegebenen Hörverlust-Grenzwerte auf mindestens einem

Ohr bei 2 oder mehr Testfrequenzen. Bei Nachuntersuchungen gilt z.B. als auffällig ein Überschreiten der in *Tabelle 4.2-32* angegebenen Hörverlust-Grenzwerte auf mindestens einem Ohr.

– Ergänzungsuntersuchung „Lärm II": eingehende Anamnese, Test nach Weber und Rinne, otoskopische Untersuchung des Trommelfells und Gehörgangs, Durchführung einer Audiometrie für Luft- und Knochenleitung (ggf. unter Vertäubung des besser hörenden Ohres), SISI-Test, individuelle Beratung zum Gehörschutz. Wenn der Knochenleitungshörverlust auf beiden Ohren bei 2 kHz 40 dB erreicht oder überschreitet (aber nicht, wenn im Vergleich zum Vorbefund keine Verschlechterung festzustellen ist), schließt sich an:

Tab. 4.2-31 Hörverlust-Grenzwerte für Erstuntersuchungen. Die Werte gelten beim Siebtest für Luftleitung, bei der Ergänzungsuntersuchung für Knochenleitung.

Lebensalter L in Jahren	Frequenz in kHz (Hörverluste in dB) 1	2	3	4	6
L ≤ 30	15	15	20	25	25
30 < L ≤ 35	15	20	25	25	30
35 < L ≤ 40	15	20	25	30	35
40 < L ≤ 45	20	25	30	40	40
L > 45	20	25	35	45	50

Tab. 4.2-32 Hörverlust-Grenzwerte für Nachuntersuchungen. Die Werte gelten für Luftleitung. Bei Schallleitungsstörung gilt die Tabelle für die Knochenleitung.

Lebensalter L in Jahren	Summe der Hörverluste bei 2, 3, und 4 kHz in dB
L ≤ 20	65
20 < L ≤ 25	75
25 < L ≤ 30	85
30 < L ≤ 35	95
35 < L ≤ 40	105
40 < L ≤ 45	115
45 < L ≤ 50	130
L > 50	140

– Erweiterte Ergänzungsuntersuchung „Lärm III" beim HNO-Arzt (nur bei Nachuntersuchungen). Hierbei wird auch ein Sprachaudiogramm durchgeführt, fakultativ eine Tympanometrie und Stapediusreflexschwellenbestimmung. Die Untersuchung „Lärm III" ist nicht als eigenständige Untersuchung konzipiert. Wenn der ermächtigte Arzt aus der Untersuchung Lärm II den Auftrag für Lärm III an einen HNO-Arzt erteilt (dringend empfohlen), so wird die Beurteilung über die weitere Einsatzmöglichkeit gleichwohl im Rahmen der Untersuchung Lärm II abgegeben, teilweise auf der Grundlage der zusätzlich erhobenen Untersuchungsergebnisse.

Gesundheitliche Bedenken gegen die Arbeit in Lärmbereichen bei folgenden ausgeprägten Vorerkrankungen oder vorbestehenden Symptomen:

- bestimmte Mindesthörverluste in der Audiometrie (siehe Originaltext G 20),
- Vorerkrankung des Innenohres, wie z.B. Hörsturz,
- Innenohr-/Hörnervenschwerhörigkeit als Traumafolge,
- Morbus Menière,
- Z.n. Otosklerose-Operationen (es sei denn, der Mitarbeiter war nach Otosklerose-OP jahrelang im Lärmbereich gehörstabil),
- therapieresistentes Gehörgangsekzem oder Mittelohrsekretion, wenn dadurch die Benutzung von Gehörschutz unmöglich wird.

Keine gesundheitlichen Bedenken bestehen bei Personen mit Schallleitungsstörungen. Diese schützt sogar das Innenohr vor Lärmeinwirkung. Vorsicht ist allerdings geboten bei kombinierter Mittelohr/Innenohr-Schädigung.

Keine gesundheitlichen Bedenken unter bestimmten Voraussetzungen: Wenn oben genannte Hinderungsgründe vorliegen, aber unter Einhaltung besonderer Auflagen eine Zunahme des Hörverlustes ab 1 kHz nicht zu erwarten ist, insbesondere bei Personen über 55 Jahre (weitere Details siehe Originaltext G 20).

Befristete gesundheitliche Bedenken bei folgender Situation: Kein Tragen von Gehörschutz möglich bei einem Gehörgangsekzem.

Nachuntersuchungsfristen: Grundsätzlich wird nach 1 Jahr erstmals nachuntersucht, danach mindestens alle 5 Jahre bei Beurteilungspegeln von 85–89 $dB_{(A)}$, bei Beurteilungspegeln ≥ 90 $dB_{(A)}$ mindestens alle 3 Jahre (Sonderregelung: BG Druck und Papierverarbeitung, Gesundheitsschutz-Bergverordnung).

Entschädigung

BK 2301: Lärmschwerhörigkeit.

Etwa jede zweite BK-Anzeige führt zu einer Anerkennung. Die Zahl der anerkannten Fälle lag im Jahre 2000 bei 6.872 Fällen (davon 838 Rentenfälle). Damit hat die Lärmschwerhörigkeit nach wie vor eine erhebliche Bedeutung.

Die nachfolgende *Tabelle 4.2-33* informiert über den Beitrag der einzelnen Wirtschaftszweige zu diesem Geschehen (Bereich der gewerblichen Berufsgenossenschaften).

Der Verdacht auf eine anzeigenpflichtige Lärmschwerhörigkeit ist begründet, wenn der Versicherte einige Jahre im Lärmbereich tätig war und wenn zusätzlich eine Innenohrschwerhörigkeit (Haarzellschädigung) mit Hörverlust von mehr als 40 $dB_{(A)}$ bei 3 kHz auf dem besserhörenden Ohr vorliegt. Alternativ genügt es auch, wenn die versicherte Person eine BK-Anzeige verlangt, obwohl kein solcher Gehörschaden vorliegt.

Tab. 4.2-33 BK 2301.

Wirtschaftszweig	Verdachtsanzeigen 1999	erstmals anerkannte Berufskrankheiten 1999
Bergbau	557	359
Steine und Erden	433	290
Gas, Fernwärme und Wasser	78	73
Metall	4166	2300
Feinmechanik und Elektrotechnik	625	244
Chemie	450	279
Holz	718	406
Papier und Druck	263	100
Textil und Leder	284	168
Nahrung und Genussmittel	316	95
Bau	2429	1484
Handel und Verwaltung	528	238
Verkehr	289	177
Gesundheitsdienst	64	22
Summe	**11200**	**6235**

Das „Königsteiner Merkblatt" – erhältlich beim Hauptverband der Berufsgenossenschaften – enthält einheitliche Kriterien für die Anerkennung einer Schwerhörigkeit als Berufskrankheit:

Tab. 4.2-34 Berechnung des prozentualen Hörverlustes aus dem Sprachaudiogramm (nach Schönberger et al. [5]).

Gesamtwortverstehen (w.)	Hörverlust für Zahlen in $dB_{(a1)}$ <20	ab 20	ab 25	ab 30	ab 35	ab 40	ab 45	ab 50	ab 55	ab 60	ab 65	ab 70
< 20	100	100	100	100	100	100	100	100	100	100	100	100
ab 20	95	95	95	95	95	95	95	95	95	95	95	100
ab 35	90	90	90	90	90	90	90	90	90	90	95	100
ab 50	80	80	80	80	80	80	80	80	80	90	95	100
ab 75	70	70	70	70	70	70	70	70	80	90	95	100
ab 100	60	60	60	60	60	60	60	70	80	90	95	
ab 125	50	50	50	50	50	50	60	70	80	90		
ab 150	40	40	40	40	40	50	60	70	80			
ab 175	30	30	30	30	40	50	60	70				
ab 200	20	20	20	30	40	50	60					
ab 225	10	10	20	30	40	50						
ab 250	0	10	20	30	40							

Tab. 4.2-35 Berechnung des prozentualen Hörverlustes aus dem Tonaudiogramm nach der Drei-Frequenz-Tabelle (nach Schönberger et al. [5]).

Summe der Hörverluste bei 2 und 3 kHz	Tonhörverlust bei 1 kHz										
dB	0	5 10	15 20	25 30	35 40	45 50	55 60	65 70	75 80	85 90	95 100
0–15	0	0	0	0	5	15			Hörverlust		
20–35	0	0	0	5	10	20	30		in Prozent		
40–55	0	0	0	10	20	25	35	45			
60–75	0	0	10	15	25	35	40	50	60		
80–95	0	5	15	25	30	40	50	60	70	80	
100–115	5	15	20	30	40	45	55	70	80	90	100
120–135	10	20	30	35	45	55	65	75	90	100	100
140–155	20	25	35	45	50	60	75	85	95	100	100
160–175	25	35	40	50	60	70	80	95	100	100	100
180–195	30	40	50	55	70	80	90	100	100	100	100
ab 200	40	45	55	65	75	90	100	100	100	100	100

- Das tonaudiometrische Bild muss einer Lärmschwerhörigkeit entsprechen. Typisch für Lärminnenohrschwerhörigkeit ist eine Senke bei 4 kHz, zunächst relativ spitz, später verbreitert und auch Mitteltonbereiche betreffend.
- Beide Ohren müssen annähernd gleich stark betroffen sein (Seitendifferenz höchstens 20%).
- Die Entwicklung des Hörverlusts muss ursächlich und zeitlich mit der beruflichen Tätigkeit, also mit der Lärmeinwirkung zusammenhängen.
- Ein positives Recruitment muss nachweisbar sein.
- Der Versicherungsfall (regelwidriger Körperzustand) ist eingetreten, wenn eine lärmbedingte Hörstörung objektiv messbar ist, auch ohne dass ein messbarer Grad der MdE vorliegt. Man spricht von einer „Befundanerkennung“ wenn keine messbare Minderung der Erwerbsfähigkeit festgestellt wird (MdE < 10%). Der Leistungsfall liegt vor, wenn die Versorgung mit einer Hörhilfe erforderlich ist, bzw. wenn aufgrund der MdE Anspruch auf eine Rente besteht. Dies ist in der Regel bei Erreichen einer MdE von 20% der Fall.

Die MdE-Festlegung erfolgt aus dem Sprachdiagramm oder hilfsweise aus dem Tonaudiogramm. Zur quantitativen Bewertung der Hörstörung wird aus den Daten der Hörprüfungen der prozentuale Hörverlust getrennt für jedes Ohr berechnet (*→ Tab. 4.2-34 und 4.2-35*). Die MdE wird aus dem prozentualen Hörverlust der beiden Ohren bestimmt (*→ Tab. 4.2-36*). Ein

Tab. 4.2-36 MdE und Schwerhörigkeitsgrad bei symmetrischen Hörschäden in Abhängigkeit vom Hörverlust (nach Schönberger et al. [5]).

Hörverlust (%)	MdE (%)	Schwerhörigkeitsgrad
0	0	Normalhörigkeit
<20	<10	beginnende Schwerhörigkeit
20	10	knapp geringgradige Schwerhörigkeit
30	15	geringgradige Schwerhörigkeit
40	20	gering- bis mittelgradige Schwerhörigkeit
45	25	knapp mittelgradige Schwerhörigkeit
50	30	mittelgradige Schwerhörigkeit
60	40	mittel- bis hochgradige Schwerhörigkeit
65	45	knapp hochgradige Schwerhörigkeit
70	50	hochgradige Schwerhörigkeit
80	60	hochgradige Schwerhörigkeit bis an Taubheit grenzend
85	65	knapp an Taubheit grenzend
90	70	an Taubheit grenzend
95	80	Taubheit mit Hörresten
100	80	Taubheit

beiderseitiger Hörverlust von 40% z.B. ergibt eine MdE von 20%. Ein lärmbedingter Tinnitus ist – im Sinne einer integrierenden Bewertung – mit einer MdE bis zu 10% zu berücksichtigen.

Schwierig ist die Abgrenzung, ob eine begleitende lärmunabhängige Schwerhörigkeit einen Vorschaden oder einen unfallversicherungsrechtlich unerheblichen Nachschaden darstellt.

Vorsorgeuntersuchung G 20 (Lärm)

- Auswahlkriterien: Lärm mit Beurteilungspegel ≥ 85 $dB_{(A)}$
- Durchführung:
  - Erstuntersuchung vor erstmaliger Lärmarbeit
  - erste Nachuntersuchung nach 1 Jahr, weitere alle 3 oder 5 Jahre, je nach Beurteilungspegel
- Siebtest „Lärm I": Kurzanamnese, Besichtigung des Außenohres, Tonaudiometrie nur in Luftleitung, Beratung zum Gehörschutz; bei Auffälligkeiten folgt:
- Ergänzungsuntersuchung „Lärm II" und evtl. auch erweiterte Ergänzungsuntersuchung „Lärm III"
- Gesundheitliche Bedenken u.a. bei bestimmten Mindesthörverlusten in der Audiometrie, Gehörgangsekzem (befristete Bedenken)

BK 2301 – Lärmschwerhörigkeit

- Lärm ab 85 $dB_{(A)}$ (der „Beurteilungspegel" ist auf eine Schichtlänge bezogen) schädigt das Innenohr
- **Pathophysiologie:**
  - zunächst reversible „Vertäubung", später Dauerschaden durch Stoffwechselerschöpfung
  - extreme Schwerhörigkeit durch Lärm ist selten
  - Schädigung schreitet ohne Lärm nicht fort
- **Audiogramm:**
  - Hörverlust beginnend bei 4000 Hz („C5-Senke")
  - Knochenleitung etwa gleich Luftleitung (Innenohrschwerhörigkeit)
  - lärmtypisch ist positives Recruitment („SISI-positiv")
- **Prävention:** Lärmvermeidung, Kapselung, persönlicher Gehörschutz (ab 85 $dB_{(A)}$ Beurteilungspegel Bereitstellungspflicht, ab 90 $dB_{(A)}$ Tragepflicht), Früherkennung (G 20).
- **Entschädigung:** MdE-Festlegung nach Sprachaudiogramm

Literatur

1. BGV B3 Unfallverhütungsvorschrift Lärm – VBG 121.
2. Boenninghaus, H., Roeser, D.: Neue Tabellen zur Bestimmung des prozentualen Hörverlustes für das Sprachgehör. Laryng. Rhinol. 1973; 52: 153–161.
3. Leitlinie der DGAUM (D. Szadkowski): Audiometrie in der Arbeitsmedizin. Deutsche Gesellschaft für Arbeits- und Umweltmedizin (DGAUM), 1998.
4. Pfeiffer, B.H.: Lärm – Arbeitsmedizinische Gehörvorsorge (Symposien des BIA 1980). Schriftenreihe des Hauptverbandes der gewerblichen Berufsgenossenschaften, St. Augustin, 1993.
5. Schönberger A., Mehrtens G., Valentin H., Arbeitsunfall und Berufskrankheit, 7. Aufl. Schmidt, Berlin 2003.

BK 2401 – Grauer Star durch Wärmestrahlung

Physikalische Grundlagen

Infrarotstrahlung (IR-Strahlung) erzeugt auf der Haut ein Wärmegefühl und wird deshalb auch Wärmestrahlung genannt. Es handelt sich um elektromagnetische Wellen nahe an der Frequenz des sichtbaren Lichts („infrarot“).

Berufliche Gefährdung

Bei lang dauernder und intensiver Einwirkung von IR-Strahlung (750–2400 nm, nahe Infrarotstrahlung, IR-A) auf die Augen kann es zum so genannten „Feuerstar“ der Augenlinse kommen. Das Risiko besteht überall dort, wo Mitarbeiter mit glühendem Metall, Glas oder Mineralschmelzen Umgang haben. Die Farbe der glühenden Materie kann hellrot, gelb oder weiß sein.

Gefährdet sind vor allem Glasbläser („Glasbläserstar“) und Glasmacher, aber auch Metallschmelzer, Eisenhüttenarbeiter, Schmiede und ähnliche Berufe.

Die Strahlenemission durch offenes Feuer, Glühlampen und Infrarot-Heizgeräte ist i.d.R. zu schwach, um eine Kataraktbildung einzuleiten.

Pathophysiologie

- IR-Strahlung kann chronisch zu Hautalterung und akut zu Erythem und Verbrennung führen.
- Besonders bedeutsam ist die Augenschädigung durch Infrarotstrahlung. Der Schädigungsmechanismus ist noch nicht genau geklärt. Die Katarakt beginnt meist am hinteren Pol. Es folgt eine Progredienz über Rindenstar zum Totalstar. An der vorderen Linsenkapsel kann es zu lamellenartigen Abblätterungen („Feuerlamelle“) kommen, welche sekundär zu einem Glaukom führen können. Das Endstadium gleicht dem klinischen Bild des reifen Altersstars.

Krankheitsbild

Der graue Star manifestiert sich durch Blendungserscheinungen im nächtlichen Straßenverkehr und durch Visusverschlechterung. Die Erkrankung beginnt oft einseitig, wenn ein Auge der Expositionsquelle bevorzugt zugewandt wird. Als Begleitphänomen sieht man an der Gesichtshaut Teleangiektasien.

Diagnose

Visusbestimmung (auch im Gegenlicht), Spaltlampenuntersuchung. In Abgrenzung von anderen Katarakt-Ursachen sind für den Feuerstar der Beginn der Trübung am hinteren Linsenpol in einem relativ jungen Lebensalter sowie die „Feuerlamelle“ (s.o.) charakteristisch.

Differentialdiagnose

Neben dem Feuerstar gibt es noch den Strahlenstar durch ionisierende Strahlung (>3–4 Gy), der unter BK 2402 „Erkrankung durch ionisierende Strahlen“ subsummiert wird. Ohne eigene BK-Ziffer, aber epidemiologisch nachgewiesen, ist der durch UV-Strahlung verursachte Star [1]. Daneben ist noch an die Cataracta traumatica zu denken, z.B. verursacht durch Kontusion oder nach perforierenden Verletzungen auftretend.

Weitere Ursachen oder Risikofaktoren der Linsentrübung: idiopathische Form (senile Katarakt), Medikamentenwirkung, Ernährungseinflüsse, Folge anderer Augenerkrankungen („Cataracta complicata“), Folge systemischer Erkrankungen (Diabetes mellitus).

Therapie

Die Operationsindikation kann medizinisch begründet sein. Es kann aber auch Funktionsbeeinträchtigung (privat, beruflich) zur Notwendigkeit der operativen Therapie führen.

Prävention

Technischer Arbeitsschutz geschieht durch Abdeckung der strahlenden Massen. Organisatorisch ist für Begrenzung der Expositionszeit zu sorgen. Persönlicher Arbeitsschutz ist durch Tragen von speziellen Schutzbrillen (Ofenschaugläsern, Augenschutzschildern, etc.) möglich, welche die Infrarotstrahlung absorbieren. Eine Vorsorgeuntersuchung existiert nicht als BG-Grundsatz, sollte aber gleichwohl den intensiv Exponierten zur Katarakt-Früherkennung angeboten werden.

Anerkennung und Entschädigung

BK 2401: Grauer Star durch Wärmestrahlung.

Als Folge der technischen Entwicklung und des Arbeitsschutzes gibt es diese Berufskrankheit heute nur noch in Einzelfällen. Im Merkblatt zur BK 2401 wird für den Regelfall eine über 20-jährige Expositionszeit als Anerkennungsvoraussetzung gefordert. Es sind jedoch in der Literatur (auch anerkannte) Fälle mit wesentlicher kürzerer Expositionszeit beschrieben [2]. Eine beidseitige Linsenlosigkeit bei einer Sehschärfe von 0,63 oder mehr auf jedem Auge bedeutet, sofern sie nicht intraokular korrigiert wird, eine MdE von 20%.

BK 2401 – Grauer Star durch Wärmestrahlung

- **Berufliche Gefährdung:** v.a. in Glashütten, aber auch in Eisenhütten, Gießereien und Metallschmelzereien
- **Ursache:** Infrarotlicht (750–2400 nm) aus hellrot-, gelb und weißglühendem Material; weniger gefährdend sind offene Flammen
- **Krankheitsbild:** Die ersten Veränderungen zeigen sich am hinteren Linsenpol. Das Endstadium gleicht dem klinischen Bild des reifen Altersstars

Prävention: Abschirmung, Abstand, Schutzbrille

Literatur

1. Kujath, P., Bräunlich, A., Heuchert, G., Lorenz, A.: Systematische Literaturstudie zum Zusammenhang zwischen UV-Strahlung und Grauem Star beim Menschen. ASU 2002; 37(11): 544ff.
2. Sperl B.: Grauer Star durch Wärmestrahlung bei einem 36-jährigen Metallarbeiter. ASU 2002; 37(7): 350–351.

BK 2402 – Ionisierende Strahlung

Eigenschaften ionisierender Strahlung

Ionisierende Strahlung entsteht z.B. beim („radioaktiven") Zerfall von Atomkernen. Man unterscheidet korpuskuläre und elektromagnetische (Photonen-)Strahlung.

- korpuskuläre Strahlung ist z.B. α-, β- und Neutronen-Strahlung,
- elektromagnetische Strahlenarten sind Röntgenstrahlung, γ-Strahlung und kosmische Höhenstrahlung.

Physikalische Dimensionen:

- Die physikalische Einheit für die Aktivität einer Strahlenquelle ist das Bequerel (Bq). 1 Bq entspricht einem Zerfall pro Sekunde.
- Strahlenwirkungen entstehen, wenn Energie von der Materie absorbiert wird. Die **Energieaufnahme** von 1 Joule in einem kg Materie (z.B. Gewebe) entspricht der Energiedosis mit der Einheit 1 Gray (1 Gy = 1 J/kg). 1 Gy ist für lebende Organismen eine sehr hohe Dosis, einige Gray als Ganzkörperdosis können tödlich sein (LD50 3–4 Gy).
- Indem man die Energiedosis mit einem Bewertungsfaktor multipliziert, gelangt man zur **Äquivalentdosis** mit der Einheit Sievert (Sv). α-Strahlung hat eine hohe biologische Wirksamkeit, dem wird bei der Äquivalentdosis mit dem Bewertungsfaktor 20 Rechnung getragen (1 Gy = 20 Sv). Neutronenstrahlung wird ebenfalls der Bewertungsfaktor 20 zugesprochen (bei unbekannter Energie). Röntgen-, β- und γ-Strahlung erhalten den Bewertungsfaktor 1. Bei ihnen ist also 1 Gy = 1 Sv.

Berufliche Exposition

Zum Vergleich (Werte für Deutschland):
- natürliche Strahlenexposition ca. 2,5 mSv jährlich,
- Exposition in medizinischer Diagnostik und Therapie ca. 1,5 mSv jährlich.

- Fliegendes Personal: Anzunehmen ist eine durchschnittliche jährliche Äquivalentdosis von 3–6 mSv. Die kumulative Lebenszeitdosis liegt unter 100 mSv (Tendenz zur Erhöhung). Bei dieser Exposition ist nach strahlenepidemiologischen Modellen nur eine geringe Erhöhung des Leukämierisikos (relatives Risiko ca. 1,1) und des Risikos solider Tumoren (relatives Risiko ca. 1,05) zu erwarten. Solche Risikoerhöhungen sind epidemiologisch schwer zu erfassen. Seit 2001 wird die Strahlenschutzverordnung auch auf natürliche Strahlenquellen angewandt (Flugpersonal). Für schwangere Stewardessen gab es in vielen großen Flugverkehrsgesellschaften schon seit längerer Zeit ein Flugverbot.
- Laborpersonal in Forschungslaboratorien im Umgang mit offenen Radionukliden. P-32 und S-35 können vergleichsweise hohe Dosen ergeben. H-3 (Tritium) und C-14 bringen i.d.R. geringere Dosisbelastungen.
- Personal in Kernkraftwerken bzw. Nuklearindustrie.

- Prozesskontrolle/Werkstoffprüfung/Materialbearbeitung (Schweißen mit Thoriumelektroden, Elektronenstrahlschweißen, Röntgenlithographie, u.Ä.).
- Umgang mit Rauchmeldern (Am-241, Ra-226).
- Umgang mit Skalen und Zeigern mit Leuchtfarben (H-3, Ra-226).
- Umgang mit uranhaltiger Keramik und Glasware (zum Thema „Uranerzbergbau" siehe Abschnitt Entschädigung).
- Radon-Heilbäder, -Heilstollen.
- Ärzte oder Pfleger im Gesundheitswesen (Röntgentechnik oder nuklearmedizinische Diagnostik bzw. Therapie).

Vor allem in der Angiographie und in der interventionellen Radiologie werden bestimmte Teilkörperdosis-Grenzwerte (Augen, Oberarme, Hände) für die Mitarbeiter in vielen Fällen nicht eingehalten. Wird ohne eine Dauerschutzeinrichtung gearbeitet, ist ein gesonderter Schilddrüsenaufsatz, eine Bleiglasbrille und eine Oberarmstulpe erforderlich. [1, 8].

C-Bogen-Röntgengeräte können erhöhte Teilkörperdosen verursachen. Die Augenlinse erhält bis zu 150 mSv, damit ist der Grenzwert erreicht (Schutz durch Spezialbrille). Die Hände können ungeschützt jährlich bis 200 mSv und mehr erhalten (Grenzwert 500 mSv). Fingerringdosimeter gibt es auch in neueren, sehr flachen Ausführungen, die unter dem Latex-Handschuh getragen werden können. Die Verwendung von Bleihandschuhen ist kaum zu realisieren. Neuartige leichte Strahlenschutzhandschuhe mit einem Abschirmfaktor von ca. 2 sind auf dem Markt. Die Jahreskörperdosis lässt sich mit einer 0,35-mm-Bleischürze auf ca. 3 mSv senken. Der effektivste Strahlenschutz ist durch ein Laserlichtvisier möglich (Einrichten ohne Durchleuchtung).

Pathogenese der Strahlenschädigung

Im Gewebe kommt es durch Strahlenabsorption zur Ionisation („ionisierende Strahlen") und zur Bildung von hochreaktiven Radikalen. Bei hohen Strahlendosen werden Reparaturmechanismen überfordert. An den Gefäßwänden kommt es zu Permeabilitätsstörungen. Es können Gewebsnekrosen auftreten. Nach Monaten oder Jahren entstehen an Bindegewebe, Knochen und Muskeln fibrotische und sklerotische Veränderungen.

Verschiedene Gewebe sind unterschiedlich strahlenempfindlich. Relativ empfindlich sind Gewebe mit sensiblen Stammzellen (Spermatogenese, hämatopoetisches System) und mit rascher Mauserung (Dünndarm). Besonders betroffen ist das lymphatische System, da hier Stammzellen und unreife Vorstufen ebenso wie die differenzierten Zellen strahlenempfindlich sind. Die Augenlinse hat eine besondere Neigung zur strahlenbedingten Kataraktbildung.

Feten und ganz besonders Embryonen sind konsequent vor Strahlung zu schützen. Ferner gilt:

- Jüngere Menschen sind strahlenempfindlicher als ältere.
- Die Ataxia teleangiectatica (Louis-Bar-Syndrom = Ataxie, Oligophrenie, Lymphome, Leukämie) bewirkt eine besondere Empfindlichkeit des homozygot Erkrankten gegenüber ionisierender Strahlung. Die Krankheit wird rezessiv vererbt. Nur eine von 90.000 Personen ist homozygot erkrankt, dagegen ist jeder 300. Mensch heterozygoter Träger des Gendefekts. Ob auch diese Menschen besonders strahlensensibel sind, kann bisher nicht eindeutig beantwortet werden.
- Das Nijmegen-Breakage-Syndrom ist der Ataxia teleangiectatica sehr ähnlich, einschließlich der hohen Strahlenempfindlichkeit. Der zugrunde liegende Gendefekt ist aber ein anderer.
- Personen mit Xeroderma pigmentosum sind zwar gegenüber UV-Strahlung, aber nicht besonders gegenüber ionisierender Strahlung empfindlich.

Krankheitsbilder und genetische Schädigungen

- Deterministische (nicht-stochastische) somatische Wirkungen treten oberhalb einer gewissen Expositionsschwelle bei allen Individuen auf (wie der jedermann geläufige „Sonnenbrand“ nach UV-Exposition). Mit der Dosis wird auch das Ausmaß des Effektes größer.

- Stochastische Wirkungen sind Wirkungen (z.B. Strahlenkrebs), die mit einer gewissen Wahrscheinlichkeit nach Strahlenexposition auftreten oder auch nicht (Alles-oder-nichts-Prinzip). Die Wahrscheinlichkeit des Auftretens steigt mit zunehmender Strahlendosis. Im Bereich niedrigster Strahlendosen ist das Risiko der Wirkung sehr klein, es ist aber nach gängiger Auffassung niemals gleich Null (es existiert kein Schwellenwert). Mit anderen Worten: dosisabhängig bei stochastischen („zufälligen“) Erkrankungen ist nicht der Schweregrad der Erkrankung, sondern deren Inzidenz („Trefferquote“).

Bekannte **deterministische Wirkungen** nach Strahlenexposition sind:

- Katarakt (Linsentrübung) und Retinaschädigung,
- Lungenfibrosen, Nierenfibrosen, Gefäßschädigung,
- Knochenmarksschäden, Osteonekrosen,
- Keimdrüsenschädigung bis zur Sterilität (Amenorrhoe bzw. Oligo-Azoospermie),
- Dermatosen (Atrophie, Teleangiektasie, Ulkus, Nekrose).

Nach wiederholter geringer Einwirkung können diese Krankheitsbilder als Spätschäden – auch ohne akute Strahlenwirkung – auftreten.

Nach kurzzeitiger hoher Ganzkörper-Strahlenexposition kommt es zur zweiphasigen **Strahlenkrankheit** mit folgenden Symptomen:

- Zunächst unspezifische Allgemeinsymptome wie Kopfschmerzen, Übelkeit, Erbrechen, Schwächegefühl – bei hohen Dosen > 9 Gy auch Schock, Bewusstseinstrübung.
- Im Dosisbereich 5–20 Gy kommt es nach einer symptomfreien Latenzzeit von 3–5 Tagen zu ersten Schäden an der Darmschleimhaut. Das klinische Bild wird bestimmt durch blutige Durchfälle, Erbrechen, Elektrolytverlust, Fieber, Infektionen. Bei Überlebenden schließt sich mit einer Latenzzeit von 2–3 Wochen nach Strahlenexposition das hämatopoetische Syndrom an (Schwellendosis 1 Gy). Eine strahlenbedingte Knochenmarksdepression führt zu Blutungen, Purpura und Infektionen. Übelkeit und Erbrechen persistieren. Im Blutbild zeigen sich Granulozytopenie und Thrombozytopenie. Im Dosisbereich 1–5 Gy stehen die hämatopoetischen Wirkungen ganz im Vordergrund, das gastrointestinale Syndrom tritt nicht auf.

Die genannten Dosisschwellen für das Auftreten der Strahlenkrankheit sind Ganzkörperdosen. Die Schwellendosen bei Teilkörperexposition können bei einigen gering strahlenempfindlichen Organen deutlich höher sein. Erst recht gilt dies für fraktionierte Bestrahlungen.

Stochastische Wirkungen:
Im Prinzip können alle Malignomarten durch ionisierende Strahlung verursacht werden (Ausnahmen: chronisch lymphatische Leukämie und wahrscheinlich die Lymphogranulomatose sowie Tumoren von Pankreas, Hoden und Prostata). Umgekehrt gibt es keinen Tumor, der ausschließlich durch ionisierende Strahlung („Signaltumor“) und durch keine andere Noxe verursacht wird. Die Latenzzeit der Strahlenkrebsentstehung ist nach hohen Dosen verkürzt.

Das wissenschaftliche Komitee der Vereinten Nationen hat auf der Grundlage der Daten der „Life Span Study“, der großen epidemiologischen Studie bei japanischen Atombomben-Überlebenden, einen allgemeinen Krebsrisikofaktor (letale Malignome) von 10^{-1} Sv^{-1} angegeben. Der Wert ist über alle Altersgruppen und beide Geschlechter gemittelt [10].

Für niedrige Dosisleistungen (Umrechnungsfaktor wird derzeit noch mit 0,5 angenommen) ergibt sich daraus folgendes absolutes **Krebsrisiko:** 10^6 Personen mit jeweils 10 mSv (10^4 Sv Kollektivdosis) Ganzkörperbestrahlung erfahren 500 (200–800) zusätzliche Krebsfälle mit tödlichem Ausgang. Betrachtet man das natürliche Risiko an Krebs zu sterben (ca. 250.000 Fälle pro 10^6 Personen), so versteht man die epidemiologischen Schwierigkeiten beim Nachweis der Strahlenwirkung im Niedrigdosisbereich. Mit anderen Worten: Der „nominale" Risikofaktor für tödlich verlaufende Tumorerkrankungen beträgt pro Sv für die Gesamtbevölkerung 0,05 (5%), für Erwachsene 0,04 (4%).

Das relative Malignomrisiko durch ionisierende Strahlung kann ebenfalls angegeben werden. Gemäß der linearen Risikoabschätzung erhöht eine Strahlendosis von 1 mSv die Rate tödlicher Krebserkrankungen um 0,2‰.

Das **Leukämierisiko** steigt, vorwiegend für die myeloischen Typen, schon in einem Dosisbereich (Knochenmarkdosis) von ca. 100–200 mSv nachweisbar an. Gezeigt wurde die Risikoerhöhung an medizinisch exponierten Populationen (Patienten mit M. Bechterew, u.a.), an beruflich exponierten Gruppen (Radiologen der Pionierzeit) und vor allem an der Bevölkerung der Städte Hiroshima und Nagasaki [7].

Die Latenzzeit der Leukämien beträgt 2–15(25) Jahre, ist im Mittel somit kürzer als bei soliden Tumoren. Bisher erfolgte kein Nachweis einer strahlenverursachten chronisch lymphatischen Leukämie.

Das strahlenbedingte **Bronchialkarzinom** geht meistens auf die Inhalation kurzlebiger Radonzerfallsprodukte zurück (untertägige Uranerzbergarbeiter, aber auch Innenräume). Es besteht ein supraadditiver Effekt in der Kombination mit Zigarettenrauchen.

Der strahlenverursachte **Hautkrebs** erweist sich histologisch meistens als ein Plattenepithelkarzinom (Spinaliom), weniger häufig findet man Basaliome.

Eine historische Übersicht zum Thema Strahlenkrebs bzw. -leukämie gibt *Tabelle 4.2-37.*

Genetische Schädigung: Die Zahl der spontan neu auftretenden **Keimzellmutationen** wird durch Strahlenexposition erhöht. Die aus tierexperimentellen Untersuchungen abgeleitete Verdoppelungsdosis liegt bei ca. 1 Sv für akute Exposition und bei ca. 2,5 Sv für chronische Exposition. Strahlentypische Chromosomenmutationen sind in somatischen Zellen (z.B. Lymphozyten) die dizentrischen Chromosomen und Ringchromosomen [9].

Teratogene Schäden: Ein kleiner Teil der teratogenen Wirkung ionisierender Strahlung ist wohl stochastischer Natur. Andererseits wird an-

Tab. 4.2-37 Bösartige Neubildungen aufgrund beruflicher Strahlenexposition.

Berufe	Zeit	Tätigkeit	Strahlung	Aufnahme	Erkrankung
Bergleute	ab ca. 15. Jahrhundert	unter Tage: Kobalt, Silber, Blei	α-Strahlung Rn 222 → Po, Pb, Bi	Inhalation	„Bergsucht"
	1946–1955	unter Tage (SDAG Wismut): Uran	α-Strahlung Rn 222 → Po, Pb, Bi	Inhalation	Bronchialkrebs
Techniker	1902	Herstellung von Röntgenröhren	Röntgenstrahlen	extern	Hautkrebs
Techniker, Ingenieure, Radiologen	ca. 1900–1930	Röntgengeräte, -bestrahlungsgeräte	Röntgenstrahlen	extern	Hautkrebs 234 Fälle tödlich
Radiologen, Strahlentherapeuten	ca. 1900–1930	Röntgengeräte, -bestrahlungsgeräte	Röntgenstrahlen	extern	Hautkrebs, Leukämie
Zifferblattmalerinnen	ca. 1910–1925	Leuchtfarben	α-Strahlung Ra 226	Inhalation, Inkorporation	Knochenkrebs, Nasennebenhöhlenkrebs

genommen, dass in allen Phasen der Ontogenese ein gewisser Schwellendosisbereich existiert, unterhalb dessen das Risiko von Schäden als sehr gering eingeschätzt wird. Dieser Bereich erstreckt sich bis ca. 50 mGy. An der besonders strahlenempfindlichen sich entwickelnden Leibesfrucht muss man die verschiedenen Entwicklungsstadien getrennt betrachten.

Blastogenese bzw. Präimplantationsperiode (bis etwa 9. Tag): Schäden nach dem „Alles-oder-Nichts-Prinzip", d.h. die Frucht entwickelt sich normal oder stirbt ab. Das Risiko für Fehlentwicklungen ist nach gängiger Ansicht in dieser Phase gering.

Organogenese (10.–60. Tag): Phase der höchsten Strahlenempfindlichkeit. Die Bestrahlung bewirkt im Tierversuch v.a. makroskopisch-anatomische Fehlbildungen wie z.B. Kleinwuchs, Skelettanomalien, Hydrozephalus, Mikro- und Anenzephalie, etc. UNSCEAR (1986) gibt – abgeleitet aus Tierversuchen – als Risikokoeffizienten 0,5 Gy^{-1} an, d.h. 50% Risiko pro 1 Gy bzw. 0,5% pro 1 cGy.

Fetalperiode (ab 8. Woche): Die Strahlenempfindlichkeit nimmt nach der 8. Entwicklungswoche drastisch ab. Das ZNS bleibt zumindest bis zur 15. Woche empfindlich.

Diagnose

Strahlentypische Chromosomenmutationen wie die dizentrischen Chromosomen und Ringchromosomen lassen sich an stimulierten Lymphozyten in der Anaphase nachweisen (biologische Dosimetrie). Die biologische Halbwertszeit der dizentrischen Chromosomen beträgt 2–3 Jahre.

Erste Hilfe bei Strahleneinwirkung

→ *Abschnitt 3.5.5*

Prävention (Strahlenschutz)

Grundbegriffe des Strahlenschutzes: Messgeräte erlauben eine ortsbezogene (Ortsdosis) oder eine personenbezogene (Personendosis) Angabe. Letztere ist wichtig bei wechselndem Aufenthalt in unterschiedlicher Umgebung. Primär messen diese Geräte die Dosisleistung (Dosis pro Zeiteinheit = Dosisleistung). Wichtig ist die Unterscheidung einer **Teilkörperdosis** von der **Ganzkörperdosis**. Die Teilkörperdosis ist der Mittelwert der Äquivalentdosis über das Volumen eines Körperteils oder eines Organs. Bei der Ganzkörperdosis wird eine als homogen angesehene Bestrahlung des ganzen Körpers quantifiziert.

Neben diesen Begriffen sollte man noch das gedankliche Konstrukt der **Effektivdosis** kennen. Bei der Ermittlung der Effektivdosis wird jedes einzelne Organ und jeder Körperteil betrachtet, denn erstens erhalten die verschiedenen Organe bei einer konkreten Strahlenexposition meistens verschiedene Dosen und zweitens ist die Strahlensuszeptibilität der Organe unterschiedlich. Die unterschiedliche Strahlenempfindlichkeit und damit Bedeutung für die Krankheitsentstehung wird mit einem organspezifischen Wichtungsfaktor berücksichtigt, die Summe der Wichtungsfaktoren ist 1. Besonders hohe Wichtungsfaktoren haben die Keimdrüsen (0,2). Die Beiträge der solchermaßen gewichteten Organäquivalentdosen ergeben zusammen die Effektiv-Äquivalentdosis (kurz Effektivdosis).

Neben der externen Bestrahlung (äußere Belastung) muss die Möglichkeit der Inkorporation von Radionukliden in Betracht gezogen werden (innere Belastung). Wenn die Qualität der Strahlung (z.B. α-Strahlung), die Energie des Zerfalls und der Expositionspfad (bzw. Kinetik und Metabolismus) des Radionuklids im Körper bekannt sind, kann die **Äquivalentdosis** (in Sv) pro inkorporierte Menge des Radionuklids (in Bq) abgeschätzt werden. Niemals sollte man von der Aktivität (in Bq) einer Strahlenquelle direkt auf das Gesundheitsrisiko schließen. Falls eine Anreicherung des Radionuklids in einem bestimmten Organ vorliegt (z.B. Jod in der Schilddrüse, Plutonium im Knochen), gibt man die Äquivalentdosis bezogen auf dieses Organ an. Den Quotienten Dosis/Aktivität (in Sv/Bq) nennt man Dosis-Konversions-Koeffizient.

Zur Berechnung des Verhaltens inkorporierter Nuklide benötigt man die Kenntnis der physikalischen Halbwertszeit (das Zeitintervall, nach dessen Verstreichen die Strahlenemission einer gegebenen Isotopenmenge auf die Hälfte abgesunken ist), und die Kenntnis der biologischen Halbwertszeit (entsprechend dem Stoffumsatz der betreffenden Substanz im Organismus). Beide zusammen ergeben die effektive Halbwertszeit, die Zeitspanne, nach der real die Strahlenemission im Körper auf die Hälfte abgefallen ist.

Technischer und persönlicher Strahlenschutz:

Die Grundregeln des Strahlenschutzes
- Abstand halten (Exposition sinkt mit dem Quadrat der Entfernung von der punktförmigen Quelle)!
- Expositionszeit minimieren!

Es gilt der übliche Grundsatz „technischer/organisatorischer Arbeitsschutz (optimale Arbeitsmethodik, gute gerätetechnische Ausstattung, Abschirmung, Abstandswahrung, etc.) vor persönlichem Arbeitsschutz (Strahlenschutzkleidung, -zubehör)". Personendosimetrie soll regelmäßig durchgeführt und ausgewertet werden.

Strahlenschutzkleidung soll die Strahlenexposition des Benutzers minimieren. Blei als Abschirmmaterial hat den Nachteil des hohen Gewichts. Bei gleicher Schutzwirkung lassen sich z.B. durch Wolfram leichtere Schürzen oder Strahlenschutzhandschuhe[1] herstellen. Besondere Schürzenausführungen, z.B. mit Stretchgürtel und Hüftverschluss, haben arbeitsphysiologisch gesehen Vorteile [1]. Der Ausschnitt am Hals sollte mit einem zusätzlichen Schilddrüsenschutz abgedeckt werden.

Strahlenschutzregelungen: Röntgenverordnung (RöV) und Strahlenschutzverordnung (StrlSchV) regeln den Betrieb der entsprechenden Einrichtungen und enthalten Schutzvorschriften für die Beschäftigten. Strahlenschutzuntersuchungen (s.u.) müssen je nach Einstufung des Beschäftigten jährlich oder nur einmalig, vor Beginn der Exposition, durchgeführt werden. Für Frauen im gebärfähigen Alter und für Jugendliche gelten besondere Schutzmaßnahmen. Die verantwortliche staatliche Behörde ist auf Länderebene angesiedelt (Gewerbeaufsicht, Regierungspräsidien, Ministerien, o.Ä.). Im Betrieb muss ein Strahlenschutzverantwortlicher (er vertritt den Unternehmer) und ein Strahlenschutzbeauftragter (mit Strahlenschutz-Fachkunde) benannt werden.

Strahlenschutzbereiche:
- Sperrbereich (Ortsdosisleistung > 3 mSv/h, Zutrittsverbot),
- Kontrollbereich (wenn 6 mSv/a effektive Ganzkörperdosis überschritten werden können; Zutritt nur mit Strahlenpass und Dosimeter),
- Überwachungsbereich (wenn 1 mSv/a effektive Ganzkörperdosis überschritten werden kann, Zutritt für alle Beschäftigten, keine besondere Kennzeichnung).

Grenzwerte der zulässigen Körperdosen/Messung der Dosis: Beruflich strahlenexponierte Personen werden eingeteilt in Kategorien A oder B:
- Personen der Kategorie A: Dies sind Personen, die bei der beruflichen Tätigkeit potentiell Ganzkörperdosen von mehr als 6 mSv/Jahr (maximal 20 mSv/Jahr sind zulässig) erreichen bzw. bestimmte Teilkörperdosen (s.u.).
- Personen der Kategorie B: Dies sind Personen, die bei der beruflichen Tätigkeit potentiell Ganzkörperdosen bis zu 6 mSv/Jahr erreichen (maximal 20 mSv/Jahr sind zulässig) bzw. bestimmte Teilkörperdosen (s.u.).

Für beruflich strahlenexponierte Personen sind in § 55 StrlSchV und § 31a RöV jährliche Grenzwerte der Ganzkörper- und Teilkörperdosis festgelegt, die nicht überschritten werden dürfen, außer durch behördliche Sondergenehmigung (→ *Tab. 4.2-38*).

[1] Vertrieb eines relativ leichten Strahlenschutzhandschuhs mit einer Reduzierung der Ortsdosis auf ca. 50%: Fa. Paul Hartmann AG, Heidenheim

Tab. 4.2-38 Jährliche Grenzwerte der Ganzkörper- und Teilkörperdosis für beruflich strahlenexponierte Personen nach § 55 StrlSchV und § 31a RöV.

Körperdosis (in mSv) pro Kalenderjahr für beruflich strahlenexponierte Personen	Grenzwerte der Kategorie A und B	Obere Grenze der Einstufung in Kategorie B, untere Grenze der Einstufung in Kategorie A (gemeint sind potentielle Dosen) – gleichzeitig Definition des Kontrollbereiches bei möglicher Überschreitung der angegebenen Dosis	untere Erfassungsgrenze der Kategorie B (gemeint sind potentielle Dosen) – gleichzeitig obere Grenzwerte für Jugendliche unter 18 Jahren – gleichzeitig Definition des Überwachungsbereichs bei möglicher Überschreitung der angegebenen Dosis
effektive Ganzkörperdosis	20 (früher 50)	6 (früher 15)	1
Teilkörperdosen (Organdosen) für Keimdrüsen, Gebärmutter (bei nicht gebärfähigen Frauen), rotes Knochenmark	50		
Teilkörperdosen (Organdosen) für Dickdarm, Lunge, Magen, Blase, Brust, Leber, Speiseröhre und andere Organe (Details siehe Gesetzestext)	150		
Augenlinse	150	45	15
Schilddrüse, Knochenoberfläche	300		
Haut, Hände, Unterarme, Füße, Knöchel	500	150	50

Die maximale berufliche Lebenszeitdosis beträgt für beruflich Strahlenexponierte 400 mSv (Sonderregelungen siehe § 56 StrlSchV und § 31b RöV). Der Dosisgrenzwert für 3 aufeinanderfolgende Monate beträgt die Hälfte des Jahresgrenzwertes.

Für beruflich strahlenexponierte gebärfähige Frauen ist die Organdosis an der Gebärmutter auf 2 (früher 5) mSv je Monat beschränkt. Für ein ungeborenes Kind beträgt der Grenzwert von der Mitteilung der Schwangerschaft bis zu deren Ende 1 mSv. Eine Schwangerschaft sollte möglichst frühzeitig mitgeteilt werden, damit dieser niedrige Grenzwert für das ungeborene Kind in Kraft treten kann.

Die Messung der Personendosis (Ganzkörperdosis) erfolgt am Rumpf unter der Schutzkleidung. Teilkörperdosimeter sind dann anzulegen, wenn die Dosis 1/3 des Grenzwertes überschreiten kann. Verwendet werden entweder Film- oder Festkörperdosimeter. Die entsprechenden Dosimeter sind bei den zuständigen amtlichen Auswertestellen erhältlich.

Die Messung der Inkorporation von Radionukliden ist u.U. mit Ganzkörper- oder Teilkörperdetektoren durchzuführen, ferner kann die Ausscheidungsaktivität in Urin oder Stuhl messpflichtig werden (siehe Spezialliteratur).

Strahlenschutzuntersuchungen (ärztliche Untersuchungen nach StrlSchV/RöV): s. u.

Anerkennung und Entschädigung [5, 6]

BK 2402: Erkrankungen durch ionisierende Strahlung.

- Ionisierende Strahlen sind grundsätzlich als kanzerogen anzusehen. Ausnahmen von dieser Regel sind: chronisch-lymphatische Leukämie, Hodgkin-Lymphom (Lymphogranulomatose), malignes Melanom, Hodentumoren.
- Für die Kausalitätsbeurteilung sind zu berücksichtigen: Art der Strahlung, Strahlendosis (Organdosis), Lebensalter bei Strahlenex-

position, Art und Lokalisation des malignen Tumors, Geschlecht, Latenzzeit.

- Bei akuten Leukämien und myelodysplastischen Syndromen ist ab einer Knochenmarkdosis von 0,2 Sv der ursächliche Zusammenhang als wahrscheinlich anzusehen. Unterhalb einer Organdosis von 0,02 Sv ist der ursächliche Zusammenhang unwahrscheinlich.
- Maligne solide Tumoren bei strahlensensiblem Gewebe (Schilddrüse, Harnblase, Ovar, Brust, Haut) sind bei einer Organdosis von über 1 Sv als strahlenverursacht anzusehen. Weniger strahlenempfindliche Gewebe (Pankreas, Leber, Prostata) erfordern für den Kausalbezug wesentlich höhere Organdosen. Unterhalb einer Organdosis von 0,1 Sv ist der ursächliche Zusammenhang für alle soliden Tumoren unwahrscheinlich [3].

Die Anerkennungspraxis bei Krebserkrankungen durch ionisierende Strahlen: Von 1978–2000 wurden im Bereich der gewerblichen Berufsgenossenschaften 2.964 Krebserkrankungen als durch ionisierende Strahlung verursacht anerkannt (nach BK 2402). Davon waren 2.921 Erkrankungen im Bereich der Bronchien lokalisiert, 23-mal handelte es sich um Leukämien und 19-mal um Hautkrebs sowie 1-mal um ein Pleuramesotheliom. Nach Art der Einwirkung gegliedert ergibt sich folgendes Bild: 2.126 Fälle durch Uran und Folgeprodukte (meistens ehemalige Uranbergarbeiter, s.u.), 46 Fälle durch Röntgenstrahlen (Medizin und industrielle Technik), 30 Fälle durch Radium und Folgeprodukte und 762 sonstige Fälle.

Wegen der großen Zahl von Betroffenen soll der Uranerzbergbau der „SDAG Wismut" in der DDR *(→ Kap. 3.4)* näher erläutert werden. Eine „Zentrale Betreuungsstelle Wismut" (ZeBWis) wurde beim Hauptverband der gewerblichen Berufsgenossenschaften geschaffen. Lungenkrebsfälle bei Uranbergarbeitern („Schneeberger Lungenkrebs") sind epidemiologisch wohlbekannt. 8.000 Fälle der „Wismut" wurden bis zum Jahre 2001 anerkannt. Die hohe Staubkonzentration in den „wilden Jahren" ließ auch andere Krebsarten erwarten. Unter der Vorstellung, dass langlebige Nuklide (α-Strahler) als Bestandteil des Staubs der Luft im Bergwerk inhaliert und aus der Lunge über den Blutkreislauf auch in andere Organe gelangten, wurden Verursachungswahrscheinlichkeiten für verschiedene Krebslokalisationen in einem dosimetrischen Modell errechnet ([4]; *→ Abb. 4.2-10)*.

Erkrankungen an Knochen- und Leberkrebs können nach Auffassung der Berufsgenossenschaften nach diesem Modell anerkannt werden. Einzelne Fälle von Leukämien und von Kehlkopfkrebs wurden sozialgerichtlich anerkannt.

Strahlenschutzuntersuchungen (ärztliche Untersuchungen nach StrlSchV/RöV)

Nach der Strahlenschutzverordnung bzw. der Röntgenverordnung werden folgende **Berufsgruppen** vom dazu speziell ermächtigten Arzt untersucht [2]:

- Beruflich strahlenexponierte Personen der Kategorie A (Erstuntersuchung plus jährliche Nachuntersuchung[2]): Dies sind Personen, die bei der beruflichen Tätigkeit – z.B. im Kontrollbereich – potentiell Ganzkörperdosen von mehr als 6 mSv/Jahr (maximal 20 mSv/Jahr sind zulässig) erreichen bzw. mehr als 30% der höchsten zulässigen Teilkörperdosen.

[2] Laut StrlSchV/RöV kann statt der Nachuntersuchung auch eine Beurteilung durchgeführt werden. In folgenden Fällen sollte jedoch entsprechend den „Grundsätzen" nicht auf eine ärztliche Untersuchung verzichtet werden:
1. in kerntechnischen Anlagen und bei anderen Tätigkeiten mit erhöhtem Risiko, sowie bei allen Tätigkeiten mit offenen radioaktiven Stoffen,
2. bei Überschreitung von 3/10 der Dosisgrenzwerte,
3. bei Personen, deren letzte Überwachung eine ärztliche Beurteilung war.

Eine ärztliche Beurteilung kann nur vorgenommen werden, wenn folgende Unterlagen vorliegen:
1. Gesundheitsakte,
2. Angaben des Strahlenschutzverantwortlichen oder -beauftragten zur beruflichen Strahlenexposition (Formular zur Vorlage bei der ärztlichen Überwachung),
3. Gesundheitsfragebogen, ausgefüllt von der zu untersuchenden Person.

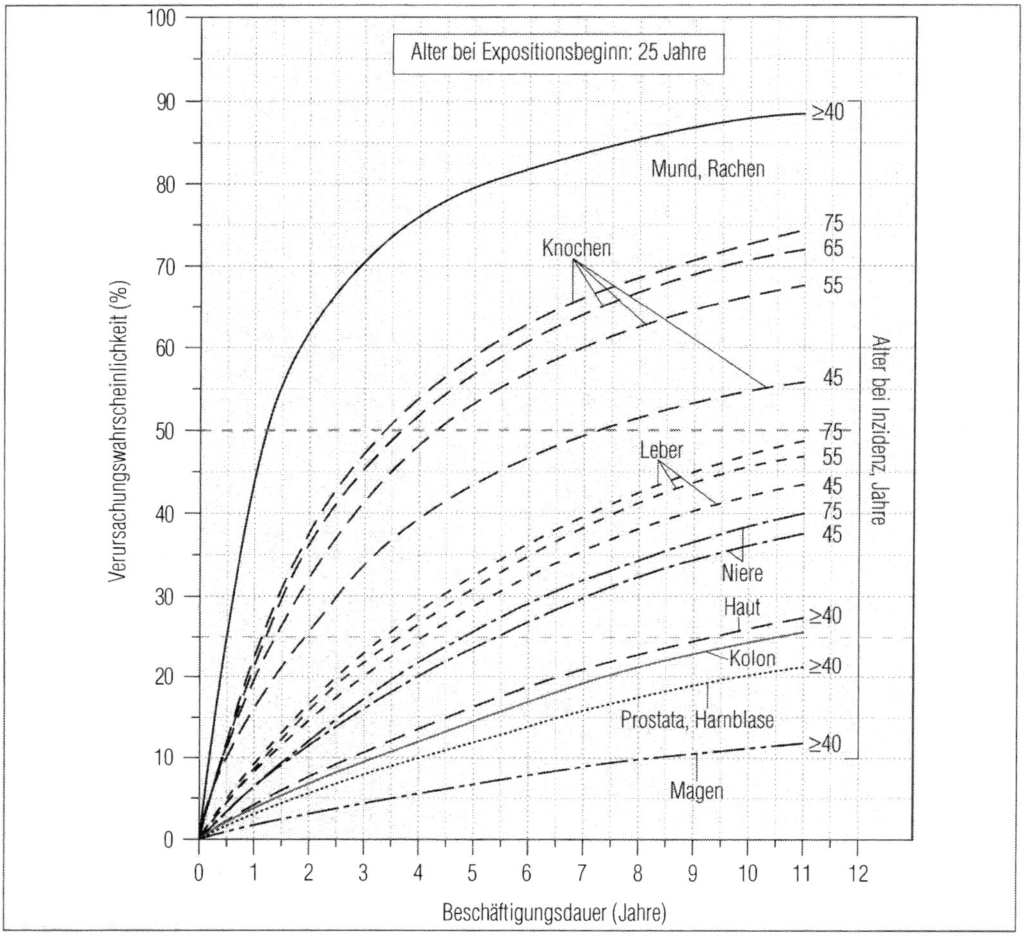

Abb. 4.2-10: Verursachungs-Wahrscheinlichkeit von extrapulmonalen soliden Tumoren in Abhängigkeit von der Beschäftigungsdauer unter Annahme einer konstanten jährlichen Exposition mit den Referenzwerten für WISMUT-Hauer, 1946–1955 (nach Jacobi und Roth [4]).

- Nicht mehr in der Strahlenschutzverordnung gefordert (aber in einigen Bundesländern, wie z.B. Baden-Württemberg, u.U. als Auflage mit der behördlichen Genehmigung verknüpft) ist die Erstuntersuchung der Personen der Kategorie B im Fall einer geplanten Tätigkeit mit offenen radioaktiven Stoffen (Erstuntersuchung vor Beginn der Beschäftigung). Viele Experten empfehlen, diese Erstuntersuchung weiterhin durchzuführen.

Untersuchungsinhalte:

- Ausführliche Berufsanamnese mit Fragen zur Art des üblichen Umgangs mit ionisierender Strahlung (der Arbeitsplatz soll aus den Begehungen bekannt sein), stattgehabten unüblichen Ganz- oder Teilkörperbestrahlungen, Kontaminationen und Inkorporationen. Ergebnisse der Personendosimetrie sind zu erfragen, einschließlich der 50-Jahrefolgedosis und Dreimonatsdosis. Ferner sind auch kanzerogene/mutagene, berufliche chemische Gefahrstoffe zu erfragen.
- Medizinische Anamnese mit kardiologischen, pneumologischen, hämatologischen, neurologisch-psychiatrischen, immunologischen und dermatologischen Schwerpunkten. Frage nach Strahlenexposition durch medizinische Diagnostik und Therapie. Fest-

stellung nicht strahlenbedingter Gefährdungen am Arbeitsplatz und Frage nach Freizeitnoxen. Bei Frauen Frage nach Fehlgeburten, Schwangerschaft, Menstruation und Menopause.

- Familienanamnese, u.a. Ataxia teleangiectatica (Louis-Bar-Syndrom).
- Körperliche Untersuchung unter Einschluss des Mund-/Zahnstatus, der Schilddrüse, der Milz und des Fingerreliefs (bei möglicher Teilkörperexposition der Hände). Die Haut muss gründlich beurteilt werden, besonders ist auf eine intakte Hautbarrierefunktion bei Tätigkeiten mit offenen Isotopen zu achten.
- Hämatologische Laboruntersuchung. Leber- und Nierenfunktion bei Tätigkeit mit offenen Isotopen (Ausscheidungsfähigkeit im Fall einer Dekorporationstherapie). Schilddrüsenwerte beim Umgang mit offenen Jod-Nukliden. Bei Verdacht auf Überschreitung der zulässigen Strahlenexposition lassen sich strahlentypische Chromosomenmutationen wie die dizentrischen Chromosomen und Ringchromosomen an stimulierten Lymphozyten in der Anaphase nachweisen (biologische Dosimetrie).
- Je nach Aufgabenstellung am Arbeitsplatz und etwaiger Notfallfluchterfordernis kann nach Ermessen des Arztes ein Sehtest und eine Ergonometrie durchgeführt werden.

Gesundheitliche Bedenken (evtl. befristet) bei folgenden ausgeprägten Vorerkrankungen oder vorbestehenden Symptomen:

- Störungen der Hämatopoese (z.B. aplastische Anämie, Panmyelopathie, Hämoblastose, Osteomyelosklerose, Systemerkrankungen des lymphatischen Gewebes) hingegen müssen Infektanämien oder Eisenmangelanämien nicht obligatorisch einen Ausschlussgrund darstellen,
- aktive Tuberkulose,
- maligne Neoplasien,
- schwere chronische endokrinologische Erkrankungen,
- Lungenerkrankungen mit verminderter Lungen-Clearance, Nierenerkrankungen mit verminderter Harnausscheidung und Lebererkrankungen mit verminderter Leberfunktion (sofern bei Inkorporation Retention von Nukliden droht),
- Erkrankungen der Haut mit Störung der Barrierefunktion wegen der Gefahr der Inkorporation (und auch wegen der erschwerten Dekontamination), sofern Umgang mit offenen Nukliden besteht,
- psychiatrische Krankheiten; neurologische Erkrankungen mit schwerer Behinderung der Sensibilität, Motorik und Koordination; Anfallskrankheiten,
- Leistungseinschränkungen von Sinnesorganen (in Abhängigkeit von den Erfordernissen des jeweiligen Arbeitsplatzes),
- Trommelfellperforation (beim Umgang mit flüchtigen, offenen radioaktiven Stoffen oder bei Tätigkeiten unter schwerem Atemschutz),
- schwere Herzkreislauferkrankungen mit Dekompensation; Erkrankungen von Atemwegen und der Lunge, welche die Lungenfunktion beeinträchtigen; Erkrankungen des Bewegungsapparates mit schwerer funktioneller Beeinträchtigung (v.a. bei Arbeitsplätzen, welche im Notfall eine schnelle Räumung erfordern, liegt es im Ermessen des Arztes, hier entsprechende Bedenken zu äußern).

Voraussetzung der Beurteilung ist die Kenntnis der Arbeitsbedingungen des Untersuchten (auch unter Miteinbeziehung chemischer Gefahrstoffe und sonstiger Gefährdungen am Arbeitsplatz). Bei der Urteilsfindung ist zu beachten, ob eine strahlenexponierte Tätigkeit mit Inkorporationsmöglichkeit, Kontaminationsmöglichkeit oder/und mit Bestrahlung von außen ausgeübt wird. Im Ergebnisformular der Strahlenschutzuntersuchung sind dementsprechend unterschiedliche Kategorien gesundheitlicher Bedenken aufgeführt. Gesundheitliche Bedenken gegen eine Strahlenexposition von außen sind meist genereller Natur, sodass sie auch gleichzeitig für den Umgang mit offenen radioaktiven Stoffen gelten.

Nachuntersuchungsfristen: jährlich bei Mitarbeitern der Kategorie A.

Nachgehende Untersuchungen: Im Zuständigkeitsbereich der Berufsgenossenschaft für Feinmechanik und Elektrotechnik (und zunehmend auch anderer Berufsgenossenschaften) werden bei beruflich Strahlenexponierten der Kategorie A nachgehende Untersuchungen durchgeführt. Hierzu sind spezielle Anmeldeformulare, analog zu ODIN, zu verwenden.

Die Bedeutung einer korrekt und sorgfältig durchgeführten und dokumentierten Strahlenschutzuntersuchung geht aus folgendem Originalzitat aus einer arbeitsmedizinischen Zusammenhangsbegutachtung hervor (Spinaliom/berufliche Strahlenexposition): „*Aufgrund fehlender Dokumentation von Hautbefunden [bei den durchgeführten Strahlenschutzuntersuchungen] lässt sich zum jetzigen Zeitpunkt nicht mehr mit Sicherheit feststellen, ob bei dem Versicherten ein chronischer Strahlenschaden der Haut (Röntgenoderm) oder Hautveränderungen im Sinne von strahlenbedingten Präkanzerosen vorgelegen haben. Dieses gilt insbesondere, da die mangelhafte Dokumentation ... zeigt, dass dem Hautbefund des Probanden keinerlei Bedeutung beigemessen wurde. Darüber hinaus sahen die Betriebsärzte auch nach Auftreten des Karzinoms im Jahre ... keinen möglichen Zusammenhang mit der beruflichen Tätigkeit, sodass der Versicherte auch weiterhin ... einer beruflichen Strahlenbelastung ausgesetzt wurde. (...) Man kann aufgrund der Anamnese annehmen, dass bei dem Versicherten vor Auftreten des Spinalioms ein chronischer Strahlenschaden (Röntgenoderm) mit nachfolgendem Strahlenulkus ... vorlag. Der Versicherte beklagte damals eine schlecht heilende Wunde ..., weswegen er am ... seinen Hausarzt aufsuchte. Diese schlecht heilende Wunde kann als Röntgenulkus im Sinn eines fortgeschrittenen Röntgenoderms, jedoch auch bereits als Spinaliom interpretiert werden. (...)*

Vorgehensweise und Erste Hilfe bei erhöhter Einwirkung ionisierender Strahlen

→ *Kapitel 3.5*

BK 2402 – Erkrankungen durch ionisierende Strahlung

Strahlenarten:
- korpuskuläre Strahlung: α-, β-, Neutronen-Strahlung
- elektromagnetische Strahlung: Röntgenstrahlung, γ-Strahlung

Strahlenwirkungen:
- deterministisch: Katarakt, Dermatosen, Knochenmarks- und Keimdrüsenschädigung, Teratogenität; kurzzeitige hohe Ganzkörperexposition → zweiphasige Strahlenkrankheit
- stochastisch: Neoplasie (fast alle Tumorarten), Mutation, Teratogenität (v.a. während Organogenese, 10.–60. Tag)

Prävention: Abstand halten, Expositionszeit minimieren. Personendosimetrie: Grenzwert 20 mSv pro Kalenderjahr, für ein ungeborenes Kind insgesamt 1 mSv (Schwangerschaft umgehend mitteilen!), jährliche Strahlenschutzuntersuchung für Kategorie A (potentiell Ganzkörperdosen von mehr als 6 mSv/Jahr)

Literatur

1. Eder, H.: Strahlenschutzkleidung und -zubehör bei medizinischer Anwendung von Röntgenstrahlung. Merkheft des Bayrischen Landesamtes für Arbeitschutz, Arbeitsmedizin und Sicherheitstechnik, LfAS-105/01/97/Dr.Ed., 1997.
2. Grundsätze für die ärztliche Überwachung von beruflich strahlenexponierten Personen. Schriftenreihe Strahlenschutz (Nr. 9) des BMI, Kohlhammer, Stuttgart 1978 (Zuständigkeit jetzt beim Umweltministerium, Schrift in Überarbeitung, Neufassung zu erwarten).
3. Gutachterliche Beurteilung von bösartigen Neubildungen nach Einwirkung ionisierender Strahlen durch Radargeräte der Bundeswehr. RdSchr. des BMA vom 13.5.2002 – IV c 5-65517 – Bundesarbeitsblatt 7–8, 2002, S. 157–158.
4. Jacobi, W., Roth, P.: Risiko und Verursachungswahrscheinlichkeit von extrapulmonalen Krebserkrankungen durch die berufliche Strahlenexposition von Beschäftigten der ehemaligen WISMUT AG. GSF-Forschungszentrum für Umwelt und Gesundheit. GSF-Bericht 4/1995.
5. Jansing, P.-J. et al.: Strahleninduzierte Berufskrankheiten in den letzten zehn Jahren. ASP 1992; 27: 351 ff.

6. Merkblätter des BMA zur Anlage 1 der BKV. Erkrankungen durch ionisierende Strahlen. Merkblatt für die ärztliche Untersuchung zu Nr. 2402 Anl. 1 BKV (BArbBl. 8-9/1991 S. 72), ASP 1991; 26: 367 ff.
7. Pierce, D.A. et al.: Studies of the mortality of atomic bomb survivors. Report 12, Part I. Cancer: 1950–1990. Radiat. Res. 1996; 146: 1–27.
8. Strahlenbelastung an Herzkatheterarbeitsplätzen. Bericht der Landesanstalt für Arbeitsschutz in Nordrhein-Westfalen, 1997.
9. UNSCEAR. United Nations Scientific Committee on the Effects of Atomic Radiation: Hereditary Effects of Radiation. Report to the General Assembly, with Scientific Annex. UNSCEAR 2001.
10. UNSCEAR. United Nations Scientific Committee on the Effects of Atomic Radiation: Sources and Effects of Ionizing Radiation. United Nations, New York, 1994

4.2.6 Berufskrankheiten durch Infektionserreger

BK 3101 – Infektionskrankheiten im Gesundheitsdienst und ähnlichen Einrichtungen

Im Gesundheitsdienst, in Pflegeanstalten und in Einrichtungen der Wohlfahrtspflege gehören Infektionskrankheiten zum Berufsrisiko. Aber auch in anderen Bereichen können Beschäftigte einem Infektionsrisiko ausgesetzt sein, welches über dem Risiko der Allgemeinbevölkerung liegt. Dies gilt z.B. für bestimmte Tätigkeiten in der Abwasserbeseitigung oder bei der Leichenbestattung. Für all diese besonderen Berufsrisiken wurde die BK 3101 geschaffen:

BK 3101: Infektionskrankheiten, wenn der Versicherte im Gesundheitsdienst, in der Wohlfahrtspflege oder in einem Laboratorium tätig oder durch eine andere Tätigkeit der Infektionsgefahr in ähnlichem Maße besonders ausgesetzt war.

Es sind keine konkreten Erkrankungen genannt. Alle Erkrankungen, denen Versicherte „in besonderem Maße" ausgesetzt sind (d.h. stärker als die Allgemeinbevölkerung) kommen in Frage. Nicht gemeint sind Erkrankungen, die von Tieren auf Menschen übertragen werden können *(→ BK 3102)*. Ebensowenig sind Tropenkrankheiten gemeint *(→ BK 3104)*.

Zu denken ist bei Erkrankungen von Beschäftigten auch an die Meldepflicht nach Infektionsschutzgesetz.

Die Anerkennung einer Infektionskrankheit als Berufskrankheit folgt den generellen Prinzipien des Anerkennungsverfahrens *(→ Kap. 4.1)*:

- Eine versicherte Tätigkeit und ein entsprechendes Infektionsrisiko müssen vorgelegen haben. Eine entsprechende Erkrankung muss eindeutig diagnostiziert sein (bakteriologisch, serologisch, histologisch).
- Eine haftungsbegründende Kausalität muss erfüllt sein. Dazu muss die Infektionsquelle mit Wahrscheinlichkeit im Bereich der Berufstätigkeit liegen. Es ist nicht notwendig die Infektionsquelle genau zu lokalisieren.
- Eine haftungsausfüllende Kausalität im Sinne einer wesentlichen Mitverursachung muss gegeben sein. Die Erkrankung sollte also mit Wahrscheinlichkeit durch die berufliche Exposition verursacht sein. Der zeitliche Zusammenhang (Inkubationszeit!) sollte plausibel sein.

Die Häufigkeit dieser Berufskrankheit durchlief in den 70er-Jahren einen Gipfel und sank dann ab, hauptsächlich als Erfolg der Hepatitis-B-Impfung. In den letzten Jahren war ein leichter Anstieg bei den Anerkennungszahlen festzustellen *(→ Tab. 4.2-39)*.

Tab. 4.2-39 BK 3101 Infektionskrankheiten: Verdachtsanzeigen, Anerkennung und erstmalige Entschädigung.

	Verdachtsanzeigen	anerkannte Berufskrankheiten	erstmals entschädigte Fälle
1998	2357	579	170
1999	2162	614	163
2000	2111	623	192

Bei den Infektionskrankheiten mit Übertragung von Mensch zu Mensch stehen folgende Erreger im Vordergrund:

- Die Bedeutung der Hepatitis B als Berufskrankheit im Gesundheitsdienst ist seit ca. 1980–1990 stark rückläufig (Einführung der Hepatitis-B-Schutzimpfung). Dennoch ist die Hepatitis B immer noch die wichtigste infektiöse Berufskrankheit im Gesundheitsdienst.
- Die zweitwichtigste berufliche Infektion im Gesundheitsdienst ist die Hepatitis C.
- Bedeutend als dritthäufigste berufliche Infektion ist ferner die Tuberkulose.

Die einzelnen Infektionskrankheiten werden hier nicht weiter abgehandelt. Es wird verwiesen auf *Kapitel 3.4*. Ferner ist auf die „Berufsgenossenschaftlichen Grundsätze“ hinzuweisen, wo unter Grundsatz G 42 („Tätigkeiten mit Infektionsgefährdung“) 43 Erreger relativ ausführlich abgehandelt werden. Es handelt sich um ein Kurzlehrbuch der arbeitsmedizinischen Infektiologie [2].

Die 43 speziellen Teile des Grundsatzes G 42 („Tätigkeiten mit Infektionsgefährdung“) sind nachfolgend in alphabetischer Reihenfolge wiedergegeben. Kursiv sind diejenigen Berufskrankheiten gedruckt, die hauptsächlich von Tieren auf Menschen übertragen werden und somit i.d.R. nicht für die BK-Ziffer 3101 in Frage kommen (Ausnahme möglicherweise Beschäftigte in medizinischen Laboratorien u.Ä.):

- *Brucellose*
- Chlamydien-Infektionen (C. pneumoniae im Gesundheitsdienst, C. trachomatis in der Ophthalmologie und Gynäkologie)
- Diphtherie
- *Echinokokkose*
- Epstein-Barr-Virus-Infektionen
- *Erysipeloid (Rotlauf)*
- *FSME*
- Helicobacter-Infektionen
- Hepatitis-A-Infektionen
- Hepatitis-B-Infektionen
- Hepatitis-C-Infektionen
- Hepatitis-D-Infektionen
- Hepatitis-E-Infektionen
- Hepatitis-G-Infektionen
- Herpes-simplex-Infektionen
- HIV-Infektionen (AIDS)
- Keuchhusten (Pertussis)
- Legionellose (Erreger in Wasserleitungssystemen, betroffen z.B. zahnärztliches Personal)
- *Leptospirose*
- *Lyme-Borreliose*
- Masern (Morbilli)
- Meningokokken-Infektionen
- *Milzbrand/Anthrax* (erregerhaltiger Staub, Umgang mit Tieren, aber auch Übertragung von Mensch zu Mensch)
- Mumps
- Mykoplasmen-Infektionen
- Parvovirus-B19-Infektionen (Ringelröteln)
- Poliomyelitis
- Poxvirus-Infektionen (Pocken, Impfpocken)
- *Q-Fieber*
- Röteln
- Rotavirus-Infektionen
- Salmonella-typhi-Infektionen
- *(Transmissible) spongiforme Enzephalopathien (TSE)* – möglicherweise auch erhöhtes Risiko für medizinisches Personal
- Streptokokken-Infektionen
- Tetanus (ubiquitäre Sporen)
- *Tollwut (Rabies)* – erhöhtes Risiko auch für humanmedizinisches Personal in der Pflege Erkrankter
- Tuberkulose
- Virusbedingtes hämorrhagisches Fieber (Ebolavirus-Infektionen)
- *Virusbedingtes hämorrhagisches Fieber (Hantavirus-Infektionen)*
- Virusbedingtes hämorrhagisches Fieber (Lassa-Fieber und verwandte Erkrankungen)
- Virusbedingtes hämorrhagisches Fieber (Marburgvirus-Krankheit)
- Windpocken (Herpes zoster)
- Zytomegalie

BK 3101 – Infektionskrankheiten, wenn der Versicherte im Gesundheitsdienst, in der Wohlfahrtspflege oder in einem Laboratorium tätig oder durch eine andere Tätigkeit der Infektionsgefahr in ähnlichem Maße besonders ausgesetzt war.

Berufe:
- Tätigkeiten in Einrichtungen der Wohlfahrtspflege und des Gesundheitsdienstes einschließlich medizinischer Laboratorien
- bestimmte Tätigkeiten in der Abwasserbeseitigung oder bei der Leichenbestattung

Krankheitsbild: v.a. Virushepatitis B und C sowie Tuberkulose

Literatur

1. Hauptverband der gewerblichen Berufsgenossenschaften (Hrsg.): Auswahlkriterien für die spezielle arbeitsmedizinische Vorsorge, BGI 504 (früher ZH 1/600). Heymanns, Köln.
2. Hauptverband der gewerblichen Berufsgenossenschaften (Hrsg.): Berufsgenossenschaftliche Grundsätze für arbeitsmedizinische Vorsorgeuntersuchungen, 3. Auflage. Gentner, Stuttgart 2002.

BK 3102 – Von Tieren auf Menschen übertragbare Krankheiten

Berufliche Gefährdung

Land- und Forstwirte, Tierärzte, Tierpfleger, Metzger, Beschäftigte in der Tierhäute- oder Lederverarbeitung. Die Erreger verursachen beim Wirtstier nicht immer einen krankhaften Zustand (Enten und Tauben sind z.B. oftmals Salmonellen-Dauerausscheider).

Eine gewisse Aktualität hat im Rahmen des Bioterrorismus der Milzbrand (Anthrax) erlangt. In den USA sind einzelne Beschäftigte in der Briefverteilung infiziert worden. In Deutschland hat es in den letzten Jahrzehnten nur einige wenige Fälle von Haut-Milzbrand bei der Verarbeitung von importierten (Ziegen-)Fellen gegeben.

Aufnahmewege

Über Haut oder Schleimhaut (besonders bei Bissverletzungen), durch Einatmen von Aerosolen/Stäuben, sowie über verunreinigte Hände in Magen und Darm.

Krankheitsbild

Die Erkrankungen beim Menschen sind sehr vielgestaltig und können hier nicht abgehandelt werden. Die nachfolgenden *Tabellen 4.2-40, 4.2-41 und 4.2-42* geben eine Übersicht über ausgewählte Krankheitsbilder.

Prävention

Hygiene, Schutzkleidung, Atemschutz, Vorsorgeuntersuchung nach G 42 (mit Impfung). Besonders riskant ist der Umgang mit Menschenaffen. Hier sollten keinesfalls schwangere Mitarbeiterinnen beschäftigt werden.

Anerkennung und Entschädigung

BK 3102: Von Tieren auf Menschen übertragbare Krankheiten.

Die Fallzahlen der BK 3102 sind nicht unbeträchtlich. Im Jahre 2000 (in Klammern 1998) wurden 879 (773) Verdachtsanzeigen gestellt. 331 (414) Fälle wurde anerkannt, davon 43 (34) Rentenfälle.

Komplikationen und Dauerschäden können bei folgenden Erregern auftreten: Tuberkulose, Brucellose und Leptospirose. Die ärztliche Beurteilung der MdE bei Brucellose und Leptospirose ist bei intermittierendem Verlauf schwierig.

Sofern Krankheiten nicht vom Tier auf den Menschen, sondern von Mensch zu Mensch übertragen worden sind, fallen sie nicht unter diese Berufskrankheit. Infektionskrankheiten, verursacht durch Arbeiten in Laboratorien für wissenschaftliche oder medizinische Untersuchungen und Versuche, fallen unter BK 3101. Tropenkrankheiten und Fleckfieber sind ggf. als BK 3104 anzuerkennen.

Tab. 4.2-40 Berufskrankheiten (Zooanthroponosen) durch Viren.

Erreger	Vektoren	Tierreservoir	Berufe	Kontakt, Aufnahme	Krankheitsbild
Rabies-Virus (Gruppe der Rhabdo-Viren)		sämtliche Säugetiere, besonders aber Hunde, Füchse, Katzen und Rehe	Wildtierkontakte, Impfköderausleger (Lebendimpfstoff!), Labormitarbeiter, Gesundheitsdienst	durch Biss oder Inokulation	Tollwut (Rabies, Lyssa) Letalität 100%
MKS-Virus (epitheliotrope Virusart)		Rinder, Schweine, Schafe, Ziegen (Maul- und Klauenseuche)	Landwirtschaft	direkter Tierkontakt (Übertragung auf den Menschen sehr selten)	Unwohlsein Fieber Erbrechen Aphthen
Pferde-Encephalomyelitis-Virus		Pferde (Amerika)	Landwirtschaft	Mückenstich, die Übertragung auf den Menschen ist sehr selten	Encephalomyelitis (sehr selten)
Virus aus der Gruppe der Influenza-A-Viren (Familie Orthomyxoviridae)		Geflügel (Klassische Geflügelpest)	Geflügelzucht	aerogen, Schmierinfektion (Ausscheidungen der infizierten Tiere) Konjunktivitis	grippeähnlich sehr selten Pneumonie (Tod eines Tierarztes in NL!)
New-Castle-Virus		Geflügel, vorwiegend Hühner (New-Castle-Krankheit – atypische Geflügelpest)	Geflügelzucht	Tröpfchen, Staubinfektion (Ausscheidungen der infizierten Tiere)	Mukositis, v.a. der Luftwege heftige Konjunktivitis
Parapox-Virus (Melkerknoten, Schafpocken)		Kühe und Schafe	Milchwirtschaft, Schäferwirtschaft	Schmierinfektion beim Melken	Exanthem der Hände und Unterarme, später nässende Papeln (heilt narbenlos ab).
Orf-Virus (Ecthyma contagiosum)		Huftiere („Maul- oder Lippengrind")	Landwirtschaft	direkter Kontakt mit Tieren	Knoten an der Hand mit erythematösem Randsaum (heilt narbenlos ab)
Hanta-Virus		weltweit sporadisches Auftreten bei Mäusen und Ratten Landwirtschaft,	Abwasserwirtschaft, Tierpflege	indirekte Kontakte (Aerosole) zu Nagetierausscheidungen	virusbedingtes hämorrhagisches Fieber, Nephrose, Pneumonie, ARDS
SIV, Hepatitis A und B, EBV, Herpes simplex, ...		Menschenaffen	Tierpflege		
FSME-Virus (Frühsommer-Meningoenzephalitis)	Zecke (Schweiz, Süd-Deutschl., Österreich)	verschiedene Wirtstiere	Forstwirtschaft, Landwirtschaft	Zeckenbiss im Frühjahr und Herbst (hohes Gras, Unterholz)	Fieber Kopfschmerz Meningitis Enzephalitis Radikulitis

Tab. 4.2-41 Berufskrankheiten (Zooanthroponosen) durch Chlamydien, Rickettsien, Bakterien.

Erreger	Vektoren	Tierreservoir	Berufe	Kontakt, Aufnahme	Krankheitsbild
Chlamydia psittaci		Vögel, insbesondere Papageien, Wellensittiche, Tauben sowie durch Schlachtgeflügel (Enten, Puten, seltener Hühner)	Geflügelhaltung, Vogelzüchter	Einatmen erregerhaltigen Staubes, Tröpfcheninfektion	Psittakose (Ornithose)
Rickettsien: Coxiella burnetii	Zecken	Ziege, Schaf, Rind, Pferd (Tiere oft symptomlos)	Viehzüchter, Schlachthofpersonal, Molkereiarbeiter	Einatmen erregerhaltigen Staubes, der durch Ausscheidungen der Nutztiere infiziert ist; Rohmilchverzehr	Q-Fieber: Fieber Myalgien Bradykardie Lungeninfiltrate
Leptospiren		Ratte: Weil'sche Krankheit Hunde: „Stuttgarter Hundeseuche" (Canicola-Fieber) Mäuse: Sumpf-Fieber Schwein: Schweinehirtenkrankheit (Bochet-Gsellsche Krankheit)	Schlachthofpersonal, Personal im Abwasserwesen, Bergarbeiter, Waldarbeiter, Erntearbeiter, Müllarbeiter, Hundebesitzer	Hautkontakt mit Ausscheidungen (Urin oder urinverseuchtem Wasser)	Leptospirose: leichte Fieberattacken Gliederschmerzen Durchfälle, Hämolyse, Ikterus, Urämie, meningeale Symptome.
Anthrax (Bacillus anthracis) – Milzbrand		Ziege, Rind, Schwein, Schaf, Pferd (erregerhaltiger Staub, Umgang mit Tieren, aber auch – v.a. beim Lungenmilzbrand – Übertragung von Mensch zu Mensch)	Berufe mit Tierkontakt. Wolle-, Lumpen- oder Borsten-Sortierer (Lungenmilzbrand, sog. Hadernkrankheit), Gesundheitsdienst (Lungenmilzbrand)	direkter Kontakt (Hautwunde)/Verarbeitung der Produkte (Häute, Felle), Einatmen der Keime, Verschlucken der Keime	Hautmilzbrand Lungenmilzbrand Darmmilzbrand
Brucellen		Rinder: *Bangsche Krankheit* Schafe: *Malta-Fieber* Schweine: *Suisbrucellose*	Metzger, Abdecker, Schäfer, Landwirte, Melker, Milchprüfer	unmittelbarer Kontakt mit infizierten Tieren, Trinken roher Milch, gelegentlich auch aerogene Übertragung	Brucellose: fieberhafte Erkrankung
Tuberkelbakterien (Typus bovinus und humanus)		Rinder, Schweine, Ziegen; manchmal auch Hunde, Katzen, Geflügel			Tuberkulose der regionären Lymphdrüsen, der Lungen, u.a.
Ehrlichien	Zecke	Wildtiere	Waldarbeiter	Zeckenbiss (in Süddeutschland sind etwa 1,6–4% der Zecken mit Ehrlichien infiziert)	schwere Erkrankung (Ehrlichiose): Fieber, Schüttelfrost, Kopfschmerz Myalgie, Arthralgie Hepatose, Nephrose
Listerien		vorwiegend Rind, Schaf, Kaninchen (Erreger sind ubiquitär)	Landwirtschaft	Schmutz-, Schmierinfektion, allergen, oral, diaplazentar, Kontakt mit erkrankten Tieren	Listeriose: granulomatöse Konjunktivitis Furunkel, Meningoencephalitis, Teratogenität

Tab. 4.2-41 Berufskrankheiten (Zooanthroponosen) durch Chlamydien, Rickettsien, Bakterien. Fortsetzung

Erreger	Vektoren	Tierreservoir	Berufe	Kontakt, Aufnahme	Krankheitsbild
Erysipelothrix rhusiopathiae		Hausschweine, Wildschweine, Geflügel (in Mitteleuropa selten)	Landwirtschaft	Aufnahme über verletzte Haut	Rotlauf: Hauterysipeloid selten Arthritis sehr selten Septikämie mit Endokarditis
Francisella tularensis	Zecken	wild lebende Nagetiere (Hasen, Wildkaninchen) in Europa, Amerika, Asien	Forstwirtschaft, Metzger	direkt oder indirekt (Arthropoden) über die verletzte Haut	Tularämie: Fieber Lymphadenose
Spirillum minus (morsus muris) und Streptobacillus moniliformis		Ratten	Abwasserwirtschaft, Landwirtschaft	Rattenbiss	Rattenbißkrankheit (Sodoku): Fieberschübe Lymphangitis Hauterkrankungen
Pseudomonus mallei		Pferde, Esel und Maultiere (Nasensekret, Hautgeschwüre) – besonders häufig in Osteuropa		über die Haut und über die Atemwege, Wundinfektion (Tierfell-, Stallstaub)	Rotz (Maliasmus): Pusteln, Abszesse Ulzerationen der Schleimhaut Pneumonie Sepsis (Erkrankung sehr selten, kann letal sein)
Salmonellen		verschiedene Tierarten (auch der Mensch)	Tierpfleger, Laborpersonal		akute bis subakute Gastroenteritiden
Aktinomyceten (grampositive, überwiegend aerobe, mycelbildende Bakterien)			Kompostier- und Abfallanlagen, Stallungen, Silos, raumlufttechnische Anlagen (RLT)	durch luftgetragene Aktinomyceten	Aktinomykose (oral-cervicofazial, thorakal, abdominal), exogen-allergische Alveolitis (EAA)
Campylobacter jejuni		Affen			
Neisseria meningitidis		Affen			
Borrelia burgdorferi	Ixodes-Zecken	Wildtiere	Förster, Landwirte, Gärtner	Zeckenbiss (Wiese, Unterholz, Büsche)	Borreliose (Lyme-Borreliose)

Tab. 4.2-42 Berufskrankheiten (Zooanthroponosen) durch Würmer.

Erreger	Vektoren	Tierreservoir	Berufe	Kontakt, Aufnahme	Krankheitsbild
Echinokokken (Bandwürmer)		*Echinococcus multilocularis* Fuchsbandwurm (Süddeutschland), *Echinococcus granulosus* Hundebandwurm	Förster, Waldarbeiter, Gerber, Veterinärmediziner	Eier in den Fäzes der Tiere: Verzehr von Waldfrüchten, intensiver Kontakt mit kontaminiertem Erdreich, etc.	Leberbefall mit abdomineller Symptomatik, Ikterus, Kolik, Ruptur, bis hin zum Exitus letalis
Ancylostoma duodenale (Hakenwurm)		ubiquitär (besonders feuchtwarme Gebiete)	Bergwerk (BK-Nr. 3103)	Larven durchdringen die Haut	
Zwergfadenwurm Strongyloides stercoralis		ubiquitär (besonders feuchtwarme Gebiete)	Bergwerk (BK-Nr. 3103)	Larven durchdringen die Haut	Strongyloidiasis

Zu erwähnen sind noch

- Berufskrankheiten (Zooanthroponosen) durch Pilze, wie z.B. Favus, Trichophytie, Mikrosporie,
- Berufskrankheiten (Zooanthroponosen) durch Protozoen, wie z.B. Toxoplasmose (Katzen) oder Amöbenruhr (Affen).

BK 3102: Von Tieren auf Menschen übertragbare Krankheiten

✓ **Berufe:** Tierpflege, Tierhaltung, Umgang mit tierischen Erzeugnissen

✓ **Krankheitsbilder:**
- Bakterien: Brucellose, Tuberkulose, Listeriose, Milzbrand, Salmonellose, Leptospirose
- Viren: Tollwut, Maul- und Klauenseuche, Geflügelpest, Parapox-Virus (Melkerknoten), Hanta-Virus
- Rickettsien, Chlamydien: Q-Fieber, Psittakose
- Pilze: Favus, Trichophytie, Mikrosporie
- Protozoen: Toxoplasmose
- Cestoden (Bandwürmer): Echinococcus granulosus/multiocularis

Literatur

1. TRBA 230 „Landwirtschaftliche Nutztierhaltung".

BK 3103 – Wurmkrankheit der Bergleute, verursacht durch Ancylostoma duodenale oder Strongyloides stercoralis

- Die beiden Parasiten benötigen für ihre Verbreitung hohe Luftfeuchtigkeit und Lufttemperatur, wie dies vor allem in den Tropen und Subtropen der Fall ist und wie es auch im Untertagebau und beim Tunnelbau auftreten kann. Durch Bewetterung der Bergwerke und durch hygienische Maßnahmen ist diese Krankheit extrem selten geworden.
- Die Larven von Ancylostoma duodenale dringen über die intakte Haut in den Körper ein, der Wurm lebt dann schließlich im Dünndarm. Die Erkrankung (Hakenwurmkrankheit) zeigt sich in Magen-Darm-Beschwerden, Übelkeit, Blut im Stuhl, Anämie und Eosinophilie.
- Strongyloides stercoralis (= Anguillela intestinales) wird oral aufgenommen und bohrt sich in die Dünndarmschleimhaut ein. Es kommt u.a. zu Durchfällen und allergischen Krankheitsbildern (Eosinophilie).

Beide Wurmkrankheiten heilen nach einer Wurmabtreibung folgenlos ab.

BK 3103: Wurmkrankheiten der Bergleute, verursacht durch Ancylostoma duodenale oder Strongyloides stercoralis.

Die Berufskrankheit spielt in Deutschland keine Rolle mehr. In den 80er-Jahren gab es noch gelegentlich eine Verdachtsmeldung pro Jahr, jedoch keine Anerkennung.

BK 3104 – Tropenkrankheiten, Tropentauglichkeit und Tropenhygiene

Die Tropen sind die äquatornahen Gebiete der Erde innerhalb der Wendekreise. Man spricht von „warmen Ländern" zwischen 30° nördlicher und 30° südlicher Breite, von den Tropen innerhalb 23° 27' nördlicher und südlicher Breite. Dort herrschen das ganze Jahr über besondere klimatische Verhältnisse; zusätzlich muss bedacht werden, dass die Länder in diesen Gebieten auch durch andere soziale und hygienische Verhältnisse charakterisiert sind. Daraus ergeben sich Risiken für dorthin Reisende, denen durch Aufklärung und medizinische Prävention begegnet werden muss. Bezüglich des Infektionsrisikos (s.u.) ergeben sich immer wieder Änderungen. Es ist deswegen notwendig, sich zur Vorbereitung auf eine ärztliche Beratung (und Impfung) jeweils aktuell zu informieren. Die Weltgesundheitsorganisation, aber auch nationale Einrichtungen stellen solche Informationen laufend zur Verfügung (s.u.).

Etwa 20% der Tropenreisenden müssen ärztliche Hilfe in Anspruch nehmen, knapp 2% müssen ihren Aufenthalt im Ausland krankheitsbedingt abbrechen. In einem Drittel der Fälle liegen psychische Störungen zugrunde. Bei den körperlichen Ursachen sind Unfälle am häufigsten, gefolgt von infektiöser Hepatitis, Malaria und Amöbenruhr.

Reisetauglichkeit, Tropentauglichkeit

Die **Belastungen/Risiken** ergeben sich aus:

- den Umständen der Reise selbst,
- dem Klima, der meist hohen Luftfeuchtigkeit und Lufttemperatur,
- der Zeitzonenverschiebung,
- der Hygiene des Wassers und der Lebensmittel,
- einer möglichen Infektion über Nahrungsmittel und Wasser
- über Insektenstiche bzw. -bisse
- über Kontakte zu infizierten Menschen
- der oftmals mangelhaften medizinischen Infrastruktur im Zielland.

Die Reise in die Tropen erfordert in der Regel das Flugzeug, mit dem **mehrstündigen Flug** sind folgende Risiken verbunden:

- im Flugzeug besteht leichter Unterdruck (Zahnbeschwerden, Mittelohrbeschwerden),
- Durchblutungsstörungen durch langes Sitzen,
- Infektionsgefährdung für andere bzw. durch andere Passagiere bei bestehender Krankheit.

Risiken der klimatischen Belastung. Aus der dauernd erhöhten Umgebungstemperatur und der hohen Luftfeuchtigkeit (die Schweißabgabe führt dann zu einem geringeren Kühlungseffekt) resultieren u.U. bereits in Ruhe durch die gesteigerte Durchblutung der Peripherie eine Belastung von Herz und Kreislauf – daraus resultiert ein eingeschränktes Leistungsvermögen. – Bei einem Daueraufenthalt kommt es nach mehr als 3 Wochen zu einer teilweisen Akklimatisation, so wird z.B. das Schwitzen verändert (höhere Schweißmengen bei gleichzeitig geringerem Salzverlust). Die Akklimatisation geht nach einer Rückkehr in gewohntes Klima schon innerhalb weniger Tage wieder verloren. Daraus resultiert der Rat, nicht oft zwischen den Klimazonen (Kurzurlaub) zu pendeln.

Risiken der Zeitzonenverschiebung. Der Zirkadianrhythmus vieler Körperfunktionen gerät durcheinander. Die eigentlich notwendigen Ruhetage nach Hin- und nach Rückflug werden selten eingehalten. Man rechnet damit, dass die Adaptation (auch die „Rückadaptation") pro Stunde Zeitdifferenz einen Tag dauert!

Die Risiken der Hygiene des Wassers und der Lebensmittel. Es besteht Infektionsgefahr (s.u.). Der große Flüssigkeitsbedarf darf nur mit abgepackten Flüssigkeiten gedeckt werden, notfalls Wasser abkochen. Bei den Lebensmitteln können auch ungewohnte Inhaltsstoffe (Gewürze, aber auch genuine Bestandteile (z.B. von Fischen) zu Unverträglichkeitsreaktionen führen.

Infektionsgefahren. Infektionsquellen können sein:

- Tiere: Bisse von Schlangen und Skorpionen, Umgang mit erkrankten Säugetieren.
- Insekten: Als Überträger von Bakterien und Viren und als Verursacher lokaler Reaktionen an den Stichstellen (bei Sensibilisierung auch systemische Reaktionen).
- Nahrungsmittel: Durchfallerkrankungen sind häufig. Verursacht werden sie z.B. durch Salmonellen, Shigellen, Listerien, Staphylokokken, Vibrionen, Yersinien, durch das Hepatitis-A-Virus, durch Protozoen und Würmer. Die Ursachen sind rohe oder unzureichend zubereitete (gekochte) Speisen, nicht abgekochte oder pasteurisierte Getränke und nicht geschältes Obst.
- Infizierte Menschen, Sexualkontakte (HIV, Hepatitis B, Gonorrhoe).

Die Vielfalt der Erreger kann hier nicht abgehandelt werden, dazu gibt es ausführliche und leicht zugängliche Spezialliteratur, z.B. über die Deutsche Gesellschaft für Tropenmedizin und internationale Gesundheit (DTG, www.dtg.mwn.de, weitere Adressen s.u.).

Tabelle 4.2-43 gibt einen Überblick über die wichtigsten Erreger bzw. Erkrankungen.

Tab. 4.2-43 Überblick über die wichtigsten Erreger bzw. Erkrankungen.

	Vektor	Erreger	Erkrankung	Vorkommen
Protozoen				
Malaria	Anopheles	Plasmodium falciparum P. vivax P. malariae	M. tropica M. tertiana M. quartana	Tropen, warme Länder
Amöbiasis		Entamoeba histolytica	Amöbenruhr	warme Länder, Tropen
Trypanosomiasis	Tsetse-Fliege Raubwanzen		afrik. Schlafkrankheit Chagas-Krankheit	Afrika Südamerika
Leishmaniose	Schmetterlingsmücken	Leishmania donovani u.a.	kutane und viszerale (Kala-Azar) Formen	Afrika, Südamerika und Asien
Viren				
Dengue-Fieber	Stechmücke (Aedes)	Arboviren	fieberhafte Erkrankung mit Exanthem	Tropen
Gelbfieber	Stechmücken (Aedes, Haemagogus)	RNA-Virus	fieberhafte Erkrankung	Zentralafrika Amerika
Hepatitis A–D	siehe Kap. 3.4			
HIV	siehe Kap. 3.4			
Rickettsien				
Fleckfieber	Kleiderlaus	R. prowaziekii	akute Infektionskrankheit	Tropen
Bakterien				
Shigellen		Sh. dysenteriae Sh. flexneri Sh. boydii	blutige, eitrige Durchfälle	weltweit
Cholera		Vibrio cholerae V. ch. Biotyp El Tor	Durchfallerkrankung, „Reiswasserdiarrhö"	weltweit

Tab. 4.2-43 Überblick über die wichtigsten Erreger bzw. Erkrankungen. Fortsetzung

	Vektor	Erreger	Erkrankung	Vorkommen
Bakterien				
Borreliose	Läuse, Zecken	Borrelia recurrentis B. duttoni	epidemisches (durch Läuse) und endemisches (durch Zecken) Rückfallfieber	weltweit
Lepra		Mycobacterium leprae	Lepra	weltweit
Pest	Flöhe	Yersinia pestis	Beulenpest Lungenpest	kommt nur noch vereinzelt vor
Würmer				
Bilharziose	Süßwasserschnecken	Schistosoma mansoni S. haematobium S. japonicum	Darmbilharziose Blasenbilharziose Darmbilharziose	Afrika, Arabien, Karibik Afrika, Mittlerer Osten China, Philippinen
Filariosen	Stechmücke	Wucheria bancrofti Brugia malayi Brugia timori	Elefantiasis (Lymphstauungen)	Tropen Südostasien Indonesien
Loiasis (eine Filariose)	Bremsen	Loa Loa	Wurmwanderung durch den Körper	Afrika
Onchozerkose (eine Filariose)	Kriebelmücke	Onchocerca volvulus	Dermatitis, Keratitis, „Flussblindheit"	Afrika, Mittel- und Südamerika
Drakunkulose	Cyclops (Kleinkrebse)	Dracunculus medinensis	Medina-Wurmkrankheit	West- und Ostafrika
Pilzerkrankungen				
Blastomykose		Blastomyces dermatitidis		Nordamerika
Paracoccidioidomykose		Blastomyces brasiliensis		Süd-, Mittelamerika
Amerikanische Histoplasmose		Histoplasma capsulatum		Amerika
Afrikanische Coccidioidomykose		Coccidioides immitis		Afrika

Die wichtigsten Vektoren, d.h. infizierte Überträger, sind Mücken (Malaria, Filariosen), Zecken und Läuse (Borreliose) sowie Schnecken (Schistosomiasis). Das Vorkommen in dem jeweiligen Land muss aktueller Information durch die WHO und andere Organisationen (s.u.) entnommen werden. Jede tropenmedizinische Beratung und ggf. Präventionsmaßnahme durch Medikamenteneinnahme oder Impfung bedarf einer aktuellen Vorbereitung auch seitens des erfahrenen Betriebsarztes.

Prävention

Allgemeine Verhaltensregeln betreffen die Akklimatisation, die Nahrungsaufnahme und ausreichende Aufnahme geprüfter Flüssigkeit (abgepackt, importiert, abgekocht), Bekleidung, sowie das soziale Verhalten.

Im Mittelpunkt der ärztlichen Maßnahmen stehen Impfungen und die prophylaktische Medikation (Malaria).

Impfungen. Vorgeschriebene Impfungen (Einreise in ein bestimmtes Land) gibt es nur wenige: die Gelbfieberimpfung und, bei Mekka-Pilgern, die Meningokokken-Meningitis-Impfung. Hinzu kommen jedoch zahlreiche empfohlene Impfungen *(→ Tab. 4.2-44),* mit Tot- bzw. Lebendimpfungen und der Notwendigkeit, die Impfabstände zu beachten *(→ Tab. 4.2-45).* Die WHO gibt eine Empfehlung heraus, ebenso die Deutsche Gesellschaft für Tropenmedizin und internationale Gesundheit, sowie das CDC (Center of Disease Control der USA). Das Robert-Koch-Institut vermittelt Informationsquellen. Ein Impffahrplan berücksichtigt auch die Kompatibilität der verschiedenen Impfungen *(→ Tab. 4.2-46).*

Tab. 4.2-44 Empfohlene Impfungen vor einem Aufenthalt in den Tropen (WHO, www.who.int/ith).

Impfung	Impfstoff	Grundimmunisierung
Diphtherie*	Totimpfstoff	3fach-(2fach-)Impfung
Haemophilus influencae**	Totimpfstoff	3fach-Impfung
Hepatitis B	Totimpfstoff	3fach-Impfung
Masern (MMR)	Lebendimpfstoff	1fach-Impfung
Pertussis*	Totimpfstoff	3fach-(2fach-)Impfung
Poliomyelitis	Lebendimpfstoff oral (s.u.)	3fach-Impfung (siehe Kommentar)
Poliomyelitis	Totimpfstoff	3fach-Impfung
Tetanus*	Totimpfstoff	3fach-(2fach-)Impfung
Typhus	Lebendimpfstoff oral	3fach-Impfung
Typhus	Totimpfstoff	1fach-Impfung

* werden als bi- oder trivalenter Impfstoff angeboten

** Kinder bis 5 Jahre

Kommentar: In Deutschland wird seit 1998 der Polio-Lebendimpfstoff (orale Polio-Vakzine, OPV) wegen des Risikos der vakzineassoziierten paralytischen Poliomyelitis nicht mehr empfohlen (Ausnahme Riegelungsimpfung).

Anerkennung und Entschädigung

Der Verdacht auf eine beruflich bedingte infektiöse Erkrankung nach beruflicher Tätigkeit im Ausland ist „... *immer dann anzuzeigen, wenn die Infektion noch nicht abgeklungen ist, oder aber die Gefahr besteht, die Infektion werde noch zu einem späteren Zeitpunkt Auswirkungen auf den Gesundheitszustand des Versicherten haben*" (Empfehlung der Deutschen Tropenmedizinischen Gesellschaft DTG 1982).

Tab. 4.2-46 Impffahrplan (nach „Ärztemerkblatt 1995" Deutsches Grünes Kreuz).

Zeitpunkt vor Reiseantritt	Impfung
5 Wochen	1. Hepatitis A, 1. Hepatitis B, Gelbfieber, Typhus (Schluckimpfung oder Typhus-Injektion
4 Wochen	1. Tollwut, 1. Cholera (Schluckimpfung)
3 Wochen	Tetanus-Diphtherie-Auffrischung (Td), 2. Cholera, 2. Tollwut
1 Woche	2. Hepatitis A, 2. Hepatitis B, 3. Tollwut, Hepatitis-A-Prophylaxe (Immunglobulin, wenn keine Aktivimpfung), mit Chemoprophylaxe gegen Malaria beginnen.

Tab. 4.2-45 Impfabstände (in Wochen) bei Verabreichung von Lebendimpfstoffen (Deutsche Gesellschaft für Tropenmedizin, 2002).

Nach Impfung gegen/nach Gabe von	zu Gelbfieber	zu Masern/Mumps	zu Polio oral (s.o.)	zu Typhus oral	zu Immunglobulin
Gelbfieber*	-	4	4	-	1
Masern/Mumps	4*	-	4	-	2
Poliomyelitis oral (s.o.)	4*	4	-	-	
Typhus oral	-	-	-	-	-
Immunglobulin	12*	12*	-	-	-

* Die Gelbfieberimpfung darf ausnahmsweise auch zu anderen Zeitpunkten gegeben werden, ohne dass eine Beeinträchtigung des Impfschutzes zu erwarten ist.

BK 3104: Tropenkrankheiten, Fleckfieber.

Im Jahre 2000 wurden 456 Verdachtsanzeigen gestellt, 311 Fälle wurden anerkannt, es gab keine neuen Rentenfälle.

Fleckfieber (Läuse-, Zecken-, Milben- und murines Fleckfieber) kann außer in Tropen und Subtropen auch in anderen Gebieten gehäuft vorkommen.

Krankheiten infolge Mangelernährung, Isolationsschäden (Hitzschlag u.Ä.), Folgezustände nach Schlangenbiss u.a. werden nicht unter dem Begriff Tropenkrankheiten erfasst. Bei den Letzteren kann es sich ggf. um Arbeitsunfälle handeln.

Eine Tropenkrankheit wird nach der Rechtsprechung stets ohne Rücksicht auf Lebensumstände am Einsatzort anerkannt, auch erfolgt in diesem Zusammenhang keine Unterscheidung in dienstlich oder privat.

Vorsorgeuntersuchung nach G 35 „Arbeitsaufenthalt im Ausland unter besonderen klimatischen und gesundheitlichen Bedingungen"

Die geschilderten Besonderheiten der äquatornahen Länder machen Vorsorgeuntersuchungen durch einen ermächtigten Arzt erforderlich. Die Ermächtigung dazu wird von den Berufsgenossenschaften erteilt (mehrtägiger Ermächtigungskurs). Die relevanten Berufskrankheiten sind neben BK 3104 (Tropenkrankheiten, Fleckfieber) die BK 3101 und BK 3102. Schließlich ist die Vorsorgeuntersuchung noch im Entwicklungshelfer-Gesetz vorgesehen.
Für die Auswahl der zu untersuchenden Personen gelten Auswahlkriterien (BGI 504-35).
Die Notwendigkeit fachkundiger Beratung und erforderlichenfalls auch arbeitsmedizinischer Vorsorgeuntersuchungen wird durch die jeweiligen klimatischen und gesundheitlichen Verhältnisse des Einsatzorts bestimmt. Einschlägige Arbeitsbedingungen bestehen nicht nur in den Tropen oder Subtropen (→ *Abb. 4.2-11: Bereich innerhalb der schwarzen Linien*). Mit ungünstigen klimatischen und vor allem hygienischen Bedingungen sowie mit unzureichender ärztlicher Versorgung ist auch in einigen südosteuropäischen und asiatischen Ländern, die nicht den Tropen oder Subtropen angehören sowie in Polarregionen zu rechnen.
Erstuntersuchung: Vor jedem Arbeitsaufenthalt im Ausland im Sinne dieser Auswahlkriterien ist eine ärztliche Beratung durch einen ermächtigten Arzt über die besonderen klimatischen und gesundheitlichen Belastungen sowie über die ärztliche Versorgung am vorgesehenen Einsatzort erforderlich. Die Beratung schließt insbesondere Hinweise auf eine erforderliche Malaria- und Impfprophylaxe ein.
Bei besonderen Bedingungen je nach Einsatzort und Einsatzart (z.B. bei besonders hoher Infektionsgefahr, besonderer beruflicher Belastung) ist auch bei Kurzaufenthalten eine ärztliche Untersuchung erforderlich.
Bei einschlägigen Arbeitsaufenthalten von insgesamt mehr als 3 Monaten pro Jahr muss vor der ersten Ausreise stets eine Erstuntersuchung vorgenommen werden.
Nachuntersuchung: Bei fortdauerndem Arbeitsaufenthalt oder bei fortgesetzt wiederholten kurzfristigen Arbeitsaufenthalten ist die Nachuntersuchungsfrist (24–36 Monate nach der Erstuntersuchung) einzuhalten.
Nach Beendigung eines Arbeitsaufenthaltes, dessen Dauer ein Jahr überschreitet, ist stets eine besondere Nachuntersuchung (Rückkehruntersuchung) spätestens 8 Wochen nach Beendigung des Auslandaufenthaltes vorzunehmen. Auf die Möglichkeit von Spätsymptomen auch noch über den Zeitraum eines Jahres nach Beendigung des Arbeitsaufenthaltes hinaus ist hinzuweisen. Vorzeitige Nachuntersuchungen sind nach ärztlichem Ermessen oder auf Wunsch eines Arbeitnehmers durchzuführen.
Vor einem erneuten Arbeitsaufenthalt im Ausland ist eine Erstuntersuchung nicht erforderlich, wenn die Rückkehruntersuchung nicht länger als 1 Jahr zurückliegt.

Untersuchungsinhalte:

- allgemeine Anamnese, Arbeitsanamnese unter besonderer Berücksichtigung früherer Aufenthalte in den Tropen,
- spezielle Untersuchungen: Urinstatus, BKS, großes Blutbild, Gamma-GT, GOT, GPT, Blutzucker, Kreatinin, Ruhe-EKG,
- erwünscht: Anti-HIV-Test, Anti-HBc-, Anti-HAV-Test, bei Personen über 45 Jahre: Haemoccult, Ergometrie, bei Frauen gynäkologische Untersuchung,
- zusätzliche Untersuchungen: bei unklaren Fällen mit Verdacht auf Tropenkrankheiten (ungeklärtes Fieber, anhaltende Durchfälle, starker Gewichtsverlust, generalisierte Lymphknotenschwellungen, erhöhte Eosinophilenzahlen sowie urtikarielle, pruriginöse, ulzerative Hauterkrankungen).

Gesundheitliche Bedenken: Bei Personen, die der ständigen ärztlichen Betreuung bedürfen und bei denen unter den Belastungen des Auslandsaufenthaltes mit einer Verschlimmerung ihrer Erkrankung zu rechnen ist. Kriterien der Beurteilung sind insbesondere die Schwere der Erkrankung, Funktionsbeeinträchtigungen, Behandlungsmöglichkeiten vor Ort.
Im Fall einer Erkrankung: Zur Dokumentation von ärztlichen Behandlungen im Ausland dient ein mehrsprachiges Formblatt „Medical Report" (Bestell-Nr. A 20 oder A 30, Verlag Kepnerdruck GmbH, Brettener Str. 51, 75031 Eppingen).

Krankheiten, die während einer Tropenreise auftreten, die aber nicht tropentypisch sind, können u.U. als BK 3101 oder 3102 anerkannt werden.

Malaria

Die Erkrankung spielt nach wie vor eine sehr große Rolle, in den betroffenen Ländern, wie auch in der Reisemedizin. Die 3 Formen sind:

- Malaria tropica (Plasmodium falciparum): lebensbedrohliche fieberhafte Erkrankung mit Hämolyse.
- Malaria tertiana (P. vivax): gutartiger Verlauf, Fieber alle 48 Stunden.
- Malaria quartana (P. malariae) gutartiger Verlauf, typischerweise Fieberschübe alle 72 Stunden.

Diagnostik

„Dicker Tropfen", Blutversand in Speziallabor (EDTA-Röhrchen).

Expositionsprophylaxe

Es geht um die Vermeidung von Insektenstichen (Anopheles-Mücke ist nacht- und dämmerungsaktiv):

- Anwendung von Moskitonetzen,
- Einreiben unbedeckter Hautstellen mit mückenabweisenden Mitteln (Repellents) mit dem Wirkstoff DEET (z.B. No-Bite) oder Bayrepel (z.B. Autan),
- Tragen von hautbedeckender heller Kleidung,
- Aufenthalt in mückensicheren Räumen (Klimaanlage, Fliegengitter).

Chemoprophylaxe

Ein vollkommener Schutz ist leider nicht garantiert, dennoch ist die Chemoprophylaxe bei Reisen in Malariagebiete mit hohem Übertragungspotential grundsätzlich empfehlenswert. Länderlisten stehen über die WHO und die DTG zur Verfügung. Die Prophylaxe beginnt eine Woche bzw. einen Tag (Proguanil und Doxycyclin) vor einer Reise und sie ist nach der Reise 4 Wochen lang fortzuführen. Die Empfehlungen in *Tabelle 4.2-47* geben den gegenwärtigen Stand wieder (2002). Es besteht die Notwendigkeit, sich jeweils aktuell zu informieren. Für den Fall einer Erkrankung und der Notwendigkeit einer notfallmäßigen Selbstbehandlung sind schriftliche Reiseunterlagen erforderlich. Die Zeit zwischen Einreise in das Malariagebiet und einer möglichen Malaria (Fieber, schweres Krankheitsgefühl, Kopf- und Gliederschmerzen, Schüttelfrost) beträgt mindestens 6 Tage (Inkubationszeit).

Die Malariaprophylaxe-Empfehlungen richten sich nach den Reisegebieten. Trotz zeitnaher Aktualisierung der weltweiten Malariasituation (www.dtg.mwn.de; www.who.int.) stellen die Informationen bezüglich Vorkommen und Resistenzlage immer nur eine Momentaufnahme einer dynamischen Situation dar. *Abbildung 4.2-11* ist deswegen nur als Beispiel zu verstehen.

Tab. 4.2-47 Präparate zur Durchführung einer Malariaprophylaxe und -therapie (Auswahl der gebräuchlichsten Präparate).

	Handelsname*	Dosis	Bemerkungen
Chloroquin	Resochin	300 mg/Woche	Einnahme immer am gleichen Wochentag
Proguanil	Paludrine	200 mg/Tag	
Mefloquin	Lariam	250 mg/Woche	Einnahme immer am gleichen Tag
Atovaquone (+ Proguanil)	Malarone	250 mg/Tag (+ 100 mg/Tag)	Kombipräparat mit Proguanil
Artemether/ Lumefantrin	Riamat	nur auf ärztliche Verordnung	nur zur Therapie

* Die Präparate werden auch unter einer Reihe von anderen Handelsnamen verkauft.

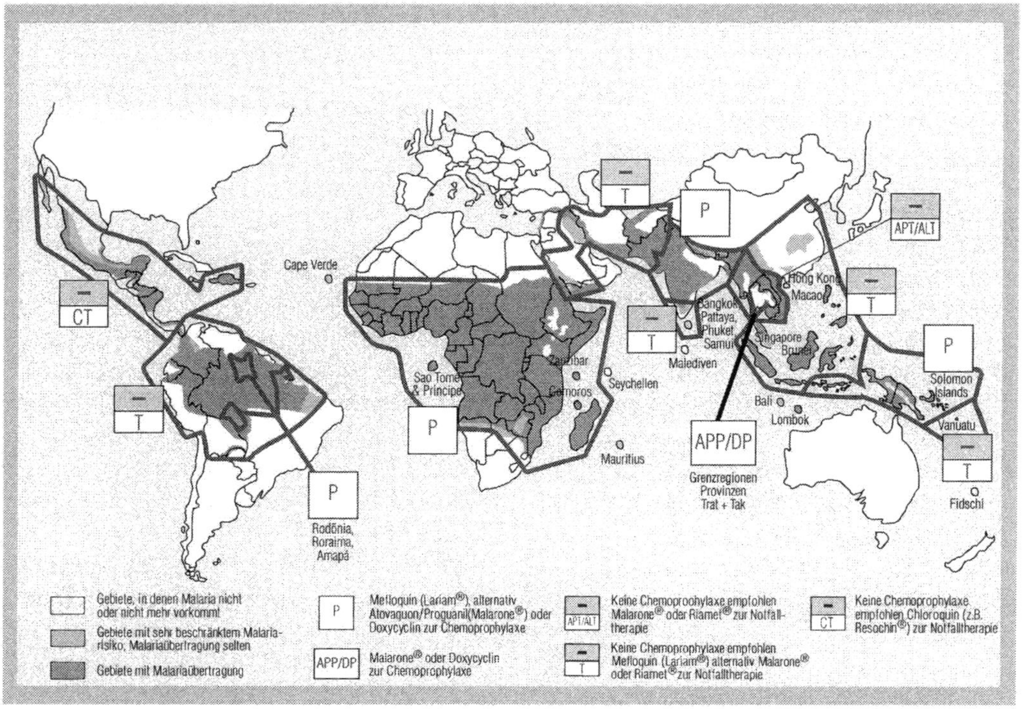

Abb. 4.2-11: Malariaprophylaxe (Stand Juni 2003). Einteilung in Zonen mit unterschiedlicher medikamentöser Chemoprophylaxe gemäß den Empfehlungen der Deutschen Gesellschaft für Tropenmedizin und Internationale Gesundheit. (Quelle: http://www.dtg.mwn.de/malaria/malproph.htm [Deutsche Gesellschaft für Tropenmedizin und Internationale Gesundheit e.V.; Empfehlungen zur Malariaprophylaxe 2003]).

Schwangerschaft. Eine Chemoprophylaxe ist nur unter Vorbehalt möglich, Chloroquin und Proguanil erscheinen geeignet.

Längere und/oder häufig wiederholte Tropenaufenthalte. Grundsätzlich ist eine Chemoprophylaxe zu empfehlen. Die Anwendung über längere Zeit macht die Nebenwirkungen besonders bedeutungsvoll; auch sind mögliche Wechselwirkungen mit anderen Medikamenten sowie Organerkrankungen von Nieren, Leber usw. zu berücksichtigen – Erkrankungen, welche die Tropentauglichkeit an sich schon in Frage stellen können.

Die Checkliste für den Arzt soll ihm als Hilfe dienen, sie ersetzt nicht die Betreuung durch den Tropenmediziner!

Checkliste für die Malaria-Beratung durch den Arzt

- Aufklärung des Reisenden über das Malariarisiko.
- Schwangeren Frauen und Kindern unter 5 Jahren ist vom Aufenthalt in Malariagebieten abzuraten.
- Informationen über Maßnahmen zur Vermeidung von Insektenstichen.
- Warnung, dass Malariaerkrankung trotz Chemoprophylaxe auftreten kann.
- Information über die Symptome einer Malaria und die Notwendigkeit, bei Auftreten dieser Symptome einen Arzt aufzusuchen; Hinweis auf die Lebensgefahr bei verzögerter Diagnostik und Therapie.
- Frage nach vorbestehenden Krankheiten, regelmäßiger Medikamenteneinnahme, Allergien und nach bestehender Schwangerschaft.

- Frage nach geplanten Aktivitäten während der Reise, z.B. Tauchen und Bergsteigen.
- Aufklärung über die regelmäßige Einnahme der verordneten Medikamente zur Vorbeugung bzw. zur notfallmäßigen Selbsttherapie.
- Hinweis auf die Notwendigkeit der Fortsetzung der Chemoprophylaxe nach Verlassen des Malariagebiets.
- Aufklärung über die Nebenwirkungen der verordneten Medikamente.
- Hinweis darauf, dass bei Malaria oder Malariaverdacht während der Reise ein Arzt nach Rückkehr aufgesucht werden sollte.
- Mitgabe von schriftlichem Informationsmaterial zum Verbleib bei dem Reisenden.
- Empfehlung an den Reisenden, wegen des oft unkalkulierbaren Wirkstoffgehaltes, keine Malariamedikamente im Ausland zu kaufen.

BK 3104 – Tropenkrankheiten, Fleckfieber

- Tropenkrankheiten
  - Protozoenkrankheiten, z.B. Amöbiasis, Malaria
  - Wurmkrankheiten z.B. Bilharziose
  - Pilzkrankheiten, z.B. Blastomykose
  - Viruserkrankungen, z.B. Gelbfieber
  - Bakterienerkrankungen, z.B. Lepra
  - Bestimmte anderweitig verursachte Krankheiten, z.B. Tropengeschwüre
- Fleckfieber (auch in nichtropischen Gebieten)

Hitzschlag, Schlangenbiss u. a. werden nicht unter dem Begriff Tropenkrankheiten erfasst (ggf. Arbeitsunfälle)

Literatur

1. Deutsche Gesellschaft für Tropenmedizin und internationale Gesundheit (DTG). Empfehlungen zur Malariavorbeugung, 2003
2. G 35 – BG-Grundsatz für Arbeitsmedizinische Vorsorgeuntersuchungen bei Arbeitsaufenthalt im Ausland unter besonderen klimatischen und gesundheitlichen Belastungen, 1998
3. WHO. International Travel and Health. WHO, Geneva, 2002

4.2.7 Berufskrankheiten der Atemwege, der Lunge und der serösen Häute

Atemwegs- und Lungenkrankheiten gehören zu den wesentlichen Ursachen für Arbeitsunfähigkeit und vorzeitige Berentung. Der Stellenwert der berufsbedingten Atemwegs- und Lungenerkrankungen lässt sich an folgender Angabe ermessen: Die Berufsgenossenschaften geben für diese Krankheitsgruppe ca. die Hälfte der Entschädigungsleistungen und Heilbehandlungen aus.

Zur Zahl der anerkannten und erstmals entschädigten Berufskrankheiten der Lunge → *Tabelle 4.2-48.*

Lungenkrankheiten findet man nicht nur in der Gruppe 4 der Berufskrankheitenliste. Sie sind auch anderen BK-Nummern zugeordnet (z.B. BK 1103, Erkrankungen durch Chrom oder seine Verbindungen, oder BK 2402, Erkrankungen durch ionisierende Strahlung).

Tab. 4.2-48 Anzeigen, Anerkennungen und erstmals entschädigte BK-Fälle der BK-Hauptgruppe 4 (Atemorgane) [19].

BK Nr.	1998 angezeigt	anerkannt	erstmals entschädigt	2000 angezeigt	anerkannt	erstmals entschädigt
Gruppe 4	20.192	7.420	3.053	17.832	6.632	3.032
BK 4103 Asbestose	4.034	2.215	458	3.770	1.818	389
BK 4101 Silikose	2.813	2.100	391	2.050	1.627	370
BK 4301 allergische Obstruktion	4.851	1.048	366	4.269	1.004	314

Inzidenz und Prävalenz der Lungenerkrankungen insgesamt, über den Bereich der gesetzlichen Unfallversicherung hinaus, haben in den letzten Jahren in Deutschland zugenommen. Ein weiterer Anstieg wird prognostiziert. Gegenwärtig wird **Feinststaub** als eine Ursache für diesen Anstieg verdächtigt (früher wurden eher Schwefeldioxid bzw. saure Teilchen als Ursache angesehen). In den Industrieländern hat die Staubbelastung der Außenluft gemessen als Massebelastung zwar abgenommen, die Zahl feinster Partikel (und damit die Stauboberfläche pro Luftvolumen) hat jedoch in den letzten Jahren zugenommen.

Einführung – Atemorgane und exogene Noxen

Die Lunge – Funktion und Schädigung

Die Lunge hat neben der Hauptfunktion des Gasaustausches noch andere Aufgaben und Stoffwechselfunktionen: Abwehr von Krankheitserregern, Clearancefunktion, Arachidonsäure-Metabolismus, ACE-Synthese, etc.

Mehr als jedes andere Organ muss die Lunge mit der Umwelt in Kontakt treten. Die täglich geatmete Luft hat i.d.R. ein Volumen von 12 bis 25 m^3 (abhängig von Konstitution, Arbeitsleistung, etc.). Die Diffusion findet an den Alveolen über eine Oberfläche von annähernd 80 m^2 statt und kann bei **Diffusionsstörungen** behindert sein. In der Atemluft können gasförmige, flüssige und staubförmige Substanzen enthalten sein. Sie können eine irritative, allergene und mutagene/kanzerogene Wirkung entfalten.

Um den lebensnotwendigen Gasaustausch zu realisieren, muss das Lungenvolumen periodisch erweitert und verringert werden. Die Luft strömt ein und wieder aus.

Obstruktive Ventilationsstörungen sind sämtliche Behinderungen dieser Luftströmung. Restriktion werden alle Vorgänge genannt, welche das Füllungsvolumen der Lunge vermindern.

Vitalkapazität (VC) ist das maximale Volumen, das nach einer maximalen Inspiration wieder exspiriert werden kann. Danach bleibt in der Lunge ein Gasvolumen zurück, welches dem Residualvolumen (RV) entspricht, → *Kapitel 2.2, Prüfung der Lungenfunktion.* – Die Differentialdiagnostik und die gutachterliche Untersuchung bei einer Atemwegs- bzw. Lungenerkrankung erfordert in der Regel eine Ganzkörperplethysmographie, die Aussagen über die Compliance und die Resistance ermöglicht. Das bleibt Ärzten mit der entsprechenden Qualifikation vorbehalten.

Diagnostik und Vorsorgeuntersuchung

Die Früherkennung bzw. Diagnostik von Lungenerkrankungen unter arbeitsmedizinischen Gesichtspunkten stützt sich im Wesentlichen auf (weitere Details siehe Spezialliteratur):

- Anamnese und körperliche Untersuchung:
  - Fragen nach Belastungsdyspnoe, Husten (produktiv, unproduktiv), Sputum (klar, eitrig, blutig), Tabakrauchgewohnheiten, Schmerzen, Fieber, Infekte, Allergien, Medikamente, Familie, etc.
  - Die Arbeitsanamnese sollte alle Beschäftigungsverhältnisse erfassen. Es sollten möglichst umfassend auch Arbeitsstoffe und Arbeitsschutzmaßnahmen (Atemschutz, Absaugung, etc.) erfragt werden.
  - Freizeitbeschäftigungen sind ebenfalls von Interesse: Haustiere, Schimmelpilze, Passivrauchen, etc.
  - Untersuchung: Auskultation, Perkussion, Palpation (Stimmfrenitus), Atemfrequenz (Norm 10–18/min), Zyanose (zentral, peripher), Trommelschlägelfinger, Uhrglasnägel, Thoraxform (Fassthorax, Trichterbrust, Kyphoskoliose), Jugularvenenstauung.
- Pulmonale Funktionsuntersuchungen: *(→ Kapitel 2.2, Prüfung der Lungenfunktion):*
  - Eine v.a. am Arbeitsplatz auftretende Obstruktion kann mit geringem apparativem Aufwand vom Betroffen selbst objektiviert werden. Ein Peak-flow-Profil sollte am besten eine ganze Arbeitswoche einschließlich der arbeitsfreien Zeit umfassen. Verringerung des Peak-flow kann durch Kälte, Infektion, körperlicher Belas-

tung, durch exogene Allergen- und Reizstoffexposition sowie tageszeitabhängig (frühe Morgenstunden) ausgelöst werden.

- Allergologische Untersuchungen:
  - Hauttests (z.B. Pricktest),
  - inhalative Provokationsstests (unspezifisch und allergenspezifisch),
  - Laboruntersuchungen (Gesamt-IgE, allergenspezifisches IgE und IgG).
- Konventionelle Röntgentechnik:
  - Röntgenaufnahme des Thorax in Hartstrahltechnik (p.-a. Strahlengang und seitlich) mit standardisierter Klassifikation des Röntgenbefundes (ILO-Staublungenklassifikation, → *Tab. 4.2-50).*
  - Durchleuchtung zur Herdlokalisation bei bioptischen Untersuchungsverfahren (z.B. Bürstenzytologie, perthorakale Lungenbiopsie).
- Computertomographie:
  - Tumorstaging, Diagnostik von Pleuraplaques nach Asbest-Exposition (bei Bronchialkarzinom und fehlender Asbestose).
  - Das hochauflösende CT (High-Resolution-CT, HRCT) dient der Diagnostik interstitieller Lungenerkrankungen (z.B. Aluminiumfibrose) sowie von Emphysem und Bronchiektasen. Strukturen, die im Röntgenübersichtsbild als retikulär erscheinen, erweisen sich im CT als nodulär.
- Sonographie: thoraxwandnahe Prozesse (Tumoren, Pleuraerguss).

Vorsorgeuntersuchungen [9]

Verschiedene „Grundsätze“ befassen sich mit Lungenerkrankungen unter dem Aspekt der Früherkennung, teilweise aber auch unter dem Gesichtspunkt der Eignung für bestimmte Tätigkeiten. Im Folgenden sind die betreffenden Grundsätze kurz aufgezählt (in Klammern sind – ohne Anspruch auf Vollständigkeit – Untersuchungsinhalte angedeutet):

- G 1.1 Quarzhaltiger Staub (Röntgenbild, Spirometrie)
- G 1.2 Asbestfaserhaltiger Staub (Spirometrie, Röntgenbild, evtl. HRCT)
- G 1.3 Keramikfaserhaltiger Staub (Röntgenbild, Spirometrie)
- G 15 Chrom-VI-Verbindungen (Röntgenbild, Spekulumuntersuchung der Nase, Spirometrie)
- G 16 Arsen oder seine Verbindungen (Röntgenbild, Spekulumuntersuchung der Nase)
- G 23 Obstruktive Atemwegserkrankungen (Spirometrie, evtl. erweiterte Diagnostik)
- G 26 Atemschutzgeräte (u.a. Spirometrie – Eignungsindikation)
- G 27 Isocyanate (Röntgenbild, Spirometrie, Test auf bronchiale Hyperreagibilität, evtl. erweiterte Diagnostik)
- G 30 Hitzearbeiten (u.a. Spirometrie – Eignungsindikation)
- G 31 Überdruck (u.a. Spirometrie und Röntgenbild – Eignungsindikation)
- G 38 Nickel und seine Verbindungen (Spekulumuntersuchung der Nase, Röntgenbild, Spirometrie)
- G 39 Schweißrauche (Röntgenbild, evtl. HRCT, Spirometrie, evtl. Bodyplethysmographie und Inhalationstest)
- G 40 Krebserzeugende Gefahrstoffe – allgemein – (evtl. Röntgenbild)
- G 43 Biotechnologie (evtl. Spirometrie)
- G 44 Buchen- und Eichenholzstaub (Spekulumuntersuchung der Nase, ab dem 45. LJ. zusätzlich: Endoskopie der inneren Nase)

Für spirometrische und ergometrische Untersuchungen gelten die Leitfäden für Lungenfunktionsprüfungen und Ergometrie (im Anhang der „Grundsätze“). Ein Untersuchungsgrundsatz für Exposition gegen Staub (im allgemeinen Sinn) wird derzeit entwickelt. Leitlinien der DGAUM wurden bereits veröffentlicht *(→ Kap. 3.1).*

Sollte eine arbeitsbedingte Lungenerkrankung diagnostiziert werden, ist – neben der pulmologischen Therapie – vor allem die Vermeidung der weiteren Exposition (sofern identifiziert) entscheidend wichtig. Freilich wird im Fall maligner Neoplasien der Betreffende wegen der hohen Latenzzeit in der Regel die schädigende Tätigkeit ohnehin nicht mehr ausüben.

Zum Begriff der Pneumokoniose
Definition und Überblick

Pneumokoniosen sind alle Lungenveränderungen als Folge inhalativer Staubaufnahme und -ablagerung. Diese Lungenveränderungen („Staublunge“) können mit oder ohne Funktionsstörung einhergehen.

Die unterschiedlichsten Lungenerkrankungen können durch Stäube ausgelöst werden. Der Begriff Pneumokoniose umfasst u.a.:

- Pneumonien/Alveolitiden,
- fibrotische Lungenerkrankungen,
- reine Speicherkrankheiten (ohne Fibrose),
- obstruktive Atemwegserkrankungen (chemisch-irritativ oder allergisch),
- maligne Erkrankungen.

Freilich denkt man bei den „Staublungen“ zuerst an die Lungenfibrosen, wie z.B. die Silikose oder Asbestose (kollagenöse Pneumokoniosen).

Zu den Pneumokoniosen im weitesten Sinn zählt man manchmal auch Lungenveränderungen aufgrund nichtstaubförmiger Noxen.

Manche Stäube werden durch Makrophagen im Lungeninterstitium abgelagert, ohne dass eine fibrosierende Wirkung in Gang gesetzt wird. Trotzdem spricht man auch von Staubspeicherkrankheiten, und zwar in diesem Fall von gutartigen, nicht fibrosierenden Pneumokoniosen. Ein nicht-fibrogenes Verhalten zeigen u.a. Stäube reinen Kohlenstoffs, Bariumsulfatstäube und **reines** Talkum (Magnesiumsilikat). Durch Barium entsteht die Barytose, durch reinen Kohlenstaub die Anthrakose, durch Zinn die Zinnoxidlunge (Stannose). Die entsprechenden Ablagerungen in der Lunge können im Röntgenbild als unregelmäßige oder runde Schatten imponieren. Diese haben keinen Krankheitswert. Nach Expositionsende können sie sich zurückbilden.

Die *Tabelle 4.2-49* zeigt die zu den Pneumokoniosen gezählten bronchopulmonalen Erkrankungen, gegliedert nach den Ursachengruppen, mit der Nennung der jeweiligen Noxe und der BK-Nummer.

Bedeutung der Pneumokoniosen

Quarzhaltiger Staub, Asbest (bei ASI-Arbeiten) und Mehlstaub sind auch heute noch Beispiele für arbeitsmedizinisch bedeutsame Staubexpositionen. Der Stellenwert der berufsbedingten Pneumokoniosen ergibt sich z.B. aus dem BK-Geschehen und den dahinter stehenden Aufwendungen der Betriebe bzw. Unfallversicherungsträger. Freilich spiegelt das BK-Geschehen zum Teil die Belastungssituation früherer Jahre wider.

Pneumonie

Pathomorphologisch, zum Teil auch röntgenologisch und klinisch lassen sich die Pneumonien nach dem Schwerpunkt des entzündlichen Geschehens in alveoläre und interstitielle Pneumonien untergliedern. Bei der Bronchopneumonie greifen entzündliche Prozesse des Bronchialsystems auf die Alveolen über.

Die chronisch-interstitielle Pneumonie (auch „fibrosierende Alveolitis“ genannt) neigt am stärksten zu Fibrosierung. Der Ausdruck „Alveolitis“ ist nicht leicht verständlich, da doch interstitielle Prozesse gemeint sind. Tatsächlich geht die Erkrankung vom am weitesten distalen interstitiellen Raum aus, also von der Alveolarwand. Die Noxen bewirken eine stereotype Entzündung der Alveolarwand und des Interstitiums, in deren Verlauf es zur Kollagenbildung, Deformierung der normalen Lungenarchitektur mit alveoloseptaler, peribronchialer und perivaskulärer Fibrosierung kommt.

Die Ursachen für Pneumonien können sein:

- Autoimmunprozesse, genetische Faktoren
- Bakterien, Viren, Pilze, Parasiten
- Stäube/Aerosole: Cadmium, Cobalt, Mangan, Vanadium, Aluminium, Beryllium, Thomasmehl, rotem Phosphor, Nickeltetracarbonyl etc.

Tab. 4.2-49 Übersicht zu den bronchopulmonalen Erkrankungen der BKV (Pneumokoniosen). Die kursiv gesetzten BK-Ziffern betreffen auch andere Organe als Lungen oder Atemwege.

Ursache	Erkrankung	BK-Nr.
anorganische Stäube		
Quarz	Silikose Silikotuberkulose Lungenkrebs bei Silikose	4101 4102 4112
Asbest	Asbestose, Erkrankung der Pleura Lungenkrebs oder Kehlkopfkrebs in Verbindung mit Asbestose (Lunge, Pleura) Mesotheliom	4103 4104 4105
Aluminium	Aluminose der Lunge und der tieferen Atemwege	4106
Hartmetalle	Hartmetalllunge	4107
Thomasmehl	Bronchopneumopathie	4108
Nickel	bösartige Neubildung der Atemwege und der Lungen	4109
Kokereirohgase	bösartige Neubildungen der Atemwege und der Lunge	4110
Feinstaub (Steinkohlebergbau)	chronische obstruktive Bronchitis oder Emphysem	4111
Chrom	Chromatlungenkrebs Chromatstaublunge toxische Bronchopneumopathie	*1103*
Cadmium	toxische Bronchopneumopathie Lungenödem	*1104*
Mangan	toxische Bronchopneumopathie	*1105*
Vanadium	toxische Bronchopneumopathie	*1107*
Arsen	Arsenlungenkrebs toxische Bronchopneumopathie	*1108*
Beryllium	Berylliose toxische Pneumonie	*1110*
Fluor	toxische Bronchopneumopathie Lungenödem	*1308*
organische Stäube		
organische Stäube (verschimmeltes Heu, Pilze u.a.)	exogen-allergische Alveolitis	4201
Rohbaumwolle, Rohflachs, Rohhanf	Erkrankungen der tieferen Atemwege und der Lungen (Byssinose)	4202
Eichen- oder Buchenholz	Adenokarzinome der Nasenhaupt- und Nasennebenhöhlen	4203
verschiedene Stäube, Rauche, Gase, Dämpfe		
verschiedene allergisierende Stoffe	obstruktive Atemwegserkrankungen (einschl. Rhinopathie)	4301
verschiedene chemisch-irritativ oder toxisch wirkende Stoffe	obstruktive Atemwegserkrankungen	4302
Isocyanate	Bronchialobstruktion Alveolitis Lungenödem	*1315*
halogenierte Alkyl-, Aryl- oder Alkylaryloxide	Lungenkrebs	*1310*

- Bei manchen flüssigen Stoffen – Toluol, Benzin – besteht die Gefahr der Aspirations-Pneumonie.
- Reizgase – typischerweise mit mittlerer Wasserlöslichkeit – können zu Bronchitis und Bronchopneumonie führen. Beispiele für diese Gruppe sind Brom, Chlor, Schwefeldioxid, Diisocyanate, u.v.a. Die Reizgase mit geringer Wasserlöslichkeit (hoher Lipidlöslichkeit) wirken im tiefen Atemtrakt. Es kommt klinisch mit einer mehrstündigen Latenzzeit zu einer Pneumonie mit toxischem Lungenödem. Beispiele für diese Gruppe sind Phosgen, Dimethylsulfat, Stickstoffoxide (NO_x), Cadmiumoxid, Nickelcarbonyl, Ozon, u.a.
- Eine Pneumonie kann auch eine Komplikation der Silikose sein.
- Unter den physikalischen Noxen sind es die ionisierenden Strahlen, die eine Pneumonie verursachen können.

Lungenfibrosen

Pathogenese der Lungenfibrose

In der heterogenen Gruppe dieser Lungenkrankheiten kann in 2/3 aller Fälle keine exogene Ursache gefunden werden. Man spricht dann von endogener, kryptogener oder idiopathischer Lungenfibrose. Erkrankungen wie Kollagenosen, Sarkoidose etc. kommen als endogene Ursache der Fibrosierung in Frage. Die Suche nach einer ursächlichen exogenen Noxe sollte jedoch nicht vorzeitig aufgegeben werden:

- postinfektiös (nach Virusinfekt),
- physikalisch (nach Strahlenpneumonitis),
- medikamentös (z.B. Bleomycinlunge, Nitrofurantoin),
- inhalativ (Stäube [Quarz, Asbestfasern, Aluminium, etc.], chemische Dämpfe).

Die interstitielle Fibrosierung verläuft – unabhängig von der Ursache – weitgehend nach dem gleichen Muster. Ausgehend von entzündlichen Prozessen des Lungenparenchyms (z.B. exogen-allergische Alveolitis) kommt es zu einem veränderten Gleichgewicht zwischen Kollagensynthese und -abbau. Allmählich entwickelt sich eine manifeste Fibrosierung mit Abnahme der Lungendehnbarkeit (restriktive Ventilationsstörung). Bei weiterer Progredienz kommt es schließlich zu einer Mitbeteiligung des Bronchialsystems (sekundäre Bronchopathie). Bekanntlich führen analog im umgekehrten Fall primäre Bronchopathien zu einer sekundären Lungenveränderung. In beiden Fällen kann als gemeinsame Endstrecke ein chronisch unspezifisches respiratorisches Syndrom (CURS) mit dem Mischbild einer restriktiv-obstrukiven Ventilationsstörung resultieren. Klinisch imponieren Husten, Auswurf und Dyspnoe. Eine Hyperventilation kann schon frühzeitig durch den Hering-Breuer-Reflex ausgelöst werden. In fortgeschrittenen Stadien der Lungenfibrose kann durch Druck- und Volumenbelastungen im Lungenkreislauf ein Cor pulmonale hinzukommen.

Diagnose der Lungenfibrose durch Staubexposition

Durch Berufsanamnese und Röntgenbild (ILO-Staublungenklassifikation, → *Tab. 4.2-50).* Funktionsanalytisch zeigt sich eine herabgesetzte Diffusionskapazität, zuerst unter Belastung, später auch in Ruhe. Relativ bald beobachtet man eine respiratorische Partialinsuffizienz, in späteren Stadien dann die Globalinsuffizienz, sowie eine Restriktion. Das subjektive Gefühl der Dyspnoe, restriktive Funktionsstörung, eingeschränkte O_2-Diffusionskapazität und röntgenologische Zeichnungsvermehrung sind jedoch nicht streng miteinander korreliert.

Entschädigung der Lungenfibrosen

Die Einschätzung der MdE erfolgt vorwiegend anhand der spiro-/ergometrischen Befunde und unter kritischer Würdigung der subjektiven Symptome. Die Röntgenaufnahme spielt hier eine untergeordnete Rolle.

Klassifizierung und Verlaufsbeurteilung von Pneumokoniosen

Diese erfolgt anhand von Röntgenaufnahmen der Lunge. Zur Standardisierung der Befundung wurde 1958 die ILO-Klassifikation eingeführt und 1971/1980 in überarbeiteter Form veröffentlicht (ILO-U/C-Staublungenklassifikation). Der Untersucher vergleicht das zu befundende Röntgenbild mit einem Standardfilmsatz. Die Beurteilungsparameter werden für die rechte [R] und linke [L] Thoraxseite getrennt dokumentiert. Die in *Tabelle 4.2-50* aufgeführten Kriterien werden bei der Betrachtung des Röntgenbildes evaluiert.

Tab. 4.2-50 ILO-Klassifikation.

Lungenschatten		
Größe und Form	Kleine rundliche Herde werden als pqr kodiert (typisch für Silikose).	p: < 1,5 mm Durchmesser q: 1,5–3 mm Durchmesser r: 3–10 mm Durchmesser
	Große Schatten werden als ABC kodiert.	A: bis 5 cm Durchmesser B: > 5 cm Durchmesser C: größer als das Flächenäquivalent des rechten Oberfeldes
	Kleine unregelmäßige Herde werden als stu kodiert (typisch für Asbestose).	s: Breite bis 1,5 mm t: Breite bis 3 mm u: Breite bis 10 mm, grobe Strukturen
Begrenzung	Begrenzung der Schatten wird in 2 Kategorien beschrieben.	wd: scharf id: weich
Streuung (Häufigkeit der Schatten)	12 Streuungskategorien werden unterschieden auf einer Doppelskala 0–3.	0/0: normale Lungenstruktur ..... 3/3: sehr zahlreiche Schatten, normale Lungenstruktur praktisch verdeckt
Verbreitung (Lokalisation in Lungenfeldern)		
Pleuraschatten		
Verdickungen	Die Doppelkontur des Pleuraschattens in der p.a.-Aufnahme im breitesten Teil.	a: < 5 mm Dicke b: 5–10 mm Dicke c: > 10 mm Dicke
Verkalkungen	Ausdehnung der Verkalkung wird über die größte Durchmessersumme erfasst.	1: < 2 cm Durchmesser 2: 2–10 cm Durchmesser 3: > 10 cm Durchmesser
Konturen		
Verbreitungsgrad	Ausdehnung der Plauraverdickung in der seitlichen Brustwandprojektion.	1: <1/4 der seitl. Brustwandprojektion 2: 1/4–1/2 der seitl. Brustwandprojektion 3: >1/2 der seitl. Brustwandprojektion
Zusatzbefunde		
Emphysem Karzinom Cor pulmonale		

Bronchialkarzinom

Ätiologie

Die weit überwiegende Mehrzahl (mehr als 85%) der Lungenkrebserkrankungen wird ursächlich auf das Inhalationsrauchen von Zigaretten zurückgeführt. Zu den krebserzeugenden Substanzen im Tabakrauch gehören besonders die polyzyklischen aromatischen Kohlenwasserstoffe in der Partikelphase sowie Nitrosamine und zahlreiche andere karzinogene Substanzen in der Gasphase.

Ein signifikant erhöhtes Lungenkrebsrisiko durch Passivrauchen konnte belegt werden, ist aber nach wie vor Gegenstand der Diskussion. Die Konzentration krebserzeugender Substanzen im so genannten Nebenstromrauch, der während der Zugpausen von der glimmenden Zigarette ausgeht, kann bis zu 100fach höher als im so genannten Hauptstromrauch, den der Raucher inhaliert, sein.

Genetische Ursachen spielen beim Bronchialkarzinom nur eine geringe Rolle. Die erstgradigen Verwandten eines Erkrankten haben ein 1,2- bis 2faches Risiko. Diese relative Risikoerhöhung gilt auch für das absolut höhere Basisrisiko der Tabakraucher.

Epidemiologie

In Deutschland kommt es bei Männern zu jährlich fast 60.000 Neuerkrankungen des Bronchialkarzinoms. Bei einer kumulativen Tabakexposition von über 40 Packungsjahren findet man eine mehr als Verzehnfachung des Lungenkrebsrisikos. Der 1998 veröffentlichte Krebsatlas für Deutschland nennt als wesentliche Entwicklung den Rückgang der altersstandardisierten Sterblichkeitsraten für Lungenkrebs (bei Männern). Bei Frauen zählt dieser Tumor nun zu den 3 häufigsten Krebsformen und hat steigende Tendenz.

Berufliche Gefährdung und kausale Noxen

Arbeitsassoziierte Noxen mit humanepidemiologisch gesichertem Kausalzusammenhang für Lungenkrebs:

- Arsenverbindungen (Arsentrioxid und Arsenpentoxid, arsenige Säuren, Arsensäure und ihre Salze),
- Asbestfaserstaub (Chrysotil, Krokydolith, Amosit, Antophyllit, Tremolit),
- Beryllium und seine Verbindungen (in der Berylliumraffination und -verarbeitung),
- Bischlormethylether/Mono-chlormethylether (BCME/CMME) histologisch Haferzell-Karzinom,
- Cadmiumpigmente auf der Basis von Cadmiumsulfid bzw. -sulfoselenid und Mischungen mit Zinksulfid und Quecksilbersulfid,
- Chrom-(VI-)Verbindungen (in Form atembarer Stäube oder Aerosole). Hinsichtlich der krebserzeugenden Wirkung der Chromverbindungen wurde früher zwischen wasserlöslichen und wasserunlöslichen Verbindungen unterschieden. Neuere Erkenntnisse deuten eher auf kanzerogene Wirkung aller Chrom-VI-Verbindungen;
- Chrom/Nickel-haltige Schweißrauche (Chrom/Nickel-Elektroden, so genannte Mantelelektroden),
- ionisierende Strahlung (Radonzerfallsprodukte, Uran, Thorium, etc.),
- Nickelraffination (Nickelexposition in Form atembarer Stäube/Aerosole; Nickelmetall, Nickelsulfid und sulfidische Erze, Nickeloxid und Nickelcarbonat),
- polyzyklische aromatische Kohlenwasserstoffe/Pyrolyseprodukte/Teerstoffe (Braunkohlenteer, Steinkohlenteer, Steinkohlenteerpech, Steinkohlenteeröle, Kokereirohgase),
- kristalliner Quarzfeinstaub,
- Senfgas/Lost (β, β'-Dichlordiethylsulfid),
- Stickstofflost (β,β'-Dichlordiethylalkylamin),
- Lostgruppe (β, β'-Dichlordiethylgruppe),
- Zinkchromat.

Daneben gibt es eine Reihe von Stoffen mit vermutetem Kausalzusammenhang für das Bronchialkarzinom aufgrund tierexperimenteller Befunde, die teilweise unter Bedingungen der menschlichen Exposition durchgeführt wurden. Genannt seien hier nur die Folgenden:

- Acrylnitril,
- Cadmiumchlorid, Cadmiumoxid, Cadmiumsulfat (in Form atembarer Stäube oder Aerosole),
- Epichlorhydrin,
- Formaldehyd,
- Isopropylöl (Rückstand bei der iso-Propylalkohol-Herstellung),
- Kühlschmierstoffe, die Reaktionspartner für die Nitrosaminentstehung enthalten,
- künstliche Mineralfasern,
- Lederstaub.

Nach Berufen bzw. Arbeitsprozessen geordnet ergibt sich nach Simonato et al. [20] und Jöckel et al. [11] folgende Aufzählung der Tätigkeiten mit epidemiologisch gesichertem Lungenkrebsrisiko (in Klammern das zugeordnete Agens, teilweise bezogen auf Arbeitsbedingungen, die heute nicht mehr existieren):

- Abbruch- und Sanierungsarbeiten (Asbest-Exposition),
- Aluminiumproduktion (PAH-Exposition),
- Asbestproduktion,
- Asphaltarbeiter (PAH-Exposition),
- Baubranche/Rohrisolierer (Asbestverarbeitung),
- Bergbau/Arsen-Abbau,
- Bergbau/Asbest-Abbau,
- Bergbau/Talkum-Abbau (Asbest-Exposition),
- Bergbau/Uran-Abbau (Radonzerfallsprodukte),
- Berylliumproduktion, -raffination und -verarbeitung,
- Cadmium(pigment)produktion,
- Chemiearbeiter (BCME/CMME-Produktion, Cadmiumpigmentproduktion, PVC-Anmischen),
- Dachdecker (PAH-Exposition),
- Fahrzeugbau-Arbeiter (Asbestexposition),
- Galvanik (Exposition gegenüber Chrom-VI-Verbindungen, Cd, Ni),
- Gaswerkarbeiter/Kokereiarbeiter,
- Kupferverhüttung (Arsenexposition),
- Maler/Lackierer,
- Metallbeize (Säuredämpfe),
- Nickelraffination,
- Textilbranche (Asbestverarbeitung),
- Weinbauer (arsenhaltige Insektizide),
- Werftarbeiter (Asbestexposition),
- Zinkproduktion (Cadmiumexposition).

Berufe/Tätigkeiten, für die (ungesicherte) epidemiologische Hinweise auf einen Kausalzusammenhang mit Lungenkrebs existieren (in Klammern vermutete Noxen, teilweise bezogen auf Arbeitsbedingungen, die heute nicht mehr existieren):

- Bergbau (Quarzfeinstaub, Radonzerfallsprodukte)
- Chemie-Branche (Acrylnitril-Produktion, Benzoylchlorid, Dimethylsulfat)
- Chemische Reinigung (TRI, PER)
- Dreher (Kühlschmiermittel)
- Druckereiarbeiter (Ölnebel, Lösemittel)
- Fahrer von Erdbewegungsmaschinen, Bus, LKW (Dieselmotoremission)
- Gießereiarbeiter/Eisen-Stahl-Gießerei
- Glasarbeiter (Arsenoxide, Metalloxide, PAH, Quarzstaub)
- Gummi- und Kunststoffindustrie (vielfältige Noxen)
- Insektizidanwendung, abgesehen von der gesicherten Kanzerogenität der arsenhaltigen Insektizide
- Kampfstoffherstellung, -erprobung und -vernichtung (Lost, Blaukreuz/Arsenik)
- Keramikarbeiter (Quarzstaub)
- Lager- und Transportarbeiter
- Lederproduktion und -gerberei (Lederstaub, Chromate, u.a.)
- Maschinen- und Fahrzeugbau, Metallberufe
- Papier- und Zellstoffproduktion

Pathophysiologie

Die Krebsentwicklung ist ein schrittweiser Prozess in Abhängigkeit von chronischen Schädigungen durch krebserzeugende inhalative Ursachen.

In der Lunge des Menschen – auch bei beruflich nicht besonders exponierten Personen – finden sich Hunderte von Millionen mineralischer Partikel pro Gramm Trockengewebe. Nach neueren Untersuchungen korrespondiert die Höhe der Partikelbelastung an der Bronchialschleimhaut mit dem Malignomrisiko.

Die Mehrzahl der Tumoren entwickelt sich aus Zellen des Bronchialepithels in der Schleimhaut der Segment- und Subsegmentbronchien. Mehr als 50% der Bronchialkarzinome entwickeln sich in den Lungenobergeschossen. Die regional unterschiedliche Verteilung der Lungenkrebsformen in verschiedenen Abschnitten der Lungen lässt sich mit der regional unterschiedlichen Lungenbelüftung und damit mit der unterschiedlich starken Inhalation von karzinogenen Substanzen gut korrelieren.

Nach vorgegebenen histologischen und zytologischen Kriterien der Weltgesundheitsorganisation (WHO) werden Plattenepithelkarzinome (ca. 45%), kleinzellige Karzinome (ca. 25%) und Adenokarzinome (ca. 20%) sowie großzellige Karzinome als häufigste Tumortypen unterschieden. In etwa einem Drittel der Fälle findet man verschiedene histologisch definierbare Tumorstrukturen in demselben Tumor.

Adenokarzinome findet man bevorzugt bei Frauen, die nicht geraucht haben. Für diesen besonderen Tumortyp werden u.a. Viruserkrankungen als Ursachen vermutet. Das Adenokarzinom kann ferner in fibrotischen und narbigen Lungenarealen entstehen.

Viele epidemiologische Untersuchungen sprechen dafür, dass die Kombination von Zigarettenrauchen und beruflich bedingten Ursachen zu einer teilweise erheblichen Steigerung des Lungenkrebsrisikos führt (supraadditiver Effekt). Diese Zusammenhänge sind besonders für das Auftreten von Lungenkrebs bei rauchenden Asbestarbeitern oder Uranarbeitern wissenschaftlich belegt *(→ Kap. 4.3)*.

Krankheitsbild

Blutig tingiertes Sputum, Husten, poststenotische Pneumonie, Brustschmerzen, Heiserkeit, Dyspnoe oder Gewichtsverlust sind allesamt Spätsymptome der Erkrankung. Klinische Frühsymptome existieren nicht.

Diagnose

Bei begründetem Verdacht auf einen bösartigen Lungentumor sollte möglichst umgehend eine endoskopische Untersuchung mit nachfolgender histologischer Analyse von verdächtigen Gewebsproben erfolgen.

Screeninguntersuchungen zur Früherkennung des Lungenkrebses bei stark gefährdeten Personengruppen z.B. durch relativ engmaschige Röntgenuntersuchungen haben bis vor kurzem eher unbefriedigende Ergebnisse gezeigt. Nunmehr sind bedeutende Fortschritte gemacht worden.

- Durch lokale Inspektion des Bronchialsystems sind heute unter Anwendung besonderer Lichtquellen frühe Entwicklungsphasen bösartiger Tumoren des Bronchialsystems recht zuverlässig zu diagnostizieren.
- Das „Multislice-Spiral-CT" kann Bronchialkarzinome in einer Entwicklungsstufe entdecken, welche zu 70–80% der Fälle dem Tumorstadium T1 entsprechen. Dies sind meistens operable Lungenkrebse mit wesentlich besserer Prognose als bei konventionellem Vorgehen.

Prävention

Die zweifelsfrei beste Vorsorge besteht in der Aufgabe des Tabakrauchens (Verhaltensprävention).

Außerdem muss die berufliche inhalative Exposition gegenüber krebserzeugenden Gefahrstoffen durch Arbeitsplatzmaßnahmen verhindert oder möglichst weitgehend reduziert werden:

- Bei der Entwicklung neuer Arbeitsprozesse ist sorgfältig nach krebserzeugenden Gefahren zu fahnden.
- Technischer Arbeitsschutz: Einsatz emissionsarmer Arbeitsvorgänge, Absaugung, Kapselung, etc.
- Persönlicher Arbeitsschutz: Atemschutzgeräte.

Arbeitsmedizinische Vorsorgeuntersuchungen bei Überschreitung der Auslöseschwelle.

Anerkennung und Entschädigung

Folgende Ziffern des Anhangs der BeKV können beim Bronchialkarzinom Bedeutung erlangen:

- **BK 1103**: Erkrankungen durch **Chrom** oder seine Verbindungen
- **BK 1108**: Erkrankungen durch **Arsen** oder seine Verbindungen
- **BK 1302**: Erkrankungen durch **Halogenkohlenwasserstoffe**
- **BK 1310**: Erkrankungen durch **halogenierte Alkyl-, Aryl- oder Alkylaryloxide**
- **BK 2402**: Erkrankungen durch **ionisierende Strahlung**
- **BK 4104**: Lungenkrebs oder Kehlkopfkrebs
  - in Verbindung mit Asbeststaublungenerkrankungen (**Asbestose**)
  - in Verbindung mit durch **Asbeststaub** verursachter Erkrankung der Pleura oder
  - bei Nachweis der Einwirkung einer kumulativen **Asbestfaserstaub**-Dosis am Arbeitsplatz von mindestens 25 Faserjahren [25×10^6 Fasern/m^3 $\times$ Jahre]
- **BK 4109**: Bösartige Neubildungen der Atemwege und der Lungen durch **Nickel** oder seine Verbindungen
- **BK 4110**: Bösartige Neubildungen der Atemwege und der Lungen durch **Kokereirohgase**
- **BK 4112**: Lungenkrebs durch die Einwirkung von **kristallinem Siliziumdioxid** (SiO_2) bei nachgewiesener Quarzstaublungenerkrankung (Silikose oder Siliko-Tuberkulose).

Ende 1997 empfahl der ärztliche Sachverständigenrat beim Bundesministerium für Arbeits- und Sozialordnung, Sektion Berufskrankheiten, die Aufnahme der folgenden neuen Berufskrankheit in die Anlage zur Berufskrankheiten-Verordnung: *„Lungenkrebs durch polyzyklische aromatische Kohlenwasserstoffe bei Nachweis einer kumulativen Dosis von mindestens 100 Benzo(a)pyren-Jahren [µg/m^3 $\times$ Jahre]"*. Bei der letzten Neuauflage der BK-Liste am 5.9.2002 wurde allerdings dieser Vorschlag nicht realisiert.

Von 1978–2000 wurden 10.877 Fälle von Bronchialkarzinom als Berufskrankheit anerkannt (53,9% aller Berufskrebserkrankungen). Die häufigsten Ursachen waren Asbest (6.985), ionisierende Strahlung – vor allem im Uranbergbau (2.921) – und eine silikotische Schwiele (309).

Dunkelziffer der Berufskrebse: Abgeleitet aus epidemiologischen Studien wäre derzeit eine Fallzahl an Berufskrebsen in Deutschland zu erwarten, die sehr deutlich über der Zahl der tatsächlich als Berufskrankheit anerkannten Krebsfälle liegt [12]. Gleichwohl ist die Verursachung von Krebserkrankungen am Arbeitsplatz bei den heutigen Arbeitsbedingungen sicherlich geringer zu veranschlagen als zu früheren Zeiten.

Obstruktive und verwandte Atemwegserkrankungen

Obstruktion

Unter Obstruktion versteht man eine funktionelle und/oder anatomische Strömungsbehinderung der Atemwege, besonders während der Ausatmung. Die häufigsten Grunderkrankungen, die mit einer Obstruktion einhergehen, sind Asthma bronchiale und chronisch-obstruktive Bronchitis. Das klinische Leitsymptom der Obstruktion ist die Dyspnoe. In der pathophysiologischen Betrachtung ist die Bronchusweite das Ergebnis von folgenden funktionellen und anatomischen Faktoren, die sich gegenseitig beeinflussen:

1. Menge und Art des Bronchialsekretes,
2. Zustand der Bronchialschleimhaut,
3. Tonus der glatten Bronchialmuskulatur,
4. parabronchiale Gewebsbeschaffenheit.

Erreger, Reizgase oder Allergene können ein Ödem der Bronchialschleimhaut verursachen und auch das Bronchialsekret verändern.

Der Ruhetonus der glatten Atemwegsmuskulatur wird adrenerg und cholinerg sowie humoral kontrolliert. Mechanische, physikalische, infektiöse und chemische Reize (Reizstoffe) verursachen eine reflektorische Bronchokonstriktion mit Hypersekrektion und damit Hustenreiz. In diesem Reflexbogen innervieren die bronchialen Irritanzrezeptoren den Nervus vagus. Nur teilweise geschieht dies cholinerg und damit durch Atropin beeinflussbar. Zirkulierende Katecholamine regulieren ebenfalls den Atemwegswiderstand im Sinne einer Erweiterung der Bronchien.

Beruflich bedingte obstruktive Atemwegserkrankungen können allergisch oder chemisch-irritativ (bzw. toxisch) induziert sein. Für manche Arbeitsstoffe sind beide Wirkungen nachgewiesen worden. Beispiele dafür sind Isocyanate, Persulfate oder Dicarbonsäureanhydride, Obstruktion wird im Berufskrankheitenrecht v.a. in den BK-Ziffern 4301 (allergisch), 4302 (irritativ) und 1315 (Mischform der Isocyanat-Obstruktion) berücksichtigt.

Bronchiale Hyperreagibilität (BHR)

BHR ist eine abnorm gesteigerte, vagusvermittelte Reflexbronchokonstriktion der Atemwege auf infektiöse, chemische, physikalische (Kälte) und pharmakologische Reize. Diese Reize sind normalerweise unterschwellig und lösen keine signifikanten Reaktionen aus. Eine mäßige Überempfindlichkeit des Bronchialsystems kann auch bei ca. 18% der meist symptomfreien Allgemeinbevölkerung nachgewiesen werden. Eine ausgeprägte und anhaltende BHR dagegen ist charakteristisch für das Asthma und in etwas weniger ausgeprägter Form auch für die chronische Bronchitis.

Der Nachweis der BHR wird mit pharmakologischen Auslösern (Bronchokonstriktoren) wie Histamin, Carbachol oder Acetylcholin geführt *(→ Kap. 2.2)*.

Es gibt unterschiedliche Ansichten zur prognostischen Bedeutung der BHR und zu der Frage, ob die Hyperreagibilität per se zu präventiven Arbeitsplatzausschlüssen führen sollte. Als Ursache der BHR kommt chronische Bronchitis/Tabakrauchen in Frage (ein Hinweis auf die Bedeutung ähnlicher Expositionsmuster am Arbeitsplatz), aber auch ein banaler Atemwegsinfekt in den Wochen zuvor kann Ursache der BHR sein. Bei Atopikern findet man eine BHR gehäuft, bei Asthmatikern – wie gesagt – fast regelmäßig (sie gehört wesentlich zum Krankheitsbild des Asthmas dazu).

Asthma bronchiale

Etwa 5–10% der Bevölkerung leiden an einem Asthma bronchiale. Die Erkrankung präsentiert sich klinisch in vielgestaltiger und sehr unterschiedlicher Weise:

- anfallsartige Atemerschwernis bis hin zur Luftnot, u.U. auch mit Angina pectoris und/oder
- Husten (v.a. nachts oder frühmorgens).

Die letztgenannte Symptomatik wird oft als chronische Bronchitis fehldiagnostiziert und damit unzureichend behandelt.

Pathophysiologisch handelt es sich beim Asthma um eine chronisch entzündliche Erkrankung der Atemwege. Eine Atemwegsobstruktion ist meistens, nicht immer nachweisbar. Sie ist spontan oder medikamentös reversibel. Das Asthma bronchiale wird in seiner komplexen Zusammenwirkung humoraler und sonstiger Faktoren noch nicht vollständig verstanden.

Asthma geht fast immer mit BHR einher, d.h. der Asthmatiker reagiert auf unspezifische Triggerfaktoren mit Atemwegssymptomen. Solche Faktoren können sein: kalte Luft, körperliche Anstrengung, Mikroorganismen, Gase, Dämpfe und Stäube. Es handelt sich um Auslöser der Symptomatik, nicht um die Ursache des Asthmas.

Man unterscheidet exogen verursachtes Asthma und endogenes (Intrinsic-)Asthma. Das exogene Asthma wird durch Arbeitsplatzeinflüsse (allergisch, irritativ) oder sonstige Einwirkungen (z.B. Pollen) verursacht. Es kann im klinischen Verlauf zunehmend den Charakter einer endogenen Erkrankung annehmen.

Über 90% aller Asthmaerkrankungen sind nicht kausal durch Arbeitsbedingungen verursacht, auch wenn viele Asthmatiker auf unspezifische Triggerfaktoren am Arbeitsplatz mit Atemwegssymptomen reagieren. Auf Verbesserungen der Arbeitsplatzbedingungen können diese Beschäftigten gleichwohl angewiesen sein.

Das allergische Asthma ist nach Gell und Coombs i.d.R. eine Typ-I-Allergie (IgE-vermittelt). Nach Erstkonakt und Folgekontakten vergeht eine Latenzzeit (Wochen oder Jahrzehnte) bis zur Sensibilisierung. Nach eingetretener Sensibilisierung kann es jederzeit zu einer Sofortreaktion kommen (IgE-vermittelt). Eine verzögerte Reaktion nach 4–10 Stunden wird durch die Aktivierung einer weiteren Zellgruppe – neutrophile und eosinophile Granulozyten, Makrophagen, Lymphozyten, Thrombozyten – mit humoralen Faktoren verursacht.

Chronische Bronchitis und chronisch obstruktive Bronchitis

Diese Krankheitsentität ist epidemiologisch definiert als Husten und Auswurf an den meisten Tagen während mindestens 3 Monaten in 2 aufeinanderfolgenden Jahren. 10–12% der erwachsenen Bevölkerung in Deutschland sind betroffen. Durch inhalative exogene Noxen, möglicherweise auch durch endogene Faktoren, kommt es zu gesteigerter und veränderter Bronchialsekretion und zur Schädigung der Zilienfunktion.

Etwa die Hälfte aller chronischen Bronchitiker sind dauerhaft mit Haemophilus influenzae oder mit Pneumokokken kolonisiert. Deren pathogenetische Bedeutung ist nicht ganz geklärt. Akute Exazerbationen der chronischen Bronchitis werden meist durch Virusinfektionen verursacht.

Die Becherzellen des Bronchialepithels sind bei chronischer Bronchitis stark vermehrt. Es kommt im weiteren Verlauf zur Aktivierung z.B. neutrophiler Granulozyten und durch deren Proteasen zur weiteren Schädigung der bronchialen Mukosa. Bronchitis und Mukostase können zur Konstriktion der Bronchialmuskulatur führen. Eine bronchiale Hyperreagibilität (BHR) ist oft Begleiterscheinung der chronischen Bronchitis. Diese BHR ist weniger ausgeprägt als beim Asthma bronchiale.

Neben der einfachen chronischen Bronchitis gibt es das Krankheitsbild der chronisch-obstruktiven Bronchitis *(→ BK 4302, 1315, 4301)*. Es ist ungeklärt, wieso nur ein Teil der Patienten mit chronischer Bronchitis eine obstruktive Symptomatik entwickelt. Durch Proteasen- und Elastasenwirkung sowie durch Überblähung – kann ein Lungenemphysem hinzukommen. Man spricht zusammenfassend von chronisch obstruktiven Lungenkrankheiten. Diese stellen einen Dauerzustand dar, während das Asthma bronchiale durch variable Atemwegsobstruktion charakterisiert ist.

Eine Folgeerkrankung können Bronchiektasen sein, mit der möglichen Komplikation einer abszedierenden Pneumonie.

Lungenemphysem

Beim Emphysem handelt es sich um einen irreversiblen Destruktionsprozess distal der terminalen Bronchiolen, somit also um eine pathologisch-anatomische Diagnose. Ein isoliertes Lungenemphysem kommt ausgesprochen selten vor. Fast immer ist das Emphysem Folge einer chronischen Bronchitis, in ausgeprägten Fällen liegt auch eine Atemwegsobstruktion vor, man spricht dann von einer chronisch obstruktiven Emphysembronchitis. Das Emphysem kann auch durch direkte Gefahrstoffwirkungen (mit)verursacht werden. Zigarettenrauch beispielsweise führt zur Proteasenfreisetzung aus Granulozyten.

Prävention und Vorsorgeuntersuchung nach G 23

Prävention geschieht durch Expositionsverringerung und Erkennen gefährdeter/erkrankter Mitarbeiter.

Vorsorgeuntersuchung nach G 23 (obstruktive Atemwegserkrankungen)

Dieser berufsgenossenschaftliche Grundsatz besitzt keine Rechtsgrundlage, die seine Anwendung verbindlich vorschreibt. Der Grundsatz G 23 („obstruktive Atemwegserkrankungen") gilt gleichermaßen für obstruktive Atemwegserkrankungen, die durch allergisierende Stoffe, und für solche Erkrankungen, die durch chemisch-irritative bzw. toxische Stoffe am Arbeitsplatz hervorgerufen werden. Folgende Berufsgruppen werden untersucht: Mitarbeiter, die Allergene oder chemisch-irritative Stoffe inhalieren, wenn mit vermehrtem Auftreten von Atemwegsobstruktionen aus allergischer oder chemisch-irritativer Ursache zu rechnen ist. BGI 504.23 nennt 8 auslösende Substanzgrup-

Vorsorgeuntersuchung nach G 23 (Fortsetzung)

pen bzw. deren Stäube: Mehl, Platinverbindungen, Zuckmücken, Latex, Enzyme, DCA, Tiere, Getreide.

- **Untersuchungsinhalte:**
  - Anamnese: spezielle allergologische Anamnese (Rhinitis, Augenbrennen, Urtikaria, Asthma bronchiale, atopisches Ekzem/Neurodermitis), arbeitsplatzassoziierte Beschwerden, Zunahme der Beschwerden im Lauf der Arbeitswoche oder je nach Jahreszeit.
  - Spirometrie einschließlich Fluss-Volumen-Kurve, Peak-flow-Messung vor/während/nach der Arbeit, bei Bedarf erweiterte Lungenfunktionsdiagnostik mit Ganzkörperplethysmographie und Untersuchungen der bronchialen Hyperreagibilität (mit arbeitsplatzbezogener Allergiediagnostik).
  - Röntgenaufnahme des Thoraxbereiches (Hartstrahltechnik, p.a.) u.U. zur Ausschlussdiagnostik sinnvoll.
- **Gesundheitliche Bedenken** bei folgenden ausgeprägten Erkrankungen oder Symptomen:
  - manifeste obstruktive Atemwegserkrankungen,
  - klinisch manifeste irreversible bronchiale Hyperreagibilität (länger als 6 Monate),
  - erhebliche Vorschädigungen der Lunge, wie z.B. exogen allergische Alveolitis, fortgeschrittenes Lungenemphysem oder Lungenfibrose,
  - klinisch relevante Typ-I-Sensibilisierung der Atemwege auf die jeweiligen Berufsallergene oder kreuzreagierende Umweltallergene.
- **Befristete gesundheitliche Bedenken** bei folgender Situation:
  - vorübergehender Überempfindlichkeit der Atemwege.
- **Keine gesundheitlichen Bedenken unter bestimmten Voraussetzungen:** Wenn die Gründe für etwaige gesundheitliche Bedenken weniger ausgeprägt sind, ist unter bestimmten Voraussetzungen eine Weiterbeschäftigung möglich:
  - bei geringer Gefahrstoffkonzentration,
  - besonderen technischen/organisatorischen Schutzmaßnahmen,
  - persönlicher Schutzausrüstung,
  - verkürzten Nachuntersuchungsfristen.
- **Nachuntersuchungsfristen:** alle 6–12 Monate (bei erster Nachuntersuchung) bzw. alle 12–36 Monate (bei weiteren Nachuntersuchungen), bei besonderen Problemen oder auf Wunsch des Mitarbeiters können vorzeitige Nachuntersuchungen durchgeführt werden.Nachgehende Untersuchungen: entfällt.

Erkrankungen der oberen Atemwege

Viele Berufskrankheiten, die in der Berufskrankheitenverordnung aufgeführt sind, beziehen sich ausdrücklich nur auf die Lungen oder schränken den Geltungsumfang – im Fall der Byssinose (BK 4202), des Aluminiums (BK 4106) und des Thomasmehls (BK 4108) – auf die tieferen Atemwege ein. In *Tabelle 4.2-51* wird dagegen eine Aufzählung der Berufskrankheiten gegeben, die (z.T. explizit) auch die *oberen* Atemwege und Atemorgane einschließt. Weitere, in der Tabelle nicht aufgezählte Berufskrankheiten können sich ebenfalls auf die oberen Atemwege beziehen. Hier wäre an Erkrankungen der Nasenschleimhaut – wie Schnupfen oder Nasenschleimhautulzeration – zu denken (durch Arsen, Cadmium, Chromat).

Tab. 4.2-51 Berufskrankheiten, die auch die oberen Atemwege umfassen.

BK 4104	Lungen- oder **Kehlkopfkrebs** • in Verbindung mit Asbeststaublungenerkrankungen (Asbestose) • in Verbindung mit durch Asbeststaub verursachter Erkrankung der Pleura oder • bei Nachweis der Einwirkung einer kumulativen Asbestfaserstaub-Dosis am Arbeitsplatz von mindestens 25 Faserjahren [25 × 106 Fasern/m³ × Jahre]
BK 4109	Bösartige Neubildungen der **Atemwege** und der Lungen durch Nickel oder seine Verbindungen
BK 4110	Bösartige Neubildungen der **Atemwege** und der Lungen durch Kokereirohgase
BK 4203	Adenokarzinome der Nasenhaupt- und Nasennebenhöhlen durch Stäube von Eichen- und Buchenholz
BK 4301	Durch allergisierende Stoffe verursachte obstruktive **Atemwegserkrankungen** (einschließlich **Rhinopathie**), die zur Unterlassung aller Tätigkeiten gezwungen haben, die für die Entstehung, die Verschlimmerung oder das Wiederaufleben der Krankheit ursächlich waren oder sein können

Metalldampffieber

Berufliche Gefährdung

Nach Dampf- oder Rauchexposition gegenüber Zink, Kupfer, Magnesium, Beryllium und anderen verdampfbaren Metallen.

Krankheitsbild

Grippeähnliches Krankheitsbild mit Fieber, welches mehrere Stunden nach Arbeit einsetzt und spontan nach 1–2 Tagen wieder remittiert. Es sind keine bleibenden Schäden zu erwarten. Die Krankheit hat deswegen keine Aufnahme in die BK-Liste gefunden.

Silikose, Asbestose, Asbestmalignome (BK 4101 – 4105)

Folgende BKs fallen darunter:

- BK 4101: Silikose
- BK 4102: Silikotuberkulose
- BK 4103: Asbeststaublungenerkrankungen (Asbestose) oder durch Asbeststaub verursachte Erkrankungen der Pleura,
- BK 4104: Lungenkrebs oder Kehlkopfkrebs
  - in Verbindung mit Asbeststaublungenerkrankungen (Asbestose)
  - in Verbindung mit durch Asbeststaub verursachter Erkrankung der Pleura oder
  - bei Nachweis der Einwirkung einer kumulativen Asbestfaserstaub-Dosis am Arbeitsplatz von mindestens 25 Faserjahren [25×10^6 Fasern/m^3 $\times$ Jahre],
- BK 4105: Durch Asbest verursachtes Mesotheliom des Rippenfelles, des Bauchfells oder Perikards.

Silikose, Silikotuberkulose (BK 4101, 4102)

Bereits im Jahre 1567 hat Paracelsus eine Krankheit der Bergleute beschrieben, die er „Bergsucht" nannte. Lange Zeit war die Silikose der Bergleute die bedeutendste Berufskrankheit. Die Bedeutung der Silikose als Berufskrankheit nimmt derzeit ab *(→ Tab. 4.2-52)*.

Berufliche Gefährdung

Die Silikose ist die wichtigste Pneumokoniose. Es handelt sich um eine Lungenfibrose durch Einatmen von lungengängigem Staub, welcher freie kristalline Kieselsäure enthält (kristallin im Unterschied zu amorph, glasartig). Freie kristalline Kieselsäure (bzw. SiO_2) kommt meistens als Quarz vor, gelegentlich auch als Cristobalit oder Tridymit.

Berufliche Gefahrensituationen entstehen bei staubverursachenden Tätigkeiten in folgenden Bereichen:

- Kohlegewinnung, Erzbergbau und andere Formen des Bergbaus,
- Steingewinnung, Steinverarbeitung (nicht jede Gesteinsart ist silikogen),
- Quarzsandherstellung und -verarbeitung (z.B. Scheuermittelproduktion, Umgang mit Quarzsandstrahlmitteln etc.),
- Gießereien bei Verwendung von Quarzsand als Formstoff (speziell beim Gussputzen und bei der Strahlmittelbearbeitung),
- Glas-, Keramik- und Porzellanindustrie (sofern quarzhaltiges Porzellan verwendet wird),
- Umgang mit Schleifsteinen, Gießpfannen, Öfen, etc.

Pathophysiologie

Die Gefährlichkeit von siliziumdioxidhaltigem Staub wird bestimmt durch:

- die Konzentration von freier kristalliner Kieselsäure im Staub,
- die Menge des im Alveolarbereich deponierten Staubes,
- die individuelle Disposition bezüglich der das Krankheitsbild auslösenden kumulativen Exposition.

Die Kieselsäure-Partikel werden in den Alveolen von Makrophagen phagozytiert. Es kommt anschließend zum Zerfall der Zellen und zur Granulombildung. Die zunächst zellreichen Granulome werden bindegewebig umgewandelt. Die knötchenförmige Fibrose des Lungengewebes verläuft meistens chronisch progredient unter Beteiligung der Lymphbahnen. Konfluierende Knötchen führen zur Schwielenbildung. Die Abnahme der Compliance wird anfangs durch Emphysembildung kompensiert, überwiegt aber in späteren Stadien mit der Folge einer restriktiven Ventilationsstörung. Das Vollbild der Erkrankung umfasst Ventilations-, Perfusions- und Diffusionsstörungen mit Cor pulmonale und Globalinsuffizienz.

Krankheitsbild

Die Erkrankung verläuft im Allgemeinen chronisch, im Frühstadium oftmals symptomlos. Geringgradiger Husten mit Auswurf oder Brustschmerz werden oftmals fehlgedeutet. Die Symptome können langsam progredieren. Später kann eine Belastungsdyspnoe, schließlich eine Ruhedyspnoe auftreten. Zyanose und Zeichen der kardialen Insuffizienz können hinzutreten. Die Erkrankung schreitet auch nach Expositionsbeendigung fort.

Eine Silikose und eine gleichzeitig bestehende Lungentuberkulose können sich gegenseitig äußerst ungünstig beeinflussen (Silikotuberkulose, BK 4102). Eine aktive Lungentuberkulose tritt bei Silikotikern 20-mal häufiger auf als in der Normalbevölkerung

Die Silikose ist oftmals vergesellschaftet mit einer chronischen Bronchitis. Letztere Erkrankung wird durch Staubexposition begünstigt und ist bei Bergleuten unter Tage im Steinkohlenbergbau als Berufskrankheit in die BKV aufgenommen (BK 4111).

Komplikationen

Die Entstehung einer Tuberkulose bzw. die Reaktivierung alter spezifischer Herde wird durch eine vorbestehende Silikose erheblich gefördert. Dieser Zusammenhang hat eine Berücksichtigung mit einer eigenen BK-Ziffer gefunden (BK 4102). Eine Bronchopneumonie ist eine weitere mögliche Komplikation der Silikose.

Diagnose

Eine obstruktive Ventilationsstörung ist ein Frühzeichen, später auch Restriktion.

Unter Berücksichtigung der Arbeitsanamnese und der klinischen und spirometrischen Befunde wird die Diagnose mittels großformatiger Röntgenaufnahme gestellt. Zur Standardisierung der Befundung (Ausdehnung, Schweregrad, etc.) wurde 1958 die ILO-Klassifikation eingeführt und 1971/1980 in überarbeiteter Form veröffentlicht (ILO-U/C-Staublungenklassifikation, s.o.).

Hiluslymphknoten können im Röntgenbild schon in frühen Stadien der Erkankung auffallen, gelegentlich auch mit verkaltem Randsinus („Eierschalensilikose“).

Die Ausprägung des röntgenologischen Befundes ist nicht direkt mit dem Beschwerdebild bzw. dem klinischen Schweregrad der Erkrankung korreliert.

Therapie

Kausale Maßnahmen gibt es nicht. Symptomatischer Einsatz von Broncholyse, Atemgymnastik, Infektprophylaxe.

Prävention

Der entscheidende Schritt zur Vermeidung der beruflichen Lungen-Silikose ist die Absenkung der Quarzstaubexposition. Persönlicher Arbeitsschutz durch Atemschutzgeräte kann notwendig werden.

Eine Sekundärprävention wird u.a. im Rahmen der Vorsorgeuntersuchung nach G 1.1 (Quarzhaltiger Staub) durchgeführt. Dabei wird eine Frühestdiagnose angestrebt. Bei der Erstuntersuchung nach G 1.1 wird neben der Arbeits- und Eigenanamnese eine Röntgenaufnahme des Thorax im Großformat sowie eine Lungenfunktionsuntersuchung zur Feststellung der Vitalkapazität und des Atemstoßwertes durchgeführt. Bei Bedarf können sich ergänzende Untersuchungen anschließen. Die Nachuntersuchung ist ähnlich konzipiert und wird i.d.R. im Abstand von 3 Jahren durchgeführt.

Anerkennung und Entschädigung

- **BK 4101:** Quarzstaublungenerkrankung (Silikose).
- **BK 4102:** Quarzstaublungenerkrankung in Verbindung mit aktiver Lungentuberkulose (Silikotuberkulose).

Tab. 4.2-52 Die Berufskrankheiten 4101 (Silikose) und 4102 (Silikotuberkulose) in der Statistik der gewerblichen Berufsgenossenschaften.

	1960	1980	1990	1999
gemeldete Fälle	7318	4049	2586	2396
Anteil am Gesamtgeschehen	23%	9,9%	5,1%	3,3%
anerkannte Fälle	-	1233	541	1888
Anteil am Gesamtgeschehen	-	10,2%	5,8%	11,2%
erstmals entschädigte Fälle	4245	1130	519	432
Anteil am Gesamtgeschehen	57%	20,1%	12,9%	8,2%

Die Silikose als Berufskrankheit nimmt an Bedeutung ab, weist aber immer noch beträchtliche Fallzahlen auf *(→ Tab. 4.2-52)*.

Eine Besonderheit leitet sich aus der Tatsache ab, dass Silikosen, die ausschließlich röntgenologisch feststellbar waren und wegen des fehlenden Krankheitswertes zwar anerkannt, aber nicht zu einer erstmals entschädigten BK (= Rentenfälle) führen. Die Krankheit besteht also und sie kann fortschreiten und dies wird in den Nachuntersuchungen erkannt. Die Zahl über die Nachuntersuchung zustande gekommenen Rentenfälle überschreitet seit einigen Jahren die der bei der ersten Feststellung so eingestuften Fälle.

Unter der BK-Ziffer 4101 wurden im Zeitraum von 1978–2000 im Bereich der gewerblichen Berufsgenossenschaften auch 284 Bronchialkarzinomfälle, als Folge einer silikotischen Schwiele, anerkannt. Unter der BK-Ziffer 4102 waren es im gleichen Zeitraum 25 Krebsfälle. Seit 5.9.2002 gibt es die BK 4112 „Lungenkrebs durch die Einwirkung von kristallinem Siliziumdioxid (SiO_2) bei nachgewiesener Quarzstaublungenerkrankung (Silikose oder Silikotuberkulose)".

Die Minderung der Erwerbsfähigkeit wird weitgehend nach der Beeinträchtigung der Lungen- und Kreislauffunktion beurteilt. In zweiter Linie wird auch der Röntgenbefund hinzugezogen. Eine Silikose wird nach allgemeiner Praxis als entschädigungspflichtig erst anerkannt, wenn die Streuung der kleinen Schatten mindestens das Ausmaß zwei Drittel hat oder große Schatten vorliegen und entsprechende kardiopulmonale Funktionsstörungen objektivierbar sind. Sind nur geringe röntgenologische Auffälligkeiten vorhanden, aber gleichwohl die Funktionsstörungen stärker ausgeprägt, so wird in der Regel nur ein Teil der Funktionsstörungen auf die Silikose zurückgeführt und dementsprechend eine geringe silikosebedingte MdE anerkannt.

BK 4101 – Quarzstaublungenerkrankung (Silikose)

- **Berufe:** Bergbau, Steinbearbeitung, Gießereien, etc.
- **Pathophysiologie:** Lungenfibrose durch alveolengängige Stäube aus kristallinem Siliziumdioxid (v.a. Quarz)
- **Krankheitsbild:** Atemnot, Husten, Herzinsuffizienz
- **Diagnostik:** Spirometrie, Röntgen, Beurteilung nach Staublungenklassifikation (ILO)
- **Prävention:** Quarzstaubvermeidung, Atemschutzgeräte, Vorsorgeuntersuchung G 1.1

BK 4102 – Quarzstaublungenerkrankung in Verbindung mit aktiver Lungentuberkulose (Silikotuberkulose)

- **Pathophysiologie:** Silikose bedeutet veränderte bzw. gestörte Alveolarmakrophagenfunktion
- **Folge:**
  – Exazerbation alter Tuberkuloseherde oder
  – Neuinfektion einer silikotisch veränderten Lunge mit Mykobakterien

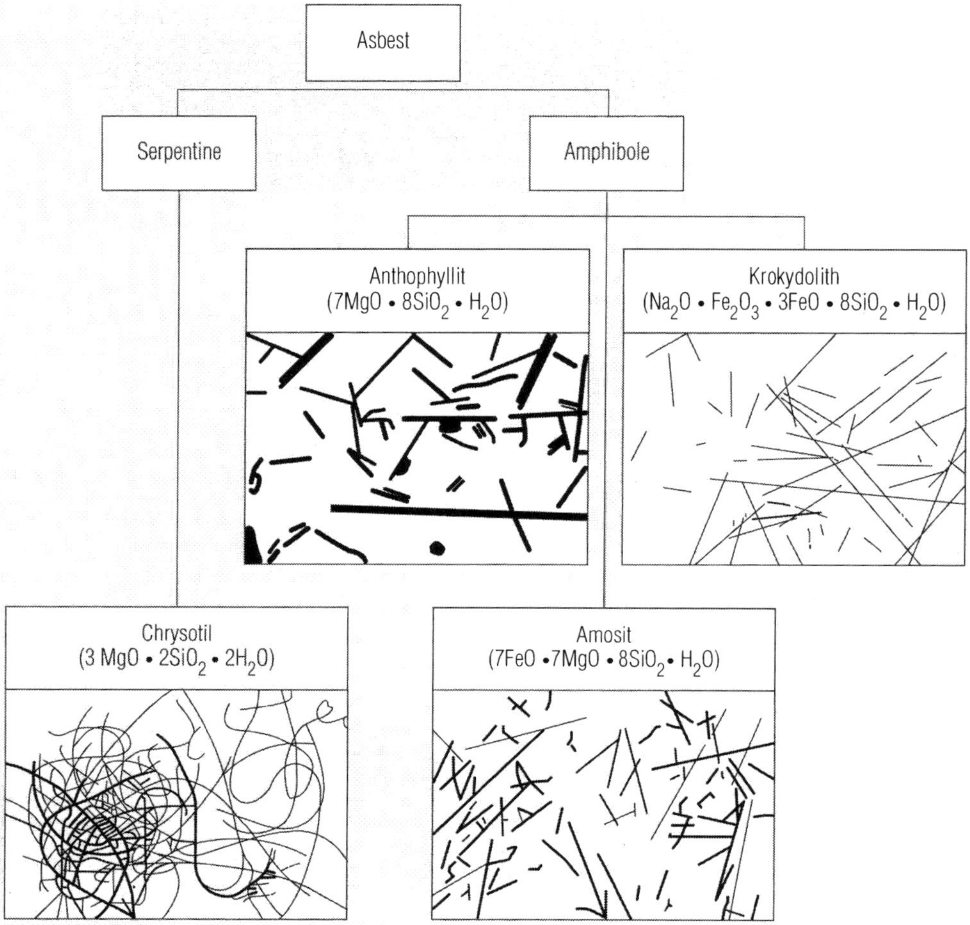

Abb. 4.2-12: Asbesttypen in ihrer chemischen Zusammensetzung und Fasermorphologie (dem elektronenoptischen Bild nachgezeichnet).

Asbestfaserstaub

Asbest ist keine Einzelsubstanz, es handelt sich vielmehr um eine Sammelbezeichnung für natürlich vorkommende mineralische Fasern (Silikate), die in Südafrika, Kanada und der ehemaligen Sowjetunion abgebaut werden. Die wichtigsten Asbestarten sind in *Tabelle 4.2-53* und in *Abbildung 4.2-12* dargestellt.

Seit 1993 ist die Produktion und Verwendung von Asbest in Deutschland verboten (§ 15 der GefStoffV). Die Verwendung stieg von 1965–1975 in Deutschland stark an und sank danach rasch ab; seit 1985 war Produktion und Verwendung angesichts des bevorstehenden Verbotes bereits minimal. Die weiterbestehende Emission beruht ganz überwiegend auf Verwitterung (ca. 100 t/Jahr), stammt von Straßendecken und Bremsbelägen (< 17 t/Jahr), sodass eine umweltmedizinische Belastung von ca. 100 bis max. 330 Fasern/m^3 zugrunde gelegt werden kann.

Die besonderen Eigenschaften des Asbests (griech.: nicht brennbar) sind: Hitzebeständigkeit, Chemikalienbeständigkeit, Bruchfestigkeit, Spinnbarkeit. Asbest kann die Eigenschaften anderer Materialien verbessern, z.B. bei Ze-

Tab. 4.2-53 Die wichtigsten Asbestarten.

Serpentin-Minerale	• Chrysotil (Weißasbest, ein Magnesiumsilikat)	90–95% der verwendeten Asbestmenge	spiralig, Ablagerung v.a. in den oberen Luftwegen
Amphibol-Minerale	• Krokydolith (Blauasbest, ein Natriumeisensilikat) • Amosit, Aktinolith, Tremolit (Braunasbest, ein Magnesiumeisensilikat) • Anthophyllit	5–10% der verwendeten Asbestmenge	nadelförmig, besonders gut alveolengängig, besonders kanzerogen wegen der hohen Biobeständigkeit

ment. Asbest ist elastisch bei gleichzeitig hoher Zugfestigkeit. Die Leitfähigkeit für Wärme und elektrischen Strom ist gering.

Die Verwendung war dementsprechend vielfältig: Asbest-Zement (z.B. das alte Eternit®), Isolierungen, Kupplungs- und Bremsbelege, Dachziegel, Dichtungen, Feuerschutzeinrichtungen, Asbesttextilprodukte (Garne, Bänder, Schnüre ...), Schiffs- und Waggonbau. Asbest war oftmals auch Bestandteil von persönlichen Schutzausrüstungen (Schutzkleidung).

Seit dem Verwendungsverbot gibt es noch die Exposition im Alltag auf Grund der erwähnten Verwitterung asbesthaltiger Materialien oder ihrer Freisetzung durch sonstige Einflüsse (Erschütterung in Turnhallen) und bei Abbruch-, Sanierungs- oder Instandsetzungsarbeiten (ASI-Arbeiten). Zu letzteren gibt es besondere Regelungen, s.u. TRGS 519.

Asbestaufnahme, Kinetik, Pathophysiologie

Asbestfasern haben sehr unterschiedliche Konfigurationen. Es hat sich jedoch herausgestellt, dass einer bestimmten Form und Größe besondere Bedeutung zukommt: der Faser mit den sog. kritischen Abmessungen („WHO-Faser“), deren aerodynamisch günstige Form sie mit dem Luftstrom bis in die Alveolen vordringen lässt: Länge mehr als 5 µm, Durchmesser unter 3 µm und ein Verhältnis von Länge zu Durchmesser von > 3. Chrysotil-Fasern sind eher spiralig und werden zum großen Teil in den oberen Luftwegen abgelagert, die nadelförmigen Amphibole hingegen dringen tiefer ein.

Der größte Teil der inhalierten Fasern wird wieder abgeatmet oder über die Lungenclearance ausgeschieden. Ein Teil der in den Alveolen abgelagerten Fasern dringt in das Zwischengewebe der Lunge ein und gelangt bis zur Pleura (Pleurotropie). Fibrogene und kanzerogene Wirkungen können sich einstellen (siehe Darstellung der einzelnen BKs).
Die Konzentration anorganischer Mineralfasern im menschlichen Lungengewebe kann elektronenmikroskopisch bestimmt werden. Die Elementzusammensetzung, die Kristallstruktur und die Abmessungen dieser Fasern sind einer Untersuchung zugänglich.

An den Fingerspitzen entstehen gelegentlich Asbestwarzen durch in die Körperhaut eingedrungene Asbestsplitter.

Was die orale Aufnahme von Asbestfasern betrifft, z.B. bei Verwendung von Asbestzement für Wasserleitungsrohre, so kommt die WHO zu dem Schluss, dass es keine Beweise für eine Krebsentstehung durch eine solche orale Aufnahme gibt.

Prävention und Arbeitsschutz bei ASI-Arbeiten

Gemäß Gefahrstoffverordnung (GefStoffV) gilt für Asbest ein Herstellungs- und Verwendungsverbot. Das Verbot gilt auch für alle Erzeugnisse und asbesthaltigen Zubereitungen mit einem Massengehalt von mehr als 0,1% Asbest. Ausnahmen betreffen Forschungsvorhaben, analytische Untersuchungen, die Gewinnung und Verwendung von Rohstoffen mit weniger als 0,1% Asbest oder sonstige Einzelfälle (z.B. Chloralkali-Elektrolyse); gesondert geregelt sind

Abbruch-, Sanierungs- oder Instandsetzungsarbeiten (ASI-Arbeiten) und die Abfallentsorgung.

ASI-Arbeiten. Die TRGS 519 „Umgang mit Asbest bei Abbruch-, Sanierungs- oder Instandsetzungsarbeiten" definiert die Anforderungen an den technischen Arbeitsschutz, die persönliche Schutzausrüstung, Hygienemaßnahmen und die arbeitsmedizinische Vorsorge. Einen Luftgrenzwert nach TRGS 900 gibt es nicht, es sind immer alle Schutzmaßnahmen für besonders gefährliche krebserzeugende Gefahrstoffe gefordert. Als Hygienemaßnahmen sind u.a. Pausenbereiche, Waschräume (u.U. auch Duschmöglichkeiten) und Möglichkeiten der getrennten Aufbewahrung von Straßen- und Arbeitskleidung vorzusehen. Asbesthaltige Mehrweg- oder Arbeitskleidung ist, wenn sie zum Waschen abgegeben wird, mit dem Asbest-Symbol zu kennzeichnen *(Abb. 4.2-13)*. Aufgabe des Betriebsarztes ist die Beurteilung hygienischer Gegebenheiten, besonders auch dann, wenn Schleusen errichtet werden (z.B. für „Schwarzbereiche"). Gefordert ist dann auch eine ärztliche Stellungnahme zu notwendigen Pausenzeiten.

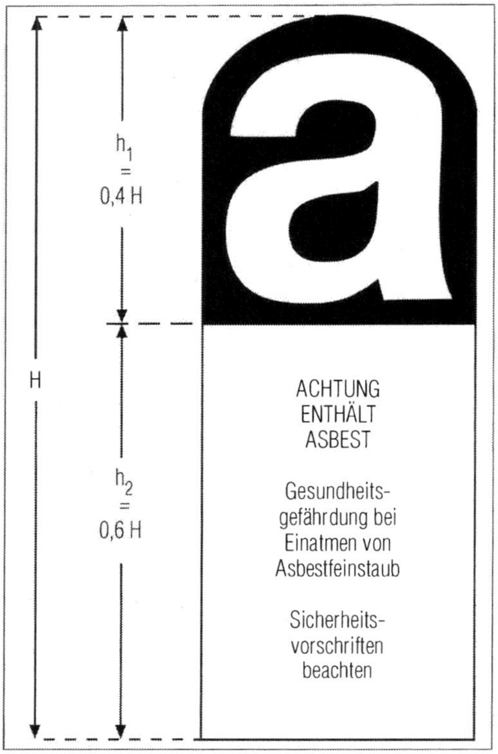

Abb. 4.2-13: Asbest-Kennzeichnungssymbol.

Atemschutz. Unter 150.000 F/m³ sind Partikelmasken P2 (mit mittlerem Abscheidevermögen) zu verwenden. Über 150.000 F/m³ ist eine Vollmaske mit Filter P3 (hohes Abscheidevermögen) zu verwenden, nach Möglichkeit mit Gebläseunterstützung. Die Atemluft soll angewärmt werden, insbesondere bei Außenlufttemperaturen unter 10 °C. Über 6.000.000 F/m³ ist ein Isoliergerät mit Vollmaske oder eine Mundstückgarnitur einzusetzen.

Erste Hilfe. Die Erste Hilfe ist nach den üblichen Grundsätzen (BGV A5 bzw. GUV 0.3) zu organisieren. Zu klären ist bei Asbestarbeiten im Schwarzbereich die Durchführung der Ersten Hilfe unter den erschwerten Bedingungen der Einhausung:

- Betreten durch den Arzt nur im Ausnahmefall?
- Welche Schutzmaßnahmen für den Arzt (Bereithaltung von Schutzkleidung, Aufbewahrung von kontaminierter Tageskleidung)?
- Welche Dekontamination, wenn Anlegen von Schutzkleidung nicht mehr möglich war?
- Dekontamination des Rettungsfahrzeuges? Dekontamination des Krankenhauses?
- Absprache mit örtlichen Rettungsunternehmen (Objektbeschreibungen, Transport, Dekontamination, Entscheidungsbefugnis).

Die TRGS 519 definiert mögliche (erleichterte) Arbeitsbedingungen für Arbeiten geringen Umfangs oder Arbeiten mit geringer Exposition. Diese sind an die Unterschreitung einer Faserkonzentration von 150.000 F/m³ (Arbeiten geringen Umfangs) bzw. 15.000 F/m³ (Arbeiten mit geringer Exposition) gebunden. Bei Arbeiten mit geringer Exposition kann auf Atemschutz verzichtet werden. Wenn geprüfte Arbeitsverfahren sachgerecht angewendet werden, kann gemäß TRGS 519 auf das Tragen von

Atemschutz und Schutzanzügen, auf arbeitsmedizinische Vorsorgeuntersuchungen, auf Abschottungen und auf die Freigabemessungen nach Abschluss der Arbeiten verzichtet werden.

BGI 664 des BIA beschreibt solche anerkannten Arbeitsverfahren:

- Ausbau von asbesthaltigen Stopfbuchspackungen, Kupplungsscheiben, Scheiben- und Trommelbremsbelägen, statisch belasteten Flachdichtungen,
- Anbohren von Asbestzementrohren mit spezieller Anbohrarmatur,
- Trennen von Asbestzement-Wasserrohrleitungen nach bestimmten Verfahren,
- Entfernen einzelner kleinformatiger Asbestzement-Dachplatten bzw. Lochen von Asbestzement-Dachplatten zur Durchführung von Dachständern,
- Prüfen asbesthaltiger Abgaskamine mittels Prüfkugel und beschichteter Leine oder mittels Kamera,
- Reinigen asbesthaltiger Abgaskamine durch Kehren oder mittels Schwamm,
- Erleichterung des Gewichts von Elektrospeicherheizgeräten mittels Glove Bag,
- Ausbau von Vinyl-Asbestbodenplatten,
- Bohren von Gerüstverankerungslöchern an Außenfassaden.

Bei anderen Abbruch- und Sanierungsarbeiten an schwach gebundenen Asbestprodukten dürfen die Schutzmaßnahmen erst aufgehoben werden, wenn u.a. durch geeignete Messung eine Asbestfaserkonzentration unter 500 Fasern/m^3 ermittelt wurde.

Prüfliste für den Betriebsarzt bei ASI-Arbeiten

- Wer ist der Verantwortliche (Sachkundige)?
- Welche Art von Arbeiten werden durchgeführt?
- Sind Vorsorgeuntersuchungen gemäß GefStoffV durchzuführen?
- Wie ist der gesundheitliche Zustand der Beschäftigten zwischen den Untersuchungsfristen?
- Wird die Tragezeit der Atemschutzgeräte und die Erholungszeit der Träger richtig bemessen (körperliche Anforderungen, klimatische Verhältnisse)?
- Sind die Schleusen immer in dem notwendigen hygienischen Zustand?
- Ist die Erste Hilfe organisiert?

Arbeitsmedizinische Vorsorgeuntersuchung nach G 1.2

Absatz 10, TRGS 519: *„... wird die Asbestfaserkonzentration von 15.000 F/m^3 überschritten, dürfen Arbeitnehmer nur beschäftigt werden, wenn sie ... Vorsorgeuntersuchungen unterzogen worden sind“*. Dabei wird auf die BGV A4 (Arbeitsmedizinische Vorsorge) mit Vorschrift über nachgehende Untersuchungen und das Tragen von Atemschutz hingewiesen.

Typischerweise wird bei folgenden Tätigkeiten (BGI 504) eine Vorsorgeuntersuchung notwendig:

- ASI-Arbeiten von asbesthaltigen Materialien wie z.B. Dacheindeckungen oder Wandverkleidungen,
- jeder Umgang mit Spritzasbest oder ähnlich schwach gebundenem Asbest,
- Arbeiten an Asbestaufbereitungs- oder -produktionsanlagen,
- Arbeit mit Asbestentstaubungseinrichtungen,
- Umgang mit Asbestabfällen und Filterstäuben,
- Umgang mit verstaubter Arbeits- und Schutzkleidung.

Zur Durchführung der Vorsorgeuntersuchung gelten die Empfehlungen des berufsgenossenschaftlichen Grundsatzes G 1.2 (Mineralischer Staub, Teil 2, asbestfaserhaltiger Staub):

- Inhalte der Untersuchung:
  - Untersuchung der Atmungs- und Kreislauforgane,
  - Funktionsanalyse zur Feststellung der Vitalkapazität und des Atemstoßwertes (s. Anhang 1 „Lungenfunktionsprüfung“),
  - Röntgenaufnahme des Thorax im Großformat mit Hartstrahltechnik in p.a.-Strahlengang bzw. Berücksichtigung eines derartigen Röntgenbildes nicht älter als 1 Jahr,
  - in begründeten Fällen (Lungen- und/oder Kehlkopf-Erkrankungen) andere oder weitere ergänzende Untersuchungen.
- **Gesundheitliche Bedenken** werden erhoben bei Personen mit Vorerkrankungen und/oder funktionellen Beeinträchtigungen insbesondere im Bereich des kardiopulmonalen Systems, bei denen durch die Exposition gegenüber asbestfaserhaltigem Staub eine klinisch relevante Verschlimmerung des Gesundheitszustandes zu erwarten ist.
- **Nachuntersuchungsfristen:** bis 15 Jahre nach Expositionsbeginn sind i.d.R. Nachuntersuchungen im Abstand von 36 Monaten ausreichend; bei mehr als 15 Jahren nach Expositionsbeginn sind, in Abhängigkeit von der kumulativen Expositionshöhe und dem Befund, kürzere Nachuntersuchungsfristen in Betracht zu ziehen (12–36 Monate oder nach ärztlichem Ermessen noch häufiger).

Arbeitsmedizinische Vorsorgeuntersuchung nach G 1.2 (Fortsetzung)

- **Nachgehende Untersuchung:** Mit dem Ziel der Früherkennung und Therapie von asbestassoziierten Malignomen wird eine nachgehende Untersuchung durchgeführt:
  - nach Ausscheiden aus einer mindestens 3-monatigen Tätigkeit mit Überschreiten der Auslöseschwelle von asbestfaserhaltigem Staub,
  - im Fall von Abbruch-, Sanierungs- und Instandhaltungsarbeiten (TRGS 519).

Untersuchungsumfang und -fristen sind im Wesentlichen wie bei der Nachuntersuchung geregelt.
Auf die Sonderdokumentation und fortlaufende Überwachung durch das Programm ZAs wird verwiesen (Zentrale Erfassungsstelle für asbeststaubgefährdete Arbeitnehmer bei der Textil- und Bekleidungs-Berufsgenossenschaft, Augsburg).

Anerkennung und Entschädigung

Die Epidemiologie der auf einer Asbestexposition beruhenden Berufskrankheiten ist in *Abbildung 4.2-14* dargestellt. Der Häufigkeitsgipfel der Verdachtsmeldungen, mehr als 20 Jahre nach dem Maximum der Verwendung von Asbest, ist bei der Asbestose möglicherweise erreicht oder bereits überschritten. Beim Mesotheliom kann man dies leider noch nicht feststellen.

Asbestose (BK 4103)

Pathophysiologie

Ein Teil der in den Alveolen abgelagerten Fasern dringt in das Zwischengewebe der Lunge ein. In den Alveolen und im Lungengewebe kommt es zu einer Interaktion mit den Makrophagen und einem Abtransport, mit einer Halbwertszeit von Tagen bis Wochen. Nur die dünnsten und kürzesten Fasern können über den Lymphweg entfernt werden.

Die Asbestfasern werden von einer eisenhaltigen Eiweißhülle umgeben und imponieren im mikroskopischen Bild als Asbestkörperchen. Nicht alle Fasern können jedoch komplett phagozytiert werden; Zellen gehen zu Grunde und eine lokale Entzündungsreaktion beginnt; Lysozym, Lymphokine, weitere Mediatoren, T-Lymphozyten und Fibroblasten sind daran beteiligt. Über eine Kollagenablagerung kommt es zur Bindegewebsreaktion und schließlich zu einer interstitiellen Fibrose.

Die Asbestfasern haben einen so genannten Pleuradrift, sie konzentrieren sich im Bereich der Pleura. Daraus kann sich die Asbestpleuritis und eine Pleurafibrose, schließlich auch Pleuraplaques entwickeln:

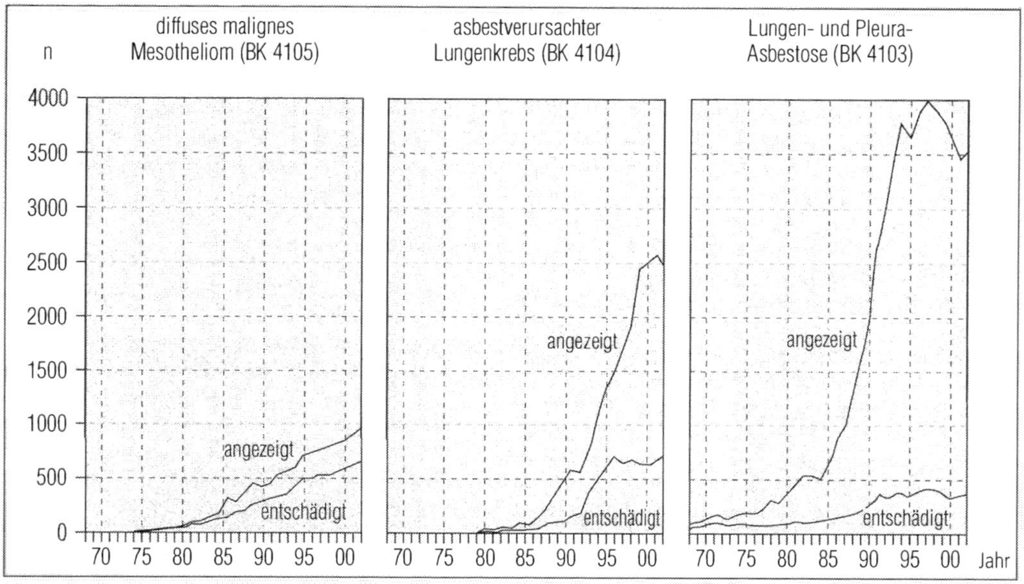

Abb. 4.2-14: Verdachtsmeldungen und Zahl der erstmals entschädigten Rentenfälle der 3 auf einer Asbestexposition beruhenden Berufskrankheiten 1968–2001 (Quelle: HVBG).

- An der Pleura visceralis kommt es zu einer **diffusen** Bindegewebsneubildung (meist doppelseitige diffuse Pleurafibrose des Lungenfells).
- An der Pleura parietalis beobachtet man **umschriebene**, plaqueförmige Veränderungen (meist doppelseitige bindegewebig hyaline, später verkalkende Pleuraplaques des Rippenfells, Zwerchfells oder Herzbeutels).

Fast in allen Fällen treten die pathologischen Veränderungen der Pleura frühzeitiger auf als die Fibrose der Lunge. Die Pleuraverdickung auf Grund einer Asbestreaktion ist differentialdiagnostisch ein Problem, da es auch unspezifische fibrosierende Pleuraveränderungen gibt.

Die Vorgänge im Lungengewebe selbst schreiten auch ohne neuen Fasernachschub langsam voran, die Asbestfaser ist in hohem Maße biobeständig. Verödung des Kapillarbettes, Druckerhöhung im Lungenkreislauf und Cor pulmonale sind, neben der Einschränkung der Ventilation, die Folge – die Asbestose.

Krankheitsbild und diagnostische Kriterien

Die Erkennung eines Asbestose-Falles geschieht nicht ohne eine Berufsanamnese. In der Regel liegt eine mehrjährige Exposition vor.

Die chronisch progrediente, diffus-interstitielle Fibrose mit starker Schrumpfungsneigung ist i.d.R. schon in frühen Stadien symptomatisch. Dyspnoe, trockener, quälender Husten, sowie zäher, spärlicher Auswurf verbunden mit Thoraxschmerzen und Nachtschweiß/Mattigkeit. An den Fingerspitzen gelegentlich Asbestwarzen.

Die Befunde der Untersuchung sind wenig charakteristisch, bis auf das sog. Knisterrasseln, das am Ende der Inspiration zu hören ist (es verschwindet, im Gegensatz zum Entfaltungsknistern bei älteren Menschen, nach mehreren tiefen Atemzügen nicht). Die immer erforderliche Lungenfunktionsdiagnostik ergibt eine restriktive Ventilationsstörung *(→ Tab. 4.2-54)*. Es kann ferner eine Gasaustauschstörung vorliegen.

Im Röntgenbild ist zu achten auf:

- bindegewebige (hyaline) Pleuraplaques,
- verkalkte Pleuraplaques,
- diffuse Pleuraverdickung der seitlichen Brustwand (diffuse Pleurafibrose),
- Pleuraerguss, insbesondere mit bindegewebigen-schwartigen, postpleuritischen Folgezuständen (Hyalionosis complicata).

Eine Beschreibung der Fibrose *(→ Tab. 4.2-55)* sollte entsprechend der ILO-Staublungenklassifikation *(→ Tab. 4.2-50)* erfolgen. Im Vordergrund steht eine netzförmige unregelmäßig streifige Zeichnung in Mittel- und Unterfeldern.

Die Röntgenbefunde können trotz erheblicher Beeinträchtigung der Lungen- und Kreislauffunktion relativ unauffällig sein. Eine frühere und genauere Röntgen-Diagnose ist mit der High-Resolution-Computertomographie zu erzielen, unter kritischer Berücksichtigung der dabei applizierten Strahlenexposition.

Im Auswurf sind Asbestkörperchen nachweisbar, sie sind jedoch kein Maß für den

Tab. 4.2-54 Mittelwerte spirometrischer Daten bei 35 Patienten mit Lungenasbestose, den Sollwerten gegenübergestellt und im t-Test statistisch verglichen (nach Konietzko [14]).

Parameter [l]	Sollwert $\bar{x} \pm s$	Istwert $\bar{x} \pm s$	Statistik t	p
Vitalkapazität (IVC)	4,88 ± 0,77	2,98 ± 0,76	14,9	<0,001
Totalkapazität	6,80 ± 0,92	5,35 ± 1,40	6,5	<0,001
funktionelle Residualkapazität	3,65 ± 0,46	3,28 ± 0,95	2,3	<0,05
Residualvolumen	1,95 ± 0,25	2,39 ± 0,97	2,9	<0,01
Atemstoß (FEV_1)	3,52 ± 0,46	2,11 ± 0,57	15,3	<0,001

Tab. 4.2-55 Klassifikation der Asbestose.

Asbestose-grad I	Lichtmikroskopischer Befund einer Minimalasbestose, Wandfibrose wenigstens eines Bronchiolus respiratorius – in der lichtmikroskopischen Lungenstaubanalyse in der Regel mehr als 1.000 Asbestkörper pro cm^3 Lungengewebe vorhanden
Asbestose-grad II	Alveolargänge und zwei oder mehr schichtenangrenzende Alveolen in die Fibrose einbezogen
Asbestose-grad III	Konfluenz der Fibrosierungen
Asbestose-grad IV	Nachweis wabig umgebauter dickwandiger Hohlräume

Schweregrad. Auch bei nicht beruflich exponierten Großstadtmenschen findet man im Auswurf Asbestkörperchen.

Anerkennung und Entschädigung

BK 4103: Asbeststaublungenerkrankungen (Asbestose) oder durch Asbeststaub verursachte Erkrankungen der Pleura.

Für die BK 4103 insgesamt zählte man im Jahre 2000 3.770 Verdachtsanzeigen, 1.818 Anerkennungen als Berufskrankheit sowie 389 erstmals entschädigte Fälle [19].

Die Feststellung des Vorliegens einer Asbestose bereitet meist wenig Schwierigkeiten. Die Einschätzung der MdE erfolgt, wie sonst auch, nach der funktionellen kardiopulmonalen Einschränkung. Dabei besteht ein allgemeiner Zusammenhang zwischen lungenfunktionsanalytischen Größen und Röntgenbefund einerseits, und der in MdE eingeschätzten Einschränkung (→ *Tab. 4.2-56*), sie ist jedoch im Einzelfall abzuwägen.

BK 4103 – Asbeststaublungenerkrankung (Asbestose) oder durch Asbeststaub verursachte Erkrankung der Pleura

Pathophysiologie:
- Asbestfaserstaub bewirkt eine Lungenfibrose (Asbestose)
- Asbestfasern penetrieren in den Pleurabereich (Folge: Pleurafibrose, Pleuraplaques)

Krankheitsbild:
- bereits früh symptomatisch
- Kurzatmigkeit
- trockener, quälender Husten mit spärlichem, zähen Auswurf
- Thoraxschmerzen, Nachtschweiß/Mattigkeit
- Asbestwarzen

Tab. 4.2-56 Zuordnung von Vitalkapazität (IVC), arteriellem Sauerstoffpartialdruck (PO_2) und Lungencompliance (C_1) zu verschiedenen Schweregraden der radiologischen Veränderungen und entsprechendem MdE-Bereich (nach Konietzko [14]).

Messwert	fehlt	leicht	mittel	schwer
IVC	> 80%	≤ 80%	< 60%	< 40%
PaO_2 bei Belastung bezogen auf Mindestsoll	über	um/unter		stark unter
		Mindestsoll		
$C_{1\ stat}$	> 70%	< 70%	< 50%	< 30%
erwartbare ILO 80-Gesamtstreuung (ILO-Staublungen-Klassifikation)	0–1/1	0/1–1/2	1/2–2/3	>2/2
MdE v. H.	0/< 20	20–30	40–60	> 60

Lungen- oder Kehlkopfkrebs durch Asbest (BK 4104)

→ *Kapitel 4.3.*

Eingeatmete Asbestfasern haben eine eigenständige kanzerogene Potenz. Der Lungenkrebs bei Asbestexposition wird nicht mehr als „Narbenkrebs" verstanden, er kommt auch ohne Lungenasbestose vor. Außer dem Bronchus ist der Kehlkopfbereich betroffen, hier lagern sich, bevorzugt im vorderen Stimmbandbereich, die relevanten Fasern ab oder sie werden durch die mukoziliäre Clearance aus tieferen Teilen des Atemtraktes dorthin transportiert.

Der Kehlkopfkrebs und auch das Bronchialkarzinom bei Asbestexposition zeigen keine morphologischen Besonderheiten, die für das Agens charakteristisch wären. Auch die Lokalisation der Bronchialkarzinome entspricht dem üblichen Verteilungsmuster (nach einzelnen Kohortenstudien sollen asbestassoziierte Tumoren häufiger im Unterlappen lokalisiert sein). Charakteristisch ist die gleichzeitige Entstehung mehrerer Primärtumore in der Lunge.

Bei der Gefahrstoffwirkung im Körper kann es zu supraadditiven Effekten kommen. Bekanntestes Beispiel ist die Zusammenwirkung von Tabakrauchen und Asbestfaserstaub-Exposition.

Diagnostik und Therapie entsprechen der üblichen Vorgehensweise der Onkologie. Auf Grund der guten Möglichkeit der Frühdiagnose des Kehlkopfkarzinoms (Heiserkeit, Einsehbarkeit), und der recht guten operativen Möglichkeiten besteht hier die Chance einer 5-Jahresüberlebensrate von bis zu 50%.

Anerkennung und Entschädigung

BK 4104: Lungenkrebs oder Kehlkopfkrebs

- in Verbindung mit Asbeststaublungenerkrankungen (Asbestose)
- in Verbindung mit durch Asbeststaub verursachter Erkrankung der Pleura oder
- bei Nachweis der Einwirkung einer kumulativen Asbestfaserstaub-Dosis am Arbeitsplatz von mindestens 25 Faserjahren [25×10^6 Fasern/m^3 $\times$ Jahre]

Für die BK 4104 insgesamt zählte man im Jahre 2000 2.841 Verdachtsanzeigen, 740 Anerkennungen als Berufskrankheit sowie 697 erstmals entschädigte Fälle [19].

Da das Asbest-Karzinom zunächst nicht von Karzinomen anderer Ursache zu unterscheiden ist, muss nach der Berufskrankheitenverordnung einer der so genannten **Brückenbefunde** (Asbestose, Asbest-Pleuraerkrankungen oder Mindestexposition) als Voraussetzung der Anerkennung nachgewiesen werden.

Zigarettenrauchen in der Vorgeschichte des Erkrankten stellt keinen Hinderungsgrund für die Anerkennung nach BK-Nr. 4104 dar, wenn die sonstigen Bedingungen für die Anerkennung (v.a. der Nachweis eines Brückenbefundes) erfüllt sind.

Beim Brückenbefund „Asbestose" kann auch eine Minimalasbestose die Voraussetzungen zur Anerkennung erfüllen. Der Brückenbefund „Faserjahre" soll im Folgenden näher erläutert werden.

Asbestfaserjahre. Der Wert von 25 Faserjahren (siehe Legaldefinition der BK 4104) bezieht sich auf die so genannte Verdopplungsdosis der Lungenkrebs- und Kehlkopfkrebsverursachung. Es handelt sich beim Faserjahr um ein arbeitsmedizinisches Schätzmaß, definiert als Exposition mit einer Konzentration von 1×10^6 Asbestfasern (der kritischen Größe) pro m^3 Luft während eines Jahres bei 8-stündiger täglicher Arbeitszeit. 25 Asbestfaserjahre können zustande kommen durch 1 Jahr bei einer Faserkonzentration von 25×10^6 F/m^3 oder 50 Jahren bei $0{,}5 \times 10^6$ F/m^3 Luft sowie allen möglichen anderen Kombinationen *(→ Tab. 4.2-57)*.

Für die Einschätzung der MdE werden die Werte der *Tabelle 4.2-58* vorgeschlagen.

Tab. 4.2-57 Beispiel für die Ermittlung der kumulativen Asbestfaserdosis.

Arbeitsvorgang mit Asbeststaubbelastung	Faserkonzentration 90%-Wert (F/cm³)	Bewertungsart	Zeitanteile in %
Zuschnitt von Asbestzement-Rohrleitungen im Kanalbau	60×10^6	Tätigkeitswert	5,0
Bohrarbeiten an Asbestzement-Rohrleitung im Kanalbau	$0{,}8 \times 10^6$	Tätigkeitswert	1,0
Fräserarbeiten an Asbestzement-Rohrleitung im Kanalbau	5×10^6	Tätigkeitswert	1,0
Kantenschliff Asbestzement-Rohrleitung im Kanalbau	60×10^6	Tätigkeitswert	1,0
Muffenherstellung für Asbestzement-Rohrleitung im Kanalbau	$0{,}2 \times 10^6$	Tätigkeitswert	5,0

Für die hier als Beispiel aufgelisteten Tätigkeiten lässt sich für den Betroffenen die kumulative Asbestfaserdosis unter Annahme von „Worst case"-Bedingungen wie folgt abschätzen:
Expositionszeitraum: 1972–1992
Tätigkeit: Straßenbauer/Tiefbaufacharbeiter, Spezialist für die Bearbeitung von Asbestzementrohren.
Daraus resultiert eine jährliche Asbestfaserdosis:
$AFJ_1 = 60 \times (0{,}05 + 0{,}01) + 0{,}8 \times 0{,}01 + 5{,}0 \times 0{,}01 + 0{,}2 \times 0{,}05 = 3{,}6$
Bei einjähriger Tätigkeit werden also 3,6 Faserjahre erworben.

Tab. 4.2-58 Vorschlag für die Einschätzung der MdE bei BK 4104.

Minderung der Erwerbsfähigkeit beim Lungenkrebs	MdE in %
nicht operabel	100
operativ behandelt im ersten Jahr	100
im Anschluss	
• bei lokalem Rezidiv oder Lymphknotenmetastasierung oder Fernmetastasen	100
• Lungenfunktionswerte im Referenzbereich	20–40
• leicht erniedrigte Lungenfunktion	40–60
• mittelschwerer Befund	60–80
• schwerer Befund	80–100
Minderung der Erwerbsfähigkeit beim Kehlkopfkrebs	**MdE in %**
Verlust des Kehlkopfes wegen einer 100% bösartigen Geschwulst ist 5 Jahre nach der Beseitigung (Heilungsbewährung)	100
Teilverlust des Kehlkopfes wegen einer bösartigen Geschwulst ist 5 Jahre nach der Beseitigung (Heilungsbewährung)	Geschwulstentfernung im Frühstadium T1N0M0: 50–60%, sonst:80 %
Verlust des Kehlkopfes bei guter Speiseröhrensprache	ohne Begleiterscheinungen außerhalb des Halsbereiches: 70%, sonst 80% (anhaltende Bronchitiden und Nervenlähmungen im Hals- und Schulterbereich sind ggf. zu berücksichtigen)
Teilverlust des Kehlkopfes je nach Sprechfähigkeit und Beeinträchtigung der körperlichen Leistungsfähigkeit	20–50 %

BK 4104 – Lungenkrebs oder Kehlkopfkrebs [durch Asbestfaserstaub], – in Verbindung mit Asbeststaublungenerkrankung (Asbestose), – [oder] in Verbindung mit durch Asbeststaub verursachter Erkrankung der Pleura, – oder bei Nachweis der Einwirkung einer kumulativen Asbestfaserstaub-Dosis am Arbeitsplatz von mindestens 25 Faserjahren (25 × 10⁶ [(Fasern/m³) × Jahre])

BK-Anerkennung nur dann, wenn ein **„Brückenbefund"** erfüllt ist. Formulierung der BK 4104 enthält 3 mögliche Brückenbefunde:
- Asbeststaublungenerkrankung (Asbestose)
- durch Asbeststaub verursachte Erkrankung der Pleura
- Nachweis der Einwirkung einer kumulativen Asbestfaserstaub-Dosis am Arbeitsplatz von mindestens 25 Faserjahren (25 × 10⁶ [(Fasern/m³) × Jahre])

Mesotheliom durch Asbest (BK 4105)

Pathophysiologie

Wieder ist es die Asbestfaser der kritischen Abmessung, die zur malignen Transformation der Deckzellen der Pleura, aber auch von Peritonealzellen führen kann. Der Tumor gilt als **Signaltumor** einer Asbesteinwirkung, ein Bezug zur Zahl der Fasern kann jedoch nicht hergestellt werden. Mesotheliome sind auch bei Haushaltsmitgliedern exponierter Arbeiter aufgetreten, die Fasern kamen mit der verschmutzten Kleidung ins Haus. Nur bei sehr wenigen Fällen ließ sich auch durch intensive Anamnese keine Asbestexposition feststellen.

Latenzzeit: Mesotheliomerkrankungen können schon nach wenigen Wochen entsprechender Exposition auftreten. Die Latenzzeit beträgt aber meist deutlich mehr als 10–15 Jahre und bis zu ca. 60 Jahre seit Beginn der Asbestexposition. Auf Grund des Einsatzes von Asbest bis in die 80er-Jahre des 20. Jahrhunderts ist wegen der durchschnittlich sehr langen Latenzperiode mit einem Maximum der Inzidenz des Tumors erst in den Jahren 2010–2020 zu rechnen *(→ Kap. 4.3, Abb. 4.3-13).*

Krankheitsbild

Am häufigsten unter den asbestverursachten Mesotheliomen ist das **Pleuramesotheliom.** Ein trockener Reizhusten, Belastungsdyspnoe und einseitige Thoraxschmerzen kennzeichnen die Symptomatik.

Beim **Peritonealmesotheliom** kommt es zu zunächst unklaren Bauchbeschwerden, Obstipation und Aszites. Später kann sich eine Ileussymptomatik einstellen.

Beim sehr seltenen **Perikardmesotheliom** ergeben sich die Symptome einer Perikarditis mit Perikarderguss. Herzrhythmusstörungen kommen vor.

Diagnose

Histologisch haben die Tumoren epitheliale und auch sarkomatöse Strukturen. Die Diagnose wird röntgenologisch und durch Biopsie gesichert.

Oftmals erschweren einseitige ausgedehnte Pleuraergüsse die radiologische Diagnostik des Pleuramesothelioms im konventionellen Röntgenbild. Besser gelingt die Darstellung des Tumors in der Computertomographie. Eine Punktion mit Gewebeentnahme ermöglicht häufig keine ausreichende Diagnosestellung. Die Treffsicherheit der konventionellen Ergusszytologie ist unbefriedigend. In Verbindung mit DNA-Bildzytometrie, Immunzytochemie und AgNOR-Analyse ist die Ergusszytologie in der Lage, maligne Mesotheliome früh zu identifizieren. Eine Thorakoskopie mit Gewebeentnahme unter Sicht ermöglicht in der Regel die definitive Diagnose[1].

Die MdE ist mit 100% zu veranschlagen, die Prognose ist infaust. Jedoch ist ein genereller therapeutischer Nihilismus nicht gerechtfertigt. Kombinierte Therapien erbrachten in manchen

[1] Das zentrale Mesotheliomregister der gewerblichen Berufsgenossenschaften am Institut für Pathologie, Berufsgenossenschaftliche Kliniken, Bergmannsheil-Universitätsklinik in Bochum, sollte bei der Diagnose einbezogen werden.

Fällen eine Verlängerung der Überlebensrate und eine Verbesserung der Lebensqualität.

Anerkennung und Entschädigung

BK 4105: Durch Asbest verursachtes Mesotheliom des Rippenfells, des Bauchfells oder Perikards.

Für die BK 4105 zählte man im Jahre 2000 insgesamt 997 Verdachtsanzeigen, 701 Anerkennungen als Berufskrankheit sowie 670 erstmals entschädigte Fälle [19].

Eine BK-Verdachtsanzeige ist in jedem Fall zu stellen, auch wenn zunächst keine Hinweise auf eine berufliche Asbestexposition vorhanden sind (Mesotheliom als Signaltumor der Asbestexposition).

BK 4105 – Durch Asbest verursachtes Mesotheliom des Rippenfells, des Bauchfells oder des Perikards

- Jedes Mesotheliom ist verdächtig auf Asbestverursachung („Signaltumor"). Mesotheliom ohne Asbesteinwirkung ist extrem selten.
- **Pathophysiologie:** Pleurotropie (Pleuradrift) der inhalierten Asbestfasern
- **Krankheitsbild:**
  – Pleuramesotheliom: Pleuraerguss
  – Peritonealmesotheliom: Obstipation, Aszites, Ileus
  – Perikardmesotheliom: Perikarditis, Arrhythmie

Sonstige Erkrankungen durch anorganische Stäube (BK 4106 – 4112)

Erkrankungen der Atemorgane durch Aluminium (BK 4106)

Vorkommen, Verwendung

Aluminium ist in der Erdkruste sehr weit verbreitet (Bauxit). Aluminiumoxid (Korund) findet Verwendung bei der Herstellung von Schleifscheiben und Schleifkörpern. Aluminiumpulver findet industriell Verwendung zur Herstellung von Aluminiumfarben („Aluminiumbronze"), in der Sprengstoff- und Pyrotechnik, für Imprägnierungszwecke sowie bei der Produktion von Schaumbeton und Schaumgummi.

Berufliche Exposition

- Korundschmelzen im Lichtbogen aus Bauxit und Tonerde („Korundschmelzerlunge"),
- Schleifen von Aluminiumteilen,
- Aluminiumpulverindustrie (für Metallic-Effekt-Lackierungen, Pyrotechnik, Zementherstellung, etc.),
- Aluminiumschweißen (MIG-, WIG-Schweißverfahren [29]).

Aluminiumaufnahme

Potentiell gesundheitsschädlich ist die Inhalation von Staub, Rauch oder Dampf von Aluminium oder seinen Verbindungen.

Pathogenese, Zielorgane

Die gesundheitsschädliche Wirkung des Aluminiums entfaltet sich nur, wenn die Aluminium-Staubteilchen ohne Fett-Schutzfilm in Kontakt mit Lungengewebe kommen. Die entstehende Schädigung nennt man Aluminose (Aluminiumstaublunge). Aluminium-Ionen führen zu lokaler irreversibler Eiweißdenaturierung (hyaline Degeneration) mit ödematös veränderten Alveolarwänden und in der Folge zur diffus-interstitiellen Lungenfibrosierung ohne Granulombildung. Auffallend sind eine erhebliche Schrumpfungstendenz der kleinen Luftwege und emphysematöse Veränderungen.

Ferner kann eine primäre Bronchopathie resultieren.

Krankheitsbild

Eine Aluminiumstaublunge (Aluminose) kann ein sehr schweres Krankheitsbild ergeben:

- chronische Bronchopneumonie und diffus-interstitielle Fibrose der Lungenmittel- und -oberfelder,
- häufig Spontanpneumothorax,
- Lungenüberblähung mit Cor pulmonale.

Ein Fortschreiten der Erkrankung auch nach Wegfall der Aluminium-Exposition ist nicht ausgeschlossen.

Diagnose

Nachweis einer obstruktiven/restriktiven Ventilationsstörung sowie röntgenologische Zeichen der Fibrose im Zusammenhang mit Aluminiumexposition. Das Röntgenbild der Lunge – ähnlich dem bei Silikose – ist gekennzeichnet durch streifige, unscharf fleckige und netzartig verflochtene Verschattungen. Im HRCT sieht man im Frühstadium – bevorzugt in den Oberfeldern – Areale mit milchglasartiger Trübung und unscharf begrenzte Fleckschatten, im fortgeschrittenen Stadium – in allen Lungenfeldern – zusätzliche retikuläre lineare Verschattungen und subpleurale Bullae.

Prävention

Durch gesundheitsgerechte Arbeitsplatzgestaltung, Beratung des Mitarbeiters, persönlichen Arbeitsschutz (z.B. bei Aluminiumschweißern Einsatz eines fremdbelüfteten Schweißerhelms mit Optoelektronik) sowie durch luftanalytische Messungen und Biomonitoring kann dem Entstehen von Erkrankungen vorgebeugt werden.

Der gesetzliche Grenzwert (TRGS 900) in der Luft am Arbeitsplatz beträgt für den alveolengängigen Staubanteil (früher Feinstaub) des Aluminiums (ebenso für Oxide) 3 mg/m^3 (für bestimmte Tätigkeiten 6 mg/m^3). Dies entspricht dem allgemeinen Staubgrenzwert. Der MAK-Wert der DFG beträgt 1,5 mg/m^3 für den alveolengängigen Staubanteil.

Arbeitsmedizinische Vorsorgeuntersuchungen sollten in der Aluminiumpulverindustrie bzw. bei Überschreitung der Auslöseschwelle regelmäßig durchgeführt werden. Es existiert kein „Grundsatz". Das Biomonitoring hat einen hohen Stellenwert. Der BAT-Wert liegt bei 200 µg/l Urin (Probenahmezeitpunkt bei Schichtende). Eine Lungenfunktionstestung ist Bestandteil der Vorsorgeuntersuchung. Eine HRCT-Aufnahme kann notwendig werden. Die konventionelle Röntgenaufnahme des Thorax ist nicht mehr Standard.

Der berufsgenossenschaftliche Grundsatz G 39 „Schweißrauche" wurde in einer Neufassung 2001 herausgegeben mit verstärkter Berücksichtigung des Aluminiumschweißens. Die bronchialen und pulmonalen Beanspruchungen, speziell fibrogene Wirkungen sollen frühzeitig erfasst werden.

Anerkennung und Entschädigung

Lungenfibrosen durch Aluminiumexposition sind vor allem in der Aluminiumpulverindustrie vorgekommen, seltener beim Aluminiumschweißen.

BK 41 06: Erkrankungen der tieferen Luftwege und der Lungen durch Aluminium oder seine Verbindungen.

Für die BK 4106 zählte man im Jahre 2000 insgesamt 27 Verdachtsanzeigen, 6 Anerkennungen als Berufskrankheit sowie 2 erstmals entschädigte Fälle [19].

BK 4106 – Erkrankungen der tieferen Atemwege und der Lungen durch Aluminium und seine Verbindungen

- **Berufliche Gefährdung:**
  - Schleifen von Aluminiumteilen
  - Aluminiumschweißen
- **Pathophysiologie:** Staub, Rauch, Dampf des Aluminiums (oder Verb.) führen zu Lungenfibrose
- **Krankheitsbild:** Husten, Auswurf, Kurzatmigkeit
- **Diagnose:** HRCT
- **Prävention:** Staubreduktion, PSA, Vorsorgeuntersuchung (kein „Grundsatz") mit Biomonitoring im Urin

Hartmetalllungenfibrose (BK 4107)

Berufliche Gefährdung

Hartmetalle finden v.a. für die Herstellung von Werkzeugen, Motoren und Triebwerken (und generell für Verschleißteile) Verwendung. Chrom, Vanadium, Molybdän oder Wolfram sind die in Hartmetallen verwendeten Elemente. Cobalt kommt als Bindemittel bei der Herstellung von Hartmetalllegierungen zum Einsatz. Die Bezeichnung des Hartmetalls Widia („Wie Diamant") bringt die besondere Eigenschaft zum Ausdruck, da die Härte in der Tat dem Diamant sehr nahe kommt.

Die gesundheitliche Gefährdung besteht bei einer Exposition gegenüber Stäuben und Rauchen von Hartmetallkarbiden und Hartmetalloxiden. Hartmetallkarbide können gesintert oder (seltener) gegossen sein. Besonders das Sintern ist arbeitsmedizinisch bedeutsam, da die Herstellung aus einer Pulvermischung von Wolframkarbid und Cobalt, mit Zusätzen von Titan- und Tantalkarbid, erfolgt. Dies kann mit einer Exposition verbunden sein. Auch im weiteren Produktionsablauf kommt es – nach dem Vorsintern – bei der Formgebung der Zwischenprodukte zur Staubentstehung.

Ob auch die Verarbeitung des fertig gesinterten Hartmetalls zu einer Gesundheitsschädigung führen kann, war lange Zeit umstritten. Nunmehr liegen eindeutige Erkenntnisse über Lungenfibrosen durch Nachbearbeitung fertig gesinterter Hartmetallschneidwerkzeuge vor.

Pathophysiologie

Nur ein relativer kleiner Prozentsatz der exponierten Personen entwickelt diese Erkrankung. Der genaue Wirkungsmechanismus bei der Fibroseentstehung ist noch unbekannt. Der Cobaltgehalt wird als ursächlich vermutet. In frühen Stadien der Erkrankung findet man interstitiell eine mononukleäre Zellinfiltration. In den Alveolen befinden sich vakuolenreiche mononukleäre und große polynukleäre Zellen. Die letzteren sind pathognomonisch für die Hartmetalllungenfibrose. Es handelt sich um Makrophagen oder alveoläre Epithelzellen (Typ II). Histologisch kann die Alveolitis oder die interstitielle Pneumonie im Vordergrund stehen. In Spätstadien zeigt sich histologisch das Bild einer diffus-interstitiellen und knötchenförmigen Lungenfibrose, wie es auch aus vielfältiger anderer Ursache heraus entstehen kann.

Krankheitsbild

Die Hartmetalllungenfibrose kann langsam und verzögert oder schon nach kurzer Expositionszeit entstehen. Husten, Auswurf, Dyspnoe und Zyanose sind die Symptome. Es handelt sich um eine primär interstitielle Lungenfibrose mit restriktiver Ventilationsstörung, sekundär kann sich ein chronisch-unspezifisches respiratorisches Syndrom (CURS) entwickeln. Das Bild der Fibrose kann mit Asthmasymptomen vermischt sein.

Die Beendigung der Exposition kann zur völligen Remission führen, das Krankheitsbild kann aber auch fortschreiten.

Diagnose

Im Röntgenbild finden sich lineare und rundliche Schatten v.a. in Mittel- und Oberfeldern der Lunge verbunden mit schmetterlingsförmiger Betonung der Hili. In der Spirometrie zeigt sich – oft auch bei normalem Röntgenbild – eine restriktive Ventilationsstörung und eine Gasaustauschstörung. Die Diagnose kann durch eine Cobalt-Bestimmung im biologischen Material (Vollblut, Urin) gestützt werden. EKA-Werte für Cobalt liegen vor. In der Bronchiallavage oder Lungenbiopsie kann man die charakteristischen großen polynukleären Zellen nachweisen.

Differentialdiagnose

Nicht selten wird die Hartmetalllungenfibrose mit einer Silikose verwechselt oder fälschlich als kryptogene oder idiopathische Lungenfibrose bezeichnet. Die Fibrose bietet im Spätstadium kein spezifisches, pathognomonisches Substrat zur sicheren Unterscheidung. In früheren Stadien kann der Nachweis der großen polynukleären Zellen charakteristisch sein. Die sorgfältig erhobene Berufsanamnese und die Objektivierung der äußeren und inneren Cobaltbelastung ist immer von besonderer Bedeutung.

Therapie

Eine kausale Therapie der Lungenfibrose ist nicht möglich. Das Voranschreiten der Fibrose trotz Expositionskarenz kann vielleicht durch Corticosteroide beeinflusst werden. Über die Wirksamkeit einer solchen Behandlung gibt es Kasuistiken, aber keine kontrollierten Studien.

Prävention

Die Prävention muss durch Absaugvorrichtungen und, bei Überschreitung der Auslöseschwellung bzw. Erfüllung der Auswahlkriterien, durch arbeitsmedizinische Vorsorgeuntersuchungen – einschließlich Biomonitoring – erfolgen. Bei Hartmetallschleifern ist das Schleifwasser in kurzen Intervallen zu wechseln.

Bei den ersten Symptomen einer Lungenfibrose durch Hartmetall ist eine konsequente Expositionsprophylaxe durchzuführen. Gesundheitliche Bedenken gegen die Weiterbeschäftigung sind u.U. auszusprechen.

Anerkennung und Entschädigung

BK 4107: Erkrankungen an Lungenfibrose durch Metallstäube bei der Herstellung oder Verarbeitung von Hartmetallen.

Die Hartmetalllungenfibrose ist eine der selteneren Berufskrankheiten. Die Definition der Berufskrankheit bezieht sich auf die Gefährdung durch Hartmetallbearbeitung und durch Umgang mit den Ausgangsstoffen. Erst bei Ausschluss anderer Erkrankungsursachen und bei nachgewiesener Hartmetallstaubexposition sind die arbeitsmedizinischen Voraussetzungen für die Berufskrankheit 4107 erfüllt.

Die MdE ergibt sich – unter Mitberücksichtigung des Röntgenbildes – hauptsächlich aus objektivierbaren Funktionsstörungen der beteiligten Organe, in Ruhe oder bei dosierter Arbeitsbelastung.

BK 4107 – Erkrankungen an Lungenfibrose durch Metallstäube bei der Herstellung oder Verarbeitung von Hartmetallen

- Hartmetalle bestehen z.B. aus Chrom und Vanadium
- **Exposition:** Stäube, Rauche (beim Sintern, Gießen und Nachbearbeiten)
- **Pathogenese** nicht vollständig bekannt (Cobalt spielt eine Rolle)
- **Krankheitsbild:** Lungenfibrose
- **Prävention:** Staubvermeidung, Vorsorgeuntersuchung (kein „Grundsatz") u.a. mit Cobalt-Biomonitoring

Erkrankungen durch Thomasmehl (BK 4108)

Chemische Eigenschaften, Vorkommen, Verwendung

Bei der Stahlerzeugung werden zur Verbesserung der Eigenschaften des Roheisens u.a. Eisenphosphide mit dem Thomasverfahren beseitigt. Aus den Rückständen dieses Stahlgewinnungsprozesses, der sog. Thomasschlacke, wird zu Düngezwecken Thomasmehl gewonnen. Thomasmehl besteht aus Phosphaten, Oxiden und Silikaten von Fe, Ca, Mn und Vanadium.

Berufliche Exposition

Bei der Gewinnung und Verarbeitung der Schlacke, besonders beim Mahlen zu Thomasmehl, besteht eine Expositionsmöglichkeit. Auch die weitere Verarbeitung des Düngemittels, bis hin zum Einsatz in der Landwirtschaft, kann mit einer relevanten Exposition verbunden sein.

Aufnahme

Durch Staubinhalation.

Krankheitsbild
Nach einer höhergradigen Exposition durch Thomasmehl kann die Erkrankung mit einer akuten Bronchitis oder Lobärpneumonie einsetzen. Diese Lungenaffektionen können ausheilen oder – bei Fortdauern der Exposition – chronifizieren. Schließlich kann eine Lungenfibrose resultieren. Diese kann die üblichen Komplikationen verursachen.

Anerkennung und Entschädigung
BK 4108: Erkrankungen der tieferen Luftwege und der Lungen durch Thomasmehl (Thomasphosphat).

Diese Berufskrankheit ist extrem selten geworden.

BK 4108 – Erkrankungen der tieferen Atemwege und der Lungen durch Thomasmehl (Thomasphosphat)

- ✓ Thomasmehl wird gewonnen aus der Thomasschlacke (Roheisengewinnung)
- ✓ **Verwendung:** Düngemittel
- ✓ **Krankheitsbild:** Bronchitis, Pneumonie

Malignome der Atemorgane durch Nickel (BK 4109)

Vorkommen, Verwendung
Elementarer Nickel ist ein eisenähnliches Metall mit einer guten Beständigkeit in Luft und Wasser. Seine Verbindungen sind teilweise wasserunlöslich (Sulfid, Oxid), teilweise wasserlöslich (Sulfat, Chlorid). Nickeltetracarbonyl besitzt arbeitsmedizinisch eine Sonderstellung (siehe eingerahmter Text). Anwendung findet Nickel v.a. als Nickellegierung und in der Stahlveredelung.

Berufliche Exposition
Folgende berufliche Tätigkeiten können zu einer Nickelexposition führen:

- Aufarbeitung von Nickelerzen zu Nickel,
- Raffination von Nickel,
- Nickel-Galvanik,
- Akku-Herstellung,
- Lichtbogenschweißen,
- Verwendung von Nickel als Katalysator,
- Schleifen und sonstiges Bearbeiten von Nickel(legierungen).

Epidemiologisch wurde im Umgang mit sulfidischen/oxidischen Nickelerzen und mit metallischem Nickel eine erhöhte Karzinomrate des Bronchialsystems, des Kehlkopfs und der Nasenhaupt- sowie -nebenhöhle nachgewiesen. Insbesondere für den Bereich der Nickelraffination konnte dies gezeigt werden.

Nickelaufnahme
Im Vordergrund steht inhalative Aufnahme von staubförmigen Nickelverbindungen (dermale Allergien gegen Nickel werden an anderer Stelle abgehandelt).

Fremdstoffkinetik und -metabolismus
Nach inhalativer Aufnahme der Nickelstäube erfolgt die Ausscheidung überwiegend renal.

Pathogenese, Zielorgane
Immunologisch aktiv (Haut, Bronchien) sind nur Nickelionen, nicht die metallische Form. Das Einatmen von Stäuben aus Nickel und anorganischen Nickelverbindungen hat kanzerogene Wirkung im Bereich der Nase, Nasennebenhöhle, Kehlkopf sowie der Lunge.

Krankheitsbild
Lungenkrebs, Kehlkopfkrebs, Krebs der Nasenhaupt- und -nebenhöhle. Die durch Nickel mit einer Latenz von 20–30 Jahren ausgelösten Neoplasien unterscheiden sich weder klinisch noch pathologisch-anatomisch von Neoplasien anderer Ursache (Plattenepithelkarzinome, Adenokarzinome, etc.).

Diagnose
Nickel-Bestimmung im Lungengewebe ist möglich.

Prävention
Für Nickelverbindung in Form atembarer Tröpfchen wurde ein TRK-Wert von 0,05 mg/m^3 –

gemäß der TRGS 900 „Grenzwerte in der Luft am Arbeitsplatz" – festgesetzt. Ansonsten gilt ein Luftgrenzwert von 0,5 mg/m³ (jeweils E-Fraktion).

Von der DFG-Senatskommission ist Nickel in Form atembarer Stäube oder Aerosole in Kanzerogenitätskategorie 1 (sicher humankanzerogen) eingestuft.

Arbeitsmedizinische Vorsorgeuntersuchungen nach G 38 sind bei Überschreitung der Auslöseschwelle (oben genannte Grenzwerte) vorgeschrieben. Neben der Erstuntersuchung vor Aufnahme der Tätigkeit mit Nickeleinwirkung in Form atembarer Stäube sind Nachuntersuchungen nach 36–60 Monaten durchzuführen, bei Nickelexposition in Form atembarer Tröpfchen sind die Nachuntersuchungen nach 12–24 Monaten erforderlich. Inhalte der Vorsorgeuntersuchung: Anamnese und körperliche Untersuchung (Schwerpunkt pneumologisch und HNO-Bereich, sowie allergologisch). Spekulumuntersuchung der Nase. Thoraxröntgenaufnahme. Sinnvoll kann das Biomonitoring sein, z.B. die Bestimmung der Nickelkonzentration im Harn von Edelstahlschweißern. Bei Nickeltetracarbonyl-Exposition spezielle Vorgaben (siehe Originaltext G 38).

Anerkennung und Entschädigung

BK 4109: Bösartige Neubildungen der Atemwege und der Lungen durch Nickel oder seine Verbindungen.

Diese Berufskrankheit ist selten geworden (Dunkelziffer?).

Das allergische Kontaktekzem durch Nickel fällt unter die BK 5101, durch Nickel oder seine Verbindungen ausgelöste obstruktive Erkrankungen können unter BK 4301 oder 4302 entschädigt werden. Seit 1988 können durch Nickel ausgelöste Malignome als Berufskrankheit nach Anlage 1 zur Berufskrankheitenverordnung, Ziffer 4109, anerkannt werden (2000: 4 Fälle). Im Zeitraum von 1978 bis 1994 wurden insgesamt 30 Malignome (teilweise über die Generalklausel des § 551 Abs. 2 RVO) als nickelverursacht anerkannt, davon 26 Bronchialkarzinome, 3 Larynxkarzinome und 1 Nasenkrebs. Dies entspricht der Formulierung der BK 4109, die über die Lungen hinaus den gesamten Atemwegsbereich einschließt.

Unter den Nickelverbindungen besitzt Nickeltetracarbonyl – $Ni(CO)_4$ – eine Sonderstellung. Die Substanz ist hochgiftig. Der MAK liegt bei 0,1 ppm. Berufliche Exposition findet statt in Nickelraffinerien und Spaltgasanlagen. $Ni(CO)_4$ bewirkt eine chemisch-toxische Bronchopneumonie. Daneben wirkt es toxisch am ZNS und an der Leber.

BK 4109 – Bösartige Neubildungen der Atemwege und der Lungen durch Nickel oder seine Verbindungen

Berufliche Gefährdung
- Umgang mit Nickel und Nickelverbindungen in Pulverform
- Lichtbogenschweißen mit nickelhaltigen Zusatzwerkstoffen
- Schleifen von Nickel oder Nickellegierungen

Krankheitsbild: Bronchialkarzinom, Kehlkopfkarzinom

Prävention: Staubreduktion, PSA, Vorsorge nach G 38

Malignome der Atemorgane durch Kokereirohgase (BK 4110)

Technische Grundlagen

In Deutschland gibt es insgesamt nur noch fünf Kokereien (Stand 3/03). Im Jahr 1980 gab es noch 27 Kokereien.

Bei der Kohleverkokung findet folgender Prozessablauf ab:

- Vorentgasung (100–350 °C),
- Hauptentgasung (bis 500 °C),
- Schwelung (450–700 °C),
- Verkokung (über 700 °C).

Bei der thermischen Zersetzung (Pyrolyse) der Kohle entsteht eine Vielzahl von Kohlenwasserstoffen, darunter bei höheren Temperaturen auch polyzyklische aromatische Verbindungen (PAH = polycyclic aromatic hydrocarbons). Diese verursachen bösartige Neubildungen der Atemwege und der Lungen.

Berufliche Exposition

Gefährdungen ergeben sich für das am Ofenblock und in seiner unmittelbaren Umgebung eingesetzte Personal, besonders bei Windstille.

Die heute gebräuchlichen, in Blöcken zusammengefassten Horizontalkammeröfen bringen eine etwas geringere PAH-Exposition mit sich als frühere Ofentypen.

Krankheitsbild

Die Atemwegstumoren durch Kokereirohgase (Bronchialkarzinom und Kehlkopfkarzinom) unterscheiden sich in Verlauf und Symptomatik nicht von solchen anderer Verursachung. Dies trifft auch für die histologische Differenzierung zu.

Prävention

Für Kokereien gilt ein spezieller TRK-Wert von 5 µg BaP/m³. Benzo(a)pyren (BaP) ist Leitsubstanz der PAH.

Anerkennung und Entschädigung

BK 4110: Bösartige Neubildungen der Atemwege und der Lungen durch Kokereirohgase.

Für die BK 4110 zählte man im Jahre 2000 insgesamt 52 Verdachtsanzeigen, 17 Anerkennungen als Berufskrankheit sowie 16 erstmals entschädigte Fälle (Quelle: Bericht der Bundesregierung).

Von 1978–1994 wurden im Bereich der gewerblichen Berufsgenossenschaften 104 Krebserkrankungen als durch Kokereirohgase verursacht anerkannt. Diese waren überwiegend (98-mal) im Bereich der Bronchien lokalisiert. 6-mal handelte es sich um Kehlkopfkrebs.

Als Neufassung der BK 4110 wurde vom Ärztlichen Sachverständigenbeirat vorgeschlagen: „Lungenkrebs durch **polyzyklische aromatische Kohlenwasserstoffe** bei Nachweis der Einwirkung einer kumulativen Dosis von mindestens 100 Benzo(a)pyren-Jahren [(µg/m³)× Jahre]". Bei der letzten Neuauflage der BK-Liste am 5.9.2002 wurde allerdings dieser Vorschlag (noch?) nicht berücksichtigt. Diskutiert wird auch die Erweiterung einer möglichen Neufassung auf Kehlkopfkrebs.

Polyzyklische aromatische Kohlenwasserstoffe (PAH = Polycyclic aromatic hydrocarbons)

Chemische Eigenschaften, Vorkommen, Verwendung

PAH bestehen aus kondensierten Benzolringen (Bienenwabenstruktur). Die Elektronen bilden ein ringübergreifendes aromatisches (benzolartiges) System. Prototyp für diese Substanzklasse ist das Benzo(a)pyren (BaP), dieser Stoff besitzt in der räumlichen Struktur die „Einbuchtung", welche für die Kanzerogenität Voraussetzung zu sein scheint (Ausnahme von dieser Regel Anthracen, Phenanthren).

PAH kommen vor in:

- Ruß – wird verwendet für Tuschen, Farben, Kunststoffe (die meisten technischen Ruße enthalten jedoch nur wenig PAH),
- Rohparaffin – gewonnen aus Erdöl und Ölschiefer; wird verwendet für Papier, Spanplatten, Sprengstoffe (gereinigtes Paraffin enthält keine PAH),
- Teer – wird in Kokereien und Gasfabriken als Destillationsprodukt von Kohle gewonnen; wird verwendet als Chemierohstoff oder als Brennstoff,
- Anthrazen – wird aus Teer gewonnen; Verwendung als Chemierohstoff (Anthrazen enthält jedoch sehr wenig kanzerogene Inhaltsstoffe),
- Pech – wird gewonnen als Rückstand der Steinkohlenteerdestillation; Verwendung zur Herstellung von Graphitelektroden,
- gebrauchten Motorenölen,
- Bitumen (in geringen Mengen, jedoch nachweisbar mittels PAH-Metaboliten im Urin).

Wegen ihrer geringen Flüchtigkeit werden die PAH in der Luft vorwiegend partikelgebunden (also staubassoziiert) angetroffen.

Berufliche Exposition

Die verschiedensten Berufe können betroffen sein. Besonders hohe Expositionen findet oder fand man u.a. in folgenden Bereichen:

- Beschicken und Reinigen des Ofenblocks in Kokereien *(→ derzeitige BK 4110),*

- Aluminiumherstellung (Söderbergelektrolyse),
- Eisen- und Stahlerzeugung, Gießereien,
- Straßenbau (Steinkohlenteerpech bis Ende der 60er-Jahre, heute bei Verwendung von Bitumen nur noch geringe Belastungen), Dachdeckertätigkeit (früher Flachdachabdichtung aus Steinkohlenteerpech),
- Beruf des Schornsteinfegers.

PAH-Aufnahme

Die PAH dringen in die Haut und in tiefere Gewebeschichten ein und reichern sich in fetthaltigen Geweben an.

Fremdstoffkinetik und -metabolismus: Biotransformation der PAH:

- Phase I (Bioaktivierung) Epoxid-Bildung durch Cytochrom-P-450-abhängige Monooxygenasen.
- Phase I (Inaktivierung) Hydrolyse des Epoxids durch die Epoxid-Hydrase und Bildung einer benachbarten diphenolischen Gruppe.
- Phase II (Konjugationsreaktion) Konjugation mit Glutathion, Glukuroniden oder Sulfaten.

Pathogenese, Zielorgane

PAH können eine Bindung mit DNA eingehen und wirken mutagen und kanzerogen.

Bestimmte Menschen haben vermutlich eine genetisch determinierte Überempfindlichkeit gegenüber einigen Vertretern der PAH. Zellen mit der Erbkrankheit Xeroderma pigmentosum beispielsweise zeigen in Kultur eine hohe Empfindlichkeit gegen bestimmte kanzerogene polyzyklische Kohlenwasserstoffe.

Krankheitsbild

Lungenkrebs und Hautkrebs sind bekannte Folgekrankheiten der PAH-Exposition. Auch für Kehlkopfkrebs wird eine Verursachung durch PAH angenommen.

Prävention

Entscheidend ist die Vermeidung der Inhalation partikelgebundener PAH, vor allem aber auch die Vermeidung des Hautkontaktes mit teerartigen Substanzen. Airmonitoring allein reicht zur arbeitshygienischen Überwachung nicht aus. Biomonitoring (1-Hydroxy-Pyren im Urin) ist unverzichtbar *(→ Kap. 3.3)*.

Für Kokereien gilt ein TRK-Wert von 5 µg BaP/m³, für sonstige Bereiche 2 µg BaP/m³. Für Dieselmotoremissionen galt bisher ein Grenzwert von 0,2 mg/m³ (Gesamtkohlenstoff). Der neue Grenzwert von 0,1 mg/m³ bezieht sich auf elementaren Kohlenstoff.

Anerkennung und Entschädigung

BK 5102 (Hautkrebs), **BK 4110** (Kokereirohgase)

Eine Anerkennung bei Lungenkrebs (Kehlkopfkrebs?) kann – bei Nachweis der kumulativen Mindestdosis – schon jetzt nach § 9 Abs. 2 SGB VII erfolgen (über den Bereich der Kokereien hinausgehend).

> **BK 4110 – Bösartige Neubildungen der Atemwege durch Kokereirohgase**
>
> - **Kohleverkokung:** Bei 500 °C thermische Zersetzung (Pyrolyse) → polyzyklische aromatische Verbindungen (englisch: PAH)
> - PAH sind teerartige Substanzen (Ruß, Pech, ...)
> - PAH haben benzolartige Struktur (Bienenwabenmuster)
> - PAH verursachen Lungenkrebs, Kehlkopfkrebs, Blasenkrebs und Hautkrebs *(→ BK 5102)*

Chronisch obstruktive Bronchitis/Emphysem von Bergleuten im Steinkohlenbergbau (BK 4111)

Berufliche Gefährdung

Es besteht eine Dosis-Wirkungs-Beziehung zwischen der eingeatmeten Feinstaubmenge im Steinkohlebergbau unter Tage und dem Auftreten einer chronisch obstruktiven Bronchitis oder eines Lungenemphysems.

Wenn in der Definition der BK 4111 der Begriff Feinstaub verwendet wird, so schließt dies Quarz-Staub und Nicht-Quarz-Staub ein. Die langjährig gebräuchliche tyndallometrische

Messung konnte zwischen beiden Anteilen nicht unterscheiden.

Pathophysiologie

Ein isoliertes Lungenemphysem (pathologisch-anatomische Diagnose) kommt ausgesprochen selten vor. Fast immer ist das Emphysem vergesellschaftet mit einer chronischen Bronchitis (klinische Diagnose), in ausgeprägten Fällen mit einer Atemwegsobstruktion, man spricht dann von einer chronisch obstruktiven Emphysembronchitis.

Differentialdiagnose

In manchen Fällen mag es schwierig sein, die Entscheidung zwischen der BK 4101 und der BK 4111 zu treffen. Eine Silikose beim Kohlenbergarbeiter mag überwiegend durch den Quarzstaubanteil verursacht sein, eine zusätzliche Bronchitis und ein Emphysem dagegen überwiegend durch den Kohlenstaubanteil.

Prävention

Staubreduktion.

Anerkennung und Entschädigung

BK 4111: Chronisch obstruktive Bronchitis oder Emphysem von Bergleuten unter Tage im Steinkohlenbergbau bei Nachweis der Einwirkung einer kumulativen Feinstaubdosis von in der Regel 100 Feinstaubjahren [mg/m³ × Jahre].

Für die BK 4111 zählte man im Jahre 2000 insgesamt 1345 Verdachtsanzeigen, 325 Anerkennungen als Berufskrankheit sowie 272 erstmals entschädigte Fälle [19].

Unter Annahme einer Dosis-Wirkungs-Beziehung zwischen eingeatmeter Staubmenge und dem Auftreten einer chronisch obstruktiven Bronchitis bzw. eines Lungenemphysems wird die Anerkennung als Berufskrankheit von der kumulativen Feinstaubdosis abhängig gemacht. Sie errechnet sich aus der Feinstaubkonzentration in der Luft am Arbeitsplatz in mg/m³ multipliziert mit der Anzahl der Expositionsjahre, bezogen auf 220 gefahrene Schichten zu je 8 Stunden. Beim derzeit gültige MAK-Wert für alveolargängigen Staub von 1,5 mg/m³ würde sich eine ausreichende Verursachungswahrscheinlichkeit also erst nach 66 Expositionsjahren ergeben.

Eine Übergangsregelung zu BK 4111 macht eine Anerkennung nur dann möglich, wenn der Versicherungsfall nach dem 31.12.1992 eingetreten ist (BKV § 6).

BK 4111 – Chronisch obstruktive Bronchitis oder Emphysem von Bergleuten unter Tage im Steinkohlenbergbau bei Nachweis der Einwirkung einer kumulativen Dosis von in der Regel 100 Feinstaubjahren [(mg/m³) × Jahre]

✓ **Berufliche Gefährdung:**
- Bergleute unter Tage im Steinkohlenbergbau
- bei kumulativer Dosis von 100 Feinstaubjahren [(mg/m³) × Jahre]

✓ **Krankheitsbild:** chronisch obstruktive Bronchitis oder Emphysem durch alveolengängige Stäube

Lungenkrebs durch kristallines Siliziumdioxid bei Silikose (BK 4112)

Epidemiologie

Im Tierversuch wurde bei Ratten erhöhtes Lungenkrebsrisiko durch reinen Quarzstaub – bei inhalativer und intratrachealer Applikation – festgestellt.

Humanepidemiologische Studien zeigten, dass beim Vorliegen einer Silikose das Risiko für Lungenkrebs sich im Mittel um mehr als das Zweifache erhöht. Dies gilt für Raucher und Nichtraucher gleichermaßen. Die *Abbildungen 4.2-15* und *4.2-16* geben eine Übersicht zu den epidemiologischen Arbeiten, entnommen dem BIA-Report 2/2001.

Pathophysiologie

Nach Alveolardeposition von SiO_2-Partikeln entstehen durch direkte oberflächenreaktive Oxidation oder indirekt durch Aktivierung von Alveolarmakrophagen reaktive Sauerstoff- und Stickstoffspezies. Diesen wird – im Rahmen einer persistierenden Inflammation – eine genotoxische Wirkung zugeschrieben (→ *Kap. 4.3 Abb. 4.3-4*). Als Neoplasie kann ein Bronchialkarzinom – in allen histologischen Formen – entstehen [23].

Krankheitsbild

Bronchialkarzinom (übliches klinisches und histologisches Bild), wie es auch durch andere Ursachen entsteht.

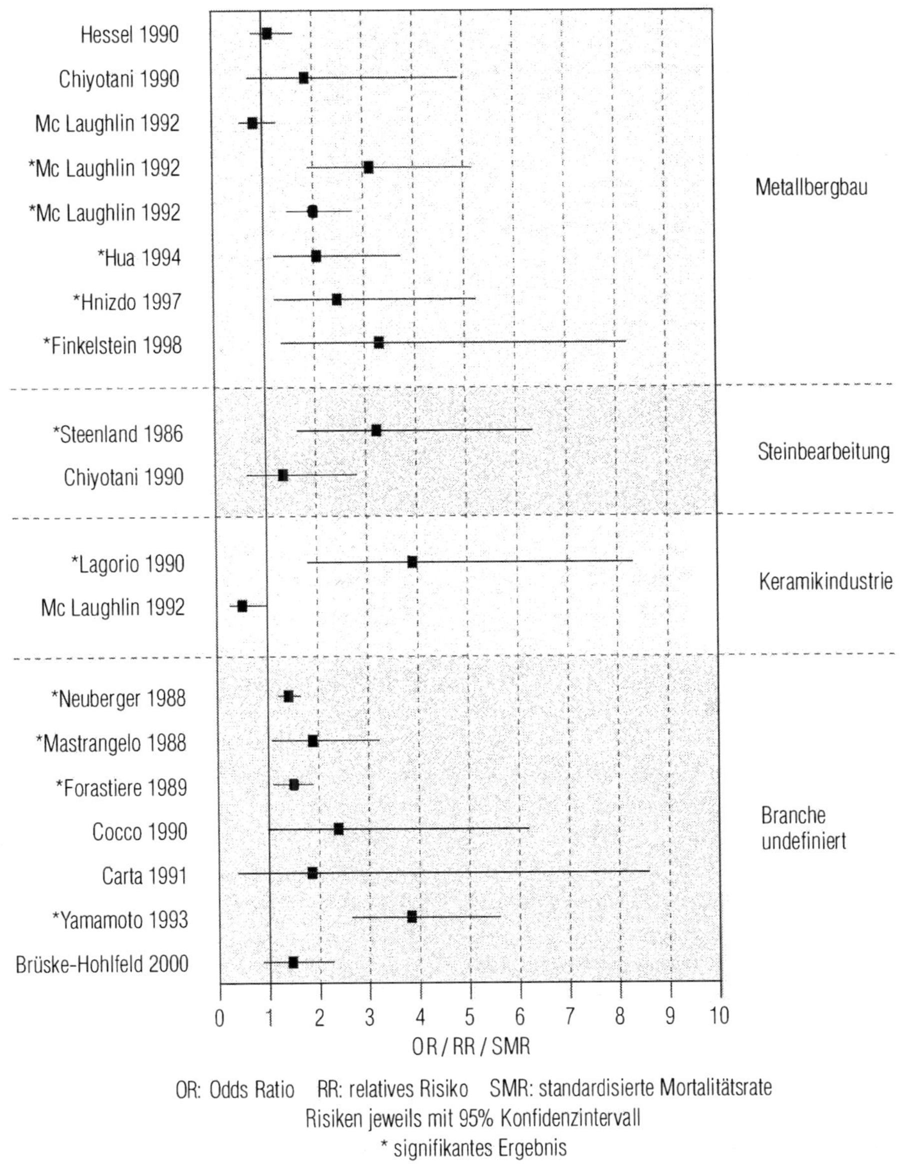

Abb. 4.2-15: Relatives Risiko für Lungenkrebs bei Silikosekranken. Fall-Kontroll-Studien (BIA-Report 2/2001).

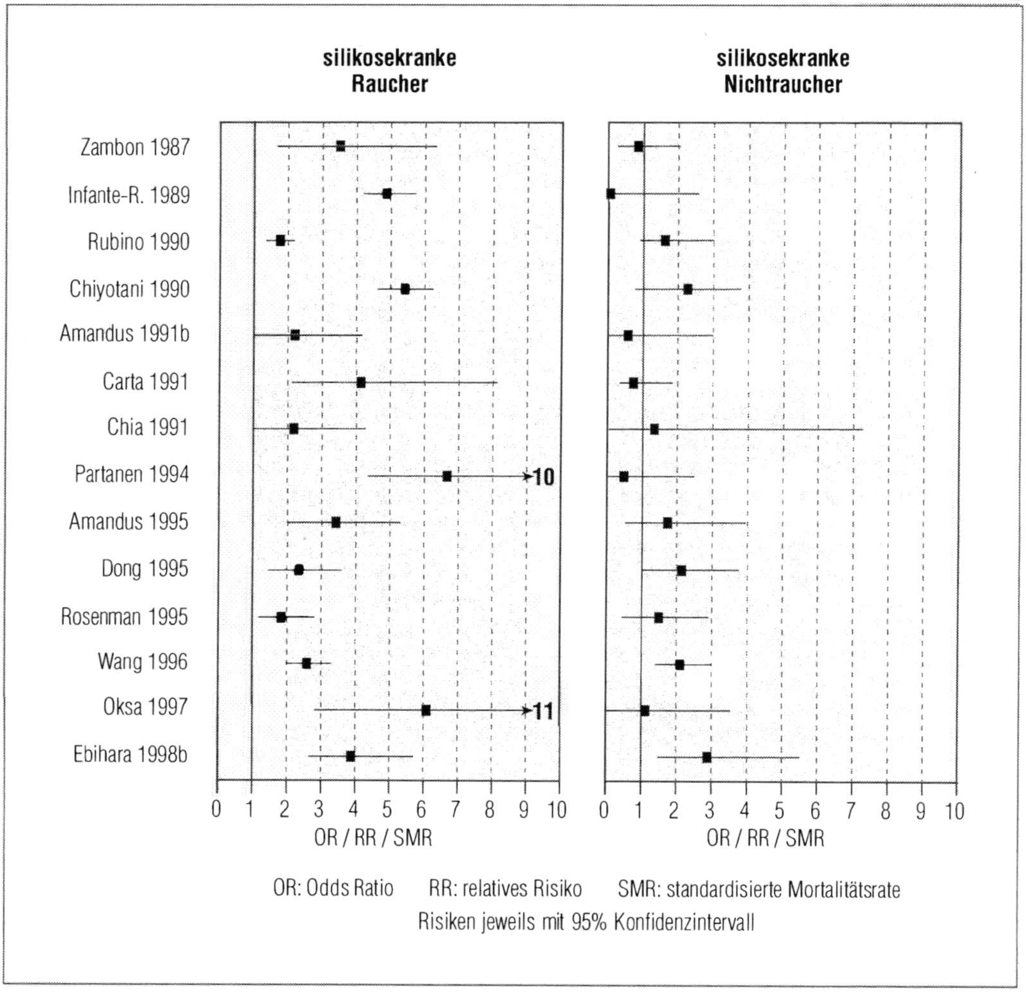

Abb. 4.2-16: Relatives Risiko für Lungenkrebs. Direkt vergleichbare Risiken aus gleichen Studienpopulationen bzgl. Raucher/Nichtraucher und Silikosekranke/Nicht-Silikosekranke (BIA-Report 2/2001).

Prävention

Hauptprinzip der Prävention: Minimierung der Exposition gegenüber Quarzstäuben.

Eine Arbeitsgruppe der International Agency for Research on Cancer (IARC) bewertete im Jahre 1997 kristalline Kieselsäure in Form von Quarz oder Cristobalit als „gesichertes" Humankanzerogen (Gruppe 1).

In Deutschland hat die Senatskommission der Deutschen Forschungsgemeinschaft in ihrer MAK-Werte-Liste 1999 den alveolengängigen Anteil von kristallinem Siliziumdioxid-Staub in den 3 Modifikationen Quarz, Cristobalit und Tridymit als Humankanzerogen in die Kategorie 1 der krebserzeugenden Gefahrstoffe eingestuft.

Anerkennung und Entschädigung

BK 4112: Lungenkrebs durch die Einwirkung von kristallinem Siliziumdioxid (SiO_2) bei nachgewiesener Quarzstaublungenerkrankung (Silikose oder Silikotuberkulose).

Die Aufnahme in die Berufskrankheitenliste als BK 4112 erfolgte im Jahre 2002.

Die BK-Verdachtsanzeige ist begründet (und

eine Anerkennung kann – je nach Sachlage – erfolgen), wenn bei entsprechender Arbeitsanamnese sowohl Silikose als auch ein Bronchialkarzinom vorliegt.

In der wissenschaftlichen Begründung zur BK 4112 werden allerdings viele der an Silikose erkrankten Versicherten – nämlich diejenigen aus dem Steinkohlenbergbau – von der Empfehlung ausgenommen. Die Datenlage zum Lungenkrebsrisiko im Steinkohlenbergbau ist noch uneinheitlich.

BK 4112 – Lungenkrebs durch die Einwirkung von kristallinem Siliziumdioxid (SiO_2) bei nachgewiesener Quarzstaublungenerkrankung (Silikose oder Silikotuberkulose)

- **MAK-Kommission:** Quarzfeinstaub ist humankanzerogen.
- Anerkennung möglich, wenn Silikose und Lungenkrebs vorliegen
- **2 Interpretationen:**
  - Vorschädigung der Lunge durch Silikose
  - Silikose als Marker einer starken Exposition

Erkrankungen durch organische Stäube (BK 4201 – 4203)

Exogen-allergische Alveolitis (BK 4201)

Berufliche Gefährdung

Umgang mit atembaren allergenen Stäuben, meist handelt es sich um organische Stäube. Die Stäube können Pilze, insbesondere Schimmelpilze (v.a. Aspergillus fumigatus), enthalten. Auch Bakterien können eine Rolle spielen: Schimmeliges Heu enthält thermophile Aktinomyzeten. Bacillus subtilis spielt in Befeuchteranlagen eine Rolle. Nach den typischerweise betroffenen Berufsgruppen unterscheidet man die Farmer- und Drescherlunge, die Vogelhalterlunge, die Befeuchterlunge (z.B. in Druckereien), die Holzarbeiterlunge, die Malzarbeiterlunge etc. *(→ Tab. 4.2-59).*

Auch einige Chemikalien, wie Isocyanate oder Phthalsäureanhydrid, können eine exogen-allergische Alveolitis auslösen.

Pathophysiologie

Es handelt sich um eine Allergie vom verzögerten Typ, eine v.a. IgG-vermittelte Typ-III-Allergie *(→ Tab. 4.2-59).* Es tritt eine Alveolitis mit interstitieller Pneumonie auf. Man unterscheidet die Sensibilisierungsphase (mit der Bildung von Präzipitinen vom IgG-Typ) und die eigentliche Antigen-Antikörper-Reaktion, die mit einer Latenz von 4–24 Stunden auftritt, sofern erneut Antigen inhaliert wird. Als Antigen kann v.a. Staub von Pilzen, daneben von Bakterien, wirken. Bei der Vogelzüchterlunge sind es heterogene Proteine, die als Antigen fungieren.

Die Alveolarmembran verändert sich ödematös und in schweren und chronischen Fällen werden Kollagenfasern gebildet (bis hin zur Lungenfibrose).

Krankheitsbild

Nach 6–8 Stunden Latenzzeit akutes Krankheitsbild mit Fieber, Husten und Dyspnoe. Ferner können Schweißausbruch, Brust- und Gliederschmerzen auftreten. Auskultatorisch hört man feinblasige Rasselgeräusche. Bei chronischer Inhalation kann sich eine diffuse interstitielle Fibrose mit Schrumpfungstendenz der Lunge ausbilden, u.U. auch eine Bronchiolitis obliterans und ein Cor pulmonale. Die Erkrankung kann auch als chronisch unspezifisches respiratorisches Syndrom (CURS) imponieren, mit chronischer Bronchitis, obstruktiver und restriktiver Ventilationsstörung, Lungenemphysem, Gasaustauschstörung und Rechtsherzbelastung.

Diagnose

Bei akutem Ablauf finden sich alle laborchemischen Befunde einer Entzündungsreaktion: BKS-Beschleunigung, Leukozytose und Akute-Phase-Proteine. IgG-Nachweis in Immunpräzipitations- und Diffusionsverfahren. Diffusionsstörung mit Belastungshypoxämie und respiratorischer Partialinsuffizienz sowie im Lungenfunktionstest restriktive Ventilationsstörung. Im Röntgenbild zeigt sich ein flüchtiges kleinfleckiges, symmetrisches Infiltrat.

Differentialdiagnose

Asthma bronchiale, Lungenfibrosen anderer Ursache, Sarkoidose, atypische Pneumonien.

Therapie

Schwere Fälle werden mit Glukokortikoiden behandelt.

Prävention

Um Spätschäden zu vermeiden sollte der Kontakt mit dem auslösenden Allergen vermieden werden.

Anerkennung und Entschädigung

BK 4201: Exogen-allergische Alveolitis.

Für die BK 4201 zählte man im Jahre 2000 insgesamt 199 Verdachtsanzeigen, 69 Anerkennungen als Berufskrankheit sowie 49 erstmals entschädigte Fälle [19].

Bei Chronifizierung (Fibrose) u.U. Anerkennung mit MdE.

Typisches Beispiel ist der Fall des Landwirts mit Graswirtschaft (Milchbauer), welcher nach einem feuchten Sommer mit schimmelndem Heu im Herbst erstmals Beschwerden (Fieber, Husten und Dyspnoe) bekommt, die sich im Laufe des Winters verstärken, da der Antigen-Gehalt des aufgewirbelten Staubs im Laufe der Lagerung ansteigt.

BK 4201 – Exogen-allergische Alveolitis

- **Synonym:** Hypersensitivitäts-Pneumonitis, Farmerlunge
- **Berufe:** Landwirtschaft (Farmerlunge), Druckereibranche (Befeuchterlunge), etc.
- **Pathophysiologie:** IgG-vermittelte Typ-III-Allergie durch inhalierte Antigene
  – Sensibilisierungsphase (IgG-Bildung)
  – verzögerte Antigen-Antikörper-Reaktion bei Antigeninhalation
- **Klinik:** akute (4–24 Stunden nach Exposition) oder chronische Pneumonie, später Lungenfibrose

Byssinose (BK 4202)

Berufliche Gefährdung durch

Arbeit in der Textilproduktion mit Rohbaumwolle, Rohflachs und Rohhanf.

Pathophysiologie

Nach jahrelanger Inhalation von Pflanzenstäuben kann eine primär obstruktive Ventilationsstörung entstehen. Als Ursache wird eine Histaminfreisetzung der Mastzellen angesehen. Dies könnte die „Montagssymptomatik“ erklären. Die Ätiologie der Erkrankung ist noch nicht eindeutig verstanden. Diskutiert wird eine Mitwirkung von Endotoxinen anhaftender gramnegativer Bakterien. Die oft jahrelange Latenz zwischen Einwirkungsbeginn und Erkrankungsbeginn ist noch rätselhaft.

Krankheitsbild

Hitzegefühl, Dyspnoe, Malaise (Symptome treten typischerweise verstärkt nach 1–2 Tagen Arbeitspause auf = „Montagssymptomatik“). Entwicklung der Erkrankung bis zu einer irreversiblen Symptomatik mit Fortschreiten der chronisch obstruktiven Bronchitis bis zum Lungenemphysem.

Diagnose

Unter Berücksichtigung der Arbeitsplatzsituation und der typischen „Montagssymptomatik“ wird die Diagnose gestellt.

Therapie

Expositionskarenz.

Prävention

Maßnahmen gemäß § 3 BKV.

Anerkennung und Entschädigung

Bei irreversibler Symptomatik kann eine Anerkennung erfolgen. Die Berufskrankheit ist extrem selten.

BK 4202: Erkrankungen der tieferen Atemwege und der Lungen durch Rohbaumwoll-, Rohflachs- oder Rohhanfstaub (Byssinose).

BK 4202 – Erkrankungen der tieferen Atemwege und der Lungen durch Rohbaumwoll-, Rohflachs- oder Rohhanfstaub (Byssinose)

- Inhalation pflanzlicher Stäube (Rohbaumwolle, ...) bei Textilproduktion
- **Pathogenese** teilweise unklar
- **Krankheitsbild:** chronisch-obstruktive Lungenerkrankung
  – „Montagssymptomatik": Dyspnoe, Angina pectoris, Malaise

Adenokarzinom der Nasenhöhlen durch Stäube von Eichen- und Buchenholz (BK 4203)

Berufliche Exposition

Holz ist als Werkstoff die Grundlage einer Branche mit ca. 700.000 Beschäftigten. Beim Handschleifen von Holzoberflächen werden Staubbelastungen bis zu 60 mg/m³ gemessen. Dagegen sind Arbeitsgänge wie Sägen, Fräsen und Hobeln bei manueller Arbeitstechnik eher staubarm. Mit der Einführung industrieller Bearbeitungsverfahren ist auch das Sägen, Fräsen und Hobeln staubintensiver geworden. In der Umgebung der Holzbearbeitungsmaschine baut sich ohne Raumlüftung oder Staubabsaugung langsam eine „Wolke" aus einatembarem Staub auf, dies ist der Staub, der sich nicht oder nur langsam ablagert.

Pathogenese, Zielorgane

Das krebserzeugende Prinzip der Holzstäube ist noch nicht erkannt. Es könnten auch Holzzusatzstoffe (Formaldehyd, Chrom, Lindan, PCP) eine Rolle spielen. Man weiß aber aus epidemiologischen Studien, dass Buchen- und Eichenholzstäube beim Menschen eindeutig krebserregend sind. Es ist das Adenokarzinom der Nasenhaupt- und Nasennebenhöhlen, welches durch diese Stäube verursacht wird (Gegenstand der BK 4203). Aber auch andere Holzarten stehen im Verdacht der Kanzerogenität.

Holzstäube können auch allergische Erkrankungen verursachen *(→ BK 5101, 4301)*.

Krankheitsbild

Es handelt sich um ein Adenokarzinom vom intestinalen Typ, welches folgende Symptome verursachen kann: behinderte Nasenatmung, blutig tingierter Schnupfen, Epistaxis. Im Spätstadium Zephalgie, Exophthalmus und Doppelbilder.

Diagnose

Durch anteriore Rhinoskopie, Panendoskopie, CCT, NMR. Prädilektionsstelle ist die mittlere Nasenmuschel (maximale Staubdeposition).

Prävention

Holzstaubexpositionen müssen durch Präventionsmaßnahmen minimiert werden. Der TRK-Wert wurde auf 2 mg/m³ festgesetzt (Spitzenbegrenzung Überschreitungsfaktor 4). Der Wert bezieht sich auf die einatembare Staubfraktion (früher: Gesamtstaub). Durch geeignete Vorrichtungen müssen die Staubbelastungen, auch bei Reinigungsarbeiten, minimiert werden. Es gibt inzwischen viele Maschinen mit einer optimierten Stauberfassung und -absaugung. Der nach der Zerspanung weggeschleuderte Staub muss an der geeignetsten Stelle erfasst werden, die um das Werkzeug rotierende Strömung muss unterbrochen werden. Auch ältere Maschinen lassen sich zum Teil bis zu einem gewissen Grad nachrüsten. Reinigungsarbeiten sollen nicht durch Kehren mit dem Besen durchgeführt werden sondern mit einem geeigneten Staubsauger.

Wird der Grenzwert trotz Anwendung der sicherheitstechnischen Maßnahmen überschritten, so müssen Partikelfiltermasken mit P2-Filter zur Verfügung gestellt werden. Atemschutz ist insbesondere beim Wechseln von Filterelementen und beim Einstieg in Holzstaubsilos zu tragen.

Bei Überschreitung der Auslöseschwelle müssen Vorsorgeuntersuchungen nach Anhang VI der Gefahrstoffverordnung vom ermächtigten Arzt durchgeführt werden (Grundsatz G 44: Spekulumuntersuchung der Nase, ab dem 45. LJ. zusätzlich: Endoskopie der inneren Nase).

Die Deutsche Forschungsgemeinschaft hat Buchen- und Eichenholzstaub in der Kategorie

1 (humankanzerogen) aufgeführt. Die übrigen Holzstäube gelten als krebsverdächtig (Kategorie 3B).

Anerkennung und Entschädigung

BK 4203: Adenokarzinome der Nasenhaupt- und Nasennebenhöhlen durch Stäube von Eichen- und Buchenholz.

Im Jahre 2000 wurden im Bereich der gesamten gesetzlichen Unfallversicherung 50 Fälle angezeigt, im gleichen Jahr wurden 40 Fälle anerkannt (alle Rentenfälle) [19].

Von 218 anerkannten Krebserkrankungen im Nasenbereich (1978–1994) wurden 208 auf Eichen-/Buchenholzstaub zurückgeführt. Adenokarzinome der Nasennebenhöhlen können ferner auch durch Nickelstäube oder Chromate entstehen (andere BK-Ziffern).

BK 4203 – Adenokarzinome der Nasenhaupt- und Nasennebenhöhlen durch Stäube von Eichen- oder Buchenholz

- **Gefährdete Berufe:** Bau- und Möbelschreiner, Parkettleger
- kanzerogenes Prinzip der Eichen- und Buchenholzstäube bislang nicht bekannt
- **Symptome:** behinderte Nasenatmung, blutig tingierter Schnupfen
- **Prävention:** Staubreduktion, Vorsorgeuntersuchung nach G 44 (u.a. Spekulumuntersuchung der Nase)

Obstruktive Atemwegserkrankungen (BK 4301 – 4302)

Obstruktive Atemwegserkrankungen durch allergisierende Stoffe (BK 4301)

Berufliche Gefährdung

Das klassische arbeitsmedizinische Krankheitsbild ist das Bäckerasthma durch Mehlstaub. Obstruktive, allergisch bedingte Atemwegserkrankungen können darüber hinaus durch ein breites Spektrum von Arbeitsplatzeinwirkungen entstehen *(→ Kap. 4.2, Tab. 4.2-61):*

- pflanzliche Allergene: Mehl-, Getreide-, Holzstaub (vor allem exotische Holzarten), Latexstäube, Gummi arabicum,
- tierische Allergene: Insektenstaub, FedeRnstaub, Tierhaare, Tierausscheidungen, Milben,
- leicht flüchtige organische Arbeitsstoffe: Isocyanate, Amine, Säureanhydride (Härter in der Kunststoff- und Lackindustrie); Lösemittel von Anstrichstoffen, Klebstoffe auf Cyan- oder Methacrylatbasis, u.v.a.,
- schwer flüchtige organische Arbeitsstoffe: Enzymstäube, Proteinaerosole, organische Verdickungsmittel, Stäube von Medikamenten oder Reaktivfarbstoffen, u.v.a.,
- leicht flüchtige anorganische Arbeitsstoffe: Formaldehyd,
- schwer flüchtige anorganische Arbeitsstoffe: Metallstäube und -rauche (Platinsalze, Löttrauche, Schweißrauche, u.a.), sowie viele Säuren und Basen.

Beispielsweise sind Bäcker im 5. Berufsjahr zu ca. 30% gegen Mehlstaub sensibilisiert (dabei aber nicht unbedingt auch klinisch auffällig).

Die Symptome der Atemwegsallergie können auch verzögert nach Verlassen des Arbeitsplatzes auftreten (Spättyp, s.u.). Der Arbeitsplatzbezug kann in solchen Fällen übersehen werden.

Unspezifische Auslöser – wie sie am Arbeitsplatz auch vorkommen – können zu einer Exazerbation der Atemwegsallergie führen:

- körperliche Anstrengung,
- Infekte,
- psychische Belastung,
- niedrige bzw. hohe Luftfeuchtigkeit,
- Temperaturwechsel,
- Rauche, Stäube,
- Gerüche.

Pathophysiologie

→ Abschnitt „Einführung: Atemorgane und exogene Noxen".

Nach Erstkontakt und Folgekontakten vergeht zunächst eine Latenzzeit (Wochen oder Jahrzehnte) bis zur eventuellen Sensibilisierung.

Der Typ der dann nach erneutem Allergenkontakt möglicherweise folgenden allergischen Reaktion und damit auch der zeitliche Ablauf ist i.d.R. bestimmt durch die Größe des Allergens:

1. Allergien vom Sofort-Typ (Typ I) werden meist durch Makromoleküle (z.B. Proteine) verursacht. Bei der Typ-I-Allergie nach Gell und Coombs reagiert das Immunsystem auf eine Exposition gegenüber – meist inhalativen – Antigenen mit einer gesteigerten Produktion von IgE-Antikörpern. Es kann zu allergischen Sofortreaktion (nach 20 Minuten) mit Ausschüttung von Histamin (aus Mastzellen) und anderen Faktoren kommen. Diese Mediatoren bewirken eine Konstriktion der Bronchialmuskulatur, ein Schleimhautödem und eine Änderung der bronchialen Sekretion. Klinisch äußert sich dies als Asthmaattacke (oder als Rhinitis).
2. Verzögerte Reaktionen (4–10 Stunden) werden meist durch niedermolekulare Allergene verursacht. Aktivierungen verschiedener Zellgruppen – neutrophile und eosinophile Granulozyten, Makrophagen, Lymphozyten, Thrombozyten – sowie humorale Faktoren (IgE und IgG) sind daran beteiligt. Bestimmte HLA-II erhöhen das Risiko für diesen Allergietyp. Nichtimmunologische (chemisch-irritative/toxische) Komponenten des Pathomechanismus können für die niedermolekularen Stoffe häufig nicht klar abgegrenzt werden.

Makromoleküle ➤ Sofortreaktion (IgE) nach 20 Minuten
- Mehlstaub (Bäckerasthma)
- Tierhaare

---

kleine Moleküle ➤ Spätreaktion (IgE, IgG, zellulär) nach 4–10 Stunden
- Isocyanate
- Formaldehyd

Das exogen-allergische Asthma folgt einer Dosis-Wirkungs-Abhängigkeit. Mit zunehmender Dosis steigt die Inzidenz der Asthmas an. Bei sehr hohen Dosen kann man bei einem großen Prozentsatz der Beschäftigten ein allergisches Asthma erwarten (Beispiel Mehlstaub bei Bäckern in Mitteleuropa). Es gibt beim Risiko also kein „Alles-oder-Nichts", sondern ein „Mehr-oder-weniger". Aus neueren Untersuchungen gibt es Hinweise darauf, dass bei Unterschreiten einer gewissen Expositionsschwelle Überhäufigkeiten von Allergien nicht auftreten (Schwellendosis für Sensibilisierung, LOAEL = Lowest Observed Adverse Effect Level).

Von dem exogen-allergischen Asthma bronchiale abzugrenzen ist die exogen-allergische Alveolitis mit einem anderen Pathomechanismus und einem primären Betroffensein der Alveolen (→ *Tab. 4.2-59).*

Krankheitsbild

Die Erkrankung tritt oftmals in jungen Jahren auf, meistens verläuft sie in 3 Phasen („Etagenwechsel"):

- allergische Rhinitis/Rhinopathie (Augentränen, Niesen, Schnupfen), v.a. bei hochmolekularen Allergenen, wie z.B. Proteinen,
- reversible allergische Bronchopathie (Husten, Atemnot, Auswurf, Schweißausbruch, erhöhte Infektanfälligkeit),
- irreversible allergische Bronchopathie (mit Sensibilität auch gegenüber chemisch-irritativen Stoffen).

Die asthmatische Symptomatik kann sich äußern als:

- Sofortreaktion (1–60 Minuten),
- verzögerte Sofortreaktion (1–4 Stunden),
- Spätreaktion (6–24 Stunden),
- Mischtyp.

Diagnose

Anamnese mit Abgrenzung beruflicher und außerberuflicher Einflüsse und mit Fragen zur familiären Disposition.

Hauttestungen zur Identifizierung des Allergens (Prick-Test, Scratchtest, bei unklaren Testergebnissen Intrakutantest). Die Ergebnisse der Hauttestungen lassen nicht direkt auf die klinische Wirksamkeit der Allergene an den oberen und tiefen Atemwegen schließen.

Serologische Untersuchungen zum Nach-

Tab. 4.2-59 Abgrenzung des exogen-allergischen Asthma bronchiale (BK-Nr. 4301) von der exogen-allergischen Alveolitis (BK-Nr. 4201).

	exogen-allergisches Asthma bronchiale	exogen-allergische Alveolitis
individuelle Reaktionslage	überhäufiger Atopiker betroffen	Atopiker und Nicht-Atopiker betroffen
Antikörper	IgE	IgG
immunserologischer Mechanismus	Typ I: Sofortreaktion (verzögerte Reaktion möglich)	Typ III/IV (Arthus- und Tuberkulinreaktion), alternative Komplementaktivierung
Mediatoren	hauptsächlich Histamin, SRS-A*	lysosomale Enzyme
Reaktionsdynamik	Sofortreaktion mit Maximum nach 15–30 Min., evtl. zusätzlich verzögerte Reaktion	verzögerte Reaktion mit Maximum nach etwa 5–8 Std.
Reaktionsort	Bronchien, Bronchiolen	Alveolen, Bronchioli terminales, Lungeninterstitium
Lungenfunktion	(teil-)reversible obstruktive Ventilationsstörung und Lungenüberblähung	(teil-)reversible restriktive Ventilationsstörung, Diffusionsstörung evtl. leichte obstruktive Ventilationsstörung
systemische Reaktion	—	Körpertemperaturanstieg, BKS-Beschleunigung
begleitende unspezifische bronchiale Hyperreagibilität	fast obligatorisch	relativ häufig
Auskultation	Pfeifen, Giemen, produktiver Husten	feuchte Rasselgeräusche, meist unproduktiver Husten
Blutbild	evtl. Eosinophilie	evtl. Leukozytose (akute Phase)
Serumelektrophorese	normal	evtl. Zunahme der γ-Globuline
Immunelektrophorese	häufig Erhöhung des IgE-Serum-Spiegels	evtl. Erhöhung des IgA- und IgG-Serum-Spiegels
Thorax-Röntgen	in der Regel unauffällig	miliare feinfleckige Herde, später interstitielle Zeichnungsvermehrung
Spätfolgen	(chronisch-)obstruktive Ventilationsstörung, evtl. Lungenemphysem	Lungenfibrose

* slow reacting substance of anaphylaxis

weis zirkulierender IgE-Antikörper. Der Antikörper-Nachweis im Serum ist bei Allergieauslösung durch kleinmolekulare Substanzen unsicher (auch Hauttestung in diesen Fällen meist unmöglich), bei Auslösung durch großmolekulare Stoffe meistens möglich. Es sollten nicht nur Berufsantigene, sondern auch perenniale und saisonale ubiquitäre Inhalationsallergene mituntersucht werden.

Nach erfolgter Basisdiagnostik kann eine Lungenfunktionstestung erfolgen. Durch Provokation mit standardisierten Extrakten oder durch direkte Provokation mit den verdächtigten staub- oder gasförmigen Substanzen wird eine Diagnose angestrebt (Notfallbereitschaft). Man unterscheidet die Testung der oberen und der tiefen Atemwege:

- Obere Atemwege: Nasaler Provokationstest (NPT) mit Bewertung der klinischen Reaktion (Schleimhautreizung, Niesreiz, nasale Obstruktion), anteriorer Rhinoskopie, Rhinomanometrie und Nachweis von eosinophilen Granulozyten im Nasensekret.
- Tiefe Atemwege: Arbeitsplatzbezogener in-

halativer Provokationstest (APT), welcher unter möglichst arbeitsplatzidentischen (Mehlkammer, Lackierkabine) Bedingungen ohne erhöhtes Risiko für den Probanden duchgefüht wird (Ganzkörperplethysmographische Messung aller relevanten Funktionsparameter). Die relative Einsekundenkapazität ist die beste Messgröße zur Beurteilung der obstruktiven Ventilationsstörung. Der Pneumotachograph kann die schon frühzeitig erniedrigten exspiratorischen Flußgeschwindigkeiten messen.

Therapie und Prognose

Spontanremissionen sind möglich. In der Regel bedeutet nur die völlige Allergenkarenz eine Heilungschance. Diese Chance korreliert invers zur Dauer der symptomatischen Exposition. 60–90% der Betroffenen bleiben symptomatisch auch nach Wegfall der Exposition. Eine Minderzahl progrediert trotz Wegfall der Exposition.

Die einzige kausale Behandlungsmöglichkeit allergischer Atemwegserkrankungen ist die Hyposensibilisierungsbehandlung, international auch als spezifische Immuntherapie bezeichnet. Erfahrungen liegen v.a. für die Pollenallergie vor. Bei beruflichen Allergenen hat die Behandlung bisher keine Erfolge gebracht.

Prävention

Primär- und Sekundärprävention: Bei den Einstellungsuntersuchungen oder den Jugendschutzuntersuchungen bzw. bei Vorsorgeuntersuchung nach G 23 (s.o.) sollten Personen mit manifestem Asthma erkannt und von einer gefährdenden Tätigkeit ausgeschlossen werden. Die trotz Krankheitssymptomen fortgesetzte Exposition gegenüber dem ursächlichen Stoff bedeutet ein Risiko der Chronifizierung und schließlich der Irreversibilität der Erkrankung. Arbeitsplatzsanierung sollte Vorrang vor der Selektion haben. Präventionsmaßnahmen am Arbeitsplatz sind motiviert durch die Erkenntnis, dass auch Allergien einer Dosis-Wirkungs-Beziehung folgen.

Technische Schutzmaßnahmen am Arbeitsplatz sollten in der Auswahl nicht sensibilisierender Arbeitsstoffe, in der Absaugung oder Abschirmung der Gefahrstoffe bestehen (Allergenverringerung mit Mitteln des technischen Arbeitsschutzes).

Die Verpackungen der entsprechenden Gefahrstoffe sollten ggf. die folgende Gefahrenbezeichnung (R-Satz) aufweisen: R 42 Sensibilisierung durch Einatmen möglich.

Zur Vermeidung von Bäckerasthma sind die Informationsschriften der Berufsgenossenschaft Nahrungsmittel und Gaststätten heranzuziehen.

Anerkennung und Entschädigung

Bei der BK-Formulierung wurde in Deutschland (im Gegensatz zu anderen Ländern) die umfassendere Diagnose „obstruktive Atemwegserkrankungen" gewählt, die neben dem im Vordergrund stehenden Asthma bronchiale auch die Rhinopathie sowie die chronisch-obstruktive Bronchitis beinhaltet.

BK 4301: Durch allergisierende Stoffe verursachte obstruktive Atemwegserkrankungen (einschließlich Rhinopathie), die zur Unterlassung aller Tätigkeiten gezwungen haben, die für die Entstehung, die Verschlimmerung oder das Wiederaufleben der Krankheit ursächlich waren oder sein können.

In diesem Zusammenhang ist auch von Bedeutung die BK 1315 (Isocyanate).

Für die BK 4301 zählte man im Jahre 2000 insgesamt 4269 Verdachtsanzeigen, 1004 Anerkennungen als Berufskrankheit sowie 314 erstmals entschädigte Fälle [19].

In den Jahren 1989–1993 (kumuliert) wurden 4202 Berufskrankheiten nach BK 4301 anerkannt, die allein durch Mehl (Backwaren) verursacht waren. Andere Noxen finden sich weniger häufig als Auslöser einer BK 4301: Futtermittel, Laborstäube, Isocyanate, latexhaltige Stäube, etc.

Die deutsche Atemwegsliga und die Deutsche Gesellschaft für Pneumologie empfehlen für die Begutachtung einer obstruktiven Atemwegserkrankung folgenden diagnostischen Ablauf:

- Krankheitsnachweis durch Anamnese und Lungenfunktionsmessung (ggf. mit Broncholyse, Test auf bronchiale Hyperreagibilität, Peak-flow-Verlauf),

- Ursachenanalyse mit Berufs- und Allergieanamnese, Hauttestungen, In-vitro-Tests und Provokationstests.

Zur Charakterisierung des Berufsasthmas ist entscheidend der primäre Arbeitsplatzbezug mit Latenzperiode. Ein vorberuflich bestehendes oder außerberuflich erworbenes Asthma, welches durch unspezifische Auslöser am Arbeitsplatz exazerbiert, ist keine Berufskrankheit.

Die MdE beim Berufsasthma hängt von der Ausprägung der unspezifischen bronchialen Hyperreagibilität, von der Behandlungsbedürf-

Tab. 4.2-60 „Reichenhaller Merkblatt". Begutachtungsempfehlungen für obstruktive Atemwegserkrankungen (BK 4301, 4302, 1315), HVBG.

MdE %	Anamnese	Klinik	Lungenfunktion (Spirometrie, Bodyplethysmographie)	Belastungsuntersuchung	Therapie
10	geringe Beschwerden, unter Therapie keine Beschwerden	Normalbefund	Grenzbereich	Normoxämie	keine oder gelegentlich Bronchodilatatoren bzw. inhalative Kortikoide, gelegentlich Antihistaminika, täglich
20	keine völlige Beschwerdefreiheit unter Therapie	Giemen unterschiedlichen Grades	geringgradige Veränderungen überwiegen	Normoxämie oder Hypoxämie bei hoher Belastung	täglich inhalative Kortikoide und Bronchodilatatoren
30	geringgradige Belastungsdyspnoe			Hypoxämie bei hoher Belastung	
40	periodisch auftretende Asthmaanfälle		mittelgradige Veränderungen überwiegen		
50	mittelgradige Belastungsdyspnoe (z.B. Pause nach 2–3 Stockwerken)	Cor pulmonale ohne Insuffizienzzeichen		Hypoxämie bei mittlerer Belastung	zusätzliche orale Kortikoide/sonstige Medikation notwendig
60	tägliche Atembeschwerden geringe nächtliche Beschwerden	Cor pulmonale mit reversiblen Zeichen der Rechtsherzinsuffizienz			
70	hochgradige Belastungsdyspnoe (z.B. Pause nach 1 Stockwerk) tägliche Asthmaanfälle. Regelmäßige nächtliche Atemnotzustände	Cor pulmonale mit reversiblen Zeichen der Rechtsherzinsuffizienz	hochgradige Veränderungen überwiegen	Hypoxämie bei leichter Belastung	zusätzliche orale Kortikoide/sonstige Medikation notwendig
80					
90	Gehstrecke ohne Pause <100 m oder <8 Stufen	Cor pulmonale mit irreversibler Rechtsherzinsuffizienz		Hypoxämie in Ruhe bei Normokapnie	
100	Ruhedyspnoe (Hilfe beim Essen bzw. Kleiden notwendig). Wiederholt lebensbedrohliche Asthmaanfälle		forcierte Atemmanöver nicht möglich	Hypoxämie und Hyperkapnie in Ruhe	trotz optimaler Therapie nicht beherrschbares Asthma

tigkeit und von der Verbreitung des Allergens ab. Zu den bereits vorhandenen Begutachtungs- und MdE-Empfehlungen ist im Jahre 2002 das „Reichenhaller Merkblatt“ hinzugekommen *(→ Tab. 4.2-60)*.

BK 4301 – Durch allergisierende Stoffe verursachte obstruktive Atemwegserkrankungen (einschließlich Rhinopathie), die zur Unterlassung aller Tätigkeiten gezwungen haben, die für die Entstehung, die Verschlimmerung oder das Wiederaufleben der Krankheit ursächlich waren oder sein können

Pathophysiologie:
- Makromoleküle: Mehlstaub (Bäckerasthma), Tierhaare
  → Sofortreaktion (IgE) nach 20 Minuten
- kleine Moleküle: Isocyanate, Formaldehyd
  → Spätreaktion (IgE, IgG, zellulär) nach 4–10 Stunden

Krankheitsbild (3 Phasen, „Etagenwechsel“):
- allergische Rhinitis (Augentränen, Niesen)
- reversible allergische Bronchialerkrankung (Husten, Atemnot, Auswurf, Schweißausbruch)
- irreversible allergische Bronchialerkrankung

Prävention: Expositionsverringerung, Vorsorge (G 23)

Obstruktive Atemwegserkrankungen durch chemisch-irritative Stoffe (BK 4302)

Berufliche Gefährdung

Chronische Bronchitis, chronisch-obstruktive Bronchitis und Asthma können durch Inhalation folgender chemisch-irritativer Stoffe entstehen (früher Reizstoffe oder Reizgase genannt):

- leicht flüchtige organische Arbeitsstoffe: Formaldehyd, Acrolein u.v.a.,
- schwer flüchtige organische Arbeitsstoffe: Isocyanate, Chlorhydrine (Härter für Epoxidharze), Phthalsäureanhydrid u.v.a.,
- leicht flüchtige anorganische Arbeitsstoffe: nitrose Gase, Phosphorchloride, Schwefeldioxid u.v.a.,
- schwer flüchtige anorganische Arbeitsstoffe: Zinkoxid, Vanadiumpentoxid, Cadmiumoxid u.v.a.

Berufliche Staubexposition in nahezu jeder Form scheint zur Bronchitisentstehung beizutragen. Das inhalative Tabakrauchen (aktiv, passiv) und allgemeine Luftverschmutzung kommen als außerberufliche Faktoren hinzu. Der arbeitsbedingte Anteil an der Verursachung der chronischen Bronchitis wird (nach Adjustierung der Rauchgewohnheiten) mit durchschnittlich 11–17% beschrieben.

Pathophysiologie

→ Abschnitt „Einführung: Atemorgane und exogene Noxen“.

Die Inhalation irritativer Substanzen führt zu Veränderungen an den Atemwegen: Entzündung, Schleimhautödem, Hypersekretion, Dyskrinie, Störungen der Zilienfunktion. Einige Autoren vertreten die Auffassung, dass diskrete entzündliche Veränderungen im Epithel des Respirationstraktes schon Beschwerden verursachen können, noch bevor objektivierbare funktionelle oder strukturelle Veränderungen auftreten.

Nach einer unfallartigen, hohen Exposition kann das Krankheitsbild u.U. irreversibel sein. Auch eine langsam entstehende, chronische Erkrankung kann sich irgendwann verselbstständigen und unabhängig von äußerer Exposition weiterbestehen.

Eine chronische Bronchitis wird begünstigt durch genetische Faktoren, rezidivierende Infekte, Asthma bronchiale (exogen oder endogen), Lungenemphysem, Lungenfehlbildungen, etc.

Krankheitsbild

Dyspnoe, Husten, Auswurf, oftmals auch Konjunktivitis.

Diagnose

Für die Frühdiagnose einer irritativen Belastung der Atemwege bietet sich als neue nichtinvasive Methode die Erfassung von Entzündungsparametern aus dem Atemkondensat an. Bei Patienten mit chronischem Reizhusten (aus nicht näher analysierter Ursache), die keine Veränderungen in der Lungenfunktion aufweisen, zeigt sich im Verlauf eines unspezifischen bronchialen Provokationstests ein ca. 50%iger Anstieg der Leukotrienkonzentration im Vergleich zu symptomlosen Personen.

Wenn funktionelle Veränderungen vorliegen, lassen sich diese spirometrisch mit den Zeichen der Obstruktion nachweisen.

In fortgeschrittenen Stadien sieht man im Röntgenbild kleine unregelmäßige Schatten in Mittel- und Unterfeldern.

Prävention

Expositionsvermeidung. Vorsorgeuntersuchung nach G 23 (s.o.).

Anerkennung und Entschädigung

BK 4302: Durch chemisch-irritativ oder toxisch wirkende Stoffe verursachte obstruktive Atemwegserkrankungen, die zur Unterlassung aller Tätigkeiten gezwungen haben, die für die Entstehung, die Verschlimmerung oder das Wiederaufleben der Krankheit ursächlich waren oder sein können.

Für die BK 4302 zählte man im Jahre 2000 insgesamt 2.062 Verdachtsanzeigen, 251 Anerkennungen als Berufskrankheit sowie 183 erstmals entschädigte Fälle [19].

Begutachtungsempfehlungen findet man im „Reichenhaller Merkblatt“ *(→ Tab. 4.2-60).*

BK 4302 – Durch chemisch-irritativ oder toxisch wirkende Stoffe verursachte obstruktive Atemwegserkrankungen, die zur Unterlassung aller Tätigkeiten gezwungen haben, die für die Entstehung, die Verschlimmerung oder das Wiederaufleben der Krankheit ursächlich waren oder sein können.

- **Berufliche Gefährdung:** Formaldehyd, Phosgen, Phthalsäureanhydrid, Nitrose Gase, Schwefeldioxid, Zinkchlorid, ...
- **Krankheitsbild:**
  - obstruktive Atemwegserkrankungen durch „Reizstoffe" (potentiell reversibel)
  - Übergang in chronisch-obstruktiven Zustand möglich

Komplikationen: Bronchopneumonien, chronisches Cor pulmonale

Prävention: Expositionsverringerung, Vorsorge (G 23)

Literatur

1. Bachmann, F., Nold, A., Arndt, V., Möhring, D. BIA-Report 2/2001. Quarz und Lungenkrebs: Zusammenfassung epidemiologischer Studien. HVBG, Hrsg., St. Augustin, 2001.
2. Becher, G. et al.: Bestimmung von Entzündungsparametern im Atemkondensat zur Früherkennung von Inhalationsschäden – Abschlußbericht. Schriftenreihe der Bundesanstalt für Arbeitsschutz und Arbeitsmedizin. Fb 788. Dortmund/Berlin 1998.
3. Becher, G., Winsel, K., Beck, E., Neubauer, G., Stresemann, E.: Breath condensate as a method of noninvasive assessment of inflammation mediators from the lower airways. Pneumologie 51, Suppl. 2, 456–459, 1997.
4. Bernstein, I.L., Chan-Yeung, M., Malo, J.-L., Bernstein, D.I. (eds.): Asthma in the workplace, 2nd ed. Dekker, New York 2000.
5. BGI 739 „Holzstaub", Holz-Berufsgenossenschaft, 2002.
6. Borsch-Galetke, E.: Mesotheliom. ErgoMed. 1997; 21: 2–3.
7. Doll, R., Peto R.: The causes of cancer: Quantitative estimate of avoidable risks of cancer in the United States today. Journal of the National Cancer Institute 66, 1192–1308, 1981.
8. Hartung, A.: Forschungsbericht Cobalteinwirkung – Lungenfibrosen bei Hartmetallschleifern. Hrsg. Hauptverband der gewerblichen Berufsgenossenschaften, 1986.
9. Hauptverband der gewerblichen Berufsgenossenschaften (Hrsg.): Arbeitsmedizinische Vorsorge. Berufsgenossenschaftliche Grundsätze für arbeitsmedizinische Vorsorgeuntersuchungen, 2. Aufl. Gentner, Stuttgart 1998.
10. Jahn, I. et al.: Occupational risk faktors for lung cancer in women – findings from a case-control-study. International Congress Women Work Health, April 17–20, 1996, Barcelona/Spain.
11. Jöckel, K.-H. et al.: Beruflich verursachter Lungenkrebs – eine quantitative Abschätzung für den norddeutschen Raum. Gesundheitswesen 1997; 59: 275–278.
12. Jöckel, K.-H. et al.: Untersuchungen zu Lungenkrebs und Risiken am Arbeitsplatz (Schlußbericht). Schriftenreihe der Bundesanstalt für Arbeitsmedizin. Forschung Fb01 HK 546, Berlin 1995.
13. Konietzko, N., Teschler, H.: Arbeit und Lunge. Steinkopff, Darmstadt 1992.
14. Konietzko, N.: Asbeststaublungenerkrankung. In: Konietzko, J., Dupuis, H. (Hrsg.): Handbuch der Arbeitsmedizin. ecomed, Landsberg, IV– 5.2.2.1 ff.
15. Müller, K.M., Krismann M.: Asbest-assoziierte Erkrankungen: Pathologisch-anatomische Befunde und versicherungsmedizinische Aspekte. Dtsch. Ärztebl. 1996; 93: 538–543.
16. Norpoth, K., Woitowitz, H.-J.: Beruflich verursachte Tumoren. Deutscher Ärzte Verlag, Köln 1994.
17. Nowak, D.: Liste potentieller Auslöser berufsbedingter asthmatischer Erkrankungen. Pneumologie 50, 875–888, 1996.
18. Raithel, W.J., Kraus, Th., Hering, K.G., Lehnert, G.: Asbestbedingte Berufskrankheiten. Dtsch. Ärztebl. 1996; 93: 685–693.
19. Sicherheit und Gesundheit bei der Arbeit. Bericht der Bundesregierung, 2000.
20. Simonato, L., Saracci R.: Cancer, occupational. Encyclopedia of Occupational Safety & Health, 369–75, 1637, 1983.
21. Smith, A.H. et al.: Meta-analysis of studies of lung cancer among silicosis. Epidemiology 6, 617–624, 1995.
22. Stresemann, E., Borsch-Galetke, E. MdE-Bemessung und Medikation bei obstruktiven Atemwegserkrankungen (1. Teil). Arbeitsmedizin, Sozialmedizin, Umweltmedizin 1998; 33: 77–78.
23. TRGS 540 („Sensibilisierende Stoffe").
24. TRGS 553 („Holzstaub"), Bundesarbeitsblatt 3/1999, S. 52–53.
25. Tsuda, T. et al.: Meta-analysis on the Relationship between Pneumoconiosis and Lung Cancer. J. Occup. Hlth. 39, 285–294, 1997.
26. Wahn, U.: Orale und sublinguale Hyposensibilisierung bei allergischen Atemwegserkrankungen. Deutsches Ärzteblatt 95, A-2091–2094, 1998.
27. Wirth, K., Borsch-Galetke, E. MdE-Bemessung und Medikation bei obstruktiven Atemwegserkrankungen (2. Teil). Arbeitsmedizin, Sozialmedizin, Umweltmedizin 33, 368–370, 1998.
28. Woitowitz, H.-J.: Kanzerogenität des alveolengängigen Anteils von Quarzstaub. ASU 34, 12, 1999.
29. Zschiesche, W., Kraus, T., Schaller, K.-H., Letzel, S.: Alveolitis bei langjährigen Aluminiumschweißern mit hoher Rauchexposition. Kurzfassungen des Internationales Kolloquium „Stäube, Rauche und Nebel am Arbeitsplatz" der IVSS, Toulouse 2001.

4.2.8 Berufskrankheiten der Haut

BK 5101 – Berufsbedingte Hauterkrankungen

Vorbemerkung: Hautkrebs ist unter BK 5102 erfasst.

Die Haut hat eine Schutzfunktion gegenüber der Außenwelt. Die Hornschicht und die darauf liegende Lipidschicht (eine Wasser-Fett-Emulsion mit leicht sauerem pH) bilden eine Barriere gegen die Resorption von Arbeits- bzw. Gefahrstoffen.

Die Hautbarrierefunktion ist jedoch auch bei gesunden Hautverhältnissen nicht absolut. Es hängt von den physiko-chemischen Eigenschaften eines Stoffes ab, ob und in welchem Ausmaß er durch die Haut eindringen kann. Lipophile Substanzen und Emulgatoren können relativ leicht penetrieren.

Schädigung der Hautbarrierefunktion:

- Durch verschiedene Noxen (alkalische Substanzen, Lösemittel, Benzine) werden Hautlipide „ausgewaschen" und Zellmembranen geschädigt. Nachfolgend können auch hydrophile Stoffe in tiefere Hautschichten eindringen.
- Die längere Einwirkung von Wasser auf die Haut kann durch Quellung der Hornschicht eine verstärkte Aufnahme von Gefahrstoffen bewirken.
- Sogar die Einwirkung fetthaltiger Substanzen (Kosmetika, Arbeitsschutzprodukte) auf der Haut kann durch Lösungsvermittlung eine verstärkte Aufnahme von Gefahrstoffen bewirken *(→ Abb. 3.2-7).*

Auch normale Arbeitskleidung schützt nicht zuverlässig vor einer dermalen Resorption. Mit Arbeitsstoffen getränkte Kleidung kann sogar als Gefahrstoffdepot wirken, aus dem die Noxe verzögert an die Haut abgegeben wird; auch die Haut selbst kann eine gewisse Depotfunktion haben.

Die Quantifizierung dermal aufgenommener Stoffe kann nur durch das Biomonitoring erfolgen. In der TRGS 150 „Unmittelbarer Hautkontakt mit Gefahrstoffen" sind Umgangsregeln angegeben für alle die Stoffe, die in der TRGS 900 „Grenzwerte in der Luft am Arbeitsplatz ..." durch den Zusatz „H" gekennzeichnet sind, d.h. als hautresorbierbar eingestuft sind. Wenn ein Hautkontakt mit diesen Stoffen besteht, gilt die Auslöseschwelle als überschritten. Wenn für den jeweiligen Stoff ein BAT-Wert festgelegt ist, ist seine Einhaltung zu überprüfen.

Berufliche Gefährdung

Im Vordergrund stehen toxische und allergische Kontaktekzeme (s.u.). In nahezu allen Berufen können Hauterkrankungen durch berufsspezifische Noxen verursacht sein. *Tabelle 4.2-61* nennt Berufe mit erhöhtem Risiko für die Entstehung eines allergischen Kontaktekzems und die wichtigsten sensibilisierenden Stoffe.

Tab. 4.2-61 Berufe mit erhöhtem Risiko für die Entstehung eines allergischen Kontaktekzems (aus TRGS 540, Anlage 3).

Berufe	Vorkommen	sensibilisierende Stoffe (Kontaktallergene)
Bäcker, Konditoren	Teige Aromen und Gewürze Konservierungsmittel Antioxidantien Reinigungsmittel	Weizen-, Roggen-, Sojamehl, zugesetzte (Pilz-)Amylase Vanille, Bittermandel, Anis, Orangenschalenextrakt, Zimt u.a. Benzoesäure, Sorbinsäure, Parabene Octyl-, Propyl-, Dodecylgallat Desinfektionsmittel, Konservierungsstoffe[3]
Bauarbeiter, Maurer, Isolierer, Fliesenleger, Estrichleger	Zement, Frischbeton Kunstharze	Chrom-[2] und Kobaltverbindungen unausgehärtete Epoxidharze, Härter, Isocyanate
Fotolaboranten	Entwickler Fotochemikalien Gummihandschuhe	p-substituierte aromatische Amine, Metol, Phenidon, Hydrochinon, Chromverbindungen[2], Formaldehyd, Akzeleratoren[1], Naturgummilatex

Tab. 4.2-61 Berufe mit erhöhtem Risiko für die Entstehung eines allergischen Kontaktekzems (aus TRGS 540, Anlage 3). Fortsetzung

Berufe	Vorkommen	sensibilisierende Stoffe (Kontaktallergene)
Friseure	Dauerwellenmittel Haarfarben Blondiermittel Haarwaschmittel Gummihandschuhe	Ester und Salze der Thioglykolsäure, Fixiermittel p-Phenylendiamin, p-Toluylendiamin u.a. Färbemittel, Resorcin, Persulfate Konservierungsstoffe[3], Duftstoffe, Pflanzenextrakte, Emulgatoren Akzeleratoren[1], Naturgummilatex
Galvaniseure	galvanische Bäder Gummihandschuhe	Nickel-, Chrom-[2], Kobaltverbindungen Akzeleratoren[1], Naturgummilatex
Gärtner, Floristen	Zierpflanzen Pflanzenschutzmittel	Primeln, Chrysanthemen u.a. Asteraceae, Alstroemerien, Tulpenzwiebeln u.a. Carbamate, Thiurame, Pyrethrum u.a.
Gummihersteller und -verarbeiter	Gummichemikalien	Naturgummilatex, Thiurame, Thiocarbamate, Mercaptobenzothiazole, p-substituierte Amine (IPPD u.a.), Kolophonium
Heil- und Pflegeberufe	Desinfektionsmittel Medikamente Gummihandschuhe u.a. Gummiartikel	Formaldehyd, Glutardialdehyd, Quecksilberverbindungen, Chlorkresol, u.a. Antibiotika, Lokalanästhetika, Phenothiazine (Photoallergene), ätherische Öle Akzeleratoren[1], Naturgummilatex
Holzarbeiter, Tischler, Zimmerer	Hölzer Klebstoffe Beizen Holzschutzmittel	Palisander, Teak, Ebenholz, Cocobolo u.a. unausgehärtete Formaldehydharze, Epoxidharze, Acrylate; Kolophonium Chromverbindungen[2], Azofarbstoffe u.a. Chromverbindungen[2], Insektizide, Fungizide
Köche, Küchenhilfen	Lebensmittel Reinigungsmittel Gummihandschuhe	Mehl, Enzyme, Fleisch, Fische, Krustentiere, Gemüse, Gewürze, Konservierungsstoffe, Farbstoffe Desinfektionsmittel, Konservierungsstoffe[3] Akzeleratoren[1], Naturgummilatex
Kunststoffarbeiter	Kunstharze	unausgehärtete Epoxidharze, Härter, Acrylate, Melamin-, Harnstoff-, Phenol-Formaldehydharze, Isocyanate, Kobaltbeschleuniger, Peroxide
Landwirtschaftliche Berufe	Futtermittelstäube Tierhaare, -speichel, -urin Pflanzenbestandteile Gummiartikel Desinfektionsmittel Melkfett Pflanzenschutzmittel	Getreide, Medikamente u. Futtermittelzusätze (Olaquindox, Phenothiazine, Antibiotika) tierische Produkte Akzeleratoren[1] Formaldehyd, Chloramin u.a. Osmaron B, Lanolin
Leder-, Fellverarbeitung	Gerbstoffe Klebstoffe Imprägniermittel Färbemittel	Chromverbindungen[2] Kolophonium, p-tert.-Butylphenolformaldehydharz unausgehärtete Kunststoffe Azofarbstoffe u.a.
Löter, Elektroniker	Lötmittel Metallkleber Metalle	Kolophonium unausgehärtete Epoxidharze, Acrylate, Härter Nickel, Kobalt u.a.

Tab. 4.2-61 Berufe mit erhöhtem Risiko für die Entstehung eines allergischen Kontaktekzems (aus TRGS 540, Anlage 3). Fortsetzung

Berufe	Vorkommen	sensibilisierende Stoffe (Kontaktallergene)
Maler, Lackierer, Anstreicher, Fußbodenleger	Zement Klebstoffe	Chrom-[2] und Kobaltverbindungen unausgehärtete Formaldehydharze, Epoxidharze, Acrylate, Isocyanate, Kolophonium
Metallarbeiter	Kühlschmierstoffe (insbesondere wassergemischte) Metalle Metallkleber	Konservierungsstoffe[3], einzelne emulgierende und vor Korrosion schützende Stoffe[4], Durfstoffe[5] Nickel, Kobalt u.a. unausgehärtete Epoxidharze, Härter, Acrylate
Reinigungsdienste	Reinigungsmittel Desinfektionsmittel Fußbodenpflegemittel Gummihandschuhe	Konservierungsmittel[3] Formaldehyd, Glutardialdehyd u.a. Wachse, Terpentinöl u.-ersatzstoffe Akzeleratoren[1], Naturgummilatex
Textilhersteller und -verarbeiter	Textilfarben, Beizen Appreturen, Spezialausrüstungen Gummifäden Kleidungszubehör	Azofarbstoffe u.a., Chromverbindungen[2] unausgehärtete Formaldehydharze, Acrylate, Polyurethane Akzeleratoren[1], Naturgummilatex Nickel, Kobalt
Zahntechniker	Dentalchemikalien	unausgehärtete Acrylate und Mischharze, Nickel, Kobalt, Palladium, Amalgam

[1] Thiurame, Benzothiazole, Dithiocarbamate; Alterungsschutzmittel u.a.
[2] Für die Auslösung von allergischen Kontaktekzemen haben hauptsächlich Chrom-VI-Verbindungen Bedeutung, weil sie gut durch die Haut penetrieren.
[3] Formaldehyd, Glutardialdehyd, 5-Chlor-2-methyl-2,3-dihydroisothiazol-3-on und 2-Methyl-2,3-dihydroisothiazol-3-on (Gemisch 3:1), 1,2-Dibrom-2,4-dicyanbutan, 1-(3-Chlorallyl)-3,57-triaza-1-azonia-adamantanchlorid, Bronopol (Verwendungsverbot in Kühlschmierstoffen in Deutschland, s. TRGS 611 und GefStoffV), Imidazolindinylharnstoff, Parabene, Chloracetamid, N-Methylol-chloracetamid, 1,3,5-Tris(2-hydroxyethyl)-hexahydrotriazin, p-Chlor-m-kresol, 1,2-Benzothiazol-2-(2H)-on, 2-Octyl-(2H)-isothiazol-3-on u.a.
[4] Einige Amine und Fettsäurealkanolamide, Wollwachsalkohole und ihre Abkömmlinge, Kolophonium und einige Tallöle
[5] Z.B. Citral (jedoch nicht in Kombination mit Limonen), Hydroxycitronellal, Isoeugenol, Phenylacetaldehyd

Besonders hervorzuheben ist die **Feuchtarbeit.** Sie ist definiert als eine Tätigkeit, bei der die Beschäftigten regelmäßig mehr als ein Viertel der Schichtdauer mit ihren Händen in feuchtem Milieu arbeiten oder einen entsprechenden Zeitraum feuchtigkeitsdichte Schutzhandschuhe tragen oder sich häufig bzw. intensiv die Hände reinigen müssen (TRGS 531 „Gefährdung der Haut durch Arbeit in feuchtem Milieu"). Typische Berufe sind: Friseur, Maurer, Krankenpflegepersonal, Reinigungspersonal, Personal in Lebensmittelbetrieben.

Auch **physikalische und biologische Noxen** können hautschädigend sein:

- physikalische Wirkungen:
  - Wärme: Verbrennungen, Verbrühungen,
  - Kälte: Erfrierungen, Congelatio,
  - ionisierende Strahlung: akute und chronische Röntgendermatitis (BK 2402),
  - akute oder chronische Lichteinwirkung;
- mechanische Einwirkung:
  - Fremdkörper: Granulome;
- Infektionserreger, Parasiten (BK 3101, 3102):
  - mikrobiell verursachte Ekzeme.

Epidemiologie

Erkrankungen der Haut durch berufliche Einwirkungen, die Berufsdermatosen, sind häufig. Bei den Verdachtsmeldungen für das Bestehen einer BK 5101 „Schwere oder wiederholt rückfällige Hauterkrankungen ..." steht diese seit vielen Jahren mit 20–30% aller Meldungen an erster Stelle *(→ Abschnitt 4.2.1)*. Dies trotz der Tatsache, dass das Hautarztverfahren (s.u.) nicht notwendigerweise eine Verdachtsmeldung zwingend vorschreibt. Die Zahl der anerkannten und erst recht der erstmalig entschädigten Berufskrankheiten ist demgegenüber relativ niedrig. Den ca. 20.000 Verdachtsmeldungen pro Jahr stehen jeweils etwa 1.000 gegenüber, bei denen eine BG-Leistung ohne Rente sowie weitere ca. 500, bei denen eine erstmalige Rentenleistung erfolgte. Zu den Besonderheiten des Begutachtungsverfahrens → *Kapitel 4.1 und 4.4* (Stichworte: wiederholte Rückfälligkeit, Unterlassung aller Tätigkeiten ...).

Der Liste der Tätigkeiten, bei denen Beschäftigte mit hautspezifischen Noxen („Kontaktallergene", → *Tab. 4.2-61)* „in Berührung" kommen, entspricht die Verteilung der Verdachtsmeldungen und der erstmals entschädigten Berufskrankheitenfälle auf die verschiedenen Wirtschaftszweige. Im Jahre 1999 ergab sich das folgende Bild *(→ Tab. 4.2-62):*

In den weitaus meisten Fällen handelt es sich um Fälle von beruflich erworbenem Kontaktekzem, eine Übersicht zu den verursachenden Stoffgruppen gibt *Abbildung 4.2-17*, eine Aufstellung der Substanzen selbst enthält *Tabelle 4.2-63.*

Pathophysiologie, Krankheitsbilder und Diagnostik

Unterschieden werden einerseits die **irritativ-toxischen** Kontaktekzeme, die auf der Grundlage der Einwirkung einer toxischen Substanz zu einem entzündlichen Prozess der Haut führen und die in Abhängigkeit von der Konzentration des Stoffes multipliziert mit der Einwirkungsdauer entstehen.

Dem stehen andererseits die **allergischen** Kontaktekzeme gegenüber. Eine erworbene Veränderung der Reaktionsbereitschaft des Immunsystems geht der eigentlichen Erkrankung voran. Diese Sensibilisierungsphase dauert mindestens 4–5 Tage. Bei derart sensibilisierten Personen kann es bei Folgekontakten (bei star-

Tab. 4.2-62 Verteilung der im Jahr 1999 gemeldeten Verdachtsanzeigen (BK 5101) ; in Klammern, die Zahl der anerkannten Fälle, aufgeteilt auf die verschiedenen Wirtschaftszweige (Zahlen des HVGB).

gesamt	18.952 Meldungen (1.503 anerkannte BK-Fälle)			
davon:	Gesundheitsdienst	5.824 (490)	Papier und Druck	332 (9)
	Metall	3.628 (199)	Textil und Leder	312 (20)
	Bau	2.702 (246)	Verkehr	233 (14)
	Feinmechanik und Elektrotechnik	1.770 (109)	Steine und Erde	173 (38)
	Handel und Verwaltung	1.618 (118)	Holz	54 (18)
	Nahrung und Genussmittel	1.351 (157)	Bergbau	43 (14)
	Chemie	891 (70)	Gas, Fernwärme und Wasser	21 (1)

Tab. 4.2-63 „Hitliste" der häufigsten Kontaktallergene (Standardreihe; Quelle: Deutsche Kontaktallergiegruppe, 1990)

Nickelsulfat	17,5%	Kolophonium (Naturharz)	3,4%
Duftstoff-Mix	7,2%	Wollwachsalkohole	3,2%
Kobaltchlorid	6,9%	Paraben-Mix	3,1%
Kaliumdichromat	6,2%	Thiomersal	2,9%
Perubalsam	5,8%	Formaldehyd	2,8%
p-Phenylendiamin	5,1%	Thiuram-Mix	2,5%
Neomycinsulfat	3,9%	Benzocain	2,5%
4,4-Diaminodiphenylmethan	3,7%	Quecksilberamidchlorid	2,5%
Kathon CG	3,6%		

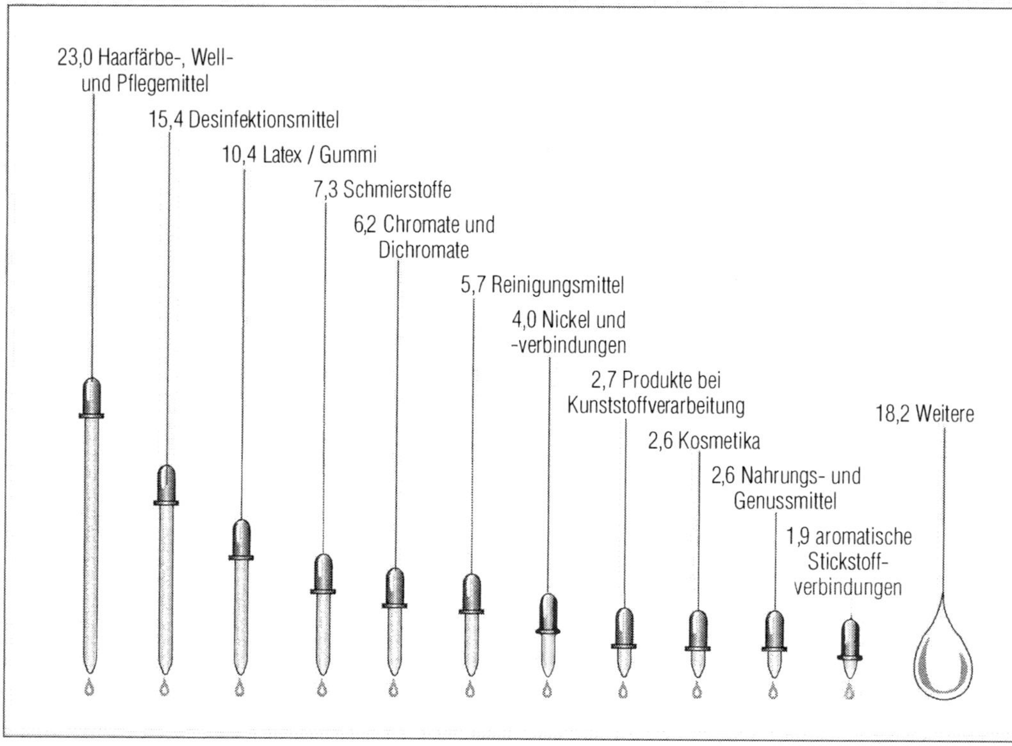

Abb. 4.2-17: Hauptursachen des beruflich erworbenen allergischen Kontaktekzems (BK 5101) des Jahres 1996 nach Angaben der Berufsgenossenschaften (Angaben in % des Gesamtkollektivs).

ken Allergenen schon beim ersten Folgekontakt) zu einer Typ-IV-Allergie mit Ekzembildung kommen. Begünstigt wird das allergische Ekzem durch ein vorbestehendes chronisch-toxisches (degeneratives) Kontaktekzem, da dadurch das Eindringen der Allergene in das Hautgewebe erleichtert wird (sog. Zweiphasenekzem).

Die Unterscheidung in irritativ-toxische oder allergische Verursachung, jeweils als akute oder chronische Form ergibt 4 Krankheitsbilder:

- **Akut-toxisches Kontaktekzem:** Eine akute Exposition führt (quasi unfallartig) zu einer Entzündungsreaktion, streng auf den Einwirkungsort begrenzt und in der Regel nach Beseitigung des Stoffes rasch abheilend. Noxen sind: Säuren, Laugen, einige Lösungsmittel, Wärmestrahlen, UV-Strahlen, Röntgenstrahlen, Mikrotraumatisierungen (z.B. Glaswolle).
- **Chronisch-toxisches Kontaktekzem** (Synonyma: chronisch-irritativ, kumulativ-toxisch, kumulativ-subtoxisch, Abnutzungsdermatose): Als Folge wiederholter Noxeneinwirkung kommt es – oftmals erst nach langer Expositionsdauer – zu einem Zusammenbruch der epidermalen Schutzfunktion. Klinische Erscheinungen sind: Schuppung, Rötung und Brennen, später eine Bildung schlecht heilender Rhagaden. Das Ekzem ist meist unscharf begrenzt. Auslösende Noxen können physikalischer oder chemischer Natur sein: UV-Licht, Säuren oder Basen, Lösemittel, technische Öle, auch gewöhnliches Wasser. Eine mechanische Belastung der Haut durch Stäube, Sand, Metallabrieb befördert die Schädigung. Die Abheilung des Ekzems kann sehr zögerlich verlaufen, selbst nach Ausschaltung der verursachenden Noxe. Auch wenn die Haut dann

äußerlich wieder gesund aussieht, droht ein Rückfall schon durch geringfügige Neuexposition. Deswegen sollte einige Wochen jede Hautbelastung vermieden werden bis zur völligen Ausheilung. Hautschutz und -pflege sollten dauerhaft intensiviert werden.

- **Akut-allergisches Kontaktekzem:** Sensibilisierte Personen können ca. 24 Stunden nach Antigenkontakt eine allergische Reaktion der Haut erleiden. Symptome sind Juckreiz, Rötung, Bläschen- und Papelbildung. Die Hautreaktion erreicht 48 Stunden nach Antigenkontakt ihren Höhepunkt. Im Gegensatz zum irritativ-toxischen Ekzem können Streureaktionen auch an nicht exponierten Stellen beobachtet werden. Die relative Akuität (24 Stunden Latenzzeit) bringt zumindest eine gewisse Chance auf Identifizierung des Antigens und zukünftige Expositionsvermeidung.
- **Chronisch-allergisches Kontaktekzem** (allergische Kontaktdermatitis): Bei sensibilisierten Personen kann es nach vielfachen Kontakten zu einer langsam zunehmenden allergischen Reaktion der Haut, mit Streureaktionen auch an nicht exponierten Stellen, kommen. Diese zunächst schwache Reaktion bewirkt i.d.R. ohne ärztlichen Rat keine sofortige Expositionsvermeidung, sodass Chronifizierung eintreten kann. Es kommt zu starken Hornschichtverdickungen, Rhagaden und Oberflächendefekten. Auslösende Noxen s.o.

Atopische Dermatitis. Atopie wird definiert als familiäre Überempfindlichkeit der Haut und Schleimhäute gegenüber Umweltfaktoren. Dazu gehört erhöhte Immunglobulin-E-Synthese (Typ-I-Allergie) und/oder veränderter unspezifischer Reaktivität. Ferner ist die Hautbarrierefunktion geringer ausgebildet (Talgdrüsen, Hornschichtfette, Epidermis-Zellteilungsrate). 10–20% der Bevölkerung haben diese Anlage. Der Atopiker erkennt ubiquitäre Umweltstoffe wie Pollen, Hausstaubmilben oder Nahrungsmittel als Allergene und bildet gegen diese IgE.

Eine atopische Disposition gibt sich zu erkennen u.a. durch Beugenekzeme, Handekzeme, Rhinitis, Konjunktivitis, Asthma, Juckreiz beim Schwitzen, Milchschorf, Wolleunverträglichkeit, trockene Lippen, trockene Haut, gedoppelte Unterlidfalte, Ohrläppchenrhagaden, weißer Dermographismus. Zu beachten ist auch die Familienanamnese.

Atopiker haben eine erhöhte Bereitschaft für ein Bronchialasthma und zur Ekzembildung, insbesondere bei Feuchtarbeit. Ein „3-Phasen-Ekzem" kann beobachtet werden: von der Atopie (atopisches Ekzem) über das Abnutzungsekzem zum allergischen Ekzem. In ca. 40% der Hautekzemfälle besteht eine atopische Hautdiathese als wesentlicher Kofaktor. Hier besteht also eine ausgeprägte Prädisposition. Das Risiko einer Berufsdermatose ist also für Atopiker sehr stark erhöht.

Ca. 20% der Atopiker gehören zum „Intrinsic-Typ". Sie haben keine erhöhten IgE-Spiegel und keine gesteigerte antigenspezifische Sensibilisierung.

Zur Beurteilung einer atopischen Hautdiathese hat Diepgen einen Kriterienkatalog („Atopie-Score") entwickelt *(→ Tab. 4.2-64)*. Seine Anwendung ist v.a. aus präventiven Gründen (Jugendarbeitsschutz-Untersuchung!) dringend zu empfehlen.

Die Diagnose einer dermalen Sensibilisierung erfolgt durch den Nachweis von IgE (Gesamt IgE oder spezifisches IgE) und mittels Haut-Testverfahren (Epikutantestung, Photo-Patch, Reibe- und Scratch-Testung, Prick- und Infrakutantest). Zur Erleichterung der Suche, wenn diese trotz genauer Anamnese noch schwierig erscheint, wurden Standard-Testblöcke entwickelt *(→ Tab. 4.2-65)*.

Weitere Krankheitsbilder:

- Fotoallergische Dermatitis: Das Haut-Allergen entsteht erst durch fotochemische Aktivierung.
- Fototoxische Dermatitis: Einige Stoffe (z.B. Teer und Teerbestandteile) können bei Lichtexposition eine fototoxische Dermatitis mit Hyperpigmentierung auslösen. Die akute Verlaufsform dieser Dermatitis wird als „Pechbrand" bezeichnet. Bei chronischem

Tab. 4.2-64 Kriterien zur Beurteilung einer atopischen Hautdiathese zur Erkennung eines erhöhten Ekzemrisikos (nach Diepgen et al. 1991).

Kriterien	nein	ja	k.A.	Bewertung	Punkte
atopische Familienanamnese					
(Verwandte 1. Grades)					
Ekzeme				max. 2 Punkte	
Rhinitis/Asthma				max. 0,5 Punkte	
atopische Eigenanamnese					
Beugenekzem				*	
Rhinitis/Konjunktivitis				1 Punkt	
Asthma allergicum				1 Punkt	
Milchschorf				1 Punkt	
Juckreiz (verstärkt bei Schwitzen auf unbefallener Haut)				3 Punkte	
Textilunverträglichkeit				3 Punkte	
Metallunverträglichkeit				1 Punkt	
Photophobia				1 Punkt	
atopische Minimalformen (anamnestisch/klinisch)					
Xerosis				3 Punkte	
Ohrrhagaden				2 Punkte	
sog. Dyshidrose				2 Punkte	
Pityriasis alba (kleieförmige Schuppung)				2 Punkte	
sog. Winterfuß/Pulp. sicca (schmerzhafte Rhagaden)				2 Punkte	
Brustwarzenekzem				2 Punkte	
Perlèche (Mundbereich)				1 Punkt	
atopische Stigmata					
palmare Hyperlinearität				max. 2 Punkte	
Hertoghe-Zeichen (Augenbrauen)				max. 2 Punkte	
sog. „Dirty neck"				max. 2 Punkte	
Keratosis pilaris (Follikelknötchen)				max. 1 Punkt	
dermales Neurovegetativum					
weißer Dermographismus (unbefallene Haut)				3 Punkte	
Akrozyanose				1 Punkt	
Laborwerte					
IgE > 150 U/ml				1 Punkt	
IgE > 400 U/ml				2 Punkte	
positiver Phadiatop-Test (Atopietest, IgE-Antikörper gegen häufige Umweltallergene)				1 Punkt	

Beurteilung der aufsummierten Atopiepunkte.

Atopie-Punkte	Anteil (atopisches Ekzem)	Beurteilung
0–3	0%	keine atopische Hautdiathese
4–7	5%	atopische Hautdiathese unwahrscheinlich
8–9	34%	atopische Hautdiathese unklar
10–14	78%	atopische Hautdiathese
15–19	97%	atopische Hautdiathese
> 20	100%	atopische Hautdiathese

Die Bewertung erfolgt mit der jeweils angegebenen Punktzahl, bei unklaren/schwachen Befunden kann auch nur die halbe Punktzahl vergeben werden.

* ohne Bewertung des Außenkriteriums

Tab. 4.2-65 Testreihen zum Nachweis häufiger Allergene.

Standard	
1	Kaliumdichromat
2	p-Phenylendiamin
3	Thiuram Mix
4	Neomycinsulfat
5	Kobalt-(II)-chlorid, 6 H_2O
6	Benzocain
7	Nickel-(II)-sulfat, 6 H_2O
8	Kolophonium
9	PPD Mix (Gummi Mix, schwarz)
10	Wollwachsalkohole
11	Mercapto Mix
12	Epoxidharz
13	Perubalsam
14	p-tert.-Butylphenol-Formaldehydharz
15	Formaldehyd (in Wasser)
16	Duftstoff Mix
17	Ethylendiamindihydrochlorid
18	Quecksilber (II)-amid-chlorid
19	Terpentin
20	(Chlor)Methylisothiazolinon (3:1 in Wasser)
21	Paraben Mix
22	Clioquinol

Arzneistoffe	
1	Menthol
2	Sulfisomidin
3	Bacitracin
4	Chininsulfat, 2H_2O
5	L-Chloramphenicol
6	Framycetinsulfat
7	Gentamincinsulfat
8	Ampicillin
9	Kanamycinsulfat
10	Chlorpromazinhydrochlorid
11	Promethazinhydrochlorid
12	Streptomycinsulfat
13	Tetracyclinhydrochlorid
14	Tetracainhydrochlorid
15	5-Nitro-2-furaldehyd-semicarbazon
16	Methylsalicylat
17	Procainhydrochlorid
18	Holzteere
19	Mafenid

Desinfektions- und Konservierungsmittel	
1	Chloracetamid
2	Sorbinsäure
3	Hexachlorophen
4	Cetylpyridiniumchlorid
5	Dichlorophen
6	Chlorocresol
7	Phenylquecksilberborat
8	Hexylresorcin
9	Chloroxylenol
10	Benzalkoniumchlorid

Gummichemikalien	
1	N-Cyclohexylbenzothiazylsulfenamid
2	Monobenzon
3	1,3-Diphenylguanidin
4	Methenamin
5	Zink-dibutyldithiocarbamat
6	Ethylendiamin
7	Mercaptobenzothiazol
8	N-Isopropyl-N'-phenyl-p-phenylendiamin
9	Dithiobis-(dimethylthiocarboxamid)

Friseurstoffe	
1	p-Phenylendiamin
2	Ammoniumthioglycolat
3	p-Aminodiphenylaminhydrochlorid
4	p-Toluylendiamin
5	p-Toluylendiaminsulfat
6	o-Nitro-p-phenylendiamin
7	3-Aminophenol
8	p-Aminophenol
9	Resorcin
10	Hydrochinon
11	Pyrogallol
12	Glycerylmonothioglycolat
13	Chloracetamid
14	Cocamidopropylbetain (in Wasser)
15	Imidazolidinylharnstoff (Germall 115)
16	Ammoniumpersulfat

Salbengrundlagen, Emulgatoren	
1	Polyethylenglykolsalbe DAB 8
2	Isopropylmyristat
3	Propylenglycol
4	Trolamin (Triethanolamin)
5	Wollwachsalkoholsalbe DAB 9
6	Cetylstearylalkohol
7	Adeps lanae

Verlauf tritt die Entzündung in den Hintergrund und es imponiert v.a. die Hyperpigmentierung an belichteten Hautarealen. Betroffen sind von der teerverursachten fototoxischen Dermatitis hauptsächlich Tiefbauarbeiter.
- Hyperkeratosen: durch mechanische Reize, durch Arsen, etc.
- Strahlendermatitis *(→ BK 2402).*
- Virusdermatosen, Dermatozoonosen, bakterielle Superinfektionen.
- Akne
  Klinisches Bild: Akne mit anfangs geschlossenen, später offenen Komedonen und sekundär entzündeten Papeln und Pusteln. Man unterscheidet 2 Formen:
  - Akne aufgrund lokaler Einwirkung durch Teer, Mineralöl, Asbest;
  - Akne aufgrund systemischer Einwirkung („Chlorakne", besser Chlorarylakne): durch chlorierte aromatische Kohlenwasserstoffe wie z.B. Chlorphenole, Chlornaphthalene oder TCDD (Tetrachlorodibenzo-p-dioxin), → *BK 1310.* Chlor (Cl_2) selbst wirkt nicht aknegen. Mit Akne aufgrund systemischer Einwirkung können schwere Schädigungen innerer Organe, vor allem an der Leber, verbunden sein.

Prävention

Die Prävention von Berufsdermatosen hat besondere Bedeutung, da die Prognose einer bereits eingetretenen Erkrankung schlecht ist. Alle technischen und organisatorischen Möglichkeiten zur Verringerung von Hautbelastungen (einschließlich Feuchtarbeit) sind zu nutzen.

Die folgenden Gefahrenbezeichnungen (R-Sätze) von Gefahrstoffen sind besonders zu beachten:
- R 38 Reizt die Haut
- R 42 Sensibilisierung durch Einatmen möglich
- R 43 Sensibilisierung durch Hautkontakt möglich
- R 66 Wiederholter Kontakt kann zu spröder oder rissiger Haut führen.

Den Arbeitnehmern ist u.a. zu raten:
- den Hautkontakt mit hautbelastenden Gefahrstoffen zu minimieren,
- während der Arbeit keinen Arm- oder Handschmuck zu tragen, da unter dem Schmuck durch Einwirkung von Feuchtigkeit oder Chemikalien die Entstehung von krankhaften Hautveränderungen begünstigt wird,
- für Maschinen und Hände unterschiedliche Reinigungstücher zu verwenden,
- darauf zu achten, dass wässrige Lösungen, die hautschädigende Stoffe enthalten, nicht auf der Haut eintrocknen,
- öl- und gefahrstoffgetränkte Kleidung umgehend zu wechseln.

Die arbeitsmedizinische Vorsorgeuntersuchung durch den Betriebsarzt soll nach dem Grundsatz G24 (s.u.) stattfinden.

Hautschutzplan. Das universelle Hautschutzpräparat gibt es nicht. Dennoch sollte der Hautschutzplan möglichst einfach und übersichtlich sein. Nur so ist eine gute Compliance zu erreichen. Bewährt hat sich die Beschränkung auf je 1 Präparat für die jeweiligen Gefahrstoffgruppen bzw. gefährdenden Tätigkeiten (individuelle Probleme der Mitarbeiter müssen dabei berücksichtigt werden). Die Schutz- und Pflegepräparate sollten im Plan mit Produktnamen genannt sein.
- **Hautschutz** (Aufbringung äußerlich auf die Haut vor der hautbelastenden Tätigkeit):
  - bei Arbeit mit Handschuh oder Feuchtarbeit ein hautfestigendes Hautschutzpräparat (Gerbstoffe verhindern die Quellung der Hornschicht),
  - bei Arbeit ohne Handschuh mit öligen, lipophilen Arbeitsstoffen (z.B. mit nichtwasserlöslichen Kühlschmierstoffen) ein wasserlösliches Hautschutzpräparat (O/W),
  - bei Arbeit ohne Handschuh mit wasserlöslichen, hydrophilen Arbeitsstoffen (z.B. mit wasserlöslichen Kühlschmierstoffen) ein wasserunlösliches Hautschutzpräparat (W/O).
  - Arbeit mit Hautkontakt zu Metallionen (z.B. Nickel, Chromat) oder Laugen ein

Hautschutzpräparat, welches Kationenaustauscher oder Komplexbildner enthält.

- **Hautreinigung** (nach der Arbeit Entfernung unerwünschter Stoffe von der Hautoberfläche) – ein möglichst mildes Reinigungsmittel, welches noch den gewünschten Reinigungseffekt erzielt.
- **Hautpflege** (nach der hautbelastenden Tätigkeit bzw. am Arbeitsende auf die saubere Haut zur Regeneration): allergenarme O/W- oder W/O-Emulsionen, evtl. mit wasserbindenden Zusätzen, für Atopiker ist Harnstoff-Zusatz empfehlenswert.

Erläuterung: Bei Hautschutzpräparaten unterscheidet man Öl-in-Wasser-Emulsionen (O/W) und Wasser-in-Öl-Emulsionen (W/O). Die klassische Vorstellung lautet: Öl-in-Wasser-Emulsionen (O/W) schützen vor lipophilen Gefahrstoffen und Wasser-in-Öl-Emulsionen (W/O) vor hydrophilen Gefahrstoffen. Jedoch werden zunehmend Forschungsergebnisse bekannt, die diese allgemeine Regel in Frage stellen. Der Betriebsarzt sollte aufmerksam die Erfolge des Hautschutzes überwachen.

Es existieren auch Hautschutzpräparate mit kombiniertem Wirkprinzip, z.B. O/W-Emulsion gegen fettlösliche Gefahrstoffe mit Zusatz von Gerbstoffen gegen wasserlösliche Gefahrstoffe.

Die Empfehlungen und Forderungen an Hautreinigungs-, Hautschutz- und Hautpflegemittel sind in *Tabelle 4.2-66* zusammengestellt.

Der **Hautschutz** wird schon vor Arbeitsbeginn angewandt. Die Akzeptanz für fettige Mittel kann gering sein bei Mitarbeitern mit Hyperhidrosis und wegen der mangelnden Griffsicherheit. Hier kann ein Schutzmittel mit niedrigem Fettanteil wegen der höheren Compliance der Mitarbeiter überlegen sein. Vorsicht ist bei der Anwendung von Wasser-in-Öl-Emulsionen bei Exposition gegenüber lipophilen Gefahrstoffen angezeigt, denn die dermale Gefahrstoffaufnahme kann verstärkt werden (evtl. Biomonitoring notwendig).

Die **Hautreinigung** sollte die Barrierefunktion der Haut erhalten. Ein pH-neutrales Syndet (synthetische Detergenzien) eignet sich besser

Tab. 4.2-66 Empfehlungen und Forderungen für Hautreinigung und Hautschutz (Lautenschläger et al., 1997).

	Hautreinigung	Hautschutz/ Hautpflege
pH-Wert	sauer bis neutral	sauer bis neutral
Emulgator/Lipid-Verhältnis	möglichst klein, rückfettend	möglichst klein
Konservierung	möglichst wenig	möglichst wenig
Duftstoffe	weniger relevant (kurze Einwirkung)	möglichst keine
Farbstoffe	keine	keine
weitere Kennzeichen	silikonfrei, diethanolaminfrei	silikonfrei, diethanolaminfrei
transepidermaler Wasserverlust	möglichst geringe Erhöhung	Normalisierung, optimale Senkung

als eine alkalische Seife, weil es die schützende Hornschicht weniger stark aufquellen lässt. Für starke Verschmutzung muss u.U. ein Reibemittel hinzugefügt werden (jedoch keine Sandkörner o.Ä.!).

Häufig muss der Betriebsarzt Abnutzungsdermatosen bei Mitarbeitern feststellen, die keine hautbelastende Tätigkeit ausüben, die aber regelmäßig grobes oder gar lösemittelhaltiges Reinigungsmittel unkritisch benutzen. Die Akzeptanz für milde Hautreinigungsmittel kann allerdings mangelhaft sein, da der Reinigungsvorgang länger dauert. Ferner werden von vielen Mitarbeitern zum Säubern der Arme und Hände öldurchtränkte, mit kleinsten Metallsplittern durchsetzte Stofflappen verwendet. Solche und ähnliche Missstände soll der Arbeitsmediziner erkennen und bekämpfen.

Der Nutzen der **Hautpflege** ist unbestritten. Während der Arbeitsschicht ist ein nicht zu fettiges Präparat empfehlenswert, besonders gilt dies für Seborrhoiker. Nach der Schicht und vor dem Schlafengehen kann ein stärker fettendes Mittel aufgetragen werden. Hautpflege bedeutet aber auch: Lange Sonnenexposition ist zu vermeiden. Ungünstige Allgemeinfaktoren wie Mangelernährung, Tabakrauchen, dauernder Stress, Bewegungsmangel und Schlafmangel schaden dem Organismus insgesamt und auch der Haut im Besonderen. Im Schlafen regenerieren die Hautzellen – geregelt durch den Melatoninstoffwechsel – etwa doppelt so schnell wie am Tag.

Die Auswahl geeigneter **Schutzhandschuhe** sollte Kriterien wie mechanische Festigkeit und Durchlässigkeit für Gefahrstoffe/Mikroorganismen miteinbeziehen. Handschuhe sollen puderfrei, ungiftig und allergenarm sein. Allergene Eigenschaften spielen eine große Rolle bei Latexhandschuhen, wobei es große Unterschiede je nach Zusatzstoffen und Proteingehalt der verschiedenen Fabrikate gibt. Toxische Eigenschaften liegen z.B. bei manchen importierten Lederhandschuhen vor, welche einen erheblichen Chromatgehalt aufweisen können. Auch bei Handschuhen, die kaum toxische oder allergische Inhaltsstoffe aufweisen, können Probleme durch Bildung einer feuchten Kammer auftreten. Ein Innenfutter oder Innenbeflockung kann Schweiß aufsaugen. Die Tragedauer flüssigkeitsdichter Handschuhe sollte begrenzt werden durch Wechsel zwischen Arbeiten mit und ohne Handschuhe. Bei Tragezeiten von über 10 Minuten sollten Baumwollunterhandschuhe unter dem Schutzhandschuh getragen werden. Vor allem bei eng sitzenden Latex- und PVC-Handschuhen kann man Hyperhidrosis und Mazeration beobachten.

Ein durchlässiger oder beschädigter Handschuh kann durch okklusiven Irritantien- bzw. Allergenkontakt die Schädigung der Haut noch verstärken. Gefahrstoffgetränkte Handschuhe sollten gewechselt werden.

Das Tragen von Handschuhen kann wegen hoher Anforderungen an die Fingerfertigkeit oder an das Feingefühl unpraktikabel sein. An Arbeitsplätzen mit rotierenden Maschinen ist das Tragen von Handschuhen wegen der Unfallgefahr untersagt. In solchen Situationen kommt den Hautschutzpräparaten eine besonders wichtige Rolle zu.

Regeln für die Praxis:

- Hautschutzsalbe vor der Arbeit sorgfältig in die Hautfalten und Nagelfalze einreiben.
- Nach der Arbeit Hautreinigungsmittel sparsam verwenden, mit wenig Wasser verteilen und danach mit viel Wasser abspülen. Sorgfältiges Abtrocknen der Hände nach dem Waschen. Anschließend Pflegecreme verwenden (zuerst am Handrücken auftragen, dann sorgfältig verteilen).
- Schutzhandschuhe nur auf trockene, saubere Haut anziehen. Tragezeit begrenzen. Nur einmal verwenden. Nach dem Handschuhtragen Hände mit Wasser abspülen, gut abtrocknen und Pflegecreme anwenden.

Vorsorgeuntersuchungen nach G 24 (Hauterkrankungen – mit Ausnahme von Hautkrebs)

Nach dem berufsgenossenschaftlichen Grundsatz G 24 werden Versicherte untersucht, die in speziellen Arbeitsbereichen einem erhöhten Hauterkrankungsrisiko (v.a. Ekzemrisiko) ausgesetzt sind (zum Thema Hautkrebs → G 4).

Als Noxen gelten:

- chemische Noxen (Wasser, Kühlschmierstoffe, alkalische Substanzen, Lösemittel, Benzine),
- physikalische Noxen (Keramikfasern, Metallsplitter, Haare, Strahlen, Hitze, Kälte),
- hautpathogene Mikroorganismen,
- sensibilisierende Stoffe (Metallionen, Dauerwellmittel, para-substituierte Amine, Gummi, Desinfektions- und Konservierungsstoffe, Emulgatoren, Acrylate, Epoxide, Aminhärter, Kolophonium, Pflanzenbestandteile/Proteine),
- aknegene Substanzen (chlorierte polyzyklische Kohlenwasserstoffe).

Die Untersuchung nach G 24 ist nicht rechtsverbindlich. Es wird diskutiert (Stand 12/02), bei der Novellierung der Gefahrstoffverordnung rechtsverbindliche Voruntersuchungen nach G 24 für folgende Gefährdungen einzuführen: Arbeiten im feuchten Milieu, Exposition gegenüber Epoxidharzsystemen, Nickel oder seine Verbindungen sowie Chrom-6-Verbindungen.

Bei der Durchführung der Untersuchung sollte mittels eines Dokumentationssystems Anamnese und Befund systematisch erfasst werden. Epidemiologische Auswertungen – und seien sie auch sehr vereinfacht – können wertvolle Informationen über betriebliche Problembereiche liefern (in Kleinbetrieben jedoch kaum möglich).

- Arbeitsanamnese: hautbelastende Tätigkeiten, Schutzmaßnahmen, Reinigungsverhalten, Hautpflege,
- Eigen- und Familienanamnese: v.a. immunologische Vorgeschichte, Atopie-Kriterien, frühere Hauterkrankungen, subjektive Einschätzung des gegenwärtigen Hautzustandes,

- körperliche Untersuchung: Inspektion der Haut von Händen, Unterarmen und Gesicht. Feststellung von Atopie-Kriterien.

Die Lokalisation einer etwaigen Hautschädigung soll im Zusammenhang mit der beruflichen Tätigkeit beurteilt werden. Ein Berufsekzem findet man meistens an Händen oder Unterarmen. Gelegentlich kann ein Ekzem im Gesicht und im Halsbereich durch gasförmige Arbeitsstoffe oder Lichtstrahlen verursacht sein. Nagelveränderungen können ohne sonstige Hautmanifestation auftreten und sind dann nicht selten den toxisch-irritativen Hautschädigungen zuzuordnen, da Chemikalien unter den Nägeln wegen der erschwerten Reinigung lange und intensiv einwirken. Rissigkeit der Nägel kann durch häufigen Umgang mit Seifen und Laugen verursacht sein.

Verfärbungen der Haut können Berufsstigmata sein. So beobachtet man Grünverfärbungen bei Kupferarbeitern, Blauverfärbung in Kobalt- und Indigobetrieben sowie Weißverfärbung nach Arsenexposition. Haarausfall kann durch ionisierende Strahlung, Thallium- oder Arsenexposition verursacht sein. Umschriebener Haarausfall (Alopezie) ist nur selten beruflich verursacht. Bei Arbeitern der Polychloropren- und Kautschukherstellung sind Alopezien in erhöhter Häufigkeit beobachtet worden. Tragen von Lasten auf dem Kopf kann durch Druck auf die Kopfhaut Alopezien verursachen.

Bei Hauterkrankungen sollte immer auch an eventuelle begleitende Stoffwechselerkrankungen – wie z.B. Diabetes mellitus – gedacht werden.

Es ist zu erfragen, ob Hauterkrankungen auch bei anderen Mitarbeitern mit ähnlicher Tätigkeit bekannt geworden sind.

Gesundheitliche Bedenken bei folgenden **ausgeprägten** Vorerkrankungen oder vorbestehenden Symptomen:

- **dauernde Bedenken** bei Personen mit Merkmalen erster Ordnung (→ *Tab. 4.2-67),*
- **befristete Bedenken** bis zur Abheilung behandlungsbedürftiger Hauterkrankungen, dann erneute Beurteilung unter Berücksichtigung der Merkmalsgruppen
- **keine Bedenken unter bestimmten Voraussetzungen:** Dies betrifft v.a. Personen mit den Merkmalsgruppen 2 und 3. Zu denken ist an besondere technische und organisatorische Schutzmaßnahmen, persönliche Schutzausrüstung und spezifische Hautschutzmaßnahmen sowie verkürzte Nachuntersuchungsfristen

Nicht sachgerecht ist eine bloße Selektion hautempfindlicher Mitarbeiter bei Vernachlässigung des Hautschutzes am Arbeitsplatz. Bei optimalem Arbeitsschutz können z.B. Atopiker nicht selten auch in Feuchtberufen arbeiten. Der Betriebsarzt sollte den Arbeitsplatz des Mitarbeiters, der zur Vorsorgeuntersuchung kommt, aus eigener Anschauung kennen.

Nachuntersuchungsfristen: erstmals nach 9–24 Monaten, dann spätestens alle 5 Jahre.

Hautarztverfahren. Der erstbehandelnde Arzt, der bei einer Hauterkrankung den Verdacht auf berufliche Verursachung hat, ist verpflichtet, den Patienten bei einem Hautarzt vorzustellen. Auf der Grundlage des § 3 der Berufskrankheitenverordnung haben die Unfallversicherungsträger mit der Kassenärztlichen Bundesvereinigung ein entsprechendes Abkommen geschlossen (Leitnummern 59 bis 62). Das Hautarztverfahren (Verfahren zur Früherfassung von Berufsdermatosen) soll dazu dienen, den Patienten mit einer möglicherweise beruflich bedingten Hauterkrankung rechtzeitig einer fachärztlichen Diagnostik, Therapie und Prophylaxe zuzuführen. Ziel dieser Maßnahmen ist es, das Wiederaufleben oder die Chronifizierung und Verschlimmerung bereits manifest gewordener oder im Entstehen begriffener beruflicher Hautkrankheiten zu verhindern. Bei eindeutig nicht berufsbedingten Hauterkrankungen findet die Diagnostik und Therapie im Rahmen der GKV statt.

In Hauterkrankungsfällen, die nicht sofort zur Abheilung gebracht werden können, genügt bereits die **Möglichkeit**, dass die Hauterkrankung durch berufliche Tätigkeit entstanden ist, zur Einleitung des Hautarztverfahrens. Jeder Arzt, auch der Betriebsarzt, sollte zunächst einen Hauterkrankten auf Kosten des Unfallversicherungsträgers unverzüglich dem leichtest erreichbaren Hautarzt vorstellen Eine BK-Verdachtsanzeige ist i.d.R. zunächst nicht notwendig. Eine Information über die Expositionsverhältnisse am Arbeitsplatz soll mitgegeben werden. Der Hautarzt wird die notwendige Diagnostik durchführen. Soweit sie zur Klärung des Ursachenzusammenhangs zwischen Hauterkrankung und Berufstätigkeit erforderlich ist, bedarf sie nicht der Einwilligung des zuständigen Unfallversicherungsträgers (Leitnummer 62).

Der Hautarzt sendet mit Einverständnis des Patienten einen Hautarztbericht an den zuständigen Unfallversicherungsträger, mit Durchschriften an den behandelnden Arzt und an die Krankenkasse. Alternativ soll in *„begründeten Fällen“* schon jetzt die BK-Verdachtsanzeige ge-

Tab. 4.2-67 Berufsdermatologische Kriterien bei der Vorsorgeuntersuchung sowie der Eignungsbeurteilung für die Umschulung in einen hautbelastenden Beruf (Quelle: Originaltext des G 24, Anhang).

Kriterien 1. Ordnung
• schweres atopisches Ekzem mit längerer oder wiederholter Beteiligung der Hände Ausgeprägtes, chronisches oder chronisch-rezidivierendes Handekzem (subtoxisch-kumulativer oder kontaktallergischer Genese) • klinisch relevante Sensibilisierung gegenüber Allergenen, deren Kontakt bei der geplanten Tätigkeit nicht zu meiden ist • berufsbedingte Hautkrankheiten, die aufgrund einer anlagebedingten Minderbelastbarkeit der Haut zur Tätigkeitsaufgabe gezwungen haben • schwere therapieresistente Psoriasis der Hände bei mechanisch oder chemisch stark belastender Tätigkeit (Köbner-Phänomen)
Kriterien 2. Ordnung
• atopisches Ekzem ohne Beteiligung der Hände (besonders Beugenekzem) • leichtere Ekzemmanifestation der Hände (z.B. Dyshidrose) • Metallsalzreaktionen in Kombination mit atopischer Hautdiathese • allergische Rhinitis oder allergisches Asthma bei Berufen, bei denen erhöhte Gefahr besteht, sich Typ-I-Allergien zuzuziehen (z.B. Bäcker) • Psoriasis palmaris bei manuell stark belastenden Tätigkeiten
Kriterien 3. Ordnung
Hinweise für eine verstärkte Irritationsbereitschaft der Haut: • Wollunverträglichkeit • Juckreiz beim Schwitzen • Sebostase (besonders in Verbindung mit anderen Minorkriterien des atopischen Ekzems)

stellt werden. Der Hautarztbericht ist Teil des Hautarztverfahrens. Mit dem Hautarztbericht soll der behandelnde Dermatologe Vorschläge zur Tertiärprävention (Prävention der Verschlimmerung) machen. Ggf. beantragt der Dermatologe die Kostenübernahme der Heilbehandlungskosten und der Hautpflegepräparate durch den Unfallversicherungsträger. Falls erforderlich kann der Hautarzt den weiteren Verlauf durch Wiedervorstellung des Versicherten überwachen.

Betriebsärzte mit besonderen Erfahrungen im Bereich der Berufsdermatologie können den Hautarztbericht selbst erstatten (Vergütung nach Leitnummer 103 des Abkommens Ärzteschaft/Unfallversicherungsträger). Das Formular 20a sollte den Stempelaufdruck „Bericht des Betriebsarztes im Rahmen des Hautarztverfahrens“ tragen.

In jedem Fall ist die Abklärung der **Expositionsverhältnisse** notwendig und die Verlaufsbeobachtung der Hautsymptomatik abhängig von wechselnden Expositionen. Ein Versuch der (mehrwöchigen) Expositionskarenz und Reexposition – unter Hautschutz und Hautpflege – kann sinnvoll sein. In manchen Fällen werden gezielte Veränderungen der Arbeitsbedingungen erforderlich.

Wenn die Maßnahmen des Hautarztes und des Betriebsarztes nicht erfolgreich waren und der begründete Verdacht auf berufliche Verursachung besteht, so ist eine Anzeige über den Verdacht auf eine Berufskrankheit zu erstatten. In der Regel wird die BK-Verdachtsanzeige nur sinnvoll sein, wenn keine Abheilung nach Arbeitsunterbrechung erfolgt (aber dennoch der begründete Verdacht auf berufliche Verursachung weiterbesteht) oder wenn nach vorübergehender Abheilung ein Arbeitsversuch (Reexposition) ein Rezidiv der Hauterkrankung zur

Folge hat. Erst jetzt sollten ggf. Empfehlungen zur Tätigkeitsaufgabe oder zur Umschulung ergehen.

(BG-Information: Merkblatt für Betriebsärzte über den Verfahrensablauf beim Auftreten von Hauterkrankungen. BGI 687.)

Anerkennung und Entschädigung

BK 5101: Schwere oder wiederholt rückfällige Hauterkrankungen, die zur Unterlassung aller Tätigkeiten gezwungen haben, die für die Entstehung, die Verschlimmerung oder das Wiederaufleben der Krankheit ursächlich waren oder sein können.

Die Entwicklung eines Berufsekzems erstreckt sich meist über einen größeren Zeitraum. Die Berufskrankheit im Sinne der Berufskrankheitenverordnung kann jedoch erst beginnen, wenn die Merkmale der Schwere, der Rückfälligkeit und der Unterlassung erfüllt sind.

Als „schwer" gilt eine Hauterkrankung, wenn eine fachärztliche Behandlung über einen Zeitraum von mindestens 6 Monaten stattgefunden hat und wenn Funktionseinschränkungen und Arbeitsunfähigkeiten vorgekommen sind. „Wiederholt rückfällig" bedeutet einen zweimaligen Rückfall, also 3 Krankheitsphasen. Einmal mindestens sollte, sofern zumutbar, ein Arbeitsversuch gemacht worden sein.

Bei einer solchen schweren und wiederholt rückfälligen Hauterkrankung kann die Abheilung durch Vermeiden der ursächlichen Exposition angestrebt werden. Ein innerbetrieblicher Arbeitsplatzwechsel oder ein Berufswechsel kommen in Frage. Eine sachgerechte Beratung für die richtige Wahl der Tätigkeit und des Berufs ist unabdingbar. Die Rehabilitation mittels eines berufsgenossenschaftlichen Heilverfahrens sollte erwogen werden.

MdE-Einschätzung. Sind die Kriterien der Schwere, der wiederholten Rückfälligkeit und der Unterlassung der auslösenden Tätigkeiten erfüllt, folgt die Einschätzung der fortbestehenden MdE, für die folgendes berücksichtigt werden muss:

- die Schwere der verbleibenden Hauterscheinungen,
- der Umfang und die Intensität der Sensibilisierungen,
- die Verbreitung der Allergene im Berufsleben.

Sofern Umfang und Intensität der Allergie besonders ausgeprägt sind, kann sie allein eine MdE von 20% begründen. Im Übrigen bewegt sich die Einschätzung in der Regel in dem Bereich bis zu 30%, sehr selten werden 40% erreicht. Für die Beurteilung gibt es „Gemeinsame Empfehlungen der Träger der gesetzlichen Unfallversicherung sowie der Arbeitsgemeinschaft Berufsdermatologie der Deutschen Dermatologischen Gesellschaft für die Einschätzung der MdE bei Hauterkrankungen nach der BeKV". Die *Tabellen 4.2-68* und *4.2-69* geben die Kriterien wieder.

Auf einige Besonderheiten ist hinzuweisen:

- **Nickelallergie.** Nickel kommt nahezu ubiquitär vor – vom Modeschmuck zum berühmten Jeans-Knopf zu Haushaltsgeräten. Der Nickelallergiker findet Nickel im Berufsleben in krankheitsauslösender Form regelhaft dort vor, wo eine Metall-(Nickel-)Auflage, Reibung und Schweißbildung zusammenwirken. In Berufen, in denen dies vorkommt, kann er nicht mehr arbeiten.
- **Epoxidharze.** Ausgehärtete Harze sind keine Allergene.
- **Chromallergie.** Entscheidend ist allein der Kontakt mit VI-wertigen Chromsalzen.

Rehabilitation

Für die Rehabilitation von Personen mit Allergien gelten die gleichen Gesichtspunkte wie bei der Berufsberatung von Atopikern. Die Meidung der Allergene ist entscheinend und die Auswahl eines Zielberufs für die Umschulung, der wenig alte und neue (Allergie-)Risiken mit sich bringt. Für die Umschulung gilt der Kriterienkatalog von Diepgen *(→ Tab. 4.2-64)*. Geeignete Berufsfelder sind demnach:

- Bürotätigkeiten, z.B. Verwaltungsangestellte/r, Sekretär/in,
- Planungsberufe, z.B. technischer Zeichner, Ingenieur, Architekt,

- Tätigkeit in der Informatik, Nachrichtentechniker,
- Medienberufe,
- Erziehungsberufe, Sozialberufe.

Der beruflichen Rehabilitation kommt außerordentliche Bedeutung zu, da die Betroffenen meist noch weit vom Rentenalter entfernt sind.

Tab. 4.2-68 Bewertungstabelle als Bestandteil der MdE-Empfehlungen.
Die waagerechte Spalte betrifft die Einschätzung der MdE nach Maßgabe der Hauterscheinungen. Dieser Tabellenteil kann unabhängig davon angewendet werden, ob es sich um ein allergisches Kontaktekzem oder um eine chemisch-irritative Hautschädigung handelt.
Bei allergischen Hauterkrankungen wird in der senkrechten Spalte ein Aufschlag des aus der waagerechten Spalte ermittelten MdE-Grades vorgenommen. Dabei werden gemäß den die Punktetabelle ergänzenden Definitionen die Auswirkungen der Allergie auf den Grad der MdE nach dem Umfang der Sensibilisierungen sowie nach der Verbreitung des jeweiligen Allergens auf dem allgemeinen Arbeitsmarkt bemessen.

Ausmaß der Hauterscheinungen, auch nach irritativer Schädigung	keine 0%	leicht 10%	mittel 20%	schwer 25%
Auswirkungen einer Allergie				
keine	0%	10%	20%	25%
geringgradig	0%	10%	20%	25%
mittelgradig	10%	15%	25%	30%
schwerwiegend	20%	20%	30%	≥30%

Tab. 4.2-69 Definition der Kriterien.

Ausmaß der Hauterscheinungen	
leicht	Hauterscheinungen, die bis zu 3-mal pro Jahr auftreten und bei adäquater Therapie schnell wieder abheilen. Gering lichenifizierte oder gering atopische Haut als Folgezustand eines langwierigen beruflichen Ekzems oder nach Kortikosteroidbehandlung Unverträglichkeit intensiver sonstiger (irritativer, toxischer etc.) Hautbelastung
mittel	Häufig auftretende Rezidive. Krankheitsschübe, die trotz adäquater Therapie mehrere Wochen bestehen. Lichenifizierte oder dünne, leicht vulnerable Haut als Folgezustand eines langwierigen beruflichen Ekzems oder nach Kortikosteroidbehandlung Unverträglichkeit mäßiger sonstiger Hautbelastung
schwer	Ausgedehnte Krankheitsschübe oder dauernd bestehende Hauterscheinungen mit Rhagaden, Lichenifikation oder Superinfektion Unverträglichkeit schon geringer sonstiger Hautbelastung
Auswirkungen einer Allergiegeringgradig	
geringgradig	Einzelner Berufsstoff wenig verbreitet auf dem allgemeinen Arbeitsmarkt
mittelgradig	Einzelner Berufsstoff weit verbreitet oder mehrere Berufsstoffe gering verbreitet auf dem allgemeinen Arbeitsmarkt bzw. einzelner Berufsstoff wenig verbreitet bei klinisch besonders intensiver Sensibilisierung
schwerwiegend	Mehrere Berufsstoffe weit verbreitet, einzelner Berufsstoff sehr weit verbreitet auf dem allgemeinen Arbeitsmarkt auch mit Berücksichtigung möglicher Kreuzallergien und/oder bei klinisch besonders intensiver Sensibilisierung

BK 5101 – Schwere oder wiederholt rückfällige Hauterkrankungen, die zur Unterlassung aller Tätigkeiten gezwungen haben, die für die Entstehung, die Verschlimmerung oder das Wiederaufleben der Krankheit ursächlich waren oder sein können.

- **Hautbelastung durch:** Feuchtarbeit, Gefahrstoffe (irritative oder allergene), physikalische Faktoren (Partikel, UV, Hitze, Kälte)
- **Prädisposition:** atopische Hautdiathese
- **Krankheitsbilder:**
  - akut-toxisches Kontaktekzem: Entzündung nur am Einwirkungsort
  - chronisch-toxisches Kontaktekzem: (Abnutzungsdermatose): Folge wiederholter Einwirkung, Ekzem meist unscharf begrenzt, Abheilung sehr zögerlich
  - akut-allergisches Kontaktekzem: bei Sensibilisierten 24–48 h nach Antigenkontakt Ekzembildung (Streureaktionen auch an nicht exponierten Stellen)
  - chronisch-allergisches Kontaktekzem: langsam zunehmend, mit Streureaktionen, Chronifizierung, schwierige Antigen-Ermittlung
- **Prävention:** Arbeitsschutz, Hautschutzplan, G 24

Literatur

1. Arbeitsgemeinschaft der Wissenschaftlichen Medizinischen Fachgesellschaften: Leitlinien der Deutschen Dermatologischen Gesellschaft (DDG) und der BG für Gesundheitsdienst und Wohlfahrtspflege: Empfehlungen für die Diagnostik von Berufskrankheiten nach BK 5101. AWMF-Leitlinien-Register Nr. 013/025, 1998.
2. Diepgen, T.L., Fartasch, M., Hornstein, O.P.: Kriterien zur Beurteilung der atopischen Hautdiathese. Dermatosen 1991; 39: 79–83.
3. Elsner, P., Maibach H. (Hrsg.): Irritant dermatitis: New clinical and experimental aspects. Karger, Basel 1995.
4. Klaschka, F.: Empfehlungen der Arbeitsgemeinschaft für Berufsdermatologie in der Deutschen Dermatologischen Gesellschaft und des Hauptverbandes der gewerblichen Berufsgenossenschaften für die Einschätzung der Minderung der Erwerbsfähigkeit bei Hauterkrankungen nach Ziffer 5101 der Anlage 1 zur Berufskrankheitenverordnung (BeKV). Dermatosen 1987; 35: 102–104.
5. Kühl, M., Klaschka, F.: Berufsdermatosen. Urban & Schwarzenberg, München 1990.
6. Lautenschläger H., Nissen H.P., Wieland W.: Neue Untersuchungen zur Hautverträglichkeit von Kühlschmierstoffen. Arbeitsmed. Sozialmed. Umweltmed. 1997; 32: 474–479.
7. Merkblatt für Betriebsärzte zum Verfahrensablauf beim Auftreten von Hauterkrankungen. BGI 687.
8. Ruzicka, T., Wüthrich, B.: Das atopische Ekzem. Neue pathophysiologische Konzepte und exogene Provokationsfaktoren. Dt. Ärzteblatt 1997; 94: A-1797–1801.
9. Wulfhorst, B., Schwanitz, H.J.: Hautkrankheiten und Hautschutz. Bundesverband der Unfallkassen, GUV 50.0.11 (2001).

BK 5102 – Hautkrebs durch teerartige Stoffe

Berufliche Gefährdung

Exposition am Arbeitsplatz gegenüber ruß- und teerartigen Substanzen, d h. in der Herstellung von Tusche, Wachse, Farben, Kunststoffen, in der Zündholz-, Papier- und Sprengstoffindustrie, in Kokereien und Gasfabriken, in Brikettfabriken. Gemeint ist direkter Hautkontakt oder Einwirkung von Stäuben und Dämpfen.

Im Straßenbau bringt der heute verwendete Bitumen nur noch geringe Belastungen. Flachdachabdichtung wird heute i.d.R. nicht mehr mit Steinkohlenteerpech durchgeführt.

Pathophysiologie

Teerartige Substanzen enthalten die kanzerogenen polyzyklischen aromatischen Kohlenwasserstoffe (PAH). Zur PAH-Kanzerogenität → *BK 4110 (mögliche Neufassung).*

Die Entstehung von Hautkrebs durch Ruß, Rohparaffin, Teer, Anthrazen, Pech oder ähnliche Stoffe wird begünstigt durch mechanische, physikalische (UV-Strahlung), thermische oder chemische Belastung der Haut. An den Schleimhäuten der Mundhöhle fördert Alkohol in Kombination mit chronischem Nikotinabusus das Tumorwachstum, an den Schleimhäuten der Genitalien fördern chronische Virusinfektionen das Tumorwachstum.

Histologie und Krankheitsbild

Juckreiz, Hautrötung sind erste Zeichen der Hautschädigung (Dermatitis). Pechwarzen oder

Teerwarzen sind lokale Hautveränderungen durch langfristige Einwirkung von Pech, Teer oder Ruß. Sie können maligne oder semimaligne entarten. Die Latenzzeit, in der sich aus den Teer- oder Pechwarzen maligne oder semimaligne Neoplasien entwickeln können, beträgt durchschnittlich 3–4 Jahre. Die Latenzzeit vom Beginn der Exposition bis zur Krebsentstehung beträgt viele Jahre oder Jahrzehnte.

Histologisch handelt es sich bei den Hauttumoren durch PAH um Spinaliome, Basaliome, Keratome oder um M. Bowen (behandlungsbedürftige Präkanzerose) bzw. bowenoide Tumoren. Spinaliome können metastasieren.

Die Lokalisation des Tumors stimmt in der Regel mit dem Ort der Exposition überein. Stäube können sich bevorzugt in Hautfalten oder an Hautnarben absetzen und dort u.U. Neoplasien hervorrufen (Schornsteinfeger).

Andere Ursachen von Hautkrebs (nicht zu BK 5102 gehörig):

- UV-Strahlen: Sie sind der entscheidende Kausalfaktor, v.a. bei hellhäutigen Menschen unter intensiver Sonnenstrahlung mit entsprechendem Berufs- und Freizeitverhalten (inklusive Bekleidungsgewohnheiten). Hauttumoren durch UV-Strahlen sind meist Spinaliome. Auch für die Entstehung von Basaliomen und auch für einige histologische Formen der Melanome wird UV-Strahlung als Risikofaktor angenommen. Für die Entstehung des malignen Melanoms scheint die Zahl der Sonnenbrände entscheidend zu sein, weniger die chronische Lichtschädigung (Ausnahme: Lentigo maligna).
- Ionisierende Strahlen: Bei den Hautkrebserkrankungen durch ionisierende Strahlung handelt es sich typischerweise um Plattenepithelkarzinome (Spinaliome). Aber auch strahlenverursachte Basaliome (therapeutische Röntgenbestrahlung bei Acne vulgaris) und sonstige Hautkrebsformen wurden festgestellt.
- Arsen: Hauttumoren durch Arsen können auch an Stellen auftreten, die nicht exponiert waren (hämatogene Verteilung im Körper). Es kommt z.B. zu disseminierten Basaliomen bei oraler Aufnahme. Sonstige histologische Typen bei Arsen-Verursachung: Spinaliome, Keratome und M. Bowen.

Prävention

Entscheidend ist die Vermeidung des Hautkontaktes mit teerartigen Substanzen. Biomonitoring (1-Hydroxy-Pyren im Urin) kann über das Ausmaß des Hautkontaktes informieren *(→ Kap. 3.3)*.

Empfehlenswert ist auch Minimierung der Sonnenexposition durch geeignete Kleidung. Die teer- oder rußverschmutzte Kleidung sollte regelmäßig gewaschen werden.

Sekundärprävention durch regelmäßige Inspektion der Haut. Verdächtig sind asymmetrische, unregelmäßig pigmentierte Maculae mit einem Durchmesser > 5 mm. Warnsignale können Größenzunahme, Änderung der Farbe oder unregelmäßige Begrenzung eines Hautflecks sein.

Vorsorgeuntersuchungen werden durch den staatlich ermächtigten Arzt nach G 4 („Gefahrstoffe, die Hautkrebs ... hervorrufen") durchgeführt. Die Untersuchung besteht im Wesentlichen aus einer Ganzkörperinspektion. Gesundheitliche Bedenken können z.B. ausgesprochen werden, wenn eine Landmannshaut vorliegt. Die Nachuntersuchungsfristen sind verkürzt bei Rothaarigen und Hellblonden (Details siehe Originaltext G 4). Sofern auch Inhalation (Grenzwertüberschreitung) von polyzyklischen aromatischen Kohlenwasserstoffen (Benzo(a)pyren ist Leitsubstanz) vorkommt, ist an Blasen-, Kehlkopf- und Lungenkrebs zu denken und eine Vorsorgeuntersuchung nach G 40 durchzuführen.

Anerkennung und Entschädigung

BK 5102: Hautkrebs oder zur Krebsbildung neigende Hautveränderungen durch Ruß, Rohparaffin, Teer, Anthrazen, Pech oder ähnliche Stoffe.

Von 162 anerkannten Hautkrebsfällen im Bereich der gewerblichen Berufsgenossenschaften (1978–2000) wurden die weitaus meisten auf Peche und Teere, nur wenige auf Teeröle in Bitumen und auf Rußeinwirkung zurückgeführt.

Andere BK-Ziffern: 19 Fälle an Hautkrebs wurden mit ionisierender Strahlung (als BK 2402), und 3 Fälle mit TCDD (als BK 1310) in Verbindung gebracht. 2 Hautkrebsfälle (1978–2000) wurden nach BK 1108 als arsenverursacht entschädigt (von insgesamt 110 nach BK 1108 anerkannten Krebserkrankungen).

Einstufung der MdE

Empfohlen wird folgende MdE-Einstufung:

MdE 10–20%	bei einzelnen Malignomen, durch Operation in toto entfernt, ohne Rezidiv, bei geringer kosmetischer Entstellung
MdE 20%	bei Mehrfachtumor oder Rezidivtumor, durch Operation in toto
MdE >20%	bei Mehrfachrezidiv oder inkompletter operativer Entfernung oder Metastasierung (oder wenn Genitalbereich betroffen)

Literatur

1. Hundeiker, M.: Berufsbedingte Tumoren der Haut. Teil 1 – 5. Internist. Prax. 40: 77–78, 79–82, 305–314, 555–562, 775–781 (2000).
2. Norpoth, K., Woitowitz, H.-J.: Beruflich verursachte Tumoren. Deutscher Ärzte Verlag, Köln 1994.

4.3 Berufskrebse

4.3.1 Krebserkrankungen in Deutschland – Kenntnisse und Erkenntnisgrenzen bezüglich der beruflichen Verursachung

Die malignen Erkrankungen spielen in der Todesursachenstatistik aller Industrienationen eine herausragende Rolle, nach den Herz- und Kreislauferkrankungen stehen sie in der Häufigkeit an zweiter Stelle. Die Tatsache, dass in den Industrienationen die Lebenserwartung am höchsten ist, und dass maligne Erkrankungen im höheren Lebensalter deutlich häufiger sind, offenbart eine Schwierigkeit: Liegt es an dem Faktor „Industrie" oder an der höheren Lebenserwartung? Die Arbeitswelt ist eine bestimmende Größe für Gesundheit und Krankheit, ihren Einfluss auf das Krebsgeschehen abzuklären, ist Gegenstand der Forschung.

In der epidemiologischen Krebsforschung spielt nicht die Mortalität, sondern die Inzidenz die entscheidende Rolle. Die Inzidenz von Krebserkrankungen zu erfassen ist in Deutschland als Aufgabe im Krebsregistergesetz als Ländersache verankert. Dass es trotzdem immer noch keine flächendeckende Information gibt – lediglich das Saarland, Hamburg, Brandenburg, Mecklenburg-Vorpommern und das Kinderkrebsregister liefern wissenschaftlich nutzbare Daten –, ist zu bedauern. Auf der Grundlage dieser Daten wurde die Krebsinzidenz in Deutschland für das Jahr 1998, wie in *Abbildung 4.3-1* dargestellt, abgeschätzt. Dabei fehlen Angaben zur Häufigkeit der Hauttumoren.

Aus *Abbildung 4.3-2* geht eine besonders wichtige Tatsache hervor: Krebserkrankungen treten ganz überwiegend in höherem Lebensalter, nach dem Ausscheiden aus dem Erwerbsleben, auf. Soll also im Rahmen des BK-Verfahrens die Einwirkung einer berufsbedingten kausalen Noxe belegt werden, stellt dies eine u.U. schwierige Ermittlungsaufgabe dar.

Zur Verursachung der Krebserkrankung ist vieles bekannt. Unter den Noxen spielen nach allen Studien das Rauchen von Tabak sowie fettreiche Ernährung die herausragende Rolle. Die

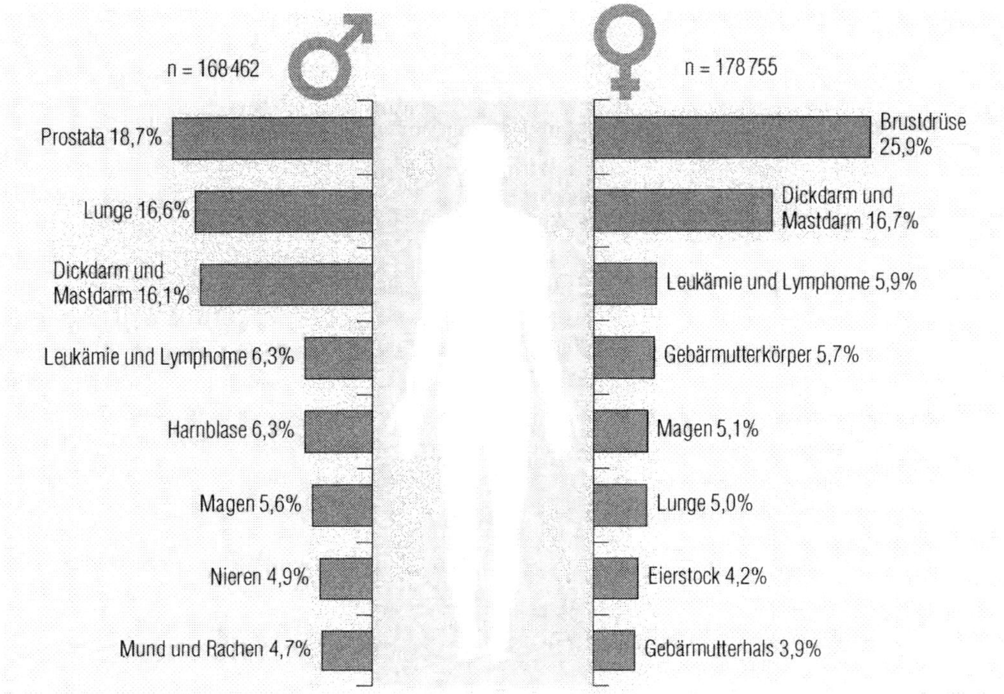

Abb. 4.3-1: Prozentuale Anteile der häufigsten Krebsformen an der Gesamtzahl der Neuerkrankungen in Deutschland, 1998 (Daten des RKI).

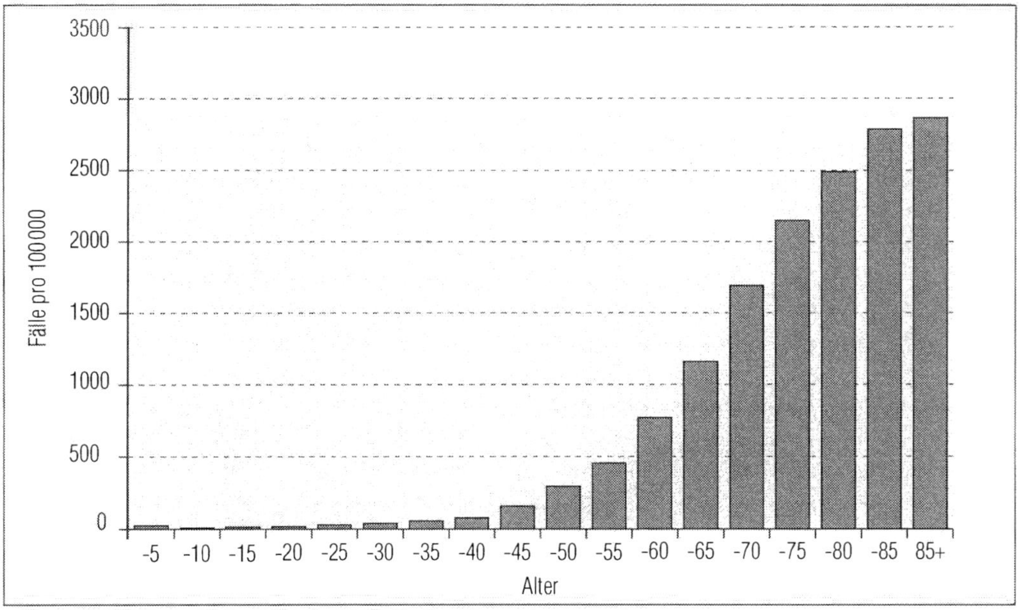

Abb. 4.3-2: Mittleres Erkrankungsalter an malignen Erkrankungen (Männer, Saarland-Krebsregister). Maligne Tumoren treten ganz überwiegend nach dem Ausscheiden aus dem Erwerbsleben auf (Daten des RKI).

Tab. 4.3-1 Ursachen der Krebsmortalität in den USA, zusammengestellt nach den Angaben von Doll und Peto [5] sowie Williams [15].

Ursachen	Lokalisation	% der Gesamtsumme
Lebensgewohnheiten		
Tabak	Lunge, Harnblase, Nieren, Zervix, Pankreas	30–35
Tabak und Alkohol	Mundhöhle, Speiseröhre	3–4
Ernährung		
fettreiche Nahrung	Dickdarm, Mamma, Pankreas, Prostata, Ovar	30–35
Fettleibigkeit	Endometrium, Nieren	0–1
Nitrat/Nitrit, Vitamin-C-arm	Magen	2–3
Alkohol, Mykotoxine	Leber	3–4
virale Faktoren		1–5
HPV	Zervix, Penis, Anus	
Hepatitis B	Leber	
HTLV-1	T-Zellenleukämie d. Erwachsenen	
Epstein-Barr-Virus	B-Zellenlymphom	
sonstige Faktoren		
Sonnenlicht	Haut	1–4
berufliche Faktoren	Lunge, Atemwege	3–4
iatrogene Faktoren	verschiedene Organe, Leukämie	1–2
genetische Faktoren	Retinoblastom, Wilms-Tumor	0–1

weiteren Abschätzungen zur Rolle verschiedener exogener Faktoren sind wesentlich unsicherer. Noch immer gelten die Publikationen von Doll und Peto [5] und die von Williams [15] als die wichtigsten Bezugssysteme *(→ Tab. 4.3-1)*. Danach kommt der Exposition am Arbeitsplatz eine doch limitierte Bedeutung zu. Sie wird noch geringer, wenn man Asbest als krebsinduzierende Noxe gesondert betrachtet – dies erscheint trotz der noch zu erwartenden Welle asbestinduzierter Tumoren (zur Latenzperiode s.u.) in Deutschland gerechtfertigt, da Asbest als Arbeitsstoff nunmehr verboten ist.

Weitere Agenzien aus der Arbeitswelt sind als Kanzerogene bekannt, z.T. in epidemiologischen Untersuchungen an Beschäftigten als solche identifiziert worden. Eine neuere quantitative Abschätzung ihres Beitrags zum Krebsgeschehen liegt jedoch nicht vor. Es handelt sich um die in *Tabelle 4.3-2* aufgeführten Substanzgruppen.

Die Einzelsubstanzen werden, entsprechend dem gegenwärtigen Wissensstand, von der DFG Senatskommission in die folgenden 5 Klassen eingeteilt:

1. Stoffe, die beim Menschen Krebs erzeugen und bei denen davon auszugehen ist, dass sie

Tab. 4.3-2 Kanzerogene Agentien.

A Chemikalien	Azofarbstoffe, aromatische Amine, Nitroso-Verbindungen, polyzyklische aromatische Kohlenwasserstoffe, Kadmium
B Strahlen	ionisierende Strahlen, UV-Strahlen
C Stäube/Fasern	Asbest, Eichen- und Buchenholzstaub, Quarz
D Viren	EB-Virus, Adenoviren, Papilloma-Viren, andere?

einen nennenswerten Beitrag zum Krebsrisiko leisten. Epidemiologische Untersuchungen geben hinreichende Anhaltspunkte für einen Zusammenhang zwischen einer Exposition beim Menschen und dem Auftreten von Krebs. Andernfalls können epidemiologische Daten durch Informationen zum Wirkungsmechanismus beim Menschen gestützt werden.
Beispiele: Arsen, Asbest, Benzol, Benzpyren, Eichen- und Buchenholzstaub, Vinylchlorid, Quarz (insgesamt 24 Nennungen).

2. Stoffe, die als krebserzeugend für den Menschen anzusehen sind, weil durch hinreichende Ergebnisse aus Langzeit-Tierversuchen oder Hinweise aus Tierversuchen und epidemiologischen Untersuchungen davon auszugehen ist, dass sie einen nennenswerten Beitrag zum Krebsrisiko leisten. Andernfalls können Daten aus Tierversuchen durch Informationen zum Wirkungsmechanismus und aus In-vitro- und Kurzzeit-Tierversuchen gestützt werden.
Beispiele: Acrylamid, Beryllium, Cadmium, Chrom-VI-Verbindungen, Ethylenoxid, Hydrazin, Steinwolle (Faserstaub); insgesamt 109 Nennungen.
3. Stoffe, die wegen erwiesener oder möglicher krebserzeugender Wirkung Anlass zur Besorgnis geben, aber aufgrund unzureichender Informationen nicht endgültig beurteilt werden können. Die Einstufung ist vorläufig.
   a) Stoffe, bei denen die Voraussetzungen erfüllt wären, sie der Kategorie 4 oder 5 zuzuordnen. Für die Stoffe liegen jedoch keine hinreichenden Informationen vor, um einen MAK- oder BAT-Wert abzuleiten.
   Beispiele: Dichlormethan, 4-Nitroanilin.
   b) Aus In-vitro- oder Tierversuchen liegen Anhaltspunkte für eine krebserzeugende Wirkung vor, die jedoch zur Einordnung in eine andere Kategorie nicht ausreichen. Zur endgültigen Entscheidung sind weitere Untersuchungen erforderlich. Sofern der Stoff oder seine Metaboliten keine genotoxischen Wirkungen aufweisen, kann ein MAK- oder BAT-Wert festgelegt werden.
   Beispiele: Anilin, Bleichromat, Dinitrobenzol, Industrieruße, Tetrachlorethen.
4. Stoffe mit krebserzeugender Wirkung, bei denen genotoxische Effekte keine oder nur eine untergeordnete Rolle spielen. Bei Einhaltung des MAK- und BAT-Wertes ist kein nennenswerter Beitrag zum Krebsrisiko für den Menschen zu erwarten. Die Einstufung wird insbesondere durch Befunde zum Wirkungsmechanismus gestützt, die darauf hinweisen, dass Steigerungen der Zellproliferation oder Änderungen der Differenzierung im Vordergrund stehen. Zur Charakterisierung eines Risikos werden die vielfältigen Mechanismen, die zur Kanzerogenese beitragen können, sowie ihre charakteristischen Dosis-Zeit-Wirkungsbeziehungen berücksichtigt.
Beispiele: 1,4 Dioxan, Formaldehyd, Hexachlorbenzol, 2,3,7,8-TCDD.
5. Stoffe mit krebserzeugender und genotoxischer Wirkung, deren Wirkungsstärke jedoch als so gering erachtet wird, dass unter Einhaltung des MAK- und BAT-Werts kein nennenswerter Beitrag zum Krebsrisiko für den Menschen zu erwarten ist. Die Einstufung wird gestützt durch Informationen zum Wirkungsmechanismus, zur Dosisabhängigkeit und durch toxikokinetische Daten zum Spezies-Vergleich.
Beispiele: Ethanol, Styrol.

ad 1 und 2 Für Stoffe der Kategorien 1 und 2, deren Einwirkung nach dem gegenwärtigen Stand der Kenntnis eine eindeutige Krebsgefährdung für den Menschen bedeutet, enthält die Liste der Senatskommission nach Abschnitt II a keine Konzentrationswerte, da keine noch als unbedenklich anzusehende Konzentration angegeben werden kann. Bei einigen dieser Stoffe bildet auch die Aufnahme durch die unverletzte Haut eine große Gefahr.
Wenn die Verwendung solcher Stoffe technisch

notwendig ist, sind besondere Schutz- und Überwachungsmaßnahmen erforderlich. Hierzu gehören erstens die regelmäßige Kontrolle der Luft am Arbeitsplatz (siehe TRK-Wert, → *Abschnitt 4.3.5)* unter Einsatz der für den jeweiligen Zweck geeigneten, d.h. genügend empfindlichen Analysenmethode und zweitens die besondere ärztliche Überwachung exponierter Personen, bei denen routinemäßig z.B. zu prüfen ist, ob die Stoffe, ihre Metaboliten oder entsprechende Beanspruchungsparameter im Organismus nachweisbar bzw. verändert sind. Durch fortgesetzte technische Verbesserung sollte erreicht werden, dass diese Stoffe nicht in die Luft am Arbeitsplatz gelangen bzw. direkt auf die hier tätigen Personen einwirken. Ist dieses Ziel zurzeit nicht zu erreichen, sind zusätzliche Schutzmaßnahmen (z.B. individueller Atem- und Körperschutz, befristeter Einsatz im Gefährdungsbereich etc.) erforderlich, damit die Exposition so gering wie möglich gehalten wird. Der Umfang der notwendigen Maßnahmen richtet sich auch nach den speziellen physikalischen Eigenschaften des Stoffes und der Art und Stärke seiner krebserzeugenden Wirkung.

ad 3 Für Stoffe der Kategorie 3 sollte die gesundheitliche Überwachung der mit diesen Stoffen umgehenden Beschäftigten intensiviert werden. Zugleich sind die solche Stoffe produzierenden und verarbeitenden Industriezweige aufgerufen, sich – ebenso wie alle einschlägigen Forschungslaboratorien – an der Klärung der Zusammenhangsfrage zu beteiligen und ggf. nach unbedenklichen Alternativstoffen zu suchen.

Die Kategorie 3 wird in jährlichen Abständen daraufhin überprüft, ob Stoffe in die Kategorien 1 und 2 überführt werden müssen, ob die Datenlage eine Überführung in die Kategorien 4 oder 5 erlaubt oder ob Stoffe keiner Einstufung bedürfen und ganz aus Abschnitt III entlassen werden können.

ad 4 und 5 Für Stoffe der Kategorie 4 und 5 sollte die gesundheitliche Überwachung der mit diesen Stoffen umgehenden Beschäftigten intensiviert werden, da bei Überschreitung des MAK- oder BAT-Werts mit einer Erhöhung des Krebsrisikos zu rechnen ist.

Für die Arbeitsmedizin besonders bedeutsam sind die Konsequenzen, die Arbeitsschutzgremien wie der Ausschuss für Gefahrstoffe (AGS) beim Bundesarbeitsminister aus diesen Einschätzungen bzw. Einstufungen ziehen. Der Ausschuss für Gefahrstoffe stellt technische Regeln für Gefahrstoffe, TRGS *(→ Kap. 1.3),* auf, hier die TRGS 905 mit dem Verzeichnis krebserzeugender, erbgutverändernder und fortpflanzungsgefährdender Stoffe. Zudem benennt er besondere Stoffgruppen, deren kanzerogenes Risiko für den Arbeitsschutz von Belang sind:

1 **Krebserzeugende Arzneistoffe.** Erfahrungen in der Therapie mit alkylierenden Zytostatika wie Cyclophosphamid, Ethylenimin, Chlomaphazin sowie mit arsen- und teerhaltigen Salben, die über lange Zeit angewendet worden sind, gehören hierzu, da bei so behandelten Patienten Tumorneubildungen beschrieben worden sind.
2 **Passivrauchen am Arbeitsplatz.**
3 **Anorganische Faserstäube (außer Asbest).** Für sie gibt es einen Kanzerogenitätsindex, KI *(→ Kap. 3.1)*, dessen Höhe die Einstufung in die nachfolgend genannten Kategorien der TRGS 905 begründet.

Die Liste der TRGS 905 beinhaltet ca. 150 Stoffe, darin 10 in der Kategorie 1, 44 in der Kategorie 2 und 58 in der Kategorie 3 in der Definition der Gefahrstoffverordnung (s.u.). Einige Stoffe der DFG-Liste werden hier nicht aufgeführt, da für sie bereits Herstellungs- und Verwendungsverbote bestehen (z.B. Asbest, einige Arsenverbindungen, Teeröle, Vinylchlorid).

Die **Kategorien der Gefahrstoffverordnung** gehen zurück auf die Kategorisierung des Anhangs VI der EWG-Richtlinie 67/584 EWG. Dort finden sich die folgenden Definitionen, die von der Definition der Klassen 1–5 der Deutschen Forschungsgemeinschaft (s.o.) geringgradig abweichen:

K 1 Stoffe, die beim Menschen bekanntermaßen krebserzeugend wirken. Es sind hinreichende Anhaltspunkte für einen Kausalzusammenhang zwischen der Exposition eines Menschen gegenüber dem Stoff und der Entstehung von Krebs vorhanden.

K 2 Stoffe, die als krebserzeugend für den Menschen angesehen werden sollten. Es bestehen hinreichende Anhaltspunkte zu der begründeten Annahme, dass die Exposition eines Menschen gegenüber dem Stoff Krebs erzeugen kann. Diese Annahme beruht im Allgemeinen auf:
- geeigneten Langzeittierversuchen,
- sonstigen relevanten Informationen.

K 3 Stoffe, die wegen möglicher krebserregender Wirkung beim Menschen Anlass zur Besorgnis geben, über die jedoch nicht genügend Informationen für eine befriedigende Beurteilung vorliegen. Aus geeigneten Tierversuchen liegen einige Anhaltspunkte vor, die jedoch nicht ausreichen, um einen Stoff in Kategorie 2 einzustufen.

Tab. 4.3-3 Erstbeschreibungen beruflich bedingter Krebserkrankungen.

Jahr	Autor	Noxe	betroffenes Organ
1795	Pott	Ruß	Skrotum
1820	Ajrton	Arsen	Haut
1874	Volkmann	Kohlenteer	Haut
1879	Härting	Strahlen	Lunge
1894	Unna	UV-Licht	Haut (Seeleute)
1895	Rehn	Fuchsinarbeiten	Blase
1902	Frieben	Röntgenstrahlen	Haut
1928	Delore und Borgomano	Benzol	Leukämien
1932	Pfeil	Chromat	Atemwege
1933	Gloyne	Asbest	Lungenkarzinome
1938	Teutschländer	Asbest	Mesotheliom
1965	Hadfield	Eichen- und Buchenholzstaub	Nasennebenhöhlenkarzinome
1972	BASF	Haloäther	Lungenkarzinome
1974	Nicholson	Vinylchlorid	Hämangiosarkom der Leber

4.3.2 Geschichte der beruflich bedingten Krebserkrankungen

Klassisch benannt wird der Hodenkrebs der Schornsteinfeger, der bereits 1795 in England von Pott beschrieben wurde. Weitere historische Jahreszahlen sind der *Tabelle 4.3-3* zu entnehmen.

Zwei Beispiele aus den letzten Jahrzehnten erscheinen bemerkenswert, weil sie auf der Aufmerksamkeit einzelner Ärzte beruhen – zumindest geht der Anstoß zur systematischen Beschäftigung mit der Frage der Kanzerogenität der jeweiligen Noxe von Einzelbeobachtungen aus: Die Verursachung von Nasennebenhöhlenkarzinomen durch Eichen- und Buchenholzstaub (jetzt BK 4203) und die Kanzerogenität von Vinylchlorid (BK 1302).

Vinylchlorid, das gasförmige Monomer des Polyvinylchlorides, PVC, ist in seiner Toxizität einschließlich einer narkotisierenden Wirkung seit den 60er-Jahren als gesundheitsgefährdender Arbeitsstoff bekannt. Durchblutungsstörungen an den Fingern (Raynaud-Syndrom) und Knochenveränderungen (Akroosteolysen) wurden beobachtet. In den USA und auch in Deutschland galt bis 1970 ein MAK-Wert von 500 ml/m^3, der in Deutschland 1971 auf 100 ml/m^3 herabgesetzt wurde. 1974 berichtete der Betriebsarzt der PVC herstellenden Firma in den USA (Autoreifenherstellung) von 3 Fällen von Hämangioendotheliomen der Leber in dem kleinen Kollektiv der exponierten Arbeiter. Diese Einzelbeobachtungen – 3 Fälle eines extrem seltenen Tumors – führte zu zahlreichen epidemiologischen Untersuchungen, die das erhöhte Risiko für maligne Lebertumoren und einige andere Malignome, darunter auch Leukämien, eindeutig belegten. Auch in Deutschland beschäftigte man sich ausführlich mit diesem Thema; deutsche und andere europäische Studien bestätigten die kanzerogene Eigenschaft des Monomers VC. Der Arbeitsschutz wurde verstärkt (Abdichten der Gasleitungen), der MAK-Wert musste 1974 aufgegeben werden. Der neu eingeführte TRK-Wert liegt bei 3 ml/m³ für bestehende und 2 ml/m³ für alle anderen Anlagen. In Deutschland wurden in dem Zeitraum von 1978–2000 35 Fälle als Berufskrankheit anerkannt.

Die Geschichte der BK 4203, Adenokarzinome der Nasenhaupt- und Nasennebenhöhlen durch Stäube von Eichen- und Buchenholzstaub geht aus *Tabelle 4.3-4* hervor.

4.3.3 Wirkungsmechanismus beruflicher Kanzerogene (chemische Kanzerogene, Stäube, Strahlen, Infektionsfolgen)

Die beruflichen Kanzerogene stellen keine besondere Klasse von Agenzien dar. Für ihren Wirkmechanismus gelten die gleichen prinzipiellen Vorstellungen von der Notwendigkeit einer irreversiblen und nicht unmittelbar letalen Änderung des Genoms der Zielzellen, d.h. einer

Tab. 4.3-4 Geschichte einer neuen Berufskrankheit.

1965	Die Hals-Nasen-Ohren-Ärztin Frau Dr. Hadfield beobachtete in England, dass 83% ihrer Patienten mit einem Adenokarzinom der Nasenhaupt- und Nebenhöhlen in der Möbelindustrie gearbeitet haben.
1966–1986	Mehrere englische Arbeiten, u.a. von Acheson, bestätigen ein erhöhtes Risiko, zum Teil um den Faktor 1.000.
1969	Anerkennung als Berufskrankheit in England.
1968–1970	Veröffentlichung mehrerer französischer Arbeiten mit gleichem Ergebnis.
1972	Anerkennung als Berufskrankheit in Frankreich.
1969–1976	Mehrere Untersuchungen in Belgien, Italien, Dänemark, Schweden und den USA.
1971–1976	Untersuchung in der dänischen Holzarbeitergewerkschaft mit dem Ergebnis eines 4,7fach erhöhten Risikos in Bezug auf Nasentumoren.
1979	Veröffentlichung der ersten bundesdeutschen Studie von Prof. Kraus, HNO-Universitätsklinik in Münster. 89% der Patienten mit Adenokarzinom der Nase waren Holzarbeiter. Wissenschaftliches Gutachten von Prof. Veltmann und Prof. Kraus, HNO-Universitätsklinik in Münster, an die Holz-Berufsgenossenschaft in Bielefeld. Empfehlung, eine Nasenkrebserkrankung eines Holzarbeiters im Rahmen von §551 Abs. 2 RVO (jetzt §9, Abs. 2 SGB VII) anzuerkennen. Zustimmung des Landesgewerbearztes zu diesem Vorschlag, jedoch Ablehnung der Berufsgenossenschaft.
1979–1983	Studie der Holz-Berufsgenossenschaft und des Institutes für Arbeitsmedizin der Universität Erlangen (Prof. Valentin). 30% der Patienten mit Adenokarzinomen arbeiteten in Holzberufen im Vergleich zu 2,5% in der Bevölkerung.
1982	Einstufung von Holzstaub durch die MAK-Kommission als B-Stoff mit begründetem Verdacht auf ein Tumorrisiko.
1984	Anerkennung des ersten Erkrankungsfalles im Rahmen von §551 Abs. 2 RVO (jetzt §9, Abs. 2 SGB VII).
1985	Einstufung von Eichen- und Buchenholzstaub durch die MAK-Kommission als gesichert beim Menschen Krebs erzeugend (A1-Stoff). Andere Holzstäube bleiben B-Stoff (begründeter Verdacht).
1986	Beschluss des ärztlichen Sachverständigenbeirates, Sektion Arbeitsmedizin beim BMA, „Adenokarzinome der Nasenhaupt- und Nebenhöhlen nach langjähriger, intensiver Exposition gegenüber Stäuben von Eichen- und Buchenholz" in die nächste Berufskrankheitenverordnung aufzunehmen.
1987	Beratung eines TRK-Wertes für Buchen- und Eichenholzstaub.
1988	Festlegung eines TRK-Wertes.
1988	Aufnahme in die BK-Liste (4203).
1994	BK-Anerkennung von bis dahin 208 Fällen von Nasennebenhöhlenkarzinomen.

Mutation. In einigen Modellfällen der Kanzerogenese haben sich biochemische Marker erarbeiten lassen, die jedoch nicht die entscheidende Veränderung des Genoms selbst darstellen, sondern eben als Marker (charakteristische Begleitbefunde? Surrogat-Marker?) aufgefasst werden müssen *(→ Kapitel 6.6)*. Als Mechanismen bekannt sind z.B. die Bildung von Cross-links der DNA nach Einwirkung ionisierender Strahlen oder die Zwischenlagerung von Aflatoxin in die Doppelspirale. Weiter entwickelte Vorstellungen vom Wirkmechanismus einzelner Substanzen werden in den spezifischen Abschnitten dargestellt. Inwieweit die Infektion mit DNA- oder RNA-Tumorviren im Berufsleben eine Rolle spielt, ist offen.

Traditionell ist, aufbauend auf der 2-Stufentheorie der Krebsentstehung nach Berenblum, die Einteilung kanzerogener Agentien in Initiatoren und Promotoren. Sie ist in den klassischen Experimenten an der Mäusehaut eindrucksvoll belegt, Promotoren waren allein nicht kanzerogen, ihre zusätzliche (nachträgliche) Gabe bewirkte die Entstehung von Tumoren, auch wenn das eigentliche Kanzerogen (z.B. Benzpyren), der Initiator, zuvor in einer nicht tumorinduzierenden Dosis gegeben worden war. Die Einstufung einer Substanz „nur“ als Promotor ist nunmehr für die Kanzerogenese beim Menschen nahezu irrelevant, da erstens immer Promotoren vorhanden sind und da sich die sichere Unterscheidung Initiator/Promotor nicht mehr machen lässt. 2,3,7,8-TCDD gilt z.B. als Promotor, seine Kanzerogenität im Tierversuch ist schwach, beim Menschen verändert es das Tumorspektrum, nicht die Gesamtinzidenz. Von Bedeutung ist, dass viele Kanzerogene erst einem Stoffwechsel unterliegen, bevor sie wirksam werden (metabolische Aktivierung, *→ Abb. 4.3-3)*.

In *Tabelle 4.3-5* ist Wirkungsweise chemischer Kanzerogene dargestellt, *Tabelle 4.3-6* beschreibt die DNA-Wirkungen kanzerogener Agenzien.

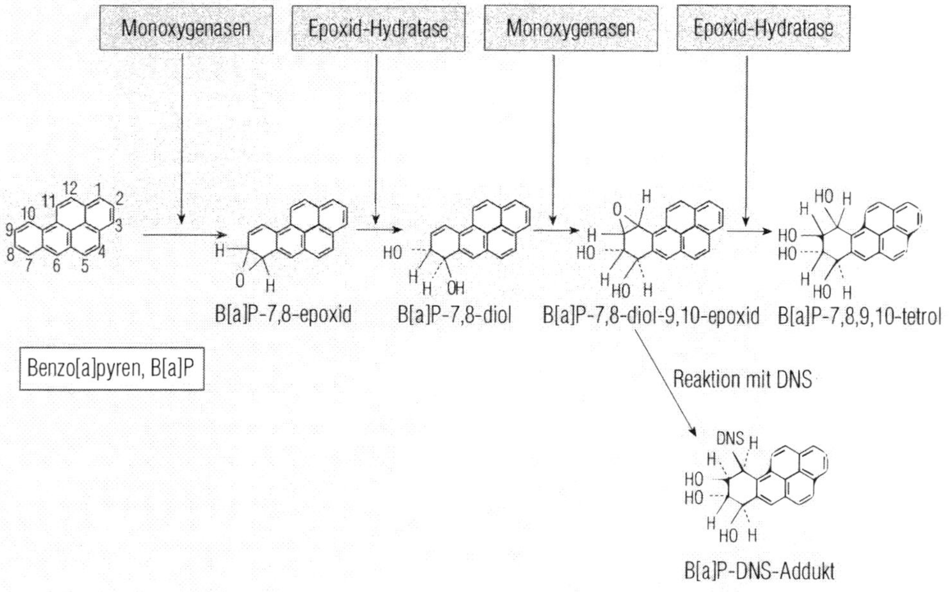

Abb. 4.3-3: Schema der metabolischen Aktivierung von Benzo[a]pyren, einem typischen indirekten Karzinogen.

Tab. 4.3-5 Wirkungsweise chemischer Kanzerogene.

chemisches Kanzerogen	gentoxisch nicht-gentoxisch (Rezeptorbindung)
	unmittelbar am Target reaktiv (direkte Wirkung) reaktiv nach Metabolisierung (indirekte Wirkung)
	initiierende Wirkung promovierende Wirkung

Tab. 4.3-6 DNA-Wirkungen kanzerogener Agentien.

- Alkylierung (Methylierung, z.B. Bildung von O^6-Methylguanin)
- Bildung von Cross-links u.a. (ionisierende Strahlung)
- DNA-Adduktbildung
- Interkalation (z.B. Aflatoxin B, Cadmium)
- Genmutation (z.B. Ha-ras, Kodon 12, Kodon 61)

Quarzstaub. Kristallines Siliziumdioxid kann in 3 Modifikationen vorkommen: Quarz, Cristobalit und Tridymit. In alveolengängiger Staubform inhaliert ist es ein Gefahrstoff. Man unterscheidet zwei pathogenetische Mechanismen: Die fibrogene („silikogene") Wirkung mit der Entwicklung einer Silikose (→ *Kap. 4.2*) und die primär die Epithelzellen der mittleren und tiefen Atemwege betreffende kanzerogene Wirkung. Im Alveolarraum deponierte Quarzstaubpartikel werden dort phagozytiert, sie haben aber auch eine direkte zytotoxische Wirkung. Es kommt zu einer Aktivierung von Alveolarmakrophagen, zu erhöhter Proliferation, Bildung von Sauerstoffradikalen und reaktiven Sauerstoffspezies (ROS). Weitere Vorstellungen über den Ablauf sind der *Abbildung 4.3-4* zu entnehmen.

Zahlreiche epidemiologische Studien und solche Erkenntnisse zum Wirkungsmechanismus haben die IARC schon 1997 Quarz als „krebserregend für den Menschen" einstufen lassen, auch die Senatskommission der DFG ist dem 1999 gefolgt und hat Quarz-, Cristobalit- und Tridymitstaub (alveolargängiger Anteil) in die Kategorie I eingestuft (siehe auch neue BK 4112 → *Kap. 4.1, Tab. 4.1-1*).

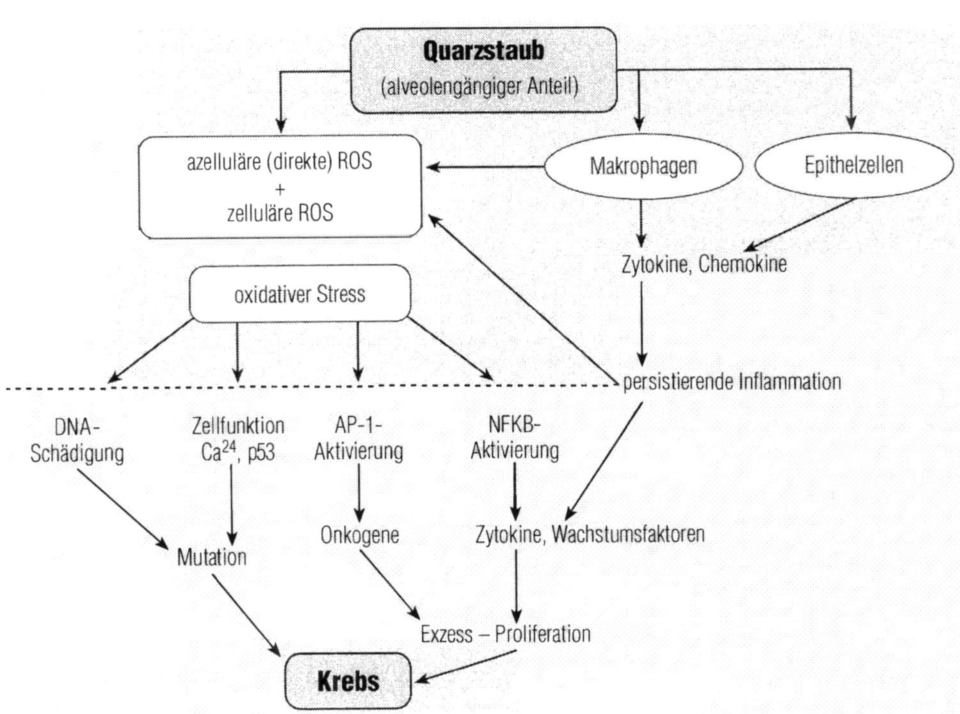

Abb. 4.3-4: Mechanismus der quarzstaubbedingten Tumorgenese (nach [16]).

4.3.4 Toxikologische, epidemiologische und molekularepidemiologische Grundlagen der Risikobewertung – konkurrierende Risiken, Synkanzerogene, genetische Dispositionen

Das Wissen um die Kanzerogenität bestimmter Substanzen entstammt mit weit überwiegender Häufigkeit dem Tierversuch sowie, für die Kanzerogene der Gruppe I der DFG, auch epidemiologischen Untersuchungen am Menschen. Eine allgemeine chemisch-physikalische Eigenschaft, die die Kanzerogenität voraussagen ließe, gibt es nicht, wohl aber einzelne Charakteristika, die Gruppen von Kanzerogenen auszeichnen: Alkylierung, Interkalation, DNA-Adduktbildung, Cross-links-Bildung, direkte Mutation von Genen usw.

Als Konsequenz der Interaktion mit der DNA können in Modellen als typisch geltende Veränderungen an Basen genannt werden, etwa die Bildung von O^6-Methylguanin *(→ Abb. 4.3-5)*, wie sie dann auch als biologische Marker dienen. Andere Marker sind Änderungen an einzelnen Genen (z.B. N-ras, K-ras, p53 usw.), die u.U. auch ein charakteristisches Gen-Produkt, einen Tumormarker auf Protein-Ebene bewirken. Es gibt zahlreiche Untersuchungen zum Vorkommen solcher Tumormarker in Risikopopulationen, z.B. bei Personen nach langjähriger Asbest-Belastung, bei denen die Wahrscheinlichkeit einer Tumorentwicklung (Bronchialkarzinom bzw. Mesotheliom) deutlich erhöht ist *(→ Kap. 6.6)*. Ziel solcher Untersuchungen ist es, Hochrisikopopulationen zu definieren und engmaschig ärztlich zu betreuen.

Im Gegensatz zu der grundlegenden Vorstellung von der Giftwirkung von Substanzen, wie sie dann mit der Definition einer Wirkungsschwelle und in der Festlegung eines MAK-Wertes mündet, gilt für kanzerogene Substanzen – zumindest soweit sie gentoxisch wirken – die Konvention, dass es eine Wirkungsschwelle **nicht** gibt. Die meisten Dosis-Wirkungs-Kurven für kanzerogene Substanzen belegen zwar, dass es hinsichtlich der Häufigkeit von Tumoren bzw. Tumorträgern, einen Bereich gibt, in der höhere Dosen und höhere Wirkung korrelieren, die Festlegung eines No-effect-levels scheitert jedoch meist an der immer niedrigen Zahl der Fälle und der fehlenden Unterscheidbarkeit von einer Spontaninzidenz. Eine Erniedrigung der Dosis bedeutet dann eine Erniedrigung der Wahrscheinlichkeit; das Risiko bleibt prinzipiell

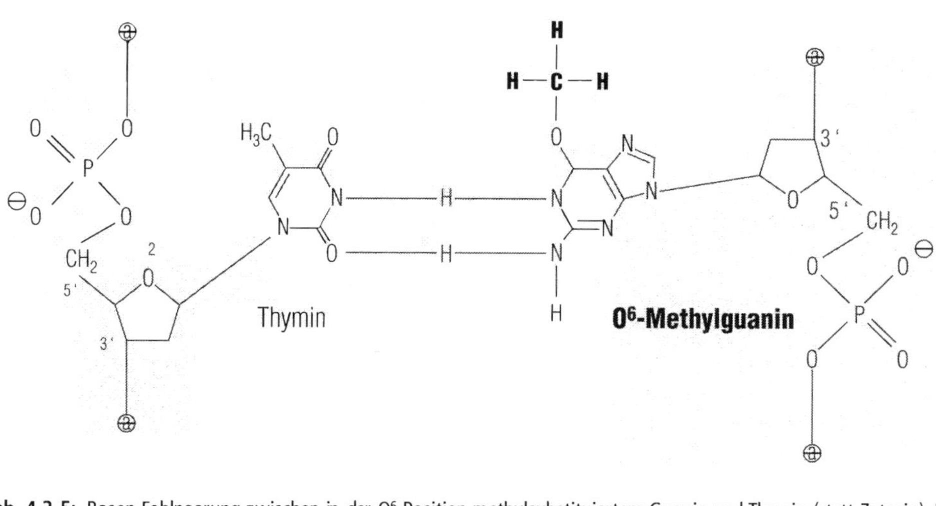

Abb. 4.3-5: Basen-Fehlpaarung zwischen in der O^6-Position methylsubstituiertem Guanin und Thymin (statt Zytosin). Die Methylgruppe ist fett gedruckt. Direkte Karzinogene wie N-Methyl-N-Nitrosoharnstoff induzieren solche Methylierungen von Basen.

bestehen, so lange die Substanz oder ihr wirksamer Metabolit einerseits, eine Zielorganelle andererseits vorhanden sind. Auf der Makroebene der in der Umwelt des Menschen vorhandenen Gefahrstoff- bzw. Kanzerogen-Konzentration und der exponierten Population entspricht dieser Vorstellung das Unit-Risk-Konzept: Epidemiologische Daten zur Exposition werden in ihrer Dosis-Wirkungs-Beziehung biomathematisch in Modellen beschrieben (One-Hit-Modell; Multi-Hit-Modell; Amitage-Doll-Modell; Probit-Modelle, siehe Spezialbücher) und zu niedrigen Konzentrationen hin extrapoliert, in der Regel zu einer Exposition gegenüber 1 µg/m³ Luft.

Unit Risk: Geschätztes Krebsrisiko eines Menschen nach konstanter Exposition über 70 Jahre gegenüber einer Konzentration von 1 µg Gefahrstoff je m³ Atemluft.

Tabelle 4.3-7 nennt Unit-Risk-Angaben für ausgewählte Substanzen und den jeweiligen Autor. Es ist für die Angabe von 1 µg/m³ Luft erlaubt, diese Information umzudrehen und die Konzentration zu benennen, die unter 100.000 exponierten Personen einen zusätzlichen Tumorfall bewirkt, die sog. Unit-Dose. Da jedoch diese punktuelle Angabe nicht erkennen lässt, welches Modell der Dosis-Wirkungs-Kurve zugrunde gelegt wurde, kann man nicht einfach sagen, dass z.B. eine Verzehnfachung der Dosis auch eine Verzehnfachung der Tumorfälle bewirke. – Die Unit-Risk-Betrachtung spielt in der Umweltmedizin eine erhebliche Rolle, in der Arbeitsmedizin, auch im Berufskrankheitenverfahren, jedoch bisher nicht.

Tab. 4.3-7 Unit-Risk-Angaben für ausgewählte Substanzen. Geschätztes Krebsrisiko eines Menschen nach konstanter Exposition über 70 Jahre gegenüber einer Konzentration von 1 µg/m³ in der Atemluft.

Substanz	Unit Risk	Quelle
Arsen (Luft)	$4{,}3 \times 10^{-3}$ 10^{-2}–10^{-3}	EPA DKFZ
Arsen (Trinkwasser)	$4{,}3 \times 10^{-4}$	EPA
Asbest (50 Fasern/m³)	2×10^{-5}	WHO
Benzol	4×10^{-6} 3–4×10^{-6} $7{,}5 \times 10^{-4}$ $9{,}37 \times 10^{-6}$	WHO IARC EPA DKFZ
Benzpyren (als Leitsubstanz der PAK)	9×10^{-2}	WHO
Cadmium (Luft)	$1{,}8 \times 10^{-3}$	EPA
polyzyklische aromatische Kohlenwasserstoffe (PAK)	7×10^{-4}	WHO
Radon	1–4×10^{-2}	DKFZ

Die arbeitsmedizinische Epidemiologie *(→ Kap. 6.6)* kennt als Risikomaße u.a. das relative Risiko (RR) und die Odds Ratio (OR). Üblich ist die Frage, ob das Risiko einer exponierten Population gegenüber der nicht exponierten verdoppelt ist, das RR also 2 oder größer ist. Ein solches Beispiel gibt *Abbildung 4.3-6* für Benzpyren und das Risiko für die Entstehung eines Bronchialkarzinoms.

Diese Untersuchung zeigt, dass ab einer kumulativen PAK-Dosis von 100 µg/m³ × Jahre (sog. BaP-Jahre) das relative Risiko 2 übersteigt.

Eine weitere Angabe nennt das zusätzliche Risiko einer exponierten Population in der Form von „zusätzlichen Fälle pro x Exponierte“. Als Beispiel hierfür wird die Analyse aus der NIOSH-Kohortenstudie bei Cadmium-Exposition vorgestellt *(→ Tab. 4.3-8)*.

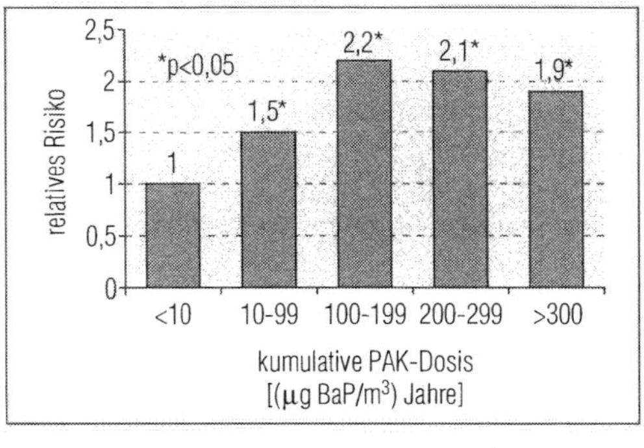

Abb. 4.3-6: Beziehung zwischen der kumulativen Benzo[a]pyren(BaP)-Dosis und dem für Rauchen adjustierten Lungenkrebsrisiko bei Beschäftigten in Söderbergaluminiumhütten (aus [2]).

Tab. 4.1-8 Zusätzliches Krebsrisiko für 1000 Beschäftigte mit beruflicher Exposition gegenüber Cadmium (NIOSH Kohortenstudie, Stayner et al. 1995, nach [12]).

Rechenmodell	Cadmium-Exposition 1 µg/m³	10 µg/m³	50 µg/m³	200 µg/m³
einfach standardisierte Mortalitätsrate (SMR)	0,3	1,8	14	54
additive SMR	0,2	2,3	11	45
Mehrschritt-Modell	0,8	8,1	40	147
Zweischritt-Modell	8,7	37	74	121
Cox additive relative Rate	0,5	5,2	25	96

Diese Analyse zeigt erstens eine eindeutige Dosis-Wirkungs-Beziehung, zweitens aber auch die Tatsache, dass die Wahl des mathematischen Modells von größter Bedeutung ist. Hier wurden die Primärdaten auf eine 75-jährige Person bezogen, die nach dem 20. Lebensjahr für 45 Jahre beruflich Cadmium exponiert war. Als Beispiel für verschiedene Kurvenverläufe, selbst bei der Wahl eines bestimmten Modells, wird in *Abbildung 4.3-7* der Kurvenverlauf für die Interpretation verschiedener epidemiologischer Studien (Exposition gegenüber Dieselkraftstoff, gegenüber PAHs oder Formaldehyd) wiedergegeben.

Auch zu Benzol liegen aus zwei großen epidemiologischen Untersuchungen Dosis-Wirkungs-Beziehungen unter Beachtung des Zeitfaktors für die Exposition vor. In *Tabelle 4.3-9* sind die Ergebnisse der Analyse dargestellt.

Die in dieser Tabelle wiedergegebenen Daten wurden und werden benutzt, um das Unit Risk für Benzol zu schätzen *(→ Tab. 4.3-7)*, und auch, um die Wahrscheinlichkeit der Leukämiefälle in Relation zu „Benzol-ppm-Jahren" zu setzen. Eine Exposition über 5 Jahre bei 10 ppm bedeutet 50 ppm-Jahre. Sie bewirken 5–18 bzw. 5–16 Leukämiefälle pro 1.000 Beschäftigte. Die

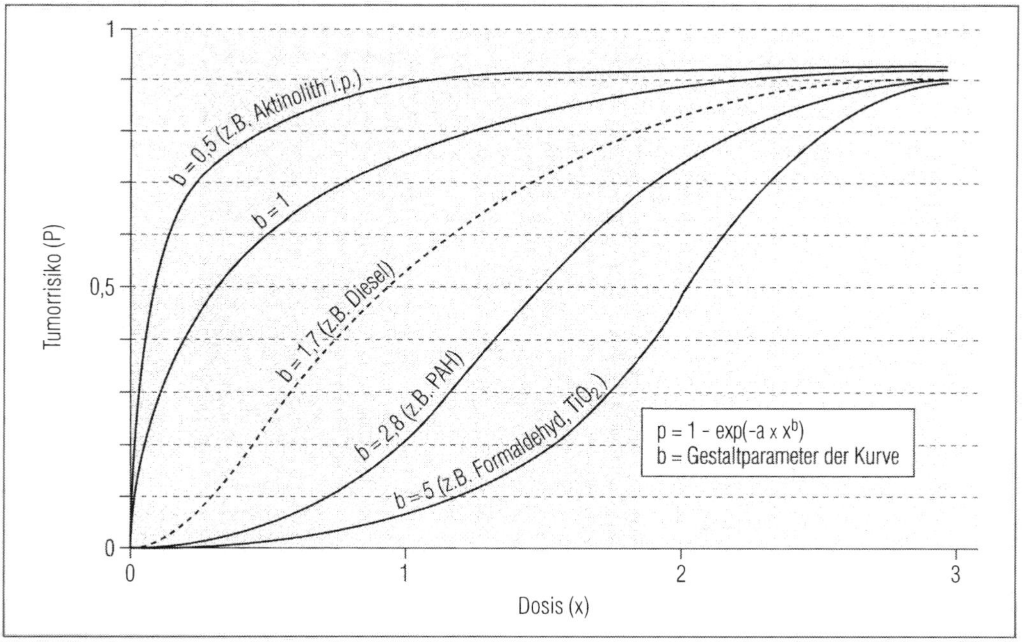

Abb. 4.3-7: Dosis-Wirkungs-Kurvenverläufe des Multi-Hit-Modells (nach [12]).

Tab. 4.1-9 Schätzungen der Zahl der Leukämiefälle durch Benzol pro 1.000 Beschäftigte in Abhängigkeit von der Expositionshöhe und den Expositionsjahren (einfache Extrapolation zu der Dosis von 32 mg/m³, zu der sich die Daten errechnen ließen, hin zu der niedrigeren Dosis; 1/10 der Dosis = 1/10 der Fälle!).

	Expositionshöhe 10 ppm (= 32 mg/m³)		1 ppm (= 3,2 mg/m³)	
Expositionsjahre	NIOSH-Studie	DOW-Studie	NIOSH-Studie	DOW-Studie
43	40–152	48–136	5–16	5–15
30	30–104	32–93	3–11	3–10
15	15–54	16–48	1,5–5	2–15
5	5–18	5–16	0,5–2	0,5–2
1	1–4	1–3	0,1–0,4	0,1–0,3

Spontaninzidenz der akuten Leukämie liegt bei 5 Fällen pro 100.000/Jahr. Die reale Exposition (z.B. im Malerberuf in den 70er-Jahren oder beim offenen Umgang mit Benzin) liegt zwischen 0,01 und 4 ppm. Zum Vergleich: der heutige TRK-Wert für Benzol liegt nach TRGS 900 bei 3,2 mg/m³ (1 ppm); für Kokereien, Tankfelder in der Mineralölindustrie, sowie bei Reparatur und Wartung von Teilen, welche Otto-Kraftstoff bzw. Benzol führen, beträgt der TRK-Wert 8,0 mg/m³ (2,5 ppm). Bei welcher Konzentration ist eine Verdopplung der Spontaninzidenz erreicht? Für gutachterliche Äußerungen zur Frage der Verursachung von Leukämien durch Benzol gibt es noch keine abgesicherten Hilfestellungen, manche Gutachter fordern die Exposition gegenüber 20–50 Benzol-ppm-Jahren (BK 1303, → *Kap. 4.2).*

Synkarzinogenese. Definitionsgemäß sind Synkanzerogene, im Gegensatz zu Kokanzerogenen, selbst kanzerogen. Wenn zwei oder mehrere von ihnen einwirken, ergibt sich eine Verstärkung des kanzerogenen Effektes – additiv oder gar superadditiv bzw. multiplikativ.

Tierexperimentelle Untersuchungen belegen dies. So wiesen z.B. Ratten, die inhalativ gegenüber 90 mg/m³ Benzo[a]pyren exponiert waren, am Versuchsende zu 18% Lungentumoren auf

Tab. 4.3-10 Synopse zur Bedeutung synergistisch synkanzerogener Kombinationseffekte im Tierversuch, unterteilt nach den Stoffklassen der krebserzeugenden Arbeitsstoffe und den hauptsächlich betroffenen Organen (nach Henschler, aus [17]).

Stoffklasse	hauptbetroffene Organe	Verteilung der Kombinationseffekte
PAH	Haut, Milchdrüsen, Leber, Atemtrakt	1,6-mal häufiger sub- als überadditive Effekte subadditiv bei Azofarbstoffen
aromatische Amine	Leber, Nieren/Harnleiter, Blase, Milchdrüsen, Verdauungstrakt	sub- und überadditive Effekte ähnlich häufig überadditiv 1,22-mal häufiger bei N-Nitroso-Verbindungen
Azofarbstoffe	hochspezifisch Leber	sub- und überadditive Effekte ähnlich häufig subadditiv tendenziell gehäuft bei PAH
N-Nitrosamine/N-Nitrosamine	Leber, Nieren/Harnleiter, Blase, Atemtrakt u.a.	3,6-mal häufiger über- als subadditive Effekte überadditiv u.a. bei Halogenverbindungen
Halogenverbindungen	Leber, Haut	1,7-mal häufiger über- als subadditive Effekte Leber: 3,8-mal häufiger überadditiv überadditiv 1,37-mal häufiger bei N-Nitroso-Verbindungen
anorganische Kanzerogene	Atemtrakt, Nieren/Harnleiter, Blase	4,5-mal häufiger über- als subadditive Effekte überadditiv bei PAH und N-Nitroso-Verbindungen

(in der Kontrollgruppe 0%). Tiere mit intratrachealer Gabe von Krokydolith-Asbest entwickelten zu 12% Tumoren. Wurden beide Noxen zusammen gegeben, zeigten 57% der Tiere Tumoren; es handelt sich also um eine überadditive synergistische Wirkung [8]. Zu weiteren kombinierten Einwirkungen → *Tabelle 4.3-10.*

Beim Menschen hat man es so gut wie immer mit mehr als nur einer Einwirkung zu tun, das bekannteste Beispiel ist eine Asbest-Exposition und das Zigarettenrauchen *(→ Abb. 4.3-8),* ein anderes, allerdings nicht aus der Arbeitswelt, das Zusammenkommen von Alkoholkonsum und Rauchen *(→ Abb. 4.3-9).* In beiden Fällen ist die Zahl der Tumorfälle nach der zweifachen Exposition höher als nach Addition der Auswirkung einer einzelnen Einwirkung. Die Möglichkeiten einer mehrfachen Einwirkung sind in der Praxis unlimitiert, es ist deswegen üblich, mit Leitsubstanzen zu arbeiten, etwa Benzpyren für die polyzyklischen aromatischen Kohlenwasserstoffe, und Dosis-Wirkungs-Beziehungen auf sie zu gründen. Da 30–40% der berufstätigen Männer rauchen und etwa ebenso viele regelmä-

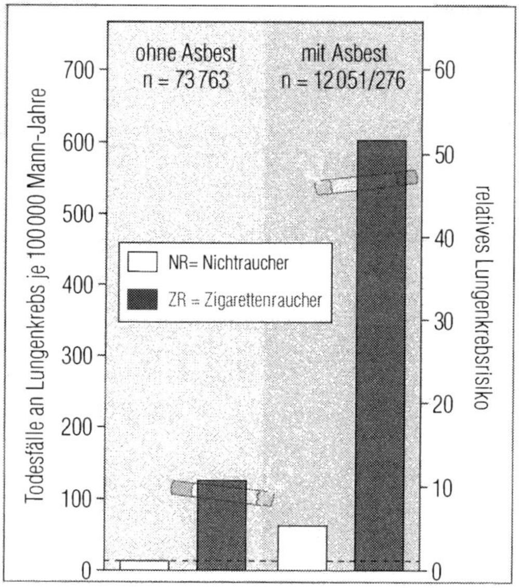

Abb. 4.3-8: Synergistischer Effekt von Asbest und Zigarettenrauchen für die Entstehung von Bronchialkarzinomen: hell: Nichtraucher, dunkel: Zigarettenraucher (nach [6]).

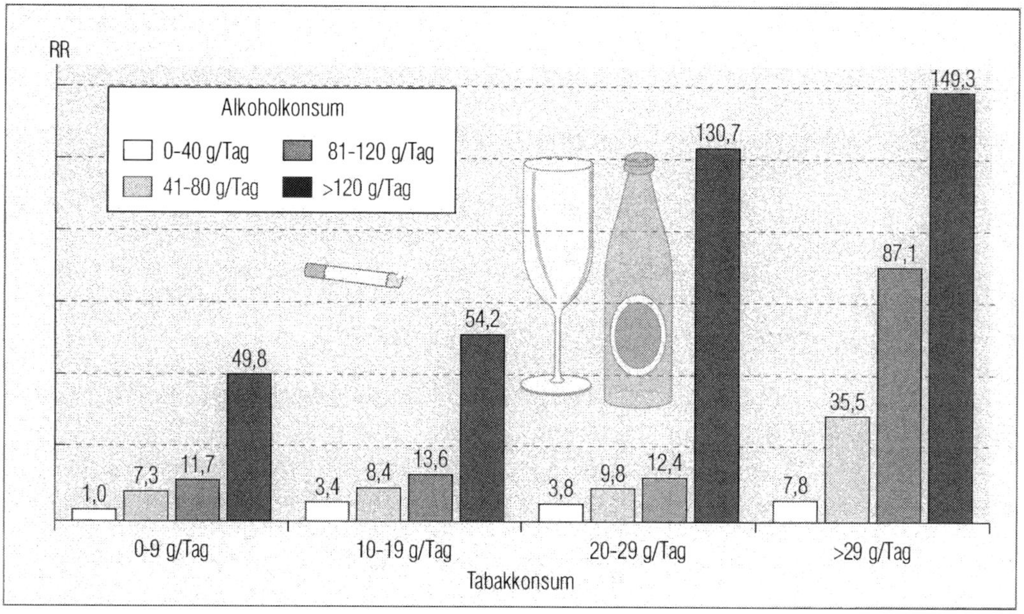

Abb. 4.3-9: Relatives Risiko für die Entwicklung eines Ösophaguskarzinoms in Abhängigkeit Rauchen und Alkoholkonsum (nach [14]).

ßig Alkohol zu sich nehmen, sind diese beiden außerberuflichen Noxen die weitaus wichtigsten Synkanzerogene.

Aber auch beruflich kann es natürlich zu einer Exposition gegenüber 2 als kanzerogen bekannten oder verdächtigten Substanzen kommen. Für die Einzelsubstanz können die Voraussetzungen für eine Anerkennung als Berufskrankheit, wie sie prinzipiell für die in der BK-Liste aufgeführten kanzerogenen Gefahrstoffe möglich ist, u.U. noch nicht vorliegen. *Abbildung 4.3-10* führt einige Beispiele für synergistisch synkanzerogene Kombinationseffekte bei der Entstehung des Lungenkrebses an.

Bei der gutachterlichen Abklärung der Kausalität eines Tumorleidens im Hinblick auf berufliche Noxen sind Alkohol und Zigarettenrauch die bedeutendsten **konkurrierenden Risiken,** es gibt jedoch noch viele weitere: falsche Ernährung (allgemeine Überernährung; zu hoher Anteil tierischer Fette und zu geringer Anteil bestimmter Vitamine, Mineralien und unverdaulicher Faserstoffe aus frischem Obst und Gemüse), genetische Faktoren, Einflüsse aus der Umwelt, z.B. Radon in Innenräumen. Ihre Rolle ist im Gutachten ebenso zu bewerten wie die nachgewiesene berufliche Exposition. Das Zusammenwirken verschiedener Noxen ist ein grundsätzliches Problem des gegenwärtigen Berufskrankheitenverfahrens, da dies überwiegend eine bestimmte Noxe in den Mittelpunkt stellt. Zur gegenwärtigen rechtlichen Situation → *Abschnitt 4.3.11* (BSG-Urteil von 1990).

Bezüglich einer **genetischen Disposition** ist gerade im Hinblick auf den in der Arbeitswelt so wichtigen Fremdstoff-Metabolismus einiges bekannt. Die verminderte DNA-Reparaturkapazität von Xeroderma-pigmentosum-Patienten

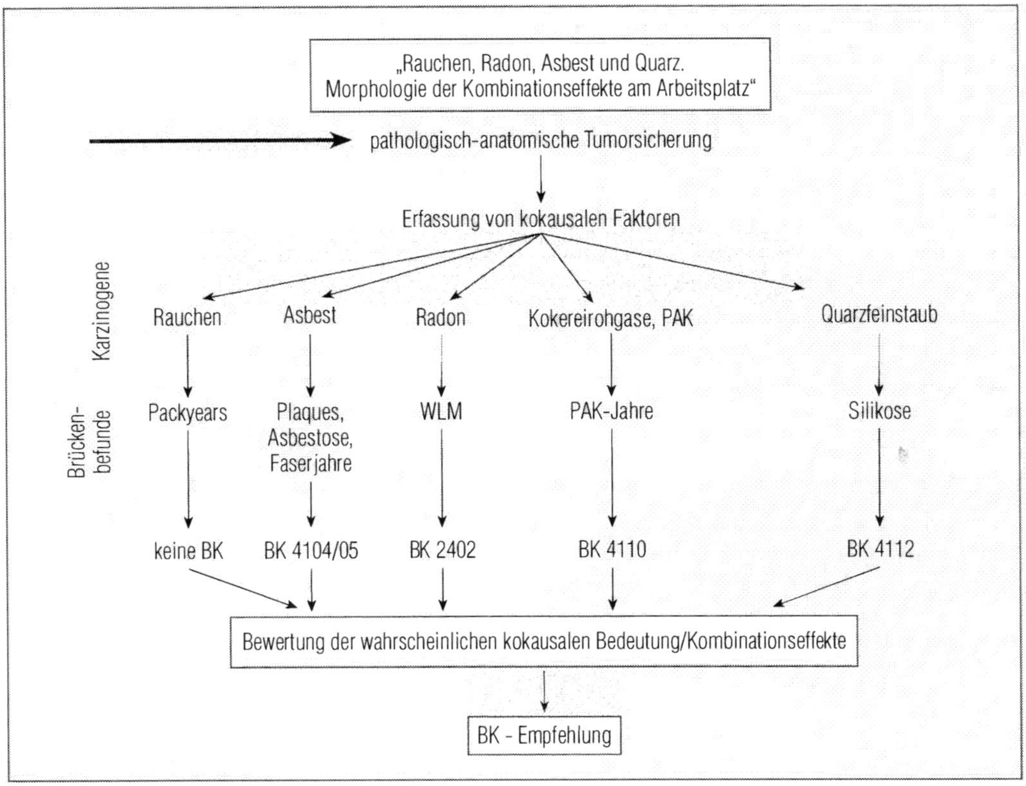

Abb. 4.3-10: Die Bedeutung synergistisch synkanzerogener Kombinationseffekte bei Berufserkrankungen an Lungenkrebs aus pathologisch-anatomischer Sicht (nach Woitowitz [17]).

und ihre dadurch erhöhte Empfindlichkeit für die Entwicklung von UV-induzierten Hauttumoren ist nur wegen der prinzipiellen Bedeutung von Interesse.

Die folgenden **Enzympolymorphismen** (Übersicht bei Schulz et al. [13]) verdienen Beachtung:

- **N-Azetyltransferase (NAT).** Es gibt in der Allgemeinbevölkerung sog. schnelle und langsame Azetylierer. Schnelle Azetylierer wandeln aufgrund des Polymorphismus des NAT-2 aromatische Amine rascher in die reaktiven Hydroxylamine um. Daraus resultiert allerdings kein einheitliches Bild hinsichtlich der Tumorinduktion: Bei Blasenkrebsfällen waren die langsamen Azetylierer überrepräsentiert, beim Lungenkrebs wurde ein erhöhtes Risiko für die schnellen Azetylierer festgestellt.
- **Gluthation-S-Transferase (GST).** Polymorphismen der 3-GST sind zurzeit bekannt. GSTM-1 ist eines dieser Enzyme – in der europäischen Bevölkerung sind etwa 50% dafür defizient. Dieser Anteil der Bevölkerung ist beim Auftreten von Lungen-, Blasen- und Darmkrebs überrepräsentiert.

Nach Ansicht der Experten eignen sich diese Besonderheiten des Fremdstoff-Metabolismus, überwiegend über die Verstoffwechslung von Pharmaka erkannt, für die Untersuchung von Kollektiven, nicht jedoch als Instrument für die individuelle Risikoabschätzung.

4.3.5 Branchen, Arbeitsbereiche und Tätigkeiten mit kanzerogenen Gefährdungen – Stand der Technik, Grenzwerte, Arbeitsschutzmaßnahmen

Eine wichtige Informationsquelle ist die Darstellung des Hauptverbandes der gewerblichen Berufsgenossenschaften „beruflich verursachte Krebserkrankungen“ [3]. Hier wurden 20.173 Krebserkrankungen, die nach dem Berufskrankheitenverfahren anerkannt wurden, aus den Jahren 1978–2000 analysiert *(→ Tab. 4.3-11)*. Danach stand unter den Wirtschaftszweigen die Eisen- und Metallindustrie an erster Stelle. Dies erklärt sich durch die hohe Zahl der asbestinduzierten Tumoren (4.979 von 5.466 in dieser Branche gemeldeten Fällen). An zweiter Stelle steht die Chemieindustrie, wobei dort erneut die asbestinduzierten Tumoren weitaus dominieren, allerdings fallen auch die 380 durch aromatische Amine verursachten Tumoren auf (insgesamt: 1.956 Tumorfälle). An dritter Stelle steht der Bergbau, wobei dort die Auswirkung des Uranerzabbaus bei der Wismut AG eine dominierende Rolle spielt (2.611 Fälle verursacht durch ionisierende Strahlung, von insgesamt 3.304 Fällen). Insgesamt fällt auch bei der Analyse der Wirtschaftszweige die dominierende Rolle des Asbestes wieder auf, 14.079 der insgesamt 20.173 Fälle sind so begründet.

Die Berufsgruppen bzw. Tätigkeiten der in den genannten Industriezweigen Beschäftigten mit den krebserzeugenden Expositionen sind in der letzten Spalte der *Tabelle 4.3-11* aufgeführt. Es sind viele Chemiearbeiter darunter, gefolgt von Angehörigen der Bauberufe, Metallberufe, den Isolierern. Die meisten von ihnen hatten Umgang mit Asbest. Eine recht genau definierbare Sondergruppe sind die Chemiearbeiter, die mit Vinylchlorid Umgang hatten.

Die **Arbeitsschutzmaßnahmen** beziehen sich auf die allgemeine Prävention und die Reduktion der Exposition. Ist eine Substanz als kanzerogen (gentoxisch) erkannt, entfällt ihre Charakterisierung durch einen MAK-Wert. Die dann genannten technischen Richtkonzentrationen (TRK-Wert) beziehen sich auf die technische Machbarkeit der Reduktion und sind so weit wie möglich zu unterbieten. Gilt ein Stoff als verzichtbar, wie z.B. Asbest, wird er als Arbeitsstoff verboten; lediglich für Sanierungsarbeiten müssen Arbeitsschutzmaßnahmen definiert werden (TRGS 519). Für den Stoff selbst bzw. seinen Verwendungszweck werden Ersatzstoffe gesucht – es besteht eine Ersatzstoffpflicht – und wiederum toxikologisch bewertet. Für Faserstäube beispielsweise publizierte die DFG eine solche Zusammenstellung, wobei

Tab. 4.3-11 Beruflich verursachte Krebserkrankungen 1978–2000 nach dem verursachenden Arbeitsstoff (Quelle: Hauptverband der gewerblichen Berufsgenossenschaften).

Rangfolge	Arbeitsstoff	BK-Nr.	Zahl der Fälle	%	überwiegend betroffenes Organ	überwiegende Berufsgruppe
1	Asbest	4104, 4105	14.079	69,8	Lunge, Pleura, Peritoneum, Kehlkopf	Schlosser, Bauberufe, Chemieberufe, Isolierer, Textilberufe, Mineralaufbereiter, u.v.a.
2	ionisierende Strahlen	2402	2.994	14,8	Lunge, Pleura, Haut, Knochenmark	Bergleute, Ärzte
	darunter:					
	Uran und Zerfallsprodukte		2.126	10,5		
	übrige ionisierende Strahlen		763	3,8		
	Röntgenstrahlen		46	0,2		
	Radium und Folgeprodukte		30	0,1		
3	aromatische Amine	1301	948	4,7	ableitende Harnwege	Chemieberufe, Schlosser, Maler, Lackierer
4	polyzyklische aromatische Kohlenwasserstoffe (Leitsubstanz: Benzo[a]pyren)	5102, 4110	450	2,2	Haut, Nase, Kehlkopf, Lunge	Chemieberufe, Straßenbau, Dachdecker
	darunter:					
	Peche, Teere, Teeröl in Bitumen		196	1,0		
	Kokereirohgase		162	0,8		
5	Eichen-/ Buchenholzstaub	4203	415	2,1	Nasenebenhöhlen	Holzberufe
6	Benzol und seine Homologe	1303	378	1,9	Knochenmark	Chemieberufe, Maler, Lackierer, Kfz-Führer
7	silikotische Schwiele	4101, 4102	309	1,5	Lunge	Bergleute, Keramiker, Former
8	Chrom und seine Verbindungen	1103	185	0,9	Lunge	Chemieberufe, Galvaniseur, Maler, Lackierer
9	halogenierte Alkyl-Aryl-Oxide	1310	132	0,7	Lunge	Chemieberufe
	darunter:					
	TCDD		42	0,2		
10	Arsen und seine Verbindungen	1108	110	0,5	Lunge	Chemieberufe, Metallerzeuger
11	Nickel und seine Verbindungen	4109	109	0,5	Lunge, Haut, Knochenmark	Metallberufe, Chemieberufe
12	Halogenkohlenwasserstoffe	1302	68	0,3	Leber	Chemieberufe
	darunter:					
	Vinylchlorid		35	0,2		
	Trichlorethylen		20	0,1		
13	übrige		68	0,3		
	insgesamt		**20.173**	**100,0**		

allerdings derzeit noch vielfach die Datenlage als „nicht ausreichend" eingestuft wird *(→ Kap. 3.1)*.

TRK-Wert-Festsetzungen berücksichtigen den **Stand der Technik.** Mit diesem Begriff sind ausdrücklich technisch fortgeschrittene Verfahren, Einrichtungen und Betriebsweisen gemeint, die der Arbeitssicherheit förderlich sind (siehe Gerätesicherheitsgesetz, auch Arbeitsschutzgesetz). Die Definition dessen, was der Stand der Technik ist und was dann auch dem Arbeitgeber zumutbar ist, richtet sich nach der allgemeinen Begriffsdefinition in der DIN 45.020 „Normung und damit zusammenhängende Tätigkeiten, allgemeine Begriffe". Dieser Definition ist zu entnehmen, dass der Stand der Technik von „der Mehrheit repräsentativer Fachleute" definiert wird.

In der Begründung der TRK-Werte, wie sie vom Ausschuss der Gefahrstoffe beim Bundesarbeitsminister festgelegt werden, heißt es: *„Die TRK orientiert sich an den technischen Gegebenheiten und der Möglichkeiten der technischen Prophylaxe ... sind durch fortgesetzte Verbesserungen der technischen Gegebenheiten und der technischen Schutzmaßnahmen Konzentrationen anzustreben, die möglichst weit unterhalb der TRK liegen. TRK bedürfen der steten Anpassung an den Stand der technischen Entwicklung und der analytischen Möglichkeiten sowie der Überprüfung nach dem Stand der arbeitsmedizinischen und toxikologischen Kenntnisse. Die Einhaltung der technischen Richtkonzentration am Arbeitsplatz soll das Risiko einer Beeinträchtigung der Gesundheit vermindern, vermag dieses jedoch nicht vollständig auszuschließen."*

Nur weil es sich bei diesen TRK-Werten nicht um toxikologisch begründete Angaben handelt, ist es verständlich, dass in einzelnen Fällen für Altanlagen höhere Konzentrationen gelten (Vinylchlorid) und dass Arbeitsbereiche genannt werden, in denen ebenfalls höhere Konzentrationen zulässig sind als „im Übrigen".

4.3.6 Informationsbeschaffung und betriebliche Präventionsstrategien – systematisches und anlassbezogenes (z.B. Cluster) Handeln, Umgang mit „Verdachtsstoffen"

Informationen über Gefährdungen im Betrieb und zum betrieblichen Berufskrankheitengeschehen muss der Betriebsarzt sich aktiv verschaffen. Seine wichtigsten Instrumente hierfür sind:

- Betriebsbegehungen,
- das Gefahrstoffkataster,
- die betriebliche Gesundheitsberichterstattung.

Bei den Betriebsbegehungen informiert er sich über die verwendeten Materialien und deren Eigenschaften, vor allem über das Sicherheitsdatenblatt, die Gefahrstoff-Liste, die Informationen zu den Substanzen in den Begründungen zu den „MAK-Werten". Die Angaben zum Arbeitsschutz und die Kennzeichnungssysteme (R- und S-Sätze, *→ Kap. 3.2)* müssen ihm vertraut sein. Die Einhaltung der Arbeitsschutzvorschriften überwacht er zusammen mit den Vorgesetzten und der Sicherheitsabteilung.

Meldungen zum Berufskrankheitengeschehen – die Verdachtsmeldungen – sollen ihm bekannt gemacht werden. Er soll sicherstellen, dass die Meldungen, die von der Berufsgenossenschaft oder der Gewerbeaufsicht an den Betrieb gehen, auch ihm zugänglich sind. Er wird dann auch von sich aus das Verfahren unterstützen und beispielsweise die Ergebnisse der Vorsorgeuntersuchungen des Beschäftigten zur Verfügung stellen.

In jedem Fall ist ein BK-Fall Anlass zur weiteren Recherche. Sind weitere Beschäftigte in ähnlicher Weise tätig bzw. exponiert? Es gibt Beispiele für die erfolgreiche Aufklärung von Erkrankungs-Clustern (Vinylchlorid-Exposition in der US-Reifenindustrie; Bis-chlor-dimethylether bei der BASF), deren genaue Abklärung weiterführende Erkenntnisse lieferte, so dass diese schließlich Eingang in die Regelwerke gefunden haben.

So können auch jetzt noch bisher wenig beachtete Substanzen oder zumindest Substanzwirkungen in das Blickfeld der arbeitsmedizinischen Toxikologie kommen. Die DFG-Senatskommission fordert eine Intensivierung der gesundheitlichen Überwachung der mit den Verdachtsstoffen umgehenden Beschäftigten – gemeint sind hier Stoffe der Kategorie 3 (und auch 4 bzw. 5) in der Klassifikation der krebserzeugenden Gefahrstoffe am Arbeitsplatz. Dies kann jedoch nur eine nachrangige – aber doch notwendige – Maßnahme sein. Es geht zuerst um die Verbesserung des technischen Arbeitsschutzes (Absaugung usw.) und um die Suche nach Ersatzstoffen.

Bekannt gewordene Gesundheitsprobleme und eben auch BK-Verdachtsmeldungen helfen, die Akzeptanz von Präventionsmaßnahmen zu verbessern. – Entsprechende betriebsärztliche Aktivitäten können sein: anlassbezogene Begehungen, Mitarbeitergespräche, das Einbringen der Thematik in die Personalversammlungen. Auch ist bei solchen Gelegenheiten an die Notwendigkeit der laufenden Aktualisierung des Gefahrstoffkatasters (§ 14, Abs. 3c Gefahrstoffverordnung) und deren Ausführungsbestimmungen (TRGS 400, TRGS 440) sowie an die Notwendigkeit der Betriebsanweisungen (§ 20 Gefahrstoffverordnung) zu erinnern.

4.3.7 Übersicht zu den beruflich verursachten Krebserkrankungen nach ihrer Herkunft, den betroffenen Organen, den verursachenden Einwirkungen, der Einwirkungsdauer und den Latenzzeiten

Tabelle 4.3-11 ist eine Zusammenfassung der Daten aus der schon zitierten Schrift des Hauptverbandes der gewerblichen Berufsgenossenschaften [3]. Die schon mehrfach betonte Rolle der Altlast Asbest geht daraus wieder hervor. Betroffene Organe sind primär die Orte der Aufnahme (die Inhalation steht im Vordergrund),

Tab. 4.3-12 Beruflich verursachte Krebserkrankungen 1978–2000 mit mittlerer Einwirkungsdauer und mittlerer Latenzzeit.

Berufskrankheit	Mittelwert				Zahl der Fälle
	Beginn der Einwirkung (Jahr)	Einwirkungsdauer (Jahre)	Ende der Einwirkung (Jahr)	Latenzzeit (Jahre)	
1103 Chrom	1962	19,5	1983	28	185
1108 Arsen	1948	20	1970	40	110
1301 aromatische Amine	1954	20	1977	36	948
1302 Halogenkohlenwasserstoffe	1959	22	1982	31	68
1303 Benzol	1959	23	1983	33	378
1310 Alkyl-Aryl-Oxide	1958	16	1974	32	90
2402 ionisierende Strahlen	1951	13	1965	41	2.964
4101 Silikose (silikotische Schwiele)	1949	23	1973	39	284
4102 Siliko-Tuberkulose (silikotische Schwiele)	1946	23	1971	35	25
4104 Asbest-Lungenkrebs	1957	21	1981	35	7213
4105 Mesotheliom, Asbest	1955	19	1977	36	6.860
4109 Nickel	1962	23	1987	30	109
4110 Kokereirohgase	1960	19	1980	31	196
4203 Holzstaub	1949	26	1979	41	415
5102 Hautkrebs	1954	25	1980	34	162
§ 551 Abs. 2 RVO		23		34	166
insgesamt (Mittelwert)		**19**		**36**	**20.173**

also Kehlkopf, Lunge, Pleura, Nasennebenhöhlen, sowie die Orte der Ausscheidungen bzw. des Metabolismus (Nieren bzw. ableitende Harnwege oder – selten – die Leber). Eine Besonderheit stellt das Knochenmark dar.

Einwirkungsdauern und Latenzperioden können der *Tabelle 4.3-12* entnommen werden. Die langen Latenzzeiten sind auf die epidemiologische Beobachtung zurückzuführen, dass während der durchschnittlichen Dauer des Berufslebens bis zum 60. Lebensjahr Tumorerkrankungen beim Durchschnitt der Beschäftigten nicht häufiger auftreten als in der Allgemeinbevölkerung *(→ Kap. 6.6)*. Die Einwirkungsdauern variieren zwischen 12 und mehr als 20 Jahren, die mittleren Latenzzeiten – wenn man den Beginn der Einwirkung auch als Beginn der Latenzzeit nimmt – sind noch wesentlich länger, zwischen 24 und 39 Jahren. Für die Einzelfallbeurteilung sind jedoch weniger die Mittelwerte als vielmehr die kürzeste Einwirkungsdauer einerseits und die längsten Latenzperioden andererseits die oft kritischen Probleme beim Gutachten. Darauf wird, soweit möglich, bei den einzelnen Berufskrankheiten eingegangen. Generell sind diese Zahlen Beleg dafür, dass die meisten Berufskrebse *(→ Abb. 4.3-11)* in der Zeit nach dem Ausscheiden aus dem Erwerbsleben auftreten und dann in die große Zahl aller Krebsfälle *(→ Abb. 4.3-2)* eingebettet sind. Der Anteil der Krebserkrankungen an den Berufskrankheiten insgesamt ist *Abbildung 4.3-12* zu entnehmen.

4.3.8 Berufliche Hochrisikokollektive

Nach wie vor sind es 2 Gruppen von Beschäftigten: die Personen, die beruflichen Umgang mit Asbest hatten *(→ Kap. 4.2)* und die ehemals bei der Wismut AG Beschäftigten, die dort Staub und Radon exponiert waren. Beide Gruppen werden von den Berufsgenossenschaften betreut und regelmäßig zu Früherkennungsuntersuchungen gebeten. Alle anderen Personengruppen, die Umgang mit einem der bekannten Kanzerogene hatten oder haben – Benzin/Benzol, Arsen, Cadmium, VI-wertiges Chrom, Holzstaub, PAK, verdienen unsere Aufmerksamkeit, von Hochrisiko sollte jedoch nicht gesprochen werden.

Das System der nachgehenden Untersuchung *(→ Kap. 1.7)* soll eine besondere Betreuung sicherstellen. Die zentralen Dienste der BGen sind ODIN (Exposition gegenüber krebserzeugenden Stoffen mit Ausnahme von Asbest), ZAs (asbestgefährdete Arbeitnehmer) und ZeBWis (die ehemaligen Beschäftigten bei der Wismut AG) und BONFIS (Berufsgenossenschaftlicher Organisationsdienst nachgehende Untersuchung fibrinogene Stäube).

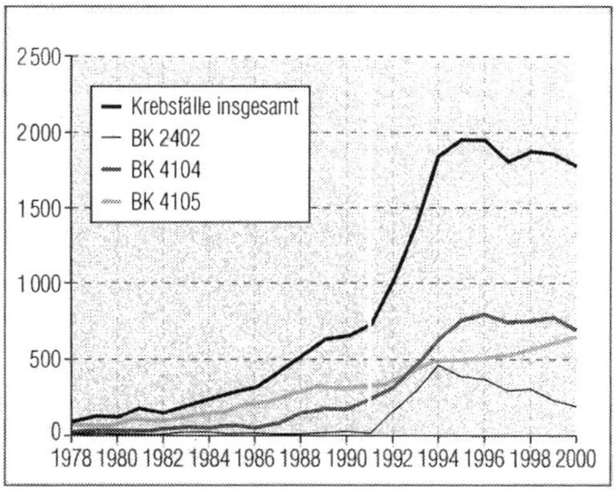

Abb. 4.3-11: Beruflich verursachte Krebserkrankungen (anerkannte Fälle).

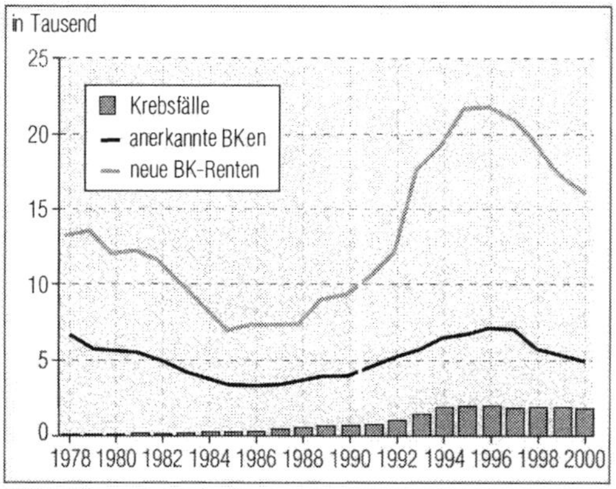

Abb. 4.3-12: Anteil der Krebserkrankungen an den Berufskrankheiten insgesamt.

4.3.9 Ätiologie, Prävention und Klinik ausgewählter Berufskrebse

Lungenkrebs als Berufserkrankung

Die inhalative Aufnahme spielt auch bei den kanzerogenen Substanzen der Arbeitswelt eine vorrangige Rolle. Neben Nasennebenhöhlen und Kehlkopf (s.u.) sind dabei die Bronchien Zielorgan. Die wahre Zahl der Lungenkarzinome durch Arbeitsstoffe ist nicht feststellbar, so lange 40% der meist betroffenen männlichen Beschäftigten zugleich rauchen. Prinzipiell gelten jedoch mindestens 10 Substanzen bzw. Substanzklassen als Lungenkrebs erzeugende luftgetragene Arbeitsstoffe *(→ Tab. 4.3-13)*. Die durch die Aufnahme in die BK-Liste grundsätzlich anerkennungsfähigen Fälle sind in der Tabelle enthalten.

Die Klinik der Lungenkrebserkrankung unterscheidet sich nicht von der bei alleiniger(?) Verursachung durch das Rauchen. – Die Prävention besteht in der Meidung der Exposition und, dies vor allem, Unterbinden des Zigarettenrauchens. In allen Statistiken ist Letzteres als konkurrierender Faktor zumindest auch kausal zu betrachten.

Strahleninduzierte Tumoren

Schon bald wurde bei der Nutzung ionisierender Strahlung für medizinische Zwecke klar, dass an den exponierten Stellen, vor allem war dies die Hand der Experimentatoren und der Ärzte, Hauttumoren auftreten können. Der Strahlenschutz soll diese Exposition verhindern, es werden jedoch immer noch Tumoren neu beobachtet, so z.B. an den Fingern, nachdem in den 40er- und 50er-Jahren Monitore während der Reposition von Knochenbrüchen eingesetzt wurden. Die ungeschützten Hände erhielten Strahlendosen, deren tumorinduzierende Wirkung ohne Zweifel feststeht. Es kam zu schweren degenerativen Veränderungen und zu Tumoren, die zu Amputationen führten. Ebenso gibt es heutzutage noch Probleme bei der interventionellen Radiologie, wo es in nicht abgeschirmten Bereichen (Gesicht, Wangen) zur Tumorentwicklung kam. In beiden Fällen ergab die Dosisberechnung eine relevante hohe lokale Strahlenbelastung. Der Tumor im Gesichtsbereich erwies sich als mesenchymale Tumorart mit rascher Metastasierung. – Soweit zwei Beispiele zur Bedeutung des lokalen Strahlenschutzes als Maßnahmen der Prävention.

Asbestinduziertes Larynxkarzinom

Das Larynxkarzinom hat viele nicht-berufliche Ursachen, Tabakrauchen, Alkoholkonsum, Cannabisgebrauch gehören dazu. In epidemiologischen Untersuchungen zur Arbeitsplatzexposi-

Tab. 4.3-13 Lungenkrebs als Berufserkrankungen nach der Liste der BKV bzw. nach § 9 Abs. 2 SGB VII (nach [17]).

Lungenkrebserzeugende luftgetragene Arbeitsstoffe	Nr. der BKV (Stand 10/2001)
1. Asbestarten: Chrysotil, Krokydolith, Amosit, Antophyllit, Aktinolith, Tremolit	4104 „Asbest-Lungenkrebs" 25 Faserjahre
2. Arsentrioxid, Arsenpentoxid, arsenige Säure, Arsensäure und ihre Salze	1108 „Arsen-Lungenkrebs"
3. Chrom-VI-Verbindungen: Zinkchromat	1103 „Chromat-Lungenkrebs"
4. Dichlordiethylsulfid: Lost (Senfgas)	1311 „Lost-Lungenkrebs"
5. Haloether: insb. Bis(chlormethyl)ether (BMCR) und 2,3,7,8-Tetrachlordibenzodioxin (TCDD)	1310 „BCME-Lungenkrebs", „TCDD-Lungenkrebs"
6. ionisierend strahlende Stoffe: u.a. der Radon- und Uran-Zerfallsreihe	2402 „Schneeberger Lungenkrebs"
7. Kokereirohgase	4110 „PAH-Lungenkrebs"
8. Nickel- und Nickelverbindungen	4109 „Nickel-Lungenkrebs"
9. PAH: insb. Benzo(a)pyren als Leitsubstanz	§ 9 Abs. 2 SGB VII „PAH-Lungenkrebs" 100 BaP-Jahre
10. Quarz, Cristobalit, Tridymit (bei Silikose)	§ 9 Abs. 2 SGB VII „Quarz-Lungenkrebs" [jetzt neue BK 4112]

tion stellten sich weitere Faktoren heraus: saure Nebel, Teerdämpfe, Nickel- und Zementstäube, evtl. auch Nitrosamine, schließlich Asbest.

Das Larynxkarzinom zählt deswegen auch (seit 1997) zur BK 4104, wenn eine Asbestexposition von 25 Faserjahren nachgewiesen ist *(→ Kap. 4.2)*. Eine dieser Studien (Brown et al., 1988 in [17]) wird in *Tabelle 4.3-14* exemplarisch dargestellt.

Tab. 4.3-14 Asbestexposition und Kehlkopfkrebs (Studie von Brown et al., 1988, zitiert nach [17]).

Asbestexposition/ Kehlkopfkrebs	Odds ratio	95%-Konfidenz-intervall
niedrige Exposition	1,2	0,7–2,1
mittlere Exposition	1,5	0,9–2,5
hohe Exposition	2,8	1,0–7,9

Die Exposition ist inhalativ, eingeatmete Partikel lagern sich im vorderen Stimmbandbereich dort ab, wo die Prädilektionsorte dysplastischer Veränderungen sind und auch der Tumoren liegen. Dort sollte die mukoziliäre Clearance für einen Abtransport (und schließlich das Verschlucken) sorgen, sie scheint als Folge der Einwirkung ebenfalls gestört. Jedenfalls entsteht ein lokaler Tumor, der auch in seinen Vorstufen bei einer Laryngoskopie festgestellt werden kann. Auffälligstes klinisches Symptom ist eine Heiserkeit, Fremdkörpergefühl, Schluckbeschwerden, ggf. auch Halslymphknotenschwellungen. Die Latenzperiode umfasst mindestens 10 Jahre. Die Therapie besteht in einer Operation, die 5-Jahres-Überlebensrate liegt bei 40–50%. Die Prävention besteht/bestand im Verbot von Asbest als Arbeitsstoff.

4.3.10 Aktuelles Berufskrebsgeschehen und Prognose

Quantitative Aussagen zum Berufskrebsgeschehen setzen ein vollständiges Erfassungssystem voraus. Die Erfassung der Krebsinzidenz in Deutschland ist noch nicht befriedigend *(→ Abschnitt 4.3.1)*. Berufskrebse werden nur dann als solche zählbar, wenn aufgrund einer Verdachtsmeldung die kausale Abklärung einer beruflichen Einwirkung erfolgt, das Meldeverhalten ist also ein weiterer Unsicherheitsfaktor.

Nach Schätzungen namhafter Epidemiologen sind mindestens 2–3%, wahrscheinlich eher 4% aller Krebserkrankungen auf berufliche Einwirkungen zurückzuführen *(→ Abschnitt 4.3.1)*. Nach einer sehr groben Abschätzung wären also in Deutschland 4.000–8.000 anerkannte Berufskrebsfälle jährlich zu erwarten. In Wirklichkeit war die reale Zahl der Anerkennungen in den letzten 2 Jahrzehnten viel niedriger (ca. 1.000 Fälle jährlich).

Andererseits sollte man bedenken, dass die meisten der in den letzten Jahren anerkannten Berufskrebserkrankungen auf Einwirkungen zurückgehen, die es spätestens seit Mitte der 70er-Jahre in dieser Form nicht mehr gibt und dass eindeutige Fortschritte in der Primärprävention erreicht wurden.

Über beruflich verursachte Krebserkrankungen wird periodisch vom Hauptverband der Berufsgenossenschaften berichtet, mehrere Tabellen der vorangehenden Kapitel gehen auf den letzten solchen Bericht zurück. Die Dominanz der durch Asbest verursachten Tumoren ist bereits mehrfach betont worden. Trotz des Verwendungsverbotes für Asbest als Arbeitsstoff ist aufgrund der langen Latenzzeiten und dem zeitlichen Verlauf des Asbesteinsatzes als Arbeitsstoff noch mit einem Anstieg zu rechnen *(→ Abb. 4.3-13)*. Anders sollte es sich bei den durch Radon bedingten Tumoren bei den ehemaligen Beschäftigten der Wismut AG verhalten. Der Höhepunkt der Tumorhäufigkeit dürfte über 40 Jahre nach Ende der schlechten Arbeitsschutzbedingungen dort überschritten sein.

Zu anderen Tumoren mit beruflicher Verursachung sind prognostische Aussagen nicht möglich. Der Anteil berufsbedingter Tumoren am Gesamtgeschehen, soweit es durch derzeit bekannte Kanzerogene begründet ist, dürfte zurückgehen [3], bzw. in den Alltagsrisiken des Rauchens und des Alkoholgenusses untergehen.

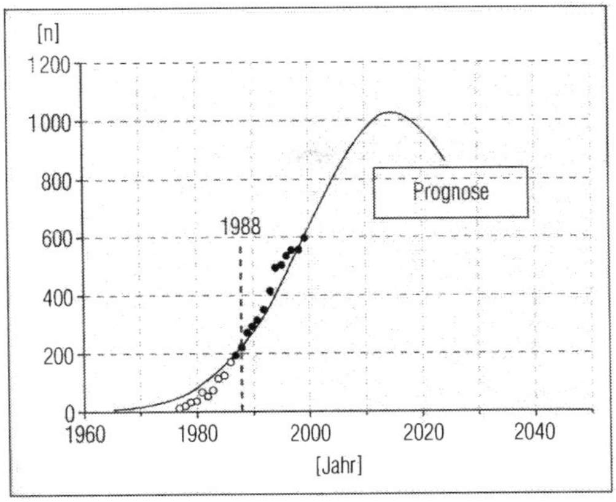

Abb. 4.3-13: Seit 1988 prognostizierte und gemäß Nr. 4105 BKV entschädigte Erkrankungen an durch Asbest verursachtem Mesotheliom.

Es bleiben die üblichen Unsicherheiten bei einer Erkrankung mit weitgehend ungeklärter Ätiologie. Die Stoffe der Kategorie 2 in der Einstufung durch den Ausschuss für Gefahrstoffe (→ *Abschnitt 4.3.1*) stellen eine Herausforderung an die Berufskrebsepidemiologie dar. Relative Risiken von über 2 bei den Beschäftigten, die mit ihnen Umgang haben, dürften nur noch in sorgfältig ausgesuchten Kollektiven zu erheben sein.

4.3.11 Probleme der Anerkennung von Berufskrebsen als Berufskrankheiten

Während und nach dem Erwerbsleben entstehende Tumoren sollten nur dann Berufskrebse genannt werden, wenn eine beruflich bedingte Einwirkung einer kanzerogenen Noxe stattgefunden hat. Diese Feststellung setzt voraus, dass

1. die Noxe mitsamt dieser Eigenschaft bekannt ist,

2. die Einwirkung qualitativ und quantitativ in der Lage ist, einen Tumor zu induzieren.

Beide Voraussetzungen können im Einzelfall sehr problematisch sein: Das Wissen um die Kanzerogenität einer Noxe hat üblicherweise 2 Quellen: Epidemiologische Beobachtungen am Menschen und Tierversuche. Dahinter existiert meist auch Wissen von der Mutagenität (Ames Test, HPRT Test u.a., → *Kap. 3.2*). Erkenntnisse zu weiteren als den in Kategorien I und II der DFG (→ *Abschnitt 4.3.1*) aufgeführten Substanzen sind nur noch nach langwierigen Erhebungen zu erwarten – es hat viele Jahre gedauert, bis z.B. Eichen- und Buchenholzstaub oder zuletzt noch Quarzstaub eine eindeutig kanzerogene Potenz zugesprochen wurde. Bei anderen „neuen" Zusammenhängen bezogen sich die Erkenntnisse nicht auf die prinzipielle Eigenschaft der Noxe, sondern auf die kausale Rolle bei der Tumorentstehung in dem bestimmten Organ (Asbest beim Larynxkarzinom, Benzpyren beim Bronchialkarzinom). Asbest und Benzpyren, um bei diesen Beispielen zu bleiben, sind, wie z.B. auch Benzol, ubiquitär vorhandene Substanzen. Man kommt deswegen nicht darum herum, einen Dosisbezug herzustellen. So wurde für die Anerkennung des Larynxkarzinoms aufgrund einer Asbestexposition die Verbindung mit einer Asbestose, die Verbindung mit einer durch Asbest verursachten Erkrankung der Pleura oder, als rein quantitatives Maß der Exposition, die Einwirkung einer kumulativen Asbestfaserstaub-Dosis am Arbeitsplatz von mindestens 25 Faserjahren (→ *Kap. 4.2*) zur Voraussetzung erklärt, eine einschränkende Voraussetzung. Prinzipiell Gleiches gilt für Lungenkrebs und die Einwirkung von PAKs, gemessen als Benzpyren (Einwirkung von 100 $\mu g/m^3$ BaP-Jahren). Benzpyren ist ein Gefahrstoff in der allgemeinen Umwelt und wird von allen hauptsächlich mit der Nahrung aufgenommen, ganz abgesehen von der Aufnahme beim aktiven Rauchen. Als überwiegende Ursache gilt die berufliche Benzpyrenbelastung erst ab 100 BaP-Jahren. – Die Frage der Kausalität (Zufall bzw. nicht-berufliche Exposition oder durch berufliche Exposition) steht also immer wieder im Mittelpunkt. „Dem Zusammenwirken einzelner Mitbedingungen in einer Gruppe (von Substanzen), die als Kollektiv für einen Erfolg (der Tumor) wesentlich ist, kommt … so viel Eigenbedeutung zu, dass damit auch jedem einzelnen Glied der Gruppe wesentliche Bedeutung verliehen wird"

(BSG-Urteil vom 12.6.1990 – 2 RU14/90 –, zitiert nach [16]). Daraus muss geschlossen werden, dass der einzelnen Substanz, für die die berufliche Exposition belegt ist, trotz weiterer, auch außerberuflicher Expositionen, wesentliche Bedeutung zugemessen wird.

Die Latenzperiode der Krebsentstehung ist schon mehrfach genannt, die Schwierigkeit betrifft im Wesentlichen die Ermittlung der Exposition am ggf. zeitlich weit zurückliegenden Arbeitsplatz. Bezüglich der Synkanzerogenese oder beim Bestehen von konkurrierenden Risiken ist die kausalanalytische Abschätzung besonders schwierig. Im Einzelfall dürfte eine exakte Abgrenzung der Rolle nicht-beruflicher Einflüsse kaum möglich sein. Zur Orientierung wurde Folgendes vorgeschlagen (Valentin und Kentner, 1987, zitiert nach [17]):

- Falls sowohl der berufliche als auch der nicht-berufliche kanzerogene Faktor erfahrungsgemäß Krebs verursacht haben könnte, ist der Tumor als Berufskrankheit anzusehen, wenn die berufliche Einwirkung erfahrungsgemäß maßgeblich ist.
- Wenn beruflicher und nicht-beruflicher kanzerogener Faktor nur in ihrer Summe als krebsverursachend angesehen werden können und als gleichrangig zu werten sind (Synkarzinogenese), ist ebenfalls eine Berufskrankheit anzunehmen, da der berufliche Faktor als wesentliche Teilursache ätiologisch gewertet werden kann.
- Wenn der berufliche kanzerogene Faktor bei gleichzeitigem Vorhandensein eines außerberuflichen kanzerogenen Faktors in seiner Intensität nachrangig einzustufen ist, so kann eine Anerkennung als Berufskrankheit nicht empfohlen werden.

Literatur

1. Arbeitsgemeinschaft bevölkerungsbezogener Krebsregister in Deutschland, in Zusammenarbeit mit dem Robert-Koch-Institut (Hrsg.): Krebs in Deutschland. Häufigkeiten und Trends. Saarbrücken, 2002.
2. Bekanntmachung einer Empfehlung des Ärztlichen Sachverständigenbeirats, Sektion „Berufskrankheiten": „Lungenkrebs durch polyzyklische aromatische Kohlenwasserstoffe bei Nachweis der Einwirkung einer kumulativen Dosis von mindestens 100 Benzo[a]pyren-Jahren [($\mu g/m^3$) × Jahre]. Bundesarbeitsblatt 4/1998, S. 54–61.
3. Butz, M.: Beruflich verursachte Krebserkrankungen. Eine Darstellung der im Zeitraum 1978–2000 anerkannten Fälle, 8. Aufl. HVBG, 2002.
4. Deutsche Forschungsgemeinschaft. MAK- und BAT-Werte-Liste 2001. Senatskommission zur Prüfung gesundheitsschädlicher Arbeitsstoffe.
5. Doll, R., Peto, R.: The causes of human cancer: Quantitative estimation of avoidable risks of cancer in the United States. J. Natl. Cancer Inst. 1981; 66: 1192–1308.
6. Hammond, E.L., Selikoff, I., Seidmann, H.: Asbest exposure, cigarette smoking and death rates. Ann. N. Y. Acad. Sci. 1979; 330: 473–490.
7. Harvard Report on Cancer Prevention. Cancer Causes and Control 7, Suppl 1 (1996).
8. Heinrich, U., Pott, F., Mohr, U.: Lung tumors in rats and mice after inhalation of PAH-rich emissions. Exp. Pathol. 1986; 29: 29–34.
9. Horst, A., Norpoth, K., Verkoyen, C. (Hrsg.): Krebsrisiken am Arbeitsplatz. Springer, Berlin 1992
10. Morfeld, P., Piekarski, C.: Anerkennung von Berufskrankheiten aus der Sicht der Epidemiologie – Missverständnisse und Missbrauch des Kriteriums der Risikoverdopplung. Zentralbl. Arb. Med. 2001; 51: 276–285.
11. Norpoth, K., Woitowitz, H.J.: Beruflich verursachte Tumoren. Grundlagen der Entscheidung zur BK-Verdachtsanzeige. Deutscher Ärzteverlag, Köln 1994.
12. Nowak, D.: Berufskrebs – Überlegungen zur arbeitsmedizinischen Risikoabschätzung. Arbeits-

med. Sozialmed. Umweltmed. 1998; 33: 334–343.

13. Schulz, Th., Degen, G. et al.: Zur Bedeutung von genetischen Polymorphismen von Fremdstoffmetabolisierenden Enzymen in der Toxikologie. Stellungnahme der Beratungskommission der Sektion Toxikologie der Deutschen Gesellschaft für experimentelle und klinische Pharmakologie und Toxikologie (DGPT). Umweltmed. Forsch. Prax. 2002; 7: 232–246.
14. Tuyns, A.J., Péquignot, G., Jensen, O.M.: Les cancers de l'oesophage en Ille-et-Vollaine en fonction des inveaux de consommation d'alcool et de tabac. Des risques qui se multiplent. Bull. Cancer 1977; 64: 45–60.
15. Williams, G.M.: Cancer prevention: The potential and importance of mechanistic information. In: Iversen, O.H. (ed.): New Frontiers in Cancer Causation, pp. 389–397. Taylor and Francis, London 1993.
16. Woitowitz, H.J.: Kanzerogenität des alveolargängigen Anteils von Quarzstaub. Arbeitsmed. Sozialmed. Umweltmed. 1999; 34: 524–532.
17. Woitowitz, H.J.: Berufsbedingter Lungenkrebs – offene Fragen: Synkanzerogenese. Arbeitsmed. Sozialmed. Umweltmed. 2002; 37: 118–127.

4.4 Arbeitsbedingte Erkrankungen

4.4.1 Das Konstrukt der arbeitsbedingten Erkrankungen

Vorbemerkung: „Arbeitsbedingt" ... kein allgemeinsprachlicher Ausdruck. Bedingt durch die Arbeit (Arbeitstätigkeit)? Die Arbeit ist Bedingung für ... (die Erkrankung)? Wenn Arbeit bzw. die Arbeitstätigkeit wegfiele –, gäbe es diesen Erkrankungsfall, gar die Erkrankung gar nicht? Oder besteht (lediglich?) eine Beziehung zwischen Arbeitstätigkeit und Erkrankung? Die englischsprachigen Ausdrücke „work related" oder „job related" helfen nicht viel weiter.

Der Begriff „Arbeitsbedingte Erkrankungen" taucht in deutschen Rechtsvorschriften und in der wissenschaftlichen Literatur auf:

- ASiG § 3 *„... die Betriebsärzte haben insbesondere die Durchführung des Arbeitsschutzes zu beobachten und in Zusammenhang damit Ursachen von arbeitsbedingten Erkrankungen zu untersuchen, die Untersuchungsergebnisse ...*".
- Da der Gesetzgeber bei dieser Aufgabe die Berufskrankheiten nicht ausgenommen hat, lautet der entsprechende juristische Kommentar: „*Arbeitsbedingte Erkrankungen sind Gesundheitsstörungen, die ganz oder teilweise durch die Arbeitsumstände verursacht sind (Kliesch, Nöthlichs und Wagner, 1978). Ein Teil der arbeitsbedingten Erkrankungen sind die Berufskrankheiten im Sinne des Unfallversicherungsrechtes*".
- SGB VII, § 14: Die Unfallversicherungsträger sind verpflichtet, „*den Ursachen von arbeitsbedingten Gefahren für Leben und Gesundheit*" nachzugehen. Bereits in § 1 ist formuliert, dass die Unfallversicherungsträger verpflichtet sind, „*mit allen geeigneten Mitteln arbeitsbedingte Gesundheitsgefahren zu verhüten*". Es kann dabei unterstellt werden, dass es Gesundheitsgefahren gibt, die nicht ausschließlich zu Unfällen oder zu den rechtlich definierten Berufskrankheiten führen, gemeint ist also auch hier ein über die Verhütung von Arbeitsunfällen und Berufskrankheiten hinausgehender Schutz („erweiterter Präventionsauftrag").
- Auch im Arbeitsschutzgesetz, das sich an die Arbeitgeber wendet, ist von den arbeitsbedingten Gesundheitsgefahren (es wird also der Begriff Erkrankungen vermieden) die Rede. Aus § 2 „*... Maßnahmen zur Verhütung von Unfällen ... und arbeitsbedingten Gesundheitsgefahren ...*".

International gibt es, wie angeführt, in fast allen Staaten das Listenprinzip der Berufskrankheiten. Die WHO beschreibt die Beziehungen zwischen Arbeit und Gesundheit/Krankheit in 3 Gruppen:

- Berufskrankheiten, als Krankheiten mit einer spezifischen oder strengen Beziehung zum Beruf,
- arbeitsbezogene Krankheiten als Krankheiten mit multiplen kausalen Einflussfaktoren,

unter denen Faktoren der Arbeitswelt im Zusammenwirken mit anderen Risikofaktoren eine Rolle spielen können,
- Krankheiten in der Erwerbspopulation ohne kausale Beziehung zur Arbeit, die aber durch berufliche Gesundheitsgefahren verschlimmert werden können.

Für die weitere Beschäftigung mit dem Thema erscheint es sinnvoll, die Gliederung nach Giesen (1995) zum Ausgangspunkt zu machen *(→ Abb. 4.4-1)*. Danach sind „arbeitsbedingte Krankheiten" eine Teilmenge aller Erkrankungen, die Berufskrankheiten (Erkrankungen nach der BK-Liste, ergänzt durch Fälle nach § 9 Abs. 2) eine Teilmenge der arbeitsbedingten Erkrankungen.

In einem grundlegenden Text aus dem Arbeitsministerium (Heuchert et al. [2]) wird dann auch, aufbauend auf definitorischen Texten des Hauptverbandes der gewerblichen Berufsgenossenschaften von 1992 und einem Positionspapier der BG Chemie, des Bundesarbeitgeberverbandes Chemie und der IG Chemie-Papier-Keramik (1997) Folgendes festgehalten:

„Arbeitsbedingte ***Erkrankungen*** *sind Gesundheitsstörungen, die durch Arbeitsbedingungen ganz oder teilweise verursacht sind bzw. in ihrem Verlauf ungünstig beeinflusst werden können. Berufskrankheiten sind Teil der arbeitsbedingten Erkrankungen."*

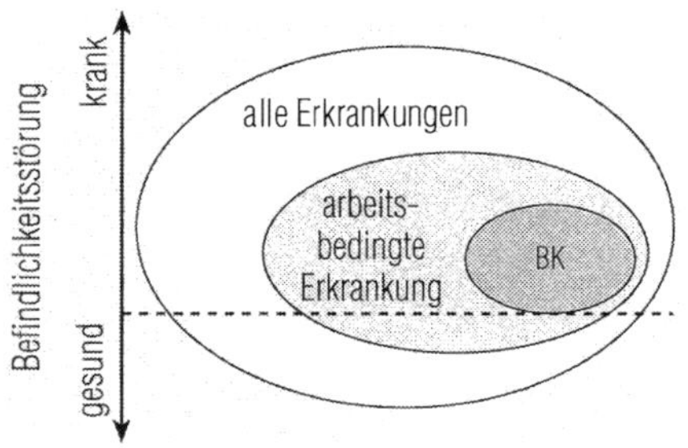

Abb. 4.4-1: Teilmengen des Krankheitsgeschehens der erwerbstätigen Bevölkerung (nach Giesen). Die Begriffe „Befindlichkeitsstörungen" sowie „gesund" und „krank" sind aus der Originaldarstellung mit übernommen, werden hier jedoch nicht diskutiert.

„Arbeitsbedingte ***Gesundheitsgefahren*** *sind Einflüsse aus der Arbeitswelt, die Gesundheitsstörungen und Erkrankungen verursachen oder mit verursachen bzw. eine außerberuflich erworbene Erkrankung ungünstig beeinflussen können."*

Der Gesetzgeber hat dem Begriff der „arbeitsbedingten Erkrankungen" – anders als dem der Berufskrankheit – keine entschädigungsrechtliche Bedeutung beigelegt.

Aufgabe der Unfallversicherungsträger ist also nach SGB VII:
- bei arbeitsbedingten Erkrankungen: Prävention (erweiterter Präventionsauftrag),
- bei Berufskrankheiten: Prävention und Entschädigung.

Der Begriff arbeitsbedingt sagt nichts über die Qualität des Kausalbezugs zwischen einwirkenden Faktoren der Arbeitswelt und gesundheitlicher Beeinträchtigung aus. Diese Kausalität im Einzelfall zu beurteilen – entscheidend und gefordert ist eine Aussage zur hinreichenden **Wahrscheinlichkeit** –, ist Aufgabe des Gutachters im Berufskrankheitenverfahren. Die lediglichche **Möglichkeit** eines Kausalzusammenhangs reicht hier ebenso wenig aus wie die Feststellung eines nicht als wesentlich bewerteten Zusammenhangs. Wenn also grundsätzlich ein Zusammenhang vermutet wird zwischen Arbeit und Gesundheitsschaden, und dies zur BK-Anzeige führt, so wird es immer wieder vorkommen, dass der Gutachter den schädigenden Einfluss der beruflichen Tätigkeit feststellt, aber trotzdem das Vorliegen einer BK ablehnen muss (Diskrepanz zwischen BK-Verdachtsanzeigen und Anerkennungen → *Tab. 4.2-1)*.

Die **anerkannten Berufskrankheiten,** unabhängig von dem Ausmaß der jeweiligen MdE und damit unabhängig von den Entschädigungsleistungen betrachtet, sind im Grunde ein nur sehr selektiver Spiegel des Gesamtgeschehens, da auch in ihrer Berufsbezogenheit (Kausalität) eindeutige Erkrankungen unter verschiedenen Umständen eben nicht anerkannt werden:

1. Die Erkrankung ist nicht in der BK-Liste, die Anerkennung über § 9 Abs. 2 noch in der

Schwebe. Die „Quasi-Berufskrankheiten" sind ein Beispiel dafür, wie sich allmählich verfestigende Erkenntnisse zum Kausalbezug zwischen Arbeitstätigkeit und Erkrankung in das System hineinentwickeln. Man kann hier von „potentiellen" Berufskrankheiten sprechen.

2. Einschränkende Voraussetzungen in der Definition der BK. Hier ist es nicht so sehr die Höhe der Exposition (die Dosis), die pathophysiologisch die Kausalität begründet, gemeint ist vielmehr, dass einschränkende Voraussetzungen nicht erfüllt sind *(→ Tab. 4.4-1)*, wie z.B.:
   - wiederholte Rückfälligkeit,
   - Unterlassung aller Tätigkeiten, die ...,
   - das Erreichen eines bestimmten Schadensausmaßes (Lärmschwerhörigkeit).

Bei diesen Situationen ist die Existenz des Kausalbezugs nicht in Frage gestellt. Es handelt sich vielmehr um weitere Hürden (die besonderen versicherungsrechtlichen Voraussetzungen) vor der Anerkennung einer Entschädigungspflicht.

Die Zahl der für 1999 unter dieser Rubrik insgesamt mitgeteilten Fälle betrug 7.931 im Vergleich zu insgesamt 16.899 anerkannten Berufskrankheiten, von denen 5.291 erstmals eine Rentenleistung beinhalteten.

4.4.2 Erscheinungsformen und Häufigkeit arbeitsbedingter Erkrankungen

Als Beispiele für arbeitsbedingte Erkrankungen können genannt werden:

- Kopfschmerzen nach Bildschirmarbeit,
- Erkältungen nach Arbeit in Zugluft,
- Magenschmerzen nach hoher psychomentaler Anforderung unter Zeitdruck (Stress),
- Herz-Kreislauf-Probleme während Hitzearbeit,
- Bandscheibenerkrankungen bei sitzender Tätigkeit.

Es handelt sich also um ein sehr heterogenes Spektrum von Beschwerden und Erkrankungen, die kausal u.a. auch auf Arbeitsfaktoren zurückgeführt werden können. Eine Minderheit der arbeitsbedingten Erkrankungen (keines der obigen Beispiele) erfüllt die sozialrechtlichen Bedingungen einer Berufskrankheit.

Eine Besonderheit stellen zweifellos die beruflich erworbenen **Hauterkrankungen** dar. Erkennt ein Arzt den möglichen Zusammenhang zwischen Exposition und Affektion, ist er gerufen, über das Hautarztverfahren rasch eine Abheilung zu erreichen und präventive Maßnahmen einzuleiten. Eine Berufskrankheit wird daraus erst bei *„schwerer oder wiederholt rückfälliger Hauterkrankung, die zur Unterlassung"* der gefährdenden Tätigkeit geführt hat (= ein-

Tab. 4.4-1 Beruflich verursachte Erkrankungen 1999 – besondere Voraussetzungen nicht erfüllt.

BK-Nr.	Kurzbezeichnung	Besondere Voraussetzungen: keine schwere/ wiederholt rückfällige Hauterkrankung	kein Unterlassungszwang	Unterlassungszwang liegt vor, noch nicht vollzogen	zusammen	%
4301/ 4302	obstruktive Atemwegserkrankungen	–	499	142	641	8,1
5101	Hauterkrankungen	3.509	3.459	194	7.162	90,3
	übrige BKen	28	84	16	128	1,6
	zusammen	3.537	4.042	352	7.931	100
	%	44,6	51,0	4,4	100	

schränkende Voraussetzungen). Weil dies so ist, führt nur ein Teil der Hauterkrankungen zu einer anerkannten Berufskrankheit (mit oder ohne Entschädigungsanspruch). Nach jüngsten Abschätzungen (Staatlicher Gewerbearzt Baden-Württemberg, DGAUM Jahreskongress 2002) sind dies etwa 40%; die übrigen Krankheitsfälle sind zwar auch berufsbedingt, erfüllen aber die Kriterien einer BK nicht.

Lärm. Eine weitere BK-spezifische Sondersituation sind die Folgen einer Lärmexposition. Hier ist zwar seit einigen Jahren eine BK-Anerkennung auch dann möglich, wenn aus der Erkrankung noch keine MdE resultierte. Der Leistungsabfall liegt aber erst vor, wenn die Versorgung mit einer Hörhilfe erforderlich ist oder wenn eine MdE von 20% erreicht wird (beidseitiger Hörverlust von 40%). Für manchen Betroffenen sind aber durchaus auch kleinere Hörverluste von Belang. Lärm hat jedoch nicht nur Auswirkungen auf das Hörvermögen, epidemiologische Studien sprechen, auf Bevölkerungsebene, für ein Risiko von Herz-Kreislauf-Erkrankungen. Eine Lärmbelastung von 66–70 dB_A scheint die Schwelle für ein erhöhtes Herzinfarktrisiko zu sein, es wird mit 1,2 angegeben. Man muss also einen Beitrag des betrieblichen Lärms auch unterhalb des Beurteilungspegels von 85 dB_A auf die Inzidenz von Herz-Kreislauf-Erkrankungen annehmen.

Für weitere am Arbeitsplatz wirksame Einflussfaktoren wie **Schichtarbeit, Stress** oder gar **körperliche Inaktivität (sitzende Tätigkeit!)** sind Abschätzungen vorgenommen worden. Diese im Prinzip anerkannten Risikofaktoren für kardiovaskuläre Erkrankungen können nur sehr vorsichtig quantitativ bewertet werden. Dänische Autoren haben die nachfolgenden Tabellen publiziert (*→ Tab. 4.4-2 und 4.4-3).* Danach könnten beispielsweise bei den Männern durch die Elimination der Arbeitsplatz-Risikofaktoren Stress, Schichtarbeit, Lärm, chemische Noxen und Passivrauchen etwa 16% der

Tab. 4.4-2 Klassifikation von potentiellen arbeitsbezogenen kardiovaskulären Risikofaktoren[1] (zitiert nach Heuchert et al. [2]).

kausale Beziehung zu Herz-Kreislauf-Krankheiten	Art des Risikofaktors physikalisch/psychisch	 chemisch
gesichert (very definite)	körperliche Inaktivität bei der Arbeit und/oder in der Freizeit	Schwefelkohlenstoff organische Nitroverbindungen
ziemlich gesichert (quite definite)	arbeitsbedingter Stress Schichtarbeit Lärm[2]	Blei[2] Passivrauchen
wahrscheinlich (quite possible)		Kobalt Arsen Verbrennungsprodukte
möglich (possible)	Hitze[3] Strahlentherapie Hochfrequenzfelder Infraschall	Organophosphate Dinitrotoluen Antimon Beryllium Kohlenmonoxid[3]
wahrscheinlich kein Zusammenhang (probably no relationship)	Mikrowellen	Kälte[3] organische Lösungsmittel[4] (halogenierte Kohlenwasserstoffe)

[1] Quelle: Olsen/Kristensen 1991; Kristensen 1994
[2] Erhöhung des Herz-Kreislauf-Risikos durch Erhöhung des Blutdrucks
[3] hohe Belastungen können tödlich sein, speziell in Kombination mit anderen Faktoren
[4] hohe Belastungen können zur Herz-Arrhythmie und zu plötzlichem Herztod führen

Tab. 4.4-3 Populations-attributables Risiko (PAR) für arbeitsbezogene Risikofaktoren für vorzeitige Herz-Kreislauf-Krankheiten in Dänemark[1] (zitiert nach Heuchert et al. [2]).

Risikofaktor	Prävalenz (%) von Expositionen		relative Risiken	PAR (%)	
	Männer	Frauen		Männer	Frauen
arbeitsbedingter Stress	6	16	2,0	6	14
Schichtarbeit etc.	20	20	1,4	7	7
Lärm (≥ 90 dB)	7	4	1,2	1	1
chemische Noxen	gering	gering	>1,0	1	1
Passivrauchen	12	13	1,3	2	2
körperliche Inaktivität (z.B. sitzende Tätigkeit)	90	90	2,0	42	42
alle Risikofaktoren				51	55
alle Risikofaktoren, ohne körperliche Inaktivität				16	22

[1] Quelle: The European Heart Network – Juli 1998

Herz-Kreislauf-Erkrankungen verhindert werden. Hier besteht großer Forschungsbedarf.

Maßzahl für diese Effekte eines exogenen Faktors, hier also der Arbeitsbedingungen, ist das bevölkerungsbezogene attributable Risiko (PAR, → *Kap. 6.6*). Dieses Maß gibt an, um wie viel Prozent sich die Zahl der Erkrankungsfälle vermindern würde, wenn, z.B. durch erfolgreiche Prävention, die Einflussfaktoren beseitigt wären.

4.4.3 Ursachen und fördernde Bedingungen für arbeitsbedingte Erkrankungen

Schwerpunkte nach Branchen, Betriebsarten, Tätigkeiten

Die Ursachenanalyse multikausaler Gesundheitsstörungen bereitet, wie bereits am Beispiel der *Tabelle 4.4-2* dargestellt, große methodische Probleme. Die betriebliche Gesundheitsberichterstattung hat bisher nur wenige Datenquellen, die das Krankheitsgeschehen in Bezug zum konkreten Arbeitsplatz zu analysieren erlauben. Eine Hilfskonstruktion ist die Analyse der Arbeitsunfähigkeitszeiten (AU-Zeiten), auf die, wie vielfach nachgewiesen, die „Verhältnisse" am Arbeitsplatz erheblichen Einfluss haben. Solche Vorhaben – idealerweise durchgeführt in Kooperation von Unfall- und Krankenversicherung – gibt es bisher nur im begrenzten Umfang (s.u.).

Zentrale Aufgabe der arbeitsweltbezogenen Gesundheitsberichterstattung ist:

- Identifikation von Zielgruppen mit erhöhten Morbiditätssrisiken,
- Möglichkeit zur Entwicklung spezifischer Angebote an solche Gruppen,
- Evaluation durchgeführter Maßnahmen in Arbeitsbereichen.

Eine der Grundlagen ist die Verpflichtung zur Zusammenarbeit entsprechend § 20 des SGB V (Krankenversicherung) und § 14 SGB VII (Unfallversicherung). Im SGB V heißt es „... *die Krankenkassen arbeiten bei der Verhütung arbeitsbedingter Gesundheitsgefahren mit den Trägern der gesetzlichen Unfallversicherung zusammen und unterrichten diese über die Erkenntnisse, die sie über die Zusammenhänge zwischen Erkrankungen und Arbeitsbedingungen gewonnen haben. Ist anzunehmen, dass bei einem Versicherten eine berufsbedingte gesundheitliche Gefährdung oder eine Berufskrankheit vorliegt, hat die Krankenkasse dies unverzüglich den für den Arbeitsschutz zuständigen Stellen und den Unfallversicherungsträgern mitzu-*

teilen". Die Krankenkassen verstehen hierunter nicht nur die Auswertung der Arbeitsunfähigkeitsdaten, sondern auch die Durchführung von Gesundheitszirkeln und Mitarbeiterbefragungen in den Betrieben. Dabei liegt es nahe, dass Betriebskrankenkassen besonders gute Möglichkeiten haben.

Einige Projekte der gesetzlichen Krankenversicherungen und der Unfallversicherungsträger sollen genannt werden, die nachfolgenden Ergebnisdarstellungen entstammen ihnen:

- berufsgruppenbezogene Gesundheitsberichte der Gmünder-Ersatz-Kasse (GEK), der Innungskrankenkassen und der DAK,
- Fehlzeitenreport der AOK,
- Frühwarnsystem der Bau-BG,
- „Kooperationsprogramm Arbeit und Gesundheit" (KOPAG) – Gesundheitsberichterstattung des Bundesverbandes der Betriebskrankenkassen gemeinsam mit dem Hauptverband der gewerblichen Berufsgenossenschaften,
- „Integrationsprogramm Arbeit und Gesundheit" – von Unfallversicherung und Krankenkassen (IPAG),
- BIBB/IAB-Erhebungen (Bundesinstitut für Berufsbildung/Institut für Arbeitsmarkt- und Berufsforschung der Bundesanstalt für Arbeit).

Die Nutzung von AU-Daten ist nur dann sinnvoll, wenn man sich vorher klarmacht, dass „Arbeitsunfähigkeit" im Sinne der GKV die Verordnung von Arbeitsruhe bedeutet, die aus ärztlicher Sicht als wesentlicher Faktor für die Genesung für nötig erachtet wird.

Aus den Krankenstandsanalysen des AOK-Bundesverbandes ergibt sich beispielsweise:

- ein Viertel des Krankenstandes entfällt nur auf 1,7% der Mitglieder,
- die Hälfte des Krankenstandes wird lediglich von 6,4% der Mitglieder verursacht,
- 80% der Arbeitsunfähigkeitstage gehen auf nur 25% der AOK-Mitglieder zurück.

Zwischen den Branchen bestehen erhebliche Unterschiede im Krankenstand. Lag 1999 der Bundesdurchschnitt (nach der Berechnungsmethode der GKV) bei 5,4%, so war er bei Banken/Versicherungen mit 3,7% deutlich niedriger, bei der öffentlichen Verwaltung und sozialen Diensten mit 6,5% und im Baugewerbe mit 6% deutlich höher *(→ Abb. 4.4-2).*

Abbildung 4.4-3 verdeutlicht die Unterschiede zwischen den einzelnen Branchen.

Es geht nicht immer um konventionelle internistische Erkrankungen oder um Erkrankungen des Bewegungsapparates, genauso sind – oft nicht so benannt – psychische Probleme und Befindlichkeitsstörungen von Bedeutung. So zei-

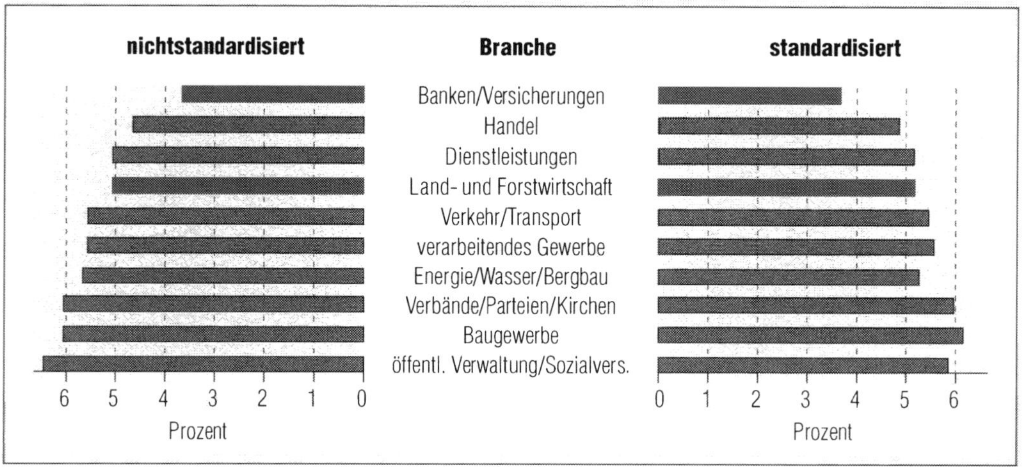

Abb. 4.4-2: Krankenstand nach Branchen, altersstandardisiert 1999. Daten des AOK-Bundesverbandes.

gen sozialwissenschaftliche Analysen eindeutig Einflüsse der Arbeitsplatzumgebung auf, die mit Arbeitszufriedenheit, Stress, Selbstverwirklichung und Verantwortung zu tun haben und auch Einflüsse von sozio-demographischen Merkmalen *(→ Tab. 4.4-4)*.

Die medizinischen Diagnosen sind in den verschiedenen Branchen nicht gleich verteilt. Im Baugewerbe kommen Verletzungen und Erkrankungen des Bewegungsapparats fast doppelt so häufig vor wie bei Banken und Versicherungen. Psychische Erkrankungen werden bei Beschäftigten von Banken und Versicherungen, Verbänden, in Dienstleistungsberufen fast doppelt so häufig genannt wie in Land- und Forstwirtschaft oder beim Bau *(→ Abb. 4.4-4)*.

Tab. 4.4-4 Einflussgrößen auf das Arbeitsunfähigkeitsgeschehen (Auswahl).

Arbeitsplatzsituation	soziodemographische Merkmale (mehr Fälle von AU in Klammern)
• Lohn- und Gehaltsgefüge • Führungsmodelle • Abteilungsstrukturen • Schichtzyklen • Arbeitszufriedenheit • Aufstiegsmöglichkeiten • Arbeitsdruck und -belastung • Weiterbildungsmöglichkeiten • Betriebsgröße • Betriebsklima (Corporate identity)	• Geschlecht (Frauen) • Alter (Ältere) • Bildungsabschluss (niedrig) • Betriebszugehörigkeit (kurz) • Arbeitszeit (Vollbeschäftigung) • Familienstand (verwitwet) • sportliche Aktivität (wenig) • Rauchen (Raucher)

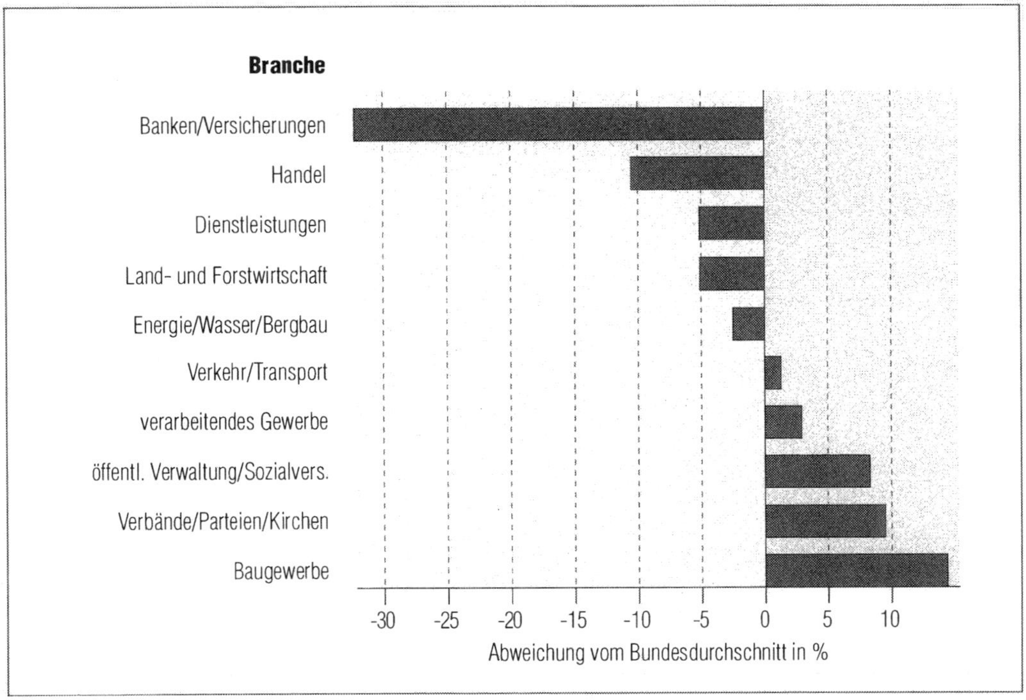

Abb. 4.4-3: Krankenstand nach Branchen 1999 (Abweichung der altersstandardisierten Krankenstände vom Bundesdurchschnitt in %). Daten des AOK-Bundesverbandes.

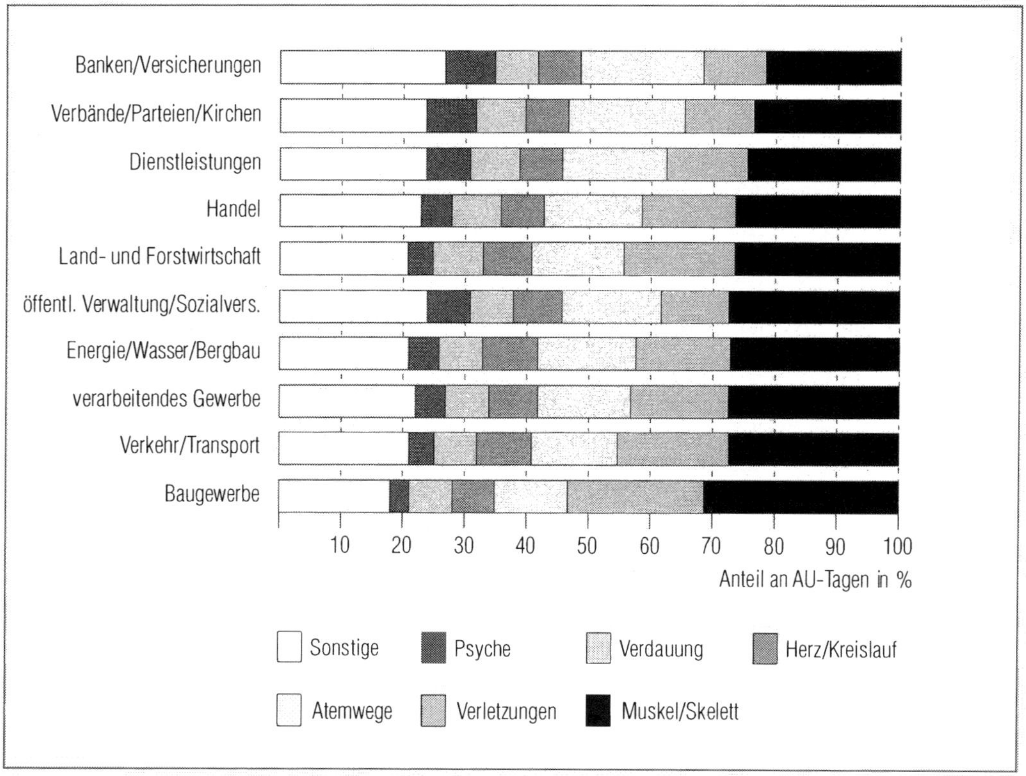

Abb. 4.4-4: AU-Tage nach Branchen und Krankheitsarten (Daten des AOK-Bundesverbandes).

Auch die **Betriebskrankenkassen**, mit ihren besseren Möglichkeiten der Erfassung, kommen zu der Feststellung, dass ganz erhebliche Unterschiede in den AU-Zeiten bestehen. Die *Tabellen 4.4-5 und 4.4-6* stellen Berufe mit sehr wenigen denjenigen mit sehr vielen AU-Tagen gegenüber.

In *Tabelle 4.4-7* ist das Berichtssystem der Gmünder-Ersatz-Kasse (GEK) zu diesem Thema dargestellt.

Greift man aus diesen Daten die Fälle von Herz-Kreislauf-Erkrankungen bei Männern heraus und ordnet sie den Berufen zu, so ergeben sich – vielleicht unerwartet – Häufungen dieser Erkrankungsart bei Fahrzeugreinigern und Gleisbauern (*→ Abb. 4.4-5*). Es wird hier nur zu deutlich, wie schwierig die zentrale Aufgabe dieser Art der arbeitsweltbezogenen Gesundheitsberichterstattung ist.

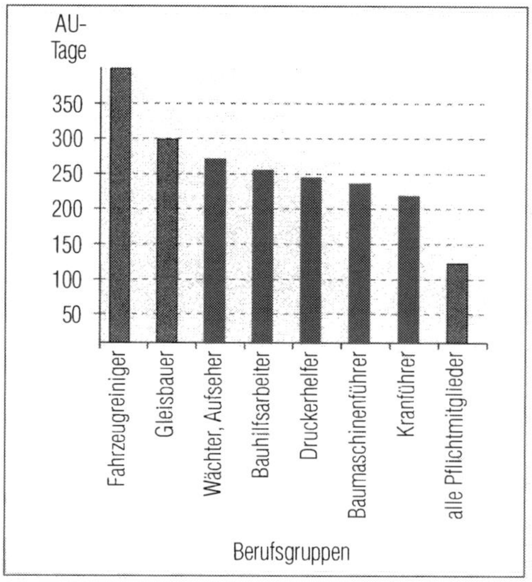

Abb. 4.4-5: AU-Tage auf Grund von Herz-Kreislauf-Erkrankungen in verschiedenen Berufen (GEK-Daten).

Tab. 4.4-5 Berufe mit den wenigsten AU-Tagen (Daten des Zentralverbandes der Betriebskrankenkassen).

Berufsbezeichnung	AU-Tage je Mitglied	Dauer je Fall
Ingenieure des Maschinen- und Fahrzeugbaus	1,0	7,6
Elektroingenieure	1,0	8,2
Chemiker, Chemieingenieure	1,1	7,1
übrige Fertigungsingenieure	1,6	8,1
Unternehmensberater, Organisatoren	1,8	9,1
Unternehmer, Geschäftsführer, Geschäftsbereichsleiter	2,0	12,6
Wirtschafts- und Sozialwissenschaftler, Statistiker	2,6	7,8
Architekten, Bauingenieure	2,7	8,5
Publizisten	2,7	8,7
Ärzte	2,8	11,7
Hochschullehrer, Dozenten an höheren FS und Akademien	3,2	9,2
Maschinenbautechniker	3,4	10,3
Industrie-, Werkmeister	3,5	13,5
Apotheker	3,6	11,2
Handelsvertreter, Reisende	3,7	10,3
Chemie-, Physikotechniker	4,0	9,9

Tab. 4.4-6 Berufe mit den meisten AU-Tagen (Daten des Zentralverbandes der Betriebskrankenkassen).

Berufsbezeichnung	AU-Tage je Mitglied	Dauer je Fall
Fahrzeugreiniger, -pfleger	40,2	22,6
Straßenreiniger, Abfallbeseitiger	32,4	17,0
Gleisbauer	31,4	19,5
Glas-, Gebäudereiniger	28,4	18,5
Raum-, Hausratreiniger	27,8	18,2
Bauhilfsarbeiter	27,8	17,1
Kranführer	27,7	19,5
Gärtner, Gartenarbeiter	27,6	14,2
Maschinen-, Behälterreiniger und verwandte Berufe	27,2	17,5
Straßenwarte	26,3	13,9
Halbzeugputzer und sonstige Formgießerberufe	25,5	14,5
Wächter, Aufseher	25,1	18,4
Stahlschmiede	24,5	15,6
Zimmerer	23,9	17,8
Postverteiler	23,8	18,2
Gummihersteller, -verarbeiter	23,5	13,8

Tab. 4.4-7 Das GEK-System zu Gesundheitsberichterstattung: Basisberichte.

Ziele
Risikoprofile, Gestaltungsspielräume, Prioritätensetzung bei Maßnahmen, Thematisierung Arbeit und Gesundheit

GEK-Gesundheitsreport (für die Gesamtbevölkerung)
- Jährlich erscheinende Darstellung der Gesundheitssituation anhand der Grundgesamtheit aller GEK-Versicherten
- Besondere Berücksichtigung bestimmter Berufsgruppen
- Jährlich wechselndes Schwerpunktthema:
  1998 Sterblichkeit
  1999 Arbeitslosigkeit
  2000 Rückenerkrankungen
  2001 psychiatrische Erkrankungen

Gesundheitsberichte für einzelne Betriebe
- Kein Berichtsgenerator, sondern individuell für die Unternehmen erstellt: die damit geschaffene Flexibilität garantiert „Antworten auf Unternehmensfragen".

Gesundheitsberichte für einzelne Berufsgruppen
- Ergebnisse von Beschäftigtenbefragungen
- Analyse von Arbeitsunfähigkeitsdaten und Literaturrecherchen zu Zusammenhängen von Arbeitswelt und Erkrankungen

Es ist also ein weiter Weg bis „hinunter“ zu einzelnen Berufen und zum einzelnen Betrieb. Die Unterschiede zwischen den Berufsgruppen sind auch hier eklatant. Metallschleifer waren 1997 durchschnittlich 18 Tage, Zahntechniker durchschnittlich 10 Tage und Ingenieure durchschnittlich 7 Tage krankgeschrieben. Welche Unterschiede im Hinblick auf gesundheitsgefährdende Noxen am Arbeitsplatz, aber eben auch im Hinblick auf die in *Tabelle 4.4-4* angeführten Gesichtspunkte begründen dies? Für die Zahntechniker liegt (von der GEK) eine entsprechend umfassende Analyse der Arbeitsplatzsituation vor *(Abb. 4.4-6, 4.4-7 und 4.4-8)*.

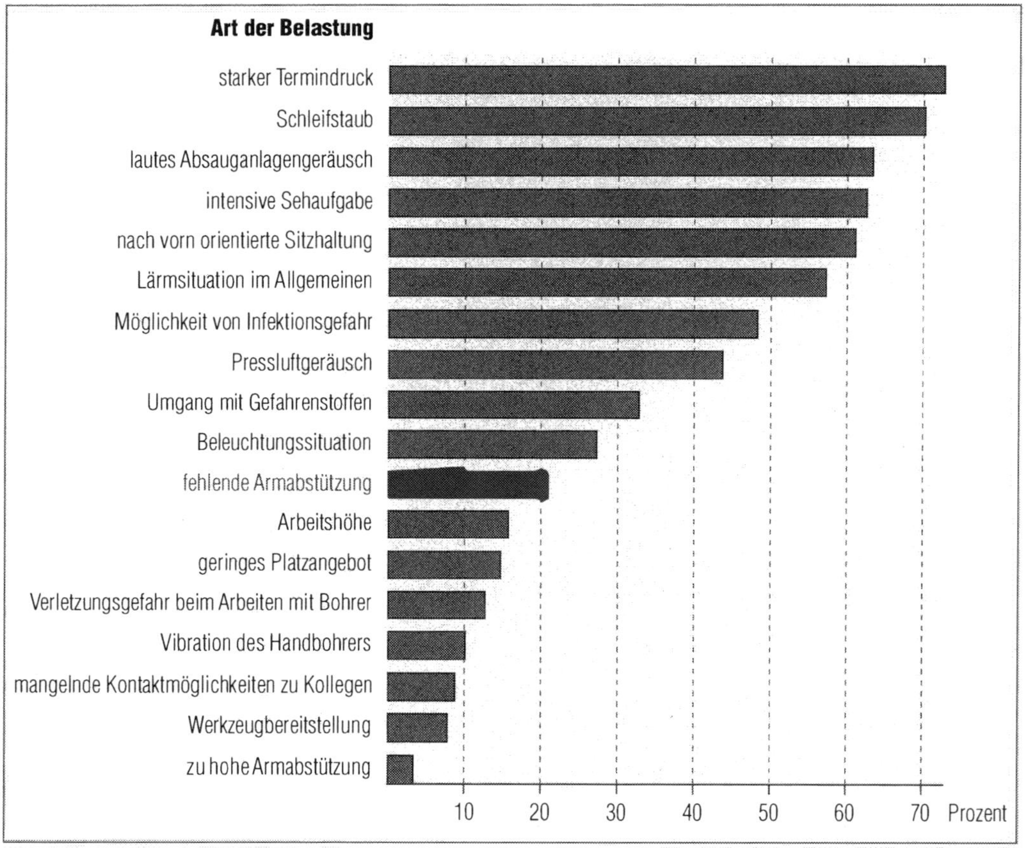

Abb. 4.4-6: Zahntechniker: berufstypische Verhältnisse und Situationen, die als „besonders belastend“ hervorgehoben werden. GEK-Befragung 1997, n = 640, Mehrfachnennung möglich.

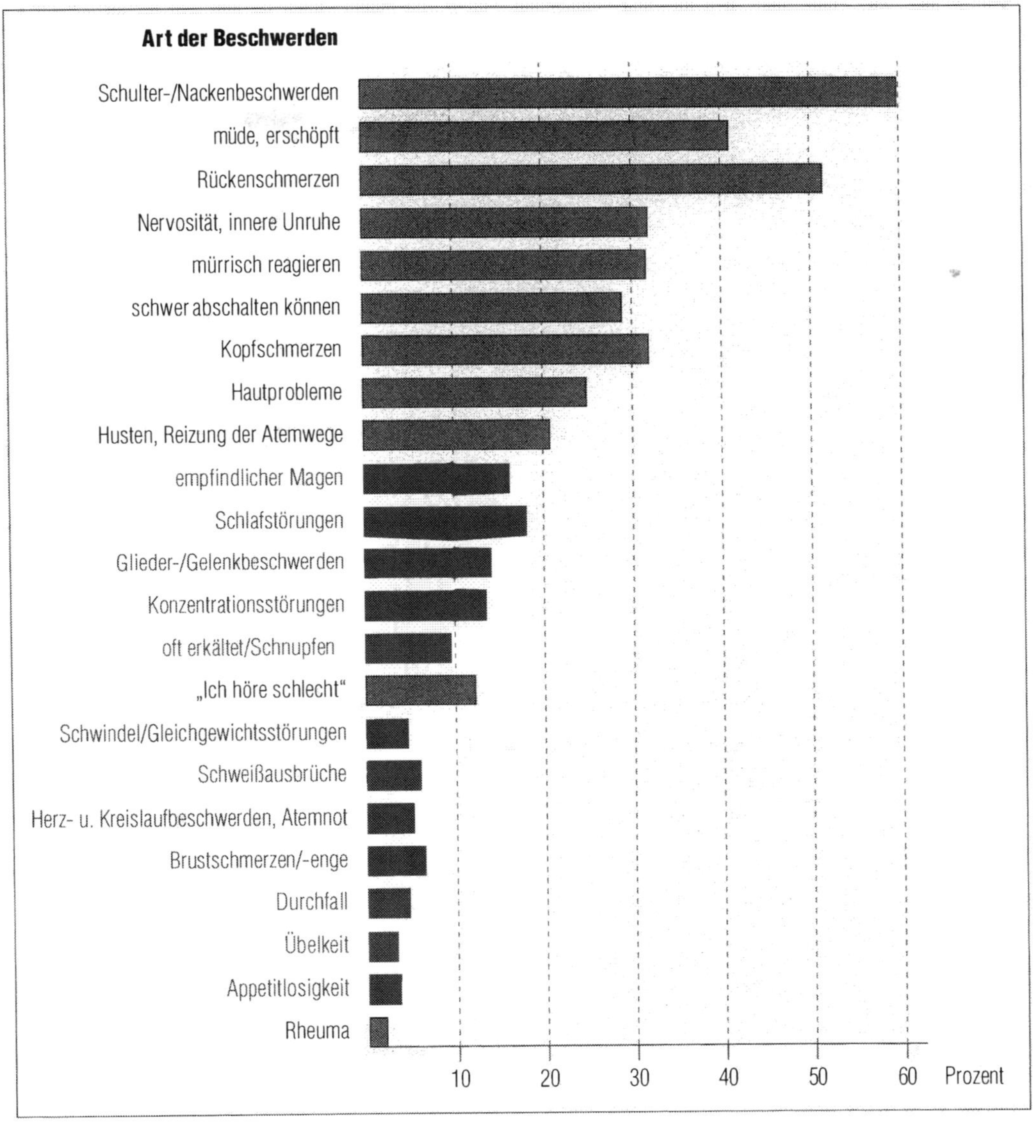

Abb. 4.4-7: Zusammenhang zwischen Beschwerden und Arbeitssituation im Urteil von Zahntechnikern, GEK-Befragung 1997, n = 640, Mehrfachnennung möglich.

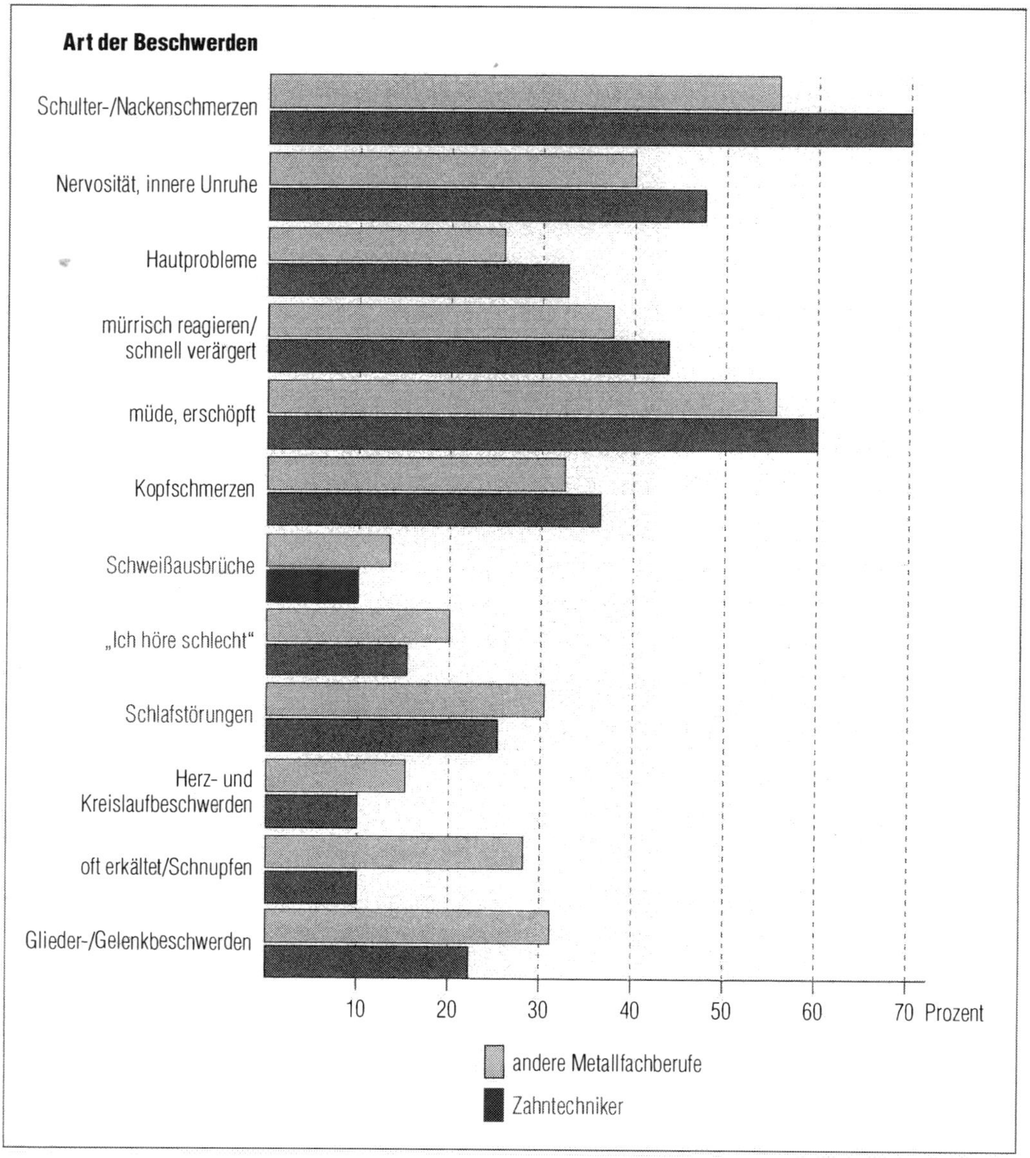

Abb. 4.4-8: Ausgewählte Beschwerden: Zahntechniker im Vergleich mit anderen Metallfachberufen, GEK-Befragung 1997, n = 640, Mehrfachnennung möglich.

4.4.4 Identifizierung von arbeitsbedingten Erkrankungen

Dokumentation und Auswertung von Auffälligkeiten in der täglichen betriebsärztlichen Praxis

Zu den Aufgaben des Betriebsarztes entsprechend § 3 des ASG gehört es, „*die Ursachen von arbeitsbedingten Erkrankungen zu untersuchen, die Untersuchungsergebnisse zu erfassen und auszuwerten*“ und, nach § 5 der UVV „Betriebsärzte“ (BGV A7) einen jährlichen Bericht über die betriebsärztlichen Aktivitäten vorzulegen, aus dem auch ein Gesundheitsbericht für den Betrieb werden kann, ggf. auch in Zusammenarbeit mit einer Krankenkasse erstellt. Innerbetrieblich kann ihm auch die Personalabteilung ihre Arbeitsunfähigkeitsdaten zur Verfügung stellen. Auch ohne ein solches systematisches Vorgehen wird er Auffälligkeiten nachgehen, wie z.B. Allergisierungen an der Haut oder im Atemtrakt, gehäuftem Auftreten von Übelkeit, Beschwerden am Bewegungsapparat und schließlich evtl. sogar dem Auftreten von Tumoren.

Aus solchen Einzelbeobachtungen stammen Erkenntnisse von großer Bedeutung (die in den Bereich der Berufskrankheiten führen), u.a.:

- Vinylchlorid und die Entstehung von Hämangiosarkomen der Leber und anderer Tumoren (*→ Kap 4.2, BK1302*),
- Dichlordimethyläther und Lungenkarzinome (BASF, *→ Abb. 4.4-9, → Kap 4.2, BK 1310*).

In den *Abbildungen 4.4-9 und 4.4-10* sind die Ergebnisse von betriebsärztlichen Erhebungen der BASF, entnommen einem Jahresbericht der BASF, wiedergegeben. Die Fallzahlen mögen im Einzelnen klein sein, die standardisierte Hochrechnung auf 10.000 Beschäftigte ergibt einen Hinweis darauf, die besondere Expositionssituation der Isolierer in Bezug auf die Entwicklung von Lungenkrebs abzuklären (Asbest). In *Abbildung 4.4-10* sind die Grundlagen wiedergegeben, die – allerdings auf relativ niedrigen Fallzahlen basierend – zur Identifizie-

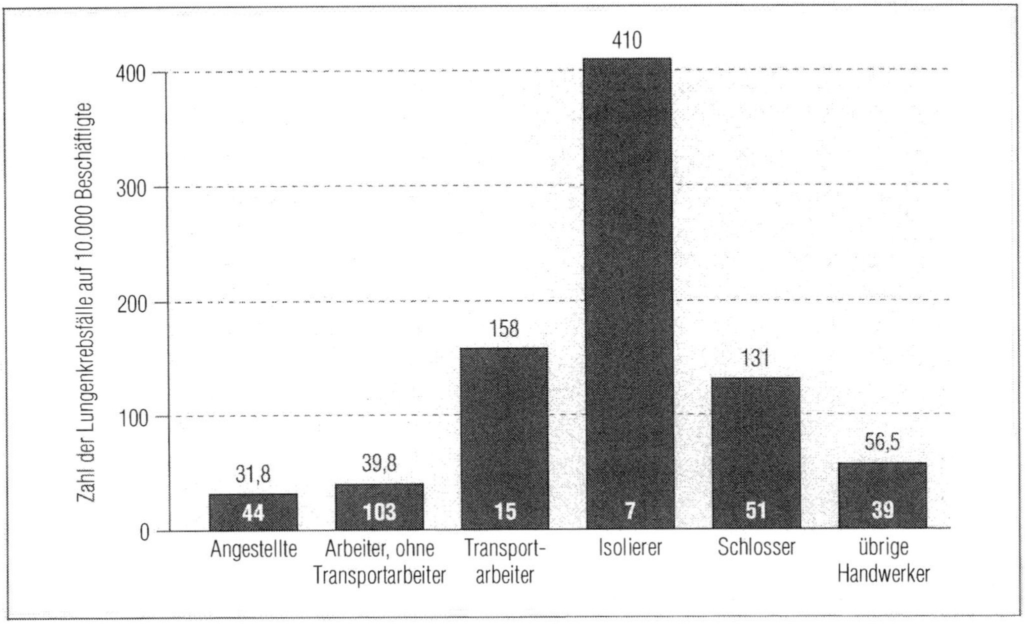

Abb. 4.4-9: Häufigkeit von Lungenkrebs bei Chemiearbeitern (1957–1967), dokumentiert innerhalb der BASF. Die weitergehende Analyse führte zur Identifikation von Dichlordimethyläther als Lungenkanzerogen.

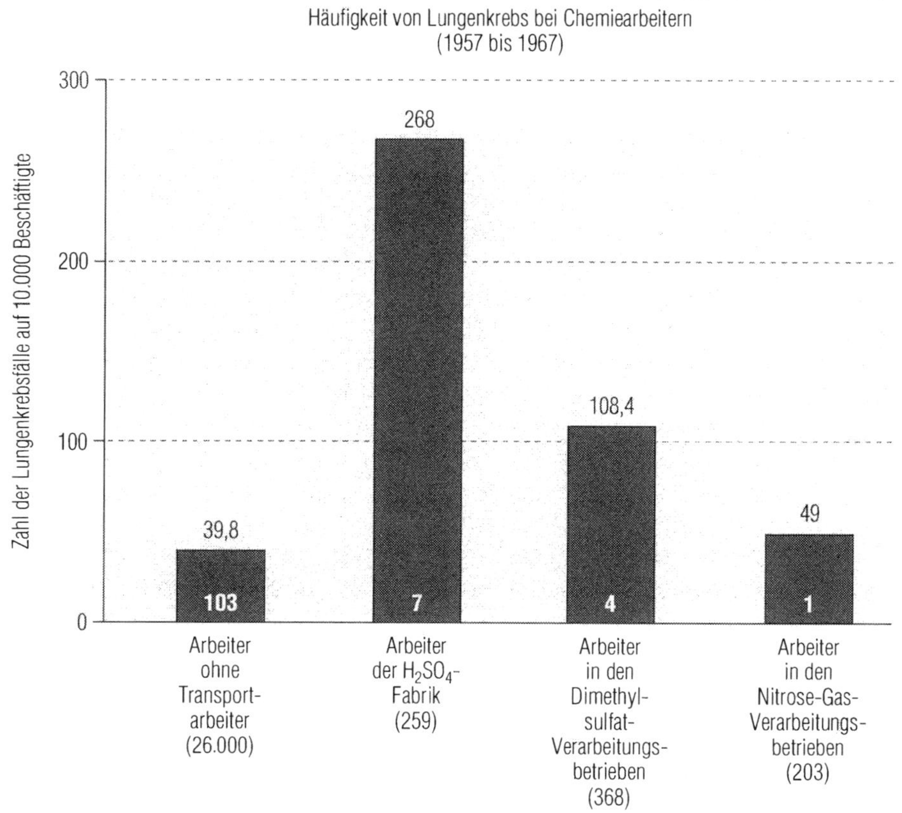

Abb. 4.4-10: Häufigkeit von Lungenkrebs in verschiedenen Berufsgruppen zwischen 1957 und 1967, dokumentiert innerhalb der BASF. Die weitergehende Analyse zeigt die Bedeutung des Asbests auf.

rung von Dichlordimethyläther (verwendet bei der Schwefelsäureherstellung) als Verursacher von Lungenkrebsfällen geführt haben.

Es müssen aber nicht immer – retrospektiv betrachtet – derart spektakuläre Beobachtungen sein. Ein Erkenntnisgewinn zum Nutzen der Beschäftigten ist jedoch nur dann möglich, wenn dokumentiert, gehandelt und möglichst auch publiziert wird.

In Beziehung-Setzen von Anforderungen/Belastungen und Beanspruchungen/Beschwerden

Als Beispiele seien angeführt:

- Kopfschmerzen und Flimmern des Bildschirmes,
- Rückenbeschwerden beim Operateur und der Instrumentationsassistentin nach Verbreiterung des OP-Tisches (zur sichereren Lagerung übergewichtiger Patienten),
- Ornithose-Erkrankungen bei Schlachthofmitarbeitern,
- Atemwegsreizungen nach Spritzen von Formaldehyd-enthaltenden Flächendesinfektionsmitteln,
- Allergisierungen gegen Büropflanzen.

Betriebsärztliche Untersuchungsprogramme und Bewertung komplexer Ursachengefüge

Mit konkreten Untersuchungsprogrammen für die Beschäftigten, die über Einstellungsuntersuchung, Vorsorgeuntersuchung mit Wiederholungsterminen und außerordentliche Untersuchung hinausgehen, wird jeder Betriebsarzt vielerlei Probleme haben: Sein eigener Zeiteinsatz, die Abwesenheit der Mitarbeiter vom Arbeitsplatz, der finanzielle Aufwand, das soziale Umfeld (Arbeitgeber, Betriebsrat). Eine gute Möglichkeit besteht z.B. immer dann, wenn ein plötzliches Ereignis – ein Brand, ein Unfall, eine Berufskrankheit, eine Beschwerdesituation vieler Mitarbeiter – die Aufmerksamkeit vieler im Betrieb geweckt hat. Eine andere besteht darin, bestimmte Zusatzleistungen, etwa beim Betriebssport, mit Untersuchungsprogrammen zu verbinden.

Das Ursachengefüge von Gesundheitsstörungen ist in den vorherigen Abschnitten in seiner Komplexität thematisiert worden. Wie erläutert, stellt sich „Gesundheit und Wohlbefinden am Arbeitsplatz" branchenspezifisch doch sehr unterschiedlich dar. Mit abnehmender körperlicher Belastung treten psychische Problemfelder, wie sie in der *Tabelle 4.4-7* enthalten und auch in *Kapitel 2.4* (Kurs A) dargestellt sind, in den Vordergrund.

Umsetzung der gewonnenen Erkenntnisse in betriebliches Handeln

Die gewonnenen Erkenntnisse über die Entstehung arbeitsbedingter Erkrankungen müssen zu folgenden Konsequenzen führen:

- Einbeziehung der Ergebnisse der Ursachenklärung in die Beurteilung der Arbeitsbedingungen,
- betriebliche Maßnahmen zur Beseitigung der krankmachenden oder krankheitsfördernden Bedingungen,
- arbeitsmedizinische Beratung der erkrankten oder gefährdeten Beschäftigten.

Diese Forderungen und Ansprüche auch an die betriebsärztliche Tätigkeit sind einerseits selbstverständliches Element des fachlichen Handelns, andererseits muss man sich klarmachen, dass es nur selten Situationen gibt, in denen eine logische Abfolge von der Diagnose einer arbeitsplatzbezogenen Gesundheitsstörung, ihrer Ursachenabklärung (z.B. der Erkenntnis eines ergonomischen Problems) zur Beseitigung der Ursache und zur Beseitigung der gesundheitlichen Beschwerden nachträglich festgestellt werden kann. Man sollte sich trotzdem darum bemühen!

Es ist auch festzuhalten, dass für viele arbeitsbedingte Erkrankungen der ursächliche Beitrag der Arbeit zur Krankheitsentstehung (das attributable Risiko) recht klein sein kann. Mit anderen Worten: Freizeiteinflüsse, Ernährung, genetische Faktoren können in solchen Fällen weit überwiegend sein. Es bleibt der Persönlichkeit des Betriebsarztes überlassen und/oder ist Teil der Unternehmenskultur, inwieweit Betrieb und Betriebsarzt die gesamte Lebensführung der Beschäftigten im Blick haben. Die Beratung erkrankter Beschäftigter sollte z.B. nur in enger Kooperation mit dem Hausarzt erfolgen. → *Kapitel 5.4*

Literatur

1. Becher, S.: Arbeitsbedingte Erkrankungen; arbeitsbedingte Gesundheitsgefahren – eine Begriffsdefinition. Arbeitsmed. Sozialmed. Umweltmed. 1997; 32: 100–104.
2. Heuchert, G., Horst, A., Kuhn, K.: Arbeitsbedingte Erkrankungen. Probleme und Handlungsfelder, S. 24–28. Bundesarbeitsbl. 2/2001.
3. Robert-Koch-Institut: Arbeitsbezogene Gesundheitsberichterstattung in Deutschland. Stand und Perspektiven. Berlin 2002.

Sachregister

A

C

D

H

I

K

L

M

N

O

P

T

U